Rüdiger Schmitt-Homm

Simone Homm

Handbuch Anti-Aging und Prävention

Rüdiger Schmitt-Homm
Simone Homm

Handbuch
Anti-Aging und Prävention

**Die wichtigsten Forschungsergebnisse
Die sinnvollsten Gesundheitsstrategien
Die wirksamsten Praxistipps**

VAK Verlags GmbH
Kirchzarten bei Freiburg

Ein besonderer Dank der Autoren gilt Herrn Professor Dr. Rolf Harzmann für die
akribische Durchsicht des Manuskripts und für viele wertvolle Anregungen.

Bibliografische Information der Deutschen Nationalbibliothek

Die Deutsche Nationalbibliothek verzeichnet diese Publikation in
der Deutschen Nationalbibliografie; detaillierte bibliografische Daten
sind im Internet über http://dnb.d-nb.de abrufbar.

VAK Verlags GmbH
Eschbachstr. 5
79199 Kirchzarten
Deutschland
www.vakverlag.de

© VAK Verlags GmbH, Kirchzarten bei Freiburg 2013
(Die Erstausgabe erschien 2008 im Verlag im Kilian, Marburg, mit ISBN 978-3-932091-95-7.)
Cartoons: © Randy Glasbergen, 2003 (www.glasbergen.com)
Grafiken: Rüdiger Schmitt-Homm
Cover: Kathrin Steigerwald, Hamburg
Gesamtherstellung: Himmer AG, Augsburg
Printed in Germany
ISBN: 978-3-86731-139-7

Inhaltsverzeichnis

Zu diesem Buch   9

I. Warum Altern kein festgelegtes Schicksal ist – Die Entschlüsselung eines Phänomens   13

I.1 **Die ewige Suche nach dem Jungbrunnen**   15
Ein Privileg der Götter   15

I.2 **Phänomen Altern**   21
Warum altern Menschen?   21
Warum die Natur sich Altern leisten kann   28
Wann Altern beginnt   36
Die Lebensspanne des Menschen   40
Ist Altern eine Krankheit?   46
Es ist an der Zeit zu handeln – Alternsstopp in der Praxis   52

II. Altersuhren und ihre Beeinflussung   63

II.1 **Altersuhr Gene**   64
Variable Schrittmacher   64
Wie wir unser eigenes Alternsprogramm verändern können   72

II.2 **Altersuhr oxidativer Stress und freie Radikale**   81
Handlanger der Alterung   81
Die zwei Gesichter des Sauerstoffs   82
Wie Radikale entstehen   85
Körpereigene Abwehrenzyme – die erste Verteidigungslinie   93
Antioxidantien – die zweite Verteidigungslinie   96
Schadensbegrenzung durch Reparatur – die dritte und letzte Chance   100
Radikale und oxidativen Stress reduzieren   102
Den antioxidativen Schutz gezielt verstärken   115

II.3 Altersuhr Hormonsystem (allgemein) 150

Die Macht der Hormone 150

Hormonergänzung gegen das Altern 154

II.4 Altersuhr Schilddrüsenhormone – die Master-Hormone des Lebens . . . 158

„Sie Kretin!" – oder: Wie alles begann 159

Die Schilddrüsenhormone im Überblick 165

Diagnostik der Hypothyreose: Von der Kunst zum Automatismus 168

Auswirkungen eines Hormonmangels auf die Gesundheit 174

Individuelle Hormondefizite sicher erkennen 180

Optimierung der körpereigenen Produktion und Substitution 183

II.5 Altersuhr Menopause 193

Ein Wendepunkt im Leben 193

Das Rätsel Menopause 197

Um diese Hormone geht es 203

Der Hormonskandal 211

Individualisierte Hormonoptimierung in der Praxis 219

II.6 Altersuhr Andropause und Testosteron 233

Weit mehr als nur eine Frage der Sexualität 233

Testosteron und Altern (bei Mann und Frau) 238

Hormonersatztherapie in der Praxis 249

Optimierung der körpereigenen Produktion 267

Übersicht:

Vor- und Nachteile verschiedener Testosteron-Applikationen 273

II.7 Altersuhr Adrenopause und DHEA 274

Zwischen seriösem Jungbrunnen und fantastischer Vision 274

DHEA und das Altern 284

DHEA-Substitution in der Praxis 292

Optimierung der körpereigenen Produktion 310

II.8 Altersuhr Somatopause und Wachstumshormon 315

Hormon der Lebenskraft 315

Wachstumshormon und Altern 319
Hormontherapie in der Praxis 326
Stimulation der körpereigenen Produktion 337

II.9 Altersuhr Zirbeldrüse und Melatonin 348
Ein langer Weg 348
Melatoninwirkungen beim Menschen 355
Melatonin und Altern 362
Ein universelles Antioxidans 371
Melatoninsubstitution in der Praxis 375
Melatoninfreundliche Lebensweise 395
Bezugsmöglichkeiten und Ausblick 402

II.10 Altersuhr Energiestoffwechsel 407
Lebensenergie und Altern 407
Die Mitochondrien – Taktgeber der Alterung 416
Die Lebensrate des Menschen 420
Intervention in der Praxis 423
Das Coenzym Q10 und Co. 427

II.11 Altersuhr Bewegung und Belastung 457
Bewegung, Sport und Alterung 457
Intervention in der Praxis 467

II.12 Altersuhr Energieaufnahme und kalorische Restriktion 485
Eines der erstaunlichsten Phänomene der Alternswissenschaft .. 485
Der Himmel soll warten! – Kalorische Restriktion in der Praxis ... 500

**III. Die Zukunft des Alterns –
Sozialsystem am Abgrund?** 529

We are living in a greying world – Der „soziale Tsunami" 531
Anti-Aging: die nächste Generation 546

IV. Anhang 553

Beispiele praktischer Intervention 555

Informationen zu Ergänzungspräparaten 561

Weiterführende Informationen 566

Quellenverzeichnis 567

Stichwortverzeichnis 609

Hinweis des Verlags

Dieses Buch dient der Information über Möglichkeiten zur Intervention bei Alterungsprozessen. Wer sie anwendet, tut dies in eigener Verantwortung. Autor und Verlag beabsichtigen nicht, Diagnosen zu stellen oder Therapieempfehlungen zu geben. Die Informationen in diesem Buch sind nicht als Ersatz für professionelle therapeutische Hilfe bei gesundheitlichen oder psychischen Problemen zu verstehen.

Zu diesem Buch

„Woran ist sie gestorben?" – Antwort mit einem fatalistischen Achselzucken: „Das Alter. Ihre Uhr war abgelaufen." Keine weiteren Fragen.

Seit Menschengedenken nehmen wir den Verlauf des Alterns als unausweichliche Gesetzmäßigkeit hin. Bei Krankheiten ist das anders: „Welcher Art war die Erkrankung? Gab es denn keine Heilungsmöglichkeit? Wann wird der medizinische Fortschritt die Heilung ermöglichen?" Wir haben das Gefühl, alle als krankhaft eingestuften Körperprozesse müssten kontrollierbar sein – wenn nicht heute, so doch fraglos in der Zukunft. Der Verlauf der Alterung dagegen entzieht sich menschlicher Kontrolle. Keine weiteren Fragen.

Dabei zeigen Umfragen ein klares Bild: Die größte Sorge der Menschen nach der Lebensmitte ist das Altern. Nicht Arbeitslosigkeit oder Armut, nicht der Anstieg der Gewaltverbrechen, ja, nicht einmal die Vorstellung schlimmer und verstümmelnder Unfälle macht den Menschen am meisten Angst, sondern das Altern: Seh- und Hörverlust, Knochenabbau, Impotenz, Muskelschwäche, nachlassende Vitalität, Gedächtnisprobleme, schließlich Unselbstständigkeit und Bettlägerigkeit. Das und vieles mehr sind unmissverständliche Zeichen der Alterung. Unmissverständliche? Sicher. Aber wirklich unausweichliche?

Wenn einmal die Geschichte des 21. Jahrhunderts niedergeschrieben wird, was wird man wohl als die bedeutsamste Errungenschaft ansehen? Eine zunehmende Zahl von Wissenschaftlern legt sich mit einer Prognose schon heute fest: Aging-Intervention, die Möglichkeit, das Altern unmittelbar zu beeinflussen. Die Anfänge sind bereits Realität und auch das Ziel ist anvisiert: Innerhalb der nächsten 70 bis 120 Jahre – so die derzeitigen Schätzungen von Biogerontologen – wird der Forschungsprozess so weit fortgeschritten sein, dass degeneratives Altern nicht nur verlangsamt, sondern zu jedem Zeitpunkt im Leben gestoppt werden kann. Im Laufe dieses Jahrhunderts Geborene haben also vielleicht bereits die Chance, bis ins höchste „Alter" keiner gebrechlichen Alterung mehr ausgeliefert zu sein.

Doch von Zukunftsszenarien, so vielversprechend sie sein mögen, handelt dieses Buch nur am Rande. Unsere Zielsetzung war eine andere: *Hic Rhodos, hic salta!* – wie die Lateiner sagen. Oder etwas salopper: Butter bei die Fische! Welche Ergebnisse der Alternsforschung sind *heute* bereits konkret umsetzbar? Nicht theoretisch und nicht in einigen Jahren, sondern hier und jetzt. Und nicht für einige wenige Menschen, sondern für jeden, der seine Gesundheit und Leistungsfähigkeit auf jugendlichem Niveau halten möchte. Prävention, die diesen Namen auch verdient! Verschonen werden wir Sie in diesem Buch mit blumigen Darstellungen angeblich neuester wissenschaftlicher Erkenntnisse, die dann jedoch unweigerlich in die immer gleichen „Expertenratschläge" münden, wie etwa: „Treiben Sie Sport, rauchen Sie nicht und ernähren Sie sich ausgewogen …" – alles andere sei ja „allenfalls Zukunftsmusik".

In Wirklichkeit hat diese Zukunft längst begonnen. Weltweit werden immer mehr Kliniken und Einrichtungen gegründet, die sich konkret mit der Vermeidung oder Verlangsamung von Alterungsprozessen befassen und ihre „Patienten" entsprechend beraten und behandeln. Anti-Aging, von unserem ausschließlich auf die Krankheitsbehandlung ausgelegten Medizinsystem noch vor Jahren als unseriös abqualifiziert, gewinnt zunehmend an Bedeutung für die Gesundheitsvorsorge. Gerontologen, Ärzte, Biologen und andere Fachgruppen haben sich inzwischen zu nationalen und internationalen Anti-Aging-Gesellschaften zusammengeschlossen und tauschen auf wissenschaftlichen Kongressen ihre Ergebnisse aus.

Das Problem für interessierte Laien, aber auch für viele Fachleute, die *keinen* ständigen Zugang zu wissenschaftlichen Daten haben, ist nach wie vor das unbefriedigende Angebot an umfassender und fundierter (deutschsprachiger) Information. Um dem Leser beides bieten zu können, haben wir über den Zeitraum von vier Jahren aus einer Gesamtzahl von etwa 5000 relevanten wissenschaftlichen Veröffentlichungen die Daten der wichtigsten 1100 internationalen Arbeiten in dieses Buch eingearbeitet. Ganz bewusst wurden fast ausschließlich direkt aus den Forschungseinrichtungen stammende Originalbeiträge berücksichtigt. Die unglaubliche Fülle von Fakten und Wissenschaftsdaten so aufzubereiten, dass sie auch für Laien nachvollziehbar und mit hohem Nutzwert verbunden sind, war für uns eine der größten Herausforderungen.

Die Kapitel spannen einen Bogen, der sich erstmals in diesem Publikationsbereich von einer tiefen und aufschlussreichen Erörterung des Wesens biologischer Alterung über die „Altersuhren" des Menschen bis hin zu konkreten Nutzanwendungen erstreckt. Dennoch ist dieses Buch kein klassischer Ratgeber. Gesundheitsratschläge mit erhobenem Zeigefinger werden Sie ebenso wenig finden wie einfache „Ewig-jung-Rezepte". Wir sagen Ihnen nicht, was Sie tun oder lassen sollen, sondern möchten Wissen über die Zusammenhänge von Altern und Jung- beziehungsweise Gesundbleiben vermitteln und Ihnen dabei so viel konkretes Praxiswissen an die Hand geben, dass Sie sich – möglichst mit fachlicher und diagnostischer Begleitung und Unterstützung – *Ihr ganz persönliches Anti-Aging-Programm* zusammenstellen können.

Wer übrigens glaubt, beim Thema „Alternsintervention" gehe es ausschließlich um den Traum von ewiger Jugend, der irrt. Die Medizin der westlichen Industrieländer hat sich in den vergangenen Jahrzehnten so stark auf die Behandlung bereits eingetretener Krankheiten fokussiert und unser Gesundheitssystem war so sehr damit beschäftigt, die Behandlung degenerativer Erscheinungen unter Aufwendung immer größerer Ressourcen zu erweitern, dass versäumt wurde, die mittlerweile verfügbaren Möglichkeiten echter *Primärprävention* zu nutzen. (Leser, die sich von der in der Tat dramatischen Dimension dieser Problematik ein Bild machen möchten, sollten vorab schon einmal den Teil III lesen: „Die Zukunft des Alterns – Sozialsystem am Abgrund?")

Primärprävention, Alternsintervention oder Anti-Aging – unabhängig von allen Diskussionen um die am besten geeignete Bezeichnung gehört dieser neue Wissenschaftsbereich zweifellos zu den aufregendsten und spannendsten Themen unserer Zeit. Entsprechend handelt unser Buch von konkreten praktischen Möglichkeiten, Altern zu verhindern. Und es handelt von begeisterten Wissenschaftlern, deren Arbeit und Enthusiasmus uns inspiriert haben, die faszinierenden Erkenntnisse der Alternswissenschaft in verständliche und praxisbezogene Informationen zu übersetzen. Einer von ihnen ist der Evolutionsbiologe Michael Rose, Professor an der Universität von Kalifornien in Irvine. Er ist überzeugt: „Das 20. Jahrhundert wird als die letzte Epoche in die Geschichte eingehen, in der die Menschen ihrem degenerativen Alternszerfall hilflos ausgesetzt waren."

Doch nicht nur die extrem zunehmende Menge wissenschaftlicher Erkenntnisse wird einen revolutionären Dammbruch bringen, sondern vor allem die endgültige Überwindung eines tief verwurzelten medizinischen Dogmas: der Vorstellung, dass allenfalls Krankheiten beeinflussbar seien, nicht aber das Altern selbst. Als Michael Rose vor fast 30 Jahren seine Forschungsarbeit zur Alterung von Fruchtfliegen begann, glaubte auch er an die medizinische Lehrmeinung, praktische Alternsintervention sei nur etwas für Quacksalber oder bestenfalls für hoffnungslose Optimisten. Und noch heute erinnert er sich genau an den Moment, der für ihn dieses Dogma hinwegfegte: „Ich saß an diesem wunderschön sonnigen Tag auf meinem Labortisch und sah die neuesten Ergebnisse durch. Und dann warfen mich die Zahlen auf dem Papier buchstäblich um. Geradezu taumelnd lief ich zu meinem Vorgesetzten und rief: Das müssen Sie sich ansehen!" Die Resultate bestätigten: Der als festgelegt eingestufte Ablauf biologischer Alterung lässt sich gezielt beeinflussen! „Es war ein Hochgefühl, wie man es im Leben allenfalls noch an seinem Hochzeitstag haben kann."

Nach wie vor arbeitet der Professor inmitten seiner Labore. Hier leben seine Träume und sie sind zu weiten Teilen bereits Wirklichkeit geworden. Doch ein großes Ziel hat er noch; er teilt es mit vielen Kollegen aus vergleichbaren Forschungseinrichtungen: dazu beizutragen, dass von den Erkenntnissen der Alternswissenschaft endlich auch die Menschen profitieren und dass sie den Verlauf ihrer Alterung bestimmen können, wenn sie das wollen – sei es, um Gebrechlichkeit und Alterskrankheiten zu verhindern, oder auch „nur", um sich Vitalität, Leistungsfähigkeit und Lebensfreude bis ins hohe Alter zu bewahren.

Die Zeit ist reif dafür, degenerativen Abbau und Alterskrankheiten nicht wie bisher erst dann zu behandeln, wenn sie bereits eingetreten sind, sondern negative Alterungsprozesse von vornherein zu vermeiden oder möglichst weit in den Bereich des maximalen Höchstalters zu schieben (beim Menschen etwa 120 Jahre). Grundlagenforschungen wie auch Erfahrungen bei Hochbetagten zeigen, dass dadurch der Anteil von Gebrechlichkeit, Krankheit und Siechtum an der Lebensspanne entscheidend reduziert werden kann. Es ist an der Zeit, das zur Verfügung stehende Wissen umzusetzen, ohne die Risiken oder den Grundsatz der Wissenschaftlichkeit aus den Augen zu verlieren.

Mit jedem Jahr, das wir Menschen älter werden, wird uns bewusster, dass wir letztlich das Resultat aller Entscheidungen sind, die wir im Leben getroffen haben. Den Verlauf der eigenen Alterung auf der Basis wissenschaftlich fundierter Erkenntnisse selbst mitzubestimmen, das könnte zu den wichtigsten Entscheidungen unseres Lebens zählen.

Rüdiger Schmitt-Homm

Simone Homm

„Komm mit uns, etwas Besseres als den Tod werden wir überall finden."
GEBRÜDER GRIMM [in: *Die Bremer Stadt-Musikanten*]

I.

Warum Altern
kein festgelegtes Schicksal ist –
Die Entschlüsselung eines Phänomens

I . 1

Die ewige Suche nach dem Jungbrunnen

„Als die Götter den Menschen schufen, teilten sie ihm den Tod zu. Ewiges Leben behielten sie sich selbst vor."
Aus dem GILGAMESCH-EPOS [Sage der Sumerer und Akkader, 3000-2000 v. Chr.]

Ein Privileg der Götter

Zu allen Zeiten sehnten sich die Menschen nach ewiger Jugend. Betrachten wir die Geschichte, so finden wir Zeugnisse dieser Sehnsucht in fast allen Kulturen. Niemanden wird das verwundern. Bei genauerem Hinschauen stößt man aber auf einen interessanten Aspekt, der sich durch die verschiedensten Kulturkreise und Religionen zieht. Es gibt Unsterblichkeit – doch sie ist fast immer ein Privileg von Göttern. Alterung und Tod sind dagegen so eng mit dem Schicksal der „normalen" Menschen verbunden, dass der Wunsch nach ewiger Jugend meist nicht nur als unerreichbar, sondern geradezu als frevelhaft und gotteslästerlich galt. Und teilweise hat sich daran bis heute nichts geändert.

So soll der sagenhafte König Gilgamesch, der etwa 2600 v. Chr. in Mesopotamien lebte, zeitlebens auf der Suche nach dem Unsterblichkeitselixier gewesen sein. Er meinte, das auch beanspruchen zu können, schließlich galt er als Nachfahre der Götter. Allerdings war er der Überlieferung nach nur zu einem Drittel göttlich – für die damals herrschenden Götter offenbar zu wenig. Sie ließen ihm die Unsterblichkeit nur durch den ewigen Ruhm seiner Bauwerke zuteilwerden – noch heute ein beliebter Ersatz für echte Unsterblichkeit.

„Geschichte ist der Beginn einer jahrhundertelangen systematischen Arbeit, die dazu bestimmt ist, das Geheimnis des Todes aufzuklären und endlich den Tod selber zu überwinden. Aus keinem anderen Grund komponieren Menschen Symphonien, entdecken sie die mathematische Unendlichkeit und die elektromagnetischen Wellen. Um in diese Richtung vorzudringen, braucht man einen gewissen Aufschwung der Seele."
BORIS PASTERNAK [russischer Literaturnobelpreisträger, 1890–1960]

„Some people try to achieve immortality through their offspring or their works. I prefer to achieve immortality by not dying."
WOODY ALLEN [amerikanischer Autor und Regisseur, *1935]

*

Auch Tantalos, nach der griechischen Mythologie als Sohn des Zeus immerhin ein Halbgott, durfte zwar an der göttlichen Tafel speisen. Als er aber das unsterblich machende Ambrosia vom Tisch mitgehen und normalen Sterblichen zukommen ließ, verdonnerten ihn die Götter zu einer eher unangenehmen Form ewigen Lebens: Er musste für alle Zeiten bis zum Kinn im Wasser stehen, ohne jemals trinken zu können. Über ihm hingen die schönsten Leckereien – trotz nagenden Hungers konnte er aber nichts davon essen.

Der Baum des Lebens

Die christliche Lehre macht keine Ausnahme bei dieser etwas einseitigen Verteilung der ewigen Jugend. In der Bibel bestraft Gott den Menschen, weil dieser vom Baum der Erkenntnis gegessen hat: „Und er trieb den Menschen hinaus und ließ lagern vor dem Garten Eden die Cherubim mit dem flammenden, blitzenden Schwert, zu bewachen den Weg zu dem Baum des Lebens." (1. Buch Mose 2,3)

Adam und Eva hatten schon vom Baum der Erkenntnis genascht. Um zu verhindern, dass sie sich am Baum des (ewigen) Lebens vergriffen, mussten sie gehen. Der Lebensbaum aber erhielt fortan eine drohende Wache, auf dass ja kein Mensch seine Sterblichkeit überwinde.

Unsere egozentrische Sicht auf die Welt

Warum diese Reservierung der Unsterblichkeit nur für übersinnliche Wesen und warum die geradezu gesetzmäßige Zuordnung von Alterung und Tod für den Menschen? Im Wesentlichen dürfte es zwei Gründe geben:

1. Aus psychologischer Sicht ist es für den menschlichen Geist über alle Kulturen hinweg hilfreich und tröstlich, die eigene Vergänglichkeit mit Sinn zu füllen. Über die tiefere Bedeutung von Altern und Tod wurden in der Menschheitsgeschichte unzählige Abhandlungen verfasst, sowohl religiöse als auch philosophische. Beide Ansätze bieten ohne Zweifel nachdenkenswerte Antworten und wir möchten mit diesem Buch keine davon infrage stellen. Was wir aber in der Tat infrage stellen, ist die Unausweichlichkeit degenerativer Alterung, die dem Tod vorausgeht. Der tiefere Sinn faltiger Haut, schwindender Kraft oder zerbrechlicher Knochen erschloss sich uns bis jetzt jedenfalls nicht.

„Das Altwerden hat viele Vorzüge. (Lange Pause) Ich versuche gerade, darauf zu kommen, welche es sind …"
WILLIAM SOMERSET MAUGHAM [amerikanischer Schriftsteller (1874–1965) im Alter von 80 Jahren]

2. Ein weiterer Grund für die Einstufung der Alterung als unumstößliches Gesetz entspringt der tief verwurzelten Eigenart des Menschen, eine egozentrische Sicht auf die Welt zu haben. Wir neigen dazu, Abläufe, die aus unserer subjektiven Sicht selbstverständlich erscheinen, auch ganz generell als gesetzmäßig und unausweichlich anzusehen.

Zu allen Zeiten stand die Egozentrik dem wissenschaftlichen Fortschritt im Wege. Beispiele sind der Streit um die Kugelform der Erde, die Akzeptanz unseres Sonnen- und Planetensystems oder eben die menschliche Alterung. Ein Vergleich mit anderen Lebewesen zeigt jedoch, dass Altern beim lebenden Organismus keineswegs so ablaufen muss wie bei uns Menschen. Tatsächlich ist nicht einmal der Tod ein unabdingbares Charakteristikum für biologisches Leben, wie wir noch sehen werden.

Die Neigung, erlebte Normalität zur Gesetzmäßigkeit zu erheben, ist keineswegs ein Relikt vergangener Zeit. Etliche unserer Zeitgenossen, die die halsstarrigen Gegner von Darwins Evolutionstheorie heute belächeln, sind bei aktuellen Fragestellungen in der Altersforschung nicht imstande, ihre eigenen eingefahrenen Denkabläufe zu durchbrechen.

„Jeder Mensch hält die Grenzen seines eigenen Gesichtsfeldes für die Grenzen der Welt."
ARTHUR SCHOPENHAUER [deutscher Philosoph, 1788–1860]

Viele machten sich auf die Suche

Natürlich hielten sich im Laufe der Geschichte nicht alle an die religiösen und gesellschaftlichen Denkmuster. Und das war auch gut so. Denn trotz der aus heutiger Sicht naiven Vorgehensweise kann nur der ein Mittel gegen das Altern finden, der sich überhaupt auf den Weg macht. Damals wie heute.

Der katholische König Ferdinand von Spanien war solch ein Mensch. Anfang des 16. Jahrhunderts hörte er von einem sagenhaften Jungbrunnen in der Karibik. Sogleich wies er seinen dortigen Gouverneur Ponce de Leon an, danach zu suchen. Die spanischen Eroberer hatten in Mittelamerika begonnen, die Azteken zu unterjochen und auszurotten, um an Gold und nicht zuletzt an das Geheimnis eines Jugend spendenden Trankes zu kommen. Sie fanden beides. Der Zaubertrank der Azteken entpuppte sich als Kakaogetränk, das zwar erstaunliche Gesundheitswirkungen hatte (– sofern die Spanier es überhaupt trinken konnten, da das Rezept mit beißend scharfen Chilis zubereitet wurde), die Jugend aber brachte auch der Trank der Azteken nicht zurück.

Doch so schnell gaben die Spanier nicht auf. Ponce de Leon hatte mithilfe besonderer „nachdrücklicher Befragungen" gefangener Indios im Jahre 1511 von einem wirklichen Jungbrunnen weit im Norden erfahren. Kurzerhand beauftragte ihn sein König Ferdinand, statt dem Gold ab sofort dem Jungbrunnen nachzujagen. In der betreffenden Gegend in der nördlichen Karibik fand de Leon tatsächlich diesen Ort. Es war das beschriebene Land mit vielen Sümpfen und Wasserläufen. Die Spanier tranken aus einem Wasserlauf nach dem anderen – ohne durchschlagenden Erfolg. Die Reise war erfolglos. Fast.

Was in diesem Augenblick keinen der Eroberer interessierte: Zum ersten Mal in der Geschichte betraten Bewohner der alten Welt *Florida*, das seine Entdeckung somit dem Traum von der Jugend verdankt – eine Sehnsucht, die sich die Amerikaner bis heute in besonderer Weise bewahrt haben. Nirgendwo gibt es heute mehr Anti-Aging-Kliniken als in diesem sonnigen Teil Amerikas. Und es ist schon eine etwas seltsame Ironie: Viele Suchende finden dort das, was Ponce de Leon vor fast 500 Jahren an dieser Stelle vergeblich suchte: einen – zumindest bis zu einem gewissen Grad – wirksamen Jungbrunnen.

Vom Traum zur Realität

Heute, im 21. Jahrhundert, hat sich das Bild vom Jungbrunnen gewandelt. Wir wissen, wir brauchen nicht in fernen Ländern suchen und nicht an sagenhaften Orten. Wir wissen aber auch, dass Menschen nicht einfach in eine Quelle werden tauchen können, um verjüngt wieder aufzutauchen. Hinter jeder Tür, die die Alternswissenschaft aufstößt, befinden sich zwei neue. Altern ist so vielfältig wie das Leben und der Kampf gegen das Altern muss an vielen Fronten erfolgen. Das ist die schlechte Nachricht. Die gute lautet:

Anders als Ponce de Leon sowie unzählige Generationen vor und nach ihm haben wir erstmals wirksame Waffen gegen das Altern. Die beste von allen ist Wissen. Wissen, wie das Altern funktioniert und wie es zu durchbrechen oder zumindest zu beeinflussen ist. Im nächsten Abschnitt wollen wir deshalb einen Blick hinter die Kulissen des Phänomens Altern werfen.

Moderne Jungbrunnen sind manchmal kompliziert, immer aber vielfältig. Nur eines hat sich seit den Zeiten der Entdecker nicht geändert: Wir müssen uns auf den Weg machen!

„Alle Menschen träumen, aber nicht gleich. Jene, die in der Nacht träumen, in den verschleierten Winkeln ihres Geistes, erwachen am Tag, um festzustellen, es war Einbildung. Die Träumer des Tages aber sind gefährliche Menschen; denn sie können mit offenen Augen nach ihren Träumen handeln, um sie wahr zu machen."
T. E. LAWRENCE [amerikanischer Freiheitskämpfer und Schriftsteller, 1888–1935, in: *The Seven Pillars of Wisdom*]

I. 2

Phänomen Altern

Warum altern Menschen?

„Wir dürfen nicht annehmen, dass alle Dinge unseretwegen geschaffen worden sind."
RENE DESCARTES [französischer Philosoph und Naturwissenschaftler, 1596–1650]

Warum wir altern? Diese Frage mag Sie vielleicht überraschen. Alterung und Tod sind schließlich nicht nur für die Kirche untrennbar und wie selbstverständlich mit dem Leben verbunden. Ist Altern nicht ein unumstößliches Naturgesetz?

Im Alltag stellt sich Alter als eine Funktion der Zeit dar: Ein Auto ist alt, weil es vielleicht schon zehn oder mehr Jahre „auf dem Buckel" hat. Wer schon einmal eine Stubenfliege unter dem Mikroskop betrachtet hat, weiß, wie ramponiert alte Fliegen aussehen. Mit zunehmender Zeit werden Panzer und Flügel immer mehr abgenutzt. Schäden scheinen sich zwangsläufig anzuhäufen. Und so sehen wir das für uns selbst auch. Alterserscheinungen betrachten wir als normal. Bei einem Menschen, der 70 oder 80 Jahre gelebt hat, halten wir Alterserscheinungen für geradezu zwangsläufig. Das sei der Zahn der Zeit ..., sagt man.

Vielleicht muss man also die Zeit anhalten, um das Altern zu stoppen? Spätestens seit Einstein wissen wir, dass das sogar möglich ist. Und in einer *langsam* ablaufenden Zeit verzögert sich tatsächlich auch die Alterung. Aber das sind letztlich theoretische Überlegungen, solange wir uns nicht mit Lichtgeschwindigkeit bewegen. (Davon sind die meisten Menschen heute weit entfernt – sie bewegen sich eher gar nicht ...) Viel wichtiger ist: Gilt auch die umgekehrte Beziehung? Können wir das Altern nur aufhalten, wenn wir die Zeit anhalten? Sind Altern und Zeit unauflöslich verbunden? Nun, wenn die Zeit Schuld hätte am Altern, wären unsere Chancen gering, den Fortgang aufzuhalten – zumindest hier auf der Erde.

Der Zahn der Zeit ist nicht immer scharf

Wären wir Menschen allein auf der Erde, würden wir ohne Zweifel glauben, Altern und Zeit seien eng verbunden. Doch bei der Vielfalt des Lebens ist sichtbar, dass unterschiedliche Tier- und Pflanzenarten unterschiedlich alt werden, also auch verschieden altern. Der Ablauf des Alterungsprozesses bei Lebewesen ist offensichtlich doch keine einfache Funktion der chronologischen Zeit. Denn manche Lebewesen altern sehr schnell, andere langsam.

Eine Maus ist mit 2 Jahren schon im Greisenalter, ein zehnjähriger Hund zeigt bereits deutliche Alterserscheinungen. Von manchen Papageienarten ist bekannt, dass sie mehr als 100 Jahre alt werden, und für Schildkröten müssen Menschen gar als kurzlebige Spezies erscheinen: Die behäbigen Tiere können 150 und mehr Jahre leben.

Ewiges Leben – (k)eine Utopie?

Der Alterungsprozess verläuft offensichtlich unterschiedlich schnell. Ist er auch unausweichlich? Oder anders gefragt: *Muss* jedes Lebewesen früher oder später alt werden und sterben?

Im Vergleich zum Menschen können Bäume ein hohes Alter erreichen. Wird ein Baum 100 oder 200 Jahre alt, passt das noch in unsere Vorstellung einer zwar langsamen, aber immerhin doch *fortschreitenden* Alterung. Hoch oben in den *White Mountains* in Kalifornien aber gibt es Kiefern, die dieses Bild verwirren. Manche Exemplare existieren dort seit etwa 5000 Jahren. Das heißt, diese Bäume sind älter als unsere Zeitrechnung und älter als die Pyramiden in Ägypten. Und sie leben immer noch. Die Kiefern scheinen keine Alterung zu kennen. Die ältesten Lebewesen der Welt? Keineswegs. Unter der heißen Sonne Kaliforniens wächst *Coviella Mexicana*, ein Busch, der seine Jugend vor geschätzten 11 000 Jahren an dieser Stelle verbracht hat. *Coviella* scheint wirklich ewig zu leben.

Jung bleiben durch Erneuerung

Wie ist es möglich, so lange Zeit unbeschadet zu überstehen? Selbst Berge werden nach Tausenden von Jahren allein schon durch die Witterung zerstört. Bestehen die extrem alten Pflanzen aus Materialien, die noch widerstandsfähiger sind als Stein?

Nein, das Leben geht einen anderen Weg: Als man die Zellen eines 3000 Jahre alten Baumes der Gattung *Sequoia* im Labor genauer untersuchte, stellte man fest, dass keine lebende Zelle dieser sehr alten Bäume älter als 30 Jahre war. Unbrauchbare Zellen werden also immer wieder durch neue ersetzt. Uralte Pflanzen erneuern ihre Zellen unentwegt.

Der Biologe Professor Robert Zwilling vom Zoologischen Institut der Universität Heidelberg weist in diesem Zusammenhang auf ein generelles Problem hin: Wie ist „Alter" bei Lebewesen überhaupt zu verstehen? Ist der *Sequoia*-Baum nun 3000 oder nur 30 Jahre alt? Eine wirklich interessante Frage.

Spinnt man den Gedanken weiter, finden wir auch im Alltag vergleichbare Beispiele. Vielleicht kennen auch Sie jemanden, der stolz darauf hinweist, wie tadellos sein 12 Jahre altes Auto noch funktioniere. Dabei wird in der Regel unterschlagen, dass der Auspuff schon zwei Mal erneuert wurde und Kupplung, Radlager oder andere Teile ebenfalls neu sind. Wie alt ist nun das Auto?

Eines steht jedenfalls fest: Bei stetiger Erneuerung ist ein sehr langes Leben möglich – bis hin zu ewigem Leben; wenigstens scheint das für Dinge wie Autos und vor allem für Bäume zu gelten. Wie aber steht es mit dem Menschen? Können wir uns ebenfalls verjüngen?

Die Antwort ist: ja. Und wir tun das sogar unentwegt. Bis ins hohe Alter bilden sich auch beim Menschen Körperzellen neu. Leider funktioniert dieser Mechanismus ganz offensichtlich weniger effektiv als bei langlebigen Pflanzen. Müsste man also als Baum auf die Welt kommen, um sich ewig verjüngen zu können? Durchaus nicht. Komplette Zellregeneration gibt es nicht nur bei Pflanzen.

Ersatzteile fürs Gehirn?

Sich in der Absicht, jung zu bleiben, allzu sehr auf den Fortschritt in der plastischen Chirurgie oder der Transplantationsmedizin zu verlassen, das ist nicht nur eine sehr vage Hoffnung. Es ist auch in höchstem Maße trügerisch und nur so weit sinnvoll (wenn überhaupt), wie es einem gelingt, den Alterungsprozess *seines* Gehirns zu verzögern. Es ist heute kaum mehr ein Problem, mit neuen Organen oder künstlichen Gliedmaßen zu leben. Selbst das Herz, noch vor 30 Jahren wegen des vermeintlichen Sitzes der Seele Gegenstand erbitterter Diskussionen, wird heute routinemäßig transplantiert. Doch selbst wenn die Transplantation von Gehirnen einmal möglich sein sollte, könnten Sie sich zwar das alte Gehirn, das vielleicht von Alzheimer befallen wäre, austauschen lassen – nur: Sie wären dann nicht mehr Sie selbst, sondern die Person, von der das Gehirn stammte, mit *deren* Bewusstsein. Wer also 100 oder 150 Jahre leben und gesund bleiben möchte, tut gut daran, darauf zu achten, dass gerade die Zellstrukturen des Gehirns mindestens ebenso lange leistungsfähig bleiben.

Ewig junge Lebewesen

Bei einem kleinen Süßwasserpolyp namens *Hydra* entsteht für jede Zelle, die an seinem basalen Ende altert und zugrunde geht, am anderen Körperende eine neue Zelle. Eine feine Sache. Durch diese Frischzellenkur bleibt der Polyp ewig jung.

Was *Hydra* uns Menschen voraus hat, ist ein spezieller Körperabschnitt, in dem unbegrenzt neue Zellen produziert werden. Wissenschaftler haben längst herausgefunden, wie dem kleinen Tier seine ewige Jugend zu nehmen ist. Durch einen perfiden Eingriff in die Erneuerungszone kann man die natürliche Verjüngung experimentell unterbinden. Der kleine Polyp ist dann genauso der Vergänglichkeit ausgesetzt wie wir. Er altert ganz „normal" und stirbt.

Der Preis ewigen Lebens

Bevor wir nun allzu neidisch werden: Das Prinzip des ewigen Lebens durch eine einfache Form der Zellerneuerung hat auch Nachteile. Nehmen wir an, der kleine Süßwasserpolyp *Hydra* könnte über sich und sein Dasein nachdenken. Er wäre dennoch nicht imstande, sich an zurückliegende Monate zu *erinnern*. Denn zu dieser Zeit hat noch keine seiner gegenwärtig lebenden Zellen im Körper existiert! Auch alle Lernerfahrungen, sofern er solche machen könnte, gingen mit den sich immer wieder erneuernden Zellen größtenteils verloren.

Die „Erfindung" eines Zentralnervensystems und vor allem des Gehirns im Zuge der Evolution beruht deshalb auf dem wichtigen Phänomen, dass Nervenzellen sich nicht teilen beziehungsweise nicht immer wieder durch neue ersetzt werden – bis auf stark begrenzte Ausnahmen.

Auch beim Menschen verursacht jede Lernerfahrung im Gehirn eine spezifische Spur. Unsere Erinnerungen sind nicht in einer bestimmten Nervenzelle, sondern in unendlich komplexen Vernetzungssystemen im Gehirn gespeichert und dynamischen Anpassungen unterworfen. Um Lern- und Gedächtniserfahrungen möglichst lange zu bewahren, ist das System der vollständigen Zellneubildung deshalb ungeeignet. Wichtiger ist es, die vorhandenen Zellen, ihre Querverbindungen und die chemischen Übertragungswege durch optimalen Schutz möglichst lange zu erhalten.

Man könnte vielleicht sagen, der Preis für unsere Fähigkeit zu lernen, zu erinnern und uns in Zeit und Raum als Individuen zu definieren, ist der Verlust der Unsterblichkeit.

Warum Fliegen nie an Krebs leiden

Die exakte Nachbildung von Körperzellen ist speziell für hoch entwickelte Lebewesen ein äußerst komplizierter Prozess. Jeder noch so winzige Fehler kann fatale Folgen haben. Ein klassisches Beispiel sind Fehler in der Zellsteuerung. Die Folge: Krebs.

Unsere soeben angesprochenen ramponierten Stubenfliegen können Schäden an ihrer Außenhülle nicht mehr reparieren, weil sich ihre Zellen nicht teilen und somit nicht erneuern können. Das führt unweigerlich und sehr schnell zu immer größerer Anhäufung von Schäden. Aber weil sich eben keine Zellen teilen, bekommen Insekten niemals Krebs. Wir Menschen können wie andere Säuger viele Zellen erneuern. Dafür teilen wir mit ihnen das Schicksal, mit ziemlich großer Wahrscheinlichkeit an Krebs zu sterben, sobald der Vorgang der Zellteilung durch Umwelteinflüsse und vor allem Alterungsprozesse anfällig geworden ist.

Alt werden, ohne zu altern

Wenn wir schon nicht unsterblich sein und ewig leben können – und vielleicht wäre das auch aus mancherlei Gründen gar nicht wünschenswert –, ließe sich dann nicht zumindest unser Alterungsprozess verzögern und die Jugendlichkeit länger erhalten?

„Es gibt Millionen von Menschen, die sich nach Unsterblichkeit sehnen, die aber nicht wissen, was sie an einem verregneten Sonntagnachmittag anfangen sollen."
MAURICE CHEVALIER [französischer Entertainer, 1888–1972]

Tatsächlich ist in der Natur das Phänomen der Seneszenz, also das, was man gemeinhin unter gebrechlichem und defizitärem Altern versteht, nicht überall vorzufinden. Das heißt, auch wenn sich bei einer Art aufgrund verschiedenster Faktoren ab einem bestimmten Alter die Sterbewahrscheinlichkeit erhöht, müssen sich damit nicht unbedingt in gleichem Maße Alterserscheinungen einstellen.

Vögel sind im Vergleich zu anderen Tieren mit ähnlicher Körpermasse und ähnlichem Stoffwechselumsatz nicht nur auffallend langlebig, sondern auch ganz ungewöhnlich lange leistungsfähig. Auch Fledermäuse altern viel langsamer als die am Boden lebenden Mäuse, obwohl sie im Hinblick auf ihre Größe und ihren Stoffwechsel absolut vergleichbar sind. Weibchen des Eissturmvogels ziehen auch im Alter von 40 Jahren noch Junge auf und zeigen keinerlei Altersdefizite. Überträgt man die vermeintlichen Gesetzmäßigkeiten der Alterung von Säugetieren oder aber von uns Menschen auf diese Tiere, müssten Eissturmvögel im Alter von 40 Jahren ihre Fortpflanzungsfähigkeit längst verloren haben und eine ganze Reihe von Degenerationserscheinungen aufweisen.

Wenn die Alterung zu stoppen scheint

Andere Tierarten zeigen sogar ab einem gewissen Alter einen so starken Rückgang ihrer Sterbewahrscheinlichkeit, dass die Mortalität nicht mehr messbar ist. Mit anderen Worten, je älter diese Tiere werden, desto weniger sterblich scheinen sie zu sein. Hummer zum Beispiel wachsen mit zunehmendem Alter stetig weiter, ohne dass man je ein Absinken ihrer Fortpflanzungsfähigkeit, geschweige denn ihres Wachstums finden konnte. Caleb Finch, Professor für Gerontologie und Biowissenschaft an der Universität Kalifornien erforscht dieses Mysterium. Er fand heraus, dass es in der Natur viel verbreiteter ist, als bisher angenommen. Er bezeichnet das Phänomen als „vernachlässigbare Seneszenz".

Solche Erscheinungen, die unsere Vorstellungen über die Alterung gehörig durcheinanderbringen, sind nicht neu. Schon vor mehr als 100 Jahren hat der in Frankfurt am Main geborene Zoologe August Weismann festgestellt: „Es ist überhaupt nicht zu vergessen, dass dem Tode durchaus nicht immer eine Involutions-, eine Altersperiode vorangeht." Er war schon damals überzeugt, dass der Alterungsprozess keine Notwendigkeit des Lebens sei.

„Altern ist eine späte Zugabe der Evolution."
AUGUST WEISMANN [deutscher Zoologe, 1834–1914]

Bringt Altern Vorteile?

Wir gehören offensichtlich nicht zu einer der von der Natur so beneidenswert ausgestatteten Arten ohne Alterung. Beim Menschen und den meisten mit uns näher verwandten Säugetieren treten Alterserscheinungen unübersehbar auf. Unterschiedlich stark zwar, aber sie sind eher die Regel als die Ausnahme.

Warum hat die Natur *für uns* Alterung vorgesehen, wenn es offensichtlich auch *ohne* sie geht? Bringt uns Seneszenz vielleicht irgendwelche Vorteile? Leider nicht. Die Ursache für unser gebrechliches Altern ist nach allem, was wir heute wissen, geradezu erschreckend banal. Es gibt unter den Evolutionsbiologen zum Phänomen der Seneszenz zwar leicht unterschiedliche Begründungsansätze, doch letztendlich lassen sie sich alle auf *einen* Kernsatz bringen:

Die Evolution erfand die Alterung weniger, weil sie für die betroffenen Arten von Lebewesen *notwendig* oder gar *nützlich* wäre, sondern vor allem, weil sie ihnen nicht schadet. Eine ebenso überraschende wie ernüchternde Erkenntnis. Wie ist sie zu verstehen?

Seneszenz – Alt werden beim Altwerden

Altern scheint für uns Menschen vor allem mit Verlust und Degeneration verbunden zu sein. Die Mehrzahl der heutigen Gerontologen würde bei einer solchen Sichtweise allerdings protestieren. Schon seit einiger Zeit bemühen sie sich, die alte verwurzelte Sichtweise vom Abbau als einzigem Aspekt des Alters zu korrigieren. Mit großer Vehemenz wird heute der „Defizithypothese der Alterung" widersprochen.

Und die Kritiker haben nicht unrecht. Ohne Zweifel werden Aufbauprozesse, Chancen und andere positive Aspekte des Alters häufig vergessen oder missachtet. (Wer das Thema vertiefen möchte, dem sei das Buch *Successful Aging* von Rowe und Kahn empfohlen; siehe Literaturverzeichnis.) Innerhalb des Lebens auf der Erde ist Altersabbau beziehungsweise Seneszenz keine unausweichliche Begleiterscheinung des Alters. Wir haben das bereits angeschnitten. Andererseits aber ist nicht zu bestreiten, dass Abbau eine sehr typische Erscheinung dessen ist, was wir Menschen gemeinhin unter Alterung verstehen und erleben – zumindest aus biologischer Sicht.

Das Geheimnis der Hundertjährigen

Als *ein* Argument gegen die Defizithypothese wird heute die erfreulicherweise zunehmende Zahl an gesunden, aktiven Hundertjährigen angeführt. Und tatsächlich können uns gerade die erfolgreich und relativ gesund gealterten Hundertjährigen etwas über den Alterungsprozess aufzeigen. Allerdings anders, als vielleicht erwartet.

Beim Menschen reduzieren sich im Verlauf des chronologischen Alterns praktisch alle Körperfunktionen. Personen, die sehr alt werden, 100 Jahre oder noch älter, bilden in dieser Hinsicht eigentlich keine Ausnahme. Die meisten biologischen Marker verändern sich bei ihnen vergleichbar, bis auf *eine* Besonderheit: Es fehlen extreme Entwicklungen in einzelnen Funktionsbereichen. Bei ihnen sind einzelne „schwache Glieder" im biologischen System, die frühzeitigen Diabetes, Parkinson und andere typische Altersleiden begünstigen können, seltener. Hundertjährige sind in erster Linie sehr *gleichmäßig* gealtert.

Warum die Natur sich Altern leisten kann

Antagonistische Pleiotropie oder: Dr. Jekyll und Mr. Hyde in unseren Genen

Wer hinter das Wesen der Alterung blicken will, kommt um diesen etwas kompliziert klingenden Begriff nicht herum. Doch keine Sorge, so schwierig ist die Sache gar nicht. Als „pleiotrop" werden Gene bezeichnet, die gleich *mehrere* Eigenschaften eines Organismus bestimmen. Im Hinblick auf die Evolution, also die Entwicklung einer Art, können diese Eigenschaften sogar entgegengesetzt sein. Das heißt, die *eine* Eigenschaft des Gens wirkt sich günstig aus, die andere ungünstig. Deshalb „antagonistische Pleiotropie".

Die zwei Gesichter von Fett

Häufig hat sogar ein und dieselbe Eigenschaft, die ein Gen steuert, gegensätzliche Konsequenzen. Ein Beispiel ist die Fettspeicherung beim Menschen. Die Veranlagung, viel Fett zu speichern, wirkt sich vor allem bei unregelmäßigem Nahrungsangebot günstig auf die Fortpflanzungsfähigkeit und damit auf die Überlebenschancen aus. Das gilt besonders für Frauen, da bei ihnen eine erfolgreiche Fortpflanzung unmittelbar von ausreichenden Energiespeichern abhängt. Je mehr Fettreserven, desto besser also die Überlebenschance der Nachkommen und damit der Art.

Auf der anderen Seite führen verschiedene Stoffwechselprozesse rund um die Fettspeicherung zu einem erhöhten Risiko von Herz-Kreislauf-Krankheiten – was die Überlebenstauglichkeit im späteren Alter beeinträchtigt.

Pleiotrope Gene sollten sich über Generationen hin also grundsätzlich nur dann durchsetzen, wenn für die betreffende Art unterm Strich der Gewinn höher ist als der Verlust. Der Vorteil muss größer sein als die Nachteile. Dieser Grundsatz gilt für alle Entwicklungen der Evolution und ist leicht nachvollziehbar. Doch es kommt noch etwas Entscheidendes hinzu: der Zeitfaktor.

Der Zeitpunkt entscheidet

Negative Auswirkungen, die von einem ansonsten positiven Gen verursacht werden, verlieren für das Überleben und den Fortbestand einer Art erheblich an Gewicht, wenn sie erst spät im Leben zum Tragen kommen.

Um bei unserem etwas vereinfachten Beispiel zu bleiben: Die Fähigkeit, besonders viel Fett zu produzieren und zu speichern, wirkt sich positiv auf die Zahl beziehungsweise die Überlebenschance der Nachkommen aus und sollte sich deshalb im Laufe der Evolution als genetischer Vorteil durchsetzen. Der dadurch entstehende Nachteil, im späteren Erwachsenenalter einem höheren Krankheits- und Sterberisiko ausgesetzt zu sein, mag für das betroffene Individuum bedauerlich sein. Für den Fortbestand der *Art* aber wirkt sich dieser Nachteil kaum aus, da die Nachkommen bereits gezeugt und aufgezogen sind.

Die Fürsorge der Natur ist begrenzt

Unterstellen wir für einen Moment der Natur eine bestimmte Absicht (was natürlich nicht korrekt ist, da die Natur keine Intentionen verfolgt), so könnte man sagen: Die Natur kümmert sich um uns, solange es um den Fortbestand der *Art* geht – und das ist in erster Linie die Zeit von unserer Geburt bis zum mittleren Erwachsenenalter. Was danach mit dem einzelnen Individuum geschieht – Krankheit oder Tod –, ist für den Fortbestand der Art und damit auch für die Natur von höchst untergeordnetem Interesse.

Ein ernüchternder Gedanke, dass wir in diesem Sinne auf die Fortpflanzungsfähigkeit reduziert und ab dem Erwachsenenalter gewissermaßen „vernachlässigt" werden. Und überhaupt, wir könnten uns mit einiger Berechtigung fragen, warum die Natur all ihr Interesse auf die Jugend konzentriert. Ebenso gut könnte ja die Fortpflanzungsfähigkeit länger erhalten bleiben und damit könnten die Anstrengungen um die Gesunderhaltung des Individuums auch im späteren Alter einen höheren Stellenwert bekommen.

Biologisch wäre das tatsächlich möglich, das wissen wir heute. Und bei vielen Tierarten ist das auch so. Aber die Natur hat noch einen anderen Grund, nicht allzu viel in höhere Lebensalter von uns Menschen zu investieren. Und das hat etwas mit Mathematik, mit kleinen Glasröhrchen und einer Schublade zu tun. Wir kommen gleich auf diesen etwas merkwürdig klingenden Zusammenhang zu sprechen.

Lebensbedrohliche Mutationen

Mutationen sind zufällig entstehende Genveränderungen und ein typisches Phänomen des Lebens. Wahrscheinlich sind sie sogar ein wichtiger Motor für die Evolution. Allerdings: Die meisten dieser spontanen genetischen Veränderungen wirken für das Individuum überaus schädlich. Krebs ist ein Beispiel dafür.

Eine Mutation kann auch in einem *jungen* Organismus auftreten beziehungsweise sich in einem *frühen* Alter auswirken. Weil aber das Überleben dadurch normalerweise behindert, wenn nicht unmöglich gemacht wird, sterben ihre Träger sehr bald – meist, bevor sie die Möglichkeit haben, sich fortzupflanzen und die Veranlagung zu frühen Mutationen weiterzugeben.

Weit weniger stark wirkt die evolutionäre Auslese, wenn sich eine vererbte Mutation erst im späteren Alter bemerkbar macht. Wahrscheinlich ist die Alzheimer-Erkrankung die häufigste genetisch (mit-) bedingte Erkrankung, die im Erwachsenenalter auftritt. Eine besondere, vererbbare Genvariante vergrößert deutlich das Risiko zu erkranken. Da aber meist nur Menschen in höherem Alter betroffen sind, hat die Natur sozusagen wenig Handhabe, diese Vererbungslinie zu unterbrechen.

Teure Wartungsarbeiten

Mutagene Prozesse und andere gefährliche Angriffe auf den Organismus finden ununterbrochen statt. Ohne eine pausenlos arbeitende Abwehr und Schnellreparatur wäre nicht einmal ein *kurzes* Leben möglich. Aber Körperzellen sind schädlichen Einflüssen nicht schutzlos ausgeliefert. Abwehrkämpfe und Ausbesserung von Schäden sind ein wesentlicher Überlebensfaktor. Dramatisch deutlich wird das, wenn diese Mechanismen nicht funktionieren, wie das bei der Immunschwächekrankheit Aids der Fall ist. An Aids erkrankte Kinder erleiden nicht nur vielfältige Infektionskrankheiten, auch die Krebsrate steigt schnell an.

Perfekte Abwehr und aufwendige Reparatur sind aber nicht kostenfrei zu haben. Sie zwingen den Organismus, mit seinem Energie- und Ressourcenhaushalt entsprechende Schwerpunkte zu setzen; diese Ressourcen fehlen an anderer Stelle (s. u.). Für das Überleben einer Art ist es deshalb auch dabei wichtig, dass die Natur ihre Kräfte konzentriert und sich besonders auf Reparaturleistungen im *jungen* Organismus spezialisiert. „Nachlässigkeiten", die sich im Alter einschleichen, wirken sich für die Arterhaltung weit weniger dramatisch aus.

Amputierte Bakterien

Bakterien können, ebenso wie der Mensch, bestimmte lebensnotwendige Substanzen aus Nahrungsbausteinen herstellen. Andere Nährstoffe müssen sie in direkter Form aufnehmen, genau wie wir. Im Labor kann man nun einen Bakterienstamm derart verändern, dass die Fähigkeit, – sagen wir – eine Substanz A selbst herzustellen, verloren geht. Diese Substanz wird damit zu einem klassischen Vitamin, das diese Bakterien ab sofort über die Nahrung aufnehmen müssen, um zu überleben.

Werden die veränderten Bakterien zusammen mit nichtmanipulierten Artgenossen in eine Nährlösung gesetzt, in der die Substanz A nur in sehr geringen Mengen vorkommt, vermehren sich vor allem die unveränderten Bakterien, die die Substanz A nach wie vor selbst herstellen können. Sie sind ja nicht von der Nahrungszufuhr abhängig. Der manipulierte Bakterienstamm dagegen erleidet Mangelerscheinungen und geht unter.

Der Fall scheint ja auch auf der Hand zu liegen: Wenn Nährstoffe, die vorher im Organismus „einfach" selbst hergestellt wurden, nicht mehr produziert werden können und der Körper jetzt in Abhängigkeit von der Umwelt gerät, so muss das zwangsläufig zu Existenznachteilen führen. Oder nicht?

Ein zweites Experiment: Setzt man beide Bakterienstämme in eine Nährlösung, die *ausreichend* große Mengen der Substanz A enthält, passiert etwas Überraschendes: Jetzt überleben beide Stämme nicht etwa gleich gut. Es vermehren sich vielmehr *die* Bakterien besser, die Substanz A nicht mehr selbst herstellen können und deshalb auf die externe Zufuhr angewiesen sind.

Grund für diese überraschende Entwicklung: Jeder noch so einfach erscheinende Stoffwechselvorgang verlangt vom Organismus Energie und Ressourcen. Eine Energie, die unter Umständen von anderen Körpervorgängen abgezogen werden muss. Kann es sich eine Population leisten, an einem bestimmten Stoffwechselablauf zu sparen, so können die frei werdenden Ressourcen gewinnbringend in andere Bereiche investiert werden. Und das kann einen entscheidenden Überlebensvorteil bedeuten. Das Leben muss sich also „genau überlegen", wann und worauf es seine Bemühungen konzentriert.

Bitte beachten Sie: Deshalb sind auch bestimmte, immer wieder zu hörende Aussagen zur Nährstoffsubstitution unsinnig, Aussagen wie: Nährstoffe und vitaminähnliche Stoffe, die der Körper selbst herstellen kann, bräuchte man nicht von außen zuzuführen beziehungsweise sie hätten überhaupt keine Wirkung. Denn der Organismus würde ja immer genau die optimale Menge produzieren, die er benötigt. Falsch! Richtig ist: Vitalstoffe werden vom Körper nicht am Optimum orientiert produziert, sondern unter einer strengen Nutzen-Aufwand-Relation. Zusätzliche Substitution kann deshalb in vielen Fällen positiv und sinnvoll sein.

Die letzten Zähne des Elefanten

Wie wichtig ein ökonomischer Umgang mit Lebensenergie ist und wie genau die Natur ihre Ressourcen verteilt, zeigt das Beispiel der Elefantenzähne. Elefanten sind fast den ganzen Tag damit beschäftigt, sprödes Gras zu zermalmen. Entsprechend schnell nutzen sich ihre Backenzähne ab. Nicht auszudenken, würden Elefanten *nur einmal* im Leben neue Zähne erhalten, wie wir. Sie wären schon in ihrer Jugend zahnlos. Auf *einem* Satz Zähne kann ein Elefant nämlich nur etwa 10 Jahre lang kauen, dann ist er abgenutzt und muss durch neue Zähne ersetzt werden. Das geschieht auch. Die Natur versorgt die Tiere immer wieder mit neuen Zähnen. Eine verschwenderische Ausstattung?

Keineswegs. Etwa im Alter von 60 Jahren erhält der Elefant seinen sechsten und diesmal unwiderruflich letzten Zahnsatz. Elefanten werden 60 bis 70 Jahre alt und normalerweise genügt somit diese letzte Ausstattung bis zum Lebensende. Bleibt ein Elefant länger am Leben, gibt es keinen „Zahnbonus" für das Tier. Eine Veranlagung, vielleicht in den späten Sechzigern zum siebten Mal Zähne zu entwickeln – sozusagen als Versicherung für einzelne, besonders langlebige Vertreter der Art –, ist vom Evolutionsstandpunkt aus „unrentabel" und hat sich nicht durchgesetzt. Sehr alte Elefanten bezahlen diese strenge Ökonomie nicht selten mit einem grausamen Schicksal: Sie müssen verhungern.

Alterung als Nebeneffekt

Alternsforscher interessierten sich schon immer für die Frage, in welcher Beziehung unser mächtiges Hormonsystem zum Altern steht. Denn die meisten Hormone und Botenstoffe verlieren im Alter ihre fein abgestimmte Regulation. Verhindert man diese Störungen, lassen sich viele Alterserscheinungen vermeiden. Hormonstörungen sind also sowohl *Folge* als auch *Ursache* von Altern.

Doch nicht alles, was das Überleben im jungen, fortpflanzungsfähigen Alter sichert, ist auch im Hinblick auf die Langlebigkeit förderlich. Verschiedene Bereiche unseres Hormonsystems sind ebenfalls einer antagonistischen Pleiotropie unterworfen. Stress-reaktionen sind solch ein Beispiel. Die Natur sichert unter allen Umständen eine mög-lichst optimale Reproduktion, um das Überleben der Art zu gewährleisten. Dabei sind ihr alle Mittel recht – auch solche, für die der Einzelne im späteren Leben eine bittere Rech-nung bezahlen muss. Charles Mobbs, Endokrinologe am New Yorker *Fishberg Center of Neurobiology*, drückt das so aus: „Fehlfunktionen im späteren Leben sind im Wesent-lichen Nebeneffekte eines optimalen Fortpflanzungserfolges im frühen Leben."

Überbevölkerung – kein Thema für die Natur

Altern als Nebeneffekt, Altern als Folge zufälliger genetischer Doppelwirkungen und Altern aufgrund einer strengen „Sparpolitik" der Natur – wir haben jetzt eine ganze Rei-he von Gründen kennengelernt, warum sich im Laufe der menschlichen Evolution das entwickeln konnte, was wir heute unter Alterung verstehen (und zu unserem Missfallen selbst erleben).

Wir müssen auch – vielleicht ein wenig irritiert – zur Kenntnis nehmen, dass Menschen nicht deshalb altern, weil es ein geplantes oder notwendiges Schicksal ist. Nicht weil es vorbestimmt ist oder „Sinn macht", sondern viel eher aus Zufall, durch eine Reihe von Nachlässigkeiten und vor allem Ökonomiemechanismen der Natur hat sich das Altern gewissermaßen über die Hintertür eingeschlichen.

Man könnte jetzt einwenden, es gebe ja mindestens *einen* guten Grund, warum Altern und Alterstod existieren: Denn wie sollten neue Generationen überleben, wenn es keine oder nur geringe Alterung sowie keine Alterskrankheiten gäbe und die Menschen Jahrhunderte alt werden könnten? Nahrung oder Platz würden früher oder später knapp. Liegt also doch so etwas wie ein Sinn im Altern?

Auch da ist die Antwort überraschend. Sie lautet: nein. Wegen drohender Überbevölkerung hätte Altern nicht entstehen müssen. Seit der Entwicklung der ersten Menschen bis in unsere Zeit, also seit vielen Hunderttausenden von Jahren, war der Tod aus „Altersschwäche" eine Seltenheit. Um das Leben der Menschen zu beenden, hätte das Altern nicht „erfunden" werden müssen.

Unfälle, Hungersnöte, Infektionen und viele andere Faktoren sorgten über Jahrtausende dafür, dass die allermeisten Menschen ums Leben kamen, bevor sie überhaupt in die „glückliche Verlegenheit" kommen konnten, an den Folgen ihrer Alterung zu sterben. Ganz im Gegenteil: Die Tatsache, dass das Leben schon ohne das Altern gefährlich genug ist, ist sogar ein weiterer Grund, warum sich die Natur über schädliche Begleiterscheinungen des menschlichen Alterungsprozesses „keine Gedanken zu machen" brauchte. Zumindest galt das bis in die jüngste Geschichte der Menschheit. Und damit kommen wir zu den bereits erwähnten Glasröhrchen und der Schublade – erinnern Sie sich? – und dazu, was es damit auf sich hat.

Die Schubladenparabel oder: Warum die Mathematik gegen zu viel Altersvorsorge spricht

Seneszenz (also die zunehmenden Funktionsverluste und Defizite im Alter) beeinträchtigt nicht die Fortpflanzung und damit das Überleben der Gattung Mensch. Das haben wir gesehen. Dennoch mag man angesichts der vielen Alterserscheinungen den Preis, den der Einzelne zu zahlen hat, als sehr hoch beklagen. Ist die Natur nicht doch zu nachlässig?

Kommen wir noch einmal auf eine Überlegung von weiter oben zurück: Theoretisch könnte es für das Überleben der Gattung Mensch doch auch gewisse Vorteile haben,

33

wenn Fortpflanzungsfähigkeit und Leistungsfähigkeit im Leben länger erhalten blieben: Bei längerer Fortpflanzungsfähigkeit würde sich die Natur dann auch länger um unser Jungbleiben kümmern. Nun ja, wie gesagt, theoretisch denkbar. Praktisch wäre der Vorteil aber äußerst gering. Der englische Zoologe und Nobelpreisträger Peter Bryan Medawar präsentierte 1957 dazu folgende interessante Parabel:

In einer Schublade eines Labors liegen neben anderen Dingen kleine Glasröhrchen. Die Schublade wird von den Mitarbeitern häufig geöffnet, und weil man in einer großen Schublade nie das findet, was man gerade sucht, gehen bei der Wühlerei immer wieder Glasröhrchen in die Brüche. In regelmäßigen Abständen müssen deshalb Röhrchen ersetzt werden.

Erhöht man nun mit einem kleinen Kunstgriff die Brüchigkeit der Glasröhrchen, gehen beim täglichen Umgang natürlich mehr Exemplare entzwei. Entsprechend wird ein größerer Nachschub gebraucht, will man das „Aussterben" der Röhrchen verhindern. So weit ist alles, wie es jeder erwarten würde.

Manipuliert man die Brüchigkeit der Glasröhrchen aber so, dass sie langsam und zunehmend mit dem Alter der Röhrchen ansteigt (am Ende sogar viel stärker als beim vorherigen Versuch), kann man Erstaunliches feststellen. Es müssen jetzt in einem bestimmten Zeitraum kaum *mehr* Röhrchen ersetzt werden als im ursprünglichen Alltagsgebrauch ohne die zugefügte Brüchigkeit.

Obwohl sich ja „junge" Glasröhrchen in keiner Weise von „alten" Glasröhrchen unterscheiden (es gibt keine Alterung bei Röhrchen), wirken sich Anfälligkeiten, die die „jungen" betreffen, sehr nachhaltig aus. Die Brüchigkeit von „alten" Exemplaren dagegen beeinflusst die „Röhrchenpopulation" nicht oder zumindest nur wenig. Grund: Durch die täglichen Schubladengefahren überleben die Glasröhrchen durchschnittlich ohnehin nur eine gewisse Zeit, auch ohne zu altern oder im eigentlichen Sinn sterblich zu sein. Nur sehr wenige erreichen deshalb ein chronologisch hohes Alter. Anfälligkeiten, die erst im hohen Alter auftreten, wirken sich entsprechend gering auf den Gesamtbestand aus.

Die Natur erlaubt uns, jung zu bleiben

Ebenso verhält es sich in der Menschheitsentwicklung. Auch wenn man die genannten wichtigen Faktoren wie Fortpflanzungsfähigkeit oder Energiesparmaßnahmen beiseite lässt, ist es für die Natur sinnvoll, sich auf die Jungen und damit die Mehrheit zu konzentrieren. Wegen der alltäglichen Lebensgefahren gab es bis in die allerjüngste Vergangenheit nämlich nur wenige, die alt an Jahren wurden. Ob diese wenigen nun alt wurden im Sinne von Alterung und Krankheit, spielte für die Entwicklung der Gattung Mensch kaum eine Rolle.

Es spricht also nichts dagegen, dass der Mensch bis in ein hohes Alter jugendlich bleiben könnte. Biologisch wäre das absolut möglich und die Natur jedenfalls verbietet es ihm nicht. Sie hat nur keine Veranlassung, von sich aus allzu viel Mühe darauf zu verwenden.

Für das Alter ist jeder selbst verantwortlich

Inwieweit genau die verschiedenen Evolutionsmechanismen beim Menschen direkt oder indirekt am Funktionsabfall im Alter beteiligt sind, lässt sich nicht exakt abgrenzen. Wir brauchen auch nicht näher darauf einzugehen. Halten wir fest, dass es für die Entstehung von Seneszenz beim Menschen eine Reihe von Gründen geben kann. Rein biologisch ist körperlicher und geistiger Abbau jedenfalls auch in hohem Alter keinesfalls zwingend. Und viele Mechanismen, die diesen Abbau verhindern oder stark verzögern können, sind bereits entschlüsselt.

Die Evolution interessiert sich immer nur für die *Art*, nicht für das Individuum. In unserem Fall heißt das: Um Alterserscheinungen, die spät im Leben auftreten, muss sich die Natur nur wenig kümmern. Für Alterserscheinungen, die sich zwar früher einstellen, aber nicht lebensbedrohlich sind, wie Falten, Haarausfall und Ähnliches mehr, interessiert sich die Natur überhaupt nicht.

Die Natur hilft uns, solange wir jung sind. Wenn wir als Einzelperson Wert darauf legen, unsere Kraft, unser Aussehen oder unser geistiges Potenzial möglichst lange zu erhalten, müssen wir uns schon selbst darum kümmern.

„Wer nicht handelt, dem wird der Himmel nie helfen."
SOPHOKLES [griechischer Tragiker und Philosoph, 496–406/5 v. Chr.]

Wann Altern beginnt

„50! Was jetzt schon?
Splittert jetzt hier und da der Lack,
bin ich jetzt auch so'n alter Sack,
zu dem ich und meine Gefährten
jeden, der über zwanzig war,
gnadenlos stempelten und gar
zum Zausel und scheintot erklärten?"
REINHARD MEY [deutscher Liedermacher, *1942]

Wir alle haben eine mehr oder weniger genaue Vorstellung, was alt bedeutet. Auch unter blühender Jugend können wir uns etwas vorstellen. Wann aber beginnt dieses Verhängnis, das wir Altern nennen? Mit der ersten Falte, dem ersten grauen Haar?

Der große amerikanische Schauspieler und Komiker George Burns machte sich darüber ebenfalls so seine Gedanken. Er kam zu dem Schluss, auch nicht genau zu wissen, wann Altern beginnt. Dafür schilderte er, wie man wenigstens eindeutig erkennt, dass man bereits alt ist. Wir möchten Ihnen diese Checkliste nicht vorenthalten.

Ab wann Sie alt sind

Der amerikanische Schauspieler und Komiker George Burns in seinem Buch *Dear George: Advice and Answers from America's Leading Expert on Everything from A to B* über das Altsein:

Dass Sie alt sind, werden Sie dann wissen, ...
... wenn alles wehtut und das, was nicht wehtut, nicht funktioniert.
... wenn Sie sich fühlen wie nach einer durchzechten Nacht, aber nirgendwo gewesen sind.
... wenn Sie ganz schön außer Atem kommen, während Sie Schach spielen.
... wenn in der Zeitung Ihr Lieblingsteil heißt: „Vor 25 Jahren ...".
... wenn Sie immer noch Frauen hinterherjagen, sich aber nicht mehr genau erinnern können, warum.

... wenn Sie sich bücken, um Ihre Schnürsenkel zu binden, und sich dann fragen:
  „Was könnte ich eigentlich *noch* machen, wenn ich schon mal hier unten bin?"

... wenn alle Ihre Geburtstagsgäste um die Torte mit den Kerzen herumstehen – nur, um
  sich zu wärmen.

„Diese Dinge", so fügte der damals schon über 90-jährige Burns hinzu, „passieren tatsächlich, wenn du alt wirst. Ich weiß es, weil es das ist, was mir mein Vater andauernd erzählt."

Die Lebenstreppe

Schon in früheren Kulturen wurde das menschliche Dasein als eine Art Lebenstreppe gesehen. In der ersten Phase entwickelt sich der Mensch in einer stetig aufwärts führenden Entwicklung vom Kind zum erwachsenen Menschen. Der Höhepunkt wird im fünften Lebensjahrzehnt erreicht. Danach beginnt der Abstieg in die Alterung und den Tod. Einige Psychologen sehen Alterung heute als einen ausschließlich aufwärts strebenden Entwicklungsprozess, weil man immer mehr Wissen, Reife und Erfahrung sammeln kann. Andere haben mit einer solchen Sichtweise Probleme, da zumindest im körperlichen Bereich in der Jugend aufbauende, im Alter hingegen vielfach abbauende Prozesse ablaufen. Ist Alterung also doch ausschließlich ein Phänomen der zweiten Lebenshälfte?

Untrügliche Zeichen

Wäre Altern eine Erscheinung, die erst sehr spät im Leben einsetzt, wie wäre dann aber beispielsweise das spätestens zwischen dem 30. und 35. Lebensjahr einsetzende Nachlassen der körperlichen Leistungsfähigkeit zu erklären? Wenn nicht Alterung, welche Ursachen stecken dahinter, wenn wir mit 30 das erste graue Haar oder schon Mitte 20 erschrocken die ersten Falten im Spiegel entdecken?

Als man im Vietnamkrieg die gefallenen US-Soldaten untersuchte, waren die Pathologen überrascht, wie viele arteriosklerotische Ablagerungen die jungen durchtrainierten Männer bereits aufwiesen. Ihr Zustand war offensichtlich nicht nur eine Folge der Kriegsbelastung, sondern Vorbote klassischer „Alterskrankheiten", deren Beginn man viel später vermutet hatte.

Genauer Zeitpunkt

Manche Wissenschaftler vertreten die Auffassung, unsere Alterung beginne nach dem Ende der Pubertät. Sicher eine plausible Überlegung. Wer es jedoch ganz genau nimmt, kann tatsächlich schon in noch jüngeren Jahren erste Fingerzeige der Alterung entdecken. Wenn wir 20 sind, ist beispielsweise unser Bewegungsapparat bereits nicht mehr so beweglich und elastisch wie im Kindesalter. Im Spitzensport, beim Turnen oder der rhythmischen Sportgymnastik gehören Sportlerinnen deshalb schon vor ihrem 20. Geburtstag zum „alten Eisen". Aus experimentellen Studien über Eingriffe in den Alterungsprozess kann man sogar ableiten, dass Alterungsprozesse mit der Geburt einsetzen – ja, wahrscheinlich sogar noch früher.

„Geboren werden heißt, zu sterben anfangen."
LAO-TSE [chinesischer Denker, 6. Jahrhundert v. Chr.]

⌐ Altern, bevor man geboren ist? ⌐

Wie so oft in der Wissenschaft führte der Zufall zu einem Hinweis darauf, dass im Organismus bereits *vor* der Geburt Alterungsprozesse ablaufen müssen.

Es war ein Routinetest: Zu Beginn der 70er-Jahre sollte geklärt werden, ob Antioxidantien (= wichtige, auch in der Nahrung enthaltene Schutzstoffe wie Karotine, Vitamin C und andere) auch für das *ungeborene* Leben als unbedenklich eingestuft werden können. Natürliche Antioxidantien, aber auch synthetische Antioxidationsmittel setzt man unseren Lebensmitteln und auch dem Tierfutter zu, um das Verderben zu verzögern.

In einer Studie wurden deshalb schwangeren Mäusen mit dem Futter Tocopherole (Vitamin E), Etoxyquin und weitere Antioxidantien verabreicht. Ihre Jungen kamen gesund und ohne negative Anzeichen zur Welt. Um auch Spätschäden auszuschließen, beobachtete man alle Neugeborenen weiter, bis sie alt waren.

Jetzt geschah etwas Unerwartetes: Die Tiere, deren Mütter während der Schwangerschaft Antioxidantien erhalten hatten, blieben im Laufe ihres Lebens nicht nur äußerst gesund, sie wurden sogar älter als *die* Mäuse, deren Mütter während der Tragzeit mit normalem Futter gefüttert worden waren.

Schutzwirkung schon im Mutterleib: Antioxidantien bewahren das Futter beziehungsweise Nahrungsmittel vor dem Verderben. Dass sie gleichzeitig sogar diejenigen schützen, die dieses Futter essen, war ebenfalls bereits bekannt – Antioxidantien verhindern das Ausbreiten von sogenannten Radikalen, die als ein wichtiger Alterungsfaktor gelten (vgl.

II.2). In diesem Fall aber betraf die antioxidative Wirkung Embryonen, bei denen bisher keine Alterungsprozesse vermutet worden waren. Obwohl die Jungtiere bereits nach der Geburt normal – ohne weitere Schutzstoffe – ernährt wurden, war bei ihnen der normale Alterungsprozess verlangsamt.

Eine faszinierende Vorstellung, dass etwa freie Radikale möglicherweise schon vor der Geburt einen Einfluss auf den Verlauf der späteren Alterung ausüben.

Wachsen und Altern

Wir müssen uns von der Vorstellung lösen, alle Prozesse im Körper würden parallel und in abgestimmter Harmonie ablaufen. Aufbauende und von uns als positiv angesehene Entwicklungsprozesse sind gleichzeitig von Alterung und Abbau begleitet, selbst in der Jugend.

Etwa in der Lebensmitte fällt der Rückgang positiver Entwicklungen mit den ersten deutlichen Alterungserscheinungen zusammen. Es entsteht der Eindruck, als würde erst dann die eigentliche Alterung beginnen. Eine genauere Betrachtung zeigt aber die Differenziertheit der Mechanismen. So baut sich beispielsweise unser im Gehirn gespeichertes Wissen praktisch bis zum Tod immer weiter auf, obwohl gleichzeitig gerade im Gehirn schon früh Alterungs- und Abbauprozesse stattfinden. Andere Leistungsbereiche haben bei uns ihren Höhepunkt schon in einem Alter überschritten, das wir eigentlich noch der Jugend zurechnen.

„Im Alter ist noch Jugend, in der Jugend schon Alter."
GOLO MANN [deutscher Historiker und Schriftsteller, 1909–1994]

Alternsintervention sollte früh beginnen

Dass wir uns hier so intensiv mit der Frage nach dem Beginn von Alternsprozessen beschäftigen, geschieht nicht nur, um dem Phänomen Altern genauer auf die Spur zu kommen. Es hat auch ganz handfeste, konkrete Gründe. Denn aufgrund dieser Zusammenhänge müssen wir uns von einem verbreiteten Irrglauben verabschieden: von der Vorstellung, in der Praxis sei Alternsintervention vor allem etwas für ältere Menschen. Das Gegenteil ist richtig: Je früher wir den Kampf gegen das Altern aufnehmen, desto besser sind unsere Erfolgsaussichten.

Das bedeutet keineswegs, dass es im hohen Alter aussichtslos wäre. Wie wir noch sehen werden, ist die Beeinflussung von Alternsprozessen sogar bis ins höchste Alter möglich. Aber nie mehr werden Ihre Chancen auf jugendliches Aussehen und vor allem auf jugendliche Leistungsfähigkeit so gut stehen, wie wenn Sie zum bestmöglichen Zeitpunkt beginnen: jetzt!

„Du bist jung und das Leben ist lang und es gibt genug Zeit totzuschlagen. Und dann, eines Tages, stellst du fest, dass zehn Jahre an dir vorbeigezogen sind. Niemand hat dir gesagt, wann du loslaufen sollst; du hast den Startschuss verpasst. Und du rennst und du rennst, um die Sonne wieder einzuholen, aber sie sinkt."
PINK FLOYD [aus einem Musikstück mit dem Titel *Time*]

Die Lebensspanne des Menschen

Die Erfolgsgeschichte täuscht

An optimistischen Vorhersagen über die Entwicklung der menschlichen Lebensspanne mangelt es heutzutage nicht. Vor allem im 20. Jahrhundert stieg die durchschnittliche Lebenserwartung der Menschen in den Industrienationen geradezu dramatisch an. Und diese Entwicklung geht weiter. Ein Grund zu sorgloser Freude? Altern wir immer weniger, immer langsamer? Keineswegs. Um zu verstehen, was diese scheinbar glänzenden statistischen Zahlen mit unserer individuellen Alterung zu tun haben, lassen Sie uns zunächst einen Blick in die Vergangenheit werfen.

Altern in früherer Zeit

Um in der Menschheitsgeschichte auf eine sehr kurze durchschnittliche Lebensspanne zu stoßen, muss man keineswegs in die Urzeit zurückgehen. Noch zu Zeiten der Griechen und Römer wurden die Menschen im Durchschnitt nur 20 bis 30 Jahre alt. Angesichts dieser und ähnlicher Zahlen könnte man vermuten, das hohe Alter sei eine „Erfindung" der Neuzeit; und genau das wird uns allenthalben vermittelt.

Heutzutage liegt die durchschnittliche Lebenserwartung wesentlich höher: in Deutschland bei etwa 73 Jahren für Männer und über 80 Jahren für Frauen. Die Lebenserwartung steigt weiter und ein Ende dieses Trends ist nicht abzusehen.

Ist es also gar nicht nötig, das Altern mit teuren Hormonoptimierungen, Antioxidantien und anderen Methoden zu bekämpfen? Sollten wir uns nicht einfach zurücklehnen und darauf verlassen, dass wir alle schon bald 100 Jahre und mehr werden leben können? Viele „Experten" sagen das und berufen sich auf die „untrüglichen" Statistiken; und die moderne Medizin werde schon dafür sorgen, dass wir bis ins höchste Alter gesund und leistungsfähig bleiben. Vorsicht, wenn Sie kein böses Erwachen erleben wollen! Vielleicht kennen Sie die Geschichte vom gutgläubigen Reiter, der bei dem Versuch, einen Fluss zu überqueren, mitsamt seinem Pferd ertrank: Man hatte ihm versichert, der Fluss sei „im Durchschnitt" nur *einen* Meter tief …!

Das hohe Alter ist keine „Erfindung" der Neuzeit

Bei den alten Griechen betrug die *durchschnittliche* Lebenserwartung gerade einmal 22 Jahre. Der griechische Philosoph Sophokles aber lebte damals schon 90 Jahre bei bester Gesundheit. Und er war kein Einzelfall.

Noch zu Beginn des 20. Jahrhunderts betrug die Lebenserwartung in Deutschland etwa 46 Jahre. Allerdings wird jeder, der sich für seinen eigenen Stammbaum interessiert, so viele 70- oder 80-Jährige finden, dass es scheinen mag, ein solches Alter sei nicht die Ausnahme, sondern fast schon die Regel gewesen. Woher kommt das?

Die „durchschnittliche" Lebenserwartung

Der Begriff „durchschnittliche Lebenserwartung" bezeichnet eine Angabe, in der *alle* Sterbefälle mit verrechnet sind. Dabei wirkt sich ganz besonders die in früherer Zeit sehr hohe Säuglings- und Kindersterblichkeit negativ aus. Auch Unfälle und tödliche Infektionskrankheiten in jungen und mittleren Jahren drücken die Statistik so nachhaltig, dass die Durchschnittsangabe für das Verständnis der Alterung im Grunde wenig Aussagekraft besitzt und sogar zu völlig falschen Schlussfolgerungen führt.

Unsere eigenen Urgroßeltern konnten – im scheinbaren Gegensatz zur Statistik – deshalb alt werden, weil nur derjenige Kinder beziehungsweise in diesem Fall Urenkel haben kann, der eben nicht schon als Kind stirbt, sondern überhaupt die Chance hat, „normal" zu altern und sich fortzupflanzen. Tatsächlich lief der Alterungsprozess früher nicht wesentlich anders ab als heute.

Bei Geburtstagen Hochbetagter pflegen wir darauf anzustoßen, dass der Jubilar beispielsweise noch seinen 100. Geburtstag erleben möge. Ein 85-jähriger Jubilar, auf den seine

Gäste zur Zeit des Kaiserreiches anstießen, hatte in der Tat kaum geringere Chancen, seinen 100. Geburtstag zu erleben, als ein 85-Jähriger heute.

Auch die moderne Medizin ändert am Altersverlauf nichts. Sie ist darauf ausgelegt, *Krankheiten* zu bekämpfen, und beeinflusst daher die durchschnittliche Lebenserwartung in erster Linie über die Reduzierung vorzeitiger Todesfälle. Der Alterung selbst, aber auch degenerativen Alterskrankheiten, beugt sie nicht vor.

Die maximale Lebensspanne – Hatte die Bibel doch recht?

„Da sprach der Herr: Ich will ihm als Lebenszeit geben hundertzwanzig Jahr."
1. Buch MOSE 6,3

Keine Maus ist jemals 10 Jahre alt geworden und kein Hund 50. Innerhalb der gesamten Evolution gibt es Regelmechanismen, die für jede Art einen bestimmten Rahmen vorgeben, innerhalb dessen Leben und Altern stattfinden. Beim Menschen ist das nicht anders. Mithilfe verschiedener Berechnungen lässt sich das menschliche *Höchstalter* nicht exakt, aber doch mit einiger Sicherheit auf etwa 120 Jahre festlegen.

Bereits im *Alten Testament* wird als Höchstalter für den Menschen die Zahl 120 genannt. Welche Aussagekraft das hat, mag dahingestellt sein. Es gibt aber tatsächlich wissenschaftliche Berechnungen, dass zumindest vor 2000 Jahren das maximal erreichbare Höchstalter ebenfalls schon 120 Jahre betrug – genau wie heute.

Obwohl sich also die durchschnittliche Lebenserwartung für einen gerade geborenen Menschen allein in den vergangenen 100 Jahren verdoppelt hat, ist die maximale Lebensspanne (und damit die Geschwindigkeit der Alterung) seit wenigstens 2000 Jahren oder 140 Generationen unverändert geblieben. Die Aussage, der Mensch werde heute älter als früher, ist daher falsch. Richtig wäre: Heute erreichen mehr Menschen als früher ein hohes Alter!

Der älteste Mensch der Welt

Kaum etwas verleitet so zum Schummeln wie Altersrekorde. In der Gerontologie hat man deshalb früh gelernt, sich bei Altersangaben wirklich nur auf eindeutige Beweise zu stützen. Mangels verbriefter Daten gibt es nur wenige absolut sichere Beweise für das Erreichen des menschlichen Höchstalters. Aber es gibt sie. Am 21. Februar 1875 wurde im südfranzösischen Arles ein Mädchen mit Namen Jeanne Calment geboren. Am Ende des Zweiten Weltkriegs war sie mit 70 Jahren längst im Rentenalter. Madame Calment lebte noch weitere 50 Jahre in Südfrankreich, bis sie am 4. August 1997 starb. Bis wenige Jahre vor ihrem Tod hatte sie ein selbstständiges Leben geführt. Jeanne Calment erreichte damit das mutmaßliche Höchstalter für Menschen: Sie wurde 122 Jahre alt. Es gibt zurzeit weltweit nur eine Handvoll Menschen, die nahe daran sind, es Jeanne Calment gleich zu tun.

In der Natur kommt der Tod zu den Jungen

Kehren wir noch einmal zur durchschnittlichen Lebensspanne und zu unseren Vorfahren zurück, diesmal aus der Sicht der natürlichen Normalität, was das Leben und Sterben betrifft. Seitdem die „moderne" Form des Menschen, der *Homo sapiens*, auf der Erde lebt, beträgt die durchschnittliche Lebenserwartung fast bis in die Gegenwart nur 20 bis 30 Jahre. Und auch wenn man die hohe Säuglings- und Kindersterblichkeit herausrechnet, bleibt doch die beachtenswerte Tatsache bestehen, dass als natürliche Normalität über 100 000 Jahre lang zumindest die Mehrzahl der Menschen nur ein *mittleres* Alter erreichte – gemessen an der damals wie heute gültigen Höchstgrenze von etwa 120 Jahren. Direkten Alterserscheinungen oder Alterskrankheiten fielen über Jahrtausende hin nur wenige zum Opfer. Die meisten Menschen starben im wahrsten Sinn des Wortes jung, denn der Alterungsprozess lief, wie gesagt, praktisch genauso ab wie heute.

Verlängerung am falschen Ende

In den Industrienationen beträgt die durchschnittliche Lebenserwartung zurzeit etwa 80 Jahre. Unsere durchschnittliche Lebensspanne hat sich somit deutlich verlängert. Allerdings ist es nicht die „starke" Lebensphase, die sich verlängert hat, sondern im Wesentlichen der „schwache" Abschnitt unseres Lebens, das Alter.

Heute sterben nur noch relativ wenige Menschen aufgrund äußerer Einflüsse, sondern tatsächlich an den meist sehr unangenehmen Folgen des Alterungsprozesses – ein Zustand, der in der Natur eigentlich nicht oder zumindest nur als Ausnahme vorgesehen ist.

Unsere Zivilisation und unser Gesundheitswesen helfen uns heute, *im Alter* länger zu leben. Anders ausgedrückt: Wir haben die Chance, *länger alt* zu bleiben. Solange aber die Geschwindigkeit unserer Alterungsprozesse selbst nicht verändert wird, ist diese Aussicht ein mehr als zweifelhaftes Glück – von den dramatischen finanziellen Auswirkungen auf das Gesundheitswesen ganz zu schweigen (siehe Teil III).

Für den Einzelnen wünschenswerter und für die Gesellschaft wichtiger ist im Hinblick auf die Beeinflussung der Lebensspanne ein völlig neuer Ansatz: *Länger jung und leistungsfähig bleiben!* Und genau diesem Ziel gehen wir in diesem Buch nach.

„Man sollte manchmal einen kühnen Gedanken aussprechen, damit er Frucht brächte."
JOHANN WOLFGANG VON GOETHE [deutscher Dichter und Naturwissenschaftler, 1749-1832]

Alt *werden*, aber nicht alt *sein* – die Vergrößerung der funktionellen Lebensspanne

Weder die Verlängerung der *durchschnittlichen* noch die der *maximalen* Lebensspanne ist uneingeschränkt erstrebenswert. Es lässt sich unschwer voraussagen, dass nur wenige Menschen Interesse daran haben, länger zu leben, wenn die gewonnenen Jahre keine lebenswerten Jahre, sondern nur eine Verlängerung des Altseins sind. (Das gilt auch dann, wenn sich in Umfragen ein deutlicher Unterschied ergibt, je nachdem, ob man jüngere oder ältere Leute zu diesem Thema befragt. Im Alter nimmt die Akzeptanz der Lebensverlängerung zu, selbst wenn diese mit erheblichen gesundheitlichen Abstrichen verbunden ist.) In der Gerontologie wurde deshalb der Begriff der „funktionellen Lebensspanne" geprägt. Damit wird der *Bereich des gesunden, aktiven und produktiven Lebens* umschrieben.

Die Frage ist nur: Wie lässt sich dieses Ziel erreichen? Noch immer setzen viele Menschen ihre Hoffnungen auf eine stetige Weiterentwicklung der medizinischen Krankheitsbehandlung. Die Medizin ist jedoch, wie gesagt, in erster Linie darauf ausgerichtet, Krankheit, Degeneration und Alterung zu *kompensieren*, weniger darauf, ihnen wirklich vorzubeugen.

In der steigenden Lebenserwartung sehen deshalb zunehmend mehr Experten alles andere als eine positive Entwicklung. Aktuelle Prognosen zur Entstehung von Alterskrankheiten wie Alzheimer oder Zahlen zur Pflegebedürftigkeit scheinen entsprechende Befürchtungen zu rechtfertigen.

Wir scheinen umdenken zu müssen

Gerontologen kommen angesichts jüngerer Erkenntnisse in der Alternsforschung zu neuen Denkansätzen. Einer der renommiertesten Alternsforscher, Denham Harman, hält eine wirksame Verlängerung der aktiven Jahre nur für möglich, wenn das therapeutische

Augenmerk nicht nur (Alters-) Krankheiten, sondern eben tatsächlich dem Alterungs-prozess selbst gilt. Auch Richard Cuttler vom *Gerontology Research Center* in Baltimore wird nicht müde zu betonen, dass nur durch eine Beeinflussung der Alterung selbst in Zukunft degenerative Alterserscheinungen und Alterskrankheiten, von Krebs bis zur De-menz, in ihrer Gesamtheit möglichst weit in Richtung des maximalen Höchstalters hi-nausgeschoben werden können.

Entsprechend beschäftigen wir uns weniger mit der Frage, wie man das Alter verlängern kann. Viel wichtiger und interessanter ist nämlich, *wie wir länger Kraft und Jugendlichkeit erhalten können*. Und wie es vielleicht sogar gelingt, die Altersuhr in manchen Bereichen ein Stück zurückzudrehen.

„Langlebigkeit ist nur erstrebenswert, wenn sie das Jungsein verlängert, nicht aber das Altsein hinauszieht."
ALEXIS CARREL [französischer Nobelpreisträger für Medizin, 1873–1944]

Ist Altern eine Krankheit?

Was meinen Sie dazu? Spontan würden die meisten Menschen die Frage eher verneinen. Andererseits häufen sich Krankheiten im Alter ganz erheblich. Zumindest scheint also eine enge Verbindung zu bestehen.

Über die Frage, wie Alter und Krankheit zusammenhängen, sind ganze Bücher und unzählige Artikel in Fachzeitschriften geschrieben worden. Das Meiste davon muss uns hier nicht interessieren. Im wesentlichen Teil dieses Buches geht es ja nicht um graue Theorie, sondern um konkrete, praktische Möglichkeiten, wie wir unser Altern verlangsamen und länger leistungsfähig bleiben können. Doch gerade deshalb lohnt es sich, zumindest einen kleinen Moment bei diesem Thema zu bleiben. Sie werden sehen, so theoretisch, wie die Frage klingt, ist sie gar nicht.

Alterskrankheiten – eine Folge schlechter Gewohnheiten?

Jeder, den Sie auf der Straße nach Alterskrankheiten fragen, würde Ihnen sofort wenigstens einige nennen können, etwa Parkinson, Diabetes, Atherosklerose, Alzheimer oder Krebs. Früher wie heute werden bestimmte Krankheiten geradezu zwangsläufig mit dem Altern verbunden.

In der Medizin ist dagegen immer noch eine andere Einschätzung verbreitet. Nach Medizinersicht treten Alterskrankheiten nur beim krankhaften und damit „unnormalen" Altern auf. „Normal" altert, wer von Krankheiten frei bleibt und ein durchschnittliches Alter erreicht. „Optimal" altern hieße, ganz frei von Abbauprozessen zu sein und bis zum Erreichen der maximalen Lebensspanne von etwa 120 Jahren gesund zu bleiben.

Hat Krankheit also gar nicht direkt etwas mit Altern zu tun? Von der Antwort auf diese Frage hängt viel ab. Denn diejenigen, die Krankheit und Alterung als unabhängig voneinander betrachten, ziehen daraus folgenden Schluss: Weil *krankhaftes* Altern kein normales Altern darstelle, müsse man nicht das Altern selbst bekämpfen, sondern nur die Krankheiten. Anti-Aging-Therapien seien für lebenslange Gesundheit und Vitalität unnötig. Schließlich könnten Krankheiten durch das Ausschalten von Risikofaktoren verhindert werden. Und sogar für das sogenannte optimale Altern sei es ausreichend, Risikoverhalten wie Bewegungsmangel und ungesundes Essen zu vermeiden.

Kann also jeder von uns wirklich davon ausgehen, 100 Jahre oder noch länger gesund und leistungsfähig zu bleiben, wenn er einfach den bekannten Gesundheitsregeln folgt? Wir empfehlen, sich nicht auf solche Aussagen zu verlassen. Es gibt gute Gründe, die für eine andere Sichtweise sprechen.

Krankheit ist keine zufällige Begleiterscheinung des Alterns

Es ist zwar richtig: Übermäßiges Essen oder starker Alkoholkonsum fördern Krankheiten, auch im Alter. Und es gibt tatsächlich Hochbetagte, die auch mit 100 Jahren nicht „krank" sind. Zumindest nicht im klassischen Sinn. Rücken wir aber die Relationen zurecht: Trotz einer Lebensspanne von über 120 Jahren erreicht lediglich ein einziger von 1 Million Menschen auch nur das Alter von 105 Jahren. Alle anderen sterben vorher, die meisten viel früher, und sie leiden häufig gleich an mehreren chronischen und degenerativen Alterskrankheiten. Einen „natürlichen Tod aus Altersschwäche" gibt es auch (und gerade) in unserer modernen Gesellschaft nicht.

Heute haben 2 von 100 Personen über 65 Alzheimer. Bei den über 85-Jährigen ist die Häufigkeit dieser Alterskrankheit bereits mehr als zehn Mal so hoch. In den Neunzigern steigt sie auf erschütternde 50 Prozent. Demenz ist dann nicht mehr Ausnahme, sondern Regel. Auch fast alle Krebserkrankungen nehmen im Alter zu, viele davon extrem. Die Mehrheit (!) aller 70-jährigen Männer hat zum Beispiel eine maligne Entartung der Prostata, häufig unentdeckt, weil dieser Krebs nur langsam wächst und viele an anderen Leiden sterben, bevor die Krebsfolgen zum Tragen kommen. Trotz verbesserter Heilungsmethoden sterben heute mehr Menschen an Krebs als jemals zuvor.

Die Liste von Zerfallsprozessen, Fehlfunktionen und krankhaften Abläufen, die parallel zur Alterung extrem zunehmen, ließe sich fortsetzen. Und das ist keineswegs nur die Folge ungesunder Lebensweise. Fast alle Säugetiere, unsere nächsten Verwandten im Tierreich, leiden im Alter an krankhaften Veränderungen der Blutgefäße – auch ohne ungesundes Verhalten. Und wie beim Menschen ist Krebs auch im Tierreich eine typische Begleiterscheinung des Alters und häufig sogar die führende Todesursache.

Den beeindruckendsten Beweis dafür, dass hinter Alterskrankheiten mehr steckt als ein ungesunder Lebenswandel, liefert jedoch ein Phänomen, das beim Menschen selbst auftritt. Es ist die „Progerie".

Wenn die Alterung „rast"

Einmal im Jahr treffen sich Kinder, die alle ein trauriges Schicksal teilen. Sie haben *Progerie*, eine Form von vorzeitiger Vergreisung. Progerie gehört zu einer Krankheitsart, bei der die Alterung nicht so abläuft, wie es scheinbar für uns vorbestimmt ist.

Progerie: alte Kinder

Progerie bedeutet „vorzeitige Vergreisung". Das Hutchinson-Gilford-Syndrom, wie die Progerie in der Fachsprache heißt, ist eine Erscheinung, von der etwa *ein* Kind unter vier bis acht Millionen Geburten betroffen ist. Wahrscheinlich wird das Auftreten durch eine spontane Genvariation verursacht.

Nach der Geburt ist noch nichts Ungewöhnliches zu entdecken. Im Alter von einem Jahr können sich aber dunkle Schatten und eingefallene Stellen im Gesicht der Kinder zeigen. Der Aufbau- und Entwicklungsprozess dieser Kinder verläuft in etwa normal schnell. Parallel dazu sind aber alle körperlichen Alterungsprozesse sieben bis zehn Mal beschleunigt.

Der Haarwuchs wird schnell spärlich und bei Schulbeginn sind die Haare meist fast vollständig ausgefallen. Schon im Kindesalter wird die Haut welk und runzelig. Teenager haben Altersflecken, wie sie sonst erst im Alter von 90 Jahren typisch sind. Mit zehn bis zwölf Jahren plagen Arthritis, Arteriosklerose, Bluthochdruck, Diabetes und Herzbeschwerden die Kinder. Viele leiden unter Knochenschwund und Versteifungen. Manche sterben schon mit zwölf an Herzinfarkt. Andere erleben völlig vergreist und oft schon im Rollstuhl noch ihren 16. oder 18. Geburtstag. Eine echte Heilung gibt es bis jetzt noch nicht.

Altern fragt nicht nach der Zahl der Jahre

Das Phänomen der Progerie führt uns gleich mehrere Dinge vor Augen. Es zeigt sich einmal mehr, dass Altern kein Prozess ist, der erst *nach* Aufbau, Entwicklung und Wachstum beginnt. Altern ist ein eigenständiges Phänomen und interessiert sich nicht für die Zahl unserer Jahre. (Diesem wichtigen Punkt sind wir ja schon mehrfach begegnet.) Bei Vergreisungskrankheiten ist nicht der Zeitpunkt, sondern lediglich die Geschwindigkeit der Alterung eine andere.

Sonstige Lebensprozesse der von Progerie Betroffenen, ihre Entwicklung und ihr Wachstum, laufen dagegen normal schnell. Noch bevor die Kinder ausgewachsen sind, wird ihr Wachstum von starken Degenerationsprozessen überlagert. Das Ergebnis ist diese unfassbare Mischung aus Greis und Kindergestalt. Manche sterben noch mit ihren Milchzähnen.

Die wirkliche Ursache hinter Alterskrankheiten

Auch ein anderer Aspekt bringt unser ehernes und seit Generationen verinnerlichtes Bild vom Altern ins Wanken. Vielleicht hat Ihnen die geradezu unerhörte Tatsache bereits zu denken gegeben, dass bei Progerie fast alle klassischen „Wohlstandskrankheiten" (wie Bluthochdruck, Diabetes und Herzleiden) auftreten. Und das, obwohl bei den betreffenden Kindern kein Risikoverhalten wie jahrzehntelanges zu fettes Essen, Bewegungsmangel oder Rauchen vorliegt. Ihre Gefäße sind „verkalkt", ihre Gelenke „abgenutzt". Spätestens im Alter von 10 bis 15 Jahren stellt sich bei Progerie eine Alterskrankheit nach der anderen ein.

Niemand würde auf die Idee kommen, diesen Kindern die Schuld an ihren „Wohlstandskrankheiten" zuzuschreiben. Das wäre auch völlig unsinnig. Für die Abnutzungserscheinungen und auch für alle Krankheiten ist allein die beschleunigte Alterung verantwortlich.

Und noch etwas anderes wäre undenkbar: Kein Mediziner oder Wissenschaftler, der Menschen mit Progerie behandelt, glaubt daran, durch das Bekämpfen der einzelnen Krankheiten die Gesundheit der Kinder erhalten zu können. Denn eine schnell fortschreitende Alterung bringt immer neue Krankheiten hervor. Und es ist wie bei dem Drachen aus der Mythologie, bei dem sich für jeden abgeschlagenen Kopf zwei neue bilden: Ist die *eine* Alterskrankheit besiegt, kommen die nächsten schon zum Ausbruch. Was normalerweise erst mit 80 oder 90 Jahren typisch ist, geschieht hier bereits im Alter von 15.

Die Progerieforscher versuchen daher längst, statt der Einzelkrankheiten den wirklichen Feind zu bekämpfen. Es ist derselbe, den moderne Gerontologen ganz generell als Hauptursache für die klassischen Alterskrankheiten beim Menschen einstufen: die Alterung selbst. Nur wenn wir beginnen, Alterungsprozesse frühzeitig zu bekämpfen, werden wir auch als Gesellschaft die Herausforderungen der auf uns zukommenden Alterspyramide bewältigen. Was heute noch medizinischer Luxus zu sein scheint, wird in naher Zukunft zu unserer einzigen Chance für ein funktionierendes Gesundheitssystem werden.

„Wer das liest, der merke auf!"
Evangelium nach MATTHÄUS 24,16

Wir bestimmen bereits jetzt die Geschwindigkeit unserer Alterung

Wenn Alternsprozesse für die Häufung von Alterskrankheiten verantwortlich sind, ist unser *Verhalten* dann ohne Einfluss? Ist es vielleicht sogar nutzlos, Gesundheitsempfehlungen zu befolgen?

Unser Verhalten spielt definitiv eine Rolle. Denn das Altern ist, wie wir gesehen haben, kein festgelegter Ablauf. Durch Ernährungsfehler, Schlaf- und Bewegungsmangel tun wir nichts anderes, als Alternsprozesse zu beschleunigen. Und weil Altern eben tatsächlich beeinflussbar ist, funktioniert das sehr erfolgreich. Die Folge ist dann, ähnlich wie bei den vererbten Vergreisungskrankheiten, eine schnellere Alterung mit entsprechend früh einsetzenden chronischen und degenerativen Krankheiten. (Die beschleunigte Alterung kann den gesamten Organismus betreffen oder nur einzelne Bereiche.) Umgekehrt lassen sich durch Vermeidung von Risikoverhalten beschleunigte Alternsprozesse und Krankheiten vermeiden. Wir altern dann zumindest nur „normal schnell".

Es geht um mehr als nur um die Erfüllung eines Jugendtraums

Wollen wir Gesundheit und Leistungsfähigkeit bis ins höhere Lebensalter erhalten, reicht aber das Vermeiden von Risikoverhalten allein nicht aus. Was der Erhaltung unserer Gesundheit substanziell im Weg steht, sind schädliche Alternsprozesse. Und genau die gilt es zu ins Visier zu nehmen.

Interessanterweise kam bereits der griechische Philosoph und Naturforscher Aristoteles zu diesem Ergebnis. Er war davon überzeugt, die klassischen Krankheiten im Erwachsenenalter seien direkt mit dem Altern verbunden. Im Fall frühen Auftretens typischer Alterskrankheiten sah er dementsprechend Anzeichen vorgezogener Alterung. Für ihn waren nicht Einzelkrankheiten, sondern *die Alterung* der Hauptfeind der Gesundheit. Inzwischen können wir mit Sicherheit sagen: Aristoteles hatte in der Tat recht!

„Krankheit ist vorzeitiges Altern, Alter aber natürliche Krankheit."
ARISTOTELES [griechischer Philosoph und Naturforscher, 384–322 v. Chr.]

Leonid Gavrilov und Natalia Gavrilova von der Universität Chicago, zwei der renommiertesten Biogenetiker und Gerontologen, haben die weltweit umfassendsten und genauesten Modelle zur menschlichen Mortalität entwickelt. Ihre Forschungen bestätigen die Aussagen von Aristoteles in vollem Umfang. Mehr noch: Altern ist nur ein anderes Wort oder ein Sammelbegriff für Fehlfunktionen, Störungsprozesse und andere Erscheinungen, die dann je nach Ausprägung gemeinhin als Alterskrankheit bezeichnet werden. Ein biologischer Organismus kann erkranken, ohne gealtert zu sein (zum Beispiel bei Infektionen), aber er kann niemals altern und dabei gesund bleiben. Alterskrankheiten sind der sichtbare Ausdruck der eingetretenen Alterung.

„Gesundes Altern ist ein Oxymoron wie gesundes Sterben oder gesundes Kranksein."
L. GAVRILOV und N. GAVRILOVA [*Center of Aging* an der Universität von Chicago]

Bitte merken: „Well-Aging", „Good-Aging" oder ähnliche Begriffe sollen meist implizieren, dass nicht dem Altern selbst, sondern nur Krankheiten vorgebeugt werden soll, und sind deshalb ein Widerspruch in sich!

Was Aristoteles fehlte, waren wirksame Interventionen gegen das Altern. Wir sind die erste Generation, die über Mittel und Möglichkeiten verfügt, Alterungsprozesse zu modulieren. Manche der dazu notwendigen Maßnahmen sind teuer, andere nicht überall verfügbar. Vieles aber kann inzwischen jeder von uns direkt für sein persönliches Präventionsprogramm nutzen. Welches die wirksamsten Strategien sind, welche Chancen und Risiken es dabei gibt und vor allem, wie man sie konkret anwendet – das werden wir noch ausführlich besprechen.

Natürlich geht es in diesem Buch auch um die klassischen Ideale von Jugendlichkeit wie Aussehen der Haut oder Bewahren einer schönen Figur – also das, was viele immer noch in erster Linie unter Anti-Aging verstehen. Doch damit sind die heutigen Möglichkeiten einer Beeinflussung der Alterung längst nicht erschöpft. Gezielte Altersprävention ist der eigentliche Schlüssel für Gesundheit, Leistungsfähigkeit und ein selbstbestimmtes Leben bis ins hohe Alter. Der Weg dahin ist eine lebenslange Aufgabe und die Chancen sind um so größer, je früher man beginnt.

Es ist an der Zeit zu handeln – Alternsstopp in der Praxis

Seit einigen Jahrzehnten ist man den Faktoren, die hinter der menschlichen Alterung stecken, auf der Spur. Und die Suche war bisher alles andere als erfolglos, im Gegenteil: Sie war eher zu erfolgreich für alle, die auf eine *einfache* Lösung gehofft hatten. Denn: Bis heute wurden mehr als dreihundert Einzelmechanismen beschrieben, die etwas mit unserem Altern zu tun haben. Allzu oft wurde die Aufdeckung eines *neuen* Mechanismus vorschnell als „die Ursache" des Alterns bezeichnet – ein Fehler! Denn es ließ sich bisher in jedem Fall zeigen, dass eine *einzelne* Theorie zur Erklärung aller im menschlichen Körper ablaufenden Alterungsprozesse nicht ausreicht.

Der Streit unter den Anhängern verschiedener Theorien wurde nicht immer seriös ausgetragen und dies hat das Vertrauen in die Alternsforschung nicht gerade gefördert. Je komplexer die Alterung sich darstellte, desto lauter wurde der Ruf nach einer alles erklärenden Theorie, nach *der* Ursache des Alterns.

Wenig sinnvoll: Warten auf die *eine* Pille

Wäre unsere Alterung auf eine einzige übergeordnete Ursache zu reduzieren, könnte man auch darauf hoffen, mit nur *einer* Pille das Altern zu verhindern. Ein verlockender Gedanke nicht nur für die, die vom Zurückgewinnen ihrer Jugend träumen. Auch die Gegner jeglicher Art von Alternsintervention verweisen auf das theoretische Ziel, vielleicht

„Die meisten Dinosaurier waren Vegetarier,
sie haben niemals geraucht oder Alkohol getrunken – und wo sind sie jetzt?"

einmal eine einzige Ursache zu finden. Nach ihrer Ansicht sollte das Altern beim Menschen überhaupt erst dann beeinflusst werden, wenn alle Fragen zur Alterung beantwortet sind.

Warten, bis alle Fragen geklärt und alle möglichen Risiken ausgeschlossen sind? In jedem Fall wäre man auf der sicheren Seite. Doch die Vertreter dieser Abwartestrategie werden weniger. Aus gutem Grund. (Siehe „Nicht aufschieben, sondern handeln!")

„Wenn das Schicksal ruft: Feuer!, so achten das die wenigsten; erst wenn sie hören: Rien ne va plus!, bekommen sie Lust, aber zu spät."
LUDWIG BÖRNE [deutscher Publizist und Journalist, 1786–1837]

Der Alternsphysiologe Byung Pal Yu von der Universität Texas in San Antonio unterstützt die Praktiker. Er macht keinen Hehl daraus, was er davon hält, auf irgendwelche *speziellen* Entdeckungen zu warten: „In einer radikalen Abkehr von der bisherigen Vorstellung vom sogenannten eigentlichen Alterungsprozess stimmen heute die meisten Gerontologen darin überein, dass Altern nicht von einem einzelnen Faktor verursacht wird, der den gesamten Ablauf steuert, sondern dass Altern durch das Zusammenspiel verschiedener intrinsischer und extrinsischer Kräfte bestimmt wird."

Die Ursachen für die Alterung beim Menschen sind extrem vielschichtig. Mit einer einzigen Pille gegen das Altern wird es also nichts werden.

Wer die Schrittmacher stoppt, der bremst das Altern

Zum Glück müssen wir nicht *allen* rund dreihundert Einzelmechanismen der Alterung Rechnung tragen. Alterung ist, wie gesagt, sehr komplex. Genau diese Tatsache, die Grundlagenforscher schon einmal die Haare raufen lässt, ist für uns eher von Vorteil. Denn die Komplexität ergibt sich daraus, dass viele Einzelfaktoren in Wechselwirkung zueinander stehen, einander verstärken oder von gemeinsamen übergeordneten Prozessen mitgesteuert werden. Eine Beeinflussung, die an wenigen zentralen Punkten ansetzt, kann deshalb weitreichende positive Effekte haben.

Roy Walford, einer der bekanntesten Alternsforscher des 20. Jahrhunderts, hielt schon früh nichts von der bisherigen Strategie der *Gegenüberstellung* und Aufrechnung der verschiedenen Alternstheorien. Dieser reduktionistische Blickwinkel ziele am Wesen der Alterung vorbei. Seine Kritik brachte ihm zunächst einiges Missfallen von Kollegen ein; wie man sich denken kann, vor allem von denen, die hofften, dass sich ihre eigene Theorie durchsetzen würde.

Nun, durchgesetzt hat sich heute eher die Ansicht von Walford, der nicht von „der Ursache" des Alterns, sondern von verschiedenen „Schrittmachern" sprach. Auch mit seinem persönlichen Eintreten für eine stärkere Anwendung der bereits zur Verfügung stehenden Mitteln stieß er lange auf den Widerstand konservativer Mediziner. Die Zahl der Gerontologen, die wie Walford wesentlich mehr konkrete Umsetzung forderten, nahm in den 90er-Jahren weltweit dennoch schnell zu.

Nicht aufschieben, sondern handeln!

Mindestens drei Gründe sprechen dafür, mit der Anwendung praktischer Alternsintervention nicht noch länger zu warten:

1. Die Forderung, erst dann konkret etwas zu unternehmen, wenn auch die letzten Geheimnisse aufgedeckt sind, gibt es merkwürdigerweise nur im Bereich der Alterung. Niemand würde auf die Idee kommen, Krankheiten wie Krebs, Alzheimer oder Allergien *nicht* zu behandeln – für keine dieser Krankheiten sind alle Fakten, geschweige denn die wirklichen Ursachen bekannt. Wichtig ist schließlich vor allem, dass Erfolg versprechende Maßnahmen existieren, die zum Nutzen der Menschen eingesetzt werden können.

2. Altern ist multifaktoriell, das heißt, an diesem Prozess sind *mehrere* Mechanismen beteiligt. Es ist deshalb sehr unwahrscheinlich, dass letztlich nur *eine* Theorie des Alterns übrig bleibt, die sämtliche verschiedenen Teilvorgänge abdeckt. Noch unwahrscheinlicher ist, dass eines Tages eine einzige Pille alle Alternsprozesse verhindern kann.

3. Der letzte und wichtigste Punkt: Es existieren schon heute effektive und gut untersuchte Möglichkeiten, Alterungsprozesse zu beeinflussen und den Alterserscheinungen vorzubeugen.

⌐ **Warum es bei der Alternsprävention weder
absolutes Wissen noch absolute Sicherheit geben kann** ⌐

> Sind die heute vorliegenden wissenschaftlichen Fakten für konkrete Alternsbekämpfung „ausreichend"? Nehmen wir das Beispiel Melatonin (vgl. II.9). Schon Mitte der 90er-Jahre hielten führende Wissenschaftler angesichts des damaligen Erkenntnisstandes die Substitution beim Menschen für gesundheitlich sinnvoll. Andere lehnten den praktischen Einsatz ab. „Unzureichende Daten", so das Argument.

Im vergangenen Jahrzehnt „explodierte" das Wissen über diesen Naturstoff. Heute liegen mehr als 20 000 (!) wissenschaftliche Arbeiten vor, gerade auch über die praktische Anwendung. Das sind mehr Daten, als zu den meisten der herkömmlichen Arzneimittel jemals existieren werden. Unzählige Tierversuche bestätigen ein hohes Sicherheitspotenzial. Mehrere Millionen Menschen weltweit nehmen Melatonin seit mehr als 15 Jahren täglich ein.

Sind das nun „ausreichende" Daten? Die Mehrheit der Melatoninexperten sagt „ja". Die zuständigen Behörden sind dennoch gegen die praktische Nutzung: Die lebenslange Einnahme sei noch „nicht ausreichend" untersucht. Das ist streng genommen korrekt. Zwar sprechen lebenslange Tests mit Tieren und Langzeitstudien bei Menschen bei bestimmungsgemäßem Gebrauch *gegen* jegliches Gefährdungspotenzial, selbst bei Einnahme über 50 oder mehr Jahre. Unanfechtbare Beweise wären aber erst in einem halben Jahrhundert oder später möglich.

60 Jahre zu warten, das wäre vielleicht eine denkbare Strategie für einen heute Zehnjährigen. Was aber, wenn ein *Erwachsener* ein solches Mittel nutzen möchte, um bestimmte Alternsprozesse, sein Krebsrisiko oder auch nur seinen Schlaf zu verbessern? Bis sich alle Langzeitaspekte zu Melatonin lückenlos klären ließen, wäre diese Person lange tot. Wie man sieht, ist die Nutzen-Risiko-Relation bei Mitteln gegen das Altern nicht nur schwer einzustufen, sie kann auch je nach Einzelfall sehr unterschiedlich ausfallen. Und es kommt noch etwas Entscheidendes hinzu:

Um absolut exakt zu bestimmen, wie effektiv *ein* einzelnes Mittel gegen das Altern beim Menschen ist, wären Langzeitstudien in extremen zeitlichen und finanziellen Dimensionen notwendig. Und selbst wenn man 50 Jahre Zeit hätte: Kein wissenschaftliches Institut und keine Firma der Welt könnte ein solches Projekt finanzieren – schon gar nicht bei natürlichen, nicht patentierbaren Substanzen wie Melatonin oder den vielen Antioxidantien. Zumindest *darüber* sind sich alle einig.

„Die Nation ist fortgeschritten in der Erkenntnis. Die Bürokratie ist nicht einmal in der Theorie nachgekommen, geschweige in der Praxis."
FRIEDRICH LIST [deutscher Nationalökonom, 1789–1846]

Alternsintervention in Deutschland

Bei jedem Mittel gegen das Altern, das in den vergangenen 20 Jahren in die Schlagzeilen gelangte, lief die Diskussion immer nach dem gleichen Schema ab: Mögliche Wirkungen gegen Alterungsprozesse und der gesundheitliche Nutzen wurden jeweils ausführlich beschrieben und nicht selten wurden große Hoffnungen geschürt. So weit die Theorie. Sobald es aber um die praktische Umsetzung und vor allem um die konkrete Verfügbarkeit für die Bürger ging, mündeten alle Empfehlungen in Aussagen wie: „Noch immer sind nicht alle Fragen geklärt." Und: „Von einer konkreten Anwendung ist abzuraten, bis ausreichende Forschungsergebnisse vorliegen." Kommt Ihnen das bekannt vor?

Nun ist es ja durchaus redlich, ausreichende Erkenntnisse abwarten zu wollen. Der Begriff „ausreichend" ist jedoch subjektiv und lässt Spielraum nach beiden Seiten. Allgegenwärtig sind die berechtigten Warnungen vor unseriösen vorschnellen Empfehlungen. Doch es gibt auch das andere Extrem, nämlich grundsätzlich jeden Wissensstand beim Thema aktive Prävention als „nicht ausreichend" zu bezeichnen.

Neue Herausforderungen verlangen nach neuen Antworten

Die besondere Situation beim Thema Alterung machte eines sehr bald deutlich: Anders als bei der Zulassung von Medikamenten gegen Krankheiten können Behörden auf dem Gebiet der persönlichen Prävention nicht die Rolle des Vormunds für jeden Einzelnen einnehmen. Aus diesem Grund wurde in den USA und anderen Ländern den Bürgern die Nutzung von Mitteln wie hoch dosierten Vitaminen, Melatonin, DHEA oder Antioxidantien in Eigenverantwortung ermöglicht; und das geschah nicht etwa, weil die Behörden dort weniger sicherheitsorientiert wären als bei uns.

Der wichtigste Punkt: Die Beweislast wurde umgekehrt. Um jetzt erwachsenen Personen die Nutzung eines Wirkstoffs oder einer bestimmten Therapie für die persönliche Prävention zu verbieten, müssen Medizinbehörden ihrerseits eindeutige Belege für eine relevante gesundheitliche Gefährdung vorlegen. Der über Jahrzehnte alles blockierende Verweis auf angeblich nicht ausreichende Wirksamkeits- und Sicherheitsbeweise ist damit nicht mehr möglich beziehungsweise nun auf das reduziert, was er sein soll: ein Warnhinweis. Das hat die gesamte Situation grundlegend verändert.

In Deutschland hingegen versucht man immer noch, das Thema Alterungsprophylaxe in die Paragrafen althergebrachter Verordnungen des Gesundheits- und Medikamentensystems zu pressen. Ein Zustand, der nicht nur die praktische Umsetzung präventiver

Strategien erschwert, sondern bereits vom Ansatz her den aktuellen und zukünftigen Herausforderungen dieses immer wichtiger werdenden Bereichs nicht gerecht wird.

Bleibt abzuwarten, wie lange man in Deutschland auf diesem Gebiet den Entwicklungen in anderen Ländern hinterherhinkt. Letztlich wird allein der Druck aus der Bevölkerung die Lage verändern können. Dieses Buch soll deshalb dazu beitragen, nicht nur das Wissen, sondern auch die praktischen Möglichkeiten für aktive Alternsintervention zu verbessern. Die Zeit ist reif!

„Ich brauche Informationen. Eine Meinung bilde ich mir selbst."
CHARLES DICKENS [englischer Novellist, 1812-1870]

Ein Tummelplatz für Schwindler

Kaum ein Gebiet der Wissenschaft ist so von unterschiedlichen Interpretationen, gegensätzlichen Meinungen und persönlichen Auffassungen geprägt wie die experimentelle Gerontologie, die sich mit konkreten Maßnahmen zur Beeinflussung des Alterns beschäftigt. Das gilt ganz besonders für die praktische Alternsbeeinflussung beim Menschen.

Bereits in seinem Bestseller von 1798 (*Die Kunst, das menschliche Leben zu verlängern*) stöhnte der berühmte Arzt Wilhelm C. Hufeland genau über diese spezielle Problematik. Dabei war die Unterscheidung zwischen seriösen und unseriösen Empfehlungen zum Thema Lebensverlängerung bis in die Neuzeit vergleichsweise einfach. Aufgrund des geringen Wissens um die Ursachen der Alterung waren die meisten feilgebotenen Jungbrunnen eher Strohhalme der Hoffnung als Ergebnis wissenschaftlicher Forschung.

„Dieses Problem war schon immer ein bevorzugtes für die klügsten Köpfe, ein Spielfeld für Tagträumer, und die größte Verlockung für Scharlatane und Schwindler."
WILHELM CHRISTOPH HUFELAND [deutscher Arzt und Begründer der Makrobiotik, 1762-1836]

Für viele immer noch ein Tabuthema

Als sich im 20. Jahrhundert ernsthafte Wissenschaftler mit der Frage beschäftigten, wie eine Verjüngung beim Menschen praktisch möglich sein könnte, geschah etwas Merkwürdiges: Es änderte sich nämlich nichts an der Vorverurteilung der Praktiker. Nach wie

57

GLASBERGEN

„Schritt 1: Tragen Sie die Wunder-Cellulite-Creme auf die Problemzonen auf.
Schritt 2: Laufen Sie 15 Kilometer."

vor genügte allein die Beschäftigung mit diesem Thema, um als unseriös zu gelten. Bis in die Gegenwart blieb der menschliche Alterungsprozess für Religiöse eine göttliche Bestimmung, für andere ein unumstößliches Naturgesetz und für wieder andere ein wissenschaftliches Mysterium, das sich kaum erschließen lässt. Und wenn, dann bestimmt nicht mit „einfachen" Methoden.

„Es ist schwieriger, eine vorgefasste Meinung zu zertrümmern als ein Atom."
ALBERT EINSTEIN [deutscher Physiker und Nobelpreisträger, 1879–1955]

Hohn und Spott für einige der wichtigsten Entdeckungen

Dies musste auch ein junger Wissenschaftler mit Namen Clive McCay erfahren, als er 1934 vortrug, der Alterungsprozess lasse sich in erheblichem Maße verzögern; und zwar allein durch Verringerung des Energieumsatzes mithilfe von Nahrungseinschränkung. Von den „seriösen" Wissenschaftlern gab es Gelächter und bestenfalls mitleidige Minen.

Die Vorverurteilung war so absolut, dass niemand sich dafür interessierte, ob die von McCay gewonnenen Daten korrekt erhoben worden waren oder nicht. Sie waren es. Dennoch hat es ein halbes Jahrhundert gedauert, bis McCays Ergebnisse allgemein anerkannt wurden. Heute gilt die sogenannte kalorische Restriktion als die sicherste und sogar effektivste Methode, um Alterungsprozesse drastisch zu verzögern und die Lebensspanne entscheidend zu verlängern (vgl. II.12).

Anderen erging es noch schlimmer. Der Physiologe Eugen Steinbach unternahm noch vor McCay Studien zur Verjüngung. Er versuchte, unter anderem durch Drüsenverpflanzungen bei Tieren verjüngend wirkende Hormonveränderungen hervorzurufen, und erzielte damit beachtliche Erfolge. Als er seine Ergebnisse aber an jenem 5. Dezember des Jahres 1912 an der Wiener Akademie der Wissenschaften vortrug und von der Möglichkeit sprach, auch beim Menschen Alternsprozesse zu beeinflussen, sah er sich nur Anfeindungen gegenüber. Die Verunglimpfungen seitens seiner Kollegen wurden trotz oder gerade wegen des steigenden Interesses der Bevölkerung so erdrückend, dass Steinbach ins Exil ging und völlig resignierte. Heute, lange nach seinem Tod, gilt Eugen Steinbach als einer der Pioniere der Hormonbehandlung.

Doch die Problematik hat sich auch beim Thema Hormone bis ins 21. Jahrhundert nicht grundlegend geändert. Während Hormonsubstitutionen aus medizinischen Gründen (zum Beispiel Insulin) oder auch wegen des Lifestyles (Antibabypille) mittlerweile Routine sind, werden Ärzte, die Hormone gezielt gegen degenerative Alterung einsetzen, pauschal kritisiert. Staatliche Forschungsgelder gibt es kaum. Dabei lassen sich reparative und präventive Wirkungen oft nicht trennen. Ein Beispiel ist die Hormonoptimierung bei Frauen nach der Menopause (siehe Kapitel II.5).

„Wahrheiten werden, solange man sie nicht begreift, Dummheiten genannt."
DANIEL SPITZER [österreichischer Satiriker, 1835–1893]

Vorsicht bei Übertragung von Tierstudien auf den Menschen

Nur ein Teil der Vorgänge beim menschlichen Alterungsprozess kann direkt am Menschen untersucht werden. Tierstudien sind deshalb in der experimentellen Gerontologie unverzichtbar und haben sich auch als äußerst reliabel erwiesen. Spätestens aber, wenn man die gewonnenen Erkenntnisse praktisch am Menschen anwenden will, wird die Frage nach der Übertragbarkeit neu aufgeworfen – zu Recht. Denn Tiermodelle können keineswegs immer eins zu eins auf den Menschen übertragen werden.

Lebensverlängerung durch Gelée royale?

Ein Beispiel dafür, wie Tierstudien fehlinterpretiert und damit in Misskredit gebracht werden, ist *Gelée royale*, der Futtersaft, mit dem Bienenköniginnen aufgezogen werden: Bienen leben nur etwa drei Monate. Werden sie aber im Larvenstadium nicht mit Honig, sondern mit dem ebenfalls von den Bienen produzierten *Gelée royale* gefüttert, entwickeln sie sich zu Königinnen mit einer Lebensspanne von mehreren Jahren. Entsprechend wurden in der Laienpresse Hoffnungen genährt, beim Menschen wirke dieser Saft ebenfalls lebensverlängernd. Das ist nicht der Fall. Ursache für diesen Effekt bei Bienen ist eine genetische Besonderheit, die bei anderen Insekten nicht vorliegt – und beim Menschen erst recht nicht.

Interessanterweise wird meist verschwiegen, dass die Königinnen durch die besondere Fütterung um ein Vielfaches schwerer werden als die anderen Bienen. Dieser Effekt soll natürlich möglichst *nicht* auf den Menschen übertragen werden. Unabhängig vom Aspekt Lebensverlängerung gibt es allerdings seriöse Hinweise auf gesundheitlich positive Effekte.

Mäuse haben nie Alzheimer

Es wäre schön, wenn kurzlebige Tiere immer einfach ein verkleinertes Modell der menschlichen Alterung wären. Leider ist dem nicht so. So laufen Nagetiere nicht Gefahr, typische menschliche Alterskrankheiten des Gehirns wie Parkinson oder Alzheimer zu erleiden. (Inzwischen gibt es allerdings genetisch gezielt veränderte Mäusestämme, bei denen sich Alzheimer imitieren und untersuchen lässt.) Krebserkrankungen hingegen lassen sich bei Mäusen und Ratten sehr gut untersuchen, weil die Tumorbildung dort recht vergleichbar mit der beim Menschen abläuft. Auch Nierenleiden sind bei Mäusen eine häufige Todesursache. Bei Fliegen wiederum, einem anderen wichtigen Forschungsobjekt in der Alternsbiologie, teilen sich die Zellen des erwachsenen Tieres nicht mehr. Entsprechend können sich bei ihnen keine Tumoren bilden.

Die Besonderheiten der verschiedenen Labortiere im Hinblick auf die Übertragbarkeit auf den Menschen sind heute ein eigener Forschungszweig. Jedes Tiermodell kann uns also nur ganz bestimmte Antworten für unsere eigene Alterung geben. Wird das allerdings berücksichtigt, lassen sich diese einzelnen Mosaiksteine dann zu einem sehr genauen Gesamtbild zusammensetzen.

Länger leben heißt nicht automatisch: besser leben

Ein Punkt, der gelegentlich auch von Wissenschaftlern wenig beachtet wird, sind qualitative Aspekte. Ein Beispiel: Angenommen, es wird ein neues Mittel gegen das Altern getestet. Und tatsächlich verlängert es die durchschnittliche Lebensdauer von Versuchstieren um 30 Prozent. In der Regel geht jetzt jeder stillschweigend davon aus, dass die gewonnene Lebenszeit auch qualitativ eine gute ist. In den meisten Fällen ist das auch so. Um allerdings sicher gehen zu können, müssen in den Studienberichten Angaben zum

Zustand der Tiere und zur endgültigen Todesursache enthalten sein. Viele Untersucher beschränken sich aber ausschließlich auf Zahlen und sparen mit qualitativen Beschreibungen. Der Grund ist nicht immer Nachlässigkeit. Als Forscher läuft man leider schnell Gefahr, unseriös zu wirken, wenn man etwa betont, dass die untersuchten Tiere trotz ihres Alters ein „glänzendes Fell" hätten oder „auffallend munter" seien.

Wir jedenfalls haben versucht, für den nachfolgenden Praxisteil diese und andere kritische Aspekte bei der Beurteilung der vielfältigen Zahlen und Daten zu berücksichtigen.

*

Mit den wesentlichen Grundlagen, die wir bis hierher kennengelernt haben, mit der Kenntnis der Fallstricke, vor allem aber mit dem Wissen um die Beeinflussbarkeit der menschlichen Alterung ausgerüstet, können wir uns nun dem wichtigsten Teil des Buches widmen, der gezielten Beeinflussung unserer Alterung.

II.

Altersuhren und ihre Beeinflussung

II. 1

Altersuhr Gene

„Die sicherste Methode, ein hohes Lebensalter zu erreichen, ist die geschickte Auswahl der Eltern."
CHRISTOPH WILHELM HUFELAND [deutscher Arzt und Begründer der Makrobiotik, 1762–1836]

Variable Schrittmacher

An der Genetik scheiden sich die Geister. Die einen lehnen genetische Forschung als Eingriff in eine höhere Ordnung ab, andere sehen in diesem Gebiet einen Schlüssel, mit dem sich Krankheiten und auch das Altern besiegen lassen. Schon gibt es Stimmen, die angesichts der Fortschritte in der Grundlagenforschung zur Zellalterung bald eine Lebensspanne von 200 bis 300 Jahren beim Menschen für erreichbar halten. Starke Worte.

Weil dabei große Hoffnungen geweckt werden, möchten wir diesen Forschungsbereich nicht auslassen; auch wenn die Genetik kein Gebiet zu sein scheint, bei dem wir selbst aktiv werden können. Oder doch?

Menschliche Zellen erneuern sich nicht unbegrenzt

Bis vor 50 Jahren herrschte die Lehrmeinung, dass sich Zellen immer wieder teilen und damit erneuern und verjüngen können. Altern und Zelltod galten als eine Folge äußerer Einflüsse.

Entsprechend groß war der Schock, als in den 60er-Jahren ein damals unbekannter Forscher mit Namen Leonard Hayflick aufgrund von Tests behauptete, menschliche Zellen könnten sich nicht unendlich oft teilen, sondern nur in genau begrenzter Häufigkeit. Das Altern wäre somit nicht von äußeren Einflüssen oder einer übergeordneten Macht verursacht, sondern hätte seine festgelegten Ursachen im Erbmaterial der Zellen. Gibt es vielleicht sogar eine zentrale Altersuhr in unseren Genen, die das Leben irgendwann abschaltet? Wir wären jedenfalls nicht die einzigen Lebewesen, die so eine Steuerung besäßen.

Genetische Todesprogramme

Bei vielen Pflanzen und Tieren werden Altern und Tod sehr exakt von genetischen Programmen gesteuert – manchmal auf wirklich eindrucksvolle Art und Weise: Pazifische Lachse etwa sterben kurz nach ihrer ersten und einzigen Eiablage und nachdem riesige Mengen ausgeschütteter Stresshormone eine rasend schnelle Alterung bewirkt haben. Innerhalb weniger Tage entstehen bei den Fischen atherosklerotische Veränderungen und ein altersschwaches Immunsystem. Tintenfischweibchen sind gesund und leistungsfähig, bis sie ihre Brutpflege für die Eier geleistet haben. Unmittelbar nach dem Schlüpfen ihrer Jungen beginnen sie plötzlich im Zeitraffer zu altern und sterben.

Auch Programme lassen sich überlisten

Wie man sieht, können Altern und Tod tatsächlich exakt genetisch gesteuert sein. Die Beispiele aus dem Tier- und Pflanzenreich zeigen gleichzeitig aber auch etwas anderes: Selbst scheinbar streng festgelegte genetische Alterungsprogramme sind variabel, ändern sich und können gezielt unterlaufen werden.

Agaven sterben normalerweise sofort nach dem Blühen ab. Wird der Blühvorgang aber verhindert, lassen sich die Pflanzen praktisch unbegrenzt am Leben halten. Bei unserem gerade erwähnten Tintenfisch genügt es, den erwachsenen Tieren ihre speziellen optischen Drüsen zu entfernen. Dadurch wird das Brutverhalten unterbrochen und die Tintenfische leben etwa dreimal länger als genetisch ursprünglich „vorgesehen".

In den Genen kodierte Alternsprogramme sind also durchaus keine starren Abläufe, sie werden vielmehr von äußeren Faktoren mitbestimmt. Es ist deshalb möglich, in genetische Abläufe auf indirekte Weise einzugreifen – auch bei uns Menschen. Wie wir später noch sehen werden, ist das gar nicht so kompliziert, wie es das Thema Genetik vermuten lässt.

Suche nach den Todesgenen

Anstatt Alternsprogramme über Umwege zu unterlaufen, kann man den genetischen Code natürlich auch direkt verändern. Vorausgesetzt, man weiß wo. Bei einem Fadenwurm ist das inzwischen gelungen. Wissenschaftlich heißt das Tier *Caenorhabditis elegans*.

Dieser sehr kleine Wurm ist mittlerweile so gut untersucht, dass alle Gene identifiziert wurden, die für seine Alterung verantwortlich sind. Wissenschaftler konnten das Erbmaterial des Tieres bereits gezielt verändern. Resultate des Eingriffs waren eine verlangsamte Alterung und eine dreimal längere Lebensspanne. Unter anderem produzieren entsprechend genetisch veränderte Tiere größere Mengen von Antioxidantien. Sie sind also besser gegen schädliche Radikale geschützt. (Anmerkung: Radikale sind auch beim Menschen für das Altern mitverantwortlich. Im nächsten Kapitel werden wir uns ausführlich mit ihnen beschäftigen.)

Auf den Menschen übertragen würde das Beispiel des Fadenwurms eine mittlere Lebensdauer von 250 Jahren ergeben. Steckt auch bei uns ein Jungbrunnen in den Genen, wenn wir nur genau nachsehen? Wäre die Antwort ja, könnte sich die Suche allerdings hinziehen. Beim kleinen C. elegans hat die Entschlüsselung sämtlicher Codes viele Jahre gedauert. Dabei besteht sein gesamter Organismus aus gerade einmal 959 Zellen. Etwa ein Drittel davon sind Zellen des Nervensystems. Der Mensch dagegen besitzt schon allein im Nervensystem 10^{12} Zellen (das ist eine Zahl mit zwölf Nullen). An eine nicht nur theoretische Entschlüsselung der Gensequenzen, die gerade erst gelungen ist, sondern vor allem an eine praktische Nutzung ist dort in den nächsten Jahrzehnten nicht zu denken. Im Übrigen gibt es bisher überhaupt keine Vorstellung davon, wie eine konkrete Anwendung für den Einzelnen überhaupt umsetzbar wäre.

Es stellt sich allerdings die Frage, ob es für uns überhaupt aussichtsreich ist, auf das Auffinden eines Todesgens zu hoffen. Bei fast allen höheren Lebewesen und mit großer Wahrscheinlichkeit auch beim Menschen existieren nämlich keinerlei Anzeichen für die Existenz wirklicher Alterungsgene, die sich quasi bei einem bestimmten Alter oder Lebensereignis einschalten oder deren Aufgabe es gar ist, Altern und Tod zu verursachen. Im ersten Teil des Buches haben wir gesehen, dass sich die Alterung beim Menschen aus vielen verschiedenen Gründen eingeschlichen hat und sehr unterschiedliche Gene daran beteiligt sind; auch pleiotrope Gene (s. Seite 28), die gleichzeitig wichtige positive Aufgaben haben.

Bleibt die Frage, inwieweit der Teilungsstopp unserer Zellen als eine Art Todes- oder Alterungsbefehl wirkt. Sehen wir uns die Sache etwas genauer an.

Telomere

Damit aus einer Zelle zwei neue voll funktionstüchtige Tochterzellen entstehen können, muss der im Zellkern gespeicherte Bauplan exakt kopiert werden. Schon in den 30er-Jahren des 20. Jahrhunderts fand man heraus, dass dabei an den Informationssträngen angelagerte Endkappen eine entscheidende Rolle spielen. Der spätere Nobelpreisträger James D. Watson konnte 1972 zeigen, warum diese Endkappen, die Telomere getauft wurden, so wichtig sind. Der Kopiervorgang kann die äußersten Enden der DNA-Stränge aus

technischen Gründen nicht optimal erfassen. Ein unvollständiges Ablesen aber
hätte fatale Folgen für weitere Zellgenera-
tionen.

Die quasi überstehenden Endkappen
(Telomere) sorgen dafür, dass die komplette DNA gelesen werden kann, allerdings dann auf Kosten der äußeren Enden dieser Telomere. Das heißt, mit jeder
Zellteilung werden die Telomere kürzer.
Erreicht die Telomerlänge einen kritischen Wert, muss die Zelle weitere Tei-
lungen einstellen, wenn sie Ablesefehler
vermeiden will. Das Ende ihrer Teilungsfähigkeit ist erreicht.

DNA
(Träger der
Erbinformation)

Telomere
(sich bei jeder Zellteilung
verkürzende Endkappen)

Telomerase – Enzym der Unsterblichkeit

Die Endstücke der Chromosomen (Informationsstränge) geben also bei jeder Zellteilung
ein Stück von sich ab und ermöglichen so ein komplettes Ablesen der genetischen Information, bis sie sozusagen aufgebraucht sind. Eine gefahrlose weitere Teilung ist dann für
die Zelle nicht mehr möglich.

„Stopp!", werden Sie nun vielleicht sagen, „es gibt aber doch Einzeller wie beispielsweise
Bakterien, die sich unentwegt durch Teilung fortpflanzen. Wie können diese Zellen sich
wieder und wieder teilen, ohne dass die Endstücke ihrer Chromosomen irgendwann zu
kurz werden?" – Ein wirklich guter Einwand. Über Jahrzehnte vermochte ihn niemand zu
beantworten.

Exakt diese Frage trieb auch Elizabeth Blackburn um, eine Biologieprofessorin der Universität von Kalifornien. Um dem Rätsel auf die Spur zu kommen, baute sie (kurz vor
Weihnachten 1984) zusammen mit der erst 23 Jahre alten Studentin Carol Greider eine
Art künstliche Telomere und tauchte sie in einen Extrakt aus zermahlenen Einzellern. Die
junge Studentin konnte das Ergebnis kaum erwarten und so schlich sie sich noch am
Weihnachtsabend ins Labor. Als sie die Zellbausteine herausnahm, hörte die Welt für
einen Augenblick auf, sich zu drehen. Die Telomere waren wie von Geisterhand verlängert.

Des Rätsels Lösung lag in einem besonderen Enzym, das Einzeller in großer Menge besitzen. Es hat die Fähigkeit, die sich bei jeder Zellteilung verkürzenden Telomere wieder zu verlängern. Nur so wird das quasi ewige Leben der Einzeller ermöglicht. Die beiden Forscherinnen tauften das erstaunliche Enzym entsprechend seinen Fähigkeiten auf den Namen Telomerase.

Ein Enzym, das Zellen unendlich am Leben halten kann. Ein Baustein der Unsterblichkeit. Was für ein Fund! Wie immer dauerte es, bis die Tragweite erkannt wurde. Doch 2009 wurde Blackburn und Greider sowie dem Biologen Jack Szostak für diesen Durchbruch der Nobelpreis für Physiologie und Medizin verliehen.

Telomerase beim Menschen

Beneidenswerte Bakterien. Warum besitzt der Mensch das Enzym nicht? Tut er. Auch beim Menschen gibt es unsterbliche Zellen: Krebszellen. Zunächst wurde gemutmaßt, das Fehlen von Telomerase in den normalen Körperzellen sei ein evolutionärer Krebsschutz, doch das ist nicht der Grund . Tumorzellen entstehen nicht aus den fertig entwickelten Körperzellen, sondern in erster Linie aus ihren Vorläufern, den Stammzellen. Und diese verfügen über Telomerase (übrigens ähnlich wie die Zellen der Keimbahn, die unseren ganz individuellen Bauplan enthalten und die wir bei der Fortpflanzung weitergeben. Das ist tatsächlich eine konkrete Form der Unsterblichkeit). [*Anmerkung: Heute kennen wir den Grund für die Zurückhaltung des Körpers, alle Zellen mit einem perfekten Reparaturmechanismus auszustatten. Es ist derselbe Grund, der den „behinderten" Bakterien (wie im ersten Kapitel erwähnt) unter bestimmten Bedingungen einen Vorteil verschafft hat. Erinnern Sie sich? Es ging darum, dass alle Körperprozesse auch einen energetischen Aufwand bedeuten und so verhält es sich auch mit der Verlängerung der Telomere. Mit dem Vorhandensein des Enzyms ist es ja nicht getan. Der Prozess der stetigen Verlängerung bindet Ressourcen. Und so ist die Evolution auch hier einen Kompromiss eingegangen, einen Kompromiss zwischen dem Bestreben, den Körper jung zu erhalten, und dem Aufwand, der dafür erbracht werden muss. Die Natur könnte uns also auch über diesen Mechanismus (noch) langsamer altern lassen. Doch das wäre sehr aufwendig. Wenn wir als Individuum mehr wollen, müssen wir uns mit eigenem Aufwand selbst darum kümmern.*]

Doch es sollte noch besser kommen. Weiterentwickelte Messmethoden fanden das Enzym nämlich auch in den übrigen Körperzellen, nur in weitaus geringerer Konzentration. Dennoch verrichtet es dort dieselbe Aufgabe – bloß mit entsprechend geringerem Erfolg. Und wie die weitere Forschung ergab, bleiben unsere Zellen so lange am Leben, bis der eher schwache Reparaturmechanismus den „Abnutzungsvorgängen" nicht mehr trotzen kann. Je mehr Zellen in einem Organ irgendwann zu viele kurze Telomere haben, desto schneller altern das Organ und schließlich der ganze Organismus.

Je mehr verkürzte Telomere, desto höher ist auch das Risiko für Funktionsstörungen. Und die äußern sich dann in dem, was wir als Alterskrankheiten bezeichnen. Der Zusammenhang zwischen Krankheit und Telomerlänge wurde inzwischen für Diabetes, Herz-Kreislauf-Krankheiten, Lungenfibrose, psychische Störungen und andere Alterserscheinungen bis hin zur Gesamtsterblichkeit bestätigt. Welche Organe übrigens wie schnell altern, das hängt von der individuellen Genetik sowie von externen Faktoren ab. Und inzwischen kennen wir viele der Ursachen, die die Arbeit der wenigen Telomerase zur Sisyphusarbeit werden lassen und damit Zelltod und Störungen beschleunigen: Radikale, Fettleibigkeit, Rauchen (wobei Teer und Gase den Negativeffekt bewirken, nicht das Nikotin), nährstoffarme Ernährung, Bewegungsmangel, Stress, Vitamin-D-Mangel und noch so einiges mehr.

Doch wir brauchen uns nicht nur auf Vermeidung und Verzicht zu konzentrieren. Seitdem Telomere sehr genau vermessen werden können, hat die Forschung auch Faktoren identifiziert, mit Hilfe derer sich die Arbeit der Telomerase effektiv unterstützen lässt.

Unterstützung für Telomere

Für die folgenden Wirkstoffe wurde eine Schutzwirkung auf die Telomerlänge und damit auf die Funktionsfähigkeit und die Lebensdauer der Zellen nachgewiesen (im Tierversuch oder beim Menschen). Die Mengenangaben beziehen sich auf die Dosierung, die diesen Effekt garantiert. Teilweise sind es Dosierungen, die sich über die Ernährung erreichen lassen, teilweise ist dazu eine gezielte Nahrungsergänzung notwendig.

- **Vitamin D** (2000–4000 IE; Ziel sollte ein Blutspiegel von 1000 nmol bzw. 40 µg/l sein)

- **Omega-3-Fettsäuren** (z. B. 1000 mg Fischöl)

- **Omega-6/ Omega-3-Verhältnis** (– es sollte höchstens 4 zu 1 betragen; kritisch ist deshalb der heutzutage hohe Konsum von Omega-6-Fettsäuren, wie in Margarine, Distelöl, Maiskeimöl, Sonnenblumenöl)

- **Kurkuma** (4–10 g oder 500 µg Extrakt)

- **Grüntee** (500 µg Extrakt)

- **Quercetin** (500 mg)
- **Vitamin E** (100 IE und mehr; allerdings sollte sowohl Alpha-Tocopherol als auch Gamma-Tocopherol enthalten sein)
- **Tocotrienole** (100 mg)
- **Ginkgo** (125 mg Extrakt)
- **TA-65** (Wirkstoff aus Astragalus; sehr effektiv, aber Dosisangabe schwierig, da Standardisierung noch uneinheitlich)

Durch Kombination dieser Schutzfaktoren dürften sich synergetische Effekte ergeben, wodurch auch geringere Dosierungen optimal wirksam sind. Genaue Angaben lassen sich hier seriös nicht machen. Allerdings bestätigte eine Studie der Universität Utah 2009, dass Frauen, die ihre Ernährung mit ausreichend dosierten Multi-Nährstoffpräparaten ergänzten, tatsächlich weniger verkürzte Telomere aufwiesen.

Positiv auf die Telomerlänge wirken sich außerdem aus:

- IGF-1 bzw. das Wachstumshormon
- Estradiol (allerdings nur das körperidentische 17-beta-Estradiol)

Der Stopp der Zellteilung ist nur *ein* Alternsfaktor

Die aufregenden Entdeckungen im Bereich der Zellteilung sollten uns nicht dazu verleiten, unsere Aufmerksamkeit ausschließlich auf diesen Aspekt zu begrenzen. Ohne Zweifel spielt die Teilungsfähigkeit unserer Körperzellen für die Alterung eine zentrale Rolle. Den Schlüssel zur Gesunderhaltung aber nur dort zu suchen, wäre zu einfach. Wenn wir sterben, haben nämlich viele Körperzellen ihre Teilungsfähigkeit noch gar nicht verloren. Auf der anderen Seite können sich Zellen mancher Organe schon früh im Leben nicht mehr teilen und bleiben dennoch lange voll funktionsfähig.

Wenn wir Abitur machen, haben unsere Gehirnzellen ihre letzte Teilung schon 20 Jahre hinter sich und funktionieren dennoch tadellos (auch wenn man bei manchen Zeitgenossen gelegentlich seine Zweifel hat). Die Zellen des Herzmuskels verlieren ebenso früh

„Jeden Tag ersetzt mein Körper Millionen von Hautzellen.
Wie kommt es, dass die neuen genauso faltig sind wie die alten?"

ihre Teilungsfähigkeit und verrichten dennoch, zumindest bei gesunder Lebensweise, selbst nach Jahrzehnten ununterbrochen ihre Arbeit.

Ein aufwendiger Vergleich von 2000 Krankheiten, die jeweils Phänomene vorzeitiger oder beschleunigter Alterung bei den Betroffenen auslösen, ergab, dass eine große Zahl verschiedenster Gene (etwa 7 Prozent) an Seneszenzerscheinungen beziehungsweise am Alterungsprozess beteiligt sind. Unsere Alterung wird also nicht von einer einzelnen genetischen Steuerung bestimmt. Davon können wir ausgehen. Es existiert eine ganze Reihe von Schalthebeln. Und wie sich immer deutlicher herausstellt, lassen sich viele genetische Hebel auch ohne komplizierte gentechnische Verfahren umlegen – auch in Richtung einer Verlangsamung der Alterung.

Gleiche Genetik – unterschiedliche Alterung

Um Alterungsprozesse entscheidend zu verlangsamen, sind grundlegende Veränderungen des genetischen Codes gar nicht notwendig. Der Mensch ist das beste Beispiel dafür. Im Verhältnis zu unseren genetisch bestimmten Biodaten wie Energieumsatz und Körpermasse altern wir sehr langsam. Schimpansen etwa haben zu 98 Prozent die absolut gleichen Gene wie der Mensch. Sie müssten von der genetischen Steuerung her denselben Alternsmechanismen unterliegen wie wir. Soweit wir wissen, ist das auch der Fall. Dennoch aber leben sie kaum halb so lange wie ein Mensch. Schimpansen altern im Grunde normal. Es ist der Mensch, der relativ zu seiner genetischen Ausstattung langsam altert. Das war nicht immer so.

Wir hatten schon darauf hingewiesen, dass sich die Geschwindigkeit, mit der ein Mensch altert, seit wenigstens 2000 Jahren nicht verändert hat – im Gegensatz zur extrem gestiegenen durchschnittlichen Lebenserwartung. In noch größeren Zeiträumen betrachtet, sieht das aber anders aus. Die Vorfahren des Homo sapiens lebten nicht nur durchschnittlich kürzer, auch ihre theoretische maximale Lebensspanne war geringer. Das heißt, sie waren schlechter gegen schädliche Alterungsprozesse geschützt und mussten deshalb schneller altern – trotz ihrer absolut engen genetischen Verwandtschaft mit uns. Ganz konkret in Zahlen heißt das: Der Mensch alterte im Laufe der Evolution alle 100 000 Jahre um 14 Jahre verzögert.

Wie wir unser eigenes Alternsprogramm verändern können

Wodurch konnte sich der Mensch im Verlauf seiner Entwicklungsgeschichte immer besser gegen Alterung schützen? Es ist unwahrscheinlich, dass diese unter Evolutionsgesichtspunkten „schnelle" Entwicklung durch grundlegende Veränderungen der Gensequenz zustande kam. Wir haben heute also nicht etwa weniger oder andere „Todesgene" als der Urmensch. Wahrscheinlicher sind sogenannte genregulatorische Prozesse, die für diese Wandlung verantwortlich sind. Was heißt das?

Gene, die in ihrer Ausprägung Altern verursachen oder besser gesagt, welche die Anfälligkeit für Alternsprozesse erhöhen, funktionieren nicht isoliert. Was von einem Gen letztlich ausgeprägt wird, hängt auch von Faktoren innerhalb und außerhalb des Körpers ab, wie beispielsweise Umwelteinflüsse, Nahrung, Verhalten und so weiter. Das Ausmaß, wie genetische Programme beeinflusst werden, erhöht sich im Laufe des Lebens sogar immer mehr.

Selbst die Zellteilung bleibt von äußeren Faktoren nicht unbeeinflusst. Obwohl es sich hier um eine eigentlich streng festgelegte Steuerung handelt, können sich Zellen zum Beispiel länger teilen, wenn sie reduziertem Sauerstoffdruck ausgesetzt sind. Viele andere Alternsprozesse innerhalb der Zellen werden dadurch verzögert. (Anmerkung: Ganz allgemein schützt ein Mehr an Sauerstoff keineswegs vor dem Altern. Im Gegenteil: Erst ein guter Schutz vor Sauerstoff verhindert das Altern – also ganz entgegen der verbreiteten

Vorstellung. Wir werden auf die problematische Rolle von Sauerstoff noch öfter zurück-kommen.)

Nun ist es zweifellos recht unkomfortabel, zur Verzögerung des Alterns sein Leben in ei-ner Unterdruckkammer zu verbringen. Im Übrigen wäre das auch nicht sehr effektiv. Denn die Zahl der Zellteilungen ist eben nicht der einzige Alternsfaktor. Es gibt andere Möglichkeiten, Alternsprozesse und sogar genetische Alternsprogramme zu beeinflussen.

Kalorische Restriktion

Eine gezielte Nahrungseinschränkung (= kalorische Restriktion) gehört zu den am stärksten wirksamen Interventionen, die das Altern bremsen können. Die verschiedenen unmittelbaren Effekte auf Alternsprozesse werden wir in einem eigenen Kapitel kennen-lernen (s. Kap. II.12). Die aktuelle Forschung in diesem Bereich hat inzwischen gezeigt, dass kalorische Restriktion auch direkt genetische Programmabläufe verändert. An der *University of California* dokumentierten Wissenschaftler jüngst, wie schnell das geschieht. Bereits wenige Wochen gezielter Nahrungsbeschränkung genügten, um die genetische Ausprägung eines älteren Organismus in die eines Jüngeren zu verändern. Das bedeutet dann, das genetische Alternsprogramm läuft auch im Alter mit der Programmierung ab, wie sie für die erste Lebenshälfte vorgesehen ist.

Hormone

Eine andere entscheidende Verbindung besteht zwischen Altern und Hormonen. Hor-mone sind Botenstoffe. Unter anderem transportieren sie auch die von Genen ausgehen-den Alternssignale. Umgekehrt wird aber auch die Ausprägung einer Reihe von Genen von Hormonen beeinflusst. Gezielte Interventionen auf Hormonebene, wie sie heute be-reits möglich sind, beeinflussen deshalb Alternsprozesse sowohl direkt als auch über ihre Rückwirkung auf Genprogramme.

Bionährstoffe

Beim Begriff „Genveränderung" denken die Meisten sofort an Hightech-Labore. Dabei ist das Phänomen ein natürlicher Bestandteil biologischen Lebens. Zunächst einmal ist die Wahrscheinlichkeit groß, von Geburt an eine genetische Veränderung aufzuweisen. Gott sei Dank sind die Folgen der meisten „Abweichungen" nicht dramatisch, und viele der gesundheitlich problematischeren Varianten lassen sich sogar mit relativ einfachen Mitteln korrigieren. So sind bisher allein 50 genetisch bedingte Krankheiten bekannt, die bereits durch eine erhöhte Zufuhr von Mikronährstoffen oder körpereigenen Biosubstanzen erfolgreich behandelt werden können.

Hintergrund für die therapeutische Wirksamkeit hoch dosierter Nährstofftherapien ist ein relativ neu entdecktes biologisches Phänomen: Mehr als jede dritte krank machende Genmutation reduziert die Affinität lebenswichtiger Enzyme zu ihrem Coenzym beziehungsweise Substrat. Was hier etwas kompliziert klingt, ist eine Entdeckung, die auch erhebliche Bedeutung für den Kampf gegen den Altersabbau hat – wie wir gleich sehen werden.

Die Hauptaufgabe von Vitaminen und vom Körper selbst gebildeten Biosubstanzen ist keineswegs die Vermeidung der wenigen klassischen Mangelkrankheiten. Dieses nun wirklich völlig veraltete Dogma sollten wir schnell vergessen. Vitalstoffe fungieren vielmehr als Katalysatoren unzähliger Stoffwechselreaktionen, wie unter anderem bei den enzymatisch gesteuerten Prozessen innerhalb jeder einzelnen Körperzelle. Genveränderungen führen sehr häufig zu einer Art Unempfindlichkeit lebenswichtiger Enzyme gegenüber ihren Mitarbeitern (den vitaminhaltigen Coenzymen) oder den zu verarbeitenden Werkstoffen (vitalstoffhaltige Substrate). Eine gezielte Zufuhr erhöht die unmittelbare Verfügbarkeit dieser Helfer und Substrate, wodurch die „träge" gewordene Enzymfunktion verbessert oder sogar wiederhergestellt werden kann.

So viel zu den angeborenen genetischen Veränderungen, von denen viele, jedoch nicht alle Menschen betroffen sind. Doch gleich wird es für jeden von uns interessant: Neue Ergebnisse aus der Erforschung des zellulären Energiestoffwechsels haben einen weitreichenden Zusammenhang aufgezeigt. Veränderungen genetischer Programme mit den gerade genannten Auswirkungen auf wichtige Enzymfunktionen entstehen auch als typische Folge des Alterns. Bei jedem Menschen! Und, weil sich diese Störungen im Verlauf des Lebens immer mehr verstärken, entwickeln sie sich zu einer eigenständigen Ursache für das Altern selbst.

Vielleicht ahnen sie schon, worauf wir hinaus wollen: Wenn enzymatische Störungen aufgrund angeborener Genveränderungen mit gezielt zugeführten Vitalstoffen kompensiert werden, könnte derselbe Effekt auch bei altersbedingten Störungen der genetischen Steuerung möglich sein, soweit sie vergleichbare Enzymfunktionen betreffen. Und genau das hat sich in den vergangenen Jahren bestätigt.

Eine vermehrte Bereitstellung unterstützender Vitalstoffe kann Zellfunktionsstörungen, die aufgrund alternsbedingter Genfehler eingetreten sind, besonders Veränderungen der Mitochondrien-DNA, ausgleichen und weitere Einbußen verhindern. Wesentliche Alterungsprozesse, die für das Überleben der nicht teilbaren Zellen von Muskeln, Gehirn, des

Herzens, aber auch der Zellen der Haut und anderer Organe in hohem Maße bestimmend sind, lassen sich auf diese Weise tatsächlich verhindern.

Eine Reihe dieser biologischen Substanzen sind Bestandteil zentraler Coenzyme und Substrate innerhalb der Zellen. Wie wir heute wissen, kann eine gezielte Substitution typische Altersstörungen der Enzymfunktionen beheben und darüber hinaus das Fortschreiten von Genveränderungen, Zelltod und Altern signifikant verzögern. Zu den in diesem Zusammenhang wissenschaftlich untersuchten biologischen Stoffen mit einer dokumentierten Wirksamkeit gehören:

- **Carnitin** (natürliche Aminosäure, unter anderem in rotem Fleisch enthalten; als Nahrungsergänzung frei verkäuflich)

- **Alpha-Liponsäure** (natürliche Zellsubstanz; in Europa als Nahrungsergänzung erhältlich, in Deutschland als apothekenpflichtiges Medikament)

- **Cystein** (natürliche schwefelhaltige Aminosäure, die an vielen Entgiftungsreaktionen und an der Bereitstellung von Schutzenzymen beteiligt ist; als Nahrungsergänzung erhältlich; bei hohem Homocystein kann eine gezielte Zufuhr auch die Gefäßalterung reduzieren; bei dem Atemwegsmedikament ACC handelt es sich übrigens um den gleichen Wirkstoff)

- **Coenzym Q10** (natürlicher Zellbestandteil und Antioxidans; frei verkäuflich)

- **Folsäure** (gilt als Vitamin; insbesondere Schwangere sowie ältere Menschen sind selbst bei normaler Ernährungslage meist nicht optimal versorgt)

- **Vitamin B12** (eine wirklich optimale Bereitstellung ist vor allem bei Älteren durch deren erhöhten Bedarf selten und auch bei Frauen ab mittlerem Lebensalter außer über den Konsum von Leber kaum ohne Ergänzung sicherzustellen)

- **Pyridoxin / Vitamin B6** (bei Rauchern und Frauen, die Östrogene einnehmen, sind selbst bei ausgewogener Ernährung deutliche Defizite häufig, die Mindestdosierung liegt hier fünf- bis zehnfach höher, als es in der Durchschnittsernährung enthalten ist; bei hohem Homocystein kann eine gezielte Zufuhr die Gefäßalterung signifikant reduzieren)

- **Vitamin D** (gilt als Vitamin, obwohl es eigentlich eher zu den Hormonen zu zählen ist; jüngere Forschungsdaten zeigen eine erstaunlich umfassend protektive Rolle im Bereich Krebs, Knochen, Gefäße und Lungenkrankheiten; optimale Blutspiegel von 90–100 nmol/L werden in Mitteleuropa von der Mehrheit der Bevölkerung nicht annähernd erreicht)

- **Magnesium** (bei den meisten Menschen heute in der Ernährung unterrepräsentiert; hat einen direkten Effekt auf die Ausprägung bestimmter altersrelevanter Gene)

- **Zink** (aktiviert direkt genregulatorische Vorgänge mit größten Auswirkungen auf das Immunsystem und die Entzündungsregulation und damit insgesamt auf die genabhängige Langlebigkeit. Die optimale Zufuhr liegt bei immunologischer Beanspruchung, Entzündungsreaktionen oder im Alter im Bereich von 30–50 mg; die Optimaldosis wird bei Konsum von Austern und Meeresfrüchten, ansonsten über eine Durchschnittsernährung jedoch kaum erreicht)

Wie das Wechselspiel von genetischen Störungen und der Zellalterung genau funktioniert und wie effektive Gegenmaßnahmen aussehen, dafür werden wir in den folgenden Kapiteln noch Beispiele sehen.

Beispiele für Seneszenzerscheinungen und Krankheiten, ...

... die von alternsbedingten Genveränderungen mit nachfolgenden Enzymstörungen verursacht werden:

- Gedächtnisprobleme
- Herzschwäche
- Lernschwierigkeiten
- Muskelschwund
- Schwerhörigkeit
- Sehstörungen (Makuladegeneration)

Resveratrol

In epidemiologischen Studien (= Vergleiche zwischen verschiedenen Bevölkerungsgruppen) taucht seit Jahrzehnten immer wieder ein ebenso merkwürdiger wie heiß diskutierter Befund auf: Rotweintrinker scheinen älter zu werden und im Alter gesünder zu sein als Menschen mit anderen Trinkgewohnheiten oder Nichtalkoholiker.

Nun ist es mit Vergleichen zu Trink- und Essgewohnheiten so eine Sache. Entsprechende Studien bergen immer das Risiko nicht beachteter Fehlerquellen, worauf auch eiligst alle die hinwiesen, die über die Ergebnisse weniger erfreut waren: Abstinenzler, Regierungen skandinavischer Länder mit ihrer rigiden Drogenpolitik und nicht zuletzt die Bierlobby.

Doch die Diskussion ist entschieden. Zunächst konnte schon vor einigen Jahren die Substanz identifiziert werden, der die beobachteten Effekte zugeordnet werden können: Es ist das in den Schalen roter Trauben enthaltene Resveratrol, ein sogenanntes Stilben, das zur Gruppe der pflanzlichen Polyphenole gehört. (Anmerkung: Resveratrol ist unter anderem auch in Blaubeeren, bestimmten Pinienarten und der asiatischen Heilpflanze *Polygonum cuspidatum* enthalten; andere gesundheitlich wirksamen Polyphenole finden sich zum Beispiel in grünem Tee, Olivenöl, Orangenschalen oder im Kakao.)

Im nächsten Schritt versuchten Wissenschaftler, den genauen Mechanismus aufzuklären, der für die offensichtlichen Gesundheitswirkungen verantwortlich ist. Und dabei gab es gleich zwei Überraschungen. Resveratrol zeigte nicht nur gesundheitliche Wirkungen, sondern scheint tatsächlich den Ablauf der Alterung beeinflussen zu können. Und: Resveratrol greift über einen chemischen Schlüssel auf Zellebene direkt in die Steuerung eines Alterungsgens ein.

Welche Brisanz in dem letzten Befund steckt, können Sie aus dem Umstand ersehen, dass die an dieser Forschung beteiligten Wissenschaftler nach ihrer Entdeckung ein eigenes Biotech-Unternehmen gründeten, um sich ganz diesem Forschungsbereich und nicht zuletzt der praktischen Nutzung und Vermarktung entsprechender Produkte widmen zu können. Doch zur Vermarktung kam es erst gar nicht. Der Pharmakonzern *Glaxo* kaufte 2008 kurzerhand das ganze Unternehmen samt seiner Forscher und vor allem sämtlicher Rechte. Und während unsere Gesundheitsbehörden nicht müde wurden, uns Verbrauchern das ewige Lied von der Wirkungslosigkeit von Resveratrol und anderen Nahrungsergänzungen zu singen, waren Glaxo die Rechte rund um einen schlichten Traubenextrakt einiges wert. Sie legten eine dreiviertel Milliarde Dollar auf den Tisch.

Böse Zungen mutmaßten, die Pharmaindustrie wolle eigentlich nur verhindern, dass ihre Kunden durch die freie Verfügbarkeit einer Resveratrol-Pille zu gesund und damit zum Gewinnrisiko würden. Nun, in jedem Fall arbeitet der Konzern an abgewandelten und damit patentierbaren synthetischen Resveratrol-Analogen unter anderem für eine Zulassung als Diabetesmedikament. Hat Glaxo damit Erfolg, wartet ein immer schneller wachsendes Heer von Diabetikern. Die Rechnung dürfte also so oder so aufgehen. (In dem seit den 80er-Jahren drastisch zugunsten der Industrie veränderten Medizinsystem geht die Rechnung für die Pharmaindustrie *immer* auf. Aber wir schweifen ab.)

Resveratrol wirkt als Aktivator für sogenannte Sirtuine, einer Proteinfamilie mit verschiedenen Aufgaben rund um die genetische Zellsteuerung. Eine entscheidende Auswirkung einer solchen Aktivierung ist eine Verlangsamung der Zellalterung auf genetischer Ebene. Den ersten Praxisstudien mit Hefepilzen (30 Prozent Lebensverlängerung) folgten Untersuchungen bei immer komplexeren Organismen: Würmern, Insekten und Fischen – überall mit ähnlichem Resultat (50 bis 59 Prozent Lebensverlängerung). Studien mit Mäusen laufen bereits und könnten schon sehr bald weitere Bestätigungen liefern.

Interessant ist übrigens, dass der genetische Mechanismus einer Sirtuin-Aktivierung auch bei Nahrungseinschränkung zur Verlangsamung der Alterung beiträgt (s. Kap. II.12). Vermutungen, dass das sogar die alleinige Ursache für den Altersbeeinflussung bei kalorischer Restriktion sei, konnten allerdings jüngst widerlegt werden.

Praxis und Dosierungen

Spätestens seit verschiedenen 2006 veröffentlichten Untersuchungen zweifelt kaum jemand der mit dem Thema beschäftigten Wissenschaftler ernsthaft daran, dass mit Resveratrol eine Substanz gefunden wurde, die auch beim Menschen die biologische Altersuhr zumindest verlangsamen kann. Noch immer unklar ist aber, welche Dosierung dazu notwendig ist. Die bisherigen Tierstudien lassen in dieser Hinsicht keine seriösen Ableitungen zu.

- **Rotwein.** Der Resveratrol-Gehalt schwankt je nach Sorte und Jahrgang um das Vierzigfache. Feste Angaben sind deshalb schwierig und wären wenig seriös. Im Schnitt liegt der Gehalt im einstelligen Milligrammbereich pro Liter. Bei dunklen Rebsorten vom Typ *Pinot Noir* (zum Beispiel Spätburgunder) wurden bisher die höchsten Konzentrationen gemessen. Da die regelmäßige Zufuhr von mehr als 30 bis 50 Millilitern reinen Alkohols mit Gesundheitsrisiken verbunden ist – unter anderem steigt bei Frauen die Brustkrebsgefahr (s. Kap. II.5) – dürfte als Zielgröße der Konsum von 150 bis 300 ml Rotwein eine zumindest tendenziell wirksame Anti-Aging-Strategie zu sein.

  Bitte beachten Sie: Resveratrol ist extrem empfindlich gegenüber Wärme- und Lichteinfluss. So wird beim Öffnen einer Weinflasche der Wirkstoff nach 10 bis 20 Stunden schnell um 50 Prozent und mehr inaktiviert. Im Kühlschrank kann Resveratrol einige Tage stabil bleiben.

- **Traubensaft.** Da erst der lange Fermentierungsprozess bei der Weinherstellung für einen starken Austritt von Resveratrol aus den Schalen sorgt, ist der Gehalt im kurzgepressten Traubensaft 10- bis 30-fach geringer. Safthersteller untersuchen derzeit, ob eine Erhitzung während des Pressvorgangs diesen Nachteil ausgleichen kann.

- **Trauben.** Frische rote Trauben stellen eine ausgezeichnete Quelle dar. Etwa 100 Gramm dürften im Bereich eines halben bis ganzen Liters Rotwein liegen. Problematisch ist hier die zur optimalen Wirkung notwendige ständige Verfügbarkeit frischer Trauben.

- **Rosinen.** Aufgrund der leichten Oxidierbarkeit wird Resveratrol beim Trocknungsvorgang weitgehend zerstört.

- **Nahrungsergänzungsmittel.** Nach Herstellerangaben enthalten entsprechende Produkte 5 bis 100 Milligramm Resveratrol. Anders als bei sonstigen Supplementen besteht hier eine Unsicherheit, da beim Herstellungsprozess die hoch empfindliche Substanz schnell zerstört werden kann. In den Alterungs- oder Gesundheitsstudien wurden überwiegend Dosierungen von 20 bis 200 mg verwendet (direkt beim Menschen oder auf das Gewicht eines Menschen umgerechnet). Schon 20 mg entsprechen je nach Sorte 2 bis 13 Flaschen Rotwein.

- **Arzneimittel.** Die Entwicklung eines auf Resveratrol basierenden Arzneimittels ist in USA bereits eingeleitet. Das Zulassungsverfahren kann sich allerdings noch Jahre hinziehen. Sicher ist schon jetzt, das Präparat wird teuer werden und nur für eine Krankheit zugelassen sein. Die Zulassung als Mittel gegen das Altern selbst ist in unserem Medizinsystem ausgeschlossen, egal, wie wirksam oder sicher ein Wirkstoff ist.

Auf genetischer Ebene wirkende Alternsinterventionen

- Kalorische Restriktion: s. Kap. II.12

- Hormonelle Optimierung: Schilddrüsenhormone, Steroidhormone (Östradiol, Östron, Östriol, Testosteron, Progesteron, DHEA), Melatonin u. a.

- Biowirkstoffe (s. u.)

- Radikale (bzw. deren Modulation): s. Kap. II.2

Radikale

Hinter dieser vereinfachten Bezeichnung verbirgt sich eine veritable Verschwörung alternsauslösender Prozesse. Und das Verständnis der Radikale lässt uns wie kein anderer Bereich hinter das Wesen der Alterung blicken. Genau das bestätigt auch die aktuelle Genforschung. Radikale bilden die typische Schnittstelle, an der genetische Alterungscodes in reale Alternsprozesse übersetzt werden.

Tatsächlich üben sogar die meisten der am Altern beteiligten Gene ihre Wirkung über Vorgänge um die Radikale aus. Und es existiert eine starke Wechselbeziehung. Beeinflusst man die Radikalbildung insgesamt oder in einem Körperbereich, hat das immer auch Auswirkungen auf Alternsvorgänge. Zusätzlich zu dieser unmittelbaren Wirkung stellen Radikale Schalter dar, die komplette Alternsprogramme auf der Ebene der Gene an- oder eben abschalten können.

(Literatur zum Thema des jeweiligen Kapitels: siehe Anhang)

II. 1

Altersuhr oxidativer Stress und freie Radikale

Handlanger der Alterung

Der erbitterte Kampf um das Jungbleiben

Unser Altern wirkt von außen wie ein gleichmäßiger, ruhig dahinfließender Prozess. Nichts scheint diesen Fortgang aufhalten zu können oder auch nur zu wollen. Weit gefehlt! Die wenigsten Menschen kennen ihre Verbündeten im Vorgehen gegen das Altern. Und doch liefern sie sich in jeder Sekunde einen erbitterten Kampf um unser Jungbleiben. Während Sie diese Zeilen lesen und damit Ihre Gehirnzellen beanspruchen, werden in jeder Körperzelle „Anti-Aging-Schlachten" geschlagen. Mehr als die meisten von uns erahnen.

In den 60 Sekunden, seitdem Sie dieses Kapitel begonnen haben, wurden in jeder Ihrer Hirnzellen etwa 70 bis 700 Mal Teile des Zellkerns geschädigt – Läsionen an Membranen und anderen Bereichen nicht mitgerechnet. Jede dieser Zerstörungen ist ein Mosaikstein der Alterung. Das ist die *eine* Seite der Medaille.

Doch die Schäden zeigen nur die verlorenen Schlachten. Die allermeisten Kämpfe sind tatsächlich erfolgreich. Einige dieser im Dauereinsatz befindlichen Helfer werden wir gleich etwas näher kennenlernen. Gelingt es, sie zu unterstützen, bedeutet das nichts anderes, als Altern aufzuhalten. Lassen Sie uns betrachten, wie weit das praktisch umsetzbar ist.

„Wir tun etwas, was funktioniert"

Wer sich beim Ziel, länger jugendlich und gesund zu bleiben, nicht allein auf wohlfeile Ratschläge verlassen will, sondern selbst einen Blick hinter die Kulissen der Alterung werfen möchte, ist bei diesem Thema richtig. Das Phänomen oxidativer Stress gibt uns von allen Altersuhren die meisten Antworten über die Mechanismen der Alterung; darüber jedenfalls sind Biogerontologen heute einig.

Oxidative Prozesse und Radikale spielen darüber hinaus bei praktisch allen anderen Altersuhren eine wichtige Rolle. Das reicht von Schädigungen an Genen und Mitochondrien über Funktionsverluste im alternden Gehirn bis zur Entstehung typischer Alterskrankheiten wie Alzheimer, Parkinson, Arteriosklerose oder Krebs. Überall ist oxidativer Stress als wichtiges Bindeglied oder sogar als Ursache beteiligt.

Aufregend dabei ist, dass die Forschungsergebnisse auf diesem Gebiet uns nicht nur direkt ins Gesicht der Alterung sehen lassen, sondern auch praktische Wege aufzeigen, wie viele degenerative Krankheiten und Alterserscheinungen vermieden werden können. Michael Rose, Evolutionsbiologe an der Universität Kalifornien, erforscht oxidativen Stress bei Lebewesen. Über die Chancen, Alternsvorgänge über eine Verminderung der Radikalbildung zu verzögern, sagt er: „Gerade erst in den 80er-Jahren haben wir erfahren, wie leicht es ist, den Prozess zu verzögern. Deshalb ist dieses Gebiet so aufregend: Wir tun etwas, was funktioniert."

Die zwei Gesichter des Sauerstoffs

Mythos Durchblutung

Ginge es nach den häufigsten Empfehlungen für eine verbesserte Leistungsfähigkeit, dann müsste das Allheilmittel gegen Beschwerden „vermehrte Durchblutung" und damit „verbessertes Sauerstoffangebot" lauten – ganz besonders im Gehirn. Es muss uns deshalb nicht wundern, wenn es scheint, als sei ein Mangel an Sauerstoff der wichtigste Faktor für Alterung und Leistungsschwund. Tatsächlich aber ist diese immer noch verbreitete und wegen ihrer Einfachheit beliebte Vorstellung nicht korrekt. In jedem Fall ist sie irreführend. Was unsere Körperzellen zur Funktionsfähigkeit brauchen, ist Energie (in Form des chemischen Energieträgers ATP). Grundsätzlich spielt es dabei keine Rolle, auf welchem Weg diese Energie gewonnen wird (s. Kap. II.10).

Eine der Möglichkeiten, aus Kohlenhydraten oder Fetten nutzbare Energie zu gewinnen, ist die „Verbrennung" dieser Stoffe unter Beteiligung von Sauerstoff (Oxidation). Weil dieser Produktionsweg sehr effektiv arbeitet, nutzen unsere Zellen diese oxidative beziehungsweise aerobe Variante der Energiegewinnung bevorzugt.

Sauerstoff als Helfer bei der Energiegewinnung einzubinden, trägt dazu bei, möglichst viel Energie aus der Nahrung zu gewinnen, und ist deshalb ein wichtiger Überlebensfaktor in der Evolution. Dem energetischen Vorteil stehen allerdings eine Reihe von schwerwiegenden Nachteilen gegenüber.

Die Nutzung von Sauerstoff erfordert ein kompliziertes Sicherheitssystem

Als die ersten einfachen Pflanzen auf der Erde begannen, Energie aus Wasser und Sonnenlicht zu gewinnen, schieden sie Sauerstoff (O_2) aus. Dieses Abfallprodukt erfüllte nach und nach die Atmosphäre und wurde zum ersten gefährlichen Zellgift auf der Erde. (Noch heute bekämpft man Algenplagen an Meeresstränden mit Sauerstoff. Auch anaerobe Bakterien können mit Sauerstoff getötet werden, weil sie bis heute keine antioxidativen Abwehrmechanismen entwickelt haben.)

Irgendwann lernten bestimmte Einzeller, den aggressiven Sauerstoff zur Energiegewinnung zu nutzen. Um aber die Giftigkeit des Sauerstoffs zu reduzieren, mussten die Lebewesen extreme Sicherheitssysteme entwickeln, vergleichbar der Problematik bei der heutigen Nutzung von Kernenergie.

Wahrscheinlich sind die Mitochondrien in unseren Zellen die Nachfolger dieser spezialisierten Einzeller, die sich im Laufe der Zeit in andere Zellen integriert haben. Zum beiderseitigen Vorteil. Mitochondrien sind sozusagen eine Art Unterzelle in unseren Körperzellen. Nur sie haben die Fähigkeit, mit Sauerstoff umzugehen. Nicht umsonst werden Mitochondrien Kraftwerke genannt. Doch der Umgang mit Sauerstoff bleibt auch in den Mitochondrien eine Gratwanderung zwischen lebensspendender Energie und zusätzlicher Zerstörung und Alterung.

„Dank der grünen Pflanzen ist Oxidation das Schicksal, das uns alle erwartet."
GEORGE HENDRY [britischer Biologe, Old School, Schottland]

Die Entdeckung winziger Killer

Zu Beginn der 50er-Jahre suchte ein junger amerikanischer Wissenschaftler mit Namen Denham Harman nach den Ursachen für Mutationen der DNA. Man verdächtigte diese Veränderungen im genetischen Schaltplan, ein wichtiger Faktor im Alterungsprozess zu sein. Was Harman überraschte, war das gewaltige Zerstörungspotenzial, das dabei von winzigen, reaktionsfreudigen Molekülen und Atomen ausging, den sogenannten Radikalen. Die Tatsache, dass diese äußerst schädlichen Radikale in der Zelle bei der ganz normalen Nutzung von Sauerstoff entstanden, brachte Denham Harman zu einer wirklich revolutionären Überlegung: Bei einer lebenslangen Atmung von Sauerstoff muss es zwangsläufig zu so vielen Zellschädigungen kommen, dass es Auswirkungen auf die gesamte Funktionsfähigkeit des Organismus haben muss; damit auch auf die

Krankheitsentstehung und nicht zuletzt das Altern selbst. Die wohl berühmteste Alternstheorie war geboren.

„Die bloße Formulierung eines Problems ist oft wichtiger als dessen Lösung, die vielleicht nur noch eine Frage mathematischer oder experimenteller Fertigkeit ist. Neue Fragen zu stellen, neue Ansätze, um alte Probleme von einer neuen Warte zu betrachten, erfordern Vorstellungskraft und kennzeichnen die wirklichen Fortschritte in der Wissenschaft."
ALBERT EINSTEIN [deutscher Physiker und Nobelpreisträger, 1879–1955]

Schäden bei Mangeldurchblutung werden durch Radikale verursacht

Heute weiß man, dass praktisch alle klassischen Alterskrankheiten in der Tat mit Radikalen in Verbindung stehen. Es wird auch immer deutlicher, wie stark sie zum Beispiel bei Infarkten und anderen Verschlussproblemen beteiligt sind. Die typischen Zellschäden, die bei Mangeldurchblutung auftreten, zum Beispiel im Herzen oder in durchblutungsgestörten Gliedmaßen, werden direkt durch Radikale verursacht. Werden nach einem Infarkt die Durchblutung und das Sauerstoffangebot mit einem Schlag verbessert, kommt es zu einem Vorgang, den man lange Zeit nicht erklären konnte. Das Absterben des Gewebes hört jetzt nicht auf, sondern wird extrem verstärkt. Ursache ist das plötzlich verbesserte Sauerstoffangebot.

Der bei Durchblutungsstörung veränderte Energiestoffwechsel der Zelle sorgt beim Kontakt mit Sauerstoff über verschiedene biochemische Mechanismen für eine Explosion der Radikalbildung. Gleichzeitig sind die Abwehrmechanismen und Schutzstoffe reduziert. Eine fatale Situation, die heute unter dem Begriff Reperfusionsschaden ein eigener Forschungszweig ist.

Um diese Schädigungen und Zellalterung zu vermeiden, werden in der klinischen Praxis, zum Beispiel bei Transplantationen, gezielt sogenannte Antioxidantien zugeführt, der Sauerstoffgehalt des Blutes durch Verdünnung gesenkt und Medikamente verwendet, welche die Radikalbildung reduzieren helfen.

Mythos Durchblutung

Viele „durchblutungsfördernden" Medikamente entwickeln ihre Wirkung gar nicht durch eine direkte Erhöhung der Blutzufuhr, sondern über eine Verbesserung der Energieproduktion im Zielgebiet. Der entscheidende Mechanismus ist dabei die Reduktion von unerwünschten oxidativen Prozessen, vor allem der Radikalbildung. Dadurch steigt die Effektivität der Energieproduktion. Es wird also bei gleichem Blut- und Sauerstoffangebot mehr verwertbares ATP gebildet (ATP ist eine Phosphatverbindung, aus der Zellen durch chemischen Umbau Energie gewinnen können). Beispiele solcher Medikamente sind Präparate aus dem Extrakt des Ginkgo-Baums, verschreibungspflichtige Medikamente wie Hydergin® oder auch im Körper vorkommende Stoffe wie die Aminosäure Carnitin.

Wenn Präparate wie Hydergin® vor allem in den USA auch von Gesunden als Dauermedikation gegen das Altern eingenommen werden, so liegt das nicht daran, dass diese Personen ihre Durchblutung steigern wollen. Vielmehr wirkt Hydergin direkt der Radikalbildung entgegen und schützt Zellen sowie Organe bei plötzlichem Energiedefizit (wie Infarkt) vor dem Zelltod. Leider ist das Wissen um die gezielte Anwendung solcher Substanzen als Schutztherapie gegen Alternsprozesse in Deutschland noch wenig verbreitet.

Wie Radikale entstehen

Oxidativer Stress ist von allen Altersuhren die mächtigste und von allen Alternsverursachern der umfassendste. Was passiert dabei? Und vor allem, welches sind die besten Wege, diese Uhr anzuhalten? Die Antworten auf diese Fragen liegen in Abläufen verborgen, die sich in der Mikrowelt des Zellstoffwechsels und der komplizierten Biochemie der Radikale abspielen.

Doch keine Sorge. Auch wenn in diesem Kapitel ausnahmsweise einige chemische Begriffe auftauchen: Die wichtigsten Zusammenhänge haben wir so aufbereitet, dass sie auch für den Laien gut nachvollziehbar sind. Es ist auch nicht notwendig, sich alle Arten von Radikalen namentlich zu merken. Es genügt völlig, eine Vorstellung davon zu erhalten, wie Radikale wirken und warum sie Alterskrankheiten verursachen. Und natürlich davon, mit welchen unterstützenden Maßnahmen sie in ihrer zerstörerischen Kraft wirksam gebremst werden können.

„Es gibt keine trockene Wissenschaft. Es gibt nur trockene Gelehrsamkeit und trockene Gelehrte."
JOSEPH UNGER [österreichischer Jurist und Politiker, 1828–1913]

Am Anfang steht das Sauerstoffradikal

Während des regulären Stoffwechsels entsteht in unseren Zellen an bestimmten Stellen ein geringer Anteil von Sauerstoffmolekülen, denen ein gepaartes Elektron fehlt. Man nennt sie auch Superoxid-Radikale oder chemisch O_2^-. Wegen ihrer Reaktionsfreudigkeit können sie Moleküle oder Zellstrukturen schädigen (s. u.). Je mehr Sauerstoff umgesetzt wird, desto mehr O_2^--Radikale entstehen ganz zwangsläufig. (Anmerkung: Unter besonderen Bedingungen kann in der Zelle selbst bei reduziertem Sauerstoffumsatz die Entstehung von Wasserstoffperoxid [s. u.] und weiterer reaktiver Komponenten stark ansteigen, sodass mehr Radikale entstehen, als durch die Sauerstoffnutzung zu erwarten wäre.)

Was sind Radikale?

Freie Radikale ist der Oberbegriff für ganz verschiedene Atome oder Moleküle mit einer unbalancierten Zahl von Elektronen auf ihrer äußeren Hülle. Genau genommen entstehen sie nicht nur unmittelbar bei der Sauerstoffatmung, sondern auch bei einigen anderen Stoffwechselvorgängen (wie Prostaglandinsynthese, Phagozytose, ionisierende Strahlung und andere mehr).

Radikale sind instabile Verbindungen und äußerst reaktionsfreudig. Sie haben den aggressiven Drang, mit umliegenden Molekülen zu reagieren und ihnen Elektronen zu entreißen. Die Folge dieser Attacken sind Funktionseinbußen etwa bei Steuerproteinen, welche die Stoffwechselvorgänge regulieren. Besonders gefährlich sind Attacken gegen die empfindlichen fetthaltigen Membranen innerhalb der Körperzellen.

Durch den Kontakt mit Radikalen werden viele vorher harmlose Verbindungen selbst zu Radikalen, sodass verheerende Kettenreaktionen möglich sind.

Unser erster Atemzug

Unmittelbar nach unserer Geburt, wenn wir mit dem ersten Atemzug Sauerstoff aufnehmen, wird schlagartig überall im Körper ein besonderes Schutzenzym aktiviert. Dieses Superoxid-Dismutase-Enzym (SOD) kann die gerade erwähnten Sauerstoffradikale abfangen und in Wasserstoffperoxid (H_2O_2) umwandeln. Wasserstoffperoxid ist Ihnen vielleicht als Haarbleichmittel bekannt. Oder als Desinfektionsmittel: Beim Auftragen von Wasserstoffperoxid auf eine Wunde entsteht atomarer Sauerstoff. Bei Bakterien, die keine Schutzenzyme besitzen, löst der Kontakt mit Sauerstoff einen tödlichen oxidativen Stress aus.

$$O_2^- + 2H^+ \xrightarrow{\quad SOD \quad} H_2O_2 + O_2$$

Das körpereigene Enzym Superoxid-Dismutase (SOD) entschärft die bei der Atmung entstehenden Sauerstoffradikale (O_2^-) unter Bildung von Wasserstoffperoxid und Sauerstoff.

Ein schmaler Grat zwischen längerem Leben und beschleunigtem Altern

Je mehr von dem Enzym SOD vorhanden ist, desto stärker können Sauerstoffradikale neutralisiert und damit Schäden verhindert werden. Interessant ist, dass bei den Lebewesen, die auf der Erde die längste Lebensspanne besitzen, die höchste Aktivität von SOD gefunden wurde.

Bedeutet also allein eine gute Abwehr von Sauerstoffradikalen ein längeres Leben? Ja. Für einfache Tiere wie etwa Stubenfliegen ist das so. Ansonsten ist der Zusammenhang nicht so einfach. SOD ist in verschiedenen Organen unterschiedlich aktiv, und nicht alle Lebewesen passen in dieses Schema. Allein aus der Beobachtung dieses ersten Schutzwalls lässt sich noch kein stimmiges Bild über Radikale und Alterung zusammensetzen.

Ein aktives SOD-Enzym allein garantiert für komplexere Organismen noch keinen Schutz vor der Alterung. Ein Übermaß kann sogar ungünstig sein. Ein tragisches Beispiel ist das Downsyndrom (Fachbegriff: Trisomie 21). Menschen mit Downsyndrom haben besonders viel SOD. Doch sie sind nicht weniger, sondern mehr oxidativem Stress ausgesetzt und zeigen Anzeichen einer beschleunigten Alterung. Auf den ersten Blick eine paradoxe Sache.

Die Tragik beim Downsyndrom

Menschen, die mit Downsyndrom (DS) zur Welt kommen, haben ein zusätzliches Chromosom 21. Äußere Anzeichen dieser genetischen Besonderheit sind die typischen schräg stehenden Augen, runder Kopf und gedrungene Statur. Die Intelligenzentwicklung ist eingeschränkt.

Für die Ausprägung des Krankheitsbilds spielt eine wesentliche Rolle, dass die wichtigste SOD-Unterart auf dem Chromosom 21 kodiert ist. Weil Menschen mit Downsyndrom nun gerade dieses Gen doppelt haben, ist bei ihnen die Enzymaktivität von SOD um 50 Prozent erhöht.

Nun ist das Enzym Superoxid-Dismutase (SOD) ja ein nützlicher Radikalfänger. Es macht aus den gefährlichen Sauerstoffradikalen das weniger schädliche Wasserstoffperoxid, das der Körper dann weiter abbauen kann. Doch Radikalabwehr funktioniert nur als Gemeinschaftsarbeit. Damit Wasserstoffperoxid nicht selbst schädlich für die Zellen wird, muss es sofort weiter abgebaut werden, andernfalls fördert es seinerseits die Radikalbildung.

Beim Downsyndrom können die Helfer von SOD nicht mit dessen Übereifer Schritt halten. Die Folge ist eine traurige Ironie. Weil der übrige Stoffwechsel nicht der Aktivität des Radikalfängerenzyms gewachsen ist, entstehen unterm Strich noch mehr Radikale.

Deutliche Anzeichen offenbaren, dass beim Downsyndrom der oxidative Stress der Zellen eine wichtige Rolle bei der Krankheitsausprägung und der Gesamtalterung spielt. Durch die beschleunigten Alterungsvorgänge ist die Lebenserwartung entsprechend stark eingeschränkt.

Etwa jeder vierte DS-Patient entwickelt im späteren Leben die Alzheimer-Krankheit. Es wird sogar vermutet, dass alle Betroffenen Alzheimer entwickeln würden, wenn sie nicht vorher an anderen Alterskrankheiten sterben würden. Auch bei der Alzheimer-Erkrankung ist das Chromosom 21 verändert. Und auch für diese Alterskrankheit häufen sich die Befunde über oxidative Schäden, die für die pathologischen Veränderungen im Gehirn wesentlich mitverantwortlich sind.

Für das Bekämpfen von oxidativem Stress und Radikalen ist also das Zusammenspiel mehrerer Mechanismen unerlässlich. Die körpereigenen Schutzenzyme müssen perfekt abgestimmt Hand in Hand arbeiten. Das tun sie auch recht erfolgreich – zumindest, solange wir jung und gesund sind.

Beim alltäglichen oxidativem Stress, ausgelöst durch körperliche oder geistige Belastung oder die Nahrungsverwertung, bleiben wir nur deshalb von größeren Schäden verschont, weil unter anderem die Enzyme SOD und Katalase aufeinander abgestimmt ihre Aktivität erhöhen. Eine solche Anpassung braucht eine gewisse Zeit, und deshalb können ungewohnte und sprunghafte Belastungen die körpereigene Radikalabwehr überfordern.

Leider nimmt nun die Anpassungsfähigkeit unserer Schutzenzyme mit dem Alter ab. Die Vermeidung von starkem oxidativem Stress und eine gezielte Unterstützung der Schutzsysteme wird deshalb mit jedem Lebensjahrzehnt wichtiger. Denn: Radikale bestimmen unseren Alltag ständig und allgegenwärtig. Das reicht vom Verderben von Nahrungsmitteln, über nahezu alle Alterskrankheiten bis zur Hautalterung.

Warum Salami so schnell ranzig wird

Radikale entwickeln ihre zerstörerische Aktivität nicht nur innerhalb des Organismus. Es gibt sie überall in der Nahrung. So neigen bestimmte Wurstsorten wie die Salami sehr stark zum Verderben. Genauer gesagt, sie werden ranzig. Und das ist keineswegs nur ein geschmackliches Problem. Grund für das Ranzigwerden sind Radikale, die immer mehr Teile des Lebensmittels selbst aggressiv machen. Beim Verzehr nimmt man dann regelrecht ein trojanisches Pferd zu sich, aus dem heraus reaktionshungrige Radikale den Organismus überfallen. Nun hält sich aber Schinken, der grundsätzlich aus den gleichen Zutaten wie Salami besteht, nämlich mageres Schweinefleisch und Speck, deutlich länger. Woher kommt das?

Solange die Hauptzutaten Fleisch und Speck getrennt sind, passiert relativ wenig. Das ändert sich aber schlagartig, wenn alles durch den Fleischwolf gedreht wird. Die Zellmembranen im Fleisch werden zerstört, und Metalle, die in den Zellen und im Restblut des Fleisches vorhanden waren, werden mit den Fetten des Specks vermischt. In Verbindung mit Luft und Licht werden jetzt vor allem die mehrfach ungesättigten Fettsäuren (MUF) des Specks zum Ziel beschleunigter Oxidation.

Schweinefett besteht entgegen einer verbreiteten Vorstellung keineswegs nur aus gesättigten Fetten, die ja relativ stabil gegenüber Oxidation sind. Der Anteil an empfindlichen mehrfach ungesättigten Fettsäuren ist mit über 11 Prozent sogar höher als etwa beim Olivenöl. In kürzester Zeit entstehen so Lipidperoxide, die den ranzigen Geschmack verursachen. Schlimmer ist allerdings, dass konsumierte ranzige Fette auch in unserem Körper weitere Kettenreaktionen schädlicher Radikale auslösen. Bevorzugte Ziele sind auch dort ungesättigte Fette, die unter anderem für die Funktion der Zellmembranen notwendig sind.

Einen gewissen Schutz vor dem Ranzigwerden von Lebensmitteln bietet in der Regel eine luftdichte Hülle. Außerdem werden heute Antioxidantien zugesetzt, zum Beispiel speziell fettlösliches Vitamin C (Ascorbylpalmitat) oder synthetische Schutzstoffe. Die richtigen Zusätze können schädliche Prozesse erheblich verzögern, jedenfalls so lange alles verpackt bleibt. Unmittelbar nach dem Öffnen einer Verpackung oder dem Anschneiden beschleunigt sich aber der Oxidationsprozess. Die relativ geringe Menge der zugesetzten Antioxidantien kann dem jetzt verstärkten Einfluss von Licht, Luft und Wärme nicht widerstehen.

Bei angeschnittener Salami ist die schädliche Oxidation schon nach Stunden zu riechen. Oxidiert und damit aggressiv ist das Lebensmittel aber schon früher. Zumindest den Anschnitt sollte man deshalb grundsätzlich wegwerfen. Außerdem ist es eine gute Strategie, beim Einkauf von empfindlichen Lebensmitteln nicht diejenigen zu kaufen, die die wenigsten Antioxidantien enthalten, sondern die mit den meisten! Nicht nur die Lebensmittel selbst, auch der Konsument wird nämlich durch Antioxidantien besser vor Alterungsprozessen geschützt.

Was Parkinson und Grippe gemeinsam haben

Man kann sich leicht vorstellen, dass jede Störung der komplexen Schutzmechanismen zu ernsten Schäden führen kann. Erniedrigte Aktivitäten des ersten Radikalfängers SOD spielen bei verschiedenen Krankheiten eine Rolle. Parkinson oder Gehirnschäden nach Schlaganfall gehören beispielsweise dazu.

Auch eine Reihe von Viren wie das Grippevirus verursachen einige ihrer schädlichen Wirkungen durch die verstärkte Freisetzung von O_2^--Radikalen. Tiere, die man mit einer schweren Grippe infizierte, überstanden die Krankheit wesentlich besser und schneller, wenn man die Aktivität von SOD zusätzlich unterstützte. In einigen Ländern wird reines SOD deshalb inzwischen auch für den Menschen als Nahrungsergänzung angeboten.

Radikale lassen rote Blutkörperchen und Blutgefäße altern

Innerhalb der roten Blutkörperchen ist das Risiko gefährlicher Radikalbildung besonders hoch, da das sauerstofftragende Hämoglobin einen Eisenkern besitzt; ein Umfeld also, in dem jederzeit die Gefahr der Bildung von Hydroxyl-Radikalen (HO*) besteht (s. o.). Um beispielsweise im Gehirn durch kleinste Kapillargefäße zu gelangen, müssen Blutkörperchen verformbar sein. Hydroxyl-Radikale können neben anderen Dingen diese Flexibilität der Blutkörperchen mit einem Schlag zerstören, und zwar sowohl auf direktem als auch indirektem Weg. (Anmerkung: Bei der durch Radikale verursachten Lipidperoxidation entsteht im weiteren Stoffwechsel Malondialdehyd. Diese Substanz greift ihrerseits die Membrandoppelschicht der menschlichen Erythrozyten an.)

Wenn Blutkörperchen geschädigt oder nicht mehr voll intakt sind, hat das Folgen für die Alterung des gesamten Körpers, besonders aber für Herz und Gehirn. Gerontologen waren deshalb wenig überrascht, als kürzlich eine Untersuchung ergab, dass die Blutkörperchen von 100-Jährigen überdurchschnittlich gut gegen Radikale geschützt sind.

Erst 2001 wurde geklärt, auf welchem Weg HO*-Radikale die Innenwände der Blut- und Herzgefäße in ihrer Funktion schädigen und schließlich zum Absterben bringen. Schon ein geringes Vorkommen von Hydroxyl-Radikalen führt zu erhöhtem Abstoßen von Zellen aus der Gefäßwand mit anschließendem Untergang (Apoptose). Unter erhöhtem Beschuss von HO* sterben die Gefäßzellen direkt und unmittelbar noch in der Zellwand ab (Nekrose). Nicht nur, aber besonders im Bereich der Gefäße sind Hydroxyl-Radikale die Hauptverantwortlichen für das Altern. Jeder Mechanismus, der sie aufhält, hält auch das Altern auf.

Fast zeitgleich hat eine andere Forschergruppe im renommierten Fachblatt *Circulation* eine Studie veröffentlicht, welche die Vorgänge bei diesem durch Radikale verursachten Zelluntergang untersucht. Ergebnis: Einer der wichtigsten Schutzfaktoren gegen die Zellzerstörung in menschlichen Gefäßen ist ein alter Bekannter – Vitamin C. Und die Schutzwirkung ist direkt von der Dosis abhängig. Im Klartext: Je mehr Vitamin C vorhanden ist, desto besser die Schutzwirkung.

Im Grunde war das allerdings nur die biochemische Bestätigung eines durch andere Studien bereits bekannten Phänomens: Ausreichend hoch dosiertes Vitamin C beeinflusst in die Gefäßalterung.

Das gefährlichste Radikal

Das körpereigene Enzym SOD entschärft die beim normalen Stoffwechsel entstehenden Sauerstoffradikale; allerdings auf Kosten der Bildung von Wasserstoffperoxid (H_2O_2). In geringer Menge und für sich allein ist Wasserstoffperoxid relativ ungefährlich. Das aber ändert sich dramatisch, wenn es auf bestimmte Metalle trifft wie zum Beispiel Eisen. Dann entsteht ein Radikal, dessen Gefährlichkeit die Familie der Sauerstoffradikale

Weitem übersteigt: das Hydroxyl-Radikal HO*. (Anmerkung: Die Einzigartigkeit von HO* resultiert aus einer Kombination seiner hohen elektrophilen und thermochemischen Reaktionsfreudigkeit, gepaart mit der Besonderheit, dass es in unmittelbarer Nähe der Zelldatenbank [DNA] entstehen kann. HO* kann sich an die DNA anlagern oder aber Wasserstoffatome aus deren Struktur entreißen.) Den für die Alterung dramatischsten Einfluss haben Hydroxyl-Radikale direkt in der Schaltzentrale der Körperzellen, dem Zellkern.

$$H_2O_2 + Fe\ II \longrightarrow Fe\ III + OH^- + HO^*$$

Beim Zusammentreffen von Wasserstoffperoxid mit Eisen entstehen ein Hydroxid-Ion und das höchst aggressive Radikal HO*

Von Falten bis Mutationen – das zerstörerische Wirken der Hydroxyl-Radikale

Hydroxyl-Radikale (HO*) sind extrem reaktionshungrig und können weitreichende Schäden anrichten. Ihre besondere Gefährlichkeit rührt, wie gesagt, von dem Umstand her, dass sie in unmittelbarer Nähe der DNA entstehen können und dann blitzschnell Bausteine aus dem DNA-Strang entreißen. Bis heute wurden 20 verschiedene Reaktionsprodukte gefunden, die aus der Attacke eines Hydroxyl-Radikals mit der DNA resultieren. Die Zahl macht deutlich, wie verschiedenartig und vielfältig die tödliche Streuwirkung dieses Radikals sein kann.

In fast allen organischen Molekülen können Radikale außerdem sogenannte Kreuzbindungen erzeugen, wodurch zum Beispiel Transportproteine ihre Aufgaben nicht mehr erfüllen können. Der Organismus wird in seiner Anpassungsfähigkeit zunehmend schwerfälliger und fehlerhafter. Eine vergleichsweise harmlose Folge der durch Radikale erzeugten Kreuzbindungen ist übrigens eine Erscheinung, die wie kaum eine andere typisch für das Altern ist: Falten.

Körpereigene Abwehrenzyme –
die erste Verteidigungslinie

Ein fast unschlagbares Team

Über den ersten Abwehrwall gegen Radikale, das körpereigene Enzym SOD, haben wir bereits gesprochen. Seine Schutzleistung wird zunichtegemacht, wenn das von ihm gebildete Wasserstoffperoxid nicht schnell beseitigt wird. Auch dazu fungieren im Körper Enzyme. Die Namen mögen zunächst kompliziert erscheinen. Wir werden ihnen aber auch an anderer Stelle noch begegnen:

Unter Normalbedingungen entschärft die Glutathion-Peroxidase (GPOX) die Situation. Unterstützt wird sie dabei von Glutathion (GSH). Das ist eigentlich kein Enzym, aber ein erstaunlicher Helfer in unserem Organismus. Glutathion lässt sich auch als Nahrungs-ergänzung zuführen oder auf indirektem Weg optimieren (s. u.).

Das nur bei hoch entwickelten Lebewesen vorkommende Enzym GPOX hat einen Kern aus Selen. Es braucht dieses Spurenelement, um zu funktionieren. Über den Mikronähr-stoff Selen gibt es später noch Interessantes zu berichten.

$$2H_2O_2 + 2GSH \xrightarrow{\text{Glutathion-Peroxidase}} GPOX\text{–}GSSG + 2H_2O$$

Zusammen mit seinem Helfer Glutathion (GSH) entschärft die Glutathion-Peroxidase das entstandene H_2O_2 (und andere Hydroperoxide) unter Bildung von Wasser.

Das Enzym Katalase

Bei plötzlichem und unerwartetem oxidativen Stress mit extremem Anstieg von Wasser-stoffperoxid können die bereits genannten Abwehrenzyme nicht jedes H_2O_2-Molekül einfangen. Ein großer Teil kann in andere Zellbereiche entweichen und dort zur Gefahr werden. Doch an bestimmten strategischen Orten innerhalb der Zelle werden die Ausrei-ßer von der Katalase erwartet. Das Enzym zersetzt das Wasserstoffperoxid in harmloses Wasser und Sauerstoff:

$$2H_2O_2 \xrightarrow{\text{Katalase}} H_2O + O_2$$

Katalase entsorgt Wasserstoffperoxid unter Bildung von Wasser und Sauerstoff.

Lipidperoxidation: Wenn Fette gefährlich werden

Mit die schlimmsten Schäden verursacht das Hydroxyl-Radikal (HO*), weil es eine besondere Vorliebe hat. Es mag Fett. Genauer gesagt, es sucht sich Fette, die in ihrer Struktur offen und damit verwundbar sind: ungesättigte Fette. Und solche Ziele gibt es innerhalb der Zellen in Form der verschiedenen fetthaltigen Membranen, die für die Funktionsfähigkeit der Zelle lebenswichtig sind.

Schäden an den feinen Membranen innerhalb der menschlichen Zellen führen nun dazu, dass die Zellkraftwerke nicht mehr effizient arbeiten können. Während des normalen Energiestoffwechsels werden mit zunehmender Schädigung immer weniger Energie und gleichzeitig mehr Superoxid-Radikale (O^-) produziert (ein Zustand, der übrigens genau den Unterschied von Jugend zum Alter widerspiegelt. Im Alter produzieren unsere Zellen aufgrund der angehäuften Dauerschäden mehr Superoxid-Radikale trotz nachlassender Energieproduktion). Damit schließt sich der Bogen und wir sind wieder am Anfang unserer Reise durch die Welt der Radikale, nämlich bei den Superoxid-Radikalen, deren erneut gesteigerte Vermehrung wiederum eine Kaskade anstößt. Ein wahrer Teufelskreis. Doch damit nicht genug.

Von Radikalen attackierte oder oxidierte Fette werden jetzt selbst zu einer Art Radikal und greifen dann ihrerseits andere Strukturen an. Der gesamte Prozess der Lipidperoxidation und seine Abwehr sind sehr komplex. Die meisten chemischen Reaktionen brauchen uns nicht zu interessieren. Doch ein Abwehrteam, das auch gegen oxidierte Fette hilfreich ist, kennen wir bereits. Es ist das Enzym Glutathion-Peroxidase (GPOX) und sein Helfer Glutathion (GSH). Die beiden Schutzstoffe versuchen auch im Fall der aggressiven Lipidperoxide, das Schlimmste zu verhindern.

$$\text{Organ. Peroxide} + 2\text{GSH} \xrightarrow{\text{Glutathion-Peroxidase}} \text{red. Glutathion} + \text{ROH} + \text{Wasser}$$

Mit Unterstützung von Glutathion GSH kann die selenhaltige Glutathion-Peroxidase einen Teil der gefährlichen Peroxide entschärfen.

Der Arm der schädlichen oxidierten Fette reicht weit

Oxidierte Fette beziehungsweise Lipidperoxide greifen nicht nur umliegende Zellbereiche an. Über die Blutbahn lassen sie sich in andere Körperbereiche transportieren, um dort schädliche Oxidationen und die Radikalbildung neu zu entfachen. Das Ausmaß solcher Kettenreaktionen ist kaum vorstellbar. Ein einziges freies Radikal kann der Ausgangspunkt für Zerstörungen an einigen Tausend Molekülen ungesättigter Fettsäuren in unserem Körper sein.

Ziele im Blut

Radikale und Peroxide warten nicht, bis sie in andere Körperregionen gelangt sind, um dort ihr schädliches Werk zu verrichten. Bereits auf ihrem Transport über die Blutbahn suchen sie sich Opfer.

- **Erythrozyten.** Eines der gefährdetsten Ziele im Blut selbst sind die roten Blutkörperchen. Sie verlieren beim Kontakt mit Radikalen unter anderem ihre Flexibilität. Der dadurch verschlechterte Blutfluss führt dann wiederum zu verstärkter Radikalbildung in den zu versorgenden Organen. Das Problem dabei ist, wie schon mehrfach gesagt, nicht die reduzierte Sauerstoffzufuhr, sondern der verlangsamte Blutdurchfluss in den feinen Gefäßen. Dadurch verlangsamt sich der wichtige Abtransport von Stoffwechselprodukten aus den Zellen in das Blut.

- **Cholesterin.** Ein anderes beliebtes Ziel sind im Blut schwimmende Fettkügelchen: das Cholesterin. Beim Kontakt mit Radikalen oder Peroxiden wird das sogenannte LDL-Cholesterin oxidiert. Erst jetzt wird es wirklich „schlechtes Cholesterin", das dann die Arteriosklerose fördert; oxidiertes LDL (oxLDL) wird von den für den Abbau verantwortlichen Rezeptoren nicht erkannt. Zusätzlich sorgt die Oxidation für eine verstärkte Ablagerung von LDL in der Gefäßwand.

  Möglicherweise fungiert Cholesterin sogar als eine Art Puffer, der uns vor allzu viel im Blut kreisenden Radikalen schützt. Denn eine starke Belastung mit oxidierten Fetten und Radikalen erhöht das Krebsrisiko. Und bei Menschen mit sehr niedrigem Cholesterinspiegel sind Krebserkrankungen in der Tat besonders häufig. Umgekehrt wurde in einigen Studien ein Zusammenhang zwischen einer guten antioxidativen Abwehr des Körpers und einem verringerten Auftreten von Krebs beobachtet. Gleichzeitig bewirkt eine vermehrte Zufuhr von Tocopherolen, Vitamin C und anderen Antioxidantien bei vielen Menschen eine Senkung vor allem des atherogenen oxLDL. (Klassische Lipidsenker vom Typ der Statine blockieren dagegen völlig unspezifisch jegliches LDL.)

„Das Leben ist eine ununterbrochene Schlacht gegen das Ranzigwerden."
GARY G. DUTHIE [Rowett Research Institute, Aberdeen]

Die bisherigen Abläufe in Kompaktform

Der erste Schutzwall gegen Radikale ist das äußerst schnell agierende Enzym SOD, das Sauerstoffradikale abfängt und Wasserstoffperoxid (H_2O_2) produziert. Jetzt beginnt ein Wettlauf: Finden die umherirrenden H_2O_2-Moleküle zuerst ein Metallteilchen, entsteht jedes Mal ein besonders aggressives Radikal. Innerhalb der Mitochondrien versucht deshalb das Enzym Glutathion-Peroxidase, schneller zu sein und so viel Wasserstoffperoxid wie irgend möglich abzubauen.

Da Wasserstoffperoxid jedoch sehr bewegungsfreudig ist, entweicht es gerade bei hoher Produktion in den restlichen Zellraum. Dort kann noch die Katalase versuchen, die übermäßige Entstehung der äußerst gefährlichen Hydroxyl-Radikale (HO*) einzudämmen. Sind diese erst gebildet, gibt es keine Hilfe mehr. Mit hoher Geschwindigkeit reagieren sie mit dem nächstbesten Reaktionspartner. Gegen Hydroxyl-Radikale gibt es kaum ein koordiniertes Abwehrsystem (eine Ausnahme ist Melatonin, siehe Kap. II.9).

Vor allem ungesättigte Lipide werden von Hydroxyl-Radikalen so verändert, dass die Lipide selbst zu Radikalen werden und in der Zelle, aber auch auf dem Weg über das Blut an anderen Orten im Körper Ziele angreifen. Diese Kettenreaktion wird erst dann unterbrochen, wenn ein sogenanntes „kettenbrechendes Antioxidans" in einer Art Selbstmordkommando die Dauerreaktion unterbricht. Wichtige Bedingung: Es muss rechtzeitig in ausreichender Konzentration an der richtigen Stelle sein.

Ein „kettenbrechendes Antioxidans" ist zum Beispiel die Gruppe der Tocopherole. Sie werden als Vitamin E zusammengefasst. Je höher das Vorkommen solcher Antioxidantien in der Zelle, desto mehr Schäden durch Radikale können verhindert werden. Und damit sind wir bei der zweiten Verteidigungslinie gegen Radikale angelangt, den Antioxidantien.

Antioxidantien – die zweite Verteidigungslinie

Unsere Körperzellen bedienen sich fremder Helfer

Im Laufe der Evolution haben sich unsere Zellen im Kampf gegen das Altern einen wichtigen Trick angeeignet: Sie haben gelernt, nicht nur eigene Abwehrenzyme zu bilden, sondern auch Stoffe aus der Nahrung ganz gezielt als Puffer für Radikale einzulagern. Bestimmte Substanzen haben nämlich die fabelhafte Eigenschaft, sich einem Radikal als Zielscheibe anzubieten und dieses zu entschärfen, ohne selbst dadurch allzu aggressiv zu werden.

Einige dieser Schutzstoffe werden veraltet als Vitamine bezeichnet. Treffender ist aber die moderne Bezeichnung Antioxidantien, weil sie Radikale und anderen oxidativen Stress eindämmen. Zu ihnen gehören die Tocopherole (Vitamin E), Ascorbinsäure (Vitamin C) oder verschiedene Karotine wie Lutein, Beta-Karotin, Lycopin oder Canthaxanthin sowie eine Vielzahl weiterer sogenannter sekundärer Pflanzenwirkstoffe. Andere Substanzen erfüllen im Organismus indirekt antioxidative Aufgaben. Die wichtigsten sind das Coenzym Q10, Zink, Thiamin (Vitamin B1), Retinol (Vitamin A), Selen und die Aminosäure Cystein.

Die Wirkungsweise der Antioxidantien wurde erst in den vergangenen Jahrzehnten nach und nach entschlüsselt. Das neue Wissen löste alte Vorstellungen ab, nach denen die Aufgabe von Vitaminen sei, Mangelerscheinungen zu verhüten. Leider sind die veralteten Sichtweisen noch stark verbreitet. Das führt auch zu der ungültigen Schlussfolgerung, dass die Aufgabe der Vitamine und Antioxidantien erfüllt und eine höhere Zufuhr unnötig sei, wenn keine akuten Mangelkrankheiten auftreten.

Die Verteilung der Radikalfänger erfolgt nach einem strengen Plan

Die verschiedenen Radikalfänger verteilen sich keineswegs zufällig im Körper. Jedes Enzym und jedes aufgenommene Antioxidans erfüllen sehr spezifische Aufgaben an bestimmten Orten. Das gilt sowohl für verschiedene Organe als auch für die Verteilung innerhalb jeder einzelnen Zelle.

Radikalfänger können sich zwar gegenseitig unterstützen, aber ein Antioxidans kann nicht einfach die Aufgaben eines anderen übernehmen. Im Hinblick auf die Beeinflussung des Alterns heißt das: Je vielfältiger der antioxidative Schutz verbessert wird, desto besser die Wirkung. Oder anders ausgedrückt: Durch die gezielte Zufuhr eines einzelnen Antioxidans lassen sich zwar einzelne Alterserscheinungen und Krankheiten verhindern. Die Beeinflussung der degenerativen Alterung insgesamt erfordert jedoch eine breit angelegte Unterstützung der gesamten Radikalabwehr, unter anderem durch die umfassende und gleichzeitig individualisierte Optimierung verschiedenster Antioxidantien.

Lipidperoxidation und Immunsystem

Wie sehr Radikale auch kurzfristig das Krankheitsrisiko erhöhen, zeigt sich am Immunsystem. Oxidierte Fette hemmen eine Reihe von Immunfunktionen. Kettenbrechende Antioxidantien wie die Tocopherole sind deshalb für das Funktionieren des Immunsystems direkt verantwortlich.

Dass die gezielte Gabe von Antioxidantien Immunfunktionen verbessern kann, war aufgrund von Tierstudien schon länger bekannt. Spätestens seit Ende der 90er-Jahre kann dieser Zusammenhang auch beim Menschen als gesichert gelten. Ebenso bestätigte sich der vermutete Mechanismus. Es sind tatsächlich peroxidierte Fette, die wesentliche Immunfunktionen lahm legen. Je stärker die Lipidperoxidation im Körper eingedämmt wird, desto besser die Immunantwort und umgekehrt.

Im Körper vorkommende Fettverbindungen zu schützen, ist deshalb eine der wichtigsten und gleichzeitig schwierigsten Aufgaben der Radikalfänger. Der Erfolg steht dabei immer auf Messers Schneide. Weil einmal aggressiv gewordene Fette eine Kettenreaktion auslösen, kämpfen Schutzstoffe wie das Vitamin E schnell auf verlorenem Posten. Das gilt besonders dann, wenn mit einer Mahlzeit bereits oxidierte Fette und Öle mit der Nahrung aufgenommen werden. Ein guter Schutz wird deshalb nicht mit einem Minimalmaß an Antioxidantien erreicht, sondern mit einer optimalen Reserve. Wie hoch diese sein muss, hängt von der Art des Schutzstoffes und den Anforderungen ab.

Ende der 90er-Jahre versuchten gleich mehrere Forschungsprojekte herauszufinden, wie viel Vitamin E für einen optimalen Schutz der Immunfunktionen notwendig ist. Ergebnis: Bereits ab einem mittleren Erwachsenenalter bedarf es beim Menschen durchschnittlich 200 IE pro Tag, um das Immunsystem wirklich gut zu schützen. Das Resultat war nicht sehr überraschend, bestätigte es doch lediglich die zuvor im Labor und bei Tieren gefundenen Daten. Dramatisch war etwas anderes:

Im Fall von Vitamin E beträgt die durchschnittliche Zufuhr in den Industrienationen nur 6 bis 12 IE pro Tag. (IE bedeutet Internationale Einheiten und entspricht 6 bis 12 mg DL-Alpha Tocopherolacetat.) Für eine optimale Schutzwirkung allein im Bereich des Immunsystems wäre also etwa das 20- bis 30-Fache dieser Menge notwendig. Unter bestimmten Bedingungen, zum Beispiel Herz-Kreislauf-Krankheiten, liegt das Optimum sogar noch höher. Bei keiner bisher untersuchten Tierart klafften das anzustrebende Optimum und die tatsächliche Nahrungsaufnahme so weit auseinander wie bei Menschen in Industrieländern. Das liegt auch daran, dass aufgrund der heutigen Ernährungsgewohnheiten (Braten, raffinierte Öle, industrielle Verarbeitung) die oxidative Belastung und damit der relative Bedarf an Antioxidantien sehr hoch ist.

Das Dilemma der Gesundheitsbehörden

Natürlich wurden vonseiten der Wissenschaft Stimmen nach einer gesundheitspolitischen Initiative und einer Anpassung der Empfehlungen laut. Doch offizielle Nährstoffempfehlungen nach oben zu korrigieren, hieße auch, die neuen Werte bei der Versorgung in Heimen, Krankenhäusern und anderen Einrichtungen zu garantieren. Das wurde schon einmal versucht. Nach früheren Befunden zur Vitamin-E-Aufnahme hatten verschiedene nationale Gesundheitsbehörden schon Jahre vorher die Möglichkeit einer verbesserten Versorgung getestet. In der praktischen Umsetzung scheiterte man selbst an einer Zielvorgabe von 20 IE.

Die einzige Lösung wäre gewesen, eine entsprechende Nahrungsergänzung für gesunde Personen offiziell als gesundheitlich wünschenswert einzustufen. Das wiederum hätte einen Paradigmenwechsel erfordert und hätte einen Tabubruch bedeutet. Denn nach geltendem Dogma sollen ja bei „ausgewogener" Ernährung alle für eine optimale Gesundheit wichtigen Stoffe in ausreichender Menge gewährleistet sein. Und weil nicht sein kann, was nicht sein darf, wurde in den offiziellen Gesundheitsrichtlinien der alte Wert von 10 bis 15 Einheiten Vitamin E ungeachtet aller Erkenntnisse als „ausreichende Versorgung" beibehalten. Bis heute.

„Bürokraten haben immer recht. Sie halten sich an ihre Vorschriften; und die Vorschriften stimmen immer. Nur das Leben weicht manchmal von den Vorschriften ab, das ist das Dumme."
AUREL SCHMIDT [schweizerischer Journalist und Autor, *1953]

Die Gesamtwirkung ist stärker als die Summe der Einzeleffekte

Während die körpereigenen Enzyme oft Tausende von Radikalen abfangen können, bevor sie ersetzt werden müssen, verlieren manche Antioxidantien schon beim Kontakt mit einem einzigen Radikal ihr Schutzpotenzial. Ihre Wirkungsweise gleicht sozusagen einem Selbstmordkommando. Entsprechend schnell verringert sich bei plötzlichem Anstieg der Radikalenzahl der verfügbare Pool an Antioxidantien. Ein gefährliches Loch im antioxidativen Netzwerk unseres Körpers ist dann die Folge. (Anmerkung: Vitamin C kann aufgrund zweier Hydroxylgruppen mit zwei Molekülen reagieren; auch Vitamin E und das als Nahrungszusatz eingesetzte synthetische Antioxidans BHT können zwei Mal reagieren, bevor sie ineffektiv sind.)

Bei Altersstudien an Tieren wurde schon lange der Effekt beobachtet, dass durch die Verabreichung verschiedener Antioxidantien Alterungsprozesse viel effektiver verhindert werden können, als das von der Summe der Einzelwirkungen zu erwarten wäre. Erst in jüngerer Zeit wurden einige dieser sogenannten synergetischen Wirkungen aufgeklärt wie zum Beispiel das perfekte Zusammenspiel zwischen Glutathion, Vitamin C, den Tocopherolen und Coenzym Q10.

Gegenseitige Wiederbelebung

Vitamin C ist in der Lage, mit einem Radikal in Kontakt gekommene und dadurch „verbrauchte" Tocopherolmoleküle wieder zu reaktivieren. Durch einen hohen Spiegel an Vitamin C werden deshalb gefährliche Engpässe an Vitamin E besser gemeistert. Das ist auch der Grund, warum eine Substitution mit Vitamin C so vielfältige biologische und gesundheitliche Wirkungen hervorruft, gerade auch, was die Alterung betrifft. Oxidiertes und damit unbrauchbar gewordenes Vitamin C kann wiederum durch Glutathion teilweise reaktiviert werden. Entzieht man Versuchstieren Glutathion, sinkt entsprechend ihr Vitamin-C-Spiegel. Umgekehrt lassen sich durch Stress und Infektionen verursachte Vitamin-C-Engpässe und daraus entstehende körperliche Schädigungen durch zusätzlich zugeführtes Glutathion abmildern. Die Liste solcher Wechselwirkungen ließe sich fortsetzen.

Schadensbegrenzung durch Reparatur – die dritte und letzte Chance

Selbst das engmaschigste Sicherheitsnetz kann nicht verhindern, dass immer wieder Schäden an Zellmembranen, Lipiden oder sogar an den Steuercodes (DNA) durch Radikale entstehen. Als letztes Aufgebot existieren im Körper deshalb Reparaturenzyme. Sie versuchen, möglichst viele Schädigungen wieder zu beseitigen. Dabei gehen sie teilweise recht rabiat vor. Sind kleinere Steuerproteine ernsthaft beschädigt, werden sie in einer Art Verdauungsprozess (Proteolyse) komplett beseitigt.

Diese radikale Methode wäre bei komplexen oder größeren Strukturen natürlich fatal und hätte unwiederbringliche Ausfälle zur Folge. Schäden an wichtigen Membranen und der DNA können deshalb nur in Teilen und nur bis zu einem gewissen Grad wieder repariert werden. Entsprechend hoch sind die bleibenden Schäden an der DNA, dem genetischen Informationsträger. Am schlimmsten betroffen ist die DNA in den Mitochondrien, also dort, wo die Körperenergie entsteht und der Sauerstoff verstoffwechselt wird (s. Kap. II.10).

Trotz aller genannten und noch vieler ungenannten Abwehrsysteme werden an einem einzigen Tag und in einer einzigen menschlichen Körperzelle 10 000 bis 1 000 000 DNA-Basen oxidativ geschädigt. Die Folge der irreparablen Schäden sind Funktionsausfälle, Alterskrankheiten wie Krebs und – Sie ahnen es schon – jedes Mal ein weiterer Schritt im Alterungsprozess.

Wer besser repariert, lebt länger

Verschiedene Lebewesen können die durch Radikale verursachten Schäden unterschiedlich gut reparieren. Beim Vergleich zweier verwandter Mausarten unterschied sich in einer Vergleichsstudie die Fähigkeit zur Reparatur von Radikalschäden um den Faktor 2,5. Interessanterweise lebten die Artgenossen mit der effektiveren Reparatur auch zweieinhalb mal länger.

Im Vergleich zu den meisten Lebewesen haben Menschen relativ gute Reparatursysteme. Doch das gilt nicht für die gesamte Lebensspanne. Am Beispiel der Hautzellen kann man heute leicht nachweisen, dass die Reparaturleistung mit zunehmendem Alter abnimmt – und das mit ebenfalls zunehmender Geschwindigkeit. Die natürlichen Schutzmechanismen gegen Altern und Krankheit sind nur in jungen Jahren gut aktiviert. Diese Beispiele zeigen, wie wichtig auch diese letzte Instanz der Reparaturenzyme ist und wie die Reparaturleistung das Altern bestimmen kann.

Insgesamt bleibt allerdings die Reparatur der durch Radikale hervorgerufenen Schäden nur ein letztes Mittel, um das Schlimmste zu verhindern. Wesentlich wichtiger für Langlebigkeit und langsameres Altern ist es, Radikalen erst gar nicht ihr zerstörerisches Werk zu ermöglichen. Das belegen auch Vergleiche zwischen relativ kurzlebigen Tieren, Primaten und dem Menschen.

Wir sind nun vom Hintergrundwissen her so weit ausgerüstet, dass wir uns den zwei entscheidenden Fragen zuwenden können:

- Wie lässt sich der Radikalbildung am wirksamsten vorbeugen?
- Welche konkreten Möglichkeiten hat jeder Einzelne von uns?

Radikale und oxidativen Stress reduzieren

Oxidativer Stress spielt für die Entstehung von Krankheiten und für das Altern eine zentrale Rolle. Wir wissen heute, dass viele klassische Alterskrankheiten direkt von Radikalen und aggressiven oxidativen Prozessen verursacht werden. Seitdem Denham Harman vor fast 50 Jahren Radikale auch direkt mit dem Altern in Verbindung gebracht hatte, stand eine Frage im Mittelpunkt: Lassen sich durch ein gezieltes Eindämmen von Radikalen nicht nur Akutkrankheiten verhindern, sondern auch Alterungsprozesse verlangsamen? Die Theorie sagt ja, doch die Beweisführung war schwierig.

Verlängern der funktionellen und der maximalen Lebensspanne

Antioxidantien können bei ausreichender Dosierung im Alleingang typische Alterserscheinungen und degenerative Krankheiten verhindern und damit die durchschnittliche Lebensspanne verlängern. Das hat eine Vielzahl von Studien gezeigt. Von einer Verlangsamung sämtlicher Alternsprozesse kann allerdings erst dann gesprochen werden, wenn sich neben der durchschnittlichen auch die maximale Lebensspanne verlängert. Beim Menschen würde das eine Lebensspanne von deutlich mehr als 120 Jahren bedeuten. Als erste Berichte von Forschergruppen veröffentlicht wurden, dass mit Hilfe einzelner Antioxidantien tatsächlich das Altern von Labortieren verlangsamt werden kann, wurden die jeweils eingesetzten Substanzen schnell zu Wundermitteln gegen das Altern gemacht.

Eine vorschnelle Einschätzung. Denn es gab immer wieder Tests mit anderen Tierarten oder anderen Antioxidantien, die weniger erfolgreich verliefen. In einigen Untersuchungen wurden die Versuchstiere nur unwesentlich älter als die Kontrolltiere. In anderen stieg zwar die durchschnittliche Lebenserwartung deutlich an – ein Hinweis, dass gefährliche Alterskrankheiten reduziert wurden –, nicht aber das maximal erreichbare Höchstalter. Skeptiker deuteten solche „Fehlschläge" jeweils sofort als Gegenbeweis für den engen Zusammenhang zwischen oxidativem Stress und dem Altern sowie als Beleg, dass die zusätzliche Einnahme von Antioxidantien das Altern nicht wesentlich aufhalten könne.

Womit wir wieder bei der Wunderpille wären: Vom heutigen Standpunkt entbehrt der gerade dargestellte Streit nicht einer gewissen Ironie, denn die Vertreter beider Extremstandpunkte verbindet die gleiche viel zu einfache Sichtweise über das Altern: Dass nämlich bereits ein einziger antioxidativer Schutzstoff bei allen Arten von Lebewesen und an allen Stellen im Organismus Schäden durch Radikale verhindern könnte. Doch diese Vorstellung ist, gelinde gesagt, naiv. Es kann gar kein Allheilmittel geben. „There is no magic bullet", wie die Amerikaner in einem solchen Fall sagen. Einzelne Wundermittel gibt es beim Altern nicht, schon gar nicht bei der komplizierten Welt der Radikale. Wer das Kapitel bis hierher gelesen hat, wird das trotz unserer etwas vereinfachenden Darstellung leicht nachvollziehen können.

Denn auch wenn beispielsweise die verbesserte Bereitstellung von Tocopherolen beim Menschen wichtige Alterserscheinungen bis hin zu Alterskrankheiten nachweislich beeinflusst, ist es leicht einzusehen, dass ein einzelner Radikalfänger unmöglich im Alleingang alle Formen von Radikalen und oxidativem Stress bekämpfen kann. Dies widerspricht keineswegs dem erstmals von Denham Harman aufgestellten Postulat: Ein umfassender Schutz vor Radikalen ist ein entscheidender Schlüssel zur Erhaltung von Gesundheit und auch jugendlicher Leistungsfähigkeit. Gegenüber oberflächlichen Argumentationen beim Thema Radikale und Altern, von welcher Seite auch immer, sollte man jedenfalls grundsätzlich skeptisch sein.

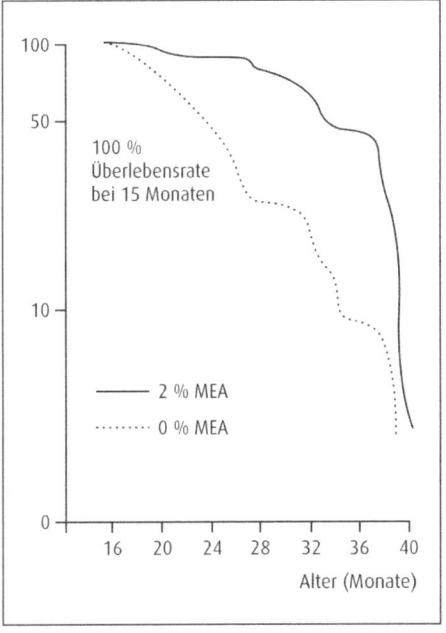

Antioxidantien und Lebensspanne: Auswirkungen einer lebenslangen Nahrungsergänzung mit einem einzelnen synthetischen Antioxidans auf die Lebensdauer bei Mäusen (2-Mercaptoethylamin-Hydroclorid, abgekürzt 2-MEA, gehört zur Gruppe der kettenbrechenden Antioxidantien wie z. B. Vitamin E): Während in der normal ernährten Kontrollgruppe nach drei Jahren nicht einmal mehr 10 Prozent am Leben sind (gepunktete Linie), leben zum gleichen Zeitpunkt in der Gruppe mit dem hoch dosierten Antioxidans noch über 40 Prozent (durchgezogene Linie). Im Wesentlichen entsteht die Lebensverlängerung durch eine Verlängerung der gesunden Lebensspanne. Die Phase der Seneszenz (Gebrechlichkeit und Alterskrankheiten) wird deutlich verkürzt. Das maximal erreichbare Höchstalter bleibt dagegen weitgehend unverändert (mod. nach Harman, 2001; Heidrick et al., 1984).

Am wirksamsten:
Oxidativen Stress erst gar nicht entstehen lassen

Wenn die wissenschaftlichen Studien über Radikale eines gezeigt haben, dann das: Nichts ist zur Vermeidung von Alternsprozessen so effektiv, wie das Entstehen von Radikalen von vornherein zu verhindern. Kein körpereigenes Enzym, kein mit der Nahrung aufgenommenes Antioxidans und kein Reparaturmechanismus kann einen vergleichbaren Schutz garantieren. Nur, wie lässt sich das Entstehen von Radikalen verhindern, wenn bereits beim normalen Stoffwechsel durch den Umsatz von Sauerstoff unweigerlich Sauerstoff-Radikale ($O2^-$) entstehen?

Eine zumindest theoretische Möglichkeit wäre, dem Sauerstoff aus dem Weg zu gehen. Das könnte im Extremfall mithilfe einer Unterdruckkammer geschehen. Experimentell ist das möglich, und wie bereits im Kapitel Genetik erwähnt, altern Körperzellen unter leicht reduziertem Sauerstoffdruck langsamer. Ob das allerdings ein Grund dafür ist, dass unter vielen Bergvölkern sehr alte und vor allem bis ins hohe Alter äußerst rüstige Menschen leben, ist nicht klar. Außerdem erhöht sich die Radikalbildung bei extremer Sauerstoffknappheit wieder, zum Beispiel beim Bergsteigen im Hochgebirge.

Sicher ist, dass Hochlandbewohner mit einer deutlich reduzierten Abwehr gegen Sauerstoff-Radikale auskommen. Leider wird dieser positive Umstand zum Teil dadurch zunichtegemacht, dass die Nahrung in diesen Regionen arm an Antioxidantien ist. Und die sind ja nötig, um die Ausbreitung der Radikale im Körper einzudämmen. Möglicherweise wäre der jung erhaltende Effekt eines Lebens im Hochgebirge ansonsten noch ausgeprägter.

Hauptquelle der Radikalbildung: Essen und Trinken

Das Einatmen von Sauerstoff ist eine wichtige, aber nicht die Hauptursache für die Entstehung gefährlicher Radikale in unserem Körper. Diese Krone nimmt eine andere Belastung ein, der wir unser ganzes Leben lang ausgesetzt sind: die Verdauung und Umsetzung von Nahrung. Die Verwertung von Essen und Trinken zur Energiegewinnung bringt nicht nur den größten, sondern auch den vielschichtigsten oxidativen Stress mit sich, dem unser Organismus standhalten muss. Entsprechend verringert eine Reduktion der Nahrung die Radikalbelastung des gesamten Organismus. Weil es hier genau genommen nur um den Energiegehalt der Nahrungsmittel geht, spricht man von „kalorischer Restriktion". Der Forschungsbereich ist so aktuell und aufregend, dass wir dem Thema ein eigenes Kapitel gewidmet haben (s. Kap. II.12). Zu den Dimensionen, um die es dabei geht, sei hier nur so viel gesagt:

- Kalorische Restriktion reduziert das Altern drastisch.

- Die Wirkung, die durch kalorische Restriktion erzielt wird, betrifft nicht nur einzelne Alterserscheinungen, sondern den gesamten Alterungsprozess; entsprechend verlängert sich nicht nur die durchschnittliche, sondern auch die maximale Lebensspanne.

- Kalorische Restriktion verlängert nicht die Altersphase, sondern das Jungsein; in erster Linie also die aktive, gesunde Lebensspanne.

Weniger Nahrung gleich weniger Lebensenergie?

Lange Zeit wurde spekuliert, längeres Leben durch geringere Energieaufnahme könnte ein Leben auf Sparflamme bedeuten. Diese Zweifel konnten mittlerweile beseitigt werden. Im Gegenteil: Als Lohn für die Mühe winkt mehr Lebensenergie und längere Aufrechterhaltung der körperlichen und geistigen Kraft. Der Ursache für dieses scheinbare Paradoxon gehen wir im Kapitel kalorische Restriktion auf den Grund.

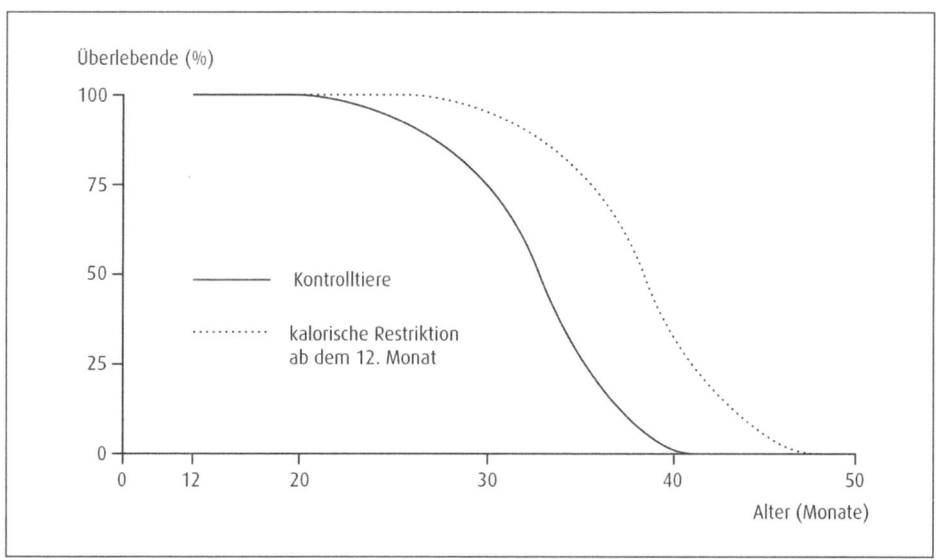

Kalorische Restriktion und Lebensspanne: Auswirkungen lebenslanger kalorischer Restriktion auf die Lebensdauer von Mäusen: Im Vergleich zur normal gefütterten Kontrollgruppe (durchgezogene Linie) leben die Diättiere fast 50 Prozent länger (gepunktete Linie). Die durch kalorische Restriktion bewirkte vielschichtige Reduktion von oxidativem Stress führt nicht nur zu einer größeren durchschnittlichen Lebenserwartung, sondern auch zu einer Verlangsamung aller wichtigen Alternsprozesse und dadurch zur Erhöhung des maximal erreichbaren Höchstalters (mod. nach Weindruch/Sohal, 1997).

Bei aller Euphorie angesichts der jüngsten Forschungsergebnisse zur Nahrungsein-schränkung darf man natürlich nicht vergessen, dass der Verzicht auf vielleicht ein Drittel oder mehr energetischer Nahrung nicht jedem leicht fallen dürfte. Denken wir nur an die Schwierigkeit, allein Fettleibigkeit zu reduzieren. Im entsprechenden Kapitel finden Sie deshalb auch eine Reihe von Praxistipps, wie kalorische Restriktion im Alltag umgesetzt werden kann.

Neben der Reduktion des Energieumsatzes gibt es noch weitere Möglichkeiten, oxidativen Stress zu reduzieren und dem Ziel von anhaltender Gesundheit näher zu kommen. Lassen Sie uns dazu zunächst den Quellen nachspüren, welche die Bildung von Radikalen am stärksten fördern.

Die gefährlichsten Beschleuniger der Radikalbildung

Die Gefahr der Radikalbildung wächst mit steigendem Energieumsatz. Mehr Nahrungsenergie bedeutet mehr Radikale und umgekehrt. Doch auch bei gleichem Energieverbrauch können Schäden durch oxidativen Stress unterschiedlich stark ausfallen. Zu den gefährlichsten Beschleunigern der Bildung freier Radikaler gehören die folgenden Einflüsse.

Metalle – Hilfe, wir rosten!

Wir hatten die Problematik bereits besprochen: Eine Reihe von Metallen fördern die Bildung der gefährlichen Hydroxyl-Radikale – das gilt auch und gerade für die lebensnotwendigen Spurenelemente Eisen und Kupfer. In geringen Mengen sind Metalle für viele Stoffwechselfunktionen unerlässlich. Mit zunehmender Konzentration steigt jedoch auch bei den „gesunden" Metallen das Risiko verschiedener Altersprozesse.

Verschiedene Studien bestätigten inzwischen den engen Zusammenhang zwischen im Körper vorkommenden Metallen – vor allem Eisen, Kupfer, Aluminium und Schwermetallen wie Blei – und einer Beschleunigung von Alterungsvorgängen. Im Gehirn wird die Problematik besonders deutlich. Unter anderem kommt es dort zu unerwünschter Oxidation von ungesättigten Lipiden in Zellmembranen und anderen Strukturen. Für die Alterskrankheiten Parkinson und Alzheimer ist oxidativer Stress als ein ursächlicher Auslöser für das Absterben der Hirnzellen eindeutig nachgewiesen.

Natürlicher Alternsschutz bei Frauen: Weil Frauen aufgrund ihrer Regelblutungen immer wieder Eisen verlieren, ist ihr Körperspiegel an diesem Metall geringer als bei Männern. Einige Wissenschaftler nehmen an, dieser Umstand trage zu der etwa fünf bis sieben Jahre längeren Lebensspanne von Frauen bei. Keine abwegige Theorie. Wie stark genau sich der niedrigere Eisenspiegel auf die Alterung auswirkt, lässt sich bisher nur vermuten.

Aber Vorsicht! Wer jetzt überlegt, seine Eisenzufuhr völlig einzuschränken, sollte bedenken, dass mit zu weit sinkendem Eisenspiegel die aerobe Kapazität und damit die körperliche aber auch geistige Leistungsfähigkeit abnimmt. Eisen ist ein Leistungsmetall für Körper und Gehirn. Und: Ein extremer Eisenmangel kann die Energieproduktion sogar ineffizient machen und dann seinerseits oxidative Schädigungen innerhalb der Zellen fördern (s. Kap. II.10). Vom Standpunkt der Alternsprophylaxe ist also allenfalls ein – gegenüber Durchschnittswerten – leicht reduzierter Eisenstatus optimal, nicht ein extrem erniedrigter; regelmäßige Blutuntersuchungen bringen Klarheit. Leistungssportler brauchen generell mehr Eisen. Relativ viel Eisen benötigen auch Klein- und Schulkinder. Im Unterschied zu Erwachsenen haben sie häufig eher zu wenig Eisen zur Verfügung. Die Folgen können dann sinkende kognitive Leistungen sein. Einmal mehr wird deutlich, dass beim Thema Prävention keine einseitigen Extremlösungen zum Ziel führen, sondern gezieltes und individualisiertes Vorgehen.

Praxistipp: Ein Schutzstoff, der vorhandenes Eisen biologisch nutzbarer macht, die von Eisen ausgehende Lipid-Peroxidation aber verhindert, ist Melatonin (s. Kap. II.9). Bei erhöhtem Eisenspiegel kann man sich auch eines natürlichen Mechanismus bedienen: Die Mineralien Kalzium und Zink sowie Inhaltsstoffe im grünen Tee sind Gegenspieler der Eisenaufnahme. Eine gezielte Zufuhr dieser Substanzen kann die Eisenkonzentration in sensiblen Gewebebereichen wie den Gefäßwänden reduzieren. Der Schutzmechanismus eines hohen Zinkspiegels im Zusammenhang mit Cholesterin und Atherosklerose wurde Ende 2006 in Singapur vom Forscherteam um den englischen Biochemiker Barry Halliwell weiter aufgeklärt.

Aluminium. Um die unerwünschte Aufnahme von Aluminium, das in *jeder* Dosierung gefährlich ist, zu verhindern, sollte unbedingt auf aluminiumhaltiges Kochgeschirr verzichtet werden. Auch aluminiumhaltige Magenmittel sind extrem kritisch einzustufen. Deos enthalten sehr häufig Aluminium, von dem – wie Studien zeigen – immer Spuren in den Körper gelangen. Ob das für den Gesamtorganismus problematisch ist, hängt von der individuellen Ausscheidungsfähigkeit ab. Bei Frauen kommt allerdings hinzu, dass die Kontaktfläche sehr nahe am Brustgewebe liegt und Aluminium einen Brustkrebsfaktor darstellt.

Zink und Altern

Dieses Spurenelement ist nicht nur einer der wichtigsten Vitalstoffe und an etwa 200 Reaktionen im Körper beteiligt, es reduziert auch Radikalschäden und stimuliert gleich mehrere Bereiche des Immunsystems. Einige Wissenschaftler stufen Zink inzwischen als eine regelrechte Altersuhr für die hormonelle Alterung ein.

Die meisten Menschen liegen deutlich unterhalb der für die Alternsprophylaxe optimalen Zufuhr von 20 bis 50 mg. Sehr gute Zinklieferanten sind Austern, Bierhefe und Weizenkleie; relativ gute Quellen sind Krabben, Camembert, Rindfleisch, Walnüsse und Erdnussbutter. In der Regel ist es jedoch schwierig, ohne die Unterstützung durch Ergänzungspräparate allein über die Nahrung mehr als 10 mg Zink täglich zuzuführen. Eine Ausnahme bilden Austern. Bereits sechs Stück liefern 22 mg des Vitalstoffs.

Aminosäuren

Vergleichsuntersuchungen an Mäusen haben gezeigt, dass die Tiere langsamer altern, wenn bestimmte leicht oxidierbare Aminosäuren in der Nahrung durch schwer oxidierbare ersetzt werden. In der Alltagsernährung beim Menschen ist eine entsprechende Selektion aber nur schwer umzusetzen, weil jede Proteinquelle aus einem breiten Spektrum an Aminosäuren besteht und auch einige essenzielle Aminosäuren empfindlich gegenüber Radikalen sind.

Tipp: Sojaprotein weist eine Besonderheit auf. Obwohl alle lebenswichtigen Aminosäuren enthalten sind, ist das in Sojaprodukten vorkommende Eiweiß weniger leicht oxidierbar. Möglicherweise trägt dieser Umstand neben anderen positiven Wirkungen von Soja für die weltweit höchste Lebenserwartung der Japaner bei. Die Lebenserwartung von Labortieren ließ sich jedenfalls durch das Füttern von Soja als einzige Proteinquelle um 13 Prozent verlängern. Allerdings kann eine hohe Sojazufuhr bei empfindlichen Personen die Wirkung der Schilddrüsenhormone stören (s. Kap. II 4).

Fette

Fettreiche Ernährung birgt nicht nur das Risiko von Dickleibigkeit. Bei hohem Fettanteil in der Nahrung steigt auch das Risiko der Radikalbildung. (Unter anderem deshalb, weil die Effizienz des Radikalfängers Katalase sinkt und dadurch weniger Wasserstoffperoxid

2
3 } ganz runter   5 Positionen
4 } fast ganz runter

Taille 5
        6 } ganz oben

Becken 7
        8 } runter, 1 oder 2 von
                   unten

Novatit
02302202860

Defibrot

neutralisiert wird.) Nur wenige wissen allerdings, wie sehr nicht nur die Menge, sondern auch die Art der Fette den Alterungsprozess beeinflusst.

Die größte Gefahr im Hinblick auf gefährliche Oxidation liegt tatsächlich in der Beschaffenheit der Fette, die wir mit der normalen Ernährung aufnehmen. Oxidativer Stress entsteht vor allem durch die Aufnahme von ungesättigten Fetten und Ölen, vor allem wenn der antioxidative Schutz im Körper nicht optimal ist. In erhöhtem Maß gilt das für den Konsum von bereits oxidierten Fetten. Lipidperoxidation ist ein entscheidender Faktor bei der Entstehung von degenerativen Erscheinungen und Krankheiten wie Arteriosklerose und Demenz, aber auch einiger Krebsformen.

Gefahr geht nicht nur von erkennbar ranzigen Fetten aus, wie wir am Beispiel der Salami aufgezeigt haben. Auch Speiseöle mit einem hohen Anteil mehrfach ungesättigter Fettsäuren entwickeln in kürzester Zeit ein gefährliches Maß an Selbstoxidation. Zum Teil geschieht das bereits bei der Produktion, da noch immer nur wenige Hersteller ausreichende Sorgfalt beim Gewinnungsprozess walten lassen. Um sich vor der Autooxidation von Ölen zu schützen, sollte man unbedingt einige Grundsätze beachten:

Der richtige Umgang mit ungesättigten Fetten und Ölen:

- Niemals mit hoch ungesättigten Ölen braten oder frittieren (wie zum Beispiel mit Distelöl, Walnussöl, Rapsöl oder Sonnenblumenöl), selbst wenn die Öle als Bratöl deklariert sind.
- Öle ausschließlich in dunklen Flaschen und absolut frisch kaufen.
- Generell keine raffinierten oder gereinigten (farb- und geruchlosen) Öle verwenden!
- Geöffnete Ölflaschen im Kühlschrank lagern!
- Hoch ungesättigte Öle innerhalb von ein bis zwei Wochen aufbrauchen!
- Jedes Öl, das auch nur entfernt ranzig oder bitter schmeckt, sofort entsorgen!

„Es ist schon ironisch, dass das Ranzigwerden des Körperfetts wohl in genau der gleichen Art verhindert werden kann wie das Ranzigwerden von Nahrungsfett."
BALARAMAN KALYANARAMAN [Biophysisches Forschungsinstitut von Wisconsin, USA]

Das gesunde und das tödliche Gesicht der Öle

Mehrfach ungesättigte Fettsäuren (MUF) wie die Linolsäure und Linolensäure sind essenzielle Baustoffe für unseren Körper, vor allem für die hochempfindlichen Membranen der Zellen. Der Mensch kann MUF nicht selbst produzieren, sie müssen also über die Nahrung aufgenommen werden. Enthalten sind sie beispielsweise in Soja, Walnüssen, Leinsamen, Sonnenblumenkernen oder Hanfsamen. Auch das Fett vieler Wildtiere enthält MUF in größeren Mengen. Menschen in Industrienationen nehmen die meisten MUF über Pflanzenöle auf.

Bestimmte Salatöle können zur Senkung des Cholesterinspiegels beitragen und gelten deshalb als gesundheitsfördernd. Doch gerade Öle mit einem hohen Anteil an mehrfach ungesättigten Fettsäuren bergen ein bisher unterschätztes Langzeitrisiko im Hinblick auf den Alterungsprozess in sich. Mehrfach ungesättigte Fettsäuren sind hoch empfindlich gegen Oxidation. Gesundheitlich positiv können sie deshalb nur wirken, wenn sie nicht schon bei der Gewinnung Licht, Luft und Wärme ausgesetzt werden. Denn ansonsten wird ein aggressiver Prozess der Autooxidation gestartet, der sich nach dem Verzehr in einer Kettenreaktion fortsetzt.

Bisher wurde bei der Ölgewinnung auf diesen Aspekt nur unzureichend Rücksicht genommen (mit Ausnahme einiger Hersteller aus dem Bereich der Naturkost). Aktuelle Tests zeigen, dass von den derzeit angebotenen Ölmarken viele ein extremes Maß an Oxidation (Ranzigkeit) aufweisen. Und selbst beim relativ stabilen und häufig kalt gepressten Olivenöl (es enthält lediglich zehn Prozent MUF) sind unakzeptabel hohe Oxidationsgrade bereits in der ungeöffneten Flasche nicht selten.

Die Vitamin-E-Falle. In diesem Zusammenhang möchten wir auf einen ebenso verbreiteten wie verhängnisvollen Trugschluss hinweisen. Bei der Raffination und Reinigung von Speiseölen werden zunächst alle natürlichen Tocopherole (Vitamin E) entzogen. Anschließend setzen die Hersteller vor der Abfüllung Vitamin E wieder zu. Allerdings wird von der kompletten Tocopherolfamilie ausschließlich das Alpha-Tocopherol ergänzt. Vor allem ohne das bedeutsame Gamma-Tocopherol führt dies zu Störungen der antioxidativen Abwehr (insbesondere im Bereich der Bildung von Peroxinitrit, einem Atherosklerosefaktor). Doch es kommt noch etwas dazu.

Zwar ist Vitamin E innerhalb des Organismus und im Zusammenspiel mit anderen Helfern ein starkes Antioxidans. Außerhalb garantiert es aber nur eine begrenzte Schutzwirkung. Die bei Ölen zugesetzte Menge reicht gerade aus, die Oxidation der verschlossenen Flasche zu verhindern. Spätestens nach dem Öffnen ist die Schutzwirkung jedoch völlig unzureichend und das Vitamin wird schnell inaktiviert.

Aber auch wenn wir Öl aus einer frisch geöffneten Flasche zu uns nehmen, wird bei hoch ungesättigten Ölen das darin enthaltene Vitamin E im Körper durch die Verstoffwechslung der MUF und die damit zwangsläufig ansteigende Oxidation schnell aufgebraucht. (Anmerkung: Dieser spezifische Vitaminverbrauch lässt sich heute sehr genau messen. Der Bedarf an Vitamin E steigt proportional mit der Aufnahme von ungesättigten Fettsäuren und beträgt mindestens 0.5 IE pro Gramm MUF.) Und nun das Fatale: Ab einem bestimmten Gehalt an ungesättigten Fettsäuren, die eine Ölsorte enthält, übersteigt der dadurch bedingte „Verbrauch" an Vitamin E die Menge, die mit diesem Öl geliefert wird. Wohlgemerkt: Wir reden von frischen Ölen. Bei älteren oder oxidierten Ölen ist die Situation ohnehin dramatisch.

Ein Beispiel: Abgefülltes Distelöl enthält etwa 300 IE Vitamin E pro Liter und gilt entsprechend als „sehr gute Vitamin-E-Quelle". Der Gehalt an MUF beträgt 75 Prozent, dabei sind 11 Prozent einfach ungesättigte Fettsäuren noch nicht einmal eingerechnet. Diese Dichte an MUF erfordert mehr als 370 IE Vitamin E zum Ausgleich der nach dem Konsum des Öls einsetzenden Vitamin-E-Inaktivierung. Das bedeutet, der Organismus benötigt zum Eigenschutz 20 Prozent mehr Vitamin E, als vom Öl selbst geliefert wird. Trotz der scheinbar guten Quelle entsteht also im Organismus ein Nettodefizit und der antioxidative Schild wird – statt unterstützt – zusätzlich beansprucht und durchlöchert.

Wie das Beispiel hoffentlich deutlich macht, sind Salatöle nicht immer Vitamin-E-Lieferanten, sondern nicht selten sogar Vitamin-E-Räuber. Listen und Empfehlungen, die Öle als Vitamin-E-Quelle propagieren, berücksichtigen fälschlicherweise nur den numerischen Vitamingehalt des Produkts, ohne die physiologischen Prozesse bei der Verstoffwechselung mit einzubeziehen. Bei naturbelassenen frischen Vitamin-E-haltigen Rohprodukten wie Nüssen ist die Gefahr eines Nettoverlustes an Vitamin E in der Regel nicht so groß. Dennoch darf man die mit diesen Nahrungsmitteln aufgenommene Vitamin-E-Menge keinesfalls absolut sehen. Denn sie enthalten eben meist auch leicht oxidierbare Fettsäuren, die bei ihrer Verstoffwechslung einen mehr oder weniger großen Teil des Vitamin E selbst aufbrauchen. Im Unterschied zu anderen Vitaminen ist bei heutigen Ernährungsgewohnheiten eine ausreichende Erhöhung des Vitamin-E-Spiegels praktisch nur über die zusätzliche Substitution in Form von Ergänzungspräparaten garantiert.

Mehrfach ungesättigte Fettsäuren sind also einerseits lebensnotwendig und entfalten positive Wirkungen, die weit über die Cholesterinsenkung hinaus gehen; sie unterstützen etwa die Funktion der Nervenzellen, sind immunstimulierend, wirken der Fettspeicherung entgegen und vieles mehr. Die hoch ungesättigte Alpha-Linolensäure, enthalten vor allem in Leinöl, Hanföl und Rapsöl, gewinnt darüber hinaus eine zunehmende Bedeutung bei der Krebsprophylaxe.

Sind Fettsäuren aber bereits oxidiert oder stehen nicht ausreichend Antioxidantien (wie Vitamin E und C oder Glutathion) im Körper zur Verfügung, beschleunigen MUF ihrerseits die Radikalbildung und damit Krankheits- und Alterungsprozesse. Ein Beispiel verdeutlicht das: Wollen Wissenschaftler im Labor atherosklerotische Prozesse untersuchen, haben sie zwei Möglichkeiten. Zum einen gibt es Labortiere, bei denen Gefäßveränderungen genetisch bedingt verstärkt auftreten. Ein anderes Standardmodell ist folgende Vorgehensweise: Man füttert den Untersuchungstieren Futter, das kaum Vitamin E und andere Antioxidantien enthält, und lässt sie dazu einfach viel herkömmliches Salatöl essen. Diese Diät führt in kurzer Zeit zu Atherosklerose und beschleunigter Zellalterung!

Umwelt und Radikalbildung

Neben den Radikalen, die stoffwechselbedingt im Körper entstehen, rufen auch andere Faktoren oxidativen Stress hervor. Das kann durch eine direkte Förderung der Radikalbildung geschehen oder indirekt über eine Beeinträchtigung des antioxidativen Schutzes:

Aggressive Umwelteinflüsse:

– Umweltgifte (z. B. Dioxin oder Lindan)

– Unkraut- und Entlaubungsmittel (z. B. Paraquat)

– Erhöhte Metallbelastung (Aluminium, Cadmium, Quecksilber, Blei)

– Aromatische Chlorkohlenwasserstoffe (z. B. im Zigarettenrauch)

– Stoffwechselprodukte (wie das nach Alkoholkonsum produzierte Acetaldehyd)

– Strahlung (Sonne, Röntgen, Elektrosmog)

– Schädlingsbekämpfungsmittel (sie erzielen ihre Wirkung häufig dadurch, dass sie bei den anvisierten Tieren lebensgefährliche bzw. tödliche Oxidationen bewirken. Interessant dabei: Werden Tiere gegen ein Spritzgift resistent, liegt das meist „einfach" an einer verbesserten antioxidativen Abwehr).

Risiken bei Arzneimitteln

Auch viele Arzneimittel rufen im Körper eine verstärkte Radikalbildung hervor. Das kann Teil der erwünschten Wirkung sein oder ein Grund für Nebenwirkungen.

– **Krebsmittel.** Beispiele für Medikamente, die einen extremen aber größtenteils erwünschten oxidativen Stress erzeugen, sind bestimmte Antibiotika, die in der Tumorbekämpfung eingesetzt werden (z. B. Adriamycin).

– **Chloroquin**. Wer schon einmal in den Tropen war, hat vielleicht schon einmal Chloroquin zur Malariaprophylaxe eingenommen. Der Wirkstoff erhöht indirekt die Radikalbelastung, indem er unter anderem im Gehirn und den roten Blutkörperchen die Schutzstoffe Glutathion und Vitamin C reduziert. (Anmerkung: Für kurze Zeit ist das nicht allzu problematisch und der Nutzen im Hinblick auf die Malaria überwiegt deutlich. Das liegt auch daran, dass in wichtigen Organen wie der Leber ein körpereigenes Enzym, NADPH, für eine teilweise Reaktivierung von verbrauchtem Glutathion sorgt. Das wieder aufgebaute Glutathion kann dann seinerseits den Vitamin-C-Spiegel etwas stabilisieren. Wie wichtig diese wenigstens teilweisen Reaktivierungen sind, sieht man an Personen mit einem angeborenen Defizit an NADPH. Sie erleiden nach der Einnahme von Chloroquin sehr ernsthafte Schädigungen durch die nun erheblich eingeschränkte Radikalabwehr. In jedem Fall ist es eine gute Strategie, für den nächsten Tropenurlaub in der Reiseapotheke neben Malariamitteln auch L-Cystein, Vitamin C, Glutathion und andere Antioxidantien mitzunehmen.)

Krankheiten, bei denen Radikale wesentlich beteiligt sind:

- Alzheimer
- Arteriosklerose
- Arthritis
- Ausbrechen von Aids
- Ausbrechen von Grippe
- Chronisches Müdigkeitssyndrom
- Diabetes
- Downsyndrom
- Hautalterung
- Katarakte
- Krebs
- Leberschäden aufgrund hohen Alkoholkonsums
- Morbus Crohn
- Pankreatitis

- Reperfusionsschaden (v. a. in Herz und Gehirn)
- Schäden am zentralen Nervensystem
- Überlastungsschäden im Sport

Johanniskraut – der Trick der Käfer

Hypericin, der Hauptwirkstoff des auch bei uns beheimateten Johanniskrauts, ist ein weiteres Beispiel für einen Wirkstoff, der Radikale verursacht. Johanniskraut hat als wirksames Antidepressivum und stimmungsaufhellendes Mittel eine lange Tradition. Was aber wenige wissen: Hypericin ist ein Prooxidant, das heißt, es erhöht die Radikalbildung im Körper. Diese Nebenwirkung ist allerdings nicht allzu dramatisch und bei normaler Dosierung gesundheitlich unbedenklich. Doch es gibt eine Ausnahme:

Hypericin potenziert die radikalbildende Wirkung bestimmter Lichtwellen der Sonne. Die Folge ist eine erhöhte Bildung verschiedener Sauerstoffradikale, vor allem im Auge. Als Konsument kann man diese Wirkung spüren, nachdem man Johanniskraut als Tabletten oder in Form von Tee eingenommen hat. Die Augen werden deutlich lichtempfindlicher, und auch die Gefahr eines Sonnenbrands der Haut ist erhöht. Abhilfe können solche Antioxidantien schaffen, die speziell im Auge ihren Hauptwirkungsort haben. Das sind neben Glutathion die Karotine Zeaxanthin und besonders Lutein. Das bekanntere Beta-Karotin ist dort dagegen wirkungslos. In der Haut sind es wiederum andere Antioxidantien, welche die Radikalbildung unter dem Einfluss von UV-Licht blockieren – auf die verschiedenen Antioxidantientypen werden wir noch näher eingehen.

Interessanterweise gibt es nun einige Käferarten, die sich mit Vorliebe von hypericinhaltigen Pflanzen ernähren. In Untersuchungen fand man gefährlich hohe Konzentrationen von Hypericin im Körper der Tiere, aber keine besonders erhöhten Abwehrmechanismen gegen Radikale. Wie, so fragte man sich, schützen sich die Käfer. Ein Experiment brachte die erstaunliche Lösung zutage. Je mehr Hypericin sich im Futter befand, desto mehr hielten sich die Käfer im Schatten auf. Die Tiere praktizieren also die effektivste Art, sich vor Radikalen zu schützen. Sie ließen sie erst gar nicht entstehen. Dieses Verhalten kann nur zur Nachahmung empfohlen werden.

Den antioxidativen Schutz gezielt verstärken

Die Fähigkeit, einmal entstandene Radikale abzufangen und möglichst schnell zu entschärfen, unterscheidet kurzlebige von langlebigen Lebewesen. Auch der Mensch passt in dieses Schema. Unsere Radikalabwehr ist relativ aufwendig, und gegenüber vergleichbaren Säugetieren haben wir deshalb eine große maximale Lebensspanne. Allerdings ist auch beim Menschen der antioxidative Schutz nicht maximiert, sondern ein Kompromiss zwischen Effektivität und biologischem Aufwand (s. Teil I). Unsere körpereigenen Schutzsysteme sind also durchaus verbesserungsfähig. Und sie lassen sich auch mit den richtigen Mitteln tatsächlich steigern und optimieren.

Körpereigene Abwehrenzyme optimieren

SOD und Katalase. Wie wir bereits gesehen haben, ist es inzwischen möglich, einfache Tiere wie den Fadenwurm C. elegans durch einen gezielten genetischen Eingriff langsamer altern und drei Mal länger leben zu lassen. Das hat wenig mit Hexerei zu tun. Die genetische Umprogrammierung bewirkt vor allem, dass die Tiere oxidativem Stress besser widerstehen können. In ihren Zellen arbeiten die Radikalfänger SOD und Katalase besonders intensiv.

Höher entwickelte Tiere und Menschen können diese zwei ersten Abwehrenzyme grundsätzlich dynamischer der Belastungssituation anpassen. Dennoch funktionieren diese einfachen Radikalfänger nicht bei jedem Menschen gleich gut. Personen, bei denen Katalase in Teilbereichen reduziert arbeitet, leiden beispielsweise unter Zahnkrankheiten (Parodontopathien). Gleiches gilt übrigens für Menschen mit unzureichendem Spiegel an Coenzym Q10. Wie wir noch sehen werden, sorgt dieses Coenzym unter anderem dafür, dass bei der Energieproduktion weniger Radikale entstehen, wodurch auch die Katalase entlastet wird. Eine vermehrte Zufuhr von Q10 hilft, außer Zahnkrankheiten noch andere Alterserscheinungen zu vermeiden (s. Kap. II.10).

Langzeitbehandlungen mit dem Wirkstoff **Selegilin** (beispielsweise unter den Handelsnamen Deprenyl® und Movergan® als Parkinsonmedikament zugelassen) führten bei verschiedenen Tierstudien zu einer Verlängerung der durchschnittlichen und auch der maximalen Lebensspanne. Selegilin erhöht unter anderem die Effektivität von SOD und Katalase. Seitdem der Wirkstoff von Professor Knoll von der Semmelweis Universität in Budapest in die Alternsdiskussion eingeführt worden ist, wird er inzwischen auch von Gesunden zur Alternsprophylaxe genutzt – allerdings in geringerer Dosierung als bei der klassischen Verwendung in der Parkinsontherapie. Mit Ausnahme der Länder Ungarn und den USA ist die Verwendung von Selegilin für dieses Anwendungsgebiet bisher wenig bekannt.

Auch **Retinol** (Vitamin A) erhöht die Aktivität von SOD. Dieser Effekt könnte bei der Abwehr von Krebszellen eine Rolle spielen. Tumorzellen sind besonders empfindlich gegen das von SOD produzierte Wasserstoffsuperoxid. Im Tierversuch mit chemisch verursachtem Pankreaskrebs führte die hoch dosierte Gabe sowohl von Retinol als auch Vitamin C zu einer Reduktion der Krebshäufigkeit um 64 beziehungsweise 71 Prozent.

GPOX und GSH. Insekten und andere einfache Organismen sind beim Radikalen-Schutz fast ausschließlich von den Enzymen SOD und Katalase abhängig. Höher entwickelte Tiere und der Mensch besitzen zwei zusätzliche Spezialisten für ihre Radikalabwehr: Das Enzym Glutathion-Peroxidase (GPOX) und seinen Helfer Glutathion. Damit die beiden Schutzstoffe mit optimaler Stärke arbeiten können, müssen wir sie aber unterstützen. Das gilt ganz besonders für die Glutathion-Peroxidase. Untersuchungen bei Primaten und am Menschen zeigen, dass die Effektivität von GPOX davon abhängt, wie viel von dem Spurenelement Selen über die Nahrung aufgenommen wird. Auch die Aktivität von Glutathion lässt sich, wie wir gleich sehen werden, unterstützen.

Krankheiten, die bei Selenmangel entstehen:

- Herzschwäche
- Infarkte
- Katarakte
- Strahlenschäden (Selen schützt vor allem gegen ionisierende Strahlung)
- verschiedene Krebsarten (z. B. Prostatakarzinom)

Selen in der Nahrung

Auf der sicheren Seite im Hinblick auf eine ausreichende Selenversorgung ist man nur bei einer Ernährung, die sehr reich an Seefisch und Meeresfrüchten ist. Der Selengehalt anderer Nahrungsmittel, zum Beispiel im Knoblauch, hängt stark davon ab, wie hoch das Selenvorkommen im jeweiligen Ackerboden ist. Optimale Selenspiegel weisen nur Bewohner von selenreichen Gegenden auf. Einige Vergleichsstudien deuten auf einen umgekehrten Zusammenhang zwischen dem Selengehalt des Bodens und der Häufigkeit verschiedener Krebsarten hin. Deutschland gehört zu den selenarmen Gegenden der Erde.

Die offiziell wünschenswerte tägliche Selenaufnahme von 50 bis 75 μg Selen (μg = 1 Millionstel Gramm) wird von breiten Bevölkerungsschichten in Mitteleuropa – außer den Küstenregionen – nicht erreicht. Das ist um so tragischer, als die optimale Selenmenge mit großer Wahrscheinlichkeit höher liegt als die bisher aufgestellten Vorgaben. Für eine optimale Alterungs- und Krankheitsprophylaxe sollte die Zufuhr im Bereich von 200 bis 400 μg liegen. Männer benötigen mehr Selen als Frauen, unter anderem weil das Mineral besonders stark in den Hoden, der Prostata und der Samenflüssigkeit angereichert ist.

In kontrollierten Studien am Menschen reduzierte eine dauerhafte vorbeugende Selensubstitution das Auftreten von Lungen- und Darmkrebs, ganz besonders aber das Risiko für Prostatakrebs. Für diese Krebsform könnte sich eine optimierte Selenzufuhr als eine der wichtigsten und effektivsten Vorbeugemaßnahmen erweisen (mehr zu Prostatakrebs s. Kap. II.6). Selenpräparate sind frei verkäuflich, in Deutschland allerdings nur vergleichsweise gering dosiert.

Risiken. Selen ist in den genannten therapeutischen Dosen ohne nennenswerte Nebenwirkungen. In Extremdosen von mehreren Hunderttausend Mikrogramm wirkt das Mineral aber toxisch (das 100- bis 1000-Fache der optimalen täglichen Aufnahme). Anzeichen von Überdosierungen sind Knoblauchgeruch, Bauchschmerzen, Gelbfärbung der Haut und Nagelverlust. Die gleichzeitige Aufnahme von Vitamin C reduziert die Giftigkeit von Selen bei Überdosierung.

Selen – eine unglaubliche Karriere

Noch in den 50er-Jahren hielt man das Metall Selen für nichts anderes als ein giftiges Mineral, ähnlich wie Arsen. Erst spät stellte sich heraus, dass es für den Menschen ein absolut lebensnotwendiges Spurenelement ist. Im Unterschied zu anderen Mineralien existiert es aber im Organismus nur im Mengenbereich von einigen Millionstel Gramm (deshalb die Bezeichnung Spurenelement).

Ende des 20. Jahrhunderts schnellte die Zahl neuer Erkenntnisse über das Spurenelement in die Höhe. Selen erwies sich als einer der wichtigsten Schutzfaktoren gegen eine Reihe degenerativer Prozesse, unter anderem im Bereich der Herz-Kreislauf-Krankheiten. Der Selengehalt im Körper korreliert beim Menschen positiv mit dem schützenden HDL-Cholesterin und negativ mit koronarer Herzkrankheit. Das Auftreten einer Reihe von Tumorarten sinkt bei hohem Selenspiegel ganz erheblich, unter anderem Prostatakrebs.

Wichtig: Durch seine zentrale Bedeutung im Radikalen-Stoffwechsel entstehen Gesundheitsschäden nicht erst beim Vorliegen eines akuten Selenmangels (Beispiel extremer Mangelerscheinungen ist die Keshan-Krankheit, bei der besonders Herzmuskelschäden auftreten). Beschleunigte Alterungsprozesse treten bereits dann auf, wenn die Versorgung mit Selen nur wenig unterhalb einer optimalen Zufuhr liegt. Dass sich schon bei suboptimalem Selenspiegel oxidativer Stress und damit Krankheitsrisiken erhöhen, ist inzwischen verschiedentlich belegt. So fanden Forscher der Universität Grenoble 2001 einen nahezu linearen Zusammenhang zwischen der Selenaufnahme und chronischer Herzkrankheit.

Glutathionspiegel erhöhen

Wie gut sich unser Körper gegen Vergiftungsreaktionen – zum Beispiel nach Aufnahme von Schwermetallen – wehren kann, hängt entscheidend von der Aktivität von Glutathion ab. Ähnliches gilt für immunologische Abläufe und die Krebsabwehr. Alkoholkonsum reduziert die Glutathion-Vorräte der Leber, wodurch wiederum die Schädlichkeit von Alkohol und Medikamenten (zum Beispiel Paracetamol) gefährlich ansteigen kann. Auch in der Netzhaut und der Linse der Augen ist Glutathion einer der wichtigsten Schutzstoffe. Leider sinkt sein Spiegel in den meisten Organen generell mit zunehmendem Alter. In einigen asiatischen Industrieländern setzt man Glutathion-Präparate schon einige Zeit gezielt therapeutisch ein. In Deutschland ist Glutathion zur Nahrungsergänzung nicht erhältlich, ein Bezug über Importanbieter ist möglich.

Statt Glutathion direkt zuzuführen, kann man allerdings auch die körpereigene Produktion unterstützen. Durch folgende Maßnahmen ist das sogar billiger und effektiver:

- **Aminosäuren.** Glutathion wird aus den Aminosäuren Glycin, Glutaminsäure und Cystein gebildet. Besonders das schwefelhaltige Cystein bestimmt dabei die Produktionsgeschwindigkeit. Je mehr Cystein aufgenommen wird, desto mehr Glutathion wird auch gebildet (ebenso wirksam ist die verwandte Aminosäure Methionin oder Acetyl-Cystein, das auch bei uns als schleimlösendes Medikament in Apotheken rezeptfrei erhältlich ist). Typische Substitutionsmengen für Cystein liegen bei 200 bis 2000 mg täglich.
  Bitte beachten Sie: Cystein sollte immer mit der etwa zwei- bis dreifachen Menge Vitamin C kombiniert werden, um einer Oxidation von Cystein in Cystin und damit der Gefahr einer Nierensteinbildung vorzubeugen.

- **Ginkgo**. Extrakte aus Ginkgo Biloba entwickeln einen Teil ihrer therapeutischen Wirkungen im Auge, Ohr oder Gehirn über eine Erhöhung von Glutathion. Ginkgo-Präparate sind in Deutschland in Apotheken erhältlich.

- **Alpha-Liponsäure**. Das erst in jüngerer Zeit verstärkt untersuchte natürlich im Körper vorkommende Antioxidans Alpha-Liponsäure (AL) verhindert in bestimmten Situationen das Entstehen von Hydroxyl-Radikalen. Vor allem unterstützt und verlängert es die Wirksamkeit der Enzyme SOD und Katalase sowie von Glutathion. Liponsäure kommt in Fleisch und grünem Gemüse vor. Die Nahrungsaufnahme spielt für die Bereitstellung von AL allerdings eine untergeordnete Rolle. Wichtiger ist die körpereigene Produktion, die von der Verfügbarkeit der schwefelhaltigen Aminosäuren Methionin, Cystein und Taurin bestimmt wird. Präparate mit AL sind in einigen Ländern als Nahrungsergänzung verfügbar. In Deutschland ist Alpha-Liponsäure apothekenpflichtig und wird in erster Linie als Medikament zur Vermeidung von Diabetes-Folgeschäden in Dosierungen von 400 bis 600 mg eingesetzt. Als Dauereinnahme zur allgemeinen Alternsprophylaxe sind solche Dosierungen nach derzeitigem Kenntnisstand nicht zu empfehlen. Wie effektiv sich eine vorbeugende Einnahme von täglich 50 bis 200 mg langfristig auswirkt, wird derzeit untersucht.

- **Vorsicht bei Alkohol**! Bereits mäßiger Alkoholkonsum lässt den Spiegel an Glutathion sinken; besonders in der Leber, der Lunge und in den Hoden. Gezielt zugeführtes Cystein kann diesen Abfall beträchtlich kompensieren.

Auswirkungen auf die Lebensspanne

Eine Vielzahl von lebensnotwendigen Antioxidantien müssen dem Körper von außen zugeführt werden. Die Qualität und die Menge dieser aufgenommenen Wirkstoffe bestimmt dann im Zusammenspiel mit körpereigenen Enzymen die Effizienz des Schutzschildes gegen oxidativen Stress, dem wichtigsten Schrittmacher der Alterung. Welche Alterserscheinungen auftreten und letztlich auch wie schnell der Mensch altert, hängt also nicht unwesentlich von ihm selbst ab. Doch wie stark genau lässt sich – realistisch betrachtet – das Altern über die Reduktion von Radikalbildung und oxidativem Stress tatsächlich beeinflussen?

Maximale Lebensspanne: Die ständige Belastung durch oxidativen Stress und Radikale ist praktisch bei allen Lebewesen ein Schrittmacher der Alterung. Dabei unterscheiden sich komplexe Organismen wie der Mensch nicht von anderen Lebensformen. Allerdings, je einfacher strukturiert der Organismus, desto leichter lassen sich auch Radikale bekämpfen. Im Körper von kleinen Würmern oder Fliegen entstehen beispielsweise weniger unterschiedliche Radikale. Entsprechend benötigen sie kein extrem komplexes Abwehrsystem. Bereits durch die gezielte Unterstützung eines einzelnen körpereigenen Abwehrenzyms oder die erhöhte Zufuhr eines einzigen Antioxidans über die Nahrung kann man experimentell den Schutzschild der Tiere so stark verbessern, dass damit die Alterung insgesamt verlangsamt wird. Die logische Folge ist dann ein Anstieg des erreichbaren Höchstalters und damit der maximalen Lebensspanne.

Doch, wie gesagt, die Abwehrmechanismen dieser Tiere sind relativ einfach und entsprechend leicht zu unterstützen. Bei hoch entwickelten Säugern und beim Menschen sind die Schutzmechanismen komplexer. Bisher gibt es nur wenige antioxidativ wirksame Substanzen, die in speziellen Langlebigkeitsstudien bereits im Alleingang die Geschwindigkeit der Gesamtalterung beeinflussen konnten. Beispiele sind der Arzneistoff Selegilin oder das synthetische Antioxidans 2-MEA (s. o.).

Wie wahrscheinlich ist es also nun, das menschliche Höchstalter von 120 Jahren allein durch die gezielte Zufuhr von Antioxidantien erhöhen zu können? Wissenschaftlich spricht nichts dagegen, doch die praktische Umsetzung dürfte ungleich schwerer werden als bei Fliegen und Würmern. In jedem Fall sollten wir lieber nicht auf die Universalwirkung einzelner Schutzstoffe setzen, sondern auf eine komplexe Gesundheitsstrategie, die auf einer Reduktion von oxidativem Stress basiert und die Unterstützung körpereigener Abwehrenzyme sowie die gezielte Zufuhr unterschiedlicher Antioxidantien und eine hochwertige Ernährung mit einschließt.

Durchschnittliche Lebensspanne: Reichert man die Nahrung von hoch entwickelten Säugern mit ausreichend hoch dosierten Antioxidantien an, verlängert sich in der Regel die durchschnittliche Lebensspanne der Tiere. Ursache für das längere Leben ist vor allem die starke Reduktion verschiedener typischer Alterskrankheiten und degenerativen Erscheinungen. Bestimmte synthetische Antioxidantien sind in dieser Hinsicht schon als Einzelwirkstoff besonders effektiv. (Anmerkung: Synthetische Antioxidantien sind zum Beispiel Etoxyquin, ein Antioxidans im Tierfutter, oder BHT, das auch Lebensmitteln zugesetzt werden darf [E321], um ungewollte Oxidation und damit die Bildung schädlicher Radikale zu verhindern.) Doch was passiert eigentlich im Organismus, wenn, wie oben dargestellt, allein durch den Zusatz des Antioxidans 2-MEA die durchschnittliche Lebensspanne um etwa 30 Prozent verlängert wird? Auch synthetische Radikalfänger funktionieren nicht irgendwie „künstlich" oder gar unnatürlich, sondern arbeiten mit den körpereigenen Abwehrsystemen zusammen. BHT ist so ein Beispiel. Als Lebensmittelzusatz verhindert es schädliche Oxidationsvorgänge besonders von Fetten und schützt uns so davor, bereits aggressive Nahrung aufzunehmen. Einmal im Körper fängt BHT direkt Radikale ab und erhöht darüber hinaus den Spiegel des körpereigenen Glutathions.

Einige Präventionsexperten nehmen deshalb BHT sogar gezielt als Nahrungsergänzung ein, meist in Dosierungen zwischen 200 und 600 mg.

BHT blockiert Herpes

Das synthetische Antioxidans BHT hemmt die Vermehrung von Herpesviren. Bei prophylaktischer Anwendung lässt sich deshalb die Ausbruchhäufigkeit deutlich reduzieren. Leider ist dieser Effekt nur wenig bekannt. Die Pharmaindustrie beschränkt sich bei der Forschung und Vermarktung von Herpesmitteln verständlicherweise auf lukrativere selbst entwickelte Medikamente. Eine Zulassung von BHT als Arzneimittel gegen Herpes scheitert an den hohen Kosten, die ein solches Verfahren verursachen würde und die aufgrund der Nichtpatentierbarkeit von BHT für keine Firma refinanzierbar wäre.

Besonders effektiv bei Ausbruch der Herpesbläschen hat sich die Kombination von BHT (500 mg) mit der Aminosäure Lysin (3 x 500 mg täglich) erwiesen. Zur Weiterentwicklung benötigt das Herpesvirus die Aminosäure Arginin. Lysin ist ein natürlicher Gegenspieler von Arginin und hemmt deshalb die Vermehrung der Viren. Umgekehrt bricht bei vielen Menschen regelmäßig Herpes aus, wenn sie argininreiche Lebensmittel wie Walnüsse essen.

Funktionelle Lebensspanne: Die Substitution einzelner Antioxidantien führt bei höher entwickelten Lebewesen fast ausnahmslos zu einer Vergrößerung zumindest der durchschnittlichen Lebensspanne. Zwei Fragen sind jetzt besonders interessant. Erstens: Gilt das in gleichem Maß auch für den Menschen? Zweitens: Handelt es sich bei der verlängerten Lebenszeit nur um eine Verlängerung des Altseins oder kommt es zu einer Verlängerung der gesunden und aktiven Lebenszeit? Wird also nicht nur der Tod hinausgeschoben, sondern werden wirklich Abbau und Krankheit verhindert?

Tatsächlich gibt es zu diesen Fragen inzwischen nicht nur Antworten aus der Tierforschung – dort liegt mittlerweile eine große Zahl von Studien vor –, sondern auch aus der Humanmedizin. Einige Krankheiten und typische Alterserscheinungen, bei denen oxidativer Stress eine Rolle spielt, haben wir schon genannt. Wenn diese Krankheits- und Alterserscheinungen mit Hilfe einer optimierten Aufnahme von Antioxidantien vermeidbar sind, sollten sich auch Beziehungen zwischen der Höhe der Zufuhr und dem Auftreten von Krankheiten finden lassen.

WHO-Studie: Ende des 20. Jahrhunderts untersuchte die Weltgesundheitsorganisation (WHO) in einer großen internationalen Untersuchung die Risikofaktoren für die koronare Herzkrankheit. Dabei gab es einige Besonderheiten: Die Forscher verglichen nicht nur innerhalb einer Bevölkerungsgruppe, sondern solchen aus 16 verschiedenen europäischen Regionen, die sich hinsichtlich der Sterblichkeit an Herzkrankheiten bis zu sechsfach unterschieden. Ebenso vielfältig und verschieden waren die Ernährungsgewohnheiten. Die spannende Frage war: Wodurch lassen sich die großen Unterschiede in der Erkrankungshäufigkeit erklären?

Das Ergebnis war einigermaßen überraschend – zumindest für alle, die sich bisher nur am Rande mit dem Stoffwechsel der freien Radikalen beschäftigt hatten. Nicht die bekannten Risikofaktoren wie das Cholesterin entschieden über Gesundheit und Krankheit, sondern in drei Viertel aller untersuchten Regionen war es der Vitamin-E-Status der einzelnen Personen, der das Krankheitsrisiko bestimmte. Je besser der antioxidative Schutz durch diesen Radikalfänger, desto größer war die Überlebensrate.

Rauchen

Rauchen ist ein eigenständiger Risikofaktor für Herz-Kreislauf-Krankheiten, Krebs und beschleunigte Alterung. Sicherlich erzählen wir damit keinem Leser etwas aufregend Neues. Was Sie aber vielleicht nicht wissen: Die Schuld liegt nicht beim viel gescholtenen Nikotin, sondern vor allem bei Radikalen und oxidativem Stress. Ursache sind aromatische Kohlenwasserstoffe, Acetaldehyd und Schwermetalle im Kondensat beziehungsweise im Rauch. Schon bei mittelstarkem Rauchen verschlechtert sich der antioxidative Status im Körper ganz erheblich. Je schlechter die Schutzmechanismen, desto größer die Krankheitsgefahr und die Sterblichkeitsrate. Bei Rauchern findet sich beispielsweise eine besonders deutliche Beziehung zwischen dem Gehalt an Vitamin C im Urin und Harnblasentumoren.

Raucher weisen auch schlechte Vitamin-E-Werte auf. Interessanterweise ist Vitamin E bei ihnen im Vergleich verschiedener Organe in erster Linie in der Lunge reduziert. Gleich eine ganze Reihe von Substanzen im Rauch verursachen direkt oxidativen Stress. Das Lungengewebe ist deshalb besonderen Belastungen ausgesetzt. Und erinnern wir uns: Vitamin E funktioniert als eine Art Selbstmordkommando. Beim Kontakt mit Radikalen wird es inaktiv, und sein Spiegel in den besonders betroffenen Zellen sinkt innerhalb von Minuten rapide ab. Eine „normale" Ernährung reicht zur Vermeidung von Engpässen dabei nicht aus. Ganz abgesehen davon, dass eine durchschnittliche Ernährung ohnehin alles andere als eine optimale Versorgung mit Vitamin E gewährleistet.

Raucher sollten deshalb die elementaren Antioxidantien Vitamin C und E sowie Selen und die Aminosäure L-Cystein gezielt substituieren. Die Vielzahl der durch das Rauchen verursachten aggressiven Stoffwechselprozesse lässt sich nur durch ein breit angelegtes Schutzprogramm und auch dann nur bis zu einem gewissen Grad eindämmen. Eine entscheidende Rolle spielen darüber hinaus Vitamin A, Zink, Cystein, Pyridoxin (Vitamin B6) oder pflanzliche Polyphenole (z. B. in Grüntee, Granatapfel u. a.).

Die Unterstützung der Schutzsysteme wird mit jedem Lebensjahr wichtiger

Oxidativer Stress und dadurch verursachte Alterungsprozesse sind ein Problem der gesamten Lebensspanne – wie wir gesehen haben, sogar schon vor der Geburt. Da aber diese Vorgänge ihrerseits oxidativen Stress verstärken, kumulieren die Probleme mit zunehmendem Alter. Entsprechend lässt sich bei allen höheren Lebewesen inklusive des Menschen im Alter ein Anstieg oxidativer Veränderungen feststellen. Dazu zählen veränderte Fette, Kohlenhydrate und Proteine, DNA-Schäden sowie verschiedener „zellulärer Müll" wie beispielsweise Lipofuscin (s. o.). Besonders für den Bereich der energieliefernden Mitochondrien lässt sich gut nachweisen, dass Schäden umso drastischer ausfallen, je älter wir werden. Oxidativer Stress raubt uns also besonders im Alter wichtige (Lebens-) Energie.

Radikalbildung und chronische Müdigkeit

Ständige Müdigkeit zählt zwar nicht zu den ernsten Krankheiten, bedeutet aber für die Betroffenen eine erhebliche Einschränkung der Lebensqualität. Neuere Studien deuten nun darauf hin, dass oxidativer Stress beim chronischen Müdigkeitssyndrom eine wesentliche Rolle spielt. Verschiedene Antioxidantien wurden bisher auf ihre Wirksamkeit bei chronisch müden Patienten getestet.

Zu den wirkungsvollsten Antioxidantien hinsichtlich des Allgemeinbefindens, der Vigilität und Aufmerksamkeit zählen:

- Glutathion
- N-Acetyl-Cystein (bzw. L-Cystein)
- Ginkgo
- Alpha-Liponsäure
- Proanthocyanidine (v. a. Pycnogenol® oder Traubenextrakte)

Diese neuen Befunde reduzieren indessen nicht den Stellenwert der Ernährung bei der Vorbeugung und Therapie chronischer Müdigkeit. Im Gegenteil: Ernährungsfehler wie Nahrung, die reich an Zucker oder ungünstigen Fetten ist, erhöhen den oxidativen Stress im Gesamtorganismus. Gleichzeitig werden dabei fast immer zu wenig Antioxidantien zugeführt. Bei häufiger Müdigkeit ist es deshalb sinnvoll, neben einer Ernährungsumstellung eine gezielte Substitution mit den genannten Schutzstoffen zu versuchen.
Eine umfassende ärztliche Untersuchung sollte andere Ursachen zuvor kontrollieren wie beispielsweise Schilddrüsenunterfunktion, Depressionen, Eisen- und B_{12}-Mangel, Testosteronmangel, Schlafstörungen, Infektionen.

Parallel zu den lokalen Schäden steigt im Alter die Häufigkeit von Krankheiten, die mit oxidativem Stress unmittelbar in Verbindung stehen. Beispiele sind Arteriosklerose, Krebs, Alzheimer, Parkinson oder Diabetes.

Diabetes. Bei Altersdiabetes ist oxidativer Stress nicht nur an der Entstehung beteiligt. Diabetiker sind auch in mehrfacher Hinsicht erhöhter Radikalbildung ausgesetzt, was die Alterung des Stoffwechsels und der Gefäße immer weiter verschlimmert. Am ernährungswissenschaftlichen Forschungsinstitut in Beltsville (USA) haben Wissenschaftler 2001 gezeigt, wie stark schon geringe Veränderungen der körpereigenen Radikalabwehr die Situation verbessern. In einer Studie gab man Diabetikern Zink (30 mg) und Chrom (400 micrg) als tägliche Nahrungsergänzung. Obwohl beide Spurenelemente nicht zu den klassischen Antioxidantien zählen und nur indirekt die körpereigene Radikalabwehr unterstützen, verminderte sich der oxidative Stress der Diabetiker dauerhaft um 14 bis 18 Prozent. Chrom kann darüber hinaus den Zuckerstoffwechsel optimieren und den Blutzucker reduzieren.

Cholesterin. Für das Altern mitverantwortlich, in jedem Fall aber ein Beteiligter bei Gefäßalterung und Alterskrankheiten wie Arteriosklerose, Schlaganfälle und Herzerkrankungen ist das als „schlechtes Cholesterin" bekannte LDL. Nicht, wie man früher geglaubt hat, Cholesterin generell, sondern nur bestimmte Untergruppen erhöhen das Krankheits- und Alterungsrisiko. HDL-Cholesterin verringert sogar das Krankheitsrisiko. Hohe Blutwerte sind also wünschenswert. Den HDL-Spiegel ansteigen lassen körperliche Aktivität, Omega-3-Fettsäuren, Alkohol, Ölsäure, Haferkleie und besonders die hoch dosierte Zufuhr von Nikotinsäure (eine bestimmte Form von Vitamin B3). Durch oxidativen Stress und Radikale verändertes LDL hingegen wird zur Initialzündung für eine Reihe von Alternsprozessen im Bereich der Gefäße. Leider ist gerade LDL äußerst empfindlich gegenüber oxidativem Stress. Die im Blut kreisenden Cholesterinteilchen versuchen sich, so gut es geht, zu schützen, indem sie hohe Konzentrationen von Tocopherolen, Tocotrienolen und Coenzym Q10 einlagern (s. Kap. II.10).

Obwohl sich innerhalb des LDL-Cholesterins der Gehalt an Antioxidantien im Alter nur geringfügig verändert, verstärken sich die oxidativen Schäden aufgrund von Wechselwirkungen erheblich, schon bevor wir 50 geworden sind.

Besonders antioxidativ wirken im Blut Vitamin E (hier aber vor allem das Gamma-Tocopherol!) und Coenzym Q10, also genau die Schutzstoffe, die natürlicherweise das Cholesterin vor zerstörerischen Angriffen schützen. Allerdings müssen die Dosierungen ausreichend hoch sein. So konnte beispielsweise eine finnische Studie Ende der 90er-Jahre zeigen, dass die Einnahme von täglich 100 mg Q10 zu einer deutlichen Zunahme der Abfangleistung von LDL gegenüber den extrem gefährlichen Peroxyl-Radikalen führt.

„Wenn man alt ist, muss man mehr tun, als da man jung war."
JOHANN WOLFGANG VON GOETHE [deutscher Dichter und
Naturwissenschaftler, 1749–1832]

Altersflecken – eine harmlose Erscheinung?

Manchmal lassen sich die Folgen schädlicher oxidativer Prozesse direkt beobachten. Zerstörte Proteine können in Verbindung mit oxidierten Fetten dunkle Pigmente bilden. Eines davon ist Lipofuscin, eine Art zellulärer Müll. Lipofuscin bildet sich in vielen Organen. Besonders stark entstehen entsprechende Ablagerungen in den dopaminergen Nervenzellen im Gehirn. Ein zunehmender Ausfall solcher Gehirnzellen ist zum Beispiel die Ursache für die Parkinson-Erkrankung.

Weniger dramatisch, aber umso sichtbarer sind lipofuscinhaltige Ablagerungen der Haut. Sie sind als Altersflecken gefürchtet, allerdings eher aus kosmetischen Gründen als aus gesundheitlicher Sorge. Diese Einschätzung stimmt nicht ganz.

Zunächst ist das Erscheinen von Altersflecken tatsächlich eine Frage der Veranlagung, ganz ähnlich wie graue Haare. Manche sind mehr davon betroffen und andere weniger. Wer vermehrt Altersflecken hat, muss also nicht in gleichem Maße insgesamt mehr gealtert sein. Vergleichsstudien belegen das. Soweit die gute Nachricht.

Auf der anderen Seite sind Lipofuscinablagerungen kein zufälliger Begleiter des Alters, sondern unmittelbarer Ausdruck von bereits eingetretenen zerstörerischen Altersprozessen. In vielen Organen hat das auch direkte negative Konsequenzen. Ernsthaft gefürchtet war zu allen Zeiten die plötzliche Zunahme der Hautflecken („Friedhofsflecken"). Aus gutem Grund: Kurz vor dem Tod vor allem sehr alter Menschen kommt es häufig zu einem schnellen Zusammenbrechen der Radikalabwehr. Eine der Folgen ist eine plötzliche Zunahme der Altersflecken der Haut.

Doch wie gesagt: Das normale Auftreten von Altersflecken im Gesicht und auf dem Handrücken ist kein Grund zu akuter Sorge. Statt jedoch der Sache von außen mit abdeckenden Kosmetika auf den Leib zu rücken, sollte man lieber versuchen, das Problem von der Wurzel zu bekämpfen und die antioxidativen Systeme im Körper unterstützen. Gegen akute oxidative Prozesse, die zu starken Lipofuscinablagerungen führen, zeigten folgende Stoffe einen vorbeugenden Effekt:

- Vitamin A (10 000 bis 50 000 IE; bei Schwangeren nicht über 10 000 IE!)

- Zink (20 bis 50 mg)

- Thiamin / Vitamin B1 (10 bis 100 mg)

- Pantothensäure / Vitamin B5 (200 bis 1000 mg)

- Vitamin E (200 bis 400 mg; gesamtes Spektrum der Tocopherole und Tocotrienole)

- Hydergin® (Der in Hydergin enthaltene Wirkstoff ist ein sehr potentes Antioxidans, das der Lipofuscinbildung stark entgegenwirken kann. Die klassische Indikation einer Hydergin-Behandlung sind Hirnleistungs- und Durchblutungsstörungen. Leider sind interessante Forschungsansätze zu solchen und ähnlichen Einsatzgebieten von Hydergin® inzwischen erschwert, weil der abgelaufene Patentschutz groß angelegte und werbewirksame Studien aus Rentabilitätsgründen unmöglich macht.)

Lipofuscinablagerungen beseitigen!

In einigen Fällen führte die regelmäßige Einnahme der Wirkstoffe Centrophenoxin (s. u.) und Deanol nach einigen Monaten zum Verschwinden von Lipofuscinablagerungen und Altersflecken. Dosierungen bei Deanol lagen bei täglich 100 bis 300 mg. Deanol kommt natürlicherweise in einigen Nahrungsmitteln vor, insbesondere Sardellen. Die klassische Anwendung von Deanol als Medikament ist die Förderung der Denk- und Merkleistung sowie der Wortflüssigkeit bei Hirnleistungs- und Konzentrationsstörungen.

Warum oxidativer Stress im Lebensverlauf immer größer wird

Dass sich im Alter immer mehr Zellschäden anhäufen, hat viele Ursachen. Zwei Faktoren stehen jedenfalls im Mittelpunkt:

Die Zellen des Menschen sind im Alter mehr Radikalen ausgesetzt.

Der Organismus kann die zunehmenden oxidativen Belastungen nicht aus eigener Kraft ausgleichen.

Centrophenoxin zur Alternsprophylaxe

Innerhalb von Körperzellen entstehen im Altersverlauf bestimmte unerwünschte Querverbindungen an Membranen, die zu Funktionseinbußen führen. In der Fachsprache nennt man sie Cross-linkings. Verursacht werden sie vor allem durch die hochaggressiven Hydroxyl-Radikale. Die Substanz Centrophenoxin greift in diesen Mechanismus ein und kann bis zu einem gewissen Grad vor unerwünschten Cross-linkings schützen. Der intrazelluläre Stoffwechsel bleibt länger intakt.

Centrophenoxin wird weltweit als Medikament für die Behandlung von altersbedingten Hirnleistungsstörungen eingesetzt (Handelsnamen sind Helfergin®, Cerutil®, Lucidril® oder Mecloxate®; in Deutschland wurde der Vertrieb nach der letzten Gesundheitsreform vonseiten der Hersteller mangels Wirtschaftlichkeit eingestellt). Obwohl Centrophenoxin bei mehrmonatiger Anwendung Ablagerungen des Alterspigments Lipofuscin rückgängig machen kann, ist der therapeutische Erfolg bei bereits fortgeschrittenen Demenzformen gering. Anders ist die Situation bei rechtzeitiger Anwendung. Die frühzeitige Gabe von Centrophenoxin verhinderte in einigen Untersuchungen den Rückgang der kognitiven und körperlichen Leistungsfähigkeit im Alter. Bei Nagetieren führte die Daueranwendung zu einer Verlängerung der durchschnittlichen Lebensspanne.

Folgende Schutzmechanismen funktionieren im Alter weniger effektiv:

– **Glutathion**. In den meisten Organen fällt der Spiegel dieses Schutzstoffs im Laufe des Lebens um bis zu 30 Prozent ab – wahrscheinlich Folge der erhöhten zellulären Belastung durch Radikale. Bei speziellen Alterserscheinungen wie zum Beispiel dem

Katarakt (= Grauer Star) finden sich die deutlichsten Defizite. Weitere Folgen erniedrigter Glutathion-Spiegel im Alter sind kognitive Störungen und Schädigung der roten Blutkörperchen. Auch das von Selen abhängige Glutathion-Peroxidase-System arbeitet nicht mehr so gut wie in der Jugend.

– **Reparaturfähigkeit.** Die Fähigkeit zur Schadensreparatur nimmt mit zunehmendem Alter ab. Zeichen sind vermehrt inaktive Abbauenzyme und ein deutlich erhöhter Anteil oxidierten Proteins in den Zellen. Die Vermeidung von oxidativem Stress und die zusätzliche Verstärkung der Schutzschilde durch zusätzliche Einnahme von Antioxidantien werden also spätestens ab einem mittleren Lebensalter immer wichtiger.

Warum ein optimaler Schutz zu teuer wäre

Wer sich bis hierher durch die Welt der Radikale gekämpft hat, kennt zumindest im Ansatz die wichtigsten biologischen und biochemischen Abläufe und ihre Bedeutung für Gesundheit und Alterung. Lassen Sie uns aber noch einmal zu einer grundsätzlichen Frage zurückkehren: Warum sind wir nicht einfach schon von Natur aus mit optimalen Abwehrmechanismen und noch mehr Antioxidantien ausgestattet? Dass das biologisch möglich ist, sieht man zum Beispiel bei Vögeln. Sie besitzen die gleichen Radikalfänger wie der Mensch. Doch Spiegel und Aktivität dieser Schutzstoffe sind bei ihnen ungleich höher. Dank ihrer verstärkten Radikalabwehr altern Vögel im Vergleich zum Menschen und anderen Säugern deutlich langsamer und sind bis ins höchste Alter leistungsfähig. Es gibt mindestens drei Gründe, warum die Natur uns den Gefallen einer noch aufwendigeren Radikalabwehr nicht getan hat:

1. Aufwand/Nutzen: Wie schon im ersten Teil des Buches besprochen, bedeutet jeder Stoffwechselvorgang zusätzlichen Aufwand für den Organismus. Und das geht immer von den Ressourcen ab, die eine Gattung in ihr wichtigstes Ziel investieren kann, nämlich in die Fortpflanzung. Solange eine Art so ausgestattet ist, dass die Gesundheit vor allem bis zur Fortpflanzung erhalten bleibt, ist das wichtigste Ziel erfüllt. „Unnötige" Ausstattungen bergen für eine Gattung die Gefahr, zugunsten ökonomischer haushaltender Konkurrenten aussortiert zu werden beziehungsweise auszusterben. Arten, die wie Vögel oder Fledermäuse einen besonders wirksamen Radikalschutz haben, konnten nur überleben, weil sie eine ökologische Nische besetzen: die Luft. Der Vorteil des Fliegens war größer als der (Kosten-) Nachteil aufwendiger Abwehrmechanismen gegen Radikale und das Altern.

Unser antioxidatives System ist also im Sinn der Evolution ausreichend ausgelegt. Im Sinn der Evolution meint hier: Es ist gerade so effektiv, uns zumindest bis zum mittleren Erwachsenenalter einigermaßen gesund und fortpflanzungsfähig zu erhalten. Dass wir gerne einen besseren Schutz für uns als Individuum hätten, einen Schutz, der uns bis ins Alter leistungsfähig erhält und wenn möglich nebenbei Rauchen, Alkohol, Süßigkeiten und diverse Festtagsessen ungestraft erlaubt, ist eine ganz andere Geschichte. Für die Natur sind das keine besonders überzeugenden Argumente. Deshalb kann uns nur einer vor Radikalen und dem Altern schützen: wir selbst.

2. Alter und Anpassungsfähigkeit: Zu einem ökonomischen Umgang mit Ressourcen gehört auch eine variable Anpassung – so wie unser Immunsystem nicht ständig alle Abwehrfunktionen auf höchstem Niveau hält, sondern seine Anstrengungen erst bei entsprechender Bedrohung erhöht. Bei der Radikalabwehr verhält es sich ähnlich. Vergleichsuntersuchungen verschiedener Stadt- und Landbezirke in den USA ergaben, dass in Gegenden mit einer höheren Umweltbelastung durch Prooxidantien und krebsfördernden Stoffen die Radikalabwehr der Menschen nach oben reguliert war. Entsprechend lag die Krankheitshäufigkeit selbst in den stärker belasteten Gebieten nur wenig höher. Zu ähnlichen Ergebnissen kamen auch verschiedene Laboruntersuchungen zum Beispiel mit unterschiedlichem Sauerstoffdruck.

Die Anpassungsfähigkeit gegenüber schädlicher Oxidation ist allerdings begrenzt. Zum einen braucht sie Zeit: Während erste Regulationen im Minutenbereich ablaufen, benötigt eine umfassende und abgestimmte Anpassung Wochen und Monate. Die heutige Mobilität der Menschen und die Vielfalt der Umwelteinflüsse im Zusammenspiel mit wechselnden und ungewohnten Belastungen überfordern deshalb häufig die dynamischen Fähigkeiten des Organismus. Das gilt übrigens auch für falsch betriebenen Gesundheitssport (s. Kap. II.11). Zum anderen nimmt die Anpassungsfähigkeit des Körpers mit zunehmendem Alter ab. Das gilt sowohl für die Schnelligkeit als auch das Ausmaß der Anpassung. Umso wichtiger wird deshalb eine gezielte Prophylaxe beziehungsweise die Substitution mit Antioxidantien.

3. Ernährung: Weil einige lebenswichtige Radikalfänger über die Nahrung aufgenommen werden müssen, können die generelle Radikalabwehr und jede Anpassung immer nur so gut funktionieren, wie Antioxidantien von außen zugeführt werden. In den vergangenen Jahren erkennt man auch immer stärker die Bedeutung pflanzlicher Polyphenole und anderer antioxidativ wirkender Verbindungen, wie sie in grünem Tee, roten Weintrauben und anderen Pflanzen enthalten sind. Die durchschnittliche Ernährung bietet allenfalls eine zufriedenstellende Grundausstattung, im Hinblick auf die degenerative Entwicklung im Lebenslauf aber niemals eine optimale Versorgung mit antioxidativen Schutzstoffen.

Die Liste der Risikofaktoren muss neu geschrieben werden

Wenn es um die Vermeidung von Gefäßerkrankungen, Krebs oder vorzeitiger Alterung geht, denken viele ausschließlich an die altbekannten Risikofaktoren wie Rauchen, Fett, hoher Cholesterinspiegel oder Übergewicht. Diese Hierarchie muss heute wohl korrigiert werden. Das jedenfalls zeigen biochemische und epidemiologische Daten der vergangenen Jahre.

Zellbiologen betonen schon lange die elementare Bedeutung von Antioxidantien für unsere Gesundheit und den Alternsprozess. Bisherige Vorstellungen, Vitamine und andere Antioxidantien hätten nur bei sichtbarer Mangelkrankheit einen gesundheitlichen Nutzen, sind ein nur schwer ausrottbares Relikt aus der Frühzeit der Vitaminentdeckungen. In vielen medizinischen Lehrbüchern sind sie leider noch verbreitet.

Seit Beginn der 90er-Jahre kann die Wissenschaft auch auf Studien an großen Bevölkerungsschichten zurückgreifen, so etwa auf das MONICA-Projekt der Weltgesundheitsorganisation (WHO): Für die koronare Herzkrankheit bestätigte sich der Zusammenhang zwischen Vitamin-E-Spiegel und Sterblichkeit. Je höher der Vitamin-E-Status, desto besser waren der gesundheitliche Schutz und die Überlebensrate. Andere epidemiologische Studien an mehreren zehntausend Personen haben im Lauf des vergangenen Jahrzehnts gezeigt, dass generell der Plasmaspiegel der wichtigsten Antioxidantien negativ mit dem Risiko von Herz-Kreislauf-Krankheiten korreliert. Je mehr Antioxidantien im Körper sind, desto geringer das Krankheitsrisiko. Mehr noch: In der Mehrzahl der Studien entschied die Menge der separat oder mit der Nahrung aufgenommenen Antioxidantien stärker über Gesundheit und Krankheit als die klassischen Risikofaktoren. Ähnliche Zusammenhänge wurden auch bei der Krebsentstehung gefunden.

Heißt das nun, dass man sich getrost ungesund verhalten kann, solange man Antioxidantien und andere Vitalstoffe gezielt zuführt? Natürlich nicht! Extreme Gesundheitsrisiken wie zuckerreiche Überernährung oder Bewegungsmangel können durch keine noch so umfassende Einnahme von Schutzstoffen kompensiert werden. Fakt ist allerdings auch, dass beispielsweise mäßige Raucher mit *hohem* Spiegel an Antioxidantien ein geringeres Gesundheitsrisiko aufweisen als Nichtraucher mit *geringem* antioxidativem Schutz.

Bin ich optimal versorgt?

Eine berechtigte und sehr wichtigen Frage, denn woher soll man wissen, ob der eigene Körper wirklich gut mit Antioxidantien ausgestattet ist? Dazu zunächst wieder eine schlechte Nachricht:

Solange der individuelle antioxidative Status noch immer nicht wie Cholesterin- und Blutdruckmessung routinemäßig bestimmt wird, gibt es für den Einzelnen keine eindeutige Klarheit. Daten breiter Bevölkerungsschichten allein zum Vitamin E zeigen allerdings, dass die Mehrheit von uns kaum damit rechnen kann, einen optimalen antioxidativen Schutzschild zu haben. Nach einer neueren Studie an 44 000 US-Bürgern (NHANES III) liegt die durchschnittliche Vitamin-E-Versorgung sogar unterhalb der behördlich festgesetzten Mindestmarke von 15 mg/Tag. Inzwischen geht man in den USA davon aus, dass allein die unzureichende Zufuhr dieses Antioxidans eine mitentscheidende Ursache für die bei den Amerikanern erhöhten Herz-Kreislauf-Risiken darstellt.

In Deutschland ist die Situation kaum besser. Nach den Ergebnissen der Mitte der 90er-Jahre durchgeführten VERA-Studie und weiteren Vergleichsdaten wäre zur Reduktion allein der akutesten Herz-Kreislauf-Risiken die doppelte Menge an Vitamin E nötig, als in der Nahrung enthalten ist. Eine wirklich optimale Zufuhr zur umfassenden Eindämmung schädlicher Lipidperoxidation liegt um ein Mehrfaches höher.

Nicht erst seit der VERA-Studie mehrten sich schon vor Jahren die Stimmen, die Grenzwerte für Vitamin E anzuheben. Es wurden auch entsprechende Anstrengungen unternommen. Das Problem: Weil es keine extrem Vitamin-E-haltigen Nahrungsmittel gibt, ließ sich die anvisierte Aufnahme in der Praxis nicht erreichen. Schlimmer noch: Weil Gesundheits- und Ernährungsbehörden offizielle Empfehlungen für zusätzliche Vitaminsubstitutionen vermeiden wollten, sind in der jüngsten Vergangenheit Salatöle als ausreichende Vitaminquellen propagiert worden. Ein Trugschluss, denn der Konsum von Ölen oder Margarinen mit hohem Anteil mehrfach ungesättigter und somit leicht oxidierbarer Fettsäuren kann die Nettobilanz an verfügbarem Vitamin E noch weiter verschlechtern. Durch zu heiße Pressung, unsachgemäße Abfüllung oder die Verwendung als Bratöl nimmt der Konsument sogar oxidierte und bereits aggressive Lipide zu sich.

Bei Vitamin E sind optimale Schutzwerte ohne zusätzliche Substitution nicht zu erzielen. Auch die Selenversorgung ist in Deutschland weit von optimalen Werten entfernt und beträgt meist deutlich weniger als 50 g pro Tag. Die Aufnahme des wichtigsten wasserlöslichen Antioxidans, der Ascorbinsäure (Vitamin C), ist zwar durchschnittlich so hoch, dass sie die Mindestempfehlungen zur Vermeidung von akuten Mangelkrankheiten erreicht (75 bis 100 mg). Von einem optimalen Schutz, der auch oxidative Stresssituationen ohne ein Einbrechen der antioxidativen Abwehr übersteht, kann man beim Menschen – übrigens wie auch bei Primaten – aber erst in Größenordnungen von täglich mindestens 400 mg ausgehen.

Andere Antioxidantien lassen sich dagegen durch gezielte Nahrungsauswahl auch in durchaus hochwirksamer Dosierung zuführen. Voraussetzung ist allerdings eine Ernährung mit hohem Anteil an frischem Obst und Gemüse. Im Zweifelsfall oder bei speziellen Substanzen können Ergänzungspräparate die antioxidative Abwehr optimieren. Eine erhöhte Substitution kann auch sinnvoll sein, wenn ungewöhnliche Belastungen auf den Organismus wirken. Und davon gibt es nicht wenige.

Der Mythos Olivenöl besteht zu recht

Die gerade genannten Zusammenhänge erklären auch die erstaunliche Karriere von Olivenöl. Weil es vergleichsweise geringe Mengen an zwar gesunden, aber auch empfindlichen mehrfach ungesättigte Fettsäuren enthält, ist seine Nettobilanz für Vitamin E positiv. Das heißt, obwohl nur wenig Vitamin E vorhanden ist, liefert Olivenöl zumindest mehr Tocopherole als es für seine Verstoffwechslung benötigt. Eine gute Vitamin-E-Quelle ist es zwar nicht – immerhin aber kein Vitaminräuber. Olivenöl war außerdem das erste Nahrungsöl, bei dem eine schonende kalte Extraktion schon früh Verbreitung fand (wenn auch zunächst aus Geschmacksgründen). Zusätzlich haben einige der im Öl vorkommenden Begleitstoffe herausragende antioxidative und präventive Eigenschaften.

Dass Olivenöl typischerweise naturbelassen verwendet wird, hat auch leider zu einigen Fehlbeurteilungen geführt. Nicht wenige der Vergleichsstudien mit anderen Ölen verglichen nämlich die Gesundheitseffekte von naturbelassenem Olivenöl mit dem Konsum von Ölsorten, die raffiniert und damit wichtiger Begleitstoffe beraubt, wenn nicht gar bereits oxidiert waren. Ein mehr als ungleiches Duell also, bei dem der Sieger im Grunde schon von vornherein feststehen musste. Olivenöl ist somit keineswegs das „gesündeste" Öl, wie häufig behauptet. Vielmehr stellt es einen für den Alltagsgebrauch günstigen Kompromiss dar. Aufgrund seines geringen Anteils von mehrfach ungesättigten Fettsäuren ist es auch ohne Kühlung relativ stabil und wird beim Erhitzen nicht so schnell oxidiert und damit aggressiv.

Fast gänzlich fehlt beim Olivenöl die hochempfindliche, aber sehr stoffwechselaktive und essenzielle Alpha-Linolensäure, wie sie vor allem aber in Leinöl und Hanföl vorhanden ist.

Alltagssituationen, die unsere antioxidative Abwehr überfordern

Eine ganze Reihe von Stoffen aus der Umwelt verstärken die Radikalbildung. Biochemiker nennen sie Promotoren. In der heutigen Ernährung sind sie leider überall zu finden. Die Aufnahme gefährlicher Promotoren wie zum Beispiel oxidierte und veränderte Fette oder Umweltgifte war in der Entwicklungsgeschichte des Menschen noch nie so hoch wie gegenwärtig. Unser antioxidatives System ist für diese Belastungen nicht angelegt und somit nicht optimal ausgerüstet.

Auch Rauchen oder regelmäßiger Alkoholkonsum führen unweigerlich zu einer Überforderung spezifischer Bereiche des antioxidativen Systems. Zutage tritt die Überbelastung dann entweder an der schwächsten Stelle des Systems, etwa weil von einem gerade dafür zuständigen Antioxidans zu wenig zur Verfügung steht oder eben bei dem am stärksten belasteten Organ. Bei Rauchern ist das naturgemäß die Lunge, bei Alkoholkonsum die Leber. Untersucht man die entsprechenden Organe von Rauchern oder Alkoholkonsumenten, lässt sich fast immer ein lokales relatives Defizit an Antioxidantien feststellen.

Das Problem der Schwachpunkte erklärt auch, warum wir durch die zusätzliche Zufuhr von einzelnen Antioxidantien spezifische Krankheitserscheinungen verhindern können, nicht jedoch die degenerativen Alterungsprozesse in ihrer Gesamtheit. Jeder Körper- und sogar jeder einzelne Zellbereich benötigt andere Schutzstoffe. Je komplexer und vielschichtiger die Unterstützung unserer Abwehrmechanismen, desto größer auch die Chance, das Fortschreiten schädlicher Alternsvorgänge insgesamt zu bremsen.

Alkohol und Altern

Alkohol ist eine der ältesten Drogen der Menschheit, und interessanterweise war über alle Kulturen hinweg eines schon immer klar: Die erwünschten psychischen Effekte von Alkohol werden bei höherem Konsum mit negativen Auswirkungen auf Körper und Gesundheit erkauft, gerade auch was das Altern betrifft. Schon unter Griechen und Römern gab es den Spruch: „Alkohol macht aus jungen Männern Alte." Und das bezog sich nicht nur auf die sexuelle Manneskraft. Ebenso einig waren sich die meisten Menschen jedoch darin, die Risiken Risiken sein zu lassen und nichtsdestotrotz den Alkohol zu genießen.

Doch die Alkoholgemeinde erhielt vor einigen Jahren unerwartete Unterstützung, als einige Untersuchungen für mäßige Rotweintrinker weniger Alterskrankheiten als bei Abstinenzlern ergaben. Der Jubel war groß. Schon konnte man allenthalben lesen, Rotwein sei geradezu ein Jungbrunnen. Also: Lasst uns trinken für das Jungbleiben?

Wir sollten durch Halbwissen nicht von einem Extrem ins andere verfallen. Alkoholgenuss und Jungbleiben lassen sich aber in der Tat einigermaßen vereinbaren, vorausgesetzt, man kennt die richtigen Fakten. Hier sind sie:

Der Hauptgrund für die potenziellen Gesundheitswirkungen von Rotwein liegt im Gehalt bestimmter antioxidativ wirkender Stoffe vom Typ der Proanthocyanidine und Resveratrol liegt, beispielsweise auch in Brombeeren enthalten. Mit diesem roten Farbstoff der Trauben nimmt der Weintrinker einen sehr effektiven Radikalfänger zu sich. Möglicherweise ist dieser Schutzeffekt für den Körper größer als die negativen Auswirkungen des mit dem Wein zugeführten Alkohols. Wenn Rotwein aber generell einen Nettogewinn für die Gesundheit brächte, müssten Menschen, die extrem viel Rotwein trinken, jünger und gesünder sein als die, die wenig trinken. Wie alle Studien zeigen, ist dem aber nicht so. Warum?

Manche versuchten, den Widerspruch damit zu erklären, dass Antioxidantien eben nur bis zu einer bestimmten Menge für den Menschen nützlich seien. Diese Begründung entsprang wieder der alten Vorstellung, nach der Vitamine und ähnliche Schutzstoffe nur bis zur Vermeidung von Mangelkrankheiten wirkungsvoll sind; und wie bei den Vitaminen ist diese Argumentation auch diesmal falsch. Denn in Labortests steigern Anthocyanidine ihre Schutzwirkung im Körper mit zunehmender Dosierung, zumindest aber bis zu einer Menge, die mehreren Litern Rotwein pro Tag entspräche. Vieltrinker mit solchen Konsummengen jedoch zeigen nicht weniger, sondern extrem verstärkte oxidative Schädigungen und beschleunigte Alterung.

Die Zusammenhänge sind komplexer. Das Hauptproblem beim Trinken liegt nicht beim Alkohol selbst, sondern bei einem Zwischenprodukt seiner Verstoffwechslung. Im Organismus entsteht bei jedem Menschen ständig ein natürlicher Anteil an Alkohol. Der Körper betreibt deshalb ganz routinemäßig ein Enzymsystem, das Alkohol zunächst in eine Verbindung namens Acetaldehyd umwandelt. Ein anderes Enzym baut Acetaldehyd möglichst schnell weiter ab. Ein schneller Abbau ist auch notwendig, denn Acetaldehyd ist eine aggressive Verbindung, die nicht nur in der Leber, sondern im gesamten Körper starken oxidativen Stress auslöst. Besonders empfindlich auf Acetaldehyd reagieren die Verbindungen zwischen den Nervenzellen im Gehirn.

Größere Alkoholmengen führen – neben der sehr hohen Energiezufuhr – zu einer fortdauernden Belastung mit Acetaldehyd, das bei nährstoffarmer Ernährung (vor allem wenig Thiamin) zusätzlich überproportional ansteigt. Zur unmittelbar zellgiftigen Wirkung von Acetaldehyd kommt eine extreme Bildung von Superoxid-Radikalen. Den daraus entstehenden oxidativen Stress kann man übrigens bereits nach wenigen Stunden in Form eines Katers spüren.

Wie hoch die Belastung mit Acetaldehyd nach einer bestimmten Menge getrunkenen Alkohols tatsächlich ausfällt, kann je nach Abstammung und individueller Veranlagung sehr unterschiedlich sein. Bei Menschen orientalischer Abstammung ist das Enzymsystem, das Acetaldehyd abbaut, genetisch bedingt weniger leistungsfähig. Asiaten zeigen deshalb eine erhöhte Empfindlichkeit gegenüber den Nebenwirkungen von Alkohol, und auch körperliche Schäden entwickeln sich bei ihnen schneller. Das erklärt auch, warum manche Menschen trotz regelmäßigen Alkoholkonsums relativ lange gesund bleiben, während andere schon früh starke Schädigungen aufweisen. Langfristig führt die alkoholbedingte Radikalbildung zu einer ganzen Reihe von Alterungsprozessen, von denen die sichtbaren noch die harmlosesten sind wie zum Beispiel im Bereich des Hautkollagens. Dort häufen sich unter anderem fehlerhafte Kollagenverknüpfungen an, was sich ja bekanntermaßen im Erscheinungsbild von Vieltrinkern untrüglich bemerkbar macht: Die Haut wird deutlich ungleichmäßiger, weniger elastisch und faltiger.

„Es ist eine Forderung der Natur, dass der Mensch mitunter betäubt werden muss, ohne zu schlafen; daher der Genuss in Tabak rauchen, Branntwein trinken, Opiaten."
JOHANN WOLFGANG VON GOETHE [deutscher Dichter und
Naturwissenschaftler, 1749–1832]

Besonders gefährlich: Alkohol plus Rauchen

Was das Altern und die Gesundheit betrifft, liegt die Hauptgefahr beim Alkoholkonsum also in der verstärkten Radikalbildung, ähnlich wie beim Rauchen. Auch im Zigarettenrauch ist übrigens Acetaldehyd enthalten und für viele der schädlichen Wirkungen verantwortlich. Das macht auch verständlich, warum die Kombination von Alkohol und Rauchen das Altern besonders stark beschleunigt – und zwar mehr, als es von der reinen Addition zu erwarten wäre. Nach Alkoholkonsum sinkt darüber hinaus der Spiegel von Glutathion, das ja für die Beseitigung von Radikalen außerordentlich wichtig ist. Neben der Leber bringt Alkohol auch die Lunge um das schützende Glutathion. Eine fatale Situation, wenn jetzt noch der im Rauch enthaltene Teer und seine Begleitgase die Lunge mit Radikalen, Lipidperoxidationen und DNA-schädigenden Substanzen überschwemmen.

(Anmerkung: Nikotin ist übrigens an keiner dieser negativen Reaktionen beteiligt und es ist eine tragische Ironie, dass Menschen wegen des Nikotins rauchen, letztlich aber an den Begleitstoffen erkranken oder sterben. Keine Lösung sind deshalb Light-Zigaretten. Hier ist das Verhältnis von Nikotin zu Kondensat noch ungünstiger, da sich produktionsbedingt der Nikotingehalt überproportional zum Kondensat reduziert. Gesundheitlich zumindest weniger problematisch wäre es, kondensatreduzierte Zigaretten mit Nikotin anzureichern, was aber an den gesetzlichen Bestimmungen scheitert. Ein interessanter neuer Ansatz sind die sogenannten e-Dampfgeräte.)

So lassen sich Alkoholschäden reduzieren

Maß halten! Wie gesagt: Der menschliche Organismus kann geringe Alkoholmengen ohne größere Radikalbildung und damit relativ gefahrlos verstoffwechseln. Werden wie beim Rotwein noch zusätzliche Antioxidantien zugeführt, bleibt unter Umständen ein positiver Nettoeffekt für den Gesamtorganismus. (Anmerkung: Was „geringe Mengen" sind, lässt sich seriös nicht festlegen, da die individuellen Unterschiede sehr groß sind. Beispielsweise sind bei Frauen mehr als zwei viertel Liter Rotwein pro Tag bereits mit schwerwiegenden Gesundheitsrisiken verbunden; s. Kap. II.5)

Antioxidativen Schutz optimieren! Wie viel Acetaldehyd aus der Alkoholmenge beispielsweise eines Partycocktails in unserem Körper entsteht, hängt von der Veranlagung ab und lässt sich nicht beeinflussen. Der oxidative Stress und die Schädigungen, die vom gebildeten Acetaldehyd ausgehen, sind allerdings erheblich beeinflussbar. Studien zeigen einen deutlichen Zusammenhang zwischen der Aufnahme bestimmter Schutzstoffe und alkoholbedingten Schäden:

- **Cystein und Vitamin C.** Die schwefelhaltige Aminosäure Cystein und Vitamin C blockieren die von Acetaldehyd ausgehende Form von Radikalen, unter anderem durch Unterstützung des körpereigenen Enzyms SOD und von Glutathion.

- **Thiamin.** Das auch als Vitamin B1 bezeichnete Thiamin ist der wichtigste Schutzfaktor gegen die direkte Zellschädigung durch Acetaldehyd vor allem im Gehirn. Eine prophylaktische Einnahme von Zink schützt vor der nach Alkoholkonsum erhöhten Lipidperoxidation in der Leber.

Wir reden übrigens nicht von „Peanuts". Wie extrem effektiv die Schutzwirkung einer gezielten Substitution sein kann, verdeutlicht eine richtungsweisende Studie von H. Sprince und Kollegen aus dem Jahre 1975:

In einem Experiment verabreichte man Ratten eine hohe Dosis Acetaldehyd. 90 Prozent der Tiere starben aufgrund der sofort einsetzenden Radikalbildung und der direkten

Giftwirkung. Eine Vergleichsgruppe erhielt parallel dazu die gleiche Menge Acetaldehyd, jedoch zusätzlich Cystein, Vitamin C und Thiamin. Von den Tieren dieser zweiten Gruppe starb nicht ein einziges.

Das alte Hausmittel gegen Kater, Orangensaft mit einem Ei, ist also durchaus sinnvoll. Es liefert mit 100 mg Vitamin C und 150 mg Cystein schon eine relativ wirksame Dosierung gegen die schädlichen Auswirkungen des Acetaldehyds. Wesentlich effektiver wäre es allerdings, nicht erst bis zum Kater zu warten, sondern Cystein (500 mg), Vitamin C (1000 mg) und vor allem Thiamin (100 mg) gleichzeitig mit dem Alkohol oder besser davor einzunehmen.

Aber Achtung: Alkoholmengen, die einen Kater nach sich ziehen, beschleunigen das Altern nicht nur über den entstehenden Acetaldehyd. Allein die gewaltige Energiezufuhr verursacht ja eine erhebliche Radikalbildung. Verzicht auf einen allzu tiefen Blick ins Glas ist in diesem Fall die effektivste Vorbeugung gegen beschleunigte Alterung, vor allem im Bereich der Leber, der Gefäße, des Gehirns und der Haut.

Gesundheitspolitik ad absurdum geführt: Alkohol und Behörden

Grundlagenforschung und Studien zeigen: Viele der schädlichen Wirkungen von Alkohol lassen sich durch natürliche Wirkstoffe vermeiden. Diese Tatsache führte in den vergangenen Jahrzehnten immer wieder zu Vorstößen aus der Wissenschaft, die Schutzwirkung der Öffentlichkeit bekannt und für die Alkoholkonsumenten nutzbar zu machen. Bereits 1975 schrieben Sprince und seine Kollegen voller Hoffnung in ihrer Acetaldehyd-Studie:

„Unsere Entdeckungen könnten den Weg zum möglichen Aufbau eines natürlichen Schutzes gegen die durch Acetaldehyd verursachte chronische Körperschädigung aufzeigen, die als Folge starken Konsums von Alkohol und starken Rauchens von Zigaretten entsteht."
RICHARD H. SPRINCE [über die von seinem Forschungsteam entdeckte Schutzwirkung von Thiamin, Cystein und Vitamin C gegen alkoholbedingte Schädigungen]

In der Realität passierte genau das Gegenteil. Schon Mitte des 20. Jahrhunderts hatte es in den USA ein beliebtes, mit Mikronährstoffen angereichertes Alkoholgetränk gegeben. Die Ernährungsbehörde verbannte das Produkt vom Markt. „Zum Schutze der Bevölkerung", wie es hieß. Das Produkt trüge zur „Verharmlosung" des Alkohols bei. Eine große amerikanische Destillerie stellte dann in den 80er-Jahren den Antrag, zumindest ihre hochprozentigen Produkte mit dem Acetaldehyd-Schutzstoff Thiamin (Vitamin B1) anreichern zu dürfen. Untersuchungen breiter Bevölkerungsschichten hatten kurz zuvor gezeigt, dass allein mit diesem Vitalstoff viele alkoholbedingte Langzeitschäden an zerebralen Nervenzellen und in der Leber vermieden werden können. Das Projekt scheiterte an gleich zwei Behörden:

Die nationale Destillervereinigung betrachtete den Vitaminzusatz als unerlaubte „Verunreinigung". Eine solche enge Sichtweise entspricht dem deutschen Reinheitsgebot beim Bier und würde hierzulande wahrscheinlich zu ähnlichen Reaktionen führen. Die alternative Möglichkeit für den Hersteller, nämlich den mit Thiamin angereicherten Alkohol als eigenständiges Produkt im Bereich der Gesundheitsförderung zu vermarkten, hätte eine Zulassung vonseiten der Ernährungs- und Arzneibehörde erfordert. Genussmittel haben bei Gesundheitsbehörden aber keine Chance auf Zulassung. So auch in diesem Fall. Der Hersteller durfte sein Produkt schließlich nicht verkaufen.

Das Ergebnis entbehrt nicht einer bedenklichen Ironie. Die Firma durfte unter den strengen Augen beider Behörden weiterhin mit hochprozentigen Getränken Millionenumsätze machen, vorausgesetzt, ihre Produkte enthielten keinerlei Schutzstoffe, welche die schädlichen Auswirkungen des Alkohols reduzieren könnten. Bis heute hat sich an dieser Situation nichts geändert.

„Die Wissenschaftler bemühen sich, das Unmögliche möglich zu machen.
Die Politiker bemühen sich oft, das Mögliche unmöglich zu machen."
Bertrand Russell [britischer Literaturnobelpreisträger, Philosoph und
Logiker, 1872–1970]

Die Risiken antioxidativer Therapie

Die bisher besprochenen antioxidativ wirkenden Substanzen übernehmen wichtige natürliche Schutzfunktionen im Organismus und haben in diesem Zusammenhang keine negativen Auswirkungen. Das bedeutet aber nicht, dass jedes Antioxidans in jeder Dosierung unproblematisch ist.

Bitte beachten Sie: Auch Antioxidantien – ob natürlichen oder synthetischen Ursprungs – sollten immer im Rahmen eines umfassenden individuellen Gesundheitsprogramms eingenommen werden. Ein solches Programm sollte grundsätzlich mit ärztlicher Unterstützung und unter Einbeziehung regelmäßiger Blutanalysen erfolgen.

Vitamin E. Von den verschiedenen Tocopherolen, die unter dem Sammelbegriff Vitamin E zusammengefasst werden, wurden bisher keine akuten toxikologischen Effekte beobachtet. Substitutionen im Bereich von 200 bis 800 IE (Internationale Einheiten) werden in der Regel problemlos vertragen. Selbst Dosierungen bis 3000 IE, wie sie als unterstützende Therapie etwa bei entzündlich rheumatischen Krankheiten eingesetzt werden, haben sich in Praxisstudien als gut verträglich erwiesen. Eine im Jahre 2005 veröffentlichte Metaanalyse, nach der bereits bei Substitution von 800 IE das Risiko von Gefäßkrankheiten erhöht wäre, ist aufgrund ihrer nachgewiesenermaßen fehlerhaften Datenanalyse und damit auch ihrer Aussage umstritten. Ein Aspekt im Hinblick auf ungünstige Nebenwirkungen könnte allerdings von Bedeutung sein: Die einseitig hoch dosierte Gabe von Alpha-Tocopherol ist physiologisch nicht die optimale Substitution. Die physiologische Forschung zeigt, dass hoch dosiertes Vitamin E nicht nur, wie bisher üblich, in Form von Alpha-Tocopherol zugeführt werden sollte, sondern mindestens mit Gamma-Tocopherol ergänzt. Letzteres besitzt eigene spezifische Wirkungen im Zellbereich. Präparate mit Gamma-Tocopherolen sind bisher nur über das Ausland zu beziehen. Einen hohen Gehalt an Gamma-Tocopherolen haben Sonnenblumenkerne (allerdings nicht das Sonnenblumenöl).

Karotine. Für die große Gruppe der Karotinoide existieren in der Regel keine toxischen Grenzwerte. Obwohl bestimmte Karotine im Körper zu Vitamin A umgewandelt werden, besteht keinerlei Gefahr einer früher befürchteten Vitamin-A-Überdosierung. Zum einen sind von den 600 natürlich vorkommenden Karotinoiden nur das Alpha-, Beta- und Epsilon-Karotin Vorstufen von Vitamin A, zum anderen hat dieser Stoffwechselweg eine begrenzte Aktivität, sodass keine höheren Vitamin-A-Konzentrationen entstehen können.

Ganz im Gegenteil. Neue biochemische Forschungen haben gezeigt, dass die einseitige Zufuhr von Beta-Karotin die Metabolisierung von Vitamin A an einem bestimmten Punkt stört (resultierend in reduzierter Bereitstellung von Retinsäure). Aufgrund der Antitumorwirkung von Retinsäure könnte dieser Effekt sogar für das nach isolierter Zufuhr von Beta-Karotin leicht erhöhte Risiko für Lungenkrebs bei starken Rauchern verantwortlich sein. Die Problematik wird dadurch verstärkt – oder könnte überhaupt erst dadurch entstanden sein –, dass die Aufnahme von Vitamin A in den letzten Jahrzehnten kontinuierlich auf inzwischen kritische Werte gesunken ist.

Das Karotinoid **Canthaxanthin** ist ein wichtiger Schutzstoff vor allem gegen Lipid-Peroxidationen. In sehr hohen Konzentrationen können sich negative Begleiteffekte einstellen. Canthaxanthin-haltige Bräunungspillen wurden wieder vom Markt genommen, nachdem bei einigen Nutzern unerwünschte Ablagerungen im Auge aufgetreten waren.

Als Farbstoff für Lebensmittel (zum Beispiel in der Lachszucht) ist das Karotinoid bis zu einer Konzentration von 15 mg pro Kilogramm Lebensmittel weiterhin erlaubt. Zum Vergleich: Bräunungspillen brachten eine Tageszufuhr von etwa 60 mg Canthaxanthin. Einige Nutzer hatten ein Mehrfaches dieser Menge zugeführt.

> ## Die „erste Adresse" für die Erhaltung der Sehkraft: spezielle Karotine
>
> Aufgrund ihrer Eigenschaft, eine ganz besondere durch Lichtstrahlen verursachte Form von Radikalen unschädlich zu machen, sind Karotine gerade im Auge von besonderer Bedeutung. Innerhalb dieses Organs, das ja ununterbrochen den energetischen Lichtwellen ausgesetzt ist, sind sie die wichtigsten Schutzstoffe zur Erhaltung von Sehfähigkeit und Sehstärke. Dominierend sind dabei die sogenannten Oxykarotine Lutein und Zeaxanthin. Anders als die meisten Karotine ist vor allem Lutein gut wasserlöslich und postiert sich direkt in der Netzhaut. Das oft genannte Beta-Karotin hat im Auge dagegen überhaupt keine spezifischen Aufgaben und ist deshalb praktisch wirkungslos.

Selen. Bei Selen ist das Einhalten von Grenzwerten unbedingt zu beachten. Bei Dauerzufuhr von täglich mehr als 700 bis 900 µg gwurden in Einzelfällen Blutbildveränderungen beschrieben (reversibel nach Absetzen). Akute toxische Reaktionen treten bei Aufnahme von mehreren hundert Milligramm auf. Für Dosierungen, wie sie für die Prophylaxe eingesetzt werden (50 bis 400 µg pro Tag), sind keine Nebenwirkungen zu erwarten. Erstes Anzeichen einer Überdosierung ist ein knoblauchartiger oder metallischer Geschmack im Mund. Anzeichen starker Überdosierung sind Haarausfall und schwere Leberfunktionsstörungen.

Vitamin C. Bei hoch dosierter Anwendung von mehreren Gramm Ascorbinsäure sollte die Säurewirkung beachtet werden, um Magenprobleme zu vermeiden. Reines Vitamin C (Ascorbinsäure) kann durch Einmischen oder gleichzeitige Zufuhr von handelsüblichem Natron gepuffert werden. Einige Fertigpräparate enthalten bereits neutralisierte Zubereitungsformen von Vitamin C.

BHT. Das synthetische Antioxidans BHT verursacht in sehr hoher Dosierung von über 0,5 Prozent Gewichtsanteil in der Nahrung toxische Effekte. Beim Menschen würde ein solcher Nahrungsanteil in etwa einer täglichen Menge von 15 g beim Mann und knapp 10 g BHT bei Frauen entsprechen. Im Tierversuch führte eine Megadosierung von 0,5 Prozent Nahrungsanteil zu Störungen der Energieproduktion in den Mitochondrien. Interessanterweise blieb dabei die lebensverlängernde Wirkung von BHT trotz dieser Nebenwirkung erhalten. (Anmerkung: Die höchste Einnahmemenge beim Menschen, von der in der Literatur berichtet wird, war 7 g pro Tag, die ein Mann über Jahre ohne nachweisbare negative Auswirkungen zu sich nahm. Eine derart hohe Dosis ist jedoch weder gesundheitlich sinnvoll, noch notwendig. Nach derzeitiger Datenlage sind zur Erzielung antioxidativer Effekte oder zur Vorbeugung von **Herpes**-Ausbrüchen Dosierungen im Bereich von 200 bis 500 mg völlig ausreichend. Und selbst diese Dosierungen müssen als experimentell betrachtet werden, da wissenschaftlich kontrollierte Langzeitstudien bisher nur für Tiere durchgeführt wurden.)

„Jugend kommt aus heiterem Himmel, Alter bei Gott nicht. Kein Grund, Überraschung zu mimen."
HANS KASPER [deutscher Lyriker, 1916–1990]

Ab wann sollte man die körpereigene Radikalabwehr unterstützen?

Die Antwort ist einfach: so früh wie möglich! In erster Linie natürlich durch das Vermeiden übermäßiger Radikalbildung. Und das beginnt bereits vor der Geburt.

- **Schwangerschaft**. Wir haben im ersten Teil des Buches das Phänomen erwähnt, dass die vorgeburtliche Radikalbelastung die spätere Alterung und die Lebensspanne mitbestimmt. Oxidativer Stress entsteht für den Embryo besonders durch vitalstoffarme Ernährung, Rauchen und hohen Alkoholkonsum der Mutter. Besonders kritisch für die Entwicklung und das spätere Krankheitsrisiko sind auch bereits suboptimale Spiegel von Vitamin D, Vitamin A und Jod (um nur die hierzulande häufigsten Defizite zu nennen).

- **Kinder**. Kinder und Jugendliche haben noch eine relativ gut funktionierende Radikalabwehr. Bei vitalstoffreicher Ernährung sind Substitutionen mit zusätzlichen Antioxidantien in der Regel nicht notwendig. Allerdings enthält die durchschnittliche Ernährung auch oder gerade von Kindern in den Industrienationen häufig nicht einmal die Mindestmenge an essenziellen Antioxidantien.

- **Erwachsene**. Nach der Pubertät häufen sich durch Radikale verursachte Schäden zunächst langsam und dann immer schneller. Wie umfangreich bereits junge

Erwachsene von Substitutionen profitieren, hängt von Nahrungssituation und Veranlagung ab. Insbesondere bei erblicher Vorbelastung (Herz- und Gefäßkrankheiten, Parkinson oder Krebs in der Familie) können frühzeitige Optimierungen das Risiko typischer Alterskrankheiten reduzieren.

Je vielschichtiger der Schutz vor oxidativem Stress, desto stärker auch die Auswirkungen auf den allgemeinen Alterungsprozess. Das sollte auch bei der Frage nach der Zusammenstellung einer optimalen Substitution beachtet werden. Nicht immer gilt: „Viel hilft viel", aber immer gilt: „Viel Verschiedenes hilft viel".

- **Alter**. Im Alter ist das Potenzial zur Radikalabwehr in praktisch allen Bereichen verringert – und das, obwohl der Körper eigentlich gerade jetzt einen verstärkten Schutz nötig hätte. Hochwertige Ernährung kombiniert mit gezielter Substitution von Antioxidantien und Vermeidung von hormonellen Ungleichgewichten und Defiziten kann das Fortschreiten bereits eingetretener Alternsprozesse entscheidend beeinflussen. Sind Schäden allerdings stark ausgeprägt, wird es immer schwerer, Schutzfunktionen aufzubauen oder zu erhalten. Deshalb sollte man – entgegen noch immer verbreiteten Empfehlungen – mit einer Substitution der wichtigsten biologischen Wirkstoffe nicht warten, bis bereits eine nach außen sichtbare Defizitsituation vorliegt.

Hürden im Alltag

Die natürlichste und einfachste Form der Antioxidantien-Aufnahme ist die Zufuhr über die tägliche Nahrung. Die besten Lebensmittelquellen für sehr viele Formen antioxidativ wirkender Stoffe sind Gemüse und Früchte. Da gerade in der Schale und im Fruchtgewebe viele Vitalstoffe konzentriert sind, ist der Verzehr der Gesamtfrucht übrigens fast immer wirkungsvoller als das Trinken von Säften. Es wäre einfach, wenn man es – wie das in den althergebrachten Gesundheitsratgebern geschieht – mit diesem Hinweis bewenden lassen und einfach eine Liste „gesunder" Nahrungsmittel, deren Einbeziehung in den Speiseplan bereits eine optimale Zufuhr garantiert, anschließen könnte. Leider ist der Aufbau eines individuell optimalen antioxidativen Schutzschildes in der Praxis oft nicht möglich.

Ernährung. Zunächst ist für wirklich optimale Zufuhr der meisten Antioxidantien eine Ernährungsform mit täglich mehreren (!) Obst- und Gemüsemahlzeiten notwendig. Praxisstudien zeigen, dass viele Menschen das im Alltag kaum dauerhaft umsetzen können. Aber selbst wenn eine strenge Nahrungsauswahl gelingt, sind aus verschiedenen Gründen optimale Werte keineswegs garantiert. Das Beispiel Vitamin E haben wir ausführlich diskutiert. Auch ein guter körpereigener Selenspiegel lässt sich in selenarmen Gegenden kaum erreichen.

Vitamin D. Ein optimaler Spiegel an Vitamin D (100 nmol/L) ist in unseren Breitengraden allenfalls über den Konsum von wöchentlich vier bis sechs Mahlzeiten mit fettem Seefisch zu erzielen. Ansonsten gilt: Bei über 80 Prozent der Menschen unserer Breitengrade ist statt der in der Durchschnittsnahrung enthaltenen 200 IE eine Substitutionsmenge von 2000 bis 4000 IE Vitamin D zur Sicherstellung optimaler Blutspiegel notwendig.

Der Schutzeffekt der Polyphenole im Tee erreicht sein Optimum, wenn täglich 10 bis 20 Tassen getrunken werden. Neben der praktischen Umsetzbarkeit spricht die damit verbundene Koffeinaufnahme bei den meisten Menschen gegen einen entsprechenden Konsum. Die Liste solcher Limitationen ließe sich fortsetzen.

Statt von einer „ausgewogenen" Ernährung automatisch das Optimum an Alternsschutz zu erwarten und dann allenfalls bei Manifestation eines Mangels auf Ergänzungen zurückzugreifen, empfehlen wir aufgrund des heutigen Wissensstandes in der Antioxidantienforschung eine grundlegende Abkehr von diesem Dogma. Im Mittelpunkt der Überlegungen sollte das Erreichen optimaler Schutzeffekte stehen. Die dafür notwendige Menge an Antioxidantien und Vitalstoffen kann je nach individueller Veranlagung oder bestehenden Krankheitsrisiken sehr unterschiedlich ausfallen. Zunächst sollten diese wünschenswerten Zielwerte für den Einzelnen unter Einbeziehung einer möglichst ausführlichen Diagnostik festgesetzt werden. Danach kann man dann entscheiden, welche der anvisierten Mengen über die individuelle Alltagsernährung erreicht werden (können) und wo Ergänzungen sinnvoll erscheinen. Die Erfahrung zeigt, dass die meisten Menschen nicht nur bei einzelnen, sondern bei vielen der antioxidativen Stoffe die wünschenswerten Aufnahmemengen nur über eine gezielte Substitution wirklich sicherstellen können.

Bezug. Anders als im europäischen Ausland ist in Deutschland der Vertrieb selbst von natürlichen Antioxidantien stark eingeschränkt oder sie sind nur in Dosierungen erlaubt, die eine optimale Prävention nicht ermöglichen.

Informationsdefizit. Viele Antioxidantien entwickeln besondere Wirkungen bei der Verhütung bestimmter Alterskrankheiten, beispielsweise die Tocopherole oder das Coenzym Q10 für den Bereich der Gefäßkrankheiten oder das indirekte Antioxidans Selen bei der Prophylaxe bestimmter Krebsformen und Herzleiden. Firmen, die antioxidative Substanzen oder andere Biowirkstoffe vertreiben, dürfen ungeachtet wissenschaftlicher Ergebnisse keinerlei Gesundheitswirkungen benennen, solange für die betreffende Substanz kein

Zulassungsverfahren als Arzneimittel durchlaufen wurde. Da sich ein solches Verfahren aber für die wenigsten nichtpatentierbaren Naturstoffe wirtschaftlich rechnet, ist eine spezifische Verbraucherinformation faktisch nicht möglich.

Die Folge: Auf den Verpackungen der bei uns vertriebenen Antioxidantien finden sich nur Allgemeinformulierungen wie „zur Stärkung" oder „zur Vermeidung von Mangelerscheinungen" und so weiter. Teilweise entstehen absurde Situationen: So setzen, nachdem mehr als 30 Jahre Forschung zu Vitamin E und Herz-Kreislauf-Krankheiten vorliegen, auch in Deutschland viele Kliniken Vitamin E (200 bis 400 IE) therapeutisch oder zur Sekundärprophylaxe seit Jahrzehnten erfolgreich ein. Gleichzeitig wird vonseiten der Behörden noch immer das alte Dogma aufrechterhalten, die in einer „normalen" Ernährung enthaltenen Vitaminmengen, in diesem Fall 10 bis 15 IE Vitamin E, wären für eine optimale Gesundheit in jedem Fall ausreichend und eine erhöhte Zufuhr wirkungslos.

Gibt es das wirkungsvollste Antioxidans, die Wunderpille?

Welches ist das beste oder das am stärksten wirkende Antioxidans? Substanzen mit diesen Prädikaten werden in einschlägigen Ratgebern immer wieder genannt. Als Verbraucher hören wir solche Einteilungen gerne, denn sie erleichtern vorgeblich die Auswahl. Vielleicht genügt es ja, einfach das stärkste Antioxidans zu sich zu nehmen, um eine optimale Präventionswirkung zu erreichen. Immerhin würde das Mühe und Geld sparen.

Doch Vorsicht mit Aussagen wie: „Wirkstoff A besitzt zehnmal stärkere antioxidative Eigenschaften als Wirkstoff B." Solche Vergleiche begegnen uns häufig. Vielleicht haben Sie auch den jüngsten Rummel um „neuentdeckte" Antioxidantien in Rotwein und grünem Tee verfolgt. Die darin enthaltenen Substanzen sollen deshalb so effektiv gegen Krebs und Alterung (im Fall des grünen Tees) oder Herz-Kreislauf-Krankheiten (im Fall des Rotweins) schützen, weil sie den antioxidativen Schutz des Körpers um so und so viel besser unterstützen als „herkömmliche" Antioxidantien.

Für die Wirksamkeit der in grünem Tee und Rotwein enthaltenen Antioxidantien sowie ähnlicher sogenannter Anthocyanidine und weiterer Polyphenole gibt es in der Tat vielversprechende Daten. Doch Vergleiche verschiedener Antioxidantien bezüglich der Wirkungsstärke sind häufig falsch, fast immer aber irreführend.

Warum Antioxidantien nicht miteinander vergleichbar sind

Die antioxidative Wirkung einer Substanz lässt sich nicht in absoluten und allgemeingültigen Werten beziffern. Die Wirkungsstärke ist immer von der ganz speziellen getesteten Situation abhängig. So wie auf dem Fußballplatz ein Stürmer eben im Angriff und ein Abwehrspieler in der Abwehr die besten Leistungen zeigen. Um herauszufinden, wer der bessere Fußballer ist, wäre es ja auch wenig hilfreich, einfach beide im Angriff spielen zu lassen und dann zu zählen, wer mehr Tore schießt. Die spezifische Wirkung einzelner Substanzen hängt vielmehr von folgenden Faktoren ab:

Verteilung. Wie schon mehrfach erwähnt, verteilen sich Antioxidantien im Körper nach ganz bestimmten Richtlinien. Sie sind in verschiedenen Organen in unterschiedlicher Stärke enthalten und sogar innerhalb jeder Zelle an besonders zugewiesenen Orten postiert. Das gilt auch für Antioxidantien aus derselben Familie. So ist zum Beispiel allein innerhalb der Geschlechtsorgane das vorwiegend in Tomaten vorkommende Karotin Lycopin besonders stark in den Hoden und der Prostata vertreten, *Cryptoxanthin* in Gebärmutter und Gebärmutterhals, in den Eierstöcken dagegen vor allem Beta-Karotin. Ähnliche spezifische Verteilungen finden sich im gesamten Organismus und betreffen eine große Zahl von Antioxidantien.

Die unterschiedliche Verteilung ist auch für die Krankheitsprophylaxe entscheidend. So haben sich Karotine in vielen Untersuchungen bei der Vorbeugung von Krebserkrankungen als effektiv erwiesen, etwa bei Darm-, Lungen-, Brust-, Gebärmutter-, und Prostatakrebs. Lange Zeit wurden diese Wirkungen der verschiedenen Karotine und Karotinoide einfach unter dem Begriff Karotin zusammengefasst oder gar mit Beta-Karotin gleichgesetzt. Doch jedes Karotin entwickelt auch im Hinblick auf die Krebsvorbeugung seine ganz eigenen Wirkungen.

In einer in den 90er-Jahren an der *Harvard School of Public Medicine and Health* durchgeführten siebenjährigen Studie an 46 000 Personen wurde das in der Praxis bestätigt. Dabei wurde unter anderem die Aufnahme von Karotinoiden über die Nahrung mit der Krebshäufigkeit verglichen. Für den speziellen Fall der Vorbeugung von Prostatakrebs waren von 46 untersuchten Obst-, und Gemüsesorten nur Tomatenprodukte signifikant effektiv. Tomaten enthalten in hoher Konzentration das Karotinoid *Lycopin*.

Spezialisierung. Nicht jedes Antioxidans kann jedes Radikal gleich gut entschärfen. Karotine beispielsweise sind von allen Substanzen die effektivsten Fänger von sogenannten Singlet 1O2-Radikalen. Diese Radikale entstehen besonders unter Lichteinfluss. Beta-Karotin ist bei diesem speziellen Gegner etwa 20 Mal effektiver, das heißt schneller pro

Zeiteinheit und Lösungsvolumen als Vitamin E. Gegenüber Peroxyl-Radikalen ist Beta-Karotin ebenfalls effektiv, allerdings nur bei niedriger Sauerstoffkonzentration. Steigt diese an, arbeitet das Karotin Canthaxanthin besser. Vitamin E wiederum ist wahrscheinlich das effektivste, weil schnellste Antioxidans gegenüber der besonderen Art der Peroxyl-Radikalen. Die Liste solcher Spezialisierungen ließe sich noch weiter fortführen.

Die in Deutschland häufig zu hörende Warnung, kein „Sammelsurium" von Vitaminen und Schutzstoffen einzunehmen, sondern immer nur „einzelne Substanzen zu ergänzen", ist daher (nicht nur) bei Antioxidantien wissenschaftlich unkorrekt und veraltet.

Löslichkeit. Einige Antioxidantien entwickeln ihre Wirkung in fettlöslicher Umgebung, andere besser oder ausschließlich in wasserlöslichem Milieu innerhalb des Körpers.

Direkte oder indirekte Wirkung. Schädliche Wirkungen von Radikalen können auch auf indirektem Weg verhindert werden – etwa von Substanzen, die gar nicht unmittelbar gegen Radikale wirksam sind, sondern in den Folgestoffwechsel eingreifen. Ein Beispiel ist die Substanz *Centrophenoxin*, ein anderer Name ist Meclofenoxat; Handelsnamen sind Helfergin® oder Lucidril®. Der Wirkstoff verhindert unter anderem das durch Radikale verursachte Entstehen von Quervernetzungen der Zellmembran.

Wechselwirkungen. Nicht vergessen werden dürfen auch Wirkungen, die gar nicht direkt, sondern durch Unterstützung anderer Schutzstoffe erzielt werden. Beispiel: Auch geringere Konzentrationen von Vitamin E können ein großes Potenzial entwickeln, wenn Tocopherole durch eine hohe Verfügbarkeit von Vitamin C effektiv regeneriert werden. Letztgenanntes ist in seiner Potenz wiederum von Glutathion und Flavonoiden abhängig. Solche Wechselwirkungen sind besonders während Belastungsspitzen wichtig wie beim Rauchen, bei körperlicher und psychischer Belastung oder bei Alkoholkonsum, weil sich unter oxidativem Stress „auf sich allein gestellte" Schutzsubstanzen schneller verbrauchen als durch den direkten Nachschub ausgeglichen werden kann. Eine bisher nur wenig bekannte Wechselwirkung besteht mit dem Hormon DHEA, das bei der Lipidperoxidation den Verbrauch von Tocopherolen erheblich reduziert und damit den Vitamin-E-Spiegel stabilisiert (s. Kap. II.7).

Durchhaltevermögen. Antioxidantien werden durch Kontakt mit Radikalen unterschiedlich stark verändert beziehungsweise verlieren unterschiedlich schnell an Wirkung. Während manche Schutzstoffe durch das Abfangen von Radikalen unwiderruflich zerstört werden, können andere nach getaner Arbeit durch andere Helfer reaktiviert werden. Wieder andere wie die Flavonoide – verschiedene Pflanzenstoffe, die über die Ernährung in den menschlichen oder tierischen Organismus gelangen und wichtige Aufgaben innerhalb des antioxidativen Systems erfüllen – können Sauerstoffradikale sogar stoppen, ohne dass sie selbst verändert werden.

Bitte merken: Es gibt keine starken und schwachen Antioxidantien, sondern vor allem eines: Spezialisten. Jeder Helfer hat seine ganz bestimmten Qualitäten. Und es gibt Teamwork. Radikalfänger ergänzen sich, helfen sich aus, und teilweise können sie sich nach erfolgreichen Attacken gegen Radikale gegenseitig reaktivieren.

Wer sich also irgendein einzelnes Antioxidans im Supermarkt kauft, sollte nicht glauben, damit nachhaltige Effekte erzielen zu können. Schon gar nicht in allen Organsystemen. Die entscheidende Grundversicherung ist vielmehr eine extrem vitalstoffreiche Nahrungsauswahl, deren Gesamtwirkung mit einer breiten Auswahl individuell abgestimmter Ergänzungen optimiert wird.

Übersicht der wichtigsten Antioxidantien

Antioxidativ wirkende Substanzen sind für die Aufrechterhaltung und den Verlauf biologischen Lebens unerlässlich. Viele Alternsprozesse sind sogar linear mit ihrer Verfügbarkeit verknüpft. Die folgende Aufzählung stellt keine abgeschlossene Liste dar, sondern repräsentiert die Antioxidantien, für die aktuell die aussagekräftigsten Daten im Hinblick auf ihre Bedeutung bezüglich einer wirksamen Prävention vorliegen.

Bitte beachten Sie: Die angegebenen Mengenangaben sind lediglich Annäherungen an wahrscheinliche Optimalwerte, wie sie sich aktuell aufgrund der vorliegenden Forschungsdaten darstellen. Die oberen Grenzwerte resultieren aus der besonderen Situation von Risikopatienten im Zusammenhang mit (Alters-) Krankheiten – in Einzelfällen kann die notwendige Tagesaufnahme noch weitaus höher sein.

Die Mindestmengen orientieren sich an Erfahrungen bei gesunden jungen Erwachsenen, bei denen durch synergetische Wechselwirkungen verschiedener Antioxidantien und Hilfsstoffe bereits geringere Aufnahmemengen zu optimalen Effekten führen können.

- Tocopherole (Vitamin E)   100 – 400 IE *
- Vitamin C   400 – 3000 mg
- Karotinoide
  Lutein   2 – 10 mg
  Alpha-Karotin   50 – 200 g
  Beta-Karotin   2 – 20 mg
  Zeaxanthin   0,3 – 4 mg

Lycopin	2 – 10 mg
Astaxanthin	50 – 2000 g
● Vitamin A	5000 – 25 000 IE
(für Schwangere nicht mehr als 10 000 IE!)	
● Melatonin	0,5 – 3 mg
● Alpha-Liponsäure	50 – 900 mg
● Coenzym Q10	60 – 200 mg
● Proanthocyanidine	
Pycnogenol®	60 – 200 mg
Resveratrol	5 – 20 mg 2 **
● Ginkgo	100 – 180 mg ***
● Quercetin	30 – 500 mg
● Grüntee-Polyphenole	50 – 200 mg ***
● Selen	100 – 400 g
● Zink	20 – 60 mg
● Chrom	50 – 200 g
● Thiamin (Vitamin B1)	10 – 200 mg
● Folsäure (möglichst als Folat)	1 – 5 mg
● L-Cystein	200 – 1000 mg
● L-Carnitin	500 – 2000 mg
● Taurin	300 – 2000 mg

* Als natürliches Alpha-Tocopherol in Kombination mit Gamma-Tocopherol sowie Tocotrienolen.

** Die optimale Dosierung von Resveratrol lässt sich aus den bisher durchgeführten Studien nicht klar ableiten. Einige Präparate enthalten zudem oxidiertes und damit weniger wirksames Resveratrol.

*** standardisierter Extrakt

„Zu viele freie Radikale, das ist Ihr Problem, Mr. Bond."

„Freie Radikale, Sir?"

„Ja, es sind toxische Substanzen, die Ihren Körper und Ihr Gehirn zerstören – hervorgerufen durch das Essen von zu viel rotem Fleisch, Weißbrot und zu vielen trockenen Martinis."

„Dann sollte ich in Zukunft das Brot weglassen, Sir."

JAMES BOND in *Never Say Never Again* [frei nach Ian Fleming]

II. 3

Altersuhr Hormonsystem (allgemein)

Die Macht der Hormone

Wie auf einer Stadtautobahn am Freitagnachmittag

Lawrence Crapo, Endokrinologe an der amerikanischen *Stanford University* und Autor des ausgezeichneten Buches *Vitality and Aging*, verglich einmal unser Hormonsystem mit einem Verkehrsgetümmel zur Stoßzeit. Er nannte die endlose Flut von Hormonen und Botenstoffen in unserem Körper die „instrumentale Besetzung für das komplizierteste physiologische Netzwerk, das die Natur je hervorgebracht hat".

Zugegeben, Neurophysiologen würden beim letzten Punkt den Finger heben und mit einiger Berechtigung den Titel „kompliziertestes Netzwerk der Natur" dem Gehirn zusprechen. Aber zum einen wäre der zweite Platz noch immer erstaunlich genug, und zum anderen ist auch die Datenübertragung im Gehirn größtenteils chemisch durch Botenstoffe geregelt. In gewissem Sinne hätten also beide Seiten recht.

Tatsächlich funktioniert unser internes Übertragungsnetz nicht einfach nur elektrisch, wie lange Zeit angenommen, sondern ist bei den entscheidenden Informationsweiterleitungen chemischer Natur. Das heißt, Daten über alle möglichen Ereignisse, von Schadensmeldungen über die Erzeugung von Gemütszuständen bis hin zu Aufbau- und Abbauprozessen – alles wird durch chemische Botenstoffe übertragen und gesteuert.

Aufregende Hormone

Stellen Sie sich vor, Sie sitzen in einem Zimmer einem attraktiven Vertreter des anderen Geschlechts gegenüber und sollen das Aussehen dieser Person nach Ihrem ganz persönlichen Geschmack beurteilen. Kein Problem, werden Sie sagen, Sie wissen ja schließlich, was Ihnen gefällt.

Das meinte auch eine Gruppe von Psychologiestudenten, die in genau diese Situation gebracht wurde. Bei der anschließenden Befragung reichte die Beurteilung von „einigermaßen gut aussehend" bis zu „umwerfend attraktiv". Alles eine Frage des Geschmacks?

Mitnichten. Alle Studenten erhielten vor dem Experiment eine Injektion: die einen einfaches Kochsalz, die andere Hälfte einen Schuss Adrenalin. Bei der Auswertung mussten die verdutzten Studenten erkennen, dass diejenigen, deren Blut mit ein wenig Adrenalin angereichert worden war, die Zielperson als viel attraktiver und besser aussehend einstuften als die Vertreter der „Kochsalzfraktion".

Kritiker warfen sofort ein, das beschriebene Experiment würde durch die künstliche Hormongabe ja nicht das wirkliche Leben widerspiegeln. Es folgte eine Reihe anderer Versuche, die alle das Ergebnis bestätigten. Es zeigte sich sogar, dass die Spritzen auch durch eine hormonaktivierende Situation, zum Beispiel eine schaukelnde Hängebrücke ersetzt werden können. Der Effekt blieb, dass schon einfache hormonelle Veränderungen Sympathie bis hin zum Verliebtsein entscheidend beeinflussen. Und die Wissenschaft entdeckt bis heute immer mehr körperliche und – es mag einem gefallen oder nicht – auch emotionale Prozesse, deren Entstehen schlicht eine direkte Folge hormoneller Veränderungen ist.

Kontrolle über Leben und Tod

Wenn so viele Körperfunktionen von Hormonen gesteuert werden, warum dann nicht auch das ganze Leben, unser Altern und auch der Tod? Wir können diese Frage aufgrund der heutigen Erkenntnisse mit einiger Berechtigung stellen. Doch die Überlegung ist keineswegs neu:

Schwarze Galle. Schon zu Zeiten der alten Griechen sah man in der richtigen Mischung der im Körper zirkulierenden „Säfte" die Grundlage für Gesundheit, Krankheit und Tod. Die Einteilung war allerdings mit den Begriffen Blut, Schleim, gelbe und schwarze Galle vergleichsweise übersichtlich.

Eunuchen. Sogar gezielte Eingriffe in den Hormonhaushalt sind keine Erfindung der Neuzeit, wenngleich zunächst nicht die Jungerhaltung im Vordergrund stand. Ohne die genauen Hintergründe zu kennen, veränderte man bereits im Altertum gezielt den Hormonhaushalt des Menschen. Ein Beispiel dafür sind Kastraten, die zur Bewachung der Frauen hoher Persönlichkeiten eingesetzt wurden.

Vor Einsetzen der Pubertät wurden den ausgesuchten Knaben die Hoden entfernt. [*Anmerkung: Die Hoden sind der wichtigste Bildungsort der Androgene. Diese Hormone bestimmen wesentlich das männliche Erscheinungsbild und nicht zuletzt das typisch männliche Verhalten.*] Die Folge des Eingriffs war, dass die Kastrierten kaum Körperbehaarung und weniger Muskeln entwickelten, zarte Haut und feine Gesichtszüge hatten und fast keine Aggressivität zeigten. Ihre Stimme war hell, und was man damals noch auf das gute

Essen schob: Sie entwickelten Fettpolster an Hüfte und Gesäß. Entscheidend und Sinn des Eingriffs war aber, dass Kastraten nicht nur fortpflanzungsunfähig waren, sondern auch keinerlei Interesse an Frauen zeigten.

Urin zur Verjüngung. Im alten China tranken ältere Frauen den Urin jüngerer Geschlechtsgenossinnen. Der Gehalt an wirksamen Hormonen und Hormonmetaboliten konnte so tatsächlich zur Besserung verschiedener Folgen des klimakterischen Hormonmangels genutzt werden. Das sind uralte Riten und so etwas würden Sie nie tun? Warten Sie bis zum übernächsten Kapitel.

Künstlicher und natürlicher Hormonstopp. Bei der männlichen Kastration führt der Eingriff in den Hormonhaushalt nicht nur zum Verlust der Fortpflanzungsfähigkeit, sondern auch zu weitreichenden körperlichen und psychischen Konsequenzen.

Früher wie heute sind Menschen jedoch auch ohne akuten Eingriff dem Verlust lebenswichtiger Sexualhormone ausgesetzt. Besonders augenfällig sind Frauen mit Einsetzen der Menopause betroffen. Und obgleich dieser Hormonverlust wie auch andere Hormonstörungen natürlich ist, sind die Konsequenzen für den Organismus ebenso dramatisch wie weitreichend.

Diese Hormone entscheiden, wie wir altern:

- **Sexualhormone.** Hormone vom Typ der Androgene und Östrogene sind keineswegs nur für unsere Fortpflanzung wichtig, sondern erfüllen eine Fülle ganz elementarer Aufgaben für die Gesundheit. Dabei übernehmen die eigentlich „weiblichen" Östrogene beim Mann ebenso Funktionen wie umgekehrt „männliche" Androgene bei der Frau. Beide Hormongruppen bestimmen keineswegs nur Festigkeit und Kraft der Muskulatur und die Stabilität des Haltungsapparats, sie bestimmen auch psychische und emotionale Prozesse sowie wesentliche Funktionen des Gehirns. Einzelheiten dazu in den folgenden Kapiteln.

- **Schilddrüsenhormone.** Die Schilddrüsenhormone hat kaum jemand „auf dem Schirm", wenn er an grundlegende Gesundheitsfunktionen, psychische Befindlichkeit oder gar Risiken für Alterskrankheiten denkt. Doch die Schilddrüse ist weit mehr als nur das Gaspedal des Stoffwechselumsatzes, als das sie oft dargestellt wird. Tatsächlich ist jegliches Bemühen um erfolgreiches Altwerden ohne möglichst weitgehend erhaltene Funktion dieses hormonellen Regelsystems zum Scheitern verurteilt – egal, wie gesund wir uns ernähren oder wie viel Sport wir auch immer treiben mögen (s. Kap. II.4).

- **Wachstumshormon.** Das Wachstumshormon (STH) sorgt in unserer Jugend für eine optimale Entwicklung. Im Erwachsenenalter reguliert es, wie viel Fett und Magermasse unser Körper aufweist, wie effektiv das Immunsystem arbeitet und vieles andere mehr. In der praktischen Alternsintervention gilt STH heute als eines der unmittelbar effizientesten Hormone, wenn es um den Erhalt von jugendlichem Aussehen sowie körperlicher und geistiger Fitness geht (s. Kap. II.8).

- **DHEA.** Das Nebennierenhormon DHEA ist eine Art übergeordnete Steuerinstanz für andere Steroidhormone wie zum Beispiel die bereits genannten Östrogene und Androgene. Vor zehn Jahren wurde DHEA noch vielfach als reines Modehormon der Anti-Aging-Bewegung abgetan. Inzwischen sind viele seiner Wirkungen gut erforscht. Ganz unmittelbare Bedeutung hat DHEA für die Gesundheit des Herz-Kreislauf-Systems und die Funktionsfähigkeit einer ganzen Reihe von Stoffwechselvorgängen im Gehirn. Weil es die Verfügbarkeit anderer Hormone beeinflusst, nimmt es eine zentrale Stellung im Konzert der natürlichen Botenstoffe ein (s. Kap. II.7).

- **Melatonin.** Eine winzige Drüse im Zentrum des Gehirns, die Zirbeldrüse, schüttet den Botenstoff Melatonin aus. Bis zur Mitte des 20. Jahrhunderts wusste man kaum mehr über Melatonin, als dass es das Schlafverhalten bei Tieren reguliert. In den vergangenen Jahrzehnten wurde aber deutlich, dass Melatonin bei Tier und Mensch geradezu elementare Steueraufgaben besitzt. Eine Reihe typischer Alterserscheinungen – dazu gehört die Krebsentstehung – wird durch das Hormon im Sinne einer Gesunderhaltung beeinflusst. Doch Melatonin kann noch wesentlich mehr (s. Kap. II.9).

- **Calcitriol.** Nie gehört? Der vollständige Name dieses Hormons ist 1,25-Dihydroxy-cholecalciferol. Die unmittelbare Vorstufe zu seiner Bildung ist das 25-OH-Cholecalciferol, besser bekannt unter dem Namen Vitamin D. Wir alle haben in die Verfügbarkeit dieses Hormons aktiv, wenn auch nicht bewusst, eingegriffen. Calcitriol kann nur über eine hohe Vitamin D produzierende Sonneneinstrahlung auf unsere Haut gebildet werden. Der erste Eingriff erfolgte deshalb durch unsere Vorfahren, als sie aus Afrika in die sonnenarmen nördlichen Gebiete auswanderten. Den zweiten Eingriff erledigen wir selbst, indem wir uns immer weniger der Sonne aussetzen. Ein Defizit an Vitamin D ist mit erhöhtem Risiko für Herzinfarkt, Depressionen, Brust-, Darm-, Prostata- und schwarzem Hautkrebs (!) verbunden sowie mit einer beschleunigten Zellalterung.

Die genannten Hormone haben nun eines gemeinsam: Je älter wir werden und je mehr alterungsbedingte Störungen in den Drüsen oder den Rezeptororganen sich manifestieren, desto weniger können sie ihre natürlichen und für die Gesundheit des Organismus unverzichtbaren Aufgaben erfüllen. Hormone und Altern hängen ganz offensichtlich zusammen.

Das musste natürlich Alternsforscher auf den Plan rufen. Doch verlieren wir Hormonfunktionen, weil der Organismus gealtert ist, oder entstehen genau deshalb immer mehr Alterserscheinungen, weil die lebenswichtigen Hormone nur noch ungenügend vorhanden sind oder ihre Funktion nicht mehr ausreichend ausüben können?

Hormonergänzung gegen das Altern
Die Henne und das Ei

Dass Hormone und Altern teilweise direkt zusammenhängen, ist keine Frage mehr. Aber altern wir nun, weil wir weniger Hormone produzieren, oder produziert unser Körper weniger Hormone, weil wir altern? Was kommt zuerst? Eine Frage wie bei der Henne und dem Ei – oder, wie Wissenschaftler es ausdrücken, ein Problem der Kausalität.

Eine für alle Zusammenhänge gleichermaßen geltende Antwort ist nicht möglich. Inzwischen können wir aber davon ausgehen, dass sich beide Prozesse gegenseitig beeinflussen – je nach Hormon stärker in die eine oder andere Richtung. Und es ist nicht immer einfach, den genauen Anteil unseres Hormonhaushalts am Alternsprozess von anderen Einflüssen abzugrenzen, beispielsweise gegenüber den Radikalen.

Die entscheidende Frage für die praktische Alternsforschung und auch für uns lautet jedenfalls: Lassen sich Gesundheit und Vitalität länger erhalten und Alternsprozesse vermeiden oder verzögern, wenn wir Störungen im Hormonhaushalt vorbeugen oder eingetretene Defizite und Ungleichgewichte beseitigen?

Die Beeinflussung von Alterungsprozessen mithilfe der Hormone hat längst begonnen

In Deutschland wird das Thema Hormone und Altern noch immer mit Skepsis betrachtet, ja sogar mit einem Stempel von Unseriosität und Unnatürlichkeit versehen. Das ist nicht überall in der Welt so. Denn Hormontherapie gegen das Altern ist weder neu noch grundsätzlich unseriös. Und es kann gut sein, dass viele, die von der Thematik nichts halten, ohne es zu wissen bereits eine Art von Anti-Aging-Hormonbehandlung bekommen. Unmöglich, sagen Sie? Nun, der Einsatz von Hormonen in der Medizin hat bereits eine lange Tradition, wenn auch „eigentlich" nur zur Behandlung von Krankheiten. Doch wie zwei Beispiele gleich zeigen, lässt sich gar nicht so klar abgrenzen, was reine Krankheitsbehandlung und was bereits eine Therapie gegen das Altern ist.

Alterserscheinung Diabetes

Wie positiv sich die dauerhafte Zufuhr von Hormonen auf die Gesundheit und die Lebenserwartung auswirken kann, ist spätestens seit Beginn des 20. Jahrhunderts bekannt. Damals wurde zur Behandlung von *Diabetes mellitus* erstmals Insulin erfolgreich angewandt – ein Durchbruch, der 1923 mit dem Nobelpreis honoriert wurde.

Ist die Gabe von Insulin bereits eine Hormonbehandlung gegen das Altern? Nein, würde man spontan sagen, dabei handelt es sich ja um eine Krankheit. Für den juvenilen Diabetes, also den angeborenen Insulinmangel, trifft das ohne Zweifel zu. Beim Alterszucker ist die Abgrenzung schon schwieriger. Der alternde Organismus ist unempfindlicher gegenüber der Hormonwirkung geworden oder die Hormonproduktion ist gestört, sodass ein relativer oder absoluter Mangel entsteht. Die ergänzende Gabe von Insulin und andere Maßnahmen können dieses Alterungsproblem ausgleichen. Und es kommt noch etwas Entscheidendes dazu: Eine erfolgreiche hormonelle Behandlung beugt ganz unmittelbar weiteren Alterns- und Abbauprozessen vor, die aus den Insulinstörungen ansonsten zwangsläufig resultieren würden.

Der spät im Leben auftretende Diabetes ist also eine Erscheinung, die direkt mit Alterung zu tun hat. Und so verschwimmt hier die Trennung zwischen reiner Krankheitstherapie und einer Behandlung sowie Beeinflussung von Alternsprozessen.

Was nächtlicher Toilettenbesuch mit dem Gedächtnis zu tun hat

Ein Hormon, das wahrscheinlich jeder von uns schon einmal willkürlich beeinflusst hat, ist Vasopressin. Dieser Botenstoff sorgt unter anderem dafür, dass die Harnmenge und damit die Wasserausscheidung nicht außer Kontrolle gerät. Nachts von 0 bis 4 Uhr ist das Hormon besonders aktiv.

Alkohol senkt den Spiegel dieses Hormons. Das ist der Grund, warum wir nach Alkoholgenuss häufiger die Toilette aufsuchen müssen. Wir haben sozusagen einen künstlichen Hormonmangel ausgelöst. So weit, so gut. Nun beeinflusst Vasopressin aber auch kognitive Funktionen, vor allem das Gedächtnis. Dass Alkohol Denkprozesse nachhaltig stört, liegt neben anderen Mechanismen auch am Vasopressin. Umgekehrt stimuliert zum Beispiel Nikotin die Ausschüttung des Hormons – mit ein Grund dafür, dass Rauchen bestimmte Gehirnfunktionen anregt.

Und jetzt kommt das Alter ins Spiel: Im Alter reduziert sich die Ausschüttung von Vasopressin. Bei manchen Menschen ist der Rückgang so stark, dass sie nachts immer einmal oder mehrmals die Toilette aufsuchen müssen. In diesem Stadium gilt dieser altersbedingte Hormonmangel auch medizinisch als krankhaft und heißt dann *Diabetes insipidus.*

Vasopressinmangel lässt sich mit Nasensprays, die Vasopressin enthalten, ausgleichen. Wie Untersuchungen zeigen, bewirkt eine zusätzliche Dosis Vasopressin bei „Gesunden" eine Verbesserung der Merk- und Erinnerungsfähigkeit. Angesichts der Bedeutung von Vasopressin für das Gehirn ist das kaum überraschend – ebenso wenig, dass manche Menschen sich diesen Effekt in Lern- oder Prüfungssituationen zunutze machen. Bei Älteren kann Vasopressin Gedächtnisfunktionen verbessern. Auch bei diesem Hormon ist also die Grenze zwischen der Behandlung einer Krankheit und der Beeinflussung von Alternsprozessen fließend.

[*Anmerkung: Leider wurde vor das natürliche Vasopressin vor einigen Jahren durch die nur ähnlich wirkende synthetische, patentierbare und damit profitablere Variante Desmopressin verdrängt. Die Wirkung auf den Harndrang ist auch beim Desmopressin gegeben, die kognitiven Effekte sind jedoch nicht in gleicher Weise ausgeprägt. Zu verstehen, dass und warum unsere natürlichen Hormone durch solche nahezu immer unphysiologischen Ersatzstoffe ausgetauscht werden, ist einer der wichtigsten Punkte, die es beim Thema Prävention zu verstehen gilt. Wir werden noch auf unzählige Beispiele stoßen.*]

„Die Entscheidung darüber, wann ein Mensch unter Berücksichtigung seines Lebensalters als krank angesehen werden muss, gehört zu den schwierigsten Problemen der Gerontologie."
WERNER RIES [deutscher Gerontologe und Geriater, *1921]

Die häufigste Hormontherapie der Welt

Was glauben Sie, was ist in fast allen Industrienationen die am meisten verschriebene medikamentöse Therapie? Antibiotika? Schmerzmittel? Weder noch. Es geht um Hormone. Regelmäßig eingenommene Medikamente mit Hormonwirkung verhindern nämlich die weibliche Empfängnis. Besser bekannt ist die Substitution unter dem Namen „Antibabypille". Diese äußerst verbreitete Hormonbehandlung hat nichts mehr mit

Krankheitsbekämpfung zu tun. Schön, aber auch nichts mit Alternsintervention, werden Sie sagen. Richtig. Doch das ändert sich entscheidend, wenn die hormonelle Beeinflussung über das mittlere Erwachsenenalter hinaus fortgeführt wird. Dann nämlich befindet man sich sehr schnell mitten im Bereich der Beeinflussung von Altersprozessen. Warum das so ist und alles Wichtige dazu lesen Sie in den nachfolgenden Kapiteln.

II. 4

Altersuhr Schilddrüsenhormone – die Master-Hormone des Lebens

Schilddrüse, Schilddrüsenhormone, Schilddrüsenmedikamente – für nahezu jeden sind das heute bekannte Begriffe und die meisten, so sie nicht selbst damit zu tun haben, kennen zumindest betroffene Personen. Die Thematik ist so geläufig, dass sich daraus ein merkwürdiger Widerspruch ergibt. Fragt man nämlich Leute, was ihnen zum Thema Hormone oder Hormonoptimierung einfällt, denkt so gut wie niemand an die Schilddrüse. Oder erinnern Sie sich an eine Fernsehdiskussion mit dem Thema „Schilddrüse: Hormonoptimierung – Pro und Kontra"?

Natürlich nicht. Denn Eingriffe in diesen Hormonhaushalt haben offensichtlich immer mit Krankheiten zu tun: Hormonblockade bei Überfunktion einerseits und Schilddrüsenmedikamente nach krebsbedingter Entfernung der Schilddrüse, bei krankhafter Unterfunktion oder bei Autoimmunkrankheiten andererseits. Man ist krank oder gesund. Kranke haben keine Wahl und Gesunde haben damit nichts zu schaffen. Medizin kann so einfach sein.

Wenn wir dem Leser auf den folgenden Seiten dennoch so manchen Fachausdruck zumuten und sogar scheinbare Haarspaltereien um Begrifflichkeiten, wenn wir neben den neuesten Forschungen auch viele weniger geläufige Wissenschaftsdaten aufbereitet haben, dann liegt das schlicht daran, dass es bei der Physiologie des Menschen keine einfachen Zusammenhänge gibt.

Um den Umfang des Kapitels nicht zu sprengen, haben wir uns auf den wichtigsten – weil für die meisten Leser relevantesten – Bereich konzentriert, nämlich auf die Hormonoptimierung bei absolutem oder funktionellem Defizit an Schilddrüsenhormonen, also bei *Hypothyreose*. Und das Nützlichste, was wir Ihnen auf den nachfolgenden Seiten aufbereitet haben, sind Fakten, von denen wir wünschen, wir hätten sie für unsere eigene Gesundheit schon vor 15 Jahren gewusst.

„Sie Kretin!" – oder: Wie alles begann

Als der englische Chirurg Thomas B. Curling 1850 geistig zurückgebliebene Kinder untersuchte, interessierte er sich vor allem für eine besonders schwere Form, die nicht nur den Geist betraf, sondern auch mit vielfältigen *körperlichen* Leiden einherging. Curling beschreibt sie so: „Diese Kinder haben einen unangenehmen idiotischen Gesichtsausdruck; ihre Zungen sind ausladend und quellen aus dem Mund heraus. Es fehlt ihnen an Kraft, sich zu bewegen oder auch nur zu sprechen." (Wie unschwer zu erkennen, war *Political Correctness* damals noch kein Thema.)

Nach dem baldigen Tod zweier Kinder obduzierte er sie. Die einzige sichtbare Besonderheit war das Fehlen eines winzigen, bisher wenig beachteten Organs: Es fand sich keine Schilddrüse. Zusammenhänge zwischen „Idiotie" und Schilddrüsenveränderungen waren eigentlich nicht unbekannt, nur hatten die meisten Betroffenen eher eine *vergrößerte* Schilddrüse (Kropf). Dass aber eine einzelne winzige Drüse nicht nur beteiligt, sondern tatsächlich die Ursache für Störungen geradezu sämtlicher körperlicher und geistiger Funktionen sein sollte, passte nicht in die etablierten Vorstellungen. Und weil schon damals nicht sein konnte, was nicht sein darf, wurden Curlings Arbeiten ignoriert.

Dreißig Jahre später bestätigte der Schotte William M. Ord die Befunde von Curling und lieferte auch die Erklärung für die scheinbaren Widersprüchlichkeiten. Der „kretinoiden Idiotie" bei verkleinerter wie vergrößerter Schilddrüse ist gemeinsam, dass eine „schleimige Schwellmasse" (latein. *Mixedema*) die Schilddrüse ausfüllt und die Funktion in beiden Fällen gestört ist. Gleichwohl, die fundamentale Bedeutung der Schilddrüse wurde noch immer weder akzeptiert noch ernsthaft diskutiert. (Das Wort *Kretin* stammt wahrscheinlich von *Crestin* ab, was so viel wie „Christenmensch" bedeutet, und sollte zum Ausdruck bringen, dass es sich bei den Betroffenen um Menschen und nicht um seelenlose Wesen handelt.)

Erst als gegen Ende des 19. Jahrhunderts Patienten, denen noch zu Lebzeiten die Schilddrüse ganz oder teilweise entfernt wurde, umso dramatischere körperliche und geistige Symptome entwickelten, je weniger von der Schilddrüse übrig blieb, wurde der Widerstand allmählich aufgegeben. Tierversuche hatten außerdem gezeigt, dass die Entfernung der Schilddrüse zu seltsam beschleunigter Atherosklerose, hohem Infektionsrisiko und deutlich reduzierter Lebenszeit führte – gleichbedeutend mit einer Verdopplung der Altersgeschwindigkeit.

Unklar waren noch immer die Ursachen des Kretinismus, zumal die Erscheinung in manchen Gegenden besonders verbreitet auftrat, was einen externen Faktor wahrscheinlich machte. Im Grunde war auch diese These nicht neu. Schon der Römer Vitruvius vermutete im Jahrhundert vor Christus, dass „die geschwollenen Hälse der Alpenvölker" vom dortigen Wasser herrührten. Fünfzehnhundert Jahre später brachte der berühmte Paracelsus erstmals Kropfbildung und kognitive Störungen in Verbindung: „Die Kropfigen sind selten intelligent."

Jod

Bald nachdem 1811 das chemische Element Jod entdeckt worden war, führte der Genfer Arzt Jean-Francois Coindet verschiedene medizinische Versuche damit durch, unter anderem bei seinen an Kropf leidenden Patienten. Zu seiner völligen Überraschung beseitigte oder verbesserte das Halogen fast alle Beschwerden. Das war ein Beweis für die therapeutische Wirksamkeit, doch von der Vorstellung von Jod als Ursache für die Kropfbildung war man weit entfernt. Die Medizin hätte auf diesen Zusammenhang schon kurze Zeit später kommen können. Eigentlich. Der Franzose Jean-Baptiste Boussingault traf nämlich bei seinen Forschungsreisen durch Südamerika auf eine erschreckend hohe Anzahl von Menschen mit Kropf und Kretinismus. Erschüttert notierte er: „Das ist der bedauernswerteste Zustand, den die Menschheit je gesehen hat."

Als chemisch bewanderter Mensch stellte er bald fest, dass Kropf und Kretinismus nur in Gegenden auftraten, in denen das Wasser wenig Jod enthielt. Reisten die Leidenden jedoch in Gebiete mit viel Jod, besserte sich ihr Zustand. 1833 setzte er sich in der Veröffentlichung seiner Ergebnisse für die Gabe von Jodsalz für die Geschundenen ein. Das Problem: Boussingault war Ingenieur und die etablierte Ärzteschaft glaubte, es nicht nötig zu haben, sich in ihr Fachgebiet hineinreden zu lassen.

Nicht anders erging es 18 Jahre später dem französischen Chemiker Adolphe Chatin. Er schlug öffentlich vor, Kropfbildung mit Trinkwasseraustausch und (jodreichen) Eiern zu behandeln. Schlichter Jodmangel als Ursache und Eier als Therapie für eine schwere und bisher unheilbare Krankheit? Der deutsche Schilddrüsenforscher Eugen Baumann spottete: „Dieser Vorschlag wird dem ewigen Vergessen anheimfallen." Besonders peinlich dabei: Trinkwasseraustausch und jodreiche Algen wurden in China bereits seit 1000 Jahren offiziell zur Kropfbehandlung eingesetzt. (Die westliche Medizin ignorierte die chinesischen Erfahrungen und hält bis heute an dieser „guten" Tradition fest.) Erst Jahrzehnte später sollte Jodmangel auch bei uns als entscheidende Ursache für die Kropfbildung und – noch weitreichender – eine unzureichende Jodaufnahme während der Schwangerschaft als zentraler Faktor für die Entstehung von kindlichem Kretinismus anerkannt werden. Zu spät für Millionen von Kindern.

Was ist das Geheimnis der Schilddrüse?

Hormonforschung und Chirurgie steckten Ende des 19. Jahrhunderts noch in den Kinderschuhen. Doch ausgerechnet die Schilddrüse, die wie kein anderes Organ so verwirrend viele Bereiche der Gesundheit zu beeinflussen schien, sollte sich als ideales Forschungsobjekt erweisen.

Der deutsche Physiologe Moritz Schiff fand in Tierexperimenten heraus, dass der Verlust der Schilddrüse seine Schrecken verlor, wenn man einfach die Schilddrüse eines anderen Tieres herausschnitt und sie irgendwo in den Bauchraum des Patienten nähte, der keine Schilddrüse mehr hatte. In Lissabon übernahmen 1890 die Ärzte Bettencourt und Serrano diese Transplantationstherapie auch für den Menschen. Der Erfolg war so frappierend und die ersten Symptome besserten sich mit solcher Leichtigkeit, dass man davon ausging, das Gewebe des Patienten müsse quasi den Saft der implantierten Drüse wie ein Schwamm aufsaugen.

Saft war das Stichwort. Schon wenige Monate später stellte der Engländer George R. Murray aus dem Saft von Tierschilddrüsen einen Trockenextrakt her, den er einem Schilddrüsenpatienten von da an verabreichte. Der Mann wurde wieder vital und lebte noch 30 Jahre – länger als die meisten seiner gesunden Zeitgenossen. „Scharlatanerie!" war gleichwohl die typische Reaktion der etablierten Medizin. „Genauso gut könnte man einen Bewegungsunfähigen mit Rückenmarksextrakt behandeln", so ein Mitglied der englischen *Royal Medical Society*. Einmal mehr hing der Fortschritt eher von den Unangepassten ab:

Ich brauche ein Schaf. Schnell!

Folgendes (dokumentierte) Ereignis sagt viel über den Typus von Menschen, die (nicht nur) die Schilddrüsenforschung voranbrachten:

Um 1892 wurde in Irland ein Allgemeinarzt zu einer im Sterben liegenden Patientin gerufen. Die Frau galt schon länger als unheilbar krank und ihr bemitleidenswerter Zustand war jetzt fatal geworden. Zufällig hatte sich der Mediziner mit der gerade aufkommenden Schilddrüsenforschung beschäftigt und im klinischen Bild erkannte er eine besonders dramatische Form der Hypothyreose. Damit stellte er zwar die richtige Diagnose, aber was konnte er tun?

Der erstmals von George Murray durchgeführte Therapieversuch mit Schilddrüsenextrakt war gerade im *British Medical Journal* veröffentlicht worden. (Genauer gesagt: „erstmals" in der *westlichen* Welt. In China ist die Heilung von Myxödem durch Schilddrüsenextrakt von Schafen bereits im Jahre 652 dokumentiert.) Verfügbar waren entsprechende Extrakte jedoch nicht.

Statt zu warten und damit die Frau ihrem Schicksal zu überlassen, verlangte der Arzt zum allgemeinen Erstaunen nach einem geschlachteten Schaf und schnitt unverzüglich die Schilddrüse heraus. Er nahm das Organ mit nach Hause, funktionierte seine Küche in ein Notlabor um und bereitete nach der Methode von Murray einen Extrakt. Die damit anschließend durchgeführte Behandlung führte zur vollständigen Genesung der Frau.

Ende des 19. Jahrhunderts war nicht mehr zu bestreiten, dass ein Mangel an Schilddrüsenwirkstoffen für eine Vielzahl körperlicher und geistiger Störungen verantwortlich sein musste. Die erste Wirksubstanz im Schilddrüsengewebe wurde 1895 identifiziert: das Thyrojodin, wie man es damals nannte. Der Name wurde gewählt, weil die Verbindung überwiegend aus Jod bestand. Damit war auch klar, warum ein Mangel an Jod zur Schilddrüsenunterfunktion mit allen ihren Konsequenzen führen muss. Ironie der Geschichte: Entdeckt wurde der jodreiche Wirkstoff von Eugen Baumann (– richtig, derselbe Baumann, der den Vorschlag einer Jodtherapie gegen die Kropfbildung so lächerlich fand).

„Sooft eine neue überraschende Erkenntnis durch die Wissenschaft gewonnen wird, ist das erste Wort der Philister, es sei nicht wahr. Das zweite, es sei gegen die Religion. Und das dritte, so etwas habe jedermann schon lange vorher gewusst."
WILHELM RAABE [deutscher Schriftsteller, 1831–1910]

Die Substitution mit natürlichem Schilddrüsenextrakt entwickelte sich in den nächsten Jahrzehnten zu einer Erfolgsgeschichte und bis weit in die zweite Hälfte des 20. Jahrhunderts wurden Millionen Patienten mit dieser Methode therapiert. Im Laufe der weiteren Forschung zeigte sich auch immer deutlicher, dass die Schilddrüse lebenslang fast alle fundamentalen Steuerungsprozesse im Organismus wesentlich beeinflusst; allein über 100 Enzyme und wesentliche Bereiche der Zelldifferenzierung und genetischen Aktivierung werden über die Botenstoffe der Schilddrüse gesteuert. Letzteres hat ganz besondere Bedeutung für die neurologische Entwicklung während der Embryonalphase. Bereits geringste Defizite in der Jodversorgung oder sonstige Störungen im Schilddrüsenstoffwechsel führen hier zu weitreichenden Konsequenzen.

Entsprechend der elementaren Bedeutung der Schilddrüse für buchstäblich jede Lebensfunktion wurde die Liste der Störungen und Krankheiten, die sich über eine Wiederherstellung der Schilddrüsengesundheit behandeln oder – und das ist der viel bedeutendere Punkt – verhindern lassen, mit jeder Forschungsarbeit länger (Liste 1).

Liste 1: Alterns- und gesundheitsrelevante Folgen der Hypothyreose

Folgende Erkrankungen und Beschwerden können durch eine Schilddrüsenschwäche verursacht sein:

Immunsystem

- Häufige Hals-/Nasen-/Ohren-Infekte (besonders typische und häufige Folge)
- Allergien
- Sonstige Infektionsneigung (Bakterien, Viren, Pilze)

Herz-Kreislauf

- Atherosklerose
- Fettzunahme
- Hypotonie
- Vermehrt oxidiertes (= atherogenes) Cholesterin (oxLDL)

Stoffwechsel

- Gallenprobleme
- Hyperinsulinämie

Sexualfunktionen

- Reduzierte Fertilität bei Frauen und Männern
- Hyperprolaktinämie
- Menstruationsstörungen
- Verminderte Libido
- Endometriose
- PMS

Gehirnfunktionen und Stimmung

- Ängstlichkeit
- Depressionen
- Müdigkeit
- ADHS

Bewegungsapparat

- Gelenkschmerzen
- Muskelschmerzen
- Krampfneigung
- Wassereinlagerungen
- Karpaltunnelsyndrom
- Gicht

Schlaf

- Schlaflosigkeit
- Schlafapnoe

Sonstiges

- Hypothermie
- Verstopfung
- Zysten (Brust, Eierstöcke)
- Gallenprobleme
- Pilzinfektionen
- Verstärkte Neigung zu Rauchen und Alkohol
- Verminderte Wundheilung
- Progressiver Hörverlust

Häufigkeit der Hypothyreose

Betrachtet man die typischen gesundheitlichen Folgen einer Hypothyreose (Liste 1), drängen sich unweigerlich zwei Hypothesen auf:

1. Die Problematik ist weit verbreitet beziehungsweise betrifft viele Menschen.

2. Heute sind mehr Menschen betroffen als früher.

Um die Auflösung gleich vorwegzunehmen: Beides trifft zu. Allerdings enden damit schon die einfachen Antworten.

Zum ersten Punkt: Vergleicht man die Angaben von erfahrenen Schilddrüsenexperten sowie Daten aus epidemiologischen Erhebungen der letzten 50 Jahre, so schwanken die Zahlen zur Häufigkeit zwischen 5 und 40 Prozent. Das heißt, von uns allen ist entweder nur jeder Zwanzigste oder aber mehr als jeder Dritte von einem Defizit betroffen (mit entsprechenden Folgen für Wohlbefinden, Krankheitsrisiken und Alterung). Ein enormer Unterschied, dem wir gleich nachgehen werden; ebenso der Frage, warum Störungen rund um die Schilddrüsenregulation heute immer häufiger werden. Zunächst jedoch zu den Schilddrüsenhormonen und einem Paradigmenwechsel im therapeutischen Vorgehen.

Die Schilddrüsenhormone im Überblick
T4 – das Speicherhormon

Das von der Schilddrüse in größtem Umfang produzierte Hormon ist das Thyroxin, abgekürzt T4 (da die chemische Formel vier Jodatome enthält). Sein Anteil an allen von der Schilddrüse abgegebenen Hormonen beträgt über 90 Prozent. Allerdings, T4 selbst entwickelt nahezu keine eigenen Wirkungen. Das eigentliche Wirkhormon ist T3, das zum Teil von der Schilddrüse, hauptsächlich aber in der Leber und den Zielorganen aus dem im Blut kreisenden T4 gebildet wird. Dazu gleich mehr. Thyroxin (T4) stellt auch in den organischen Schilddrüsenextrakten den Hauptbestandteil dar und bedingt zusammen mit dem darin bereits enthaltenen T3 (s. u.) deren Wirksamkeit bei Schilddrüsenhormonmangel.

In den 50er- und 60er-Jahren des 20. Jahrhunderts brachten mehrere große Pharmaunternehmen synthetisch hergestelltes T4 auf den Markt. Die neuen Medikamente machten die Therapie keineswegs billiger und dennoch wurden die natürlichen Schilddrüsenextrakte schnell verdrängt. Das synthetische T4 sollte – so die Industrie – mit dem körpereigenen T4 identisch sein und zudem genauer dosierbar. Das in den Naturextrakten enthaltene T3 sei außerdem für die Behandlung völlig obsolet.

Schon die erste Behauptung war nicht korrekt. Bei dem in den T4-Medikamenten enthaltenen Wirkstoff handelt es sich nicht um Thyroxin selbst, sondern um das Natriumsalz von L-Thyroxin, also um ein Isomer. Isomere unterscheiden sich etwa in der räumlichen Molekülstruktur vom Ausgangsstoff. Der Unterschied ist beabsichtigt und hat fast immer patentrechtliche Gründe. Hormone sind nicht patentierbar, Herstellung und Verkauf werfen deshalb weniger hohe Profite ab. Im Organismus können Isomere identische oder aber völlig andere Wirkungen entwickeln (was sich nicht selten erst nach Jahrzehnten zeigt). In diesem Fall hatten die Patienten damals Glück (– ebenso wie die heutigen Nutzer). Das synthetische L-Thyroxin entspricht in seiner physiologischen Wirkung dem natürlichen Thyroxin und es gibt bisher keine Hinweise auf negative Konsequenzen für den menschlichen Organismus (wie das bei anderen Hormonersatzstoffen zum Teil extrem der Fall ist).

Was die angeblich bessere Dosierbarkeit der L-Thyroxin-Medikamente betrifft, muss man unterscheiden. Tatsächlich ließen sich die Naturextrakte in den ersten Jahrzehnten ihrer Anwendung nicht immer zuverlässig standardisieren. Doch schon zur Zeit der Markteinführung des synthetischen T4 stellte dieser Punkt in der therapeutischen Praxis kaum mehr ein Problem dar. Wenig bekannt ist auf der anderen Seite, dass auch die synthetischen Präparate in ihrer Bioverfügbarkeit, Stabilität und damit therapeutischen Potenz nicht völlig konsistent sind. (Neuere Vergleichsstudien ergaben bis zu zwanzigprozentige Abweichungen.)

Die wichtigste Fehldarstellung der Industrie betraf die angebliche Überflüssigkeit von T3 für die Behandlung der Hypothyreose.

T3 – das eigentliche Wirkhormon

Obwohl das Tri-Jodthyronin das entscheidende Schilddrüsenhormon darstellt (es enthält 3 Jodatome, deshalb die Abkürzung T3), blieb es lange Zeit unbekannt. Isolation und Synthetisierung gelangen erst 1952–53. Unwissentlich allerdings nutzten die Anwender der natürlichen Schilddrüsenextrakte seine Wirkung von Beginn an, da es je nach Ursprung der Extrakte 20 bis 25 Prozent der darin enthaltenen Hormonmenge ausmacht. Auch die menschliche Schilddrüse schüttet etwa 10 bis 20 Prozent der Gesamthormonmenge direkt als T3 aus. Das in den Standardmedikamenten enthaltene T4 muss dagegen für jegliche Wirkungsentfaltung vom Organismus zunächst in T3 umgewandelt werden, was nicht in jeder Situation und vor allem nicht bei jedem Menschen optimal funktioniert.

T3 wirkt sofort, was etwa bei der Behandlung lebensbedrohlicher Formen von Hypothyreose genutzt werden kann. Die hohe Potenz erhöht auf der anderen Seite die Überdosierungsgefahr und seine kurze Verweilzeit im Blut kann die Einstellung der Patienten erschweren (bei ausschließlicher T3-Gabe). Demgegenüber stehen allerdings wichtige Vorteile gerade im Hinblick auf die individuelle Hormonoptimierung bei speziellen Formen der Hypothyreose. (Mehr dazu weiter unten und im Praxisteil.)

rT3 – das wenig bekannte Schattenhormon

Beim sogenannten *Reverse T3* (rT3) handelt es sich um eine inaktive Sonderform von T3. Bei den üblichen Bluttests wird es nur selten gemessen und nicht nur unter Laien ist es fast unbekannt. Das rT3 ist anders als sein potenter Zwilling völlig wirkungslos. Mehr noch, es dockt an den peripheren Geweberezeptoren an und blockiert die Wirkung des noch vorhandenen T3. Über diesen Mechanismus verlieren auch die Blutwerte an Aussagekraft (T4 unverändert; T3 fällt leicht ab, ist aber meist wie auch TSH noch im „Normbereich"). Die Diagnose lautet dann: „Ihre Schilddrüsenfunktion ist völlig in Ordnung."

Steigendes rT3 führt zu enzymatischen Fehlfunktionen. Erste spürbare Symptome können sein:

– Reduzierte Körpertemperatur

– Müdigkeit

– Kopfschmerzen oder Migräne

– PMS

– Ängstlichkeit

– Wasseransammlung

– Unruhe und Reizbarkeit (eher selten)

Faktoren, die zu einer vermehrten Bildung von reversem T3 führen und damit eine ausreichende Wirkung der Schilddrüsenhormone in den Zielorganen verhindern. Trotz scheinbar ausreichender Blutspiegel an T4 und T3 kommt es so zu einer funktionellen Hypothyreose.

Diagnostik der Hypothyreose:
Von der Kunst zum Automatismus

Über mehr als ein halbes Jahrhundert liefen Diagnose und Behandlung einer Hypothyreose wie folgt ab: Traten bei einem Patienten eine oder mehrere der typischen Gesundheitsstörungen auf (Liste 1), klingelten bei einem erfahrenen Arzt sozusagen die Schilddrüsen-Alarmglocken. Der Verdacht konnte dann durch die Überprüfung sehr spezifischer Parameter wie Körpertemperatur, Reflexzeiten und andere (siehe Praxisteil) erhärtet oder verworfen werden. Im Zweifelsfall brachte die versuchsweise erfolgende Gabe von organischem Schilddrüsenextrakt letzte Gewissheit.

Nachteil dieser Vorgehensweise: Der Arzt musste die vielfältigen Erscheinungsformen einer Hypothyreose kennen und den Patienten ausgiebig untersuchen und befragen. Das erforderte Wissen und Zeit. Unschwer, sich die Begeisterung – aber auch die nur wenig reflektierte Bereitwilligkeit – vorzustellen, als Mitte der Sechzigerjahre mit der TSH-Bestimmung im Blut ein bis heute praktiziertes Messverfahren eingeführt wurde, das die Frage von Sein oder Nichtsein einer Hypothyreose sofort und ohne irgendwelches Hintergrundwissen ermöglichen sollte.

Schematisierte Schilddrüsenregulation: Die Hypophyse im Gehirn erhält Rückmeldung über die im Blut vorhandene Menge an T4 (indirekt auch über T3). Bei unzureichendem Hormonspiegel erhöht sich die Abgabe des Stimulationshormons TSH (*Thyroid Stimulating Hormone*), das wiederum die Schilddrüse zu einer vermehrten Ausschüttung von T4 und T3 veranlasst. Der TSH-Spiegel im Blut kann deshalb als Indikator für den Hormonstatus genutzt werden.

Warum TSH die Schilddrüsengesundheit nur bedingt widerspiegelt

Die Bestimmung von TSH wurde angesichts der frappierenden Einfachheit schnell zum Standardtest erklärt(und ist es bis heute). Was aber ist ein guter und was ein kritischer TSH-Wert? Intuitiv würde man annehmen, es wären zunächst einmal umfangreiche Untersuchungen vorgenommen worden, die das TSH von absolut gesunden Menschen mit denen verglichen, die eine leichte, mittlere oder schwere Hypothyreose aufwiesen. Doch so lief die Standardisierung nicht ab und hier liegt schon die erste Fehlerquelle.

1. Referenz. Die TSH-Spanne, in der sich 95 Prozent der Durchschnittsbevölkerung befanden, wurde willkürlich als normal definiert (völlig unabhängig davon, wie viele Menschen auch innerhalb dieses „Normalbereichs" klare Symptome von Schilddrüsenstörungen aufwiesen). Obere Grenze des Normalbereichs war nach dieser Vorgehensweise 4,5 mU/L. Höhere Werte bedeuten damit automatisch eine krankhafte Hypothyreose; *darunter* ist alles normal und deshalb mit gesund gleichzusetzen.

[Anmerkung: In einigen Ländern setzt sich inzwischen ein Grenzwert von 2,5 mU/L durch. Das Problem jedoch, dass Patienten trotz höherer Werte gesund sein können und eine Vielzahl auch unterhalb dieser Grenze unter Problemen leiden, bleibt auch bei dieser Fixierung bestehen.]

2. Fehlender Übergang. Mit der Festlegung von Grenzwerten schlich sich noch ein anderer bedeutender Aspekt ein. Die für nahezu alle Körperfunktionen geltende Gesetzmäßigkeit einer fortschreitenden Entwicklung von optimaler Funktion über Störungen bis hin zur Krankheit wurde jetzt durch ein Ja-nein-Schema ersetzt. Der Hormonstoffwechsel war nun entweder normal oder krankhaft. Das aber entspricht in keiner Weise der tatsächlichen Veränderung des Gesundheitsrisikos bei steigendem TSH (s. u.).

3. Biochemische Individualität. Der dritte Problempunkt resultiert aus dem Phänomen der biochemischen Individualität. Eine Person, deren TSH sich beispielsweise schon immer im unteren „Normalbereich" befand und deren Hormonregulation in einer Weise gestört wird, dass sich das TSH in einen oberen „Normalbereich" verschiebt, leidet mit hoher Wahrscheinlichkeit an Hormonmangelsymptomen, obwohl ihr Blutwert sie immer noch als gesund ausweist. Umgekehrt benötigen manche trotz „krankhaftem" TSH keine Therapie, da sie gesund und symptomfrei sind.

4. Nicht jede Störung verändert das TSH. Die physiologischen Zusammenhänge der Schilddrüsenhormone sind, wie wir heute wissen, weitaus komplexer, als es der einfache althergebrachte TSH-T4-Regelkreis suggeriert. Viele Störungen im Gesamtsystem haben keine oder nur eine geringe Entsprechung im TSH-Wert. Das betrifft ganz besonders das

Phänomen der Gewebehypothyreose oder die Einflüsse anderer Hormone, etwa des Cortisols (s. u.).

Schwangere. Wie kritisch „Normalwerte" beim Auffinden von Hypothyreose zu betrachten sind, wurde in einer 2013 veröffentlichten Studie deutlich. Schwangere mit einer Jodaufnahme unter 150 µg, die aber nicht als Hypothyreose-Patienten eingestuft worden waren, brachten zwar gesunde Kinder zur Welt. Als die Kinder jedoch mit neun Jahren kognitiven Tests unterzogen wurden, schnitten sie signifikant schlechter ab als Kinder von Müttern derselben Kohorte, deren Jodaufnahme höher lag.

Subklinische Hypothyreose – Vorsicht bei dieser Diagnose!

Definitionen sind nun wirklich das Letzte, womit sich die Nichtfachleute unter den Lesern herumschlagen sollten. Und meist lesen sie sich auch nicht gerade so, als hätte sie John Grisham verfasst. Wenn wir Sie dennoch bitten, hier eine kurze Ausnahme zu machen, so haben wir gute Gründe, denn das Wissen um diese Thematik kann Ihnen auf dem Weg zur Wiederherstellung optimaler Gesundheit sehr hilfreich sein.

In der Medizin bedeutet subklinisch so viel wie unterschwellig oder nicht offensichtlich. Eine subklinische Hypothyreose wäre also eine Schilddrüsenschwäche, die keine oder nur geringste Auswirkungen hat, sich also im klinischen Bild nicht zeigt und deshalb nicht behandelt werden muss.

Nun erleben wir regelmäßig Patienten, die aufgrund typischer und zum Teil schwerer Hypothyreose-Beschwerden zum Arzt gehen und mit der Diagnose „subklinische Hypothyreose" und damit ohne Behandlung, aber dafür mit vielen Fragezeichen wieder nach Hause geschickt werden. Waren die Beschwerden also Einbildung, rühren sie von etwas anderem her oder handelt es sich um eine Fehldiagnose?

Nichts von alledem. Der Grund für diese scheinbaren Widersprüche liegt in der oben dargestellten völligen Reduktion der Schilddrüsendiagnostik auf einzelne Laborwerte. Liegt dabei das TSH über einer bestimmten Norm (z. B. > 4,5 mU/L), erfolgt die Diagnose Hypothyreose. Sind gleichzeitig aber die Blutwerte von T4 und T3 innerhalb ihres durchschnittlichen Normbereichs, erfolgt der Zusatz subklinisch, da sich die Hypothyreose ja nicht „im klinischen Bild" zeigt.

Hält man sich nun vor Augen, dass unter dem „klinischem Bild" medizinisch eigentlich die „Gesamtheit aller Beschwerden oder Symptome eines Patienten" zu verstehen ist, werden die bedenklichen Folgen der Reduktion der Schilddrüsendiagnostik auf Labor- und „Normwerte" offensichtlich. Eigentlich dürfte von einer subklinischen

Hypothyreose allenfalls dann gesprochen werden, wenn ein erhöhter TSH-Wert festgestellt wird, jedoch wirklich keine weiteren Symptome oder Beschwerden gefunden werden können. Im Fall der oben beschriebenen Patienten müsste die korrekte Diagnose so formuliert werden: „Hypothyreose bei nicht auffällig erniedrigten Werten von T4 und T3." Wie wir in den folgenden Kapiteln noch häufiger sehen werden, darf ein statistischer Normbereich keinesfalls mit einem für jedes Individuum geltenden Gesundheitsbereich gleichgesetzt werden.

Sollten wir Patienten nach ihrem TSH-Wert behandeln, der die Gesundheit der Hypothalamus-Hypophyse-Achse repräsentiert, oder nach ihren Symptomen, die die Gesundheit des ganzen Körpers repräsentieren?
S. Kalra und S. K. Khandelwal [in: *Indian Journal of Endocrinology and Metabolism*, 2011]

Gewebehypothyreose

Bei der Schilddrüsendiagnostik wurde lange übersehen, dass sich im Zielgewebe der Organe entstehende Hormon- oder Rezeptorstörungen in den üblichen Laborwerten gar nicht widerspiegeln können. Um diesem Phänomen Rechnung zu tragen, verwenden viele Schilddrüsenexperten den Begriff Gewebehypothyreose. Bedeutungsgleich existieren auch periphere Hypothyreose oder Typ-2-Hypothyreose.

Wie hoch ist mein Risiko?
Häufigkeit der Hypothyreose – reloaded

Wir hoffen, der Leser kann nun leichter nachvollziehen, wie die extrem unterschiedlichen Angaben der internationalen Literatur zur Verbreitung der Hypothyreose (s. o.) zustandekommen. Die Zahlen hängen in erster Linie davon ab, welche Messmethoden und Kriterien angelegt werden:

– TSH als alleiniges Diagnosekriterium und ein Grenzwert von 4,5 mU/L: 5–10 %

– TSH als alleiniges Diagnosekriterium und ein Grenzwert von 2,5 mU/L: 15–20 %

– Laborwerte in Verbindung mit vollständigem (!) klinischem Bild: 30–40 %

(Die Prozentzahlen benennen jeweils den Anteil der Betroffenen an der Gesamtbevölkerung.)

Keine Sorge! Wir werden dem großen Esel Statistik nicht noch weitere Zahlenschwänze anhängen. Nur zwei Hintergründe zu diesen Daten sollte man sich unbedingt vor Augen führen:

1. Wissenschaft gegen Ökonomie. Es ist erstaunlich, wie wenig sich nicht nur Patienten, sondern auch viele Ärzte des Einflusses des Geldes auf die Medizin bewusst sind. Auf der einen Seite bestimmen die Profitmöglichkeiten der Industrie die Richtung, in die Forschung und damit auch die Therapie sich bewegen. (Das nächste Kapitel lässt einen zumindest Ansätze davon erahnen.) Auf der anderen Seite versucht der Sozialstaat, die Gesundheitskosten nicht ausufern zu lassen. (Ohne eine Neuausrichtung unseres Medizinsystems ist das angesichts der demografischen Entwicklung ein hoffnungsloses Unterfangen, siehe Teil III.)

Dass wir hier nicht über graue Theorie reden, könnten Sie schon morgen am eigenen Leib erfahren. Angenommen, Sie gehen wegen typischer Hypothyreose-Beschwerden zum Arzt (häufige Müdigkeit, trockene Haut, Vergesslichkeit, Gelenk- und Muskelschmerzen, Verstopfung oder andere). Ihr Blutbild zeigt ein TSH von 3. Je nach Land, Arzt oder Labor hätten Sie mit diesem Wert eine Chance auf Behandlung oder auch nicht, ja, Ihre Beschwerden werden im zweiten Fall nicht einmal der Schilddrüse zugeordnet; das ist ganz davon abhängig, ob zufällig eine TSH-Grenze von 2,5 oder 4,5 zugrunde gelegt wird.

Davon abgesehen, dass das TSH allein ohnehin wenig über Ihre Schilddrüsengesundheit aussagt, gibt es seit 30 Jahren eine hitzige Diskussion über das Für und Wider einer Reduktion des TSH-Grenzwertes mindestens auf 2,5. Argument der Gegner: Die Absenkung des TSH-Grenzwertes würde vermehrt falsch positive Diagnosen ergeben, sprich, es würden häufiger Menschen als schilddrüsenkrank eingestuft werden, obwohl sie es gar nicht sind. (Ein zutreffendes Argument, das aber nur dann relevant ist, wenn eben keine vernünftige Diagnostik durchgeführt wird und man Patienten nach dem Automatismus eines einzigen Laborwerts einen Stempel aufdrückt. Im Übrigen hat die größte Untersuchung zum Thema, die NHANES III, gezeigt, dass es mit Ausnahme der Autoimmunerkrankten spätestens bei einem TSH über 3,5 überhaupt keine Personen mehr ohne Hormonmangelerscheinungen gibt – wenn nur genau genug nachgesehen wird.)

Die Mehrzahl der Patienten würde unbestritten von niedrigeren Grenzwerten profitieren. Und genau hier liegt das Problem. Schon früh haben Berechnungen ergeben, dass allein eine Grenzwertreduktion von 4,5 auf 2,5 die Wahrscheinlichkeit für das Auffinden von Störungen im Schilddrüsen-Stoffwechsel nahezu verdoppelt. Doppelt so viele Patienten verursachen aber angesichts der ohnehin schon hohen Prozentzahlen (s. o.) auch erhebliche Mehrkosten für das Gesundheitssystem. (Auch diese Sorge ist ebenso richtig wie kurzfristig gedacht. Denn eine frühzeitige Korrektur von Störungen verhindert ernstere Folgeerscheinungen wie etwa die Beschleunigung der Atherosklerose u. a. m.).

2. Die Kehrseite der Altersentwicklung. Wenn die Aussicht auf 10 bis 15 Prozent Hypothyreosepatienten den Gesundheitsökonomen bereits die Schweißperlen auf die Stirn treibt, was ist dann von den Angaben einiger Schilddrüsenexperten zu halten, die von noch viel höheren Fallzahlen ausgehen? Nach deren Erfahrungen liegen bei jedem dritten Erwachsenen Schilddrüsenstörungen vor. Und wohlgemerkt, dabei geht es nicht um Marginalien, sondern um Defizite, die bereits zu spürbaren körperlichen und geistigen Auswirkungen geführt haben.

Unabhängig davon, wo die genaue Zahl letztlich angesiedelt ist: Die Größenangaben sind nicht so erstaunlich, wie sie auf den ersten Blick erscheinen. Drei Hauptfaktoren sind für die hohe und wahrscheinlich immer weiter steigende Verbreitung verantwortlich:

- **Umwelteinflüsse.** Die Liste von alltäglichen Umweltgiften, Medikamenten und Nährstoffdefiziten, für die eine Störung rund um die Schilddrüsenregulation nachgewiesen ist, wird buchstäblich von Monat zu Monat länger (s. u.). Hinzu kommt: nach einem Zwischenhoch durch Kampagnen und Jodierung sinkt in vielen westlichen Industrieländern seit einigen Jahrzehnten die Aufnahme von Jod wieder bedenklich.

- **Altersverteilung.** Die Lebenserwartung hat sich in den letzten 100 Jahren verdoppelt. Das Risiko für Schilddrüsenstörungen steigt mit dem Lebensalter. Von Hypothyreose besonders betroffen sind Frauen in der zweiten Lebenshälfte.

- **Lebenserwartung.** Der dritte Faktor ist eng mit dem zweiten verknüpft und könnte einen bedeutenden Einfluss auf die heutige Verbreitung von Schilddrüsenschwäche haben. Eine fast unausweichliche Folge von Hypothyreose sind Einschränkungen der Immunfunktionen und damit ein erhöhtes Infektionsrisiko. Der (oft übersehene) Hauptgrund für die gestiegene Lebenserwartung der letzten 100 Jahre ist der Wegfall der massenhaften Kinder- und Jugendsterblichkeit, überwiegend aufgrund verbesserter Hygiene und der Verfügbarkeit von Antibiotika. (1930 starb noch die Hälfte aller Menschen an Infektionen und nur jeder zweite wurde überhaupt 50 Jahre alt.) Weil Personen mit Schilddrüsenschwäche einem besonders hohen Infektionsrisiko und damit bis in die Neuzeit auch einem erhöhten Sterberisiko unterliegen, ist davon auszugehen (und Tierstudien stützen diese Hypothese), dass ihr Anteil an der infektionsbedingten Sterblichkeit überproportional war. Nach Wegfall dieses negativen Selektionsfaktors muss entsprechend der Anteil von Menschen mit Hypothyreose steigen.

Auswirkungen eines Hormonmangels auf die Gesundheit

Alle Zusammenhänge zwischen der Schilddrüsenfunktion und der Gesundheit näher zu betrachten würden den Rahmen dieses Kapitels bei Weitem sprengen. Wir konzentrieren uns daher auf wenige beispielhafte Bereiche.

Gefäßalterung und Herz-Kreislauf-Krankheiten

Gesundheitliche Konsequenzen einer unzureichenden Verfügbarkeit oder Wirkung von Schilddrüsenhormonen wurden bereits in der Liste 1 aufgeführt. Ohne weitere Informationen mögen das alles wohlfeile Szenarien bleiben, deren Bedeutung für unsere eigene Gesundheit wir schlecht einordnen können. Die Ergebnisse der bedeutenden *Rotterdam Study*, einer Forschungsarbeit, die verschiedene Hauptrisikofaktoren für Gefäßalterung und tödlichen Herzinfarkt verglich, machen die Dimensionen aber schnell begreifbar.

Risikofaktor	Relatives Risiko (altersangepasst)	Zugeordnetes Risiko (Gesamtbevölkerung)
Subklin. Hypothyreose	2.5	14
Diabetes	2.4	14
Hypercholesterinämie	2.4	18
Rauchen	2.0	15
Bluthochdruck	1.6	14

Stellenwert der subklinischen Hypothyreose (TSH > 4 mU/L) für Atherosklerose mit Herzinfarkt im Vergleich zu anderen bekannten Risikofaktoren bei Frauen (Hak et al., 2000)

Bereits eine subklinische Hypothyreose stellte bei den untersuchten Frauen ein hohes Atherosklerose- und Infarktrisiko dar. Das Risiko für die Betroffenen war 2,5-fach erhöht und war damit bedeutender als die anderen klassischen Risikofaktoren. (Wohlgemerkt, es geht hier um eine vermeintlich leichte Form der Schilddrüsenschwäche mit T4-/T3-Werten im Normalbereich und einem TSH-Grenzwert, mit dem man in Deutschland verbreitet noch als gesund gilt.) Für viele überraschend auch das Ergebnis des bevölkerungsbezogenen Risikos. Denn allein diese leichte Form der Schilddrüsenschwäche brachte es gesamtgesellschaftlich betrachtet auf einen ebenso großen Stellenwert wie die klassischen Risikofaktoren. Das zeigt die heutzutage hohe Verbreitung der Hypothyreose.

Bezeichnenderweise fanden diese und ähnliche Forschungsergebnisse kaum den Weg in die Medien oder die Behandlungszimmer. Dafür gab es mehrere Gründe. Große Teile der Medizinwelt zögerten, die scheinbar aus dem Nichts auftauchende enge Verbindung von Schilddrüse und Gefäßalterung anzuerkennen, obwohl der Zusammenhang alles andere als neu war. (So beschäftigte sich bereits 1930 eine Untersuchung an der Universität Chicago mit genau diesem schon damals bekannten Phänomen und wies den Effekt bei Hasen nach.) Wie man sich denken kann, war es auch schlecht mit der gesundheitspolitischen „Wetterlage" zu vereinbaren, dass eine minimale Hormonstörung, die man bisher noch nicht einmal als gesundheitlich bedenklich eingestuft hatte und bei der die Schilddrüsenhormone auch noch im Normbereich lagen, für die Gefäßgesundheit plötzlich gefährlicher sein sollte als das Rauchen. Außerdem waren die genauen physiologischen Zusammenhänge noch nicht gut verstanden.

Letzteres änderte sich spätestens 2010 im Rahmen der Stammzellenforschung. An der Universität Newcastle konnte erstmals gezeigt werden, dass die sogenannten Progenitorzellen ihrer Aufgabe nur bei optimaler Schilddrüsenfunktion nachkommen können. (Siehe Abbildung)

(Progenitorzellen sind wie Stammzellen in der Lage, sich in andere Zelltypen umzuwandeln und dadurch geschädigtes Gewebe – in diesem Fall in der Gefäßwand – zu reparieren. Sinkende Progenitorzellzahlen sind deshalb mit beschleunigter Gefäßalterung verbunden.)

Der enge Zusammenhang zwischen Schilddrüse und Gefäßgesundheit ist inzwischen auch durch verschiedenste Interventionsstudien gut belegt. Über eine Optimierung der Schilddrüsensituation verbessern sich zentrale, die Atherosklerose und die Gefäßalterung beschleunigende Risikofaktoren:

– Reduktion des gefäßschädigenden oxLDL

– Senkung des gesamten LDL (stärkster Effekt bei Ausgangs-TSH von 2–4 mU/L und eher niedrigem T3)

– Erhöhung von HDL (vor allem bei niedrigem T3)

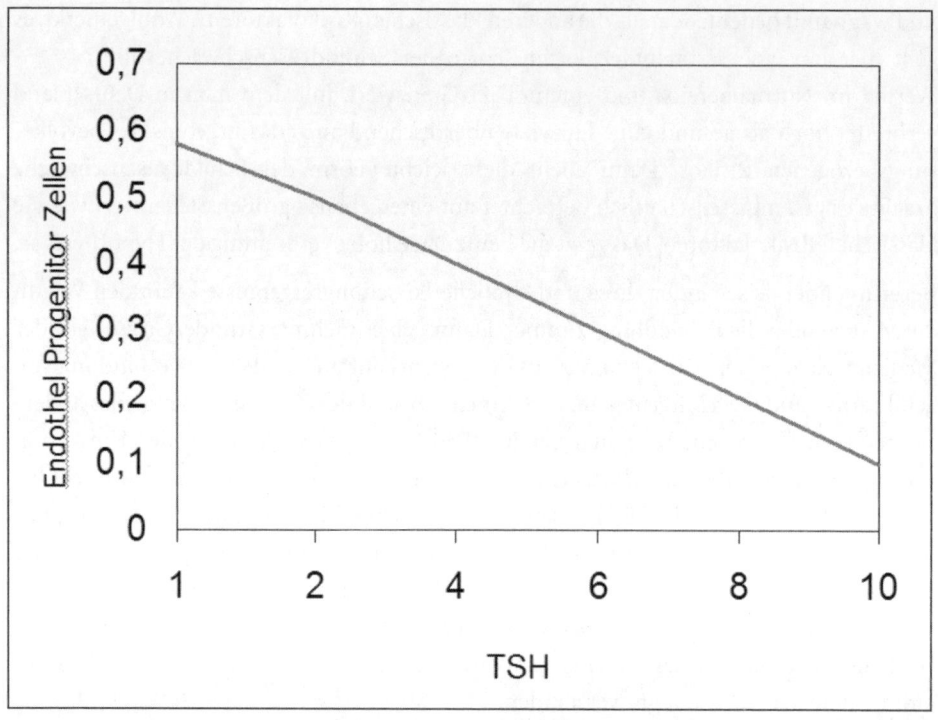

Schon bei subklinischer Hypothyreose nimmt mit ansteigendem TSH die Anzahl der Progenitor-Reparaturzellen innerhalb der Gefäße nahezu linear ab. Der Abfall beginnt bereits innerhalb des als normal eingestuften TSH-Bereichs und bei normalem T4 und T3 (schem. nach Shakoor et al., 2010)

– Entzündungshemmung (CRP-Reduktion, dadurch verminderte Bildung von rT3 (inaktives T3)

– geringere Infektionsbelastung (Infektionsrisiko korreliert mit der Gefäßalterung)

– Reduktion der Triglyceride

– geringere Intimadicke (weniger Ablagerungen an der Gefäßwand – unabhängig vom LDL-Cholesterin)

– verbesserter Gefäßwandstoffwechsel

– reduziertes Apo B100 (Risikofaktor für Herz-Kreislauf-Krankheiten; bedeutender als LDL)

Fettleibigkeit

Menschen mit Defiziten bei den Schilddrüsenhormonen haben ein erhöhtes Risiko für Gewichtszunahme und Fettleibigkeit. Das Wissen um diesen Zusammenhang ist schon so alt wie die Schilddrüsenforschung selbst. Wir möchten deshalb nur einige weniger bekannte Aspekte ergänzen.

Vorweg: Schilddrüsenhormone eignen sich nicht als Allzweckwaffe zum Abnehmen. Eine Hormonergänzung bei gut funktionierendem Schilddrüsenstoffwechsel führt bestenfalls zu einer marginalen Fettreduktion. Völlig anders ist die Lage bei Hypothyreose. Ein hormonelles Defizit führt dazu, dass der Stoffwechsel immer zu einer Art Sparmodus tendiert. Während Alltagsaktivitäten oder beim Sport hat dieser Effekt kaum Auswirkungen. In Ruhephasen jedoch sinkt der Energieumsatz überproportional (– deshalb lässt sich

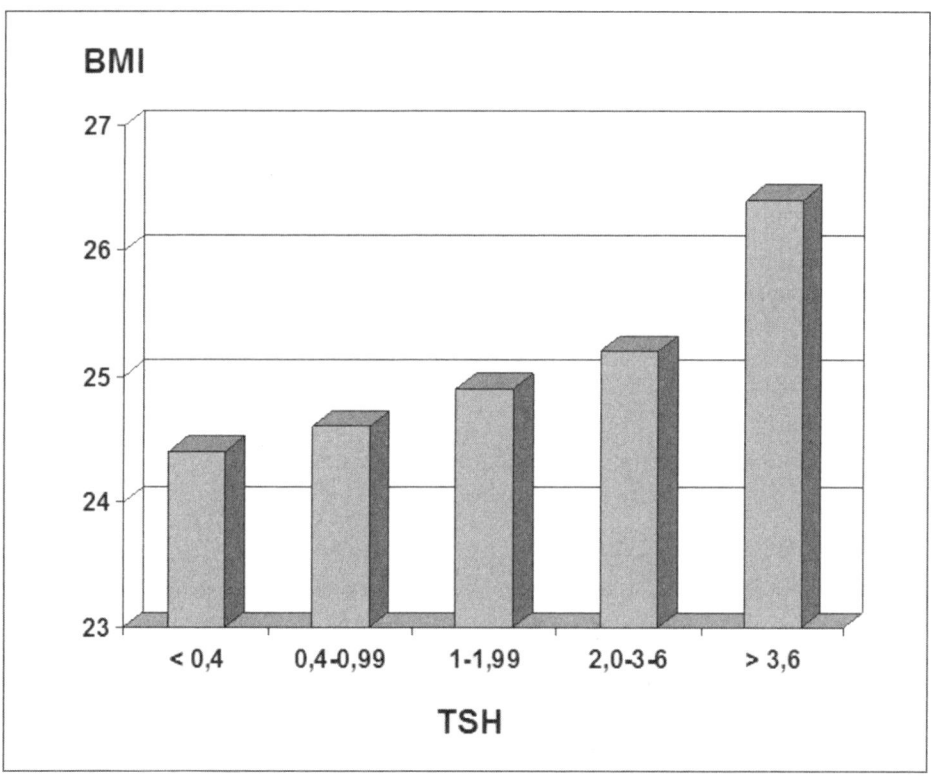

TSH und relative Körpermasse (BMI). Bitte beachten Sie, dass das Fettleibigkeitsrisiko bereits innerhalb des nach althergebrachter Vorstellung „gesunden Normalbereichs" von 0.4 bis 4 kontinuierlich steigt. (Modif. nach Knudsen et al., 2005)

einer Hypothyreose so zuverlässig über die erniedrigte Körpertemperatur morgens vor dem Aufstehen auf die Spur kommen). Das Risiko, dass sich die Energien einer Mahlzeit mit anschließendem Fernsehabend und Nachtschlaf im Fettgewebe wiederfinden, ist entsprechend höher.

Besonders betroffen sind auch jegliche Versuche, Fett abzubauen. Und an dieser Stelle müssen wir gleich mit dem verbreiteten Missverständnis aufräumen, Zu- oder Abnehmen wäre eine Frage einfacher Energiebilanzkalkulation. Das würde evolutionsbiologischem Selbstmord gleichkommen. Der Organismus hat vielmehr die Fähigkeit, seinen Umsatz in beide Richtungen um mindestens 20 Prozent und mehr anzupassen. Von was die Höhe der Anpassung abhängt, soll uns hier nicht weiter interessieren, bis auf eine Ausnahme: Bei Hypothyreose ist die Anpassung nach unten teilweise extrem. Das heißt, eine Einsparung der Energiezufuhr kann zu einem großen Teil durch die Reduktion des Umsatzes „aufgefressen" werden. (Es sind sogar zwei Extremfälle beschrieben, bei denen durch diesen Sparmodus eine um 2000 kal reduzierte Diät zu nahezu keiner Abnahme des Körperfetts geführt hat. Und die Probanden waren im Labor eingeschlossen, konnten sich also nicht heimlich etwas einverleiben.)

Wichtiger als Extremfälle ist für alle Betroffenen aber eine andere Erkenntnis. Die beschriebenen Abläufe gelten nicht nur für ausgeprägte Formen der Hypothyreose, sondern bereits für leichte oder „latente" Formen (s. Abbildung).

Wechselwirkungen mit anderen Hormonsystemen

Wir haben uns in unserem auf Schnellreparatur ausgelegten Medizinsystem daran gewöhnt, auftretende Störungen und Krankheiten isoliert zu betrachten und zu behandeln. Dabei ermöglicht ein Blick über den jeweiligen Tellerrand oft eine wirklich ursächliche Behandlung und lässt Fehlentwicklungen erst gar nicht entstehen.

Nebenniere und Cortisol

Bei Stress schüttet die Nebenniere Cortisol aus. Das ist eine wichtige Reaktion, denn erst dieses Aktivierungs- und Leistungshormon ermöglicht uns, mit dem Stress erfolgreich umzugehen. Ein hoher Cortisolspiegel hemmt jedoch die Umwandlung von T4 in T3 und erhöht gleichzeitig die Umwandlung des vorhandenen T3 in eine inaktive Form, das sogenannte *Reverse T3* (rT3). Bei häufiger Stressbelastung steigt deshalb das Risiko einer funktionellen und durch Bluttests nicht feststellbaren (!) Hypothyreose.

Die Verbindung von Schilddrüsenfunktion und Nebenniere ist deshalb besonders kritisch, weil sich leicht ein Teufelskreis bilden kann. Bei Bedarf an Schilddrüsenhormonen wird zunächst der entsprechende Regelkreis in Gang gesetzt. Ist die Schilddrüsenregulation gestört (Umweltgifte, Schlafmangel, Medikamente, Alterung etc.), wird die Nebenniere als eine Art Back-up-System aktiviert. Denn mit Hilfe von Cortisol können einige der kurzfristigen Folgen wie Müdigkeit oder Antriebsmangel aufgefangen werden. Verstärkt sich allerdings die Hypothyreose oder kommen weitere Stressoren dazu, stören die nun dauerhaft erhöhten Stresshormone die Schilddrüsenregulation ihrerseits. Besonders fatal: Cortisol reduziert auch TSH. Das heißt, gehen Sie in einer solchen Situation zum Arzt und wird Ihre Schilddrüsensituation nur über einen Bluttest bestimmt (TSH, T4, T3), dann wird die Hypothyreose mit einiger Wahrscheinlichkeit nicht erkannt. Wird sie erkannt, jedoch nur mit der Standardmedikation T4 behandelt, sinkt zwar der Kontrollwert TSH, die gestörte Produktion von T3 im Gewebe wird jedoch nicht verbessert und die erwünschten gesundheitlichen Wirkungen stellen sich nicht ein.

Schlafmangel ist ein bedeutender Stressfaktor und in der heutigen Zeit einer der häufigsten Gründe für eine Hypothyreose. Bereits nach einer Nacht mit zu wenig Schlaf sinkt in den Folgetagen der Cortisolspiegel abends nicht ausreichend ab. Es entsteht leicht eine Dauerstresssituation.

Burn-out. Bei der Entwicklung eines Burn-out-Syndroms ist der Gesamtausstoß von Cortisol zunächst hoch, dann in der Gesamtmenge scheinbar wieder normal (allerdings bei abgeflachtem Tagesverlauf). Schließlich kann ein absoluter oder relativer Cortisolmangel entstehen (Nebennierenschwäche). Niedriges Cortisol (mit erhöhtem Adrenalin) lässt zwar den Spiegel an T4 und T3 ansteigen, führt aber in den Zielorganen zu einer verlangsamten Umwandlung von T4 in die aktive Form T3 und zu vermehrter Bildung von rT3, sodass eine ausreichende Hormonwirkung trotz scheinbar hoher Blutspiegel nicht gegeben ist. Bei fortgeschrittenem Burn-out ist deshalb auch im Hinblick auf die Schilddrüsenhormone die Wiederherstellung optimaler Cortisol-Verläufe (z. B. durch Substitution von Cortisol – nicht von synthetischen Cortisonpräparaten) unverzichtbar.

Progesteron

Das wechselseitige Zusammenspiel von Schilddrüsenhormonen und Progesteron ist vor allem für Frauen von Bedeutung. Eine Hypothyreose verstärkt typische Erscheinungen von Progesteronmangel wie schmerzhafte oder gestörte Regelblutungen, PCOS, Gewichtszunahme, Infertilität u. a. m. Umgekehrt unterstützt Progesteron die Schilddrüsenwirkung. Voraussetzung für die unterstützende Wirkung von Progesteron ist allerdings eine ausreichende Verfügbarkeit von Selen. (Dies macht sich besonders in der Lutealphase des Zyklus bemerkbar.)

Östrogene

Estradiol und Estron werden oft als Hemmstoffe für die Schilddrüsenfunktion bezeichnet. Physiologisch ist der Zusammenhang nicht ganz so eindimensional. Die Hemmwirkung überwiegt vor allem bei gleichzeitig schlechter Zinkversorgung und/oder Progesteronmangel (einem sehr verbreiteten Defizit). Umgekehrt findet sich bei fast allen Frauen mit Hypothyreose ein unzureichender Progesteronspiegel.

Oral zugeführte Östrogenpräparate wie die „Pille" reduzieren die Wirksamkeit der Schilddrüsenhormone allerdings nachhaltig über eine Erhöhung des Bindungsglobulins SHBG. Bei Frauen, die Empfängnis verhütende Hormonmedikamente einnehmen, wurde entsprechend ein erhöhtes Hypothyreoserisiko gefunden. Als verstärkender Risikofaktor kommt dazu, dass synthetische Gestagene das körpereigene Progesteron verdrängen.

Einen hemmenden Einfluss üben Xenoöstrogene aus (z. B. der Weichmacher Bisphenol A). Auch Phytoöstrogene (z. B. in Soja) können bei gleichzeitig geringer Jodzufuhr eine Hemmwirkung entfalten.

Melatonin

Eine physiologische Substitution von Melatonin ab dem mittleren Lebensalter (0,5–0,8 mg) wirkt der altersbedingten Störung der T3-Bildung entgegen (– das gilt in geringerem Maß auch für T4). Der vollständige Schutzeffekt entwickelt sich allerdings erst nach 3 bis 6 Monaten.

Individuelle Hormondefizite sicher erkennen

TSH – der Standardtest

Dieser Laborwert wurde schon mehrfach kritisch beleuchtet und jedem Leser sollte (und jedem Kliniker müsste) inzwischen bewusst sein, wie trügerisch es ist, sich alleine auf diesen Parameter zu verlassen. Unglücklicherweise ist das noch immer gängige Praxis. Dabei widerspricht bereits die Festlegung eines „Normalbereichs" den physiologischen Abläufen bei der Entwicklung einer Hypothyreose. Allenfalls sehr niedrige Werte sprechen mit gewisser Wahrscheinlichkeit gegen das Vorliegen einer Hormonschwäche oder Störung.

Auf einem Symposium wurde jüngst ein TSH von 0,3 bis 1,2 mU/L als neuer Idealbereich vorgeschlagen. Das würde einem radikalen – allerdings auch unwahrscheinlichen – Umbruch gleichkommen. Aus physiologischer Sicht wäre ein solcher Schritt mehr als sinnvoll, denn bereits ab einem TSH von 1 mU/L (erheblich verstärkt ab 2 mU/L) steigt das Risiko manifester Folgen für die Gesundheit. In jedem Fall sollte der Arzt, aber auch der Patient, schon bei einem TSH zwischen 1 und 2 sehr genau auf spezifische Symptome achten (s. u.).

T4, T3 und weitere Blutwerte

Die freien Anteile der wichtigsten Schilddrüsenhormone (fT4, fT3) im Blut gehören zum Laborbild und können auf bestimmte Störungen hinweisen; „Normalwerte" schließen jedoch eine Hypothyreose nicht aus. Je nach Gesamtbild kann die zusätzliche Bestimmung von rT3 weiteren Aufschluss geben. Das gilt auch für die Bestimmung von Antikörpern, um Autoimmunreaktionen zu erkennen.

Klinisches Bild

Das genaue Erfassen der typischen körperlichen und psychischen Erscheinungen ist für eine zuverlässige Diagnose unverzichtbar und sollte immer im Mittelpunkt stehen. Denn egal, ob sich eine Hormonstörung in den Laborwerten widerspiegelt, ob es sich um Umwandlungsstörungen innerhalb der Zielorgane handelt oder ob das Problem auf der Rezeptorebene angesiedelt ist – eine Hypothyreose hinterlässt ihre Spuren. Man muss nur wissen, wonach man suchen und worauf man achten muss.

Typische (weil häufigste) Symptome einer Hypothyreose

Bitte beachten Sie: Nicht aufgeführt sind hier die Krankheitsbilder der Liste 1 (oben), da diese für die Diagnose weniger trennscharf sind. Gleichwohl sollte beim Auftreten dieser Erscheinungen immer an eine zugrunde liegende Hypothyreose gedacht werden.

Beurteilung: Sind 5 oder mehr Erscheinungen vorhanden, liegt mindestens eine funktionelle Hypothyreose vor. Im Bereich von 3 bis 5 Symptomen sollten in jedem Fall Basaltemperatur und Reflextest hinzugezogen werden.

Symptome, die einzeln oder in Kombination mit anderen bei über 70 Prozent der von Hypothyreose Betroffenen in Erscheinung treten:

- Müdigkeit (speziell in Ruhephasen)

- trockene, raue Haut (besonders an Ellbogen und Knie)

- Lethargie

- Kälteintoleranz (bei Männern weniger häufig)

- geschwollenes Gesicht, Tränensäcke (v. a. nach dem Aufstehen)

- langsames Sprechen

- reduzierte Schweißmenge

- verlangsamte Muskelentspannung bei Reflextest

Symptome, die einzeln oder in Kombination mit anderen bei über 50 Prozent der Betroffenen in Erscheinung treten:

- trockenes, sprödes Haar

- erniedrigter Puls (< 60 /min)

- Vergesslichkeit

- Probleme, abzunehmen

- depressive Verstimmungen

- Muskel- oder Gelenkschmerzen (verstärkt am Morgen)

- Menstruationsstörungen

Weitere oft vorkommende Symptome:

- häufige Kopfschmerzen (v. a. morgens)

- kalte Hände oder Füße

- Verstopfung

- Hörverlust

- raue oder belegte Stimme

- Krampfneigung

- Gallenprobleme (v. a. bei Frauen)

- Parästhesien (Hautkribbeln o. Ä.)

- Zähneknirschen

- Pilzinfektionen

- Akne (v. a. bei Frauen)

- Haarausfall (v. a. Frauen ab mittlerem Alter)

- Zysten (Brust oder Ovarien)

- Ausdünnen der Augenbrauen am äußeren Rand

- Zahninfektionen (z. B. Wurzelkanal)

- höherer Alkoholkonsum (kompensiert einige Folgen der Hypothyreose)

- Rauchen (Nikotin reduziert das Risiko für Autoimmunreaktionen und kompensiert kognitive und metabolische Folgen einer Hypothyreose)

*

Ausgesprochen spezifische Symptome bei Hypothyreose

Folgende Symptome haben bereits für sich allein eine hohe Aussagekraft. Treffen zwei oder mehr Symptome zu, deutet das auf eine nahezu sicher vorliegende Hypothyreose:

- verlangsamte Muskelreflex-Entspannungszeit (z. B. bei Achillessehnenreflex)

- reduzierte Basaltemperatur (< 36,6°) *

- verschwollenes Gesicht

- verlangsamte Bewegungen

- verschlechtertes Hören

* Die Messung sollte morgens vor dem Aufstehen in der Armbeuge erfolgen, da lokale Infekte Mund- und Ohrtemperatur erhöhen.

Optimierung der körpereigenen Produktion und Substitution

Nicht nur die Diagnose der Hypothyreose leidet unter dem Zwang des Medizinsystems zu schnellen und vereinfachten Lösungen nach dem Motto „One fits all". Auch bei der Behandlung wird dem Arzt weder weitergehendes Wissen vermittelt, noch und schon gar nicht wird ihm die Zeit gegeben, auf die spezielle Situation des Patienten einzugehen. Entsprechend erschöpft sich die Therapie meist in den zwei Varianten Nichtbehandlung oder Standardmedikation.

Ursachen beseitigen

Die Gründe für das Entstehen einer Hypothyreose sind nicht nur vielfältig, sondern auch von Person zu Person unterschiedlich. Der erste Schritt sollte deshalb immer der Versuch sein, die Ursachen zu erkennen und auszuschalten, soweit es geht. In den letzten Jahren nehmen die Warnungen von Wissenschaftlern zu, dass das Ausmaß an Störfaktoren für die hormonelle Regulation bedenkliche Ausmaße annimmt.

Beispiele von Faktoren, die zur Entstehung oder Verstärkung einer Hypothyreose beitragen:

– Stress

– Schlafmangel (besonders fatal, da vor allem die Wirkung von T3 gestört wird, das TSH aber gleich bleibt, die Störung durch Standardlabortests somit schlecht zu erkennen ist)

– unzureichende Aufnahme von Jod, Selen, Vitamin B12 und Zink

– Belastung mit Quecksilber, Kadmium und anderen Umweltgiften

– Medikamente

– Fehlfunktionen von Leber und Nieren

Medikamente, die Stoffwechsel oder Wirkung der Schilddrüsenhormone stören können:

– Betablocker

– Lithium

– Antidepressiva

– Epilepsie-Wirkstoffe

– Gerinnungshemmer

– Antiarrhythmika

– Entzündungshemmer (Cortisonpräparate)

– Kontrastmittel bei CT-Untersuchungen

– Metformin (behindert zwar nicht den Schilddrüsenstoffwechsel, reduziert aber TSH; Hypothyreose kann so übersehen werden)

– Statine (reduzieren TSH ohne Verbesserung der Hormonbereitstellung; hohes Risiko von Muskelschäden bei gleichzeitiger Hypothyreose

Umweltgifte

Seit Jahrzehnten häufen sich in Umwelt und Nahrungskette kontinuierlich Substanzen an, die neben anderen negativen Auswirkungen speziell die Schilddrüsenregulation stören.

Bitte beachten Sie: Für alle Schadstoffe sind Störungen der Schilddrüsenregulation bereits in Dosierungen nachgewiesen, wie sie heute in weiten Teilen der Industrieländer im Trinkwasser, der Luft oder in der Nahrung enthalten sind; vor allem, da die Effekte kumulativ sind oder sich gegenseitig potenzieren. Zunehmend mehr Patienten können ihre Schilddrüsenregulation erst dann wieder verbessern oder reagieren erst dann auf die Gabe von Schilddrüsenhormonen, wenn sie vorliegende Belastungen etwa mit Quecksilber oder Arsen beseitigen.

– Quecksilber
– Arsen
– Blei
– PCBs
– Dioxin (Gewebehypothyreose)
– DDT
– Fluoride in Wasser und Zahnpasta (Gewebehypothyreose; Fluoride wurden früher sogar als Medikament gegen Schilddrüsenüberfunktion eingesetzt)
– Bisphenol A (Störwirkung der Xenoöstrogene wird oft nicht erkannt, da sie TSH nicht reduzieren)

Störung der Jodaufnahme und damit der T4- und T3-Produktion
– Perchlorate, Nitrat (Agrarprodukte)
– Thiocyanate (in Kohlgewächsen)
– Phtalate (Weichmacher in Kunststoffen: Störung der Jodaufnahme)

Blockade der TPO-Produktion in der Schilddrüse mit nachfolgender Störung der T4-/T3-Produktion

- Amitrol (Unkrautvernichtungsmittel; in Deutschland, Österreich und der Schweiz inzwischen nicht mehr zugelassen)
- Soja-Isoflavone

Verdrängende Bindung an Schilddrüsen-Transport-Protein (TTR). Folge: T4-Hemmung und gestörte embryonale Gehirnentwicklung

- PCB (seit 2001 international geächtet, jedoch seither dauerhaft in der Nahrungskette, da es sich in Organismen immer weiter anreichert)
- Triclosan (Desinfektionsmittel in Zahnpasta und anderen Kosmetika)
- Phtalate (s. o.)

Veränderung der Zellmembran. Folge: Erhöhter Verlust von T3 und T4

- Dioxin (Umwelt, Nahrungskette)
- PBDE (Flammschutzmittel; gefährlichste Formen seit 2004 in Deutschland verboten; weiterhin in Umwelt und Nahrungskette vorhanden)

Veränderter Leberstoffwechsel. Folge: Beschleunigter Abbau von T3 und T4

- PCBs (s. o.)

Hemmung der Sulfatierung. Folge: Reduktion der peripheren T3-Bildung (im Zielgewebe)

- PCBs
- Triclosan
- Dioxin

Hemmung der Deiodinase-Aktivität. Folge: Reduktion der peripheren T3-Bildung (im Zielgewebe)

- PCBs
- Octinoxat (Sonnenschutzmittel)

Vermindertes Bindungspotenzial der Schilddrüsenhormon-Rezeptoren. Folge: Steuerung der Gentranskription verändert

- PCBs (s. o.)
- Bisphenol A (universell in vielen Kunststoffen, u. a. in Lebensmittelbehältern)

Hemmung des TSH-Rezeptors. Folge: Nicht adäquate Bildung von T4 und T3

- PCBs
- DDT

Die Schilddrüsenfunktion unterstützen

Vor oder parallel zu einer hormonellen Substitution sollte unbedingt sichergestellt sein, dass alle notwendigen Kofaktoren für eine optimale Schilddrüsenregulation ausreichend vorhanden sind:

- Eisen und Vitamin B12 (häufig defizitär bei Hypothyreose. Bei erkennbaren Symptomen sollte ein Ferritin über 100 angestrebt werden, bei menstruierenden Frauen sogar über 130. Nicht selten kehren Symptome trotz Substitution zurück, wenn Ferritin zu weit fällt.)

- Selen – 50 bis 200 µg (bei Autoimmunstörungen mind. 200 µg; allein ein Selenmangel kann zu Hypothyreose führen. Bitte beachten Sie: Selengabe bei Jodmangel kann T4 reduzieren, deshalb immer gemeinsam substituieren)

- Progesteron

- Zink – 10 bis 30 mg (erhöht Schilddrüsenhormonproduktion und -wirkung)

- Kalium (Obst)

- zu hohe Kupfer- und Kalziumwerte können Schilddrüsenhormonwirkung reduzieren (v. a. bei Progesteronmangel; umgekehrt kann Kupfermangel das Risiko für Hyperthyreose erhöhen)

- Vitamin B6 – 20 mg (Defizit senkt Serotonin in Hypothalamus und reduziert T3, T4 sowie TSH in Hirnanhangsdrüse, TSH im Blut bleibt gleich. Vitamin-B6-Mangel stört also die Schilddrüsenregulation auf der Ebene des Hypothalamus.)

- Jod 500 µg (Unter Mangel können sich Symptome bei Substitution von Schilddrüsenhormonen verstärken. Höhere Jodeinnahme immer einschleichen, um vorübergehende Hemmung der Schilddrüsenfunktion zu vermeiden; Jod deshalb auch grundsätzlich mit Selen kombinieren, besonders bei Hashimoto-Thyreoditis. Bei Kropf auf Symptome einer Überfunktion achten.)

- Magnesium – 400 bis 1000 mg

- Vitamin D – Dosis je nach Blutspiegel (Schutz vor Autoimmunerkrankungen der Schilddrüse)

- Melatonin 0,5 bis 0,8 mg (reduziert oxidativen Stress, der durch hohen Jodumsatz entsteht; Schutz vor Quecksilberschädigung des Schilddrüsenstoffwechsels)

- Vitamin C – 500 mg (reduziert durch Kadmium verursachte Schilddrüsenstörung)

Hormonsubstitution

Schilddrüsenschwäche erfordert in den meisten Fällen eine hormonelle Unterstützung. Die noch aus den 60er-Jahren stammende Standardmedikation ist dabei meist die Gabe von ausschließlich L-Thyroxin (T4). Das entspricht zunächst einmal nicht der natürlichen Hormonabgabe der Schilddrüse (s. o.), und wenn uns die Erfahrungen der gesamten Hormonphysiologie eines gelehrt haben, dann dies, dass wir gut beraten sind, uns immer an den natürlichen Regulationen zu orientieren. Auch die praktische Erfahrung spricht für die kombinierte Vorgehensweise.

Wir konnten einwandfrei bestätigen, dass T4 allein nicht die gleichen klinischen Resultate liefert wie die kombinierte Therapie. Seit der 24-Stunden-Urintest für freies T3 verfügbar ist, sind wir in der Lage, das auch zu quantifizieren.
Dr. Walter Baisier [belgischer Schilddrüsenexperte]

Zur Jahrtausendwende verglich eine litauische Forschergruppe erstmals (mittels einer randomisierten Cross-over-Studie) die Monotherapie mit der kombinierten Substitution. Ergebnis: Von 17 Parametern zur Stimmung und Gehirnfunktion waren 11 vergleichbar besser geworden, bei 6 Parametern zeigte die Kombination überlegene Ergebnisse. Auf einer anderen Skala, die psychische und körperliche Faktoren bewertete, brachte die Kombination in 10 von 15 Merkmalen bessere Therapieerfolge (jeweils bei gleichem Ziel-TSH). Die Monotherapie war in keinem Parameter überlegen.

Im Jahr 2002 wurden etwa 1000 Patienten, die schon längere Zeit mit den klassischen Monomedikamenten behandelt wurden und als gut eingestellt galten (TSH im „Normalbereich"), systematisch nachuntersucht. Ergebnis: Im Vergleich zu einer Kontrollgruppe waren bei den „eingestellten" Patienten noch immer 46 Prozent mehr psychische und körperliche Hypothyreosesymptome beziehungsweise Beschwerden vorhanden.

Eine belgische Forschungsarbeit schließlich verglich die Effektivität der T4-Monotherapie auch mit der Wirkung von organischem Schilddrüsenextrakt (mit natürlichem T3-Gehalt) im Hinblick auf typische Beschwerdebilder und Gesundheitsrisiken bei Hypothyreose. Ergebnis: Der organische Extrakt zeigte sich im Hinblick auf die Individualisierbarkeit und die Reduktion von Hypothyreosebeschwerden deutlich überlegen (siehe Abbildung).

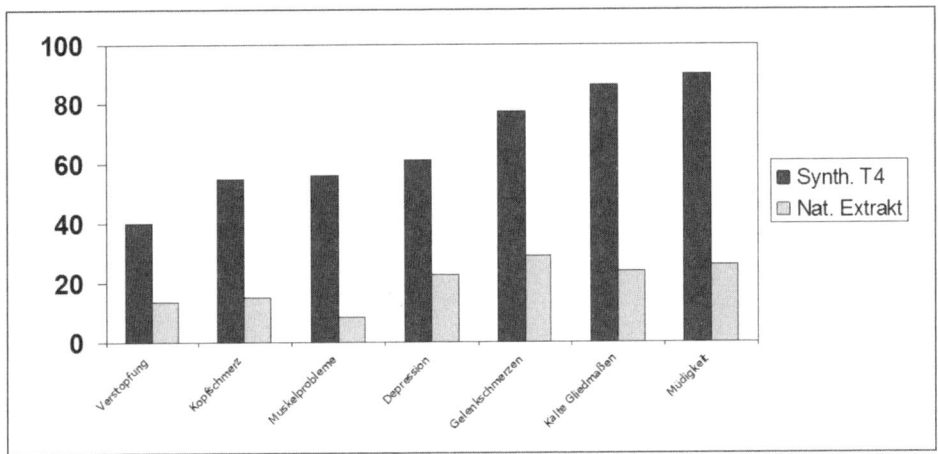

Häufigkeit (in Prozent) von typischen Schilddrüsendefizit-Symptomen bei Patienten mit Hypothyreose nach zwei Jahren Behandlung. Dunkle Balken: Monotherapie mit T4 (L-Thyroxin). Helle Balken: Natürlicher Schilddrüsenextrakt mit T4, T3 und T2. (Mod. n. Baisier et al., 2001)

Vergleichende Untersuchungen zeigen, dass die kombinierte Gabe von T4 und T3 …

– das Risiko von fortbestehenden (offenen oder versteckten) Symptomen senkt;

– bei vergleichbarer Hormongesamtmenge und TSH wirksamer ist;

– Umwandlungsstörungen (in Leber, Nieren und übrigem Zielgewebe) ungleich sicherer ausgleichen kann;

– viszerales Bauchfett (Atheroskleroserisiko) effektiver reduziert;

– bei Frauen ein Übergewicht an Androgenen ausgleichen hilft.

Der mündige Patient

Da Labortests die gesamte Schilddrüsenregulation immer nur bedingt abbilden können, erfordert eine individualisierte Einstellung die Zusammenarbeit von Arzt und Patient. In Untersuchungen, die das gesamte klinische Bild mit einbezogen haben, wurden die besten Ergebnisse dann erzielt, wenn sich das TSH durch die Behandlung mindestens im unteren „Normalbereich" befand (< 0.4 mU/L).

● Für den Arzt bedeutet das: Patienten gezielt auf klinische Symptome hin untersuchen und die Substitution darauf ausrichten

● Für den Patienten bedeutet das: vorliegende Symptome genau beschreiben und sehr genau deren Entwicklung beobachten

Bitte merken: Bei erstmaliger Einnahme oder Neueinstellung von Schilddrüsenhormonen dauert es 3 bis 4 Monate, bis sich ein neues Gleichgewicht eingestellt hat.

In Deutschland verwendete Hormonpräparate zur Behandlung der Hypothyreose

Thevier (T4)

L-Thyroxin beta (T4)

Euthyrox (T4)

Thyronajod (T4 plus Jod)

Jodthyrox (T4 plus Jod)

Thybon (T3)

Novothyral (T4 : T3 = 5:1)

Prothyrid (T4:T3 = 10:1)

Organische Schilddrüsenextrakte

T4/T3 = 4:1 und 5:1

Risiken einer Behandlung mit Schilddrüsenhormonen

Die Beseitigung von Störungen oder Defiziten rund um den Hormonstoffwechsel der Schilddrüse hat ausschließlich positive Auswirkungen auf die Gesundheit, sowohl unmittelbar als auch gerade auf langfristige Sicht. Voraussetzung ist eine auf das Individuum abgestimmte Therapie, die das physiologisch optimale Hormongleichgewicht wiederherstellt. Risiken oder unerwünschte Wirkungen können sich ergeben bei:

–   individuell zu hoher Dosierung (Symptome einer Hyperthyreose)

–   alleiniger Substitution von L-Thyroxin (Weiterbestehen von offenen oder latenten Symptomen der Hypothyreose)

–   Unverträglichkeit von T3 (Symptome wie bei einer Hyperthyreose; meist handelt es sich dabei um ein Dosierungsproblem)

–   Unverträglichkeit von Begleitstoffen der verwendeten Präparate

- frischer Herzinfarkt (Empfindlichkeit gegenüber einer zu schnellen Stoffwechsel-erhöhung; mindestens 2 Monate Sicherheitsabstand)

- Cortisolmangel (Verstärkung der Symptomatik)

- Jodmangel (zunächst diesen beheben)

Wenn bei zunehmender Dosierung von T4/T3 oder Extrakt die Symptome nicht ab-, sondern zunehmen: Dosis reduzieren! Eventuell liegt eine Nebennierenschwäche oder ein Jodmangel vor.

Fazit:

Schilddrüsenhormone beeinflussen jede körperliche und mentale Funktion im Lebenslauf, von der Empfängnis im Mutterleib bis zum Zeitpunkt des Todes.

Eine unerkannte oder unzureichend behandelte Schilddrüsenunterfunktion führt deshalb zwangsläufig zu Erscheinungen und Krankheiten, die später mit Cholesterinsenkern, Schmerzmitteln, Psychopharmaka oder anderen Medikamenten behandelt werden, ohne jedoch deren Ursache zu beseitigen.

„Schilddrüsenärzte finden es heute einfacher, Dosierung und Behandlung anhand von TSH-Werten vorzunehmen. Das steht im Kontrast zur Herausforderung, denen Endokrinologen der vorangegangenen Generation gegenüberstanden, als sie Schilddrüsenextrakte exakt nach den klinischen Symptomen dosieren mussten und Labordaten als unzuverlässig galten. Die Fortschritte in Labordiagnostik, Laborüber-wachung und laborgestützter Diagnose haben allerdings nicht unbedingt die Zufrie-denheit der Patienten verbessert. Viele klagen trotz Behandlung über weiterhin bestehende psychische Probleme. Andere fühlen sich einfach nicht so, wie es sein soll. Manche klagen über Schwierigkeiten beim Abnehmen oder sie nehmen trotz normaler TSH-Spiegel zu. Viele Patienten haben das Gefühl, ihre behandelnden Ärzte würden sich nicht für ihre Beschwerden interessieren und ihre Symptome herunterspielen.

Sollten wir alle diese Symptome wie Gewichtszunahme oder Energiemangel desinteressiert herunterspielen oder sollten wir versuchen, die Ursachen zu finden?"

S. Kalra und S. K. Khandelwal [in: *Indian Journal of Endocrinology and Metabolism*, 2011]

II. 5

Altersuhr Menopause

Ein Wendepunkt im Leben

Kaum ein anderes Ereignis im Lebenslauf hat das Thema Hormone so ins kollektive Bewusstsein gehoben wie die Menopause der Frau. Denn die sogenannten Wechseljahre sind nicht nur mit dem rein technischen Ende der Fruchtbarkeit verbunden, sondern auch mit teilweise akuten körperlichen und psychischen Verwerfungen – Umbrüche, die offensichtlich etwas mit dem Hormonhaushalt zu tun haben.

Normal, krankhaft oder überhaupt nicht existent?

Weil früher oder später jede Frau davon betroffen ist, hat man dem Vorgang der hormonellen Umbrüche den Stempel der Normalität aufgedrückt. Nun ist daran nichts auszusetzen, solange „normal" als nicht mehr und nicht weniger eingestuft wird als das, was es bedeutet: eine statistische Vergleichsbeschreibung.

Wenn wir in diesem Buch den Fragen zur Norm und Fragen zur Grenze zwischen Gesundheit (= normal?) und Krankheit (= unnormal?) immer wieder nachgehen, dann hat das weniger philosophische Gründe. Vielmehr entscheidet sich an dieser Frage gerade beim Thema Gesundheit und Altern ganz konkret das präventive oder therapeutische Vorgehen, bis hin zu der Richtung, in die sich die Forschung bewegt.

Eine Körpertemperatur von 36,6 Grad gilt als normal, eine nur um wenige Grad *erhöhte* Temperatur bedeutet Fieber und es besteht Handlungsbedarf. Verschwindet das Fieber, ist wieder alles normal und der Organismus gesund … Wir Menschen mögen solche einfachen Zuordnungen und unser Medizinsystem mag sie noch viel mehr. Doch nur selten liegt der Fall so einfach wie beim Fieber. Starre Einteilungen in normal und damit gesund einerseits oder unnormal und krank andererseits sind alles andere als unproblematisch und haben zum Teil weitreichende Folgen.

So weist die 2013 erschienene neue Version des offiziellen Handbuchs für psychische Störungen (DSM) wieder einmal neue Krankheiten aus, die es bisher gar nicht gab, wie etwa die „soziale Phobie" bei Kindern. (Früher nannte man das Schüchternheit.) Und diese „kranken" Kinder reihen sich ein in die inzwischen riesige Legion von jungen Hyperaktiven und sonstigen „Gestörten".

Ebenso wenig hilfreich ist auf der anderen Seite die automatische Gleichsetzung von Normalem mit optimaler Gesundheit. Besonders heikel wird es bei dynamischen Prozessen wie der Alterung, wo sich also zwar die Gesundheitssituation mit der Zeit eindeutig verschlechtert, dies aber so verbreitet geschieht, dass es schon wieder als normal und damit nicht behandlungswürdig gilt.

Nehmen wir als Beispiel das Thema des letzten Kapitels. Im Alter ist ein leichter Schilddrüsenhormon-Mangel so verbreitet, dass er eher die Norm als die Ausnahme ist. Es wurde nun argumentiert, dass nicht jedes numerische Defizit im Alter automatisch behandelt werden müsse. Eine durchaus sinnvolle Regel lautete in den letzten Jahren deshalb, Schilddrüsenschwäche bei Hochbetagten nur noch dann zu behandeln, wenn die Patienten eindeutig unter klinischen Symptomen leiden. Im Klartext: Das Phänomen der Schilddrüsenschwäche wird faktisch vom Status der gesundheitlichen Störung in den Status der Norm versetzt – der Norm für ältere Menschen. Man kann das in diesem speziellen Fall vertreten, denn es blieb immerhin der wichtige Vorbehalt, dass sich die Betroffenen noch leidlich wohlfühlen.

Auf einem Fachkongress wurde aber kürzlich schon der nächste Schritt diskutiert. Typische Folgen einer Hypothyreose sind nämlich beispielsweise chronische Müdigkeit oder Gelenk- und Muskelschmerzen. Diese Erscheinungen seien im Alter aber derart verbreitet, so die Argumentation, dass man solche Beschwerden nicht mehr in die Beurteilung der Schilddrüsengesundheit mit einfließen lassen sollte. Sonst müsste man zu viele Ältere als behandlungswürdig einstufen. Spätestens hier wird es kritisch und es steht zu befürchten, dass wir angesichts der demographischen Entwicklung noch mehr solcher Diskussionen erleben werden.

Kehren wir an dieser Stelle zur Menopause zurück. Denn auch hier war die „Normalität" des Phänomens der Grund dafür, dass die Beschwerden von Frauen in dieser Lebensphase noch bis vor wenigen Jahrzehnten nicht nur nicht angemessen behandelt, sondern teilweise nicht einmal als real existent eingestuft wurden.

„Das ist alles nur in Ihrem Kopf"

Probleme der Menopause gering zu achten oder gar deren Existenz zu leugnen hat eine lange Tradition: Was offensichtlich normal ist, kann keine körperlichen oder geistigen Störungen beinhalten. Bis Mitte des 20. Jahrhunderts wurde den Frauen nicht selten erzählt, die von ihnen empfundenen Beschwerden seien nicht wirklich existent, sondern spielten sich allenfalls in ihrem Kopf ab.

Noch in den 60er-Jahren verabreichten amerikanische Ärzte Patientinnen, die über besonders heftige Menopausenprobleme klagten, Valium gegen ihre offensichtliche „Hysterie". Und auch bis in die jüngste Vergangenheit fühlten sich viele Frauen von ihren Ehemännern und teilweise auch von Ärzten bei diesem Gesundheitsthema nicht ausreichend ernst genommen – ein Phänomen, dem sich ironischerweise heute Männer gegenübersehen, wenn sie unter Hormondefiziten im mittleren Erwachsenenalter leiden (s. Kap. II.6).

„Niemand ist so blind wie die, die nicht sehen wollen."
JONATHAN SWIFT [irischer Schriftsteller, 1667–1745]

Wechseljahrbeschwerden

Bereits Jahre vor dem völligen Ausbleiben der Regel kommt es zu einer Vielzahl von körperlichen und psychischen Veränderungen, die sich in typischen Beschwerdebildern äußern. Welche Symptome in welcher Stärke bei einer Frau konkret zutage treten, hängt von individuellen Faktoren ab wie Genetik, Lifestyle und der biochemischen Individualität. Die häufigsten Frühsymptome sind:

- Schweißausbrüche

- Ängstlichkeit

- Unruhe

- Schlafstörungen

- Migräne

- Aggressivität und geringe Stresstoleranz

- Libidoverlust

- Scheidentrockenheit

- Depressionen

Irgendwann konnte der Mythos natürlich nicht mehr aufrechterhalten werden, dass die Beschwerden nur Einbildung hysterischer Frauen seien. Als Nächstes ging die Medizin dazu über, sich um die *Symptome* zu kümmern, und verordnete bereitwillig Psychopharmaka gegen die emotionalen Beschwerden sowie je nach Bedarf Schlafmittel oder andere Medikamente. Die eigentlichen *Ursachen* standen noch immer nicht im Fokus. Begründung: Da die Menopause eine normale Entwicklung sei, brauchten nicht die Ursachen, sondern nur „krankhafte Auswüchse" behandelt zu werden. Aus physiologischer und vor allem präventivmedizinischer Sicht war das ein zu kurz gedachter Ansatz. Aber was sind eigentlich die Hintergründe für das Phänomen Menopause?

Langzeitfolgen des Hormonmangels nach der Menopause

Das Ausmaß der Folgen kann individuell variieren und ist auch innerhalb verschiedener ethnischer Gruppen unterschiedlich. Die Gesamtwirkung ist jedoch ebenso eindeutig wie unausweichlich: Insgesamt beschleunigen sich durch den Hormonmangel nach der Menopause nicht nur äußerlich sichtbare, sondern auch innere Alternsprozesse. Zum Teil geschieht das unmittelbar, zum Teil durch vielschichtige Wechselwirkungen.

Aussehen und Statur

– Sprödes Haar und beschleunigt alternde Haut (Der Kollagen- und Wassergehalt der Haut ist in hohem Maß östrogenabhängig.)

– Knochenabbau bzw. Osteoporose – teilweise erheblich

– Fetteinlagerungen, vor allem an Oberkörper und Bauch – 35 bis 50 Prozent

– Schwund der figur- wie gelenkstabilisierenden und energieverbrauchenden Muskelmasse

Gehirn

– Mehrere Veränderungen im Energiestoffwechsel und in der für die Kommunikation zwischen den Gehirnzellen verantwortlichen cholinergen Stimulation: Absinken der kognitiven Leistungsfähigkeit, vor allem der Merkfähigkeit, psychische Verstimmungen bis hin zu ernsten Depressionen, weil auch andere wichtige Signalstoffe fehlen, zum Beispiel Serotonin

– Entstehung von Alzheimer – die dafür typischen Beta-Amyloid-Ablagerungen in den Gehirnzellen sind um so stärker, je geringer der Spiegel des Östrogens 17-beta-Estradiol ist

Gefäße

– geringere Flexibilität der Blutgefäße

– Verschlechterung des Verhältnisses von schützendem HDL-Cholesterin zu risikobehaftetem und leicht oxidierbarem LDL-Cholesterin

- verbleibendes HDL wird durch die Zunahme des inneren Bauchfetts in seiner Schutzwirkung behindert

- sprunghaft ansteigendes Risiko für Gefäßkrankheiten aufgrund des erhöhten oxidativen Stresses

Gesamtalterung

- verstärkter degenerativer Abbau

Das Rätsel Menopause

Nicht so selbstverständlich, wie lange angenommen

Ein Problem begleitet bis heute alle Versuche, das Rätsel der Menopause zu verstehen. Es ist der Vorbehalt gegen jegliche Form von praktischer Alternsinterventionsforschung; und der Hormonbereich ist davon besonders betroffen. Da herrscht die Vorstellung, Altern und damit auch scheinbar normale Hormonveränderungen seien eine Art Naturgesetz, das nicht verändert werden könne oder dessen Beeinflussung zumindest dem weisen Ratschluss der Natur widerspreche. Dass Altern tatsächlich kein Naturgesetz darstellt und innerhalb der natürlichen Biologie keineswegs so ablaufen muss wie bei uns Menschen, haben wir schon im ersten Teil des Buches ausführlich besprochen. Beim Phänomen der weiblichen Menopause dürfen wir nicht in die gleiche Vorurteilsfalle geraten.

Lange Zeit machte sich kaum jemand Gedanken darüber, warum Frauen schon im vermeintlich mittleren Erwachsenenalter einen Hormonstopp erleiden, ihre Fortpflanzungsfähigkeit verlieren und den weitreichenden Folgen ausgeprägter hormoneller Störungen ausgesetzt sind. Es wurde als eine Art allgemeine, sinnvolle biologische Gesetzmäßigkeit aufgefasst. Allein schon darüber *nachzudenken* erschien kaum lohnenswert. Doch bereits ein Blick in die allgemeine Biologie widerlegt diese Einschätzung. Bei fast allen Lebewesen und selbst bei den mit uns Menschen genetisch eng verwandten Säugern behalten die weiblichen Vertreter nicht nur ihre Fortpflanzungsfähigkeit, sondern auch ihre hormonelle Ausstattung und damit, ganz wichtig, Gesundheit und Leistungsfähigkeit bis ins höchste Lebensalter.

Wenn aber die Menopause weder eine biologische Notwendigkeit noch Normalität unter den höher entwickelten Lebewesen ist, warum ist dann ausgerechnet der Mensch beziehungsweise die Frau davon betroffen? Eine wirklich gute Frage, der nachzugehen sich lohnt.

„Auch die strenge wissenschaftliche Forschung kann ohne das freie Spiel der Einbildungskraft nicht vorwärtskommen. Wer nicht gelegentlich auch einmal kausalwidrige Dinge zu denken vermag, wird seine Wissenschaft nie um eine neue Idee bereichern können."
MAX PLANCK [deutscher Physiker und Nobelpreisträger, 1858–1947]

Hormonstopp als Preis für die Erfindung der Großmutter?

Ein Erklärungsversuch für das Phänomen der Menopause ist die „Großmuttertheorie". Sie lautet in etwas vereinfachter Form so: Weil eine Frau schon früh keine Nachkommen mehr bekommen kann, bleibt ihr mehr Zeit, sich um die Enkelgeneration zu kümmern, sie zu schützen und wichtiges Wissen an sie weiterzugeben. Auf diese Weise haben die Nachkommen einen Evolutionsvorteil. Der für das Individuum überwiegend nachteilige frühe Zeitpunkt hormoneller Verwerfungen mit der Folge der Unfruchtbarkeit wäre demnach eine von der Natur sinnvoll und aktiv angelegte Anpassung zum Vorteil der Nachkommen.

Wer den ersten Teil dieses Buches gelesen hat, wird dieser Theorie kritisch gegenüberstehen. Denn bis in die jüngere Menschheitsgeschichte wurden Menschen viel zu selten alt genug, als dass sie über eine dauerhafte Großelternrolle einen entscheidenden Evolutionsvorteil hätten bewirken können.

Menopause – ein Nebenprodukt wie andere Alterungsprozesse?

Neue Erkenntnisse über den Alterungsprozess sprechen ebenfalls gegen die Großmutterhypothese (jedenfalls als entscheidende Ursache). Bei allen mit uns genetisch verwandten Lebewesen tritt die Menopause aufgrund bestimmter lokaler Alterungsprozesse ein, vor allem, wenn keine reifungsfähigen Vorstufen der Eizellen mehr verfügbar sind beziehungsweise altersbedingt nicht mehr hinreichend aktiviert werden können. Meist ist das gegen Ende des Lebens der Fall.

Beim Menschen spielen sich vergleichbare Vorgänge ab. Die Ovarien sind ab einem bestimmten Alterungsgrad nicht mehr imstande, die für die Eizellenreifung notwendigen Hormonmengen zu produzieren. Dies ist allerdings nicht der Beginn, sondern eher die

Endphase hormoneller Störungen, die schon Jahre vorher beginnen. (Anmerkung: Insgesamt wird der Prozess der Menopause allerdings von einem komplexeren, hier nicht weiter ausgeführten Mechanismus bestimmt.) Der heutige moderne Mensch lebt nach Einsetzen der hormonellen Verwerfungen noch eine unverhältnismäßig lange Zeit weiter. Mit anderen Worten: Beim Menschen ist weniger die Zeit bis zum Erreichen der Menopause *zu kurz*, sondern das Leben danach „zu lang".

Das deckt sich mit anderen Erkenntnissen zur Evolution des Alterns. Der Mensch hat heute im Vergleich mit verwandten Lebewesen und relativ zu seinem Stoffwechsel tatsächlich ein „unnormal" langes Leben – jedenfalls in der allerjüngsten Menschheitsgeschichte. Nur leider betrifft diese Verlängerung nicht die Jugend oder das frühe Erwachsensein, sondern das Alter. Wir sind also nicht unnormal lange jung, sondern biologisch betrachtet „zu lange" alt.

Nach etwa zwei Dritteln der durchschnittlichen Lebensspanne das Phänomen der Menopause erfahren zu müssen, ist auch eine Art Nebenprodukt der beim Menschen überlangen Altersphase. Frauen sind dem Hormonausfall der Menopause länger ausgesetzt als „eigentlich vorgesehen" oder als es biologisch oder gar gesundheitlich sinnvoll wäre. Sie müssen die überwiegend negativen Folgen dieses Defizits unverhältnismäßig lange tragen, denn der Hormonverlust führt seinerseits direkt zu einer Beschleunigung von degenerativen Prozessen bei Haut, Gefäßen, Knochen und im Gehirn.

Allerdings könnte die ungewöhnlich lange Entwicklungsphase unserer Kinder bis zu ihrer Selbstständigkeit ein indirekter Grund dafür sein, dass es zumindest keinen Evolutionsvorteil bedeuten würde, wenn die Menopause zehn oder zwanzig Jahre später einsetzen würde; möglicherweise wäre es sogar ein kleiner Nachteil. Wir hätten es also mit einer Form der antagonistischen Pleiotropie zu tun.

Wie auch immer, die Forschung hierüber ist noch längst nicht abgeschlossen. Höchstwahrscheinlich sind komplexe Einflussfaktoren beteiligt. Letztlich aber ist für das Verständnis der Menopause und ihrer Implikationen für die eigene Gesundheit nur wichtig, was die bei heutiger Lebenserwartung relativ frühe Menopause für die verbleibende Lebenszeit bedeutet. Und diese Implikationen sind weitreichend.

Hormonstörungen – natürlich, aber vom Organismus nicht gewollt

Im ersten Teil dieses Buches haben wir gesehen, dass kein einziger der vielfältigen Altersmechanismen und Altersgründe einen Selbstzweck darstellt. Wir altern nicht, weil das von unserer genetischen Ausstattung oder den biologischen Abläufen aktiv forciert oder gar gesteuert wird, sondern ganz im Gegenteil, weil die Schutzmechanismen gegen degenerative Alterung aus Ökonomiegründen auf die Jugend und das frühe Erwachsenenalter (mit dem höchsten Fortpflanzungserfolg) konzentriert sind. Auch im späteren Leben sind alle Regelmechanismen aktiv bestrebt, eine möglichst gute Funktion und Gesundheit zu erhalten. Nur gelingt das mit jedem Lebensjahrzehnt schlechter. Die Menopause macht hier keine Ausnahme. Sie ist sogar ein sehr augenfälliges Beispiel.

Die Produktion der Keimdrüsenhormone unterliegt wie die meisten Botenstoffe einem komplexen Regelsystem. Die Hormone modulieren sich gegenseitig und ihre Spiegel stehen unter der Kontrolle des Gehirns. Am deutlichsten wird das am Beispiel der Steroidhormone Estradiol und Progesteron. Beide Hormone werden ja keineswegs nur für Fortpflanzungsvorgänge benötigt, sondern sind für nahezu alle Organe unverzichtbar. Vereinfacht skizziert laufen die physiologischen Prozesse folgendermaßen ab:

1.   Die Steuerzentrale des Gehirns, der Hypothalamus, kontrolliert den Blutspiegel von Estradiol und Progesteron.

2.   In Abhängigkeit von Bedarf und aktueller Verfügbarkeit wird die Hirnanhangsdrüse angewiesen, die **Stimulationshormone FSH und LH** auszuschütten.

3.   Ein steigender FSH-Spiegel ist das Signal (bei der Frau überwiegend für die Granulosazellen), Estradiol zu bilden. LH stimuliert die Produktion von Progesteron.

Ab dem mittleren Erwachsenenalter passiert nun Folgendes: Lokale Alterungsprozesse im Bereich der Keimdrüsen stören die bedarfsorientierte Produktion von Estradiol und Progesteron. Vom Gehirn werden diese Defizite registriert und es schüttet entsprechend mehr Stimulationshormone aus. Zunächst kann die verstärkte Stimulation den Bedarf noch decken, doch mit jedem Jahr hinkt die „Lieferung" der Auftragsmenge hinterher. Kurz vor der Menopause können die Keimzellen kaum noch ausreichend Hormone produzieren. Es reifen keine Eizellen mehr heran und das Ende der Fruchtbarkeit ist erreicht.

Wären Steroidhormone – wie früher angenommen – nur für die Fortpflanzung zuständig, könnte die „Akte Hormone" an diesem Punkt geschlossen werden. Da aber ein hoher (wenn auch nicht mehr maximaler) Spiegel an Steroidhormonen auch für andere elementare Gesundheitsregulationen notwendig ist, gibt sich das Gehirn nicht mit dem jetzt entstehenden Defizit zufrieden. Es steigert deshalb in geradezu verzweifelter Art und Weise FSH und LH in der Absicht, wieder ausreichend Estradiol und Progesteron zu erhalten. Das geht jahrelang, ja sogar jahrzehntelang immer weiter. Die Ausschüttung ist dabei so exorbitant, dass das Gehirn sogar negative Folgen für den Organismus in Kauf nimmt. So stört beispielsweise ein extremer Blutspiegel von FSH den Knochenstoffwechsel (– und das in der Mangelsituation von Estradiol und Progesteron, wodurch ohnehin schon die

Osteoporose voranschreitet; den Knochen werden also sowohl durch den Hormonmangel als auch noch über den Versuch, diesen Mangel zu beheben, gleich doppelt die Lebensfunktionen entzogen – eine klassische Todesspirale).

Bitte merken: Der gezielte und individualisierte Ausgleich von alterungsbedingten Defiziten oder Ungleichgewichten bei den elementaren Steroidhormonen stellt gerade *keinen* störenden Eingriff in die körperlichen Abläufe dar, sondern deckt sich – ganz im Gegenteil – mit den natürlichen körpereigenen Bestrebungen. Voraussetzung für eine sinnvolle Unterstützung ist allerdings ein exakt auf das Individuum abgestimmtes Vorgehen, wie das etwa bei der Hormonbehandlung mit Insulin selbstverständlich ist.

Schweißausbrüche und Brustspannungen

Die typischen Hitzewallungen im Bereich der Wechseljahre werden gemeinhin als Folge eines Östrogenmangels bezeichnet. Doch dass die Zusammenhänge nicht so einfach sein können, spüren viele Frauen am eigenen Körper. Denn häufig leiden sie zugleich unter Brustspannungen. Und das wiederum ist ein untrügliches Zeichen einer Östrogendominanz, vor allem von zu viel Estradiol. Was also nun? Mangel oder Überschuss?

Zunächst einmal besteht schon Jahre *vor* der Menopause ein zunehmender Mangel an Progesteron, dem natürlichen Gegenspieler von Estradiol in vielen Organbereichen. Nun muss man noch wissen, dass die Estradiol produzierenden Granolazellen nicht gleichmäßig altern und auch ihre Funktionsfähigkeit nicht gleichzeitig verlieren. Das hat zur Folge, dass die vom Gehirn erhöhte FSH-Stimulation in der Perimenopause die Estradiolproduktion teilweise *unzureichend* steigert, dann aber wieder vergleichsweise *extrem*. Blutmessungen zeigen deshalb in den Jahren vor der Menopause einen oszillierenden Estradiolverlauf; bei manchen Frauen ist dieses Auf und Ab ganz extrem.

Der Organismus reagiert auf schnell wechselnde Hormonspiegel aber besonders empfindlich. Ein plötzlicher Abfall an Estradiol kann deshalb Mangelsymptome verursachen, obwohl relativ zum defizitären Gegenspieler Progesteron eher zu viel Estradiol vorhanden ist. Als Frau leidet man dann paradoxerweise unter *zu viel* (wobei es sich nur um ein *relatives* Ungleichgewicht handelt) wie auch unter *zu wenig* Estradiol. Und das auch noch gleichzeitig.

Hormonmangel und Radikale

Der Rückgang der drei östrogenen Hormone und des Progesterons ist nicht nur die *Folge* der Alterung. Hormonmangel verstärkt vielmehr seinerseits verschiedene Alternsprozesse. Ein erster Hinweis darauf findet sich bereits bei der Betrachtung der typischen Frühsymptome der Menopause:

Im Gesundheitszentrum im spanischen Murcia suchten Wissenschaftler nach Bindegliedern zwischen Hormonmangel und Alterungsprozessen. Mit Erfolg. Es stellte sich heraus, dass Frauen, die in den Wechseljahren unter Hitzewallungen litten, besonders hohe Werte an aggressiven Lipidperoxiden aufwiesen. Gleichzeitig war ihre Radikalabwehr vermindert – beides klassische Schrittmacher der Alterung (s. Kap. II.2). Eine ausgleichende Hormonergänzung besserte bei allen getesteten Frauen nicht nur die oberflächlichen Symptome der Hitzewallungen, sondern auch den oxidativen Stress im Organismus. Selbst die gesundheitlich scheinbar harmlosen Hitzewallungen sind also äußerlich sichtbare Symptome im Körper ablaufender aggressiver Oxidation.

Antioxidativer Status beeinflusst Symptome der Menopause

Mitte des 20. Jahrhunderts fiel in amerikanischen Gesundheitsstudien immer wieder ein merkwürdiger Zusammenhang auf: Frauen, die aus allgemeinen gesundheitlichen Gründen hoch dosiertes Vitamin E einnahmen, berichteten von einer Besserung verschiedener Menopausebeschwerden. Erklärbar war ein solcher Effekt damals nicht und große Anstrengungen, den Befunden nachzugehen, wurden von der Medizin nicht unternommen. Schließlich widersprach diese Wirkung der Vorstellung, Vitamine seien nur zur Vermeidung der klassischen Vitaminmangelkrankheiten notwendig.

Seitdem klar ist, dass oxidativer Stress auch bei der Menopause eine nicht unerhebliche Rolle spielt und die Familie der Tocopherole (Vitamin E) zu den wichtigsten Radikalfängern zählt, wundern sich moderne Biogerontologen weniger über die Wirkung von Antioxidantien bei Hormonmangelbeschwerden. Studien zeigten inzwischen außerdem, dass Tocopherole unmittelbar dem Verlust von Estriol und Progesteron entgegenwirken.

Gehirnalterung

Estradiol übt eine unverzichtbare Wirkung auf verschiedene kognitive Fähigkeiten aus. Das kann jede Frau bereits innerhalb der normalen monatlichen Zyklusschwankungen feststellen. An Tagen hoher Estradiolkonzentration verbessern sich vor allem verbale

Gedächtnisfähigkeiten. Umgekehrt sinkt die kognitive Leistungsfähigkeit an Tagen, an denen der Spiegel gering ist. In den vergangenen Jahren ist ein breiter Forschungszweig entstanden, der den Einfluss der Hormonoptimierung nach der Menopause auf Leistungsfähigkeit und Alterung des Gehirns untersucht. Tatsächlich zeigen hormonsubstituierte Frauen gegenüber vergleichbaren Gleichaltrigen signifikant bessere Fähigkeiten zum Beispiel bei Gedächtnisfunktionen.

Alzheimer. Das Vermeiden ausgeprägter Hormondefizite kann das Risiko von Alzheimer senken. Die Schutzwirkung gegen Alzheimerdemenz zeigt sich statistisch umso deutlicher, je früher ein Mangel ausgeglichen wird. Frauen mit Hormondefiziten sind von Alzheimerdemenz häufiger betroffen als Männer. Positive Ergebnisse liegen inzwischen auch für die Hormontherapie bei bereits eingetretenem Krankheitsbild vor. In der Frühphase der Erkrankung verbesserte eine mehrwöchige Hormonergänzung die Aufmerksamkeit und das verbale Gedächtnis. (Anmerkung: Die Wirkung entsteht wahrscheinlich über eine Unterstützung der Acetylcholinsynthese durch die Östrogene. Zusätzlich werden Wachstumsfaktoren und Schutzmechanismen gegenüber Toxinen stimuliert.) Auch andere Demenzformen sind bei Frauen mit hormoneller Unterstützung seltener.

„Du kannst gegen Krebs und Gefäßkrankheiten kämpfen, aber wenn du senil wirst, bleibt kein ‚Du' mehr übrig, das den Lohn des guten Kampfes erntet."
RUSSEL REITER [amerikanischer Hormonwissenschaftler, *1936]

Depressionen. Vier von fünf Rezepten gegen Depressionen werden Frauen nach der Menopause verschrieben. Die dabei am häufigsten verwendeten Antidepressiva sind Medikamente, die die Verfügbarkeit des Botenstoffs Serotonin verbessern. Estradiol ist der wichtigste Kofaktor für eine ausreichende Serotoninproduktion im Gehirn. Ein allzu großes Estradioldefizit erst gar nicht entstehen zu lassen kann deshalb die direktere, effektivere und letztlich auch natürlichere Lösung sein als die Einnahme von Antidepressiva.

Um diese Hormone geht es

Wenn wir uns jetzt den Hormonen im Einzelnen zuwenden, möchten wir noch einmal in Erinnerung rufen, dass es im Organismus keine isolierten Regulationen gibt. Das gilt auch für die Vorgänge rund um die Menopause und das gilt vor allem in langfristiger

Steroidhormone bei Mann und Frau (schematisiert unter Auslassung einiger Zwischenhormone und Abbauwege). Ausgangshormon ist ausnahmslos Pregnenolon. Die Pfeile bezeichnen die Stoffwechsel-richtung. Lediglich zwischen Estradiol und Estron besteht eine wechselseitige Umwandlungsmöglich-keit.

Hinsicht für die Gesunderhaltung im Lebenslauf. Alle in diesem Buch genannten Hor-mone – von den Schilddrüsenhormonen über Testosteron (nicht nur beim Mann) und DHEA bis zum Melatonin – interagieren miteinander und müssen im Gleichgewicht ge-halten werden. Und dieses Gleichgewicht ist von Person zu Person unterschiedlich.

Dennoch genügt es für ein grobes Verständnis der in diesem Kapitel diskutieren Vorgän-ge, wenn wir uns im Moment auf vier Hormone konzentrieren:

- Estron (E1)
- Estradiol (E2)
- Estriol (E3)
- Progesteron (P)

Sie fragen sich vielleicht: Muss ich mir als Laie die Namen und Funktionen dieser Hormone merken? – Unbedingt! Denn dann und nur dann werden Sie in der Lage sein, Ihre individuelle Gesundheitssituation zu verbessern, beschleunigte degenerative Prozesse zu verhindern und Ihre Gesundheit zu erhalten. Das gilt auch dann, wenn Ihr Arzt sich mit diesen Zusammenhängen auskennt und Sie optimal betreut. Aber keine Sorge, es geht hier nicht um sämtliche physiologischen Funktionen dieser Hormone. Die könnten wir in diesem Rahmen gar nicht alle aufführen.

Progesteron

Die Bedeutung des Steroidhormons Progesteron außerhalb der Schwangerschaft sowie bei Männern wurde lange Zeit unterschätzt. Neben seinen direkten Wirkungen ist das Hormon ein wichtiger Antagonist zu den stark proliferativ (zellteilungsanregend) wirkenden Östrogenen Estradiol und Estron. Über Jahrzehnte wurde es überwiegend zur Vermeidung von Schwangerschaftsabbrüchen und zur Prophylaxe gegen Gebärmutterkrebs eingesetzt.

Ein gewisses Defizit ist bereits bei jungen Frauen nicht selten, was sich dann in Form von Fertilitätsstörungen und besonders häufig in Menstruationsproblemen zeigt. (Bitte beachten Sie: Aufgrund enger Beziehungen zwischen Progesteron und den Schilddrüsenhormonen verstärken sich Defizite und damit Auswirkungen auf die Menstruation gegenseitig.)

Da bei Frauen der Spiegel von Progesteron zwischen dem dreißigsten und fünfzigsten Lebensjahr etwa doppelt so stark abfällt wie der von Estradiol, ist ein relativer Mangel in diesem Lebensabschnitt verbreitet.

Achtung: Die in vielen Hormonmedikamenten enthaltenen Gestagene oder Progestogene sind mit dem körpereigenen Progesteron in ihren physiologischen Wirkungen nicht vergleichbar und keinesfalls identisch!

Aufgaben und Wirkungen (Auswahl)

- Fortpflanzung (verschiedene Funktionen)
- partieller Antagonist gegenüber Estradiol und Estron (z. B. in Brust und Gebärmutter)
- moduliert das Estradiol-Estron-Verhältnis
- wichtigste Ausgangssubstanz für Mineral- und Cortikosteroide

- Unterstützung der Schilddrüsenfunktion
- positive Modulation verschiedener Krebsrisikofaktoren (P53, BCL-2, NFkB, COX-2 u. a.)
- Neurotransmitterbildung (u. a. GABA für Psyche und Schlaf)
- Aktivierung verschiedener Immunfunktionen
- Funktionserhalt der Knochen (u. a. Tätigkeit der aufbauenden Osteoblasten)

Folgen von Progesteronmangel

- Gebärmutterkrebs (Risikoerhöhung)
- Brustkrebs (Risikoerhöhung)
- Brustspannung
- Wasseransammlung
- Fibrosen in der Brust
- unregelmäßige und schmerzhafte Blutungen
- Infertilität
- erhöhte Abortgefahr
- Depressionen (bei Mangel wie auch bei extremem Überschuss)
- Ängstlichkeit
- Unruhe und Aggressivität
- leichter und ruheloser Schlaf
- Gewichtszunahme
- Osteoporose (Knochenaufbaustörungen)
- Inkontinenz
- Akne
- Essstörungen (Heißhunger)
- Polycystisches Ovarsyndrom
- Schilddrüsenhormonstörungen (dadurch u. a. Gelenk-, Muskel- und Sehnenschmerzen)

Speziell bei Männern:

– Prostatahyperplasie

– beschleunigter Haarausfall

– Brustansatz

– Osteoporose

Die häufigsten Gründe für Progesteronmangel sind:

– Genetik

– Alterungsprozesse (> 35 J)

– Einnahme der Antibabypille (auch oder gerade, weil diese Gestagene enthält)

– Stress

– Fettleibigkeit (relativer Mangel)

– Leberfunktionsstörungen (relativer Mangel)

– Belastung durch Xenoöstrogene (relativer Mangel)

Estradiol

Estradiol (genauer 17-beta-Estradiol) ist das Östrogen mit den deutlichsten Direktwirkungen. Frauen kennen die Auswirkungen von wechselnden Estradiolspiegeln im Zusammenhang mit ihrem Zyklus. An Tagen mit hohem Spiegel können Brustspannungen auftreten, in Phasen niedriger Spiegel kommt es unter anderem zu Neurotransmitterstörungen. Die Folgen können Heißhunger, depressive Verstimmung, Konzentrationsschwäche oder Migräne sein. Studien zeigen übrigens, dass Einbußen der Gehirnfunktionen auch dann relevant und messbar sind, wenn sie nicht bewusst wahrgenommen werden. Gleiches gilt für die Feinmotorik, räumliche Fähigkeiten und andere Parameter.

Die akuten Effekte von schnell abfallendem Estradiol (wie Schweißausbrüche) verschwinden, sobald sich der Spiegel wieder stabilisiert. Viele erliegen deshalb der irrigen Annahme, nach einigen turbulenten Wechseljahren wären die Hormonprobleme gelöst. Die gesundheitlich bedeutsameren Folgen des Estradiolmangels manifestieren sich aber erst in der Folgezeit und werden dann häufig als unvermeidliche „Alterserscheinungen" eingestuft, ganz besonders im Bereich der Gefäßgesundheit oder der Gehirnfunktionen. So ist beispielsweise die Bildung von Serotonin nach der Menopause umso stärker gestört, je niedriger der Estradiolspiegel ist. Entsprechend steigt das Depressionsrisiko. (Über 80 Prozent aller Antidepressiva werden Frauen nach der Menopause verordnet.)

Achtung: Das hier beschriebene Wirkungsspektrum gilt nur für das körpereigene Estradiol, genauer 17-beta-Estradiol. Die in Hormonmedikamenten häufig enthaltenen Östrogenwirkstoffe wie Estradiolvalerat, Ethinylestradiol oder konjugierte Östrogene erfüllen nicht dieselben physiologischen Aufgaben und stellen keinen gleichwertigen Ersatz dar.

Aufgaben und Wirkungen

- Fortpflanzung (verschiedene Funktionen)
- Schutz der Gefäßwand (u. a. weniger Fibrinogen)
- Stickoxidbildung in den Gefäßen (Gefäßregulation)
- Antioxidative Funktionen (u. a. in Mitochondrien von Gefäßzellen)
- Modulation von Entzündungsfaktoren (u. a. IL-6 und NF-kB)
- Neurotransmitterbildung im Gehirn (v. a. Serotonin)
- Kollagenbildung (u. a. Sehnen, Bänder, Haut)
- Verhindern der Knochenalterung (über Estronbildung)
- Funktionserhalt von Muskeln und Bindegewebe
- Aktivierung von Langlebigkeitsgenen (MAP)
- Reparatur von Gefäßschäden (z. B. verstärkter Einbau von Stammzellen nach Herzinfarkt)
- Stabilisation der Telomere (Zellalterungsfaktor)
- Neuronenschutz im Gehirn (u. a. Parkinson- und Alzheimer-Schutz)

Folgen von Estradiolmangel

- beschleunigte Atherosklerose
- reduzierter Gefäßtonus
- verstärkte Calcifikation (Aorta, Herz)
- erhöhtes Risiko für Gefäßkrankheiten
- Bauchfettzunahme (v. a. viszerales Fett)
- trockene Augen

Estradiolspiegel im Lebensverlauf

- – Depressionen

- – Schlaflosigkeit

- – besonders kurze oder lange Perioden

- – Libidoverlust

- – kognitive Einbußen („Nebel im Kopf")

- – Panikattacken

- – Migräne

- – Schweißausbrüche (v. a. bei fallendem Spiegel und Progesteronmangel)

- – Haarverlust

- – dünne Haut

- – senkrechte Falten über der Oberlippe

Speziell bei Männern:

- – verringerte soziale Kompetenz

- – Libidoverlust

Estron

Aufgaben und Wirkungen

- Knochenerhalt
- Speicheröstrogen (Wirkungen dadurch wie bei Estradiol)

Folgen von Estronmangel

– Knochenalterung (Estron ist das Hauptöstrogen im Knochen)

Estriol

Aufgaben und Wirkungen (Auswahl)

- Regulation von Visfatin (Fettzellenhormon)
- antiatherogen (Stimulation der NO-Produktion in der Gefäßwand)
- Erhalt der Gewebeelastizität
- Immunmodulation (Schutz dentritischer Zellen vor Autoimmunreaktionen)
- Modulation der stark proliferativ wirkenden Östrogene Estron und Estradiol im Gewebe (gleichzeitige östrogene und antiöstrogene Wirkung)

Folgen von Estriolmangel

– Erhöhtes Krebsrisiko (v. a. Gebärmutter und Brust; durch relative Dominanz von Estron und Estradiol zu Progesteron. Im Tierversuch entwickelten sich unter Röntgenbestrahlung 80 Prozent weniger Brusttumore, wenn der Estriolspiegel zuvor angehoben wurde. Daten beim Menschen deuten ebenfalls auf eine krebsprophylaktische Wirkung.)

– Schleimhautaustrocknung

– Kollagenatrophie (Hautalterung)

– Harnwegsinfekte

– Erhöhte LDL/HDL-Ratio

– Erhöhte Peroxynitrit-Bildung in den Gefäßen

Spezielle Wechselwirkungen: Östrogene, Alkohol und Ernährung

Alkohol löst einen sogenannten *Estrogen Switching Effect* aus. Dabei ändert sich eine bestimmte Östrogenwirkung auf Zellebene und kann dann die Entstehung von Tumoren begünstigen. Es spricht einiges dafür, dass Brustkrebsfälle, die im Zusammenhang mit der Verabreichung unbalancierter Östrogenpräparate (ohne natürliches Progesteron und Estriol) in den vergangenen Jahren diskutiert wurden, zu einem wichtigen Teil auf diesen Mechanismus zurückzuführen sind.

Im Tierversuch konnte die ungünstige Wirkung von Alkohol auf den Östrogenstoffwechsel durch Ergänzung der Nahrung mit der Aminosäure L-Cystein und mit dem Hormon Melatonin verhindert werden. Interessant: Alkohol reduziert den aus Cystein gebildeten Schutzstoff Glutathion und stört die nächtliche Melatoninausschüttung. Der Melatoninstoffwechsel scheint auch ein Bindeglied zu einem weiteren zentralen Risikofaktor für Brustkrebs zu sein, der Schichtarbeit: Frauen, die Schichtarbeit leisten müssen, unterliegen – unabhängig davon, ob sie Hormone erhalten oder nicht – einem stark erhöhten Brustkrebsrisiko. Eine Wiederherstellung des durch Alkohol oder Nachtschichtarbeit gestörten Melatoninstoffwechsels könnte sich deshalb als eine wirksame vorbeugende Maßnahme gegen Brustkrebs erweisen (s. Kap. II.8).

Einige Nahrungsbestandteile greifen positiv in den Östrogenstoffwechsel ein und wirken dadurch möglicherweise vorbeugend gegen Brustkrebs. Dazu gehören Kohlgewächse und die in Lein- oder Hanföl enthaltene Alpha-Linolensäure. (Anmerkung: Das in der heutigen Ernährung ungünstige Verhältnis von Linolsäure zu schützender Linolensäure ist ein eigenständiger Risikofaktor für Brustkrebs. Linolsäure ist besonders in Margarine, Distelöl und Sonnenblumenöl enthalten, Linolensäure in Leinöl, Rapsöl und Hanföl.)

Der Hormonskandal

Gegen Ende des 20. Jahrhunderts waren die hormonellen Zusammenhänge rund um die Menopause so weit erforscht, dass sich immer mehr Frauen vor allem gegen akute Beschwerden der Wechseljahre hormonell behandeln ließen. Das hatte zum einen den Vorteil, dass sie jetzt nicht mehr verschiedene Medikamente gegen Schlafstörungen, Migräne oder Angstzustände einnehmen mussten. Zum anderen besserten sich oft auch andere Befindlichkeiten wie die Libido oder die seelische Gesundheit und viele der Betroffen fühlten sich plötzlich und unverhofft wieder als Frau, mit allen schon verloren geglaubten Gesundheitseffekten.

Tierstudien sowie erste Langzeiterfahrungen und Studien beim Menschen bestätigten die Erkenntnisse der physiologischen Grundlagenforschung und so entwickelte sich die Hormonsubstitution auch über die Wechseljahre hinaus zu einer der erfolgreichsten Therapien. Doch dann erschütterte ein völlig unerwartetes Ergebnis die heile Medizinwelt.

Im Jahr 2002 veröffentlichte die sogenannte *Womens Health Initiative* (WHI) die Ergebnisse ihrer mehrjährigen Beobachtung von 160 000 Frauen nach der Menopause (mit und ohne Hormontherapie). Frauen mit Hormonersatz waren laut Auswertung psychisch stabiler, hatten erheblich gesündere Knochen und seltener Darmkrebs. So weit war alles erwartungsgemäß. Doch weitere Zahlen enthielten Sprengstoff. Die Brustkrebshäufigkeit war um 30 Prozent erhöht und statt – wie erwartet – zu schützen, verstärkte die Hormoneinnahme das Risiko für Gefäßkrankheiten. Und das war nun völlig paradox. Auch wenn die Gesamtsterblichkeit und die Rate aller Krebsfälle statistisch nicht signifikant unterschiedlich waren, widersprachen die Ergebnisse allen bisherigen Daten und auch der jahrzehntelangen Hormonforschung. Wie konnte ein derart unerwartetes Resultat zustande kommen?

Der Skandal hinter dem Skandal

Bei der sofort einsetzenden und hitzig geführten Diskussion, ob Hormone nun generell gut oder schlecht für die Gesundheit in der Menopause seien, ging der entscheidende Punkt völlig unter (von der physiologisch unsinnigen Pauschalierung der Frage einmal ganz abgesehen). Hormonexperten hatten nämlich dieses eher ernüchternde bis schlechte Ergebnis der WHI-Studie von Anfang an vorausgesagt. Nur, diese Rufer in der Wüste waren keine *Gegner* der Hormonsubstitution, sondern deren stärkste *Befürworter*. Um diesen scheinbaren Widerspruch zu verstehen, müssen wir einige Jahre in die Zeit zurückgehen, in der die Hormonmedikamente auf den Markt gebracht wurden, die dann diesen Hunderttausenden Frauen verabreicht wurden.

Als sich abzeichnete, dass eine hormonelle Substitution nicht nur imstande war, die akuten, aber kurzfristigen Wechseljahrbeschwerden zu verhindern, sondern auch als Dauertherapie für potenziell jede Frau interessant sein konnte, begann ein beispielloser Wettlauf. Die Pharmaindustrie schätzte das Marktpotenzial höher ein als alles, was bisher dagewesen war.

Wer nun glaubt, es sei bei diesem Rennen darum gegangen, den unter Defiziten und Ungleichgewichten leidenden Frauen möglichst schnell die relevanten Hormone Estradiol, Estron und Estriol sowie Progesteron bereitzustellen, der kennt das Geschäft nicht. Hormone sind nicht patentierbar und Präparate mit den *eigentlichen* Hormonen können zwar Millionen einbringen, wovon einige kleine Firmen mit entsprechenden Hormonpräparaten im Übrigen gut leben. Für die Großen im Spiel sind das aber bestenfalls „Peanuts". Hier geht es um ein Milliardengeschäft.

Die Pharmakologen versuchten also, Substanzen zu entwickeln, die eine oder mehrere Wirkungen der Hormone hervorrufen, chemisch aber eben gerade nicht diesen Hormonen entsprechen. Nach einem Ersatz für Estriol wurde erst gar nicht gesucht – es galt als „zu wenig wirksam". Die ersten Alternativen für Estradiol und Estron hatten zu viele unmittelbare Nebenwirkungen. Und dann kam der Pharmariese Wyeth plötzlich mit einem Östrogenpräparat, das angeblich sogar aus *natürlichen* biologischen Hormonen bestand. Echte Hormone und Großindustrie? Wie geht das zusammen?

Tatsächlich konnte Wyeth kein Patent für die Wirkstoffe erhalten, denn es handelte sich um natürliche Hormone. Doch die Firma ließ sich die Rechte für das besondere *Gewinnungsverfahren* sichern. Dieses Verfahren bestand darin, den Urin von trächtigen Stuten zu sammeln, alle darin enthaltenen hormonellen Substanzen zu extrahieren, einzutrocknen und in Tablettenform zu pressen. Das Ganze nannte sich dann „konjugierte equine Östrogene", kurz (um nicht zu sehr auf die Pferdeherkunft abzuheben): „konjugierte Östrogene". Premarin® war geboren (deutscher Name: Presomen®).

Viele Millionen Frauen – auch die aus der WHI-Studie – schluckten von da an täglich Pferdehormone aus getrocknetem Urin. Von ästhetischen Empfindungen einmal abgesehen wäre daran grundsätzlich nichts Verwerfliches zu sehen. Der wissenschaftliche Skandal liegt woanders.

Östrogene oder konjugierte equine Östrogene – was macht das für einen Unterschied?

Die Vermarktung der neuen Östrogene erfolgte ebenso groß angelegt wie geschickt. Denn was nur wenigen physiologisch versierten Ärzten auffiel: Auf gynäkologischen Kongressen wurde ab sofort nicht mehr von Estradiol, Estron oder Estriol gesprochen, sondern ausschließlich von „den Östrogenen" oder sogar von „dem Östrogen", das angeblich nach der Menopause fehle und dank des neuen Präparats in idealer Form substituiert werden könne. Über die Inhaltsstoffe schwieg sich Wyeth aus. Das aus heutiger Sicht wirklich Sträfliche ist aber, dass viel zu wenige hartnäckig nachhakten.

Denn wer glaubte, mit den Pferdehormonen in Premarin lasse sich das hormonelle Gleichgewicht von Frauen wiederherstellen, wurde derart getäuscht, dass es einem Betrug gleich kam. Betrachten wir einmal das natürliche Hormonspektrum bei der Frau im Vergleich zu dem von trächtigen Stuten und damit zu dem weltweit am häufigsten eingesetzten Präparat Premarin.

Wie eindeutig zu erkennen, hat das Hormonspektrum von Premarin nichts mit dem tatsächlichen Hormonprofil von Frauen zu tun. Die Mehrzahl aller enthaltenen Hormone und die Hälfte der gesamten Wirkstoffmasse kommen im weiblichen Organismus überhaupt nicht vor und diese Fremdhormone üben entsprechend unkontrollierbare und unspezifische Wirkungen aus. Ruft man sich nun noch die physiologische Forschung über die Auswirkungen allein schon von gestörten Mengenverhältnissen zwischen Estradiol,

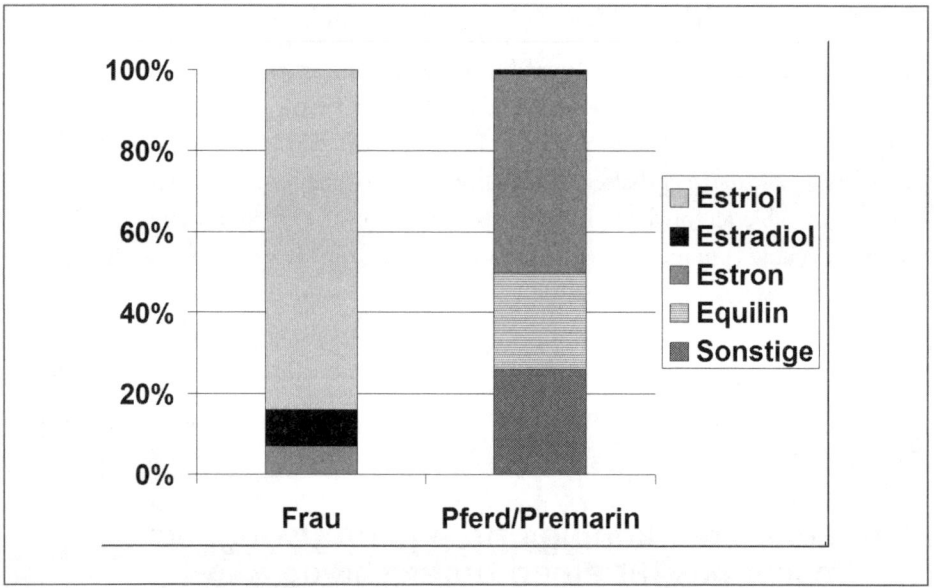

Das gesunde Hormonspektrum bei Frauen enthält zu über 80 Prozent das sanfte Schutzhormon Estriol. Die restlichen 20 Prozent teilen sich Estradiol und Estron zu etwa gleichen Teilen.
Das aus Pferdeurin gewonnene Premarin enthält nur eine winzige Estradiolmenge, dafür fünfzig Mal mehr Estron. Physiologisch besonders kritisch ist das völlige Fehlen des weiblichen Haupthormons Estriol und der hohe Gehalt an Equilin, einem zu den aggressiven Östrogenen zählendem Hormon, das im menschlichen Körper nicht existiert und für das es entsprechend auch keine physiologischen Abbaumechanismen gibt.
Nicht separat aufgeführt sind verschiedene weitere in Premarin enthaltene und beim Menschen nicht vorkommende Hormone wie der mehr als zwölfprozentige Anteil an 17-alpha-Dihydroequilin oder das Equinelin.

Estron und vor allem Estriol ins Gedächtnis, ist eine Wiederherstellung des hormonellen Gleichgewichts mit Premarin schon theoretisch nicht möglich. Je nach individueller Ausgangslage kommt es sogar erst durch die Einnahme eines solchen Pferdehormoncocktails zu einer gefährlichen Verstärkung von Ungleichgewichten. So vergrößern oral eingenommene konjugierte Östrogene beispielsweise das Risiko für chronische Augentrockenheit und Thrombosen, während in optimaler Relation und transdermal substituiertes Estradiol und Estriol diese Risiken senken.

Macht man sich also die Mühe, die physiologischen Zusammenhänge dieser Form der „Hormonersatztherapie" zu analysieren, können die Ergebnisse der WHI-Studie nicht mehr überraschen. Es ist sogar eher ein glücklicher Umstand, dass z. B. bei den Frauen, die ausschließlich Premarin einnahmen, das Brustkrebsrisiko nicht messbar größer wurde. Doch das änderte sich bei den Patientinnen, die zum Ausgleich dieser einseitigen Östrogentherapie zusätzlich Progesteron erhielten. Besser sollten wir sagen: denen erzählt wurde, sie würden dieses Hormon einnehmen.

Das Leid hinter den equinen Östrogenen

Wie genau die Hormone von den Pferden gesammelt wurden, wollte Wyeth nicht preisgeben. Aus „patentrechtlichen Gründen", wie man versicherte. Tierschützer deckten später die Hintergründe auf. In riesigen Ställen wurden Legionen trächtiger Stuten nahezu ohne Bewegungsmöglichkeit über 300 Tage im Jahr in speziellen Vorrichtungen fixiert. Katheter saugten den Tieren den Urin ab. Nach der Geburt blieben für die Tiere nur wenige Wochen, bis die nächste „Hormonproduktionsrunde" anstand.

Das Verfahren löste nach Bekanntwerden Entrüstungsstürme aus und gilt inzwischen als Tierquälerei. In jedem Fall verdeutlichen diese Vorgänge, dass immer, wenn es um gewaltige Profitmöglichkeiten geht, das Wohl von Menschen oder Tieren fast zwangsläufig auf der Strecke bleibt. Denn wohlgemerkt, die Gewinnung der Hormone, um die es in diesem Kapitel geht, wäre billig und problemlos aus Pflanzen möglich. Nur sind die Profite dabei nicht so exorbitant wie bei der Variante mit den „Nutztieren".

Progesteron oder Gestagene?

Ein Mangel an Progesteron kann neben vielen anderen Gesundheitsproblemen das Risiko für Brust- und Gebärmutterkrebs erhöhen. Das wusste auch Wyeth. Der Marktführer bei den Hormonmedikamenten hätte *körperidentisches* Progesteron billig aus einer in der Dioscorea-Pflanze vorhandenen Vorstufe herstellen und in reiner Form anbieten können. Doch das wäre mangels Patentierbarkeit wenig profitabel gewesen. Also veränderte man das eigentliche Progesteron chemisch so weit, dass mit Metroxyprogesteronacetat ein patentierbarer, pharmakologisch wirksamer und profitabler Hormonersatz entstand. Das Ergebnis nannte man Gestagen (Handelsname Provera®) und auf den Fortbildungskongressen für Ärzte wurden Gestagene wie Provera als synthetische, aber „wirkungsidentische" Form von Progesteron vermarktet. Die Verschleierungsstrategie von Wyeth und anderen Gestagen-Herstellern war so erfolgreich, dass die Bezeichnungen Progesteron und Gestagen selbst in gynäkologischen Forschungsberichten immer häufiger synonym verwendet wurden und heute neun von zehn Gynäkologen der Auffassung sind, Frauen mit einem Präparat wie Provera tatsächlich Progesteron zu verabreichen.

Was nun nicht einmal die Pferdeöstrogene bei den in der WHI-Studie beobachteten Frauen verursachten, nämlich das Brustkrebsrisiko zu erhöhen, schaffte das Ergänzungspräparat Provera. Denn die Pharmakologen von Wyeth hatten den neuen Wirkstoff zwar daraufhin getestet, ob er wie das körperidentische Progesteron Gebärmutterkrebs verhinderte (was sich auch bestätigte), nicht aber, ob Provera die Langzeitwirkungen von Progesteron auf den restlichen Körper ausreichend imitierte (– was im Übrigen aufgrund der Myriaden von speziellen Rezeptorwirkungen schon theoretisch gar nicht möglich ist).

Warnhinweise auf viele unphysiologische Wirkungen gab es gleichwohl genügend. So etwa, als 1997 eine Vergleichsstudie bei Affen ergab, dass die gesunderhaltenden Wirkungen einer Estradiolsubstitution auf den Gefäßbereich durch Verabreichung von Provera nicht nur geblockt, sondern sogar ins Gegenteil verkehrt werden. Einige der Primaten mussten aufgrund lebensgefährlicher Vasospasmen sogar akutmedizinisch versorgt werden. Progesteron dagegen unterstützte eher den Gefäßschutz. Zwei Jahre zuvor zeigte eine Vergleichsuntersuchung bei Frauen, dass durch Gestagene (wie in Provera) die östrogenbedingte Erhöhung des schützenden HDL-Cholesterin rückgängig gemacht wird. Bei Substitution mit *körperidentischem* Progesteron trat dieser negative Effekt nicht auf.

Die Ähnlichkeit der Molekülstruktur zwischen Metroxyprogesteronacetat (Provera) sowie anderen Gestagenen und dem körpereigenen Progesteron hat zur Folge, dass die Aufgaben von Progesteron in einigen Organrezeptoren ausreichend imitiert, in anderen aber blockiert werden (da dort die Gestagene zwar die Rezeptoren belegen, jedoch nicht die spezifischen Progesteronwirkungen vermitteln und damit das noch vorhandene körpereigene Progesteron verdrängen).

„Wir sind besorgt, dass die offensichtliche Pauschalverurteilung von Steroidhormonen nicht ausreichend zwischen den kardiovaskulären Wirkungen von Östrogenen, Progesteron und dem synthetischen Progestin Metoxyprogesteronacetat unterscheidet. Die Wirkungen der aktiven Stoffwechselprodukte von Gestagenen sind nicht gut verstanden und in manchen Bereichen noch nicht einmal untersucht."
Professor Kent Hermsmeyer [*Dimera Cardiovascular Research Center, Portland*]

Einige Wirkungsunterschiede zwischen Gestagenen und Progesteron

Gestagene imitieren bestimmte Wirkungen von Progesteron. In vielen Bereichen entwickeln sie jedoch exakt die gegenteiligen Effekte.

Progesteron	Gestagene
Knochenerhalt	Knochenabbau (bei jungen Frauen unter Depo-Provera)
natürliches Diuretikum	Wassereinlagerungen
gefäßerweiternd (besonders im Herz)	gefäßverengend
Unterstützung der östrogen-bedingten Anti-Plaque-Wirkung	Aufhebung der östrogen-bedingten Anti-Plaque-Wirkung
Brustkrebsschutz	Erhöhung des Brustkrebsrisikos
Schlaf unterstützend	Schlafstörungen
Sicherung und Förderung der Fertilität	Störung der Fertilität (deshalb Bestandteil der Antibabypille)
Schwangerschaft erhaltend	Risiko vorzeitigen Schwangerschaftsabbruchs
entwicklungsfördernd für den Embryo	Gefahr von Geburtsschäden

Hormone und Brustkrebs – lebensgefährliche Vereinfachungen

Im Jahre 2012 rechnete eine amerikanische Gesundheitsbehörde in großer Aufmachung vor, dass die Ergebnisse der WHI-Studie in zehn Jahren 15 000 Brustkrebsfälle verhindert hätten, da seither weniger Frauen Hormone einnehmen würden.

Kein Wort darüber, dass es sich bei den verwendeten Präparaten um eine extrem unphysiologische Kombination von Pferdehormonen mit einem synthetischen Gestagen handelte, die man Frauen auch aus anderen Gründen niemals hätte verabreichen dürfen.

Kein Wort darüber, dass ausschließlich das künstliche Gestagen für die gestiegenen Brustkrebsfälle verantwortlich war (wenn es zusätzlich zu den Pferdehormonen gegeben wurde).

Kein Wort darüber, dass Forschungen zur individualisierten Hormonoptimierung unter Einbeziehung von *körperidentischem* Estriol (bei transdermaler oder vaginaler Anwendung) und Progesteron ganz im Gegenteil einen Schutzeffekt gegenüber Brustkrebs zeigen.

Kein Wort darüber, dass selbst die in der Tat unsinnigen Hormonmedikamente der WHI-Studie die Darmkrebshäufigkeit – immerhin die zweithäufigste Krebsart bei Frauen – Prozentual stärker senkten, als sie das Brustkrebsrisiko erhöhten.

Der gefährlichste Punkt dieser vermeintlichen Aufklärungskampagne lag aber darin, dass suggeriert wurde, Hormone seien Hauptverursacher von Brustkrebs und mit dem Verzicht auf Hormone hätten Frauen schon viel für eine erfolgreiche Prävention getan.

Abgesehen davon, dass die gezielte Beseitigung von hormonellen Ungleichgewichten das Krebsrisiko senkt und nicht erhöht, lenken solche und ähnliche Behauptungen von den eigentlichen Risikofaktoren ab. Denn betrachten wir einmal die absoluten Zahlen der WHI-Studie:

Von 10 000 Frauen, die Premarin plus Provera einnahmen, wurde bei 38 Frauen pro Jahr Brustkrebs diagnostiziert. Bei den Frauen *ohne* jegliche Hormoneinnahme entwickelten jährlich 30 Frauen Brustkrebs. Der Verzicht auf diese Form künstlicher Hormonmedikamente ist somit zwar aus vielen Gründen sinnvoll, das Problem Brustkrebs bleibt aber in immer noch ähnlich hoher Dimension bestehen.

Nimmt man jetzt noch die Darmkrebsfälle hinzu, wird die Unsinnigkeit der einseitigen Betrachtung noch deutlicher. Von zehntausend Frauen *ohne* Hormoneinnahme entwickelten im Vergleich zur „Hormongruppe" jährlich 8 Frauen weniger Brustkrebs, dafür aber 6 Frauen *mehr* Darmkrebs. Den Frauen undifferenziert von Hormonen abzuraten und ausschließlich mit Brustkrebszahlen zu argumentieren ist zynisch gegenüber der fast ebenso großen Zahl an Frauen, die dafür dann vermehrt an Darmkrebs erkranken. Vor allem ist es unwissenschaftlich, da eine *individualisierte* Optimierung, die auf Korrektur von hormonellen Ungleichgewichten und Störungen ausgelegt ist und mit den eigentlichen Körperhormonen arbeitet, Schutz vor *beiden* Krebserkrankungen ermöglicht.

Um Brustkrebsrisiken wirklich substanziell zu verringern, müssen möglichst viele ursächliche Faktoren einbezogen werden. Neben den Hauptfaktoren Genetik und Alterung sind das beispielsweise:

- Vermeiden von Estriol- und Progesteronmangel (Frauen allein mit Progesteronmangel haben ein fünffach erhöhtes Brustkrebsrisiko und ein zehnfach erhöhtes Gesamtkrebsrisiko)
- Sicherstellen eines optimalen Vitamin-D-Spiegels (30- bis 40-prozentige Risikoreduktion)
- Vermeiden von Fettleibigkeit
- körperliche Aktivität
- Der Quotient von Omega-6- zu Omega-3-Fettsäuren (– sollte möglichst niedrig sein)
- Vermeiden von Melatoninmangel
- Alkoholkonsum: höchstens *mäßig* (< 50 g pro Tag)
- Konsum von Kohlgewächsen
- Vermeiden von Aluminium (kritische Aufnahme z. B. durch Deos)

Individualisierte Hormonoptimierung in der Praxis

Die (Wieder-) Herstellung des exakt auf das Individuum abgestimmten Hormongleichgewichts erfordert Zeit, Expertise und zwingend die Zusammenarbeit zwischen Arzt und Patientin.

Alle wichtigen Vorgehensweisen können wir in diesem Kapitel leider nicht aufführen, schon deshalb nicht, weil jede Frau in irgendeinem Aspekt einen Sonderfall darstellt. Und die exakte Dosierung der einzelnen Hormone sowie deren Verhältnis untereinander muss immer auf das Individuum abgestimmt werden (was physiologisch eigentlich eine Selbstverständlichkeit darstellt).

Auf der Basis der elementaren Hormonphysiologie des Menschen und nicht zuletzt vor dem Hintergrund der Fehler und Fehlentwicklungen der althergebrachten „Hormonersatztherapie" gelten die folgenden „Eckpfeiler" für die hormonelle Unterstützung rund um die Menopause sowie zur Vermeidung von entsprechenden Defiziten und Ungleichgewichten davor und danach.

Grundvoraussetzungen für individuelle Hormonoptimierung in der Praxis

1. Körperidentische Hormone verwenden

Das ist die wichtigste Regel, für die es keine Ausnahme gibt. Nur Hormone, die auch im Organismus in dieser Form vorkommen, können alle notwendigen physiologischen Aufgaben erfüllen. Beim Thema Menopause sind das in erster Linie Estradiol (genauer 17-beta-Estradiol), Estron, Estriol und Progesteron. (Diese Regel gilt selbstverständlich auch für alle anderen Hormone, die bei der Hormonoptimierung eine Rolle spielen, wie DHEA oder andere. Da dort jedoch der Markt ein anderer ist, besteht das Problem der Verdrängung der eigentlichen Hormone durch körperfremde „Ersatzhormone" weniger.)

Sonstige Hormonpharmaka wie der Wirkstoff **Tibolon** haben bei der individuellen Hormonoptimierung schon gar keinen Platz (und das nicht nur aufgrund des erhöhten Schlaganfallrisikos).

Bitte merken: Es gibt keinen klinischen oder gar gesundheitlichen Grund, Frauen Hormonersatzstoffe oder künstlich veränderte Hormone zu verabreichen.

2. Gestagene sind kein Progesteron

Dieser Grundsatz ist eigentlich schon in Regel 1 enthalten. Wir erwähnen die Gestagene aber deshalb noch einmal separat, weil seit dem Hormondebakel mit den in der WHI-Studie verwendeten Präparaten schon wieder neue Formen von künstlichen Gestagenen als Progesteronersatz entwickelt werden. Allen Gestagenen ist gemein, dass sie in ihrer Gesamtwirkung niemals dem *körpereigenen* Progesteron entsprechen können und selbst in der jeweils empfohlenen Dosierung immer ernste Gesundheitsrisiken bergen. (Klinisch sinnvoll, wenn auch gesundheitlich bedenklich, können Gestagene allenfalls dann sein, wenn gerade die gegenteiligen Wirkungen von Progesteron beabsichtigt sind, etwa bei der hormonellen Empfängnisverhütung.)

Bitte merken: Gestagene als Ersatz für das körpereigene Progesteron haben ausnahmslos keine physiologische Berechtigung.

3. Umfassende Anamnese

Die Notwendigkeit einer hormonellen Optimierung muss immer auf der Basis einer umfassenden Anamnese erfolgen. Dazu gehört die Bestimmung des individuellen Hormonstatus über Blut- oder Speichelwerte sowie eine möglichst genaue Erfassung des jeweils hormonspezifischen Symptombildes.

Bitte merken: Eine Hormonsubstitution, die Laborwerte und klinisches Bild nicht einbezieht, kann niemals ein individuelle Optimierung erreichen und ist abzulehnen.

4. Individuelle Substitution

Auch das ist eine ebenso wichtige wie eigentlich selbstverständliche Voraussetzung. Jede Frau weist zu jedem Zeitpunkt im Zyklus wie im Lebensverlauf einen individuellen Hormonspiegel auf. Auch das persönliche Optimum der jeweiligen Hormone oder der Zeitpunkt, ab wann ein Defizit oder ein Überschuss Beschwerden oder Krankheitsrisiken hervorrufen, variiert von Person zu Person stark und muss entsprechend berücksichtigt werden.

Bitte merken: Die Dosierung jedes einzelnen Hormons muss auf den Einzelfall ausgerichtet, regelmäßig überprüft und gegebenenfalls nachjustiert werden.

*

Fazit:

Bei der überwiegenden Mehrzahl aller bisherigen Substitutionstherapien für Frauen vor oder nach der Menopause und bei allen Frauen der WHI-Studie wurden ausschließlich patentierbare Ersatzstoffe oder Hormonmedikamente eingesetzt und es wurde kein einziger der unabdingbaren physiologischen Grundvoraussetzungen (Punkte 1 bis 4) erfüllt!

Den individuellen Hormonstatus bestimmen und optimieren

Voraussetzungen. Durch eine eingehende gynäkologische Untersuchung (Ultraschall, Abtasten der Brust u. a.) sollten Vorerkrankungen ausgeschlossen werden.

„Ihre Hormone sind aus dem Gleichgewicht.
Wir sollten versuchen, mehr von ihnen auf die andere Seite zu bekommen."

Zeitpunkt. Die Konzentrationen von Estradiol, Estron und Progesteron schwanken bei Frauen in Abhängigkeit vom Zyklus. Die Verläufe sind nicht deckungsgleich. Da die Bestimmung in auf- oder absteigenden Zyklusphasen mit einem hohen Fehlerrisiko verbunden ist, bleibt als einziger aussagekräftiger Zeitpunkt das gemeinsame Plateau in der zweiten Zyklushälfte. Bei einer Zyklusdauer von 28 Tagen sind das die Tage 19 bis 21 (bei kürzerem oder längerem Zyklus entsprechend anpassen). Die Blutabnahme sollte ausschließlich an diesen Tagen am frühen Morgen erfolgen.

Blut, Speichel, Urin. Zur Hormonbestimmung von Estradiol, Estron und Progesteron im Blut liegen die meisten Erfahrungswerte vor. Die Speichelanalyse ist ein relativ junges Verfahren mit einigen Vorteilen (preiswerter, nicht invasiv, Messung der freien Hormonanteile), dafür noch teilweise unsicheren Referenzwerten. Welchem Verfahren der Vorzug gegeben wird, sollte im Einzelfall besprochen werden.

Die Tagesausschüttung von Estriol ist einer schnell wechselnden Streuung unterworfen (im Stundenbereich). Das sicherste Messverfahren bei Estriol ist deshalb die Bestimmung im 24-Stunden-Urin.

Klinisches Bild. Bei allen Steroidhormonen sollten sich grundsätzliche Substitutionsüberlegungen sowie die individuelle Einstellung an den für das jeweilige Hormon spezifischen Symptomen und Befindlichkeiten orientieren (Liste s. o.). Aufgrund der biochemischen Individualität jeder Frau sollte das Beschwerdebild immer über die reinen Laborwerte gestellt werden. („Wir therapieren Menschen, nicht die Laborwerte.")

Abstand nach Absetzen von Hormonersatzpräparaten. Durch die Zufuhr von Hormonersatzpräparaten (Pferdeöstrogene, Ethinylestradiol, Gestagene usw.) kommt es zu Störungen der körpereigenen Hormonverhältnisse. Aufgrund der langen Verweildauer einiger dieser körperfremden Hormonstoffe (es fehlen die natürlichen Abbauenzyme) kann das körpereigene Hormonbild bis zu 3 Monaten gestört sein. Entsprechend sollte zwischen der letzten Einnahme und einem Blut- oder Speicheltest dieser Abstand eingehalten werden.

Formen der Zufuhr. Körperidentische Hormone können oral (Tabletten, Kapseln), transdermal (Gel oder Creme), vaginal (Gel, Creme oder Kapseln) oder sublingual (Lutschtabletten) zugeführt werden. Bei Estradiol, Estron und Estriol sollte aufgrund potenziell risikobehafteter Verstoffwechslung durch die Leber zumindest bei hoher oder langfristiger Dosierung auf die orale Form verzichtet werden.

Vor allem bei kombinierter Substitution mehrerer Hormone ist die Nutzung einer individuell hergestellten Creme die praktikabelste Lösung. Adressen von Apotheken, die sich auf die Herstellung individueller Hormoncremes spezialisiert haben, finden Sie unter der am Ende des Buches angegebenen Internetadresse.

Einnahmeschema. Anders als *körperfremde* Hormonpräparate werden die *körperidentischen* Hormone normal schnell weiter verstoffwechselt. Um einen ausreichend hohen Gesamttagesspiegel zu erreichen, sollten Estradiol, Estron, Estriol und Progesteron deshalb grundsätzlich 2 x täglich zugeführt werden.

Zyklus. Der Erhalt des monatlichen Zyklus ist aus alternsphysiologischer Sicht keine Voraussetzung für den Erhalt der Gesundheit. Eine durchgehende Substitution mit Estradiol und Progesteron *vor* Einsetzen der Menopause kann je nach Dosierung den Zyklus und die Monatsblutungen unterdrücken (Achtung: Schwangerschaften sind aber dadurch nicht ausgeschlossen, es handelt sich also nicht um eine sichere Verhütungsmethode.)

Soll der Zyklus bis zur Menopause beibehalten werden, werden Östrogene vom 5. bis 25. Zyklustag ergänzt, Progesteron vom 16. bis 25. Zyklustag (bei einem natürlichen Zyklus von 28 Tagen). Ab der Menopause kann dieses natürliche Schema entweder beibehalten werden oder man kann zu einer durchgehenden Substitution übergehen.

Estradiol

Blutwert (19.–21. Zyklustag): 55–200 pg/ml

Anmerkung: Die Spanne entspricht der durchschnittlichen Streubreite. Einige Frauen sind bereits bei 50–60 pg/ml optimal gesund, wenige benötigen Spiegel über 200 pg/ml. Die Mehrzahl fühlt sich gesund bei Blutspiegeln über 80 pg/ml.

Weitere Blutwerte: Zur besseren Einordnung des Estradiolstatus sollte das Bindungsglobulin **SHBG** immer mitbestimmt werden. In den Jahren *vor* der Menopause gibt der Wert des Stimulationshormons **FSH** Rückmeldung über den individuellen „Östrogenhunger" des Organismus.

Blutwerte nach Substitution: Zufuhr von reinem Estradiol verursacht einen zwei- bis dreistündigen Anstieg gefolgt von einem schnellen Abfall. Wird der Blutwert 2 bis 3 Stunden nach der Einnahme gemessen, ist der Spiegel kurzfristig zwei- bis dreifach erhöht und kann 300–500 pg/ml betragen, am ausgeprägtesten bei sublingualer und transdermaler Anwendung. (Vom Labor erhält man dann oft die in diesem Fall falsche Rückmeldung, der Wert sei zu hoch.) Nach 8 Stunden können Spiegel von 150–300 pg/ml bestehen, nach 10 bis12 Stunden ist ein Basisniveau erreicht.

Dosierung: Entsprechend dem individuellen Bedarf liegen durchschnittliche Dosierungen zur Erzielung optimaler Spiegel bei ½ bis 2 mg zweimal täglich.

Idealerweise sollte mit einer niedrigen Dosierung begonnen und diese bis zum Erreichen des Optimums gesteigert werden.

Hinweis: Estradiol immer mit der mindestens zweifachen Dosis **Estriol** substituieren. In nahezu allen Fällen ist auch eine balancierende Substitution mit **Progesteron** notwendig oder empfehlenswert.

Beispiele der Rezeptierung für die Herstellung einer individuellen Östrogencreme:

– Substitutionsbeginn *vor* der Menopause:
Hormoncreme mit 0,1 % Estradiol und 0,25 % Estriol. Anwendung: 1 g morgens und abends.

– Substitutionsbeginn *nach* der Menopause:
Wird die Hormonoptimierung erst Jahre nach der Menopause begonnen, ist zu beachten, dass häufig ein jahrelanges Ungleichgewicht von Estradiol / Estron auf der einen und Progesteron auf der anderen Seite bestand. Als Folge dieser Östrogendominanz (bzw. des Progesteronmangels) kann es zu einem Überwachstum des

Gebärmuttergewebes gekommen sein. Entsprechende Ultraschalluntersuchungen können die Frage klären.

Als Einstieg sollte je nach Symptomlage mit der viertel bis halben Dosierung einer durchschnittlichen Substitutionsmenge für das mittlere Erwachsenenalter begonnen werden.

Zeichen von Überdosierung

– Brustspannung

– Brustschwellung

– Wassereinlagerungen in Füßen und Händen

– Neigung zu Ungeduld und Aggressivität (bei guter Denkfähigkeit)

„Die Pillen haben Ihre Hitzewallungen gestoppt,
Frau Krause, aber möglicherweise sollten wir die Dosis reduzieren."

Estron

In der Regel funktioniert die wechselseitige Umwandlung von Estradiol in Estron im Körper problemlos, sodass die Spiegelbestimmung wie auch die Substitution von Estradiol für die Alltagspraxis ausreicht.

Empfehlenswert ist die Blutbestimmung von Estron bei oraler Zufuhr von Estradiol, da es hier mit steigender Dosierung zu einer unphysiologischen Erhöhung von Estron kommen kann.

Einige Hormonexperten verordnen Estradiol und Estron grundsätzlich kombiniert, um in jedem Fall das natürliche Verhältnis möglichst exakt zu imitieren. Auch wenn es bisher keine Hinweise auf nachteilige Effekte bei Verzicht auf Estron gibt, ist es im Zweifel immer eine sichere Strategie, sich an natürlichen Konstellationen zu orientieren.

Beispiel der Rezeptierung einer individuellen Östrogencreme mit Estradiol, Estron und Estriol:

Hormoncreme mit 0,075 % Estradiol, 0,025 % Estron und 0,25 % Estriol. Anwendung 1 g morgens und abends.

Estriol

Dem im weiblichen Organismus mengenmäßig am stärksten vertretenen Östrogen wurden lange kaum Beachtung geschenkt. Seine besondere Bedeutung für die Gesundherhaltung von Haut und Schleimhäuten macht es aber zum idealen Schutzfaktor z. B. gegen Scheidentrockenheit. Eine Studie mit über 80- bis 95-jährigen Frauen zeigte aber vor einigen Jahren, dass Estriol selbst als Monotherapie in diesem Alter einen guten Schutz vor Osteoporose bietet und auch psychische und kognitive Funktionen verbessert.

Aufgrund seiner höchstwahrscheinlichen Bedeutung für den Krebsschutz und anderer Aufgaben empfiehlt sich, Estriol bei jeder Form einer Estradiol- oder Estronsubstitution ebenfalls mit zu kombinieren. Da einige Daten dafür sprechen, dass Estriol nur bei transdermaler und vaginaler Anwendung seine krebsprophylaktischen Effekte ausspielen kann und die orale Zufuhr wie bei anderen Östrogenen möglicherweise risikobehaftet ist, sollte auf Tabletten oder Kapseln zumindest für die Langzeitanwendung verzichtet werden.

Blutwert: Die natürliche Ausschüttung von Estriol pulsiert stark, sodass Blutbestimmungen wenig Aussagekraft haben.

Urin: Die Bestimmung im 24-Stunden-Urin ist aussagekräftig und hat in der Alltagspraxis der Hormonoptimierung vor allem bei Brustkrebs-Risikopatientinnen Bedeutung.

Dosierung: 2–7 mg (in jedem Fall zwei- bis vierfache Menge von Estradiol/Estron)

Bitte beachten Sie: Die Aufnahme über die Haut ist bei Estriol eingeschränkt, sodass gegenüber der sehr guten Aufnahmefähigkeit bei vaginaler Anwendung höhere Dosierungen verwendet werden müssen.

Beispiel der Rezeptierung einer individuellen Östrogencreme mit Estriol: siehe Estradiol

Progesteron

Über eine zumindest moderate hormonelle Unterstützung mit Progesteron sollte jede Frau spätestens ab dem mittleren Lebensalter (> 35 Jahre) oder der Menopause nachdenken, um ungünstigen Gesundheitseffekten von häufig unbalancierten Östrogenen vorzubeugen. Synthetische Gestagene jeder Art sind aber keinesfalls ein Ersatz für Progesteron und wir raten dringend von einem prophylaktischen Gebrauch ab.

Blutwert (19.–21. Zyklustag): 10–30 ng/ml

Dosierung: Entsprechend dem individuellen Bedarf liegen durchschnittliche Dosierungen zur Erzielung optimaler Spiegel bei 50 bis 100 mg zweimal täglich.

Hinweis: Zur besonders effektiven Unterstützung des Schlafs kann abends eine höhere Dosierung als am Morgen gewählt werden.

Anmerkung: Anders als bei den Östrogenen existieren selbst bei hohem natürlichem Spiegel keine Erscheinungen eines Überangebots. Auch bei der Substitution entstehen keine ernsten Risiken bei Überdosierung und als Frau kann man sich deshalb an einen oberen, noch gut verträglichen Status herantasten.

In seltenen Fällen können bei Progesteronsubstitution paradoxe Wirkungen auftreten und es entstehen Zeichen von Progesteronmangel wie Wassereinlagerungen. Die Ursachen liegen wahrscheinlich in einer unnormal starken Umwandlung von Progesteron in Deoxy-Corticosteron. Auch Effekte eines scheinbaren Estradiolmangels wie Hitzewallungen und Heißhunger sind sehr vereinzelt möglich.

Anwendungsformen: Progesteron kann physiologisch unproblematisch auch in hoher Dosierung oral zugeführt werden. Im Unterschied zur ebenfalls gut wirksamen transdermalen Applikation entstehen bei Zufuhr über den Mund verstärkt beruhigend wirkende Stoffwechselprodukte (wie der GABA-Modulator Allopregnanolon).

Beispiele der Rezeptierung für die Herstellung einer individuellen Östrogencreme:

–   Substitutionsbeginn *vor* der Menopause:
    Hormoncreme mit 10 % Progesteron (mikronisiert). Anwendung: 1 g morgens und abends (15.–26. Zyklustag).

–   Substitutionsbeginn *nach* der Menopause:
    Hormoncreme mit 10 % Progesteron (mikronisiert). Anwendung ½ bis 1 g ein oder zweimal täglich

Zeichen von Überdosierung:

- Benommenheit
- Kreislaufprobleme
- Schweregefühl

Einfluss auf die Lebensspanne

Die individualisierte Hormonoptimierung im Zusammenhang mit der Menopause kann verschiedenen Alterungsprozessen vorbeugen. Wie wirkt sich dieser Einfluss auf die Gesamtalterung aus?

- **Maximale Lebensspanne.** Wie wir wissen, beträgt die maximale Lebensspanne des Menschen etwa 120 Jahre. Ob eine Hormontherapie nach der Menopause diese Grenze hinausschieben kann, lässt sich aufgrund dieses langen Zeitraums zumindest beim Menschen nicht direkt untersuchen. Wie bei den meisten anderen Altersuhren müssen Gerontologen auf Tiermodelle und indirekte biologische Daten zurückgreifen. Und aufgrund solcher Befunde ist anzunehmen, dass auch eine effektive Optimierung die erreichbare Altersgrenze von 120 Jahren kaum beeinflussen dürfte.

- **Durchschnittliche Lebensspanne.** Die durchschnittliche Lebensspanne hängt heute weitgehend davon ab, wie gesund Körper und Organe vor allem im Alter sind. Das entscheidet darüber, ob wir nur 60 Jahre leben, den 90. Geburtstag feiern können oder gar dem Maximalalter von 120 Jahren nahe kommen.
  Ein positiver Einfluss auf die Lebenserwartung ist zumindest bei individualisierter hormoneller Unterstützung mit *körperidentischen* Hormonen wahrscheinlich. Ursache dafür sind zum Beispiel die Wirkungen der Östrogene auf mehrere Bereiche der Gefäßalterung, auf die Alterung des Bewegungsapparats (Stürze gehören zu den häufigen Todesursachen im Alter) und auf die Entwicklung von Alzheimer.

- **Funktionelle Lebensspanne.** Den deutlichsten Einfluss hat ein individuell optimal abgestimmter Hormonersatz nach der Menopause auf die *funktionelle* Lebensspanne. Gerontologen bezeichnen damit den Teil des Lebens, in dem der Mensch aktiv, vital und körperlich wie geistig leistungsfähig ist. Für die meisten Frauen ist dieser Aspekt auch der ausschlaggebende Grund, eine Hormontherapie durchzuführen. Für sie stehen dabei die ausgeprägten Effekte auf das psychische Wohlbefinden, die Erhaltung von Muskelmasse und Kraft sowie die Stabilisation oder Wiederherstellung der kognitiven Leistungsfähigkeit im Vordergrund.

Häufige Fragen

Arztproblem: *Mein Arzt hält eine Hormonbestimmung für unnötig, würde mir aber aufgrund meiner Beschwerden ein Hormonpräparat verschreiben. Soll ich es aufs Geratewohl einnehmen?*

Antwort: Der Hintergrund für diese noch immer verbreitete Haltung ist der, dass die großen Pharmahersteller aus den genannten Gründen nur „Hormonersatzmedikamente" auf den Markt bringen, durch deren Einsatz sich schon theoretisch keine natürlichen Hormonverhältnisse erzielen lassen. Blutanalysen würden diesen Umstand deutlich machen und wurden deshalb nicht nur nicht gefördert, sondern auf den von diesen Firmen gesponserten Kongressen explizit als obsolet eingestuft. (Anmerkung: Die großen medizinischen Fachkongresse werden zu nahezu 100 Prozent von den großen Pharmakonzernen finanziert.)

Bei Verwendung körperidentischer Hormone kann es allerdings je nach Ausgangssituation ausreichend sein, zunächst eine vorsichtige Substitution zu beginnen und erst nach 2 bis 3 Monaten das Ergebnis über eine Laboranalyse zu kontrollieren.

Beipackzettel nennt vielfältige Risiken: *Mein Arzt hat mir Fertigpräparate mit körperidentischem Estradiol, Estriol und Progesteron verschrieben. Die Beipackzettel warnen allerdings auch bei diesen Hormonen vor ernsten Herz-Kreislauf-Risiken, Krebs und Thrombosen. Wie kann das sein? Ich bin nun völlig verunsichert.*

Antwort: Das hat mit unserem medizinischen Zulassungssystem zu tun. Dazu muss man wissen, dass über 90 Prozent aller Studien im Steroidbereich mit patentierbaren körperfremden Hormonersatzstoffen durchgeführt werden (da nur Firmen, die entsprechend profitable Präparate anbieten, teure Großstudien finanzieren können). Bei den Zulassungsbehörden werden diese Ersatzpräparate entsprechend ihrem Verwendungszweck kategorisiert. Die Pferdeöstrogene fallen dabei in die gleiche Kategorie wie die menschlichen Östrogene Estradiol oder Estriol (obwohl Pferdeöstrogen gar kein Estriol enthält und umgekehrt). Gestagene werden entsprechend mit dem eigentlichen Progesteron unter Gestagene subsumiert.

Dieses System hat nun zur Folge, dass Nebenwirkungen, die bei irgendeinem als „Östrogenmedikament" kategorisierten Präparat auftreten, auch in den Beipackzetteln der anderen Östrogenpräparate erscheinen können, auch wenn diese Nebenwirkungen bei anderen Östrogenen niemals aufgetreten und physiologisch gar nicht zu erwarten sind.

Bei den Gestagenen ist diese Systemproblematik besonders augenfällig. So muss etwa bei körpereigenem Progesteron je nach Land und Behörde ein Warnhinweis stehen, dass das Präparat nicht vor oder während einer Schwangerschaft eingenommen werden darf, da ein Abbruch und Geburtsschäden drohen. Der Hinweis ist für die Einnahme von körperfremden Gestagenen zutreffend, da dort auch entsprechende Reaktionen auftreten können. Progesteron selbst ist dagegen das wichtigste schwangerschaftserhaltende Hormon und es wird etwa von Fertilitätskliniken gerade zur Sicherstellung einer gesunden und stabilen Schwangerschaft in hoher Dosierung eingesetzt, falls die körpereigene Progesteronproduktion einer Frau vor einer Schwangerschaft zu niedrig ist oder nach einer Empfängnis nicht schnell genug ansteigt.

Dieses längst erneuerungsbedürftige System benachteiligt nicht nur kleine Firmen, die körpereigene Hormone anbieten, zugunsten der Großkonzerne und verwirrt die Patienten. Auch als Arzt ist man oft überfordert, die für ein bestimmtes Hormon tatsächlich möglichen Risiken von denen zu unterscheiden, die eigentlich nur für körperfremde oder unausgewogene Ersatzhormone derselben Kategorie gelten.

Der Bereich Nebenwirkungen muss übrigens bei einer individuellen Optimierung mit körperidentischen Hormonen völlig anders eingestuft werden als bei herkömmlichen Medikamenten, wo ja auch bei bestimmungsgemäßer Anwendung Nebenwirkungen auftreten können. Die individuelle Hormonoptimierung sollte ja gerade so abgestimmt werden, dass körperliche und geistige Funktionen störungsfrei und gesund sind und eben keine unerwünschten Wirkungen auftreten.

Körpereigene Hormonproduktion: *Lässt sich auch die körpereigene Hormonproduktion unterstützen?*

Antwort: In noch nicht klar festzulegendem Umfang lässt sich die körpereigene Produktion von Progesteron durch **Antioxidantien** wie Beta-Karotin und Vitamin E anregen oder entsprechende alternsbedingte Störungen lassen sich verzögern. Tierversuche und Erfahrungswerte beim Menschen deuten auf diese Möglichkeit hin. Die gezielte Substitution von **Jod** unterstützt oder erhöht die Produktion des Schutzhormons Estriol.

Einige Pflanzenstoffe entwickeln beim Verzehr hormonähnliche Wirkungen. Bis zu welchem Grad solche **Phytoöstrogene** wie etwa in Sojaprodukten die Folgen von Hormonstörungen bessern können, lässt sich nicht abschätzen. Jedoch sind bestimmte Effekte sowohl experimentell als auch im Vergleich von Bevölkerungsgruppen beobachtbar. So leiden Frauen in Japan, wo der Verzehr von Sojaprodukten sehr hoch ist, seltener unter postmenstruellen Beschwerden. Auch das psychische Wohlbefinden ist bei hohem Sojakonsum stabiler.

DHEA: Eine wichtige Beziehung besteht zwischen dem körpereigenen Spiegel an DHEA, einem natürlichen Vorläuferhormon von Östrogenen und Androgenen, und dem Hormonstatus nach der Menopause (s. Kap. II.7). Frauen mit niedrigem DHEA-Spiegel leiden häufiger unter Beschwerden, besonders unter Schlaflosigkeit, Depression und Müdigkeit. Eine Substitution von DHEA nach der Menopause erhöht die Verfügbarkeit von Östrogenen und Androgenen bei gleichzeitig positiver Modulation des Stresshormons Cortisol.

Es ist *Ihre* Entscheidung!

Zu lange wurde Frauen und nicht zuletzt ihren behandelnden Ärzten weisgemacht, unphysiologische und körperfremde Hormonersatzstoffe könnten die Aufgaben der Körperhormone ebenso gut oder besser erfüllen als diese selbst. Oder schlimmer, die patentierten Schöpfungen wurden gar als identische Kopien der eigentlichen Hormone verkauft. In keinem einzigen Fall entsprachen diese Behauptungen der physiologischen Realität.

Eine andere Fehlentwicklung war das Vorgehen, die Menopause und deren Beschwerdebilder wie eine Krankheit zu behandeln und dieser die klassische Medikamentenstrategie „One fits all" überzustülpen. Die spezifische Hormonsituation des Individuums wurde dabei in fahrlässiger und teilweise durchaus sträflicher Weise missachtet.

Die am weitesten reichenden Konsequenzen dieser Fehlentwicklungen liegen aber nicht im (für die großen Pharmakonzerne ohnehin nur vorläufigen) Scheitern dieser Ansätze, sondern in der daraus entstandenen Pauschalkritik an Hormonen. Das hat die seriöse Hormonforschung und die zentrale Stellung der Hormone für die Gesunderhaltung in Misskredit gebracht.

Tatsächlich wird die individuelle Hormonoptimierung vor und nach der Menopause in Zukunft nicht weniger, sondern sogar noch stärker an Bedeutung gewinnen. Denn gerade im Hinblick auf das Altern dürfen wir einen entscheidenden Aspekt nicht vergessen: Während die durchschnittliche Lebenserwartung einer Frau noch vor wenigen Generationen kaum mehr als 50 Jahre betrug, ist sie heute auf fast 90 Jahre angestiegen. Den hormonellen Verwerfungen und Störungen der Menopause waren Frauen bis in die jüngste Zeit mehrheitlich nur relativ wenige Jahre ausgesetzt. Heute sind es fast 40 Jahre – eine lange zusätzliche Lebensspanne, die es gilt, so gesund wie möglich zu erhalten.

Ohne einen auf jede einzelne Person zugeschnittenen Ausgleich von Hormonstörungen mit natürlichen Mitteln wird erfolgreiche Prävention nicht erreicht werden können, denn die Reparaturmedizin stößt hier nicht nur ökonomisch an ihre Grenzen. Die

Abkehr von der Medikalisierung des Alterns gelingt nur mit mehr Aufklärung, aber vor allem auch wesentlich mehr Eigenverantwortung. Mit den hier dargestellten Erstinformationen hat jede Frau die Option, sich für diesen Weg zu entscheiden.

„Wenn jemand zu dir kommt und um Heilung bittet, dann frage ihn erst, ob er gesund werden und die wirklichen Ursachen seiner Beschwerden abstellen will; erst wenn er das bejaht, dann hilf ihm."
Hippokrates (460–377 v. Chr.)

*

WEITERE INFORMATIONEN: Die in diesem Kapitel bereitgestellten Informationen können gerade bei dem von individuellen Faktoren besonders abhängigen Bereich der weiblichen Hormonoptimierung nur einen groben Überblick geben. Unter der im Anhang genannten Internetadresse finden Sie weitere Informationen zu empfehlenswerter Literatur, eine Liste verfügbarer Hormonpräparate, Adressen von Apotheken, die Hormoncremes nach Individualrezeptur herstellen, und anderes mehr.

II. 6

Altersuhr Andropause und Testosteron

„Männer werden müde und matt."
Buch JESAJA 40,30

Weit mehr als nur eine Frage der Sexualität

Gibt es überhaupt eine Andropause?

Das Phänomen der Menopause bei Frauen hat im vorhergehenden Kapitel bereits gezeigt, dass hormonelle Altersuhren zu den mächtigsten Schrittmachern der Alterung gehören. Da die Mechanismen des Alterns bei Frauen und Männern weitgehend gleich sind, muss auch das Hormonsystem beim Mann zumindest ähnlichen Alterungsprozessen unterworfen sein wie bei der Frau. Und eine geeignete Hormonersatztherapie sollte entsprechend auch beim männlichen Geschlecht die Folgen der hormonbedingten Alterung teilweise ausgleichen oder sogar verhindern können. Gibt es also eine Gleichberechtigung bei der Hormontherapie?

Nehmen wir an, Sie sind ein gesunder Mann mittleren Alters und gehen zu Ihrem Hausarzt um sich – entsprechend der Menopause bei Frauen – gegen die männliche Andropause behandeln zu lassen. Sie hätten gute Chancen, einem verdutzten Gesicht gegenüberzusitzen, weil Ihr Arzt mit diesem Begriff überhaupt nichts anzufangen weiß. Vorzuwerfen wäre ihm das nicht, denn dem Phänomen der Andropause wurde in der Medizinerausbildung bisher nicht gerade Priorität zugemessen. Soweit überhaupt erwähnt, findet sich in Lehrbüchern noch häufig die Auffassung, eine echte Andropause beim Mann sei eigentlich nicht existent. Begründet wird diese Sichtweise mit der Feststellung, dass Männer anders als Frauen noch bis ins hohe Alter fortpflanzungsfähig sein können. Demnach seien die „Sexualhormone" doch offensichtlich noch ausreichend vorhanden. Außerdem wurden androgene Hormone von der Medizin lange Zeit mit der kürzeren Lebensspanne von Männern im Vergleich zu Frauen verantwortlich gemacht. Wie

233

es scheint, keine guten Aussichten für eine sinnvolle Hormontherapie beim männlichen Geschlecht.

Einer der am schnellsten wachsenden Therapiebereiche

Doch wie so häufig beim Thema Altern sind oberflächliche Betrachtungen und auch manche Lehrbuchmeinung keine guten Ratgeber. Und einmal mehr waren es „Unbelehrbare", die beim Thema Hormonersatz für den Mann gegen den Strom unbeirrt ihr Forschungsziel verfolgten. Der Erfolg kam spät. Doch heute, am Beginn des 21. Jahrhunderts, ist sich die Mehrheit der Gerontologen und Hormonexperten einig: Die Hormonersatztherapie für den Mann wird in den nächsten Jahren zu einem der am schnellsten wachsenden Therapiebereiche werden. Und sie wird unsere Sicht auf die Unausweichlichkeit degenerativer Alterungsprozesse einmal mehr verändern. Fraglich ist nach Meinung der Andrologen nur, wie schnell diese Entwicklung in den einzelnen Ländern vonstattengeht und wie sehr die Praxis dem wissenschaftlichen Erkenntnisstand hinterherhinkt. Denn in den vergangenen Jahren ist das Wissen um die praktische Nutzung der Hormontherapie beim Mann schnell angestiegen.

Bis die hormonelle Unterstützung für den Mann in jeder Arztpraxis zur Routine gehört, werden sicher noch einige Jahre, wenn nicht Jahrzehnte vergehen. So lange brauchen Sie aber nicht zu warten. Inzwischen gibt es immer mehr niedergelassene Ärzte, die Hormontests und entsprechende Substitutionen durchführen. Deshalb werden Sie nicht nur von dem in diesem Kapitel dargestellten theoretischen Wissen, sondern auch von den Möglichkeiten der praktischen Anwendung profitieren – vorausgesetzt Sie sind männlich, mittleren oder höheren Alters und daran interessiert, Ihre hormonelle Altersuhr zu verlangsamen und in einzelnen Bereichen sogar ein Stück zurückzudrehen.

„Fortschritt ist die Verwirklichung von Utopien."
OSCAR WILDE [irischer Schriftsteller, 1854–1900]

Der Traum von Manneskraft und Jugendlichkeit

Wer einmal in einer chinesischen Apotheke, einem asiatischen Gesundheitsladen oder auch nur in einer entsprechenden Abteilung eines Kaufhauses in Singapur gewesen ist, kennt die Szenerie. Man ist umgeben von einer Vielzahl mehr oder auch weniger angenehm duftender Kräuterextrakte und Pulverzubereitungen für alle erdenklichen Anwendungen.

Einheimische und staunende Touristen aber drängen sich meist vor geheimnisvollen Gebilden, die ganz vorne aufbewahrt werden. Unter Glas. Es sind die teuersten Schmuckstücke des Sortiments, und man ahnt, dass sich dort etwas Besonderes verbirgt. In den Vitrinen lagern Präparate, die das Altern verhindern sollen. Und in den praktisch denkenden Männergesellschaften Asiens versteht man darunter vor allem eines: Potenzmittel. Angeboten werden Tigerpenisse, komplette getrocknete Genitalien anderer imposanter Tiere, gemahlene Hornteile bis hin zu speziell hergestellten Präparaten aus verschiedensten Tierhoden. Die Vorstellung, in den Keimdrüsen der Sexualorgane liege Kraft und Jugendlichkeit, ist uralt und keineswegs auf Asien beschränkt. Versuche, solche Keimdrüsenextrakte praktisch zu nutzen, waren allerdings meist nur von zweifelhaftem Erfolg. Die westliche Medizin rümpfte sowieso die Nase: „Quacksalberei."

Im Unterschied zu den hoffnungsfrohen Anwendern getrockneter Genitalien wissen wir heute, dass gerade das wichtigste androgene Hormon, nämlich das Testosteron, bei einfacher Aufnahme über den Mund nicht wirksam ist. Gleichzeitig ist aber inzwischen klar, dass Keimdrüsen in der Tat Hormone enthalten, die in gewissem Umfang ein Schlüssel zur Vermeidung verschiedener Alterserscheinungen sein können. So ganz falsch lagen die traditionellen Anwender also nicht. Und die moderne Biochemie bestätigt, dass einige Heilmittel gerade der chinesischen Medizin sehr wohl Wirkungen erzielen, wie wir am Beispiel der Ginsengwurzel noch sehen werden. Aber der Reihe nach.

Ein Selbstversuch:
Extrakte aus Meerschweinchenhoden

Der Pariser Medizinprofessor Charles Edouard Brown-Sequard tat den Kult um die Drüsenextrakte nicht einfach als Aberglaube ab. Der im 19. Jahrhundert lebende Arzt hatte bereits internationales Ansehen als Neurophysiologe erworben, als er damit begann, sich für Keimdrüsen zu interessieren. Über die Existenz oder gar die Wirkung von Hormonen war zu dieser Zeit so gut wie nichts bekannt. Was Brown-Sequard dazu veranlasste, sich plötzlich für Drüsenextrakte zu interessieren, ist nicht überliefert. Vielleicht kam er auf einer seiner vielen Reisen einmal in eine chinesische Apotheke – wir wissen es nicht.

Es ist gut möglich, dass sein Interesse an den Drüsenextrakten nicht ganz uneigennützig war, denn der damals schon über 70-Jährige interessierte sich vor allem für die vermeintlich verjüngenden Eigenschaften der Keimdrüsen – ein Forschungsantrieb, den viele der heutigen Gerontologen zweifelsohne mit ihm teilen. Vielleicht entschloss sich der Pariser Professor nach einem wirkungslosen Versuch mit dem Einnehmen eines traditionell getrockneten Organextrakts, Nägel mit Köpfen zu machen. Soweit es die damaligen technischen Möglichkeiten zuließen, stellte er einen gereinigten flüssigen Extrakt aus den Hoden, Nebenhoden und Samenleitern von Tieren her. Als Physiologe wusste er, es kam nicht auf eine imposante Größe der Tiere an, sondern auf ihr Alter. Seine Wahl fiel deshalb auf junge Meerschweinchen und Hunde. Die gewonnene Substanz injizierte sich Brown-Sequard kurzerhand selbst unter die Haut. Alles, was jetzt passieren sollte, wurde von ihm penibel notiert und dokumentiert.

Schon in den nächsten Tagen verspürte er verschiedene Anzeichen, als ob Kraft und Leistungswille früherer Tage wieder zurückgekehrt wären. Natürlich war er zu sehr Wissenschaftler, um aus einem einzigen Test schon Schlussfolgerungen zu ziehen. Aber nach ein paar Wochen, genauer gesagt am 1. Juni 1889, konnte er in einem Vortrag vor der ehrwürdigen Pariser *Société de Biologie* seinen verdutzten Zuhörern mitteilen, dass er die Keimdrüsentherapie bereits sechsmal an sich ausprobiert habe – jedes Mal mit dem gleichen eindeutig positiven Resultat. Man kann sich vorstellen, welches Aufsehen diese Ergebnisse überall auf der Welt auslösten. Professor Brown-Sequard und seine Verjüngungsmethode wurden weltberühmt.

Doch es gab Probleme. Die Herstellung der Extrakte war extrem aufwendig und teuer und das Endprodukt vom Hormongehalt kaum zu dosieren. Die Präparate waren immer wieder unter- oder überdosiert. Dass eine zu hohe Zufuhr bestimmter androgener Hormone die körpereigene Produktion unterdrücken kann, wusste damals noch niemand. Der allzu häufige und kaum kontrollierbare Einsatz der Verjüngungsspritzen führte bei vielen Anwendern zu einem allmählichen Abflachen der Wirkung. Geeignete Messmethoden zur Steuerung waren noch nicht verfügbar, und aus Enttäuschung über die vielen Fehlschläge schlief das Ganze nach Jahren der Euphorie völlig ein. Der Traum von verlängerter Jugendlichkeit für jedermann musste begraben werden. Damals jedoch, in einem mutigen Selbstversuch und tatsächlich mit Hilfe von gemahlenen Meerschweinchenhoden, wurde der Grundstein für die spätere Endokrinologie gelegt.

„Kein Sieg wird errungen, keine Tat der Treue oder des Mutes vollbracht, es sei denn aufgrund eines Vielleicht. Kein Dienst, keine Anwandlung von Großmut, in der Wissenschaft, keine Forschung, kein Experiment, kein Werk, das nicht vielleicht ein Irrtum ist! Nur indem wir unsere Person von Stunde zu Stunde aufs Spiel setzen, leben wir überhaupt. Und oft genug ist unser im voraus vorhandener Glaube an einen nicht sichergestellten Erfolg das Einzige, was den Erfolg wirklich eintreten lässt."
WILLIAM JAMES [amerikanischer Psychologe und Philosoph, 1842–1910]

Testosteron ist ein Leistungshormon

Androgene Hormone, allen voran das Testosteron, gehören zu den wichtigsten Steuersubstanzen in unserem Organismus. Der Begriff „männliche" Hormone ist ein wenig irreführend, denn für Frauen und Männer sind sie gleichermaßen wichtig. Androgene stabilisieren Masse und Kraft der Muskulatur, verhindern Knochenverlust und Brüche, wirken Fettablagerungen entgegen und beschleunigen die Erholung nach Verletzungen und Krankheit.

Das Sexualleben wird wesentlich von ihnen mitbestimmt und auf der psychischen Ebene fördern sie Aktivität und Tatendrang. In einem Satz: Androgene haben einen entscheidenden Einfluss auf die Lebensqualität.

Die Mengenverteilung ist bei Männern und Frauen jedoch unterschiedlich. Der männliche Organismus ist zur optimalen Funktionsfähigkeit auf eine höhere Verfügbarkeit vor allem von Testosteron angewiesen. Ein Hormonmangel macht sich beim Mann entsprechend deutlich bemerkbar.

Steckbrief: Testosteron

Testosteron ist ein Steroidhormon wie zum Beispiel auch die Östrogene. Im Körper entsteht es natürlicherweise in mehreren Schritten aus Cholesterin. Produktionsstätten beim Mann sind die Hoden und in geringerem Umfang die Nebennieren (etwa ein Prozent), bei Frauen die Eierstöcke.

Die Hauptwirkungen von Testosteron:

- Aufbau und Regeneration von Muskulatur und anderen Organen

- Knochenneubildung und Erhaltung der Knochendichte

- Regulation der Potenz und des sexuellen Verlangens (zusammen mit Östrogenen)

- Verbesserung kognitiver Prozesse, v. a. räumlicher und mathematischer Fähigkeiten (– selbst kleine Hormonveränderungen machen sich bemerkbar)

- Beeinflussung psychischer Verhaltensweisen (z. B. Aggressivität, aber auch Aktivität und Tatendrang)

Testosteron und Altern
(bei Mann und Frau)

„Es gibt ein substanzielles Interesse an den möglichen Anti-Alterungswirkungen von Testosteron."
JOHN ROWE [Leiter der MacArthur Study of Aging]

Gibt es einen typischen Mangel an Testosteron im Alter? Oder anders gefragt, führt das Älterwerden bei Männern automatisch dazu, dass der Organismus zu wenig Testosteron zur Verfügung hat und in eine hormonelle Mangelsituation gerät? Bevor wir uns mit Zahlen und wissenschaftlichen Daten befassen, zunächst eine der berühmtesten Beschreibungen des männlichen Greisenalters:

„Die jugendliche Hose, wohl geschont,
´ne Welt zu weit für die verschrumpften Lenden;
Die tiefe Männerstimme, umgewandelt
Zum kindischen Diskante, pfeift und quäkt
In seinem Ton. Der letzt Akt, mit dem
Die seltsam wechselnde Geschichte schließt,
Ist zweite Kindheit, gänzliches Vergessen,
Ohn´ Augen, ohne Zahn, Geschmack und alles."
WILLIAM SHAKESPEARE [englischer Dramatiker (1564–1616), in: *Wie es euch gefällt*]

Schwache Muskulatur, gebrechlicher und eingefallener Körperbau, fast asexuell und mit heller Stimme – die Beschreibung Shakespeares könnte eine lyrische Umschreibung typischer Testosteronmangelsymptome sein.

Tatsächlich spricht man nicht nur in der Gerontologie von der „Verweiblichung" des Alters. Biologisch verschiebt sich die vorherige Dominanz „männlicher" Hormone in Richtung auf „typisch weibliche" Hormone. (Bei Frauen ist die Entwicklung meist umgekehrt. Aber wie Sie als Leser mittlerweile wissen, ist die alte Unterteilung in männliche und weibliche Hormone eigentlich nicht korrekt, deshalb die Anführungszeichen.) Mit 75 hat ein Mann durchschnittlich maximal 40 Prozent seiner früher täglich verfügbaren Testosteronmenge zur Verfügung. Und der Verlust geht mit jedem Lebensjahr weiter.

Es gibt sie also, die männliche Andropause. Streiten kann man sich allenfalls darüber, ob ein schleichender Hormonverlust genauso zu bezeichnen ist wie der relativ schnelle Abfall bei den Frauen. Letztlich aber wird es den meisten Männern egal sein, wie die Medizin ihren Hormonverlust bezeichnet.

Antiquierte Interpretation von Gesundheitsdaten

Wundern wird sich der geneigte Leser beim Blick in so manches medizinische Lehrbuch. In einigen Exemplaren ist nämlich noch immer zu lesen, ein Androgenmangel im Alter existiere nicht oder sei zumindest sehr selten. Somit sei auch die Frage nach der Notwendigkeit einer Hormonergänzung im Alter hinfällig.

Haben die Verfasser Forschungsergebnisse übersehen, Messmethoden falsch angewandt oder Shakespeare nicht gelesen? Weder noch. Dass wir uns überhaupt mit dieser immer noch anzutreffenden Lehrmeinung befassen, hat einen wichtigen Grund. Er ist ebenso banal wie erschreckend und führt uns zu einem in der Alternsforschung typischen Problem zurück, nämlich dem alten Dogma, es gäbe selbst in hohem Alter keinen Hormonmangel.

Begründet wird die Festlegung einerseits durch die erwähnte Tatsache, dass Männer bis ins höchste Alter zeugungsfähig sind (zumindest theoretisch), zum anderen beruht sie schlicht auf einem veralteten Vorgehen bei der Interpretation medizinischer Messdaten.

Getreu irgendwann einmal aufgestellten medizinbürokratischen Richtlinien vergleicht man nämlich den gemessenen Hormonstatus beispielsweise eines alten und gebrechlichen Menschen nicht mit seinen früheren Werten, sondern mit den Durchschnittsdaten anderer alter gebrechlicher Menschen; also den Testosteronwert eines 90-Jährigen mit dem Durchschnittswert anderer 90-Jähriger. Weil aber die meisten Männer im fortgeschrittenen Lebensalter weniger androgene Hormone zur Verfügung haben, ergeben sich natürlich keine Abweichungen vom „Normalwert", und ein derartiger Vergleich kommt dann unweigerlich zum Schluss, ein Hormonmangel im Alter existiere nicht beziehungsweise sei sehr selten. Sicher, das ist ungefähr so sinnvoll, wie eine Abweichung mit gleichartigen Abweichungen zu vergleichen, um dann daraus zu schließen, es gäbe gar keine Abweichung. Doch das ist – auch wenn der Laie ungläubig staunt – tatsächlich medizinischer Alltag, und dieser Pferdefuß bei der Beurteilung von Gesundheitsdaten führt nicht nur beim Thema Altern zu falschen Interpretationen. Und da sich das Ganze schleichend entwickelt hat, sind sich nur wenige Ärzte dieser Problematik überhaupt bewusst.

„Der Begriff des Normalwertes ist ein fester Bestandteil des ärztlichen Denkens. Er gehört so sehr in die ärztliche Begriffs- und Beurteilungswelt, dass man ihn erfinden müsste, wenn es ihn nicht schon gäbe. Da er jedoch so gut zu verschiedenen Aussagewünschen passt, hat er im täglichen Gebrauch eine so schillernde Vielfalt von Bedeutungsmöglichkeiten erhalten, dass sein praktischer Nutzen fragwürdig geworden ist."
SIEGFRIED KOLLER [deutscher „Medizinstatistikpapst", *1931]

Das Normalwertparadoxon

Nehmen wir wieder an, Sie sind ein 40-jähriger Mann und unterziehen sich einem Gesundheitscheck, weil Sie sich körperlich und geistig nicht mehr richtig leistungsfähig fühlen. Das gilt auch für Ihr Sexualleben. Nehmen wir weiter an, Sie haben sich an einen sehr modernen Arzt gewandt, der neben den üblichen Untersuchungen auch Ihren Hormonstatus überprüft. Als Ergebnis der Untersuchungen ergäbe sich nun, dass Ihr Testosteron leicht erniedrigt ist. Die Diagnose würde lauten: grenzwertiger Hypogonadismus (Androgenmangel). Als Behandlung erhalten Sie eine Testosteroncreme zur täglichen Anwendung. Nach einigen Wochen zeigen sich die positiven Auswirkungen der Therapie: wiedergewonnene Vitalität, weniger Bauchfett, vielleicht sogar gesteigertes sexuelles Interesse und Leistungsfähigkeit, vor allem aber ein insgesamt verbessertes Wohlbefinden.

In unserem Gedankenbeispiel ziehen Sie nun zehn Jahre später in eine andere Stadt. Dort suchen Sie sich einen neuen Hausarzt und lassen eine umfassende Untersuchung inklusive Hormontest durchführen. Von Ihren früheren Diagnosen und der seither erfolgreich durchgeführten Behandlung erwähnen Sie zunächst nichts. Die Hormontherapie haben Sie kurz vor der Untersuchung ausgesetzt. Als die Ergebnisse vorliegen, schüttelt ihnen der Arzt zu Ihrem großen Erstaunen die Hand und beglückwünscht Sie zu Ihrer herausragenden Gesundheit. Ungläubig fragen Sie nach dem Hormonstatus. Aber man bestätigt Ihnen, auch da sei alles in Ordnung. Was ist passiert? Eine Wunderheilung?

Weit entfernt. Beim Blick auf den Untersuchungsbogen entdecken Sie praktisch die gleichen Messwerte für Testosteron, die zehn Jahre zuvor zur Diagnose Androgenmangel geführt haben. Aber: Damals lagen Ihre Ergebnisse knapp außerhalb der Normwerte für 40-Jährige. Jetzt liegen exakt dieselben Werte innerhalb des Normbereichs für 50-Jährige. Dank des Normalwertsystems sind Sie jetzt im Sollbereich.

Natürlich würden Sie in unserem, zugegeben etwas konstruierten, Beispiel spätestens jetzt auf Ihre bisherige erfolgreiche Hormontherapie hinweisen, und in diesem Fall würden die meisten Ärzte die Behandlung auch weiterführen. Allerdings müssten sämtliche

„Ständig finde ich diese Dinger überall im Haus!"
„Mein Arzt sagt, Knochenverlust sei ganz normal in meinem Alter."

Behandlungskosten jetzt von Ihnen getragen werden, denn schließlich weisen Ihre Normalwerte Sie „untrüglich" als absolut gesunden Menschen aus. Und was nicht anormal und somit krankhaft ist, ist im Gesundheitssystem kein Behandlungsfall.

Normal ist gleich gesund?
Das Kreuz mit den „Normalwerten"

Wir haben uns schon im ersten Teil des Buches mit dem Problem beschäftigt, wann etwas in der Medizin als krank und somit behandlungswürdig gilt und wann nicht. Die Frage ist keineswegs so einfach zu beantworten, wie es auf den ersten Blick scheint.

Für den medizinischen Alltag mussten spätestens mit Entstehen der sozialen Gesundheitssysteme im vorigen Jahrhundert Richtlinien aufgestellt werden. Denn jetzt war zu entscheiden, welche medizinische Behandlung von der Solidargemeinschaft bezahlt wird und welche nicht. Man kam überein, dass eine Krankheit in jedem Fall eine Abweichung vom normalen körperlichen und geistigen Zustand darstelle. Als Krankheit oder krankhafte Veränderung galt fortan das, was von einem Normwert in einem genau festgelegtes Maß abwich. Umgekehrt konnte fortan alles, was bei der Mehrheit der Menschen normal war, nicht krankhaft und somit auch nicht behandlungswürdig sein.

Mit der Zeit jedoch erhielten die ursprünglich nur als grobe Orientierungshilfe gedachten Normwerte eine völlig andere Bedeutung. Das Durchschnittliche (rein statistisch) wurde quasi automatisch zur wünschenswerten Norm erhoben. Und folgenreicher noch: Der jeweils ermittelte Normalwert wurde stillschweigend zum Maßstab für optimale Gesundheit. Doch das entspricht nur in den wenigsten Bereichen der Realität. Kritiker weisen Langem auf diese bedenkliche Fehlentwicklung in der medizinischen Dateninterpretation hin.

Beim Thema Alterung wird die Fragwürdigkeit dieses Beurteilungssystems noch eklatanter. Weil degenerative Alterungsprozesse bei der Mehrzahl eines bestimmten Jahrgangs häufig sind, gelten diese Alterserscheinungen per Definition als normal. Das heißt aber auch, Altersveränderungen an Gefäßen und Organen, egal wie ausgeprägt sie bei einer Person auftreten, gelten so lange nicht als krankhaft und behandlungswürdig, solange eine Mehrheit Gleichaltriger ebenfalls von ihnen betroffen ist. Man kann sich leicht vorstellen, dass dieses starre Dogma den Erkenntnissen und Möglichkeiten der modernen Medizin grundlegend entgegensteht.

Der Hormonverlust beginnt früh

Anders als bei Frauen mit ihrem heftigen Eintritt in die Menopause scheinen Männer in dieser Hinsicht von der Natur bevorteilt zu sein. Bei ihnen fehlen entsprechend deutliche Anzeichen einer sinkenden Hormonproduktion. Zumindest nehmen sie diese nicht als solche wahr. Männer in den Vierzigern – nicht selten auch schon früher – schreiben reduzierte Leistungsfähigkeit, Bauchansatz, Muskelverlust und Abflachen der sexuellen Potenz meist dem unvermeidlichen Zahn der Zeit zu. Die Medizin ergänzt die Verursacherliste mit den „üblichen Verdächtigen" Fehlernährung und Bewegungsmangel. In der Tat hat jeder dieser Faktoren seine Berechtigung. Doch es gibt noch einen weiteren Verantwortlichen, der zunächst vorsichtig und leise, mit zunehmendem Lebensalter aber immer unverhohlener die Geschwindigkeit der körperlichen und psychischen Abwärtsspirale bestimmt: der Verlust von Testosteron.

Das meiste Testosteron – mit einer optimal rhythmisierten Ausschüttung – steht Männern nur in ihren frühen Zwanzigern zur Verfügung. Entsprechend feiern in diesem Lebensabschnitt Vitalität, Leistung, Körperbau und Potenz fröhliche Höhepunkte. Doch schon kurz danach sinkt der Hormonspiegel, besonders etwa ab dem 30. Lebensjahr und oft noch einmal verstärkt ab einem Alter von 50 bis 60 Jahren. Im Normalfall machen sich spürbare Anzeichen mit 40 bis 45 Jahren bemerkbar. Aber was heißt schon Normalfall?

Die meisten Männer und nicht wenige Frauen sind betroffen

„Men at forty

Learn to close softly

The doors to rooms they will not be

Coming back to."

DONALD JUSTICE [amerikanischer Dichter, 1925–2004]

Die Folgen abnehmender Verfügbarkeit androgener Hormone betreffen weit mehr Menschen als von der bisherigen krankheitsorientierten Definition des Androgenmangels abzuleiten ist. Noch bis vor wenigen Jahren ging die Medizin davon aus, dass nur bei extremer beziehungsweise krankhaftem Androgenmangel eine Hormontherapie angezeigt.

Eine der größten Studien dazu war die *Massachusetts Male Aging Study*, deren Ergebnisse Mitte der 90er-Jahre veröffentlich wurden. Erforscht wurde darin der Zusammenhang zwischen Alterung, Hormonspiegel und Sexualität. Fünf Jahre lang wurden 1709 Männer im Alter von 40 bis 70 Jahren untersucht und befragt. Testosteron fiel innerhalb der untersuchten Altersspanne im Schnitt um etwa 30 Prozent. Bei der Mehrheit waren bereits typische Testosteronmangelsymptome festzustellen. Mehr als jeder zweite ansonsten gesunde Mann in dieser Altersgruppe litt bereits unter einem gewissen Grad an Impotenz. Allerdings dürfte der Hormonverlust nicht allein für die Sexualveränderungen verantwortlich sein. Bei drei Viertel der betroffenen Männer, so die Untersucher, könnten zusätzliche Kofaktoren wie Rauchen, Alkohol sowie leichter Diabetes eine verstärkende Rolle spielen.

In Wales untersuchte man schon Ende der 80er-Jahre den Zusammenhang zwischen Testosteron und Gesundheit. Mehr als 2500 Probanden waren an dieser Studie beteiligt. Männer mit höherem Testosteronspiegel hatten signifikant weniger Herzkrankheiten, selbst wenn ihr HDL-Cholesterin relativ niedrig war.

Ende 2006 zeigte eine Forschergruppe am biologischen Institut der Universität Sao Paulo in einer Experimentalstudie, dass im Zusammenhang mit Testosteron einer der Hauptmechanismen für den Gefäßschutz die Aromatisierung (Umwandlung) von Testosteron in Östradiol darstellt. Bei nachlassendem Testosteron fehlt entsprechend auch die Verfügbarkeit von Östradiol und steigt das Atherosklerose-Risiko im männlichen Organismus.

243

Vergleichsstudien zu Männern mit unterschiedlich hohem beziehungsweise im Lebenslauf unterschiedlich schnell abfallendem Testosteronspiegel ergaben in den vergangenen Jahren folgende Zusammenhänge: Ein hoher Anteil an verfügbarem Testosteron ist bei Männern verbunden mit ...

– selteneren Verschlüssen der Herzarterien

– weniger Fettgewebe

– reduziertem Thromboserisiko

– günstigem Cholesterinstoffwechsel

– niedrigerem Blutdruck

Hypogonadismus

Bezeichnet wird damit die genetisch, krankheits- oder operationsbedingte Unterfunktion der Keimdrüsen bis hin zum völligem Ausbleiben einer Testosteronproduktion (Testosteron unter 300 ng/dl bzw. 12 nmol/l). Die Folgen sind Sexualstörungen und Veränderungen der sekundären Geschlechtscharakteristika wie Muskelverlust, Stimmveränderungen und Reduktion der Körperbehaarung.

Unter klassischem Hypogonadismus leidet nur ungefähr jeder 200. Mann. Doch Andrologen beklagen, dass selbst bei extremer Hodenunterfunktion die Erscheinung viel zu selten diagnostiziert wird. Das gilt besonders für ältere Männer, da bei ihnen die typischen Testosteronmangelerscheinungen als „normale" Alterserscheinungen interpretiert werden.

Bei genauer Untersuchung findet sich tatsächlich bei etwa 20 Prozent der über 50-jährigen Männer eine deutliche funktionelle Unterfunktion der Keimdrüsen. Selbst eindeutige Formen von Androgenmangel werden häufig nicht erkannt und behandelt. Nach Schätzungen amerikanischer Andrologen erhalten nur fünf Prozent der betroffenen Männer eine Hormonsubstitution; und das, obwohl die Wirksamkeit einer Testosteronbehandlung bei Hypogonadismus klar belegt ist.

Ursache des zunehmenden Testosteronmangels

Der Hormonverlust beim Mann ist so verbreitet und scheinbar unausweichlich, dass man einmal mehr geneigt ist, dahinter eine gezielte Steuerung der Natur zu vermuten. Die vermeintlich gesetzmäßig abfallenden Hormonverlaufskurven bestärken diesen Eindruck. Doch auch dort gelang es der Gerontologie inzwischen, hinter die Fassade „normaler" und scheinbar unausweichlicher Alternsprozesse zu blicken.

Verantwortlich für die Steuerung des Testosteronspiegels ist der Hypothalamus im Gehirn. Und diese Steuerzentrale ist weder so programmiert, noch hat sie die finstere Absicht, uns das wichtige Leistungshormon Testosteron vorzuenthalten, nur weil wir älter werden, oder es gar zu reduzieren, damit wir erst richtig zu altern beginnen. Im Gegenteil.

Die genetisch verankerte Steuerung im Gehirn versucht, den Testosteronspiegel unabhängig von unserem Alter auf einem optimalen Niveau zu halten. Und für den Organismus heißt optimal in der Tat: auf dem Niveau des frühen Erwachsenenalters. Wie wir später noch sehen werden, gelingt das der Natur bei einem bestimmten Prozentsatz von Männern tatsächlich.

Auch wenn der inneren Steuerung die Erhaltung jugendlicher Hormonspiegel bis ins hohe Alter nur bei relativ wenigen Menschen gelingt, war diese Entdeckung erneut ein Niederschlag für diejenigen, die Altern und damit auch den „normalen" Testosteronverlust für einen unausweichlichen und von der Natur geplanten Vorgang halten. Was aber läuft bei der Mehrheit der Männer schief, die ab 30 oder 40 spüren, wie ihr Testosteron schwindet?

Sinkende Produktion. Das erste Hauptproblem sind „Verschleißerscheinungen" direkt am Produktionsort, in den Hoden. Durch oxidative Prozesse und Radikale geschädigt, arbeiten die hormonproduzierenden Zellen immer weniger effizient. Die Gefäßalterung verstärkt den Trend.

Der Hypothalamus versucht jetzt, diese „Arbeitsverweigerung" mit einer verstärkten Stimulation über die Signalhormone LH und FSH auszugleichen. Und tatsächlich wirkt diese Nothilfe bei vielen Männern gut genug, um mit annähernd optimalem jugendlichen Testosteronspiegel über die 30 zu kommen. Noch Glücklichere schaffen es sogar über die 40.

Doch auch das Gehirn bleibt von Lipidperoxidationen und freien Radikalen nicht verschont. Als Folge davon gehen bei der Mehrheit der Männer zunächst die exakte hormonelle Rückkopplung und zwischen dem 50. und 60. Geburtstag die aktive Steuerung im

Hypothalamus in die Knie. Die Ausschüttungen besonders der starken morgendlichen Testosteronschübe flachen zusätzlich ab.

Reduzierte Verfügbarkeit. Nicht nur die Produktion des Hormons verändert sich im Altersverlauf. Mit zunehmendem Alter wird Testosteron stärker an bestimmte Serumproteine gebunden und ist dadurch nicht mehr für die Zielorgane verfügbar. Ausschlaggebend für die Wirksamkeit ist aber nur der Anteil an sogenanntem freien Testosteron.

Schnelle Umwandlung. Im Alter beschleunigt sich die Umwandlung von Testosteron in Östrogene. Bei vielen Männern ist das sogar eine der entscheidenden Ursachen für einen Mangel an freiem Testosteron. Auch vermehrtes Bauchfett ist einer der Abbaubeschleuniger. Denn Fettzellen haben die unangenehme Eigenart, Testosteron in Östrogene umzuwandeln.

*

Die entscheidende **„Take-home-Botschaft"** zum Testosteron ist somit: Es ist nicht nur möglich, sondern auch physiologisch günstig und sinnvoll, den Testosteronspiegel auf einem zumindest annähernd jugendlichen Niveau zu halten. Bei einigen Männern gelingt das der körpereigenen Steuerung durchgehend aus eigener Kraft bis ins höchste Alter. Sie benötigen keine Substitution, um praktisch lebenslang optimal mit Testosteron ausgestattet zu sein. Doch auch die weniger begünstigte Mehrheit kann dem hormonellen Abbau durch allgemeine Maßnahmen gegen das Altern entgegenwirken oder im Bedarfsfall über eine individuell angepasste Hormonergänzungstherapie Defizite gezielt ausgleichen.

Testosteron bei Frauen

Frauen, die neben Östrogenen und Progesteron je nach Bedarf zusätzlich Testosteron erhalten, profitieren davon sowohl körperlich als auch psychisch. Was zunächst überraschend erscheinen mag, ist biologisch gut begründbar. Denn das zu Unrecht als ausschließlich „männliches" Sexualhormon bekannte Testosteron ist auch im weiblichen Organismus für die optimale Funktionsfähigkeit von Körper und Geist unverzichtbar. Ein Mangel an Testosteron hat für die Frau fast ebenso viele negative Konsequenzen wie der Verlust „weiblicher" Hormone.

Anders als die bei der Menopause schnell abfallenden Östrogene sinkt der Testosteronspiegel langsamer, dafür aber bereits früher. Der schnellste und stärkste Verlust ereignet sich bei den meisten Frauen zwischen dem 20. und 40. Lebensjahr. In der Konsequenz bedeutet das: Zu Beginn der Menopause hat eine Frau nur noch 50 Prozent der Testosteronmenge zur Verfügung, die sie bei ihrem Leistungshöhepunkt mit 20 hatte. Individuell kann der Testosteronabfall noch ausgeprägter sein. Leider werden entsprechende Mangelsymptome bei Frauen häufig als Erscheinungen psychosozialer oder psychosomatischer Genese missdeutet.

Nach der Menopause kehren sich die Störungen allerdings oft um. Aufgrund der plötzlich extrem defizitären östrogenen Hormone kann sich selbst ein nicht übermäßiger Spiegel an Testosteron einseitig auswirken. Eine sichtbare Folge ist der häufig verstärkte Bartwuchs sowie eine Vermännlichung der Gesichtshaut. Eine ausgleichende Substitution mit Estradiol und Estriol sowie Progesteron kehrt diese einseitige Entwicklung wieder um.

„Fehler des Geistes nehmen im Alter zu wie die Falten des Gesichts."
LA ROCHEFOUCAULD [französischer Schriftsteller und Politiker, 1613–1680]

Leistung / Wohlbefinden / Psyche. Testosteronsubstitution bei Frauen erhöht die Vigilanz (Wachheit, Konzentration), die Informationsverarbeitung und die Fähigkeit für wechselnde Aufmerksamkeitsaufgaben. Fast immer berichten Frauen von einer allgemeinen Verbesserung ihrer Lebensqualität. Auch mangelnde Orgasmusfähigkeit und andere Libidoprobleme, die häufig als „psychologisch bedingtes Frauenproblem" abgetan werden, verschwinden durch eine Testosteronbehandlung oft vollständig. Testosteron sorgt auch bei Frauen für ein günstiges Verhältnis von Mager- zu Fettmasse und stabilisiert das Muskelgewebe. Letzteres ist nicht nur eine optische Wirkung im Sinne einer Straffung der Figur. Der Erhalt der Muskelfunktion ist im Alter einer der zentralen Faktoren für die Sturzprophylaxe und entscheidet im hohen Alter darüber, wie lange ein selbstbestimmtes Leben möglich ist.

Osteoporose. Androgene wie Testosteron verhindern Knochenabbau und stimulieren gleichzeitig Aufbauprozesse. Das bedeutet, es wird nicht nur Altes konserviert, sondern Neues geschaffen. Auch Progesteron stimuliert die Knochenneubildung. Östrogene reduzieren zwar ebenfalls den Knochenabbau, ein Übergewicht von Östrogenen gegenüber Androgenen kann aber die Knochenneubildung hemmen.

Androstendion. Die Alternsprozesse in den Ovarien während des Klimakteriums sorgen dafür, dass Androstendion, ein anderer Botenstoff im Steroidstoffwechsel von Männern und Frauen, nur noch reduziert zur Verfügung steht. In verschiedenen jüngeren Studien zeigte sich, dass auch Androstendion unter anderem altersbedingten Knochenverlust verhindern kann – unabhängig vom Östrogenspiegel. Einige Befunde sprechen dafür, dass

Androstendion auch bei anderen altersbedingten Veränderungen therapeutisch wirksam sein könnte. In den USA und in einigen europäischen Ländern ist der Wirkstoff rezeptfrei zu beziehen.

Nebenwirkungen / Risiken. Nach Ergebnissen der *Nurses Health Study* (2006) könnte eine unbalancierte Testosterontherapie das Brustkrebsrisiko bei bestimmten Frauen erhöhen.

Leider sind die bisherigen Statistiken noch nicht aussagekräftig. Von den 121 000 Frauen der Studie wurden gerade einmal 17 Frauen aufgenommen und ausgewertet, die nach ihrer Menopause eine Östrogen-Testosteron-Ergänzung erhielten. In keinem Fall wurde eine individualisierte Hormonoptimierung unter Einbeziehung von Progesteron und Estriol vorgenommen.

Testosteron wird vom Organismus in Estradiol und Estron umgewandelt, was die Balancierung mit Progesteron und Estriol sinnvoll macht.

Testosteronmangel-Symptome bei Frauen

- Antriebsverlust
- Ängstlichkeit
- Motivationsmangel
- Müdigkeit
- Fettleibigkeit
- Libidoverlust
- Depressionen

(*Bitte beachten Sie:* In der Pubertät treten depressive Verstimmungen allerdings gerade in den Phasen auf, in denen der Testosteronspiegel hoch ist.)

Hormonersatztherapie in der Praxis

„Jugend ist eine wunderbare Sache. Wie schade, dass sie an die Kinder verschwendet wird."
GEORGE BERNHARD SHAW [irischer Dramatiker, 1856–1950]

Jugendlichkeit wiedergewinnen

Die Testosterontherapie bei krankheitsbedingtem Hypogonadismus gilt schon lange als effektiv und sicher. Seit etwa einem Jahrzehnt bestätigen nun auch immer mehr wissenschaftliche Studien und die Erfahrungen von Andrologen aus Kliniken und Praxen, dass sich auch die Vermeidung des altersbedingten Hormonverlusts beim Mann gesundheitlich positiv auswirkt. Teilweise lassen sich Alterserscheinungen verhindern, die bisher als unausweichlich eingestuft wurden.

Die unmittelbare Wirkung einer Hormontherapie ist oft sogar so deutlich, dass Testpersonen auch bei sogenannten Doppelblindstudien – das sind Studien, bei denen weder Arzt noch Patienten wissen, wer das Hormon und wer ein wirkungsloses Scheinmedikament erhält – sehr schnell wissen, ob sich ihre Hormonsituation tatsächlich verbessert hat. Von Männern, die an einer solchen Doppelblindstudie teilnahmen und, ohne es sicher zu wissen, Testosteron erhielten, konnten 92 Prozent schon nach kurzer Zeit ihren verbesserten Hormonstatus bereits vor der Messung zielsicher vorhersagen. Sie fühlten sich eindeutig energiereicher und hatten mehr Handlungsaggressivität. Libido und Erektionsfähigkeit waren ebenfalls spürbar verändert.

„Belege zeigen, dass sich die meisten mit Testosteron behandelten Männer besser fühlen und ihre Lebensqualität höher einschätzen."
JERALD BAIN [*Department of Medicine, University of Toronto*]

„Natürlich" altern oder Hormone ergänzen?

Spätestens wenn es um konkrete Maßnahmen gegen das Altern geht, wird immer wieder die Frage nach der Natürlichkeit aufgeworfen. Die Vorstellung, einen 50-Jährigen hormonell um 30 Jahre zu verjüngen und ihm wieder das Niveau eines 20-Jährigen zu geben, stößt auf Skepsis – obwohl oder gerade weil die Auswirkungen so verlockend sind. In den zurückliegenden Kapiteln sind wir schon mehrfach auf diese durchaus verständliche Unsicherheit gestoßen. Allerdings hat sich gezeigt, dass die meisten degenerativen

Altersveränderungen zwar natürlich im Sinne von häufig, nicht aber biologisch sinnvoll und schon gar nicht unausweichlich sind.

Dort liegt der Fall noch einmal anders. Eine Testosteronsubstitution stellt absolut keinen Eingriff dar, der einem physiologischen Hormonhaushalt widerspricht. Auch dann nicht, wenn Sie als 50-Jähriger Ihren Hormonspiegel auf das Niveau anheben, das sie mit 20 hatten. Denn in diesem Fall geht die Natur mit gutem Beispiel voran. Selbst unter den 70-Jährigen gibt es einen Anteil von bis zu 20 Prozent, deren Organismus noch aus eigener Kraft im Stande ist, so viel Testosteron zu produzieren wie ein durchschnittlicher 20- bis 30-Jähriger – mit entsprechend positiven Auswirkungen auf Körperbau, Psyche und Libido (vgl. nebenstehende Grafik).

Eine Testosteronergänzung beim Mann ist also letztlich nichts anderes als der Ausgleich eines bereits eingetretenen Hormonmangels auf das Niveau von Gleichaltrigen, deren Testosteronhaushalt noch optimal funktioniert. Warum die hormonelle Regulation dieser Personen besser und ihre körperliche und geistige Altersuhr in diesem Bereich langsamer abläuft als bei der Mehrheit der Männer, ist noch nicht geklärt. Eines Tages werden wir die Antwort kennen. Bis es soweit ist, ermöglicht die moderne Hormonersatztherapie es auch denen, die „normal" altern, ihre jugendliche Leistungsfähigkeit auf vielen Gebieten zu bewahren oder zurückzugewinnen.

„Die Unmöglichkeit von gestern ist der Luxus von heute und die Notwendigkeit von morgen."
SIR HAROLD WILSON [englischer Premierminister, 1916–1995]

Verkehrte Welt. Eine im Jahr 2002 am Institut für Reproduktionsmedizin in Münster durchgeführte Querschnittstudie verglich Männer, die aufgrund krankhafter Hodenunterfunktion seit vielen Jahren mit Testosteron behandelt worden waren, mit gleichaltrigen Gesunden ohne Hormonergänzung. Während bei den „Gesunden" Testosteron mit zunehmendem Alter abfiel, blieben die Hormonwerte bei den hypogonaden Männern aufgrund ihrer optimalen Ergänzung konstant. Paradoxe Folge: Die eigentlich „Kranken" waren weniger fettleibig und hatten mehr und leistungsfähigere Muskulatur als ihre „gesunden" Altersgenossen, und ihre Statur und Körpermasse war vergleichbar der von jungen Männern.

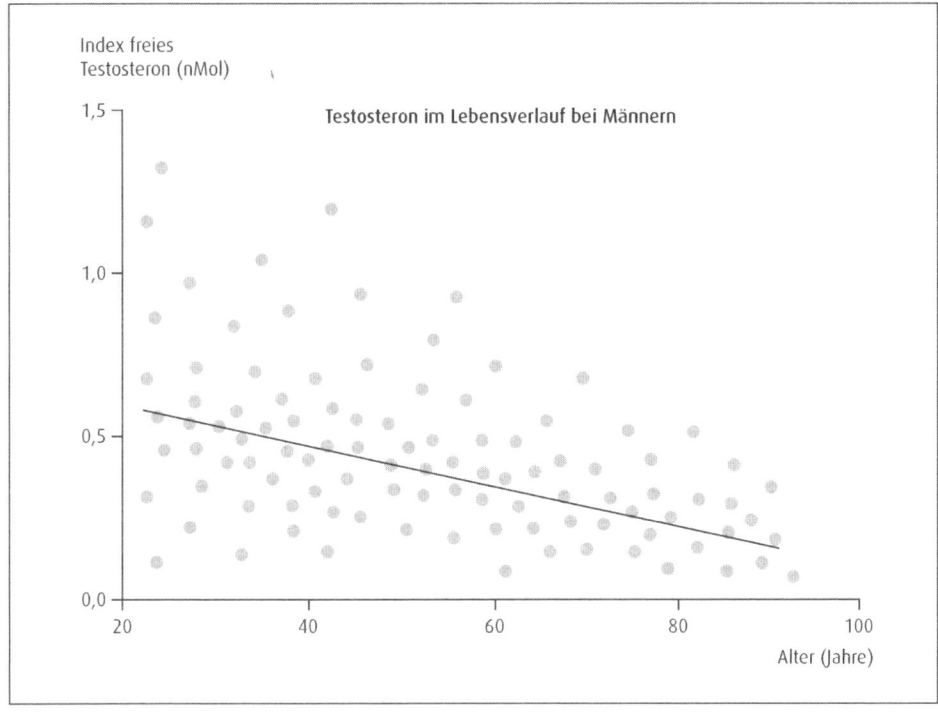

Verfügbarkeit von freiem Testosteron im Lebensverlauf bei Männern. Die durchgezogene Linie gibt den durchschnittlichen Hormonverlauf wieder. Man beachte die erheblichen individuellen Abweichungen (Punkte) vom durchschnittlichen Verlauf (mod. nach Harmann et al., 2001).

Hormonmangel rechtzeitig erkennen

Den Verlust von Testosteron früh zu erkennen, ist nicht immer einfach. Sind sie ein Mann über 40 oder gar über 50, besteht zumindest eine hohe Wahrscheinlichkeit für einen reduzierten Hormonspiegel. Wann sich bei jedem Einzelnen spürbare Symptome einstellen, ist jedoch recht unterschiedlich.

Figurveränderung. Die deutlichsten Anzeichen für einen beginnenden Testosteronmangel sind Muskelabbau und nachlassende Kraftfähigkeiten sowie eine Fettzunahme im Bauchbereich – insgesamt also eine Figurveränderung. Weniger eindeutig aber gleichwohl häufig sind nachlassende Konzentration und andere kognitive Veränderungen. Ein sinkendes Lebens- und Wohlgefühl wird von den Betroffenen oft erst relativ spät bewusst wahrgenommen.

251

Depressionen. Eine dramatische, aber ebenfalls nicht seltene Folge von Testosteronmangel sind Depressionen. Leider wird in der medizinischen Praxis noch viel zu selten nach einer möglichen hormonellen Ursache gesucht. Anders als die Standardbehandlung mit Antidepressiva kann eine Testosteronsubstitution bei Männern über 30 in vielen Fällen den eigentlichen Grund für die Depression beseitigen.

Potenzschwierigkeiten. Sie gehören zwar zu den typischen Testosteronmangelsymptomen, treten aber entgegen der weitverbreiteten Meinung in der Regel erst bei bereits deutlichem Hormonmangel auf.

Blutwerte sind nicht immer aussagekräftig

Ihren Testosteronspiegel können Sie mit Hilfe einer einfachen Blutentnahme bereits beim Hausarzt bestimmen lassen. Das optimale Hormonniveau liegt bei durchschnittlich etwa 650 bis 750 ng/dl morgendlichem Gesamttestosteron (entspricht etwa 22 bis 26 nmol/l), wobei der Wert für freies Testosteron mehr als 14 ng/dl bzw. 0,5 nmol/l betragen sollte. Einige Andrologen halten sogar etwas höhere Zielwerte von bis zu 1000 ng/dl Gesamttestosteron für optimal.

Leider ist der Wert des Gesamttestosterons nur eingeschränkt aussagekräftig, denn die Messwerte erfassen auch den Teil des Hormons, der gebunden und deshalb physiologisch unwirksam ist. (Anmerkung: Etwa 40 Prozent sind fest an Globulin, der Rest schwach an Albumin gebunden, das bei Bedarf schnell aktiviert werden kann. Nur etwa 2 Prozent ist freies Testosteron.) Nur der relativ kleine Anteil an freiem Testosteron ist physiologisch wirksam. Die Interpretation der Werte wird nun erschwert von der Tatsache, dass das Verhältnis von gebundenem zu freiem Testosteron von Mann zu Mann unterschiedlich sein kann und sich der Anteil mit zunehmendem Alter verschiebt.

Im Alter steigt der Anteil an Hormon, das mehr oder weniger fest an Trägersubstanzen gebunden und damit ohne Wirkung ist. Folgendes Beispiel macht die Problematik deutlich: 80-jährige Männer, bei denen das Gesamttestosteron nur um 20 Prozent reduziert war, die also scheinbar nur einen sehr geringen Hormonmangel aufwiesen, wurden einem genaueren Screening unterzogen. Das Ergebnis war selbst für Andrologen überraschend. Der Anteil an freiem und damit wirksamem Testosteron betrug bei den hormonell scheinbar gut ausgestatteten Männern nur noch 40 Prozent des optimalen Wertes und war damit doppelt so stark abgefallen, als die erste Standardmessung vermuten ließ.

Eine absolut exakte und aussagekräftige Bestimmung des Testosteronstatus ist noch aufwendiger. Denn neben der Auswertung der unterschiedlich stark gebundenen Anteile des Hormons muss auch noch die schubweise Tagesausschüttung durch wiederholte

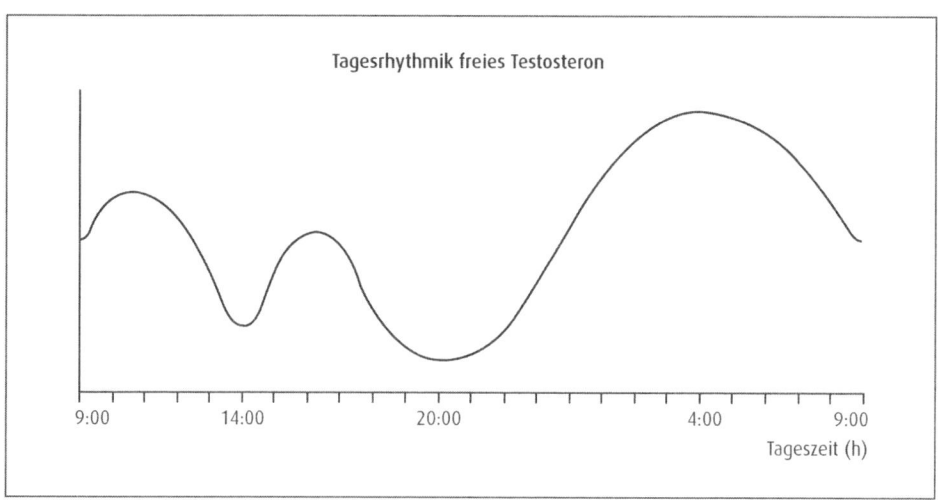

Natürliche durchschnittliche Tagesrhythmik der Testosteronausschüttung beim Mann (mod. nach Cooke et al., 1993)

Messungen erfasst werden. Für den Normalpatienten ein zu teures Verfahren. Und noch etwas kommt dazu:

Biochemische Individualität. Menschen funktionieren bezüglich ihres Hormonstoffwechsels höchst individuell. Das gilt nicht nur für die absoluten Hormonwerte, sondern auch für die Wirkung einer bestimmten Hormonmenge auf den Organismus. Im Klartext: Der eine benötigt zur Sicherstellung optimaler Funktionen einen anderen Hormonspiegel als eine Vergleichsperson gleichen Alters. Folgende Situation kann nun eintreten: Sinkt der Testosteronwert von jemandem, der in der Jugend besonders hohe Werte hatte, altersbedingt über ein Maß hinaus ab, entstehen Funktionseinbußen. Das kann auch dann der Fall sein, wenn das noch vorhandene Testosteron gegenüber Vergleichspersonen noch relativ hoch ist und eine Blutuntersuchung ihm „gute" Hormonwerte bescheinigt. Was also tun?

In der Praxis gehen erfahrene Andrologen so vor: Ist das einfach zu bestimmende Gesamttestosteron im Vergleich zum jugendlichen Optimalwert bereits deutlich reduziert (unterhalb 400 bis 450 ng/dl), ist eine Substitution in den meisten Fällen sinnvoll und führt fast immer zu positiven Veränderungen beim Patienten. Bei nicht oder nur leicht verringertem Gesamt- und vor allem freiem Testosteron orientiert man sich mehr und mehr an der Befindlichkeit. Verspüren Patienten Symptome, die auf einen funktionellen Testosteronmangel hindeuten, wird man zunächst eine mehrmonatige Substitution

253

versuchen. Zeigt die Therapie positive Wirkungen, kann sie in Form einer Dauertherapie fortgeführt werden.

Bitte beachten Sie: Mit zunehmendem Alter sind Testosteronmangel-Symptome ein aussagekräftigerer Marker für die biologische Hormonaktivität als die gemessenen Blutspiegel.

Testosteronmangel-Symptome

- vermindertes allgemeines Wohlbefinden

- Motivationsverlust

- Konzentrationsschwierigkeiten

- Muskelschwäche und Muskelabbau (enger Zusammenhang; im Schnitt zwölf Kilogramm Muskelverlust zwischen dem 20. und 70. Lebensjahr)

- Knochensubstanzverlust (enger Zusammenhang, besonders im Alter)

- Bauchfettzunahme (enger Zusammenhang mit der Abnahme an freiem Testosteron unabhängig vom Alter)

- Libidoverlust (verminderte Motivation, Erregbarkeit und Aktivität)

- Potenzabnahme (verzögerte Erektionen, längere Refraktärphase, geringerer Ejakulationsdruck)

- Erektionsprobleme (jedoch erst bei deutlichem Hormonabfall)

- Depression (besonders ab mittlerem Alter hängen Häufigkeit und Stärke von Depressionen eng mit dem verfügbaren Testosteron zusammen)

- Gedächtnisprobleme (v. a. ab mittlerem bis höherem Alter)

Weitere Symptome:
Brustansatz, schlaffe Gesichtsmuskeln (v. a. bei Frauen), Nervosität, leichte Ermüdbarkeit, Schlafprobleme, Schweißausbrüche, Knochenschmerzen, Blutarmut, trockene Haut.

Wann ist das optimale Alter für eine Testosteronsubstitution?

Das ist nicht einfach zu beantworten. Zwar steht Testosteron bei der Mehrzahl der Männer bereits in den Dreißigern nur noch reduziert zur Verfügung, und beim Erreichen des 40. Lebensjahres bleiben dem Mann durchschnittlich noch 73 Prozent seiner ursprünglichen optimalen Hormonmenge. Aber – auch wenn wir uns immer wieder wiederholen – den „durchschnittlichen" Menschen gibt es eben nicht, schon gar nicht, wenn es um Testosteron geht. Die hormonelle Alterung läuft von Mann zu Mann unterschiedlich schnell, bleibt manchmal ein Jahrzehnt fast stehen und macht dafür innerhalb kurzer Zeit Sprünge hinunter in eine Abwärtsspirale. Und so ist die Entscheidung für Hormonersatz – ob in jungen Jahren oder erst mit 50 oder noch später – immer nur für jeden Mann einzeln zu beantworten. Im Zweifel geben vorliegende Symptome eine gute Orientierung.

Eine Substitution sollte möglichst rechtzeitig erfolgen. Erfahrungen haben gezeigt: Je jünger die Personen waren, die eine Testosterontherapie erhielten, desto eindrucksvoller waren die Wirkungen. Das hat zwei Gründe: Erstens wird die Wirksamkeit des Hormons durch die allgemeine Alterung und Begleiterkrankungen verwässert. Zweitens verstärkt fortdauernder Testosteronmangel Alternsprozesse an speziellen Zielorganen und Geweben. Eine der Folgen ist dann zum Beispiel eine verminderte Ansprechbarkeit der über Testosteron gesteuerten NO-Rezeptoren im Penis (s. u.).

Dennoch ist es nie zu spät für eine hormonelle Verjüngungskur. Ein 80-Jähriger, der an einer wissenschaftlichen Studie zur Erforschung von Wirkungen und Risiken der Testosterontherapie bei Älteren teilnahm, drückte seine subjektive Erfahrung so aus: „Ich habe das Gefühl, ein neues Leben gefunden zu haben."

„I feel like I found a new life."
ANONYMUS [80-jähriger Teilnehmer einer Testosteronstudie]

Sexualität und Potenz

Wie wirkt eigentlich das wichtigste männliche Sexualhormon Testosteron auf die sexuelle Leistung und die Potenz? Sicher hat der eine oder andere Leser bereits auf die Beantwortung gerade dieser Frage gewartet.

Testosteron setzt an zwei Stellen im sexuellen Ablauf an. Direkt im Gehirn fördert es das sexuelle Interesse und das Lustempfinden. Auch die Weiterleitung der sexuellen Erregung funktioniert nicht ohne das Hormon. Und schließlich wird Stickstoffoxid (NO), das als Signalstoff für die Erektion unmittelbar am Penis fungiert, testosteronabhängig ausgeschüttet. Nebenbei: Das erst vor wenigen Jahren entdeckte NO ist übrigens auch für die potenzunterstützende Wirkung von Ginseng verantwortlich.

Doch um es gleich vorwegzunehmen: Testosteron ist kein universelles Potenzmittel, wie es sich die Konsumenten getrockneter Tiergenitalien oder, in modernerer Form, manche Nutzer der Testosterontherapie vielleicht erhoffen. Die bisherige konservative Auffassung, bei der Mehrheit selbst älterer Männer sei ein Hormonersatz deshalb unnötig, hat gleichfalls eine ansehnliche Schieflage. Zu jeder dieser Extrememinungen gibt es „eindeutige" Studiendaten, je nachdem wie sie interpretiert und gelegentlich auch zurechtgebogen werden.

Sieht man sich einmal die wissenschaftlichen Untersuchungen der vergangenen Jahre über den Zusammenhang zwischen Impotenz und Testosteronmangel an, findet man Ergebnisse zwischen 2 und 23 Prozent; das heißt, nur jeder fünfzigste oder aber schon jeder vierte impotente Mann weist einen ausgeprägten Hormonmangel auf. Welche Zahl ist nun richtig? Auf welches Alter beziehen sich die Daten? Betrifft es nur absolute Impotenz oder auch erste sexuelle Defizite? Und ab wann spricht man von Hormonmangel?

Beginnen wir mit der letzten Frage. Bei krankhafter Hodenunterfunktion (Hypogonadismus) liegt der Testosteronspiegel häufig nur bei 70 bis 80 ng/dl. Zum Vergleich: Der durchschnittliche Wert beim Mann beträgt etwa 635 ng/dl. Männer mit klassischem und meist in jungem Erwachsenenalter diagnostiziertem Hypogonadismus erleben durch eine entsprechende Hormonsubstitution praktisch immer auch eine erhebliche Verbesserung ihrer Sexualität.

Eine Hormonsubstitution wirkt sich jedoch auch bei weniger schwerwiegenden Formen von Testosteronmangel beziehungsweise beim normalen altersbedingten Hormonverlust auf das sexuelle Empfinden und die sexuelle Leistungsfähigkeit aus. In einer aktuellen Untersuchung an 120 finnischen Männern im Alter von 50 bis 70 Jahren (T-Spiegel unter 400 ng/dl) steigerte eine Hormongabe über sechs Monate die Häufigkeit nächtlicher Erektionen und die Erektionsdauer beim Verkehr. Das Ergebnis deckte sich gut mit ähnlichen Studien, bei denen Männer mit altersbedingt reduziertem Testosteronstatus eine Hormontherapie erhalten hatten.

Ginseng zur Potenzsteigerung?

Die Ginsengwurzel (*Panax ginseng*) wird in Asien unter anderem traditionell auch zur Potenzförderung verwendet. Dass die Wirkung tatsächlich nicht nur Wunschdenken entspringt, zeigen Tierstudien. Männliche Ratten, die recht unverdächtig sind, sich

Wirkungen einzubilden, reagierten auf den Konsum der getrockneten Wurzel eindeutig: Sowohl das sexuelle Interesse stieg an (schnelle Kopulationen beim Kontakt mit einem Sexualpartner) als auch die sexuelle Leistungsfähigkeit (geringere Pausen zwischen mehreren Kopulationen bzw. Ejakulationen). Verschiedene Studien bei Männern zeigen, dass die Einnahme einer hoch dosierten Ginsengzubereitung bei etwa 60 Prozent Potenzprobleme signifikant verbessert.

Lange Zeit war der Wirkmechanismus unklar und umstritten. Einzelne Untersuchungen hatten eine Erhöhung von Testosteron und Prolaktin nach Ginsengkonsum gefunden. Andere konnten trotz einer positiven Wirkung auf das Sexualverhalten keinen Testosteronanstieg finden. Einer der wichtigsten Effekte von Ginseng ist seine adaptogene Wirkung bei Stress. Und Stress stellt heute einen der häufigsten Gründe für sexuelle Probleme dar (unter anderem über eine Störung des Androgenstoffwechsels).

In jüngster Zeit wurde noch ein weiterer Mechanismus entdeckt: Asiatischer Ginseng (*Panax ginseng*), aber auch amerikanischer Ginseng (*Panax quinquefolium*), erhöhen die Ausschüttung des Signalstoffs NO im Gehirn und direkt am Penis. Die Wirkung hat damit auch hier indirekt mit Testosteron zu tun, denn das Hormon ist für die NO-Abgabe aus den entsprechenden Nervenzellen notwendig. (*Anmerkung:* Erektionshilfen vom Typ Viagra wirken ebenfalls über eine vermehrte Bereitstellung von NO. Und auch deren Hauptwirkungsansatz – eine Phosophodiesterase-Hemmung – ist Teil des Ginsengeffekts, wenn auch weniger spezifisch.)

Allerdings: Die NO-vermittelnde Wirkung von Ginseng ist, wie die von Testosteron, auf ein noch gut funktionierendes Gefäßsystem im Penis angewiesen. Außerdem darf der Testosteronabfall nicht zu weit fortgeschritten sein, weil dadurch die lokale Ansprechbarkeit auf den Signalstoff NO ebenfalls zurückgeht. Ohne Testosteron können also auch die Ginseng-Wirkstoffe wenig ausrichten. Ein Heilmittel für völlige Impotenz ist Ginseng deshalb nicht.

Dosis: Wirksame Dosierungen der Tierstudien begannen bei 10 mg/kg. Das deckt sich mit den traditionellen Dosierungen beim Menschen von etwa einem Gramm getrockneter Wurzel täglich. Die Einnahmedauer sollte mindestens eine Woche und länger betragen.

Wirkung im Alter verzögert

Je länger ein altersbedingter Hormonverlust bereits bestanden hat, desto länger dauert es, bis sich die Wirkungen einer Testosteronsubstitution im Bereich der Sexualität voll entfalten können. Der Grund: Durch den fortdauernden Testosteronmangel fehlt die Stimulation der Nervenendungen im Penis mit der Folge, dass die Penismuskulatur verkümmert. Bis die Schäden durch die Hormonersatztherapie ausgeglichen sind, können mehrere Wochen Geduld gefragt sein.

Männer haben eine hormonelle Fortpflanzungsreserve

Vom Standpunkt der Evolution ist nichts so wichtig wie die Fähigkeit eines Lebewesens zur Fortpflanzung. Wir erinnern uns, die Alterungsprozesse vor allem der zweiten Lebenshälfte konnten sich im Lauf der menschlichen Evolution deshalb einschleichen, weil dadurch der Fortpflanzungserfolg nicht wesentlich beeinträchtigt wird. Doch wie gerade festgestellt, leidet der Testosteronstoffwechsel schon relativ früh unter der allgemeinen Alterung des Organismus. Ein rechtes Dilemma, denn das Hormon ist ja gerade für die Fortpflanzungsfähigkeit des Mannes unerlässlich.

Den Androgenstoffwechsel vor Alterserscheinungen abzuschotten, wäre biologisch für die Natur Weiteres möglich, allerdings unverhältnismäßig aufwendig. Die Evolution hat deshalb eine andere Sicherung eingebaut. Von allen Körperfunktionen, die auf Testosteron angewiesen sind, fällt die Fortpflanzungsfähigkeit bei sinkendem Testosteronspiegel als letzte aus. Das heißt, bevor völlige Impotenz aufgrund von Hormonmangel eintritt, haben Lebensgefühl, Muskulatur, Regenerationsfähigkeit, Knochendichte und so weiter längst erheblich gelitten. Das ist auch der Grund, warum eine vollständige Impotenz im frühen bis mittleren Erwachsenenalter nur selten allein auf einem Hormonmangel beruht. Mit fortschreitendem Alter ist der Verlust an Testosteron dann immer häufiger ein Mitverursacher von Impotenz.

Zur Verdeutlichung: Ein 20-Jähriger hat fortpflanzungstechnisch in etwa eine Testosteronreserve von 50 Prozent. Solange er nicht mehr als die Hälfte seines Testosterons verliert, muss keine Impotenz entstehen – zumindest keine völlige. Mit 35 Jahren ist bei den meisten Männern etwa die Hälfte dieser Reserve aufgebraucht. Spätestens zwischen dem 60. und dem 70. Lebensjahr wird das Niveau auch im Hinblick auf die Fruchtbarkeit kritisch. Die Unterschiede von Mann zu Mann sind jedoch erheblich. Bei jedem zweiten 80-Jährigen besteht noch eine theoretische Fortpflanzungsfähigkeit.

Allerdings: Alle diese Angaben beziehen sich nur auf die prinzipielle Fortpflanzungsfähigkeit. Lange bevor Spermienbildung und Beischlafvermögen völlig zum Erliegen kommen, sinkt mit dem verfügbaren Testosteron die sexuelle Leistungsfähigkeit. Der Zeitraum zwischen möglichen Erektionen wird erheblich länger, Orgasmusfähigkeit, Ejakulationsdruck und die Fähigkeit, eine Erektion aufrechtzuerhalten, nehmen ab. Hinzu kommen Veränderungen der Libido und des Empfindens. Und so nehmen testosteronmangelbedingte Potenzprobleme bereits ab einem Alter von 40 Jahren kontinuierlich zu. Wenn psychische Hintergründe und Krankheiten als Ursache einer Potenzstörung auszuschließen sind, kann schon im mittleren Erwachsenenalter eine Substitution sinnvoll sein. Das gilt besonders dann, wenn bereits andere typische Testosteronmangelsymptome erkennbar sind.

Testosteron kompensiert nicht die Gefäßalterung

Gefäßalterung, häufig beschleunigt durch Diabetes, ist eine der häufigsten Ursachen für Erektionsprobleme und Impotenz im mittleren und höheren Alter. Sind die Gefäßschäden schon weit fortgeschritten, hilft auch Testosteron nicht weiter. Denn was die Penismechanik betrifft, ist die Hormonwirkung gänzlich von einem funktionierenden Gefäßsystem abhängig, das unter anderem ausreichend auf den Botenstoff NO reagiert.

Nothelfer bei Erektionsproblemen

Reagieren die Gefäße nur noch sehr eingeschränkt auf die NO-Signale, kommen Medikamente wie Sildenafil (Viagra®), Tadalafil (Cialis®) oder Vardenafil (Levitra®) zum Zug. Sie blockieren über die Verstärkung der NO-Wirkung den Blutabfluss aus dem Penis, sodass auch dann noch eine Erektion möglich ist, wenn die vom Gehirn ausgehende und von Testosteron vermittelte Stimulation keine ausreichende Füllung mehr erzielt.

Medikamente wie Viagra, Levitra und Cialis können Erektionsschwierigkeiten effektiv überwinden helfen. Aber über eines sollte man sich im Klaren sein: Sie sind nur eine künstliche Stütze am letzten Teil der Reaktionskette. Bevor man auf solche Hilfen zurückgreift, sollten zunächst die Ursachen wie Diabetes oder Stress beseitigt werden. Im nächsten Schritt kann die Zufuhr des natürlichen NO-Ausgangsstoffs **Arginin** nicht nur die Bereitstellung von NO *am Penis* verbessern, sondern auch in den Gefäßen generell.

Sind die Probleme ganz oder teilweise hormonell bedingt, ist eine individuelle Hormonergänzung der richtige und sinnvolle Ansatz. Und wir sprechen hier nicht von „Peanuts". Wie die bisherigen Praxisstudien zeigen, lässt sich das körperliche Hormonniveau effektiv und dauerhaft auf ein bis zu 30 Jahre jüngeres Niveau einstellen. Und: Durch die Wiederherstellung optimaler Testosteronspiegel werden schädliche Auswirkungen, die der normale Hormonverlust in anderen Körperbereichen nach sich zieht, zusätzlich vermieden.

Testosteronsubstitution beim Mann

A. Positive Wirkungen:

- Verbesserung der subjektiv empfundenen Lebensqualität

- niedrigerer Insulinspiegel

- seltener koronare Herzkrankheit

- verbesserte allgemeine Stimmung (auch bei zuvor nur leichtem T-Mangel)

- Beseitigung von Depressionen (v. a. bei Älteren oder Jüngeren mit deutlichem T-Mangel)

- Steigerung der kognitiven Leistung, z. B. räumliche Fähigkeiten und Wortflüssigkeit (bei zuvor deutlichem T-Mangel)

- nachhaltiger Fettabbau besonders von Bauchfett (durchschnittlich 2 bis 3,5 kg im Verlauf von zwei Jahren)

- (Wieder-) Aufbau von effektiv arbeitender Muskulatur (bei über 65-Jährigen etwa 2 kg nach 6–12 Monaten)

- erhöhte Knochendichte (v. a. bei Älteren ein Plus von 3,5 bis 5 Prozent)

- Flexibilisierung der Gefäße (gerade im Herz)

- Verbesserung der Wachstumshormon-Produktion (nur bei Älteren)

B. Nicht eindeutige Wirkungen:

- HDL-Cholesterin: Querschnittstudien zeigen ein positives Verhältnis, also mehr schützendes HDL bei höherem Testosteron. Dagegen findet sich bei weiblichem Hirsutismus (verstärkte Körperbehaarung) ein negativer Zusammenhang. Wahrscheinlich wirkt Testosteron nur in physiologischen Dosierungen günstig. Generell *stimuliert* Testosteron ein HDL abbauendes Leberenzym, Östrogene hemmen es.

- Herz-Kreislauf: Die Mehrheit der Studien ergab eine leichte Reduktion von Herz-Kreislauf-Krankheiten.

- LDL: Verringerung des LDL-Cholesterins (jedoch nicht immer)

- Blutdruck: Tendenz zur Blutdrucksenkung

- Erythrozyten: Förderung der Bildung roter Blutkörperchen. Während dieser Effekt gerade bei Älteren positiv ist, sollte auf einen nicht zu starken Anstieg des Hämatokrit geachtet werden.

C. Risiken und unerwünschte Wirkungen:

- Bereits existierender Prostatakrebs wird durch körpereigenes oder zugeführtes Testosteron stimuliert. Nur in bestimmten Phasen kann die Tumorzellvermehrung durch Testosteron auch gehemmt werden, was unter Expertenaufsicht therapeutisch nutzbar ist.

- Gutartiges Prostatawachstum kann verstärkt werden (bei zu hohem Abbau von Testosteron zu DHT; Blutwert überprüfen). Allerdings sinkt nach Testosterongabe gerade bei Älteren häufig das DHT.

- Vergrößerung der Brustdrüsen bei fettleibigen Älteren (vermehrte Umwandlung von Testosteron in Östrogen durch das im Fettgewebe aktive Enzym Aromatase).

- Mögliche Verstärkung von Schlafapnoe (Auf der anderen Seite hat sich eine Progesterongabe beim Mann in einigen Fällen als günstig erwiesen.)

- Unterdrückung der Spermienbildung (ausschließlich bei Extremdosierungen, wie sie zu Dopingzwecken eingesetzt werden)

- Hodenverkleinerung: Diese Erscheinung kann bei unphysiologischen Anabolika, Hodenpflastern oder Testosteroninjektionen auftreten. Bei physiologischer und individuell angepasster Substitution mittels transdermaler Applikation auf Ober- und Unterarme ist diese Nebenwirkung *nicht* zu erwarten.

Auswirkungen auf die Lebensspanne

Dem im Lebenslauf zunehmenden Testosteronverlust entgegenzuwirken, heißt auch, eine Reihe von Alterungsvorgängen zu verhindern. Diese Aussage können wir schon heute mit großer Sicherheit als richtig einstufen. Schwieriger ist die Festlegung, welchen Einfluss ein optimierter Testosteronhaushalt auf die Lebensspanne haben kann.

Maximale Lebensspanne. Die maximale Lebensspanne des Menschen beträgt etwa 120 Jahre. Ein Mechanismus, der das Maximalalter von Lebewesen hinausschieben kann, muss an allen wichtigen Altersuhren gleichzeitig und gleichermaßen wirksam sein. Also:

hormonell, genetisch, oxidativ. Bisher wurden nur wenige solcher Mechanismen gefunden.

Obwohl die Sexualhormone die Geschwindigkeit wichtiger Teilbereiche des Alterns bestimmen, sind sie allein nicht in der Lage, alle anderen Altersuhren zu beeinflussen. Dementsprechend gibt es bisher keine wissenschaftlich relevanten Hinweise darauf, dass Testosteron Einfluss auf das menschliche Maximalalter hat.

Durchschnittliche Lebensspanne. Die durchschnittliche Lebenserwartung wird heute kaum noch von Unfällen, Unterernährung oder Infektionskrankheiten bestimmt, sondern von den typischen Alterskrankheiten. Die wichtigsten sind Gefäßerkrankungen, Krebs, Alzheimer und COPD. Ob und wann wir daran erkranken und sterben, bestimmt sich aus der Addition einer genetischen Veranlagung mit vielen äußeren Faktoren. Gerontologie und Medizin beschäftigen sich erst seit einigen Jahren intensiv mit Testosteron.

– **Alzheimer.** Unter Laborbedingungen reduzierte Testosteron die Bildung von Beta-Amyloid, der Alzheimer-Ablagerung an Nervenzellen. Die Bedeutung dieses Effekts im Hinblick auf die Erkrankung ist noch nicht endgültig geklärt. Allerdings weisen Alzheimerpatienten die doppelte Menge an LH und FSH auf – beides Hormone, deren Spiegel als Folge sinkender Testosteronverfügbarkeit ansteigt. LH ist außerdem genau in den Hirnregionen konzentriert, die von Alzheimer besonders betroffen sind. Auf einen tatsächlich kausalen Zusammenhang weist eine 2004 von Scott Moffat und Kollegen veröffentlichte Studie hin: Männer mit höherem Spiegel an freiem Testosteron wiesen ebenso wie hormonsubstituierte Männer ein erheblich verringertes Alzheimerrisiko auf. Für jeden Anstieg des freien Testosterons um 10 nmol reduzierte sich das Risiko um 26 Prozent.

– **Gesundheit/Vitalität.** Die Erfahrungen zum dauerhaften Testosteronersatz bei Männern bestätigen in den vergangenen Jahren günstige Effekte im Bereich Insulin, Herz und Bewegungsapparat. Sie machen einen positiven Einfluss auf die Lebenserwartung wahrscheinlich. Wie groß dieser Effekt sein kann, lässt sich noch nicht sagen. Umgerechnet auf die Anzahl zusätzlicher Lebensjahre mögen die Auswirkungen auch wenig spektakulär erscheinen. Dennoch ist dieser Zusammenhang selbst schon eine kleine Revolution. Denn lange Zeit wurde Testosteron eher mit einem verkürzten Leben verbunden. Die Vorstellung resultierte aus der Beobachtung des Tierreichs. In der Natur haben Individuen mit hohem Testosteronspiegel tatsächlich eine verkürzte Lebenserwartung. Der Grund liegt aber wohl in der Hormonwirkung auf das Verhalten. Testosteron fördert Aktivität, Risikobereitschaft, den aggressiven

Kampf um Geschlechtspartner und ähnliche Verhaltensweisen. Das zieht ein erhöhtes Unfall und damit auch Sterberisiko nach sich.

Funktionelle Lebensspanne. Testosteron ist einer der wichtigsten Faktoren für Vitalität und Leistungsfähigkeit und kann dazu beitragen, die gesunde, aktive Lebensspanne substanziell zu verlängern und bis ins hohe Alter vital zu bleiben. Praxisstudien der vergangenen zehn Jahre bestätigen das meist eindrucksvoll. Männer, die im Alter eine Testosterontherapie erhalten, fühlen sich nicht nur subjektiv besser, sie sind auch aktiver und können länger ein selbstständiges Leben führen.

Durch seine ausgeprägte Wirkung auf die Muskelfunktion, psychische Stabilität und kognitive Leistung wirkt Testosteron einer Vielzahl typischer degenerativer Abbauprozesse entgegen. Und es sind die Altersveränderungen, vor denen sich viele Männer im Hinblick auf ihr eigenes Älterwerden am meisten fürchten. Testosteron allein kann die Gesamtlebenszeit wahrscheinlich nur unwesentlich verlängern, aber es kann zweifellos zu einer wesentlich verlängerten Jugendlichkeit und besseren Lebensqualität beitragen.

Veraltete Vorstellungen zur Testosteronsubstitution

Vor einigen Jahrzehnten kam es zu der Fehleinschätzung, androgene Hormone wie Testosteron erhöhten grundsätzlich das Risiko für (Alters-) Krankheiten. Ausgangspunkt war die im Sport verbreitete Verwendung synthetischer, nichtaromatisierbarer Androgene. (Anmerkung: Androgene, die nicht auf natürliche Weise über das Enzym Aromatase abgebaut werden können und deshalb unphysiologische Effekte wie Bluthochdruck, Leberschäden und anderes nach sich ziehen.) In das Negativbild schien zu passen, dass Männer häufiger an Herz-Kreislauf-Krankheiten leiden als Frauen. Inzwischen ist aber klar: Nicht hohe, sondern gerade niedrige Testosteronspiegel erhöhen das Risiko kardiovaskulärer Krankheiten. Bei Männern mit akutem Herzinfarkt wurden in Vergleichsstudien sogar die geringsten Hormonmengen gefunden.

Der Zusammenhang zwischen Testosteron und dem Fettstoffwechsel ist dagegen weniger eindeutig. Negative Wirkungen wurden bei unphysiologischen Dosierungen gefunden. Umgekehrt haben sich in einer Reihe von Untersuchungen physiologisch optimale Testosteronmengen positiv auf den Fettstoffwechsel und das Herz-Kreislauf-Risiko ausgewirkt.

Prostata. Die Prostatadrüse muss als Erstes genannt werden, wenn es um mögliche Risiken der Testosteronsubstitution beim Mann geht. Prostatakarzinome sind androgensensitiv, das heißt sie werden in ihrem Wachstum durch Androgene gefördert. (Anmerkung: Neueste Daten zeigen, dass das nicht für jedes Stadium zutrifft. In bestimmten Phasen werden die Tumorzellen von Testosteron sogar zerstört. Dieser Effekt lässt sich in Form einer gezielten abwechselnden Gabe und Entzug von Testosteron bei der Krebsbehandlung nutzen.) Grundsätzlich gilt jedoch: Eine bereits vorliegende Krebserkrankung ist zunächst eine absolute Kontraindikation für eine Androgentherapie!

Umgekehrt gibt es jedoch bisher keine Evidenz, dass Prostatakrebs von Testosteron verursacht wird. Das jedenfalls ergaben bisher durchgeführte Langzeitstudien sowie Vergleiche verschiedener Bevölkerungsgruppen mit unterschiedlichem Testosteronspiegel. Letzteres ist insofern wichtig, als etwa jeder zweite Mann über 70 Jahre ein sogenanntes vorklinisches Prostatakarzinom aufweist. Ein Indikator ist der sogenannte PSA-Wert im Blut; weitaus aussagekräftiger ist allerdings der PSA-Verlauf über die Zeit. Bei Männern über 40 Jahren muss vor jeder Testosterontherapie ein entsprechendes ausführliches Blutbild erstellt werden. Bei Grenzwerten beziehungsweise im Zweifelsfall kann nur eine Biopsie die Diagnose sichern. Es wurde spekuliert, ob Testosteron die Weiterentwicklung dieser Vorstufen zum eigentlichen Prostatakarzinom begünstigen könnte. Bisher gibt es jedoch keine klaren Befunde, dass ein solches Risiko durch eine Hormontherapie entsteht.

Bei der gutartigen Prostatavergrößerung – betroffen sind davon jeder zweite über 50 und vier von fünf 80-Jährigen – gehen Wissenschaftler inzwischen sogar davon aus, dass sie die Folge eines erniedrigten Testosteronspiegels in Verbindung mit einem relativ erhöhten Spiegel an Dihydrotestosteron (DHT) und vor allem Östrogen ist. Eine japanische Studie ergab kürzlich, dass Prostatavergrößerungen bei Männern direkt mit der Höhe ihres Östrogenspiegels korrelieren. Und es zeigte sich eine negative Korrelation zwischen der Größe der Prostata und Testosteron; das heißt, je höher der Testosteronspiegel, desto geringer die Gefahr einer Prostatavergrößerung. Ähnliche Zusammenhänge wurden auch in den USA bestätigt. Während Testosteron und der absolute Gesamtwert von DHT bei Männern im Altersverlauf abfällt, entwickelt sich parallel dazu ein Ansteigen – absolut oder relativ – anderer Hormone wie Östrogen, Prolaktin, LH und FSH. Diese Anstiege hängen mit dem Testosteronverlust unmittelbar zusammen und führen ihrerseits zu ungünstigen Entwicklungen.

Exkurs: Prostatakrebs-Vorbeugung

Ernährung und Lebensstil beeinflussen die Entstehung von Prostatakrebs. Als Risikofaktoren wurden bisher – neben einer genetischen Komponente – eine vitalstoffarme, fett- und zuckerreiche Ernährung sowie übermäßiger Konsum von Alkohol und die langjährige Einnahme von Cholesterinsenkern (Statinen) ausgemacht. Die wichtigsten Schutzfaktoren sind:

Bewegung. Eine bewegungsarme Lebensweise scheint das Krebsrisiko zu verstärken. Männer, die eine Stunde Sport am Tag betreiben, haben jedenfalls ein geringeres Risiko, an Prostatakrebs zu erkranken, als nicht Sport treibende Männer.

Pektin. Für eine balaststoffreiche Ernährung wurde in verschiedenen Studien ein reduziertes Prostatakrebsrisiko gefunden. Insbesondere Pektin (z. B. in Äpfeln) scheint hier ein vielversprechender Wirkstoff zu sein. Eine 2007 durchgeführte Untersuchung an Tumorzellen fand eine erhöhte Absterberate der Krebszellen unter dem Einfluss von Pektin.

Vitamin D. Wenn man einen ausreichenden Blutspiegel voraussetzt, ist Vitamin D einer der bedeutendsten bisher gefundenen Schutzfaktoren. *Bitte beachten:* In unseren Breitengraden ist selbst bei häufigem Aufenthalt im Freien ein optimaler Blutspiegel ohne Substitution (2000–4000 IE) kaum zu erreichen. (Zum Vergleich: Die tägliche Aufnahme über die Nahrung beträgt im Schnitt nur ein Zehntel dieser Menge.) Allerdings: Bei deutlich überhöhtem Spiegel (> 120 nmol/l) könnte sich die Krebsschutzwirkung möglicherweise umkehren. Die Datenlage ist hier noch nicht ausreichend klar.

Vitamin K. Eine große prospektive Studie fand eine inverse Beziehung zwischen der Aufnahme von Menaquinon (Vitamin K2) und Prostatakrebs. *Bitte beachten Sie:* Für Phylloquinon (Vitamin K1) wurde kein Schutzeffekt gefunden.

Omgea-3-Fettsäuren. Fischölkonsum zeigte sich in mehreren Studien wie auch in der Grundlagenforschung als protektiv. Ähnliches gilt auch für Linolensäure (Leinöl). Allerdings ist dabei zu beachten: Die deutliche Schutzwirkung ist von einer bestimmten (aber häufigen) genetischen Veranlagung abhängig.

Selen. Bei einer täglichen Aufnahme von mindestens 100 bis 200 Mikrogramm Selen fanden gut kontrollierte Studien (außer einer Metaanalyse) ein mehrfach verringertes Krebsrisiko bei Männern. Selenit ist speziell für Tumorzellen der Prostata unmittelbar zytotoxisch. Interessant: Bei Hunden wurde eine besonders starke Schutzwirkung gefunden.

Tocopherole. Hochinteressante aktuelle Zellstudien zeigen einen unmittelbar hemmenden Einfluss auf menschliche Prostata- und Lungenkrebszellen. Eine Unterform von Vitamin E, das Gamma-Tocopherol (nicht aber das besser untersuchte Alpha-Tocopherol), stoppte im Labor das Wachstum der Krebszellen oder zerstörte sie. Gesunde Zellen wurden nicht beeinflusst. Ob dieser Effekt auch im lebenden Organismus ähnlich ist, müssen allerdings weitergehende Untersuchungen klären. Gamma-Tocopherole sind besonders in Walnüssen, Erdnüssen, Sonnenblumenkernen, Palmöl und Aprikosenkernöl enthalten. Vitamin-E-Präparate mit einem Anteil an Gamma-Tocopherol sind teilweise bereits erhältlich (nicht in Deutschland). Bitte beachten Sie: Studien, die *keine* Schutzwirkung fanden, berücksichtigten ausschließlich den Konsum von Alpha-Tocoperol.

Lycopin gehört zur Familie der Karotine. (Siehe unten: „Prostata und Lycopin – Hintergrundwissen") In einer neueren Untersuchung bei bereits bestehendem Prostatakrebs wurde eine tumorhemmende Wirkung bei einer täglichen Zufuhr von 30 mg Lycopin bestätigt. *Bitte beachten:* Die Datenlage bei Ernährungsstudien ist aufgrund vieler Einflussfaktoren nicht einheitlich. Grundlagenforschungen bestätigen aber verschiedene unmittelbare Effekte auf Prostatakrebszellen.

Grüner Tee. Bestimmte Inhaltsstoffe des grünen Tees, sogenannte Catechine, haben offensichtlich eine starke Hemmwirkung auf die Entwicklung von Prostatatumor-Zellen. In einer ersten kleinen Studie mit hochdosiertem Teeextrakt (entsprechend 20 Tassen Grüntee) war 2006 eine 90-prozentige Schutzwirkung bei Risikopatienten beobachtet worden. Forschungen zur weiteren Abklärung dieses extremen Effekts laufen bereits.

Brokkoli. Ein Gemüse, das inzwischen schon viele an Prostatakrebs-Vorbeugung interessierte Männer gleich drei- bis viermal pro Woche auf dem Teller haben, ist Brokkoli. Die darin enthaltenen Sulfuraphane sind bereits seit einiger Zeit als wirksamer Schutzfaktor gegenüber der Entstehung von Prostatatumoren bekannt.

Aspirin. Bei Männern, die zur Vorbeugung von Koronarerkrankungen jahrelang niedrig dosierte Acetylsalicylsäure (ASS) einnahmen, stellte man 2006 fest, dass die Häufigkeit von Prostatakrebs bei Risikopatienten um mehr als 40 Prozent verringert war. Bei Patienten, die dennoch erkrankten, waren die Tumore weniger aggressiv. Typische Dosierungen von ASS in der prophylaktischen Anwendung sind 80 bis 125 mg pro Tag.

Coenzym Q10. Auch für diesen Biowirkstoff liegen sowohl Vergleichsstudien im Hinblick auf eine Präventivwirkung gegen Prostatakrebs als auch Daten der Grundlagenforschung vor. So fördert Q10 bei ausreichender Dosierung den unmittelbaren Zelltod von Tumorzellen der Prostata.

Prostata und Lycopin – Hintergrundwissen

Besonders die Keimdrüsen beim Mann sind bei ihrer Radikalabwehr – und somit beim Schutz vor Alterung und Krebs – auf Spezialisten wie Lycopin angewiesen.

Lycopin ist beispielsweise in Tomaten enthalten und trägt zu deren Rotfärbung bei. Der Schutzeffekt dieses Antioxidans steigt mit zunehmender Dosierung. Gekochte Zubereitungen scheinen sogar besonders wirksam zu sein (z. B. Tomatensoße). Für Männer könnte deshalb ab einem Alter von 60 oder 70 Jahren neben einer an Tomaten reichen Kost die gezielte Einnahme eines Lycopinpräparats höchstwahrscheinlich eine sinnvolle, weil effektive Prophylaxe gegen Prostatakrebs sein.

Biochemischer Hintergrund. Für Biochemiker, Ärzte oder allgemein Interessierte an dieser Stelle noch einige Fachinformationen:

Das bekannte Beta-Karotin ist ein hocheffektiver Blocker von Peroxyl-Radikalen). Bei der Abwehr von singulären Sauerstoffradikalen (102) hat es jedoch eine Achillesferse. Während es bei geringem Sauerstoffdruck effektiv und sogar mit besonders hoher Umsatzrate arbeitet, ist dieses Karotin bei steigendem Sauerstoffdruck in den Zellen schnell überfordert. Dort kommt Lycopin ins Spiel. Es ist ein Spezialist gegen aggressiven singulären Sauerstoff und kann das Gewebe selbst bei höchster Sauerstoffbelastung effektiv schützen. Gerade Zellen wie die der Keimdrüsen sind auf einen beständig hohen Lycopinspiegel angewiesen, um irreversible Schädigungen und daraus resultierend genetische Veränderungen und Krebserkrankungen zu verhindern. Auch da wird die Komplexität unserer Radikalabwehr deutlich. Unterschiedliche Antioxidantien lassen sich deshalb nicht – wie das leider noch immer gemacht wird – auf einer generellen Ebene miteinander vergleichen.

Optimierung der körpereigenen Produktion

Über eine gezielte und individuell angepasste Substitution lässt sich Testosteronmangel heute sicher und effektiv vermeiden. Wer aber den Weg der Hormonsubstitution (noch) nicht gehen möchte, kann zunächst versuchen, seinen körpereigenen Hormonhaushalt wieder in Gang zu bringen:

- **Stress**. Psychischer Stress senkt Testosteron ebenso drastisch wie nachhaltig – bis hin zu Impotenz! Die Vermeidung beziehungsweise schnelle Bewältigung von negativ empfundenem Stress ist deshalb eine unabdingbare Voraussetzung für einen optimal funktionierenden Hormonstoffwechsel (mehr dazu s. II.6).

- **Alkohol**. Alkohol hebt den Testosteronspiegel kurzfristig an (besonders bei Frauen). Nach nur wenigen Stunden drücken aber vor allem höhere Alkoholmengen den Testosteronspiegel weit nach unten. Männer erleben diesen Effekt meist schmerzlich in der schnell nachlassenden Potenz.

- **Sport**. Androgene Hormone verhelfen zu mehr Kraft und mehr Muskulatur; der Körper wird geformter und auch magerer. Was nur wenige wissen: Intensives Widerstandstraining führt unmittelbar zu einer deutlich erhöhten Ausschüttung an Testosteron – mit allen entsprechenden Hormonwirkungen. Allerdings ist nicht jede Form von Training in dieser Hinsicht effektiv (mehr in II.11). Sport kann die Testosteronausschüttung aber auch hemmen, zum Beispiel auszehrende Ausdauerbelastungen von mehreren Stunden (zum Beispiel Marathonlauf). Leichter Freizeitsport ist davon nicht betroffen – allerdings im Hinblick auf den Testosteronstatus auch nicht hilfreich.

- **Sexualleben**. Tierstudien zeigen einen hochinteressanten Zusammenhang zwischen der Anzahl an (neuen) Sexualpartnern im Alter, dem Testosteronspiegel und Alterungsprozessen: Tiere, denen in einem Alter, in dem sie normalerweise kaum noch sexuell aktiv waren, neue Sexualpartner angeboten wurden, reagierten mit einer erheblichen Belebung ihrer sexuellen Aktivität. So weit mag das nicht sonderlich verwundern und man ist geneigt, die gesteigerte Vitalität in diesem Fall psychischen Faktoren zuzuschreiben. Genaue Analysen aber zeigten, die Aktivierung ging mit einem verjüngten Hormonstoffwechsel einher, und das wiederum führte zu einer günstigen Beeinflussung verschiedener Alterungsprozesse im Organbereich. Dort scheint sich in der Tat die alte Weisheit zu bestätigen, dass Liebe beziehungsweise sexuelle Aktivität im Alter jung erhält.

  Im Jahre 2007 analysierten Thomas Travison und seine Kollegen vom *New England Research Institute* in Massachusetts anhand umfangreicher prospektiver Daten den Einfluss von Umweltfaktoren auf den individuellen Testosteronverlauf beim Menschen. Bei der Veröffentlichung ihrer Ergebnisse kamen sie zu dem Schluss, dass Faktoren wie eine Fettmassenzunahme (s. u.), Sexualleben oder Stress (zum Beispiel Verlust des Partners) so starke Veränderungen im Testosteronstatus nach sich ziehen können, dass sie zehn Lebensjahren entsprechen.

„Alter schützt vor Liebe nicht, doch die Liebe schützt einen bis zu einem gewissen Grad vor dem Altern."
JEANNE MOREAU [französische Schauspielerin, *1928]

- **Fettleibigkeit**. Vermehrtes Bauchfett ist eine typische Folge von sinkendem Testosteron. Schlimmer noch: Fettgewebe trägt seinerseits zu Testosteronmangel bei. Fettzellen bauen Testosteron mit Hilfe des Enzyms Aromatase zu Östrogen ab. Zum Glück kann der Organismus diesen Effekt teilweise ausgleichen und das Hormon aus seinem Pool an gebundenem (inaktivem) Testosteron ersetzen. Solange ausreichend freies Testosteron gebildet werden kann, ist alles im grünen Bereich.

  Leider ist jedoch die Umwandlung von Testosteron in Östrogen direkt mit der Körperfettmenge korreliert. Das heißt, je mehr Fett, desto höher die Östrogenbildung auf Kosten von Testosteron. Ab einer gewissen Körperfettmenge kann nicht mehr ausreichend freies Testosteron nachgebildet werden, und es kommt zum Abfall von gebundenem und freiem Testosteron mit allen typischen Folgen eines Testosteronmangels (s. o.). Bei welcher Fettmenge diese kritische Grenze erreicht wird, ist von Person zu Person unterschiedlich. Bei Fettleibigen mit mehr als dem Doppelten des Idealgewichts ist der Testosteronstatus nur noch selten optimal.

  Wie eng die Östrogenbildung mit der Fettzellenaktivität verbunden ist, zeigt die Tatsache, dass sich die negativen Hormonveränderungen bei einem Abbau von Körperfett wieder normalisieren. Ein Schlüssel zur Verbesserung der Testosteronsituation liegt deshalb in der Vermeidung von Überernährung, insbesondere von zu viel Fett und Kohlehydraten.

- **Selegilin**. Der Wirkstoff Selegilin ist in Deutschland als Medikament gegen Parkinson zugelassen (zum Beispiel Deprenyl®). In sehr viel geringerer Dosierung zur allgemeinen Alterungsprophylaxe eingenommen, verlängerte Selegilin in verschiedenen Tierstudien die funktionelle und die maximale Lebensspanne. Eine der auffallendsten Wirkungen prophylaktischer Anwendung von Selegilin ist die Erhaltung der sexuellen Aktivität bis ins hohe Alter. Als Ursache wird eine Stabilisation von aktivem Testosteron diskutiert.

  Bitte beachten Sie: Der Effekt ist vor allem bei präventiver, niedrig dosierter Dauereinnahme zu erwarten (z. B. 1–2 mg täglich ab mittleren Erwachsenenalter). Da in unserem Medizinsystem der präventive Einsatz von pharmakologischen Substanzen nicht vorgesehen ist, werden auch keine Langzeitstudien am Menschen durchgeführt. Diese wie auch andere Anwendungen sind deshalb als experimentell einzustufen. In Ungarn oder den USA ist die Verwendung von Selegilin als vorbeugendes

Mittel gegen allgemeine Alterungsprozesse gleichwohl verbreitet. Interessant: Zur Gabe von Selegilin bei Hunden existieren besonders viele positive Erfahrungsberichte.

„Das Leben kann nur im Rückblick verstanden werden, aber gelebt werden muss es nach vorne."
SØREN KIERKEGAARD [dänischer Philosoph, 1813–1855]

- **Melatonin**. Das Zirbeldrüsenhormon Melatonin fungiert unter anderem als Steuersignal für verschiedene Sexualhormone. Produktion und Ausschüttung sinken im Lebensverlauf. Tierstudien zeigen, dass eine regelmäßige Melatoninsubstitution den altersbedingten Verlust von Testosteron signifikant reduziert und die sexuell aktive Lebensphase verlängert. Ob dieser Effekt beim Menschen in gleicher Weise erzielbar ist, muss vorläufig offenbleiben. Sicher ist allerdings, dass eine einmalige Melatonineinnahme beim Menschen zu keinem direkten Testosteronanstieg führt.

- **Enzymhemmer**. Für die Verfügbarkeit von Testosteron ist bei Männern und Frauen nicht nur die Produktion, sondern auch wesentlich die Geschwindigkeit des Abbaus verantwortlich. Wesentliche Player sind dabei das Enzym 5-Alpha-Reduktase, das Testosteron in DHT und die Aromatase, die Testosteron in Östradiol umwandelt (s. Grafik). Eine teilweise Hemmung der 5-Alpha-Reduktase durch den Wirkstoff Finasterid (Propecia®) verhindert zum Beispiel den altersbedingten Haarausfall beim Mann. In hoher Dosierung (5 mg/Tag) wird der Wirkstoff gegen die gutartige Prostatavergrößerung angewandt (Proscar®).

  Auch ein natürlicher Wirkstoff aus der Sägepalme (botanischer Name *Serenoa repens*) hemmt die 5-Alpha-Reduktase. Aus Tierversuchen ist die hormonartige Wirkung des Fruchtextraktes der Sägepalme schon länger bekannt. Zubereitungen aus *Serenoa repens* werden bei Prostatavergrößerung eingesetzt (Steiprostat®, Prosta-Urgenin®). In der Zukunft könnten neue und potentere Zubereitungsformen von Sägepalmenextrakt sogar effektiver gegen Alterserscheinungen wie Prostatahyperplasie eingesetzt werden als synthetische Enzyminhibitoren. Möglicherweise ist der Fruchtextrakt aus *Serenoa repens* nicht nur ein milder Hemmstoff der 5-Alpha-Reduktase, sondern auch der Aromatase.

  Ein effektiver Hemmstoff der Aromatase ist das unter anderem in der Passionsblume vorkommende **Chrysin**. Zurzeit wird dieser Pflanzenwirkstoff intensiv wissenschaftlich untersucht. Extraktzubereitungen sind international bereits erhältlich, meist aber nicht ausreichend standardisiert.

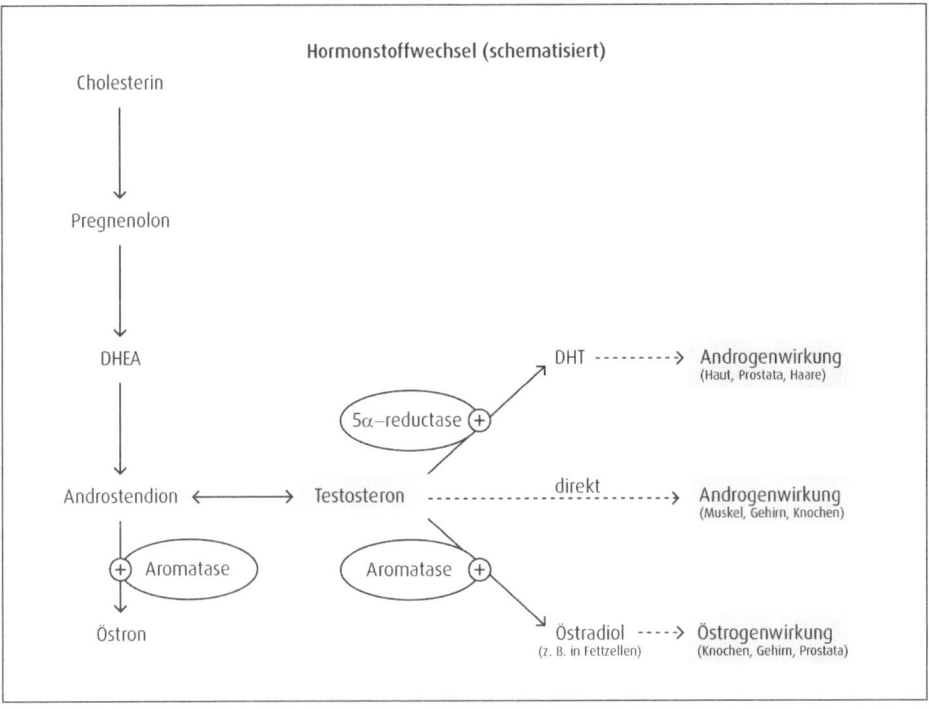

- **Testosteronvorstufen**. Sie können Testosteron erhöhen, ohne das natürliche, schubweise Ausschüttungsschema zu beeinflussen.

- **DHEA**. Dehydroepiandrosteron ist neben seiner direkten Aufgaben eine natürliche Vorstufe, die der menschliche Organismus zur Bildung von Testosteron, Östrogenen und anderen Hormone nutzen kann. DHEA ist vielen Ländern als Nahrungsergänzung frei erhältlich. Zumindest bei Frauen lässt sich über DHEA eine physiologische Optimierung von Testosteron gut möglich. Bei Männern setzt dagegen der Weiterabbau von Testosteron zu Estradiol Grenzen.

- **Androstendion**. Das Androgen wird in den Nebennieren gebildet und ist ebenfalls eine natürliche Vorstufe von Testosteron. In einige Ländern ist es rezeptfrei als Tabletten, Kapseln oder als Mundspray erhältlich. Androstendion ist gut verträglich wird deshalb als Alternative zur direkten Testosterontherapie genutzt. Die bisher durchgeführten Praxisstudien konnten die Erwartungen jedoch nur sehr eingeschränkt bestätigen.

In geringer Dosierung (100 mg/Tag) sind allenfalls geringe Wirkungen zu erwarten. Bei höherer Dosierung (300 mg/Tag) kann es kurzfristig zu einem Ansteigen von Testosteron kommen (Beginn etwa 15 Minuten nach der oralen Aufnahme. Wirkung: etwa drei Stunden). Anwender nutzen den Effekt einer daraus resultierenden Erhöhung des Energiepotenzials oder einer verbesserten Erholungsfähigkeit nach körperlicher Belastung. Bei einigen Personen bleibt bei Dauereinnahme ein leichter Testosteronanstieg für etwa vier Wochen nachweisbar, danach flacht der Effekt auf das Ausgangsniveau ab. Die Zufuhr von Androstendion führte in den wissenschaftlich kontrollierten Studien eher zu einem verstärkten und eigentlich unerwünschten Anstieg von Östrogenen (bis zu 128 Prozent) als von Testosteron. Grund: Das sehr aktive Enzym Aromatase wandelt Androstendion unter Umgehung von Testosteron direkt in Östron und Testosteron in Östradiol um (s. Grafik). Die individuellen Unterschiede im Steroidstoffwechsel sind nicht generell sehr groß. Verallgemeinernde Aussagen von Befürwortern wie Gegnern der Androstendionergänzung sind deshalb wenig hilfreich.

Übersicht: Vor- und Nachteile verschiedener Testosteron-Applikationen

Darreichungsform	Vorteile	Nachteile
Creme/Gel (hergestellt als Individualrezeptur von spezialisierten Apotheken)	maximal variabel und individualisierbar. Optimale Rhythmisierung möglich. Empfehlenswerteste Anwendungsform Kann auch bei Frauen angewendet werden	Erfordert Individualrezept mit genauen Dosierungsangaben Rezept muss per Post an Apotheke übermittelt werden
Gel (als Fertigarznei)	feste Tagesdosierung. Rhythmisierung eingeschränkt möglich	individuell angepasste Dosierung schwierig oder nicht möglich
Kapseln	bequeme Einnahme	Testosteronundecanoat verhält sich physiologisch nicht exakt wie reines Testosteron. Fixdosis. Keine Rhythmisierung möglich
Injektionslösung	mehrmonatige Depot-Wirkung	Erfordert Arztbesuch. Keine Individualisierung. Depotanwendung lässt keine natürliche Tagesrhythmik zu
Hautpflaster	hält mehrere Tage Individualisierung eingeschränkt möglich	lässt keine natürliche Tagesrhythmik zu

II. 7

Altersuhr Adrenopause und DHEA

Zwischen seriösem Jungbrunnen und fantastischer Vision

„Man kann fast die Marktschreier rufen hören: Kommen Sie und besorgen Sie sich Ihr DHEA, holen Sie sich den Jungbrunnen! Heilt alles, was Sie plagt. Hilft Ihnen, ewig zu leben."

JOHN E. NESTLER [Präsident des 1. Internationalen DHEA-Kongresses in Washington, 1995]

Ein brisantes Thema

Wissenschaftler, die sich mit DHEA und seiner Rolle bei der Alterung beschäftigen, haben es nicht leicht. Auf der einen Seite müssen sie vollmundigen Werbeaussagen entgegentreten und manche Illusion zurechtrücken. Gleichzeitig werden sie von Behörden und konservativen Medizinern kritisiert und als unseriös bezeichnet, sobald sie konkrete Effekte im Zusammenhang mit dem menschlichen Alterungsprozess diskutieren.

Biologisches Altern und DHEA – spätestens seit Mitte der 90er-Jahre des 20. Jahrhunderts kann sich die Wissenschaft dem Geheimnis dieser Verflechtung nicht mehr entziehen.

DHEA im Fokus der Wissenschaft

Auf der Stromboli-Konferenz über Alterung und Krebs 1993 tauchte in vielen Vorträgen immer wieder ein Name auf, den viele der renommierten Gerontologen, Mediziner und Biologen bis dahin nicht einmal kannten: DHEA. In der Folgezeit häuften sich Veröffentlichungen in Fachzeitschriften. Zur Verdeutlichung der Dimensionen: Zu Beginn der 90er-Jahre erschienen jährlich etwa 20 bis 40 wissenschaftliche Veröffentlichungen zu DHEA. Allein im zweiten Halbjahr 1993 wurden plötzlich über 120 Wissenschaftsarbeiten veröffentlicht. Sechs Monate später erschienen mehr als 180 neue Studien, und im letzten Halbjahr 1994 kamen mehr als 240 neue Veröffentlichungen dazu. Die wissenschaftlichen Daten über DHEA explodierten förmlich. Spätestens als die ersten

Sensationsberichte auch durch die amerikanische Presse gingen, wurde es Zeit, die wirkliche Bedeutung von DHEA im Alterungsprozess unter die Lupe zu nehmen. Die ehrwürdige New Yorker *Academy of Sciences* unterstützte einen entsprechenden wissenschaftlichen Kongress.

Im Juni 1995 trafen sich internationale Experten in Washington zu einer Konferenz, die sich erstmals ausschließlich mit DHEA und seiner Rolle für den Alterungsprozess befasste. Der Konferenzleiter, Professor John E. Nestler von der *Virginia Commonwealth University* in Richmond, stöhnte in der Einleitung des Kongressberichts über die Art und Weise, wie DHEA in die Ecke eines unseriösen Wundermittels gestellt werde: „Man kann fast die Marktschreier rufen hören: Kommen Sie und besorgen Sie sich Ihr DHEA, holen Sie sich den Jungbrunnen! Heilt alles, was Sie plagt. Hilft Ihnen, ewig zu leben."

Wer die Protokolle und Berichte der Konferenz liest, spürt überall das Bemühen der Wissenschaftler, den kursierenden Sensationsberichten eine nüchterne wissenschaftliche Analyse entgegenzustellen. Ein Teilnehmer bemerkte später: „Im Unterschied zu vielen anderen Konferenzen, die ich besucht habe, mühte sich jeder, seine oder ihre bemerkenswerten Befunde herunterzuspielen." Neben neuen biochemischen Erkenntnissen sollte auf der Konferenz auch eine ganze Reihe seriöser und gut kontrollierter Praxisstudien präsentiert werden. Man war entsprechend gespannt.

Das Ergebnis der Tagung entbehrte nicht einer gewissen Ironie. Zwar wurde manchen vollmundigen Werbeaussagen widersprochen und einige hochfliegende Vorstellungen wurden zurechtgerückt. Letztlich aber bestätigten sich enge Zusammenhänge zwischen DHEA und einer Vielzahl von Alterungsprozessen. Die neuen Daten widerlegten nicht etwa die zuvor als „verfrüht" kritisierten Mutmaßungen über die Bedeutung von DHEA für das Altern, sie untermauerten eher die bisherigen Thesen. Und wie man sich unschwer vorstellen kann, ging die Aufregung in der Presse jetzt erst richtig los.

„Die reine Wahrheit wird häufiger als alles andere der Übertreibung beschuldigt."
JOSEPH CONRAD [polnisch-britischer Schriftsteller, 1857–1924]

Die USA im DHEA-Fieber

Während sich die Deutschen Mitte der 90er-Jahre in der Gesundheitspolitik mit so packenden Fragen wie der Höhe der Zuzahlung für Rezepte beschäftigten, standen in den USA zwei Fragen im Mittelpunkt der Gesundheitsdiskussion: Ist DHEA ein wirksames Mittel gegen das Altern? Und: Dürfen Behörden den Bürgern diese körpereigene

Substanz vorenthalten beziehungsweise deren Nutzung zur Alternsprophylaxe radikal reglementieren?

Eine große Bürgerbewegung kämpfte mit dem Slogan: „Freedom of Informed Choice". Damit war gemeint, auch wenn DHEA allein schon aus formalen Gründen keinen Status als reguläres Medikament gegen das Altern erhalten kann, sollten Bürger die Substanz zumindest eigenverantwortlich in Absprache mit einem Arzt entsprechend den vorliegenden wissenschaftlichen Ergebnissen für sich nutzen können.

Man fragt sich unwillkürlich, worin sich die Menschen hierzulande so sehr von amerikanischen Bürgern unterscheiden, dass bei uns kaum jemand über ein Thema spricht, dem andere geradezu lebenswichtige Bedeutung beimessen – auch wenn man berücksichtigt, dass für die US-Amerikaner Jugendlichkeit generell einen höheren Stellenwert besitzt als für Europäer. Die Antwort ist: Nicht die Menschen unterscheiden sich, sondern die äußeren Umstände.

Auch viele Deutsche sind an der Frage, ob eine natürliche, körpereigene Substanz wie DHEA eventuell Alterserscheinungen verhindern kann, brennend interessiert. Das Problem ist nur: In Deutschland ist eine Diskussion dazu eine Art virtuelle Veranstaltung. Das heißt, sie kann allenfalls theoretisch stattfinden. Praktische Möglichkeiten, ein Mittel wie DHEA überhaupt zu nutzen, gibt – oder gab – es für den einzelnen Bürger aufgrund einer veralteten Medizinbürokratie hierzulande kaum (darüber mehr am Ende des Kapitels). In Deutschland stehen Behörden auf dem Standpunkt, jede Wirksubstanz zur Gesundheitsförderung, auch jede natürliche Nahrungsergänzung dürfe erst dann zum Verkauf in Apotheken freigegeben werden, wenn ein klassisches pharmakologisches Zulassungsverfahren durchlaufen wurde. Diese alte Richtlinie ist im Fall von DHEA aus zwei Gründen wenig sinnvoll:

Zum einen gehört DHEA zu der steigenden Zahl natürlicher Wirkstoffe, die aufgrund ausreichender wissenschaftlicher Daten zur Zulassung eingereicht werden könnten. Doch ein solches Verfahren dauert 10 bis 15 Jahre und verschlingt mehrere hundert Millionen Euro – ein Aufwand, den kaum eine Firma für einen nichtpatentierbaren Naturstoff auf sich nehmen will. Das zweite Problem ist das Anwendungsgebiet. Altern ist für die Medizin eben keine Krankheit. Ein Medikament gegen „normale" Alterserscheinungen ist deshalb schon rein theoretisch gar nicht denkbar, eine Zulassung folglich gar nicht möglich. Die Zulassungsbehörden argumentieren außerdem: Zum Schutz der Bürger müsse erst zweifelsfrei sichergestellt sein, dass selbst eine lebenslange Einnahme zur Alternsprophylaxe absolut unbedenklich sei.

In anderen Ländern hat man erkannt, dass die für die klassischen Medikamente geltende Arzneiverordnung bei der Alternsprophylaxe nicht praktikabel ist – zumal bei natürlichen, nicht patentierbaren Substanzen. Aufwand und Kosten wären schlicht zu hoch. Ohne entsprechende Studien aber keine Zulassung. Die Katze beißt sich in den Schwanz. In den USA wurde deshalb 1994 die Beweislast bei Nahrungsergänzungsprodukten umgekehrt. Die Gesundheitsbehörden müssen Bürgern den Zugang zu entsprechenden Wirkstoffen ermöglichen, solange die Behörden ihrerseits keine Belege für gesundheitliche Risiken vorlegen können.

Obwohl DHEA zunächst nicht als Nahrungsergänzungsmittel eingestuft war, erhielt es auf Druck der Bevölkerung diesen Status, da sich ein pharmakologisches Zulassungsverfahren für die natürliche Substanz auf absehbare Zeit als faktisch unmöglich darstellte. Nachdem ernsthafte Gefährdungen der Gesundheit durch die individuelle prophylaktische Verwendung von DHEA nicht nachgewiesen werden konnten, wurde in den USA der freie Verkauf 1996 gesetzlich festgeschrieben.

Damit aber jetzt genug von Behörden und veralteten Bestimmungen und zurück zu DHEA.

„Manche Politiker pflegen es als selbstverständlich hinzustellen, dass kein Volk frei sein darf, bis es im Stande ist, seine Freiheit auszunutzen. Dieser Grundsatz erinnert an die Fabel vom Tor, der nicht eher ins Wasser gehen wollte, als bis er schwimmen gelernt hatte."
THOMAS LORD MACAULAY [schottischer Politiker und Historiker, 1800–1859]

Warum DHEA vielen als Wundermittel erscheint

Normalerweise klingeln bei jedem Wissenschaftler die Alarmglocken, wenn für eine Substanz viele Wirkungen und Anwendungsgebiete propagiert werden, und wir tun gut daran, uns grundsätzlich genauso kritisch zu verhalten. Nur selten haben Allheilmittel gehalten, was sie versprochen haben. Und ohne Zweifel kursieren auch zu DHEA unlautere Werbeaussagen. Dass es allerdings so viele Bereiche gibt, auf die DHEA einen Einfluss haben kann, liegt in diesem Fall sozusagen in der Natur der Sache und hat nichts mit Unseriosität zu tun. Als „Muttersteroid", wie DHEA auch genannt wird, ist es eben nicht nur selbst ein Wirkstoff, sondern Ausgangssubstanz für weitere Steroidhormone, die ja ihrerseits wieder eine Vielzahl von Effekten auslösen.

© Randy Glasbergen.
www.glasbergen.com

„Weil viele Leute der Ansicht sind, Lachen sei die beste Medizin,
hat die Regulationsbehörde jegliches Lachen verboten,
bis weitere Studien durchgeführt werden können."

Diese metabolische Besonderheit erleichtert nicht gerade eine nüchterne und sachliche Diskussion. Die Gefahr von Fehlinformation über DHEA besteht aber nicht nur vonseiten vorschneller Propheten. Allein schon die Menge an vielversprechenden Befunden ruft Kritiker auf den Plan, deren Stellungnahmen zu DHEA keineswegs immer objektiv ausfallen. Wer sich jenseits beider Extremstandpunkte die Mühe macht, die Forschungsberichte über DHEA wirklich durchzuarbeiten, findet bei den echten Experten durchaus keine vorschnellen Behauptungen. Ganz im Gegenteil.

Wie sehr selbst den DHEA-Forschern diese Wirkungsvielfalt Kopfzerbrechen bereitet, zeigt sich sehr anschaulich im vielsagenden Ausspruch einer Forschergruppe beim ersten Kongress „DHEA and Aging". Angesichts ihrer eigenen und der von anderen präsentierten positiven Befunde bei Tieren und Menschen meinten die Wissenschaftler selbstkritisch und auch ein wenig süffisant: „Wir müssen skeptisch sein gegenüber einem einzelnen Steroid, das Gewichtsverlust bei Tieren bewirken kann, die Blutzuckerkonzentration bei diabetischen Tieren korrigiert, das Blutcholesterin reduziert, Atherosklerose verhindert und auch noch das Gedächtnis von alten Mäusen verbessert."

Was genau ist DHEA?

DHEA ist zunächst einmal die zungenfreundliche Abkürzung von Dehydroepiandrosteron. Und dieser Wirkstoff ist alles andere als eine brandneue Erfindung moderner

Chemielabors. Das heutige „Wunderhormon" war schon in der Zeit unserer Großväter bekannt. Und entdeckt wurde es auch nicht in Amerika, sondern – man mag es kaum glauben – im deutschsprachigen Raum. Und das ging so:

Zu Beginn der 30er-Jahre des vorigen Jahrhunderts waren zwei Wissenschaftler damit beschäftigt, zu untersuchen, was sich so alles im menschlichen Urin befindet. Neben vielen anderen Verbindungen entdeckten die beiden eines Tages auch eine scheinbar unauffällige neue Substanz. In den folgenden Jahren wurde sie mit allen möglichen Namen belegt, bis sich in den 50er-Jahren die Bezeichnung Dehydroepiandrosteron (DHEA) durchsetzte. Um nun zu verstehen, warum es 60 Jahre gedauert hat, bis man überhaupt richtig begonnen hat, den Nutzen von DHEA zu erforschen, muss man sich vor Augen halten, wie ein solcher Erkenntnisprozess normalerweise abläuft (s. u.).

Produktion und Stoffwechsel

Chemisch ist DHEA ein sogenanntes C-19-Steroid. Die Ausgangssubstanz für die Bildung von DHEA ist, wie bei vielen anderen natürlichen Steroidverbindungen, Cholesterin. Hauptproduktionsstätte sind die Nebennieren. Das meiste in unserem Körper zirkulierende DHEA stammt aus der Umwandlung von Androsteronsulfat, die in vielen Körpergeweben bedarfsorientiert abläuft. DHEA selbst wiederum bildet die wichtigste Vorstufe für weitere Hormone. Etwa 50 Prozent der Androgene des Mannes und 70 Prozent der Östrogene der Frau – nach der Menopause sogar 100 Prozent – entstehen ganz unmittelbar aus DHEA. Nebenbei: Das in der Forschung als auch für therapeutische Zwecke verwendete DHEA wird aus Pflanzenextrakten gewonnen.

Warum bei Vitalstoffen noch heute fast hundert Jahre alte Vorstellungen gelten

Eine biologische Substanz chemisch zu identifizieren, ist nur der erste Schritt im Forschungsprozess. Welche Rolle ihr im Organismus zukommt, lässt sich weitaus schwieriger herausfinden. Anfang bis Mitte des 20. Jahrhunderts, als viele lebenswichtige Vitamine und andere körpereigene Substanzen entdeckt und erstmals erforscht wurden, gab es selbst für das modernste Labor nur eine Vorgehensweise: Man ließ Versuchstiere ausschließlich Futter fressen, dem die betreffende Substanz gänzlich fehlte, und wartete ab, was passiert. Entwickelte sich nach einiger Zeit eine Krankheit, wurde die Substanz als Vitamin klassifiziert. Je dramatischer eine solche Mangelkrankheit ausfiel, desto größere Bedeutung wurde dem Vitamin beigemessen. So stellte sich zum Beispiel heraus, dass

Vitamin C das alte Krankheitsbild Skorbut verhindern kann und Niacin die Krankheit Pellagra.

Für die Entdeckungen solcher Zusammenhänge wurden Nobelpreise verliehen, und in den Köpfen der Menschen zementierte sich die Vorstellung, Vitamine müssten lediglich Mangelkrankheiten verhindern und hätten im Körper nur in der Menge einen Sinn, in der eben diese Mangelkrankheiten verhindert werden.

Bei Substanzen, die unser Körper selbst herstellen kann wie DHEA, war das Vorgehen ähnlich. Allerdings kam man mit der Entzugsmethode nur dann zu einem Ergebnis, wenn es gelang, die körpereigene Herstellung gezielt zu unterbinden – z. B. beim Schilddrüsenhormon durch Entfernen der Schilddrüse. War das nicht isoliert möglich, blieb nur die gegenteilige Strategie, nämlich die zu untersuchende Substanz dem Organismus in immer größerer Menge zuzuführen, Veränderungen zu beobachten und daraus Rückschlüsse zu ziehen.

Die Wirkung war lange Zeit unklar

Ähnlich wie bei Vitamin E ließ sich für DHEA keine typische Mangelkrankheit finden, die sich mit der neuen Substanz ausgleichen ließ. Ein gesundheitlicher Nutzen war nach diesem Denkmodell schon fast vom Tisch. Als auch noch verschiedene Labortiere, denen man DHEA in unterschiedlichen Mengen verabreicht hatte, gänzlich unbeeindruckt blieben und keine Anstalten machten, irgendwelche auffällige Veränderungen zu zeigen, schien die Unwirksamkeit erwiesen. Die beiden DHEA-Entdecker Butenandt und Dannenbaum schrieben 1934 deshalb etwas ernüchtert in ihrer Abhandlung: „Isolierung eines neuen, physiologisch unwirksamen Sterinderivates aus Männerharn, seine Verknüpfung mit Dehydroandrosteron und Androsteron."

DHEA, ein ebenso unwichtiges wie wirkungsloses Stoffwechselprodukt im Harn. Diese lapidare Einschätzung war fortan in allen medizinischen Lehrbüchern zu lesen, und weil Lehrbücher immer recht haben, stellte jahrzehntelang kaum jemand diese Einstufung infrage. Selbst immer wieder auftauchende Berichte über den erfolgreichen Einsatz von DHEA zum Beispiel bei Frauen nach der Menopause – unter anderem weniger Depressionen und bessere Stimmungslage – änderten an der vorgefassten Meinung nichts.

„Auf eingefahrenen Gleisen kommt man an kein neues Ziel."
PAUL MOMMERTZ [deutscher Schriftsteller, *1930]

280

Dann, 1986, erschien im renommierten *New England Journal of Medicine* ein Bericht über den Zusammenhang zwischen DHEA-Spiegel beim Menschen, Häufigkeit von Herz-Kreislauf-Erkrankungen und Sterblichkeit. Jetzt ging es nicht nur um Befinden, sondern um die Frage Leben oder Tod. Spätestens jetzt wurden Wissenschaftler, Ärzte und nicht zuletzt gesundheitlich interessierte Bürger hellhörig. Was ging da vor? Und warum sollte die Verfügbarkeit von DHEA im Körper die Sterblichkeit beeinflussen, wenn in den meisten bisherigen Experimenten kaum Wirkungen zu beobachten waren?

Kein anderes Hormon funktioniert wie DHEA

Weder besonders hohe noch niedrige Spiegel von DHEA verursachen akute Symptome. Auch fehlt jegliche Art von Entzugserscheinungen bei plötzlich sinkender Verfügbarkeit. Kaum eine andere Körpersubstanz mit Hormonwirkung zeigt ein solches Verhalten. Die vermeintliche Wirkungslosigkeit war der Grund dafür, dass DHEA lange Zeit ein Schattendasein führte. Es erklärt auch, warum viele Ärzte noch heute die Nase rümpfen über das „wirkungslose" Hormon.

Wie erklärt sich das merkwürdige Verhalten von DHEA? Fachsprachlich ausgedrückt: DHEA ist kein klassisches zielorientiertes Hormon. Seine Rolle ist vielmehr überwiegend paraendokrin, und die stark variable Aktivität resultiert aus der „Zustandsabhängigkeit" von DHEA. Aha, werden Sie sagen, und was bedeutet das?

Ein Beispiel: Wie beim Menschen sind auch bei Tieren die DHEA-Spiegel selbst innerhalb derselben Gattung verschieden. Vergleicht man nun Mäuse mittleren Alters miteinander, wirken Tiere mit relativ hohem DHEA-Spiegel zunächst nicht gesünder oder sonst irgendwie anders als Artgenossen, denen weniger DHEA zur Verfügung steht. DHEA scheint also keine große Rolle zu spielen. Das ändert sich aber drastisch, wenn die Mäuse großem Stress ausgesetzt werden. Eine beliebte Forschungsmethode ist, die Tiere in einer Schüssel mit eisig kaltem Wasser schwimmen zu lassen, ohne ihnen die Chance zu geben, heraussteigen zu können. Bei den Tieren ist diese Methode, wie man sich denken kann, weniger beliebt. Die Folge ist eine erhebliche psychische und körperliche Stressreaktion. Unter anderem steigt der Spiegel an Stresshormonen (Kortikoide) bei diesen Mäusen stark an.

Welches Gesundheitsrisiko akuten Stress darstellt, wird deutlich, wenn der gestresste Organismus nun Krankheitserregern ausgesetzt wird, die eine optimal funktionierende Immunabwehr erfordern. Im Fall der Mäuse aus dem Experiment sind die Folgen dramatisch: Einer Infektion mit Grippeviren sind die gestressten Tiere nicht mehr gewachsen. Sie überleben das Experiment zum größten Teil nicht. Erst jetzt kommt DHEA ins Spiel. Unter den wenigen überlebenden Mäusen sind fast ausschließlich Tiere, bei denen man zuvor einen hohen Spiegel an DHEA gemessen hat. Das zunächst scheinbar wirkungslose Hormon macht jetzt einen Unterschied: den Unterschied zwischen Leben und Sterben.

Eine andere Untersuchung testete die Wirkung einer gezielten Substitution. Mäuse wurden verletzt und die Wunden mit Keimen infiziert. Etwa 90 Prozent der Tiere starben an der folgenden Blutvergiftung. Eine Vergleichsgruppe erhielt vor dem künstlichen Unfall DHEA (30 mg/kg). Von diesen Tieren überlebte jedes zweite die normalerweise tödliche Infektion. Eine 2003 durchgeführte Studie bestätigte diese Zusammenhänge auch beim Menschen. Überlebende einer lebensbedrohlichen Blutvergiftung hatten zu Beginn der Infektion fast vierfach höhere DHEA(S)-Spiegel als diejenigen, welche die Vergiftung anschließend nicht überlebten.

DHEA wirkt als „Regulator und Stabilisator", das heißt, es reduziert in Extremsituationen das Überschießen anderer Hormone und stabilisiert bei extremen Stoffwechselreaktionen immunologische und andere zellerhaltende Prozesse. Doch DHEA kann noch wesentlich mehr. Die intensive Beschäftigung mit dem Hormon und moderne Untersuchungsmethoden haben in den vergangenen zehn Jahren Aufregendes zutage gefördert.

Hauptaufgaben von DHEA

- **Hormonhaushalt**. Vorstufe und Mutterhormon für die Androgen- und Östrogenbildung bei Männern und Frauen (bedarfsorientierte Umwandlung direkt im Zielgewebe); Antagonisierung und Balancieren von Stresshormonen; Erhaltung der Insulinsensitivität im Alter und Reduktion der Glucose-Toxizität.

- **Gehirn**. Wichtigstes Neurosteroid im Gehirn; antioxidative und trophische Wirkung auf Neuronen (u. a. NO-Produktion und cholinerges System).

- **Immunsystem**. Stabilisierung wesentlicher Immunfunktionen besonders in Belastungssituationen wie Stress, Trauma und Infektionen.

- **Antioxidans**. Antioxidative Schutzwirkung durch DHEA selbst und in Wechselwirkung mit anderen Antioxidantien wie Vitamin E (u. a. bei der Reaktion von H_2O_2 mit Eisen, aus der hoch reaktive Hydroxyl-Radikale entstehen; s. II.2).

- **Krebs**. Hemmung der Aktivierung verschiedener Tumoren (bisher wurden protektive Wirkungen bei Brust, Haut, Darm und Leber dokumentiert).

- **Osteoporose**. Knochenzellen beziehen ihr Östron direkt aus DHEA. Knochendichte und DHEA stehen bei Frauen in engem Zusammenhang (weitaus enger als beim klassischen „Osteoporosehormon" Östradiol).

- **Psyche**. Stressantagonisierung und Erhaltung psychischer Gesundheit (u. a. über Unterstützung der Transmitterbildung im Gehirn).

Die Aufgaben sind komplex

DHEA und sein Verwandter DHEAS – beide können jeweils in die andere Form umgewandelt werden – zeigen ein bemerkenswert komplexes Wirkungsprofil. Sie wirken indirekt, indem sie als Vorstufen die Bildung anderer Steroide beeinflussen und steuern. Welche anderen Hormone aus dem jeweils vorhandenen DHEA gebildet werden, hängt vom Gewebe, dem Geschlecht, Alter und medizinischen Zustand jeder Person ab.

Das heißt, jeder Mensch reagiert immer entsprechend seiner biochemischen Individualität. Ein wichtiger Grund dafür, dass allgemeine Aussagen so schwierig sind und Untersuchungen oft kein klares Bild ergeben. Für oberflächliche Kritiker ein gefundenes Fressen, für Enthusiasten der Anlass zu unreflektierten Sensationsberichten über Wunderwirkungen.

Erst vor wenigen Jahren wurden die spezifischen Andockstellen an Zellen entdeckt, die nur zu DHEA selbst passen. DHEA(S) kann also auch ganz unmittelbar spezielle Signalwirkungen in verschiedenen Zielgeweben vermitteln. Oder, wie ein Wissenschaftler es einmal plastisch ausdrückte: „DHEA sitzt nicht einfach so herum und wartet, bis es in andere Hormone umgewandelt wird."

DHEA und Doping

Interessante Ironie: Während unsere Medizinbehörden DHEA noch immer nahezu jegliche Wirkungen absprechen, hat man im Sport längst reagiert. Aufgrund der positiven Effekte von DHEA auf die körperliche Leistungs- und Erholungsfähigkeit gilt das Hormon inzwischen offiziell als Dopingmittel. Und nicht nur Sportler sind betroffen. In jüngster

Zeit müssen sich Tiermediziner mit dem Problem befassen, wie eine DHEA-Zufuhr bei Pferden sicher nachzuweisen ist. Bei Pferderennen hat die Substitution mit DHEA nämlich längst Einzug gehalten.

VORSICHT! Sportler seien gewarnt: Bereits die Einnahme von 250 mg DHEA kann den sogenannten Testosteron-Epitestosteron-Koeffizienten verändern, was bei Männern zu einem positiven Dopingergebnis auf Testosteron führen kann. Durchschnittliche Substitutionsmengen zur Alternsprophylaxe im Bereich von 25 bis 100 mg bergen dagegen nicht das Risiko eines unphysiologischen Testosteronanstiegs. Bei Frauen jedoch kann ein positiver Dopingbefund auf Testosteron bereits bei weitaus geringerer Dosierung als 250 mg auftreten.

DHEA und das Altern

„Die Fähigkeit, heute auch einmal anders zu denken als gestern, unterscheidet den Klugen vom Starrsinnigen."
GUILLAUME PIGAULT-LEBRUN [französischer Novellist, 1753–1835]

Gehirnalterung

In der Gehirnforschung gab es erst vor wenigen Jahren eine wichtige neue Entdeckung. Im menschlichen Gehirn existieren nicht nur große Mengen an Steroidhormonen, sie werden auch an Ort und Stelle gezielt produziert. Tatsächlich erfüllen Steroide wesentliche Aufgaben für den Funktionserhalt des Gehirns. Neurobiologen sprechen deshalb heute von Neurosteroiden oder Neuromodulatoren. Höchste Zeit also, sich von der Vorstellung zu lösen, Steroide hätten in erster Linie etwas mit Muskeln und Doping zu tun.

Den Einfluss von Steroidhormonen auf das Gehirn belegt auch eine andere Erfahrung: Personen, die DHEA einnehmen, erleben häufig Veränderungen im psychischen Empfinden. Bei vielen ist die Stimmungslage sowohl subjektiv als auch messbar gesteigert, auch eine Verbesserung der Gedächtnisfunktionen ist möglich.

Die Wissenschaft verspricht sich von der Wirkungsweise der Neurosteroide ein völlig neues Therapiekonzept. Der bisherige Ansatz, Fehlfunktionen gealterter Gehirnzellen zu therapieren, besteht meist nur in einer Unterstützung der reduzierten oder ineffektiv gewordenen Signalstoffe. Steroide wie DHEA aber können entsprechend ihrer natürlichen

Aufgabe direkt schützend in die sogenannte Genexpression der Neuronen eingreifen und so eine Verschlechterung beziehungsweise Alterung der Signalübertragung gewissermaßen von einer übergeordneten Instanz aus verhindern.

Tierstudien zu den Wirkungen von DHEA im Gehirn wurden bisher vor allem bei Mäusen und Ratten durchgeführt. Alte Mäuse, denen DHEA verabreicht worden war, entwickelten wieder jugendliche Gedächtnisfunktionen und erwachsene Ratten bei hoch dosierter Gabe sogar neue Zellen. In jedem Fall blockierte DHEA den negativen Einfluss von Kortikoiden auf das Überleben und die Alterung von Hirnzellen.

Erfolge im Kampf gegen die Gehirnalterung gibt es aber inzwischen auch bei Säugern. Hunde, die im Alter mit DHEA substituiert worden waren, zeigten in ihren Gehirnzellen deutlich weniger alterstypische DNA-Schäden als ihre Altersgenossen. Und menschliche Gehirnzellen entwickelten bereits bei einer DHEA-Substitution, die einem natürlichen jugendlichen Niveau entspricht, eine verbesserte Widerstandsfähigkeit gegenüber neurotoxischen beziehungsweise die Gehirnalterung fördernden Aminosäuren.

Hoch entwickelte Gehirne

Lebewesen mit großen hoch entwickelten Gehirnen produzieren erheblich mehr DHEA als andere Arten. Die geradezu riesigen Mengen dieses Steroids im Blut und vor allem im Gehirn des Menschen stellen eine biologische Besonderheit dar. Nur noch unsere nächsten Verwandten, Gorilla, Schimpanse und Orang-Utan, haben fast ebenso viel DHEA zur Verfügung.

Sehr wahrscheinlich handelt es sich dabei um eine gezielte Anpassung in der Evolution. Der Mensch lebt relativ zu seiner Stoffwechselgeschwindigkeit ungewöhnlich lange. Bei keiner anderen Art ist das Gehirn, das ja seine Zellen nicht erneuern kann, so stark und so dauerhaft belastet wie bei uns. Eine hohe Verfügbarkeit von DHEA dürfte wesentlich zu einer möglichst langen und optimalen Funktionsfähigkeit des Gehirns beitragen. Umgekehrt sind die im Altersverlauf sinkenden DHEA-Spiegel wahrscheinlich ein Grund für die größere Anfälligkeit der Nervenzellen und für die Funktionseinbußen im Alter.

Inwieweit auch Gehirnkrankheiten mit DHEA zusammen hängen, lässt sich allerdings noch nicht sagen. Bei Alzheimer-Patienten und Personen mit anderen Demenzformen wurden jedenfalls besonders geringe Werte von DHEA gefunden. Auch andere neurologische Erkrankungen gehen mit erniedrigtem DHEA-Spiegel einher.

Bei schweren Depressionen besteht ein Zusammenhang zwischen dem Cortisol-DHEA-Verhältnis und der Krankheitsdauer. Auch ein anderer Befund ist interessant: Personen, bei denen im Rahmen einer DHEA-Studie eine hohe abendliche Cortisol-DHEA-Ratio gemessen worden war, also relativ wenig DHEA im Verhältnis zu Cortisol, reagierten auf negative Lebensereignisse mit größerer Frustration und hatten ein höheres Depressionsrisiko.

Einmal mehr zeigt sich die Komplexität der DHEA-Wirkung. Für sich allein haben weder leicht erhöhte noch verringerte Spiegel des Hormons oberflächlich sichtbare Effekte, zumal Blutwerte ohnehin nur eingeschränkt aussagekräftig sind. (Anmerkung: Das meiste DHEA wird direkt innerhalb der Zielorgane produziert und gelangt erst gar nicht ins Blut!) Das bestätigte auch eine andere große Untersuchung bei 400 gesunden älteren Frauen. Ein direkter Zusammenhang mit Depression und Gedächtnisproblemen fand sich nur bei extrem erniedrigtem Hormonwert. In Zeiten erhöhter Beanspruchung ist das anders. Bei Schwangeren etwa sind überhöhte Progesteronwerte mit Stimmungsproblemen, hohe DHEA-Spiegel dagegen mit positiver Stimmung verbunden.

Über alle mittlerweile entdeckten Zusammenhänge zwischen Gehirn und Neurosteroiden ließe sich bereits ein eigenes Buch schreiben; und es wäre ein Buch, das uns in die Vorgänge der Gehirnalterung blicken ließe. Einer der Hauptdarsteller darin: DHEA.

„Kummer macht alt vor der Zeit."
BEN SIRA 30,24 [jüdischer Prophet, etwa 180 v. Chr.]

Stress

Heute stellt niemand mehr die törichte Frage: „Hängen biochemische Prozesse und die menschliche Psyche zusammen?" Längst ist allenfalls interessant, wie das Wechselspiel im Einzelnen abläuft und welche biologischen Akteure jeweils die Hauptrolle übernehmen. DHEA ist einer der Beteiligten.

Der unmittelbare Ausgangsstoff, aus dem in unserem Körper DHEA hergestellt wird, ist Pregnenolon, das auch zur Synthese von Kortikosteroiden gebraucht wird (siehe Abbildung).

In Stresssituationen passiert nun eine unheilvolle Stoffwechselverschiebung. Der Organismus produziert aus Pregnenolon nicht mehr in erster Linie DHEA, sondern große Mengen Kortikosteroide. Dieser Mechanismus hatte über Jahrtausende seinen Sinn. Stresshormone sind Notfallhormone. Sie erhöhen sofort den Blutzucker (Arbeitsenergie für Flucht- oder Kampfreaktionen), verstärken die Blutgerinnung (schnelle Blutstillung bei Kampfverletzungen) und dämpfen jegliche Entzündungsreaktion des Körpers.

Allerdings hat dieser Notfallmechanismus seinen Preis. Die Immunabwehr sinkt dramatisch und bei Dauerstress nehmen Muskulatur und Knochendichte ab. Das klebrigere

Blut begünstigt Gefäßverschlüsse und ein erhöhter Blutzucker beschleunigt eine Reihe von degenerativen Veränderungen an Gefäßwänden und Nervenzellen.

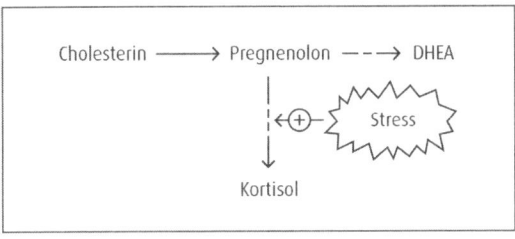

Stress führt zu einer Verschiebung des DHEA-Cortisol-Verhältnisses (schematisiert)

Dass häufiger oder dauerhafter Stress und damit ein Übermaß an Stresshormonen Menschen schneller altern lassen, war den Menschen schon im Altertum bewusst. Und die Evolution nutzt Stresshormone sogar gezielt als Killerhormone. Vielleicht erinnern Sie sich an die Lachse im ersten Kapitel: Wenn ihr biologisches Programm es befiehlt, schüttet ihr Körper große Mengen Cortisol aus, mit dramatischen Folgen: Die Tiere altern im Zeitraffer, entwickeln rasend schnell typische Alterskrankheiten und sterben. Sie haben keine Chance, dieses Hormonungleichgewicht längere Zeit zu überleben.

In Urzeiten half die Stressreaktion dem Menschen, das Leben in Krisen zu sichern – im Zweifelsfall eben auch auf Kosten eines langen Lebens. Denn: In vielerlei Hinsicht wirkt ein hoher Pegel an Stresshormonen wie ein Anschieben der Altersuhr. Was früher das Überleben der menschlichen Art begünstigte, hat heute seinen Sinn fast vollständig verloren. Dennoch funktionieren die genetischen Mechanismen immer noch wie zu Urzeiten.

DHEA ist gewissermaßen der natürliche Gegenspieler der Kortikoide. Ein ausreichend hoher DHEA-Spiegel kann die negativen Auswirkungen überschießender Stresshormone verhindern oder mildern. Vergleiche zeigen: Je weiter in einer Stresssituation die Schere zwischen DHEA und den Kortikosteroiden auseinandergeht, desto dramatischer die Immunschwächung und die Gefahr von Krankheiten. Und im Fall einer Erkrankung entwickeln sich Auswirkungen der Krankheit unter anderem in Abhängigkeit vom aktuell verfügbaren DHEA. Wird dem Körper auf der anderen Seite DHEA von außen zugeführt, ändert sich nicht nur das Mengenverhältnis von DHEA zu den Stresshormonen. Diese werden durch das zugeführte DHEA sogar aktiv zurückgedrängt. Ihr Spiegel im Körper sinkt.

Warum sprechen wir von der „Altersuhr Adrenopause"?

Angesichts der Tatsache, dass über 150 Steroidhormone in unserem Körper vorkommen, könnte man sich folgende Frage stellen: Warum konzentriert sich die Altersforschung ausgerechnet auf die scheinbar exotische Verbindung Dehydroepiandrosteron? Die Antwort mag so manchen überraschen: DHEA ist nicht irgendeine Körpersubstanz, sondern das in der höchsten Konzentration vorkommende Hormon beim Menschen überhaupt. Und: Bei keinem anderen Hormon findet sich ein so enger Zusammenhang zwischen dem Vorkommen im Körper und dem Alter des Menschen. Nicht etwa erst, wenn wir bereits alt sind und viele Körperfunktionen ohnehin nicht beeinträchtigt sind, sondern gleich nach unserer Jugend sinkt die Verfügbarkeit von DHEA kontinuierlich ab.

Optimal mit DHEA versorgt sind wir nur bis zum Alter von etwa 20 bis 25 Jahren. Danach stehen dem Organismus Jahr für Jahr etwa zwei bis sechs Prozent weniger des Hormons zur Verfügung. Im Alter von 80 bis 90 Jahren werden die meisten von uns über

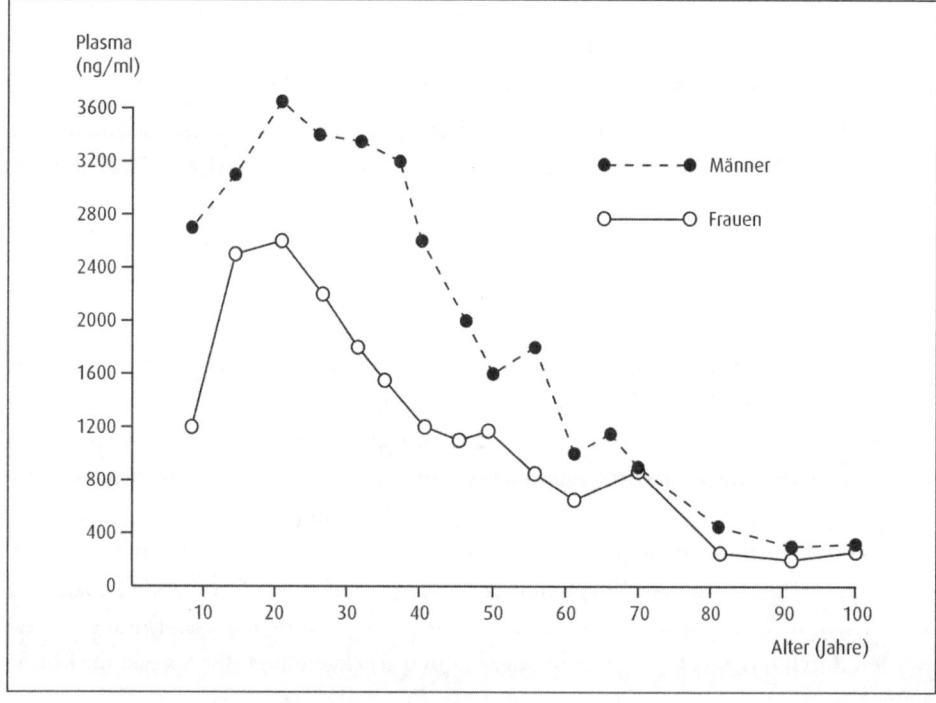

Durchschnittlicher Verlauf des DHEA(S)-Spiegels während des Lebens (mod. nach Birkenhäger-Gillesse et al., 1994; Orentreich et al., 1984; Migeon et al., 1957).

288

95 Prozent ihrer optimalen Hormonmenge verloren haben. Weil DHEA vor allem in den Nebennieren – also adrenal – produziert wird, dazu aber auch im Gehirn, den Fettzellen und den Hoden, spricht man bei diesem altersbedingten Hormonverlust von Adrenopause. DHEA-Mangel ist also keineswegs ein Phänomen, das uns erst im Greisenalter zu interessieren braucht. Beim Mann erfolgt der schnellste Abfall sogar schon zwischen dem 20. und 49. Lebensjahr!

Individuelle Unterschiede

Beachtenswert sind die erheblichen Unterschiede von Person zu Person. Schon 30-Jährige können je nach Veranlagung und persönlicher Situation geringere DHEA-Werte aufweisen als andere, die bereits 60 oder mehr Jahre alt sind.

Für Gerontologen gibt es also in der Tat gute Gründe, genau zu erforschen, was das elementare Hormon mit unserer Alterung zu tun hat. Allerdings: So aufregend der Zusammenhang mit dem Altern in der Tat ist, völlig neu ist die Erkenntnis nicht. Schon 1965 wurde der alterskorrelierte Rückgang von DHEA entdeckt. Seither haben Untersuchungen diesen Befund immer wieder bestätigt.

Wie Skeptiker an dieser Stelle zu Recht einwenden, sagt ein rein statistischer Zusammenhang noch nichts über die Frage von Ursache und Wirkung aus. Der Rückgang von DHEA könnte nur die Folge verschiedener anderer Altersuhren sein. Interessant wurde es allerdings, als sich abzuzeichnen begann, dass der sinkende DHEA-Spiegel tatsächlich bestimmte Alterungsprozesse mitbeeinflusst, also zumindest eine der Ursachen für degeneratives Altern ist.

Wechselwirkungen mit anderen Hormonen

- **Wachstumshormon.** Eine Reihe von Alterserscheinungen hängt unmittelbar mit einem zunehmenden Mangel an Wachstumshormon (STH) zusammen, wie wir im nächsten Kapitel noch ausführlich sehen werden. Kaum verwunderlich, dass die Substitution von STH heute eine der häufigsten Alternsinterventionen ist. Doch man kann den Körper auch in die Lage versetzen, aus eigener Kraft Wachstumshormonwirkungen länger zu erhalten. Wieder einmal ist eine der Möglichkeiten das Mutterhormon DHEA. Ältere Personen, die täglich 100 mg DHEA einnahmen, wiesen nach einem Monat signifikant höhere Werte des sogenannten Wachstumsfaktors IGF-1 auf, einem der wichtigsten Wirkungsvermittler von STH.

289

- **Testosteron.** Wie viel Testosteron dem Körper zur Verfügung steht, hängt signifikant von der Verfügbarkeit von DHEA ab, ganz besonders im Alter. Der dramatische Abfall von peripher in den verschiedenen Geweben beziehungsweise Organen gebildeten Androgenen (aufgrund von DHEA-Mangel) muss heute als Mitverursacher für Alterserscheinungen wie Insulinresistenz, Fetteinlagerung, Osteoporose, Herz-Kreislauf-Krankheiten, Muskelverlust und Krebs eingestuft werden.

- **Östrogene.** Bei Frauen nach der Menopause besteht eine enge Beziehung zwischen DHEA und ihrer Knochendichte, nicht jedoch zwischen dem eigentlich als „Knochenhormon" geltenden Östradiol und der Knochendichte. DHEA ist also auch dort ein elementarer Helfer. In den Knochen wird DHEA in Östron umgewandelt. Eine jüngst in Tschechien durchgeführte Studie mit 500 Frauen bestätigte das. Ein erniedrigter DHEA-Spiegel erwies sich als deutlicher Marker für ein erhöhtes Osteoporoserisiko.

- **Melatonin.** Im Zusammenspiel mit Melatonin stabilisiert DHEA verschiedene Immunfunktionen bei viraler oder bakterieller Infektion, reduziert die Lipidperoxidation und verhindert den Verlust von Antioxidantien wie zum Beispiel Vitamin E.

Herz-Kreislauf-Krankheiten und DHEA

Im Jahr 1986 sorgte eine Untersuchung für Aufsehen, die einen Zusammenhang zwischen DHEA(S)-Spiegel und der Sterblichkeit herstellte. In einem Beobachtungszeitraum von zwölf Jahren erkrankten Männer mit vergleichsweise hohen Blutspiegeln an DHEA(S) seltener an Herz-Kreislauf-Krankheiten. Männern mit niedrigeren Werten waren im Beobachtungszeitraum im Gefäßbereich nicht nur stärker gealtert, es waren auch signifikant mehr gestorben. Beeinflusst DHEA noch immer ganz unmittelbar unsere Lebensspanne? In der frühen Menschheitsgeschichte war das aufgrund der viel höheren Verletzungsrisiken und ausgeprägten akuten Stresssituationen höchstwahrscheinlich der Fall.

In den 90er-Jahren wurden weitere Untersuchungen durchgeführt, und es zeigte sich, dass der Zusammenhang schwierig aufzuschlüsseln ist. Während manche Studien ebenfalls eine Beziehung zwischen DHEA-Spiegel und der Sterblichkeit fanden, konnten andere das Ergebnis nicht bestätigen, vor allem wenn der Beobachtungszeitraum kurz war. Bei Frauen lässt sich ohnehin kein einfacher Zusammenhang zwischen dem Blutspiegel und Langlebigkeit finden. Zusätzlich erschweren Störfaktoren das Bild. So kann Rauchen zu einer zeitweiligen Erhöhung der DHEA-Werte im Blut führen.

DHEA ist sicher nicht der allein entscheidende, aber wahrscheinlich ein wichtiger Faktor für die Gesundheit und damit auch für die Langlebigkeit des Menschen.

Diabetes. Ein typisches Zeichen des alternden Stoffwechsels ist seine reduzierte Insulinempfindlichkeit. Zwischen Insulin und DHEA besteht ein Zusammenhang. Ein hoher Insulinspiegel im Blut beschleunigt den Abbau von DHEA. Umgekehrt haben Studien ergeben, dass sich die Zufuhr von DHEA bei älteren Personen günstig auf den Insulin- und Zuckerspiegel auswirkt. Ratten, die eine genetische Veranlagung zu Diabetes haben, entwickeln diese Krankheit nicht, wenn sie DHEA erhalten. Beim Menschen hängt die im Alter sinkende Insulinsensitivität ebenfalls mit dem DHEA-Verlust zusammen. Einige klinische Ergebnisse bestätigen auch eine Verringerung des Insulinbedarfs durch Substitution von DHEA (vor allem bei Älteren). Wirksame Dosierungen waren dabei bereits 50 mg pro Tag.

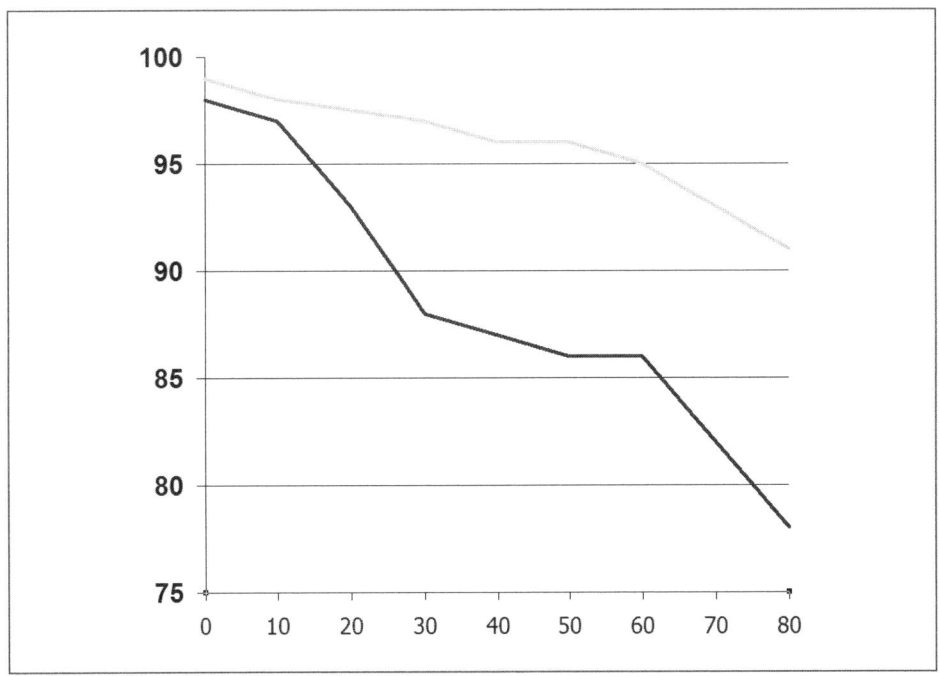

DHEA und gefäßbedingte Sterblichkeit. Überlebensraten (in Prozent) von 40- bis 86-jährigen Frauen mit niedrigem DHEA (dunkle Linie) im Vergleich zu mittlerem und hohem Status (helle Linie) in einem Beobachtungszeitraum von 75 Monaten. Alle Frauen hatten nach den herkömmlichen Blutparametern ein vergleichbares Herz-Kreislauf-Risiko. (Mod. nach Shufelt et al., 2010)

Immunseneszenz. Nachlassende Immunfunktionen sind bei Tier und Mensch nicht nur ein Begleitmerkmal oder eine Folge des Alterns. Vielmehr schieben Störungen im Immunbereich das Altern selbst an. Gerontologen entwickelten deshalb schon früh eine eigene Immuntheorie des Alterns. Beim Menschen existiert eine direkte Beziehung zwischen altersbedingter Immunschwäche und DHEA. Das gibt es bei keinem anderen Hormon. Immunprobleme hängen übrigens keineswegs nur mit Unter-, sondern auch mit Überfunktionen zusammen. Ein Immunsystem, das aufgrund von Fehlinterpretationen teilweise eigenes Körpergewebe attackiert, ist die Ursache für verschiedene Autoimmunkrankheiten wie *Lupus erythematodes* und andere Rheumaerkrankungen.

Bei Patienten mit Immunstörungen finden sich besonders niedrige DHEA-Spiegel. Und auch chronisch entzündliche Alterskrankheiten kommen bei älteren Menschen mit stark reduzierten DHEA-Werten häufiger vor. DHEA wirkt in vielerlei Hinsicht immunaktivierend und kann zum Beispiel die verringerte Antikörperbildung bei Impfungen im Alter wieder auf ein jugendliches Niveau heben. Wie bei einer Reihe weiterer chronischer Krankheiten ist DHEA im Blut von AIDS-Patienten stark reduziert. Interessant dabei ist, dass sich die Stärke der Immunsuppression bei den Betroffenen unmittelbar am DHEA(S)-Spiegel orientiert.

Thymusdrüse. Die für die Immunabwehr wichtige Thymusdrüse schrumpft im Verlauf des Lebens, bis sie im Alter schließlich völlig verkümmert ist. DHEA wirkt diesem Abbau entgegen. (Anmerkung: Und zwar gleich doppelt: Der Wachstumsfaktor IGF-1 stimuliert das Thymuswachstum. Gleichzeitig hemmt DHEA Stresshormone, welche die Thymusfunktion schwächen.)

*

Fazit: Bestimmt DHEA darüber mit, wie wir altern? Ein klares Ja. Doch es agiert anders als die aus DHEA gebildeten Hormone Testosteron oder die Östrogene. Diese drängen sich mit ihren starken Direktwirkungen in den Vordergrund. DHEA dagegen zieht sozusagen still im Hintergrund seine Fäden bei der menschlichen Alterung.

DHEA-Substitution in der Praxis

Mäuse würden DHEA kaufen

Wären wir Mäuse, könnten wir bei der Alternsprophylaxe – ohne zu zögern – auf DHEA als Hauptsäule setzen. Inzwischen existiert eine große Zahl gut kontrollierter Tierstudien, die den Einfluss von DHEA auf Herz-Kreislauf-Krankheiten, Krebs oder Diabetes und vor allem auch auf die Langlebigkeit klar bestätigen.

Mehr als bei anderen Altersfaktoren ist aber bei der Bewertung der DHEA-Wirkungen in Tierstudien Umsichtigkeit angebracht. Obwohl wir schon gesehen haben, dass Alterungsprozesse biologisch absolut vergleichbar ablaufen, gibt es in diesem Fall eine Besonderheit: Die in der Forschung untersuchten Mäuse und Ratten produzieren relativ wenig eigenes DHEA. Beim Menschen und hoch entwickelten Primaten hingegen findet sich eine ganz ungewöhnlich hohe Konzentration des Steroids im Körper.

Deshalb, auch wenn es verlockend ist: Dosierungen, aber auch bestimmte Effekte von DHEA bei Kleintieren sind keinesfalls in einfacher Weise auf den Menschen übertragbar. Wirkungen, die bisher ausschließlich bei Nagern und Kleinsäugern nachweisbar waren, haben wir deshalb entsprechend ausgewiesen.

Hormonelle Altersuhr

Forschungseinrichtungen wie die an der Universität von San Diego in Kalifornien arbeiten seit über einem Jahrzehnt sehr intensiv an der Erforschung von DHEA als Hormonergänzung. Dabei geht es nicht nur um die Therapie von Krankheiten, sondern zunehmend auch um die prophylaktische Substitution bei Gesunden. Nach streng wissenschaftlichen Richtlinien begleitet und dokumentiert wurden im vergangenen Jahrzehnt weltweit allerdings erst einige Tausend Menschen.

Hormonelle Veränderungen sind bei der DHEA-Substitution natürlich von besonderem Interesse. In einer der ersten gut dokumentierten Studien wurde Personen im Alter zwischen 40 und 70 Jahren gerade so viel DHEA gegeben, um ihren altersbedingten Rückgang auszugleichen. Nach zwei Wochen waren annähernd jugendliche Blutwerte erreicht. Die Wiederherstellung des DHEA-Spiegels veränderte auch andere Körperfunktionen im Sinne einer funktionellen Verjüngung. Der für jugendliche Leistungsfunktionen wichtige Wachstumsfaktor IGF-1 erhöhte sich signifikant (s. Kap. II.8). Androgene erreichten bei Frauen, nicht jedoch bei Männern, wieder das Niveau des frühen Erwachsenenalters. Die biochemischen Veränderungen schlugen sich auch in der Befindlichkeit nieder. Fast drei Viertel der Männer und über vier Fünftel der Frauen fühlten sich durch die DHEA-Substitution körperlich und psychisch deutlich besser.

In einer anderen Untersuchung nahmen Menschen im Alter von 50 bis 65 Jahren 100 mg DHEA ein Jahr lang als tägliche Nahrungsergänzung zu sich. Der DHEA-Spiegel der Testpersonen pendelte sich bei dieser Dosierung im oberen Durchschnittsniveau jüngerer Vergleichspersonen ein.

Die Substitution hob die altersbedingt reduzierten Testosteronwerte auch der Männer signifikant an. Allerdings: Ein jugendliches Testosteronniveau wurde trotz einer Verdopplung der Ausgangswerte nicht erreicht. Frauen profitierten in hormoneller Hinsicht stärker. Bei ihnen regenerierten sich sämtliche androgene Hormone auf ein hohes Jugendniveau. Offensichtlich benötigen die meisten Frauen weit weniger als die dort gewählte Dosierung zur Wiederherstellung jugendlicher Androgenwerte. Im Unterschied zu den Vergleichspersonen, die nur ein Placebo erhalten hatten, wiesen die mit DHEA Substituierten schon nach sechs Monaten eine größere Magermasse auf. Die Männer entwickelten mehr Muskelkraft und eine Reduktion der Fettspeicher.

Bei Männern führten Ergänzungen in diesem Dosierungsbereich je nach Studie zu keinem oder nur geringem Anstieg des Gesamttestosterons. Das Niveau des wirksamen freien Testosterons dagegen erhöhte sich meist signifikant. Darüber hinaus deuteten spezielle Abbauprodukte auf eine Verbesserung des Androgenangebots in den Körpergeweben hin – ein wesentlicher Effekt, der in den meisten Standardmessungen gar nicht erfasst wird.

Was also die Wiederherstellung eines jugendlich optimalen Androgenniveaus betrifft, kann DHEA bei Frauen diese Aufgabe sehr effektiv schon bei relativ geringer Dosierung erfüllen. Bei Männern wirkt DHEA unterstützend. Jugendliche Androgenwerte sind beim Mann jedoch nur durch gezielte Ergänzung mit Testosteron selbst zu erreichen (s. Kap. II.6). Biologisch besteht auch eine wichtige Wechselwirkung zwischen DHEA und dem Wachstumshormon STH (s. Kap. II.8).

Krankheitsprophylaxe

Die meisten Untersuchungen befassten sich bisher mit den Auswirkungen der DHEA-Ergänzung im Hinblick auf unmittelbare gesundheitsrelevante Veränderungen.

- **Gefäße**. Im Jahr 1986 brachte eine Untersuchung, die ein erhöhtes Herz-Kreislauf-Risiko bei erniedrigtem DHEA-Spiegel ergeben hatte, den Stein für eine intensive DHEA-Forschung ins Rollen. Folgeuntersuchungen fanden aber immer wieder uneinheitliche Zusammenhänge, vor allem wenn versucht wurde, allgemeingültige Zahlen für das Sterberisiko zu berechnen. Eine Reihe von Ergebnissen stützen immerhin die bei Tierstudien gemachten Erfahrungen, nach denen DHEA ein Schutzfaktor gegen die Gefäßalterung darstellt. So erhöhte sich bei Frauen nach der Menopause die Insulinsensitivität nach einer einjährigen Substitution mit täglich 25 mg DHEA um 30 Prozent. Ihr Gesamtcholesterin sank, das gefäßschützende HDL erhöhte sich. Eine nur fünftägige Einnahme von 25 mg DHEA verbesserte bei gesunden Männern den sogenannten atherogenen Index (Marker für die Gefäßalterung) signifikant.

Die Mehrheit der einschlägig durchgeführten Untersuchungen bestätigt bisher günstige Gefäßwirkungen, jedoch nicht alle. In vielen Untersuchungen finden sich wiederum sehr deutliche Wirkungen bei einem Teil der Patienten, nicht jedoch bei der Gesamtheit. Wie DHEA die Gefäßalterung beim Menschen beeinflusst, ist also längst nicht entschlüsselt.

- **Immunfunktion.** Die bei Tieren eindeutige Immunaktivierung durch DHEA wird zurzeit ausgiebig am Menschen untersucht. Erste Studien bestätigten zumindest den aktivierenden Effekt auf eine Reihe von Immunparametern. Bei einer Substitutionsmenge von 50 mg/Tag scheint nach drei bis sechs Monaten eine nachhaltige Aktivierung typisch.

  Eine Einzeldosis von 50 mg DHEA vor und nach einer Schutzimpfung gegeben verbesserte in einer Studie die Antikörperbildung bei älteren Personen. Die Wirkung war so frappierend, dass die Forscher im Untersuchungsbericht schrieben: „Die Effektivität einer DHEA-Erhöhung in der Reduzierung einiger grundlegender Veränderungen der Immunfunktion im Alter hat uns zu dem Schluss geführt, dass einige der bisher als altersbezogen eingestuften Störungen der Immunität möglicherweise vollständig umkehrbar sind." (Araneo et al. 1995)

- **Osteoporose.** DHEA kann dem altersbedingten Verlust an Knochenmasse gleich auf zwei Arten entgegenwirken. Zum einen begünstigt DHEA die Knochenneubildung (Erhöhung von Osteokalzin), zum anderen wird der Knochenabbauprozess gehemmt (ablesbar an einer Reduktion der Hydroxyprolin-Ausscheidung).

  Zur Osteoporosevorbeugung muss DHEA nicht notwendigerweise in Pillen- oder Pulverform eingenommen werden. Frauen, die ein Jahr lang eine spezielle DHEA-Salbe benutzten, hatten 20 bis 30 Prozent weniger Knochenabbau. Der Aufbaustoff Osteokalzin erhöhte sich sogar um 200 Prozent. Bei Männern sind die bisherigen Praxisstudien weniger einheitlich. Teilweise konnten keine Verbesserungen im Knochenstoffwechsel bestätigt werden.

- **Psyche.** Eine sehr typische Auswirkung einer DHEA-Substitution bei Gesunden war bereits in ersten klinischen Studien die Beeinflussung psychischer Befindlichkeit. Die Personen erleben eine positivere Stimmung und ein gesteigertes Wohlbefinden. Allerdings wird dieser Effekt von individuellen Faktoren beeinflusst wie Alter, Geschlecht und dem Ausgangswert von DHEA und anderen Hormonen. An Depression oder Schizophrenie leidende Patienten zeigen in jüngsten Untersuchungen nach DHEA-Behandlung verbesserte Stimmung und weniger Ängstlichkeit.

Wirkungen auf die Alterung insgesamt

Um mögliche Wirkungen von DHEA auf die Geschwindigkeit der gesamten menschlichen Alterung exakt bestimmen zu können, wäre die Untersuchung Tausender von Testpersonen über viele Jahrzehnte notwendig.

Kritiker, die darauf hinweisen, dass es in dieser Hinsicht bisher keine sicheren Ergebnisse gibt, haben deshalb recht. Doch der Behördenstandpunkt, DHEA zur Alternsprophylaxe nicht verfügbar zu machen, bis absolut lückenlose Erkenntnisse vorliegen, ist fragwürdig. Denn eine endgültige Sicherheit wird es auf diesem Gebiet auch in den kommenden Jahrzehnten nicht geben. Die dafür notwendigen extremen Langzeitstudien sind für die Pharmaindustrie uninteressant und finden daher nicht statt. Die Ironie dabei: Die Wissenschaft erhält ihre wichtigsten Langzeitergebnisse aus der begleitenden Beobachtung und Untersuchung genau der Personen, die gegen den Behördenrat schon jetzt das Hormon eigenverantwortlich regelmäßig einnehmen. In den USA sind das bereits viele Hunderttausende.

„Der Ungehorsam ist für jeden, der die Geschichte gelesen hat, die ursprüngliche Tugend des Menschen. Durch den Ungehorsam ist man zum Fortschritt gelangt, durch den Ungehorsam und durch die Empörung."
OSCAR WILDE [irischer Schriftsteller, 1854–1900]

Doch ganz ohne aussagekräftige Daten stehen die Gerontologen unter den DHEA-Experten nicht da. So ist ein Standardmarker für das Voranschreiten der menschlichen Alterung die reduzierte Fähigkeit unserer Hirnanhangsdrüse, bei Bedarf bestimmte körpereigene Morphine auszuschütten. Diese sogenannten Endorphine beeinflussen unter anderem das Schmerzempfinden, die Stressreaktion und andere Hirnsteuerungen. Eine Forschergruppe der Universität Pisa konnte vor kurzem erstmals nachweisen, dass die Substitution von täglich 50 mg DHEA bei Frauen nach der Menopause die normale Altersstörung der Endorphinausschüttung wieder komplett aufhob. Ein weiterer bisher als unausweichlich geltender Alterungsprozess musste aus der Liste gestrichen werden.

Wenn Gerontologen das Ausmaß der biologischen Alterung bei einem Menschen exakt definieren möchten, orientieren sie sich an Markern wie dem der gerade genannten Hypophysenempfindlichkeit. Weitere Messpunkte sind Verschiebungen im Stoffwechsel von Cortisol oder bestimmten Wachstumsfaktoren, vor allem Wachstumsfaktor IGF-1. DHEA ist an jeder dieser Altersuhren beteiligt. Und: Die gezielte Substitution mit DHEA wirkt diesen Alterungsprozessen nachweislich entgegen.

Bei Ratten geht der Effekt von DHEA noch viel weiter. Im Tierversuch gelang nicht nur ein Alterungsstopp, sondern sogar eine tatsächliche Verjüngung der Genexpression im Fortpflanzungssystem.

Von einer Verjüngung wie bei den Ratten sollten wir nicht träumen. Einen Einfluss auf die Sexualität kann DHEA allerdings auch beim Menschen ausüben. Und damit sind wir bei einem im Kampf gegen das Altern ebenso beliebten wie unausweichlichen Thema.

Sexualität

„Seitdem ich begonnen habe, täglich 50 mg DHEA einzunehmen, habe ich einen deutlichen Anstieg meiner Libido bemerkt. Ich bin ein 43 Jahre alter Mann und stelle fest, dass ich so spitz wie mit 17 bin, zwei bis drei Mal am Tag Sex habe und es genieße wie seit Jahren nicht mehr."

Solche und ähnliche Erfahrungsberichte finden sich im Internet. Unschwer sich auszumalen, wie schnell solche begeisterten Schilderungen zu gewaltigen Erwartungen geführt haben. Überzogene Erwartungen. Wundereffekte hinsichtlich der Potenz sollte man sich von DHEA nicht erhoffen. Mehr als bei allem anderen müssen wir beim Thema Sex die Fakten nüchtern betrachten. Hier sind sie:

1. **Männer:** Um mit der Aussage des oben zitierten Nutzers zu beginnen: Eine (Wieder-) Belebung des sexuellen Interesses ist tatsächlich eine nicht seltene Reaktion, wenn Personen eine Substitution mit DHEA beginnen. Und es gibt zumindest einen Zusammenhang zwischen Potenzschwierigkeiten (erektiler Dysfunktion) und DHEA.

Bereits 1994 war in der großen *Massachusetts Male Aging Study* aufgefallen, dass Männer mit Erektionsschwierigkeiten häufig geringe DHEA-Spiegel hatten. Inzwischen haben kleinere Studien bestätigt, dass eine Substitution mit DHEA (50 mg/Tag) bei Betroffenen die Häufigkeit des Geschlechtsverkehrs erhöhte und die Erektionsfähigkeit verbesserte. Wirkungslos war DHEA jedoch grundsätzlich bei allen Personen, die Diabetes oder neurologische Begleiterscheinungen hatten.

Die Frage nach einer Veränderung des Sexuallebens durfte natürlich von da an in keiner Untersuchung fehlen. Beantwortet wurde sie bis heute von den Untersuchten jedoch unterschiedlich. Insgesamt wurde schnell klar, dass DHEA nur dann das Sexualleben beeinflusste, wenn Männer vor einer Substitution geringe DHEA-Werte hatten. Und auch dann kam es nur in Einzelfällen zu einer so drastischen Wirkung, wie eingangs beschrieben. Wer als Gesunder mit guten DHEA-Werten nach einem Potenzmittel sucht, wird von DHEA also wahrscheinlich enttäuscht werden.

2. Frauen: Bei Frauen liegt der Fall etwas anders, da die androgene Stimulation durch DHEA bei ihnen generell ausgeprägter ist. Frauen mit Androgenmangel erhielten in einer Studie entweder 20 oder 30 mg DHEA täglich. Bei keiner Teilnehmerin der 20-mg-Gruppe ließen sich Veränderungen feststellen. Anders die Gruppe mit der höheren Dosis. Von ihnen berichtete immerhin jede zweite von gesteigertem sexuellen Interesse, besserem sexuellen Erleben und mehr Vitalität. Das Ergebnis deckt sich mit einer vergleichbaren Untersuchung von Frauen mit besonders niedrigen Testosteronwerten. Statt Testosteron selbst erhielten die Frauen täglich 50 mg DHEA. Ergebnis: Erhöhung von DHEA und Normalisierung des Testosteronspiegels. Diese Hormonoptimierung führte zu spürbaren Folgen: höhere Zufriedenheit, mehr sexuelle Wünsche sowie verbesserte vaginale Feuchtigkeit und Orgasmusfähigkeit.

Eine vergleichbare Substitution führte in einer weiteren Untersuchung ebenfalls zu intensiveren sexuellen Gedanken und einer erhöhten sexuellen Zufriedenheit. Verallgemeinern dürfen wir die Ergebnisse aber nicht. Auch dabei handelte es sich um eine Personengruppe mit besonders niedrigen Hormonwerten. Durch die Substitution wurde DHEA auf ein jugendlich hohes Niveau angehoben.

Wie steht es bei Frauen mit „normalem" beziehungsweise durchschnittlichem Hormonniveau? Können sie ähnliche Wirkungen erwarten? Die Antwort ist nein, zumindest ist das nach den vorliegenden Daten unwahrscheinlich. Eine Forschergruppe wollte das genau wissen und verabreichte gesunden jungen Frauen einmalig die hohe Dosis von 300 mg. In sexueller Hinsicht war die Wirkung jedoch gleich null. Auch ein vorgeführter Erotikfilm bewirkte wenig.

Die Universität von Seattle führte den gleichen Versuch durch, diesmal bei gesunden Frauen nach der Menopause. Die Hälfte erhielt ein Scheinmedikament (Placebo). Auf einen Erotikfilm reagierten die Frauen, die DHEA erhalten hatten, mit eindeutig stärkerer psychischer und körperlicher Erregung als die Placebogruppe. Doch mit Verallgemeinerungen sollten wir zurückhaltend sein. Es handelt sich um einen Laborversuch mit wenigen Testpersonen und unter einmaliger Extremdosierung. Das Ergebnis sollte lediglich den grundsätzlichen Wirkmechanismus von DHEA auf die weibliche Sexualität aufklären helfen.

DHEA-Substitution

A. Positive Wirkungen:

- Antioxidativer Schutz. Verschiedene antioxidative Wirkungsmechanismen reduzieren Radikalschäden unter anderem an Mitochondrienmembranen von Neuronen; effektive Reduktion der Lipidperoxidation in Akutsituationen z. B. bei Sauerstoffmangel sowie bei hoher Zuckerbelastung (v. a. in Gehirn, Leber und Nieren).

- Immunsystem. Effektivierte T-Zellen-Funktion bei Infektion; Wiederherstellung optimaler Makrophagenfunktion im Alter; Erhöhung der Monozyten-Produktion; Aktivierung von B-Zellen; Reduktion von Cortisol.

- Diabetes. Erhöhung der Insulinsensitivität bzw. Reduktion altersbedingter Insulinresistenz (Frauen nach der Menopause). Bei hohem Blutzuckerspiegel reduziert DHEA die Radikalbelastung und effektiviert die körpereigenen Radikalfänger Glutathion, Katalase, Superoxiddismutase und Glutathionperoxidase (s. Kap. II.2); Schutz vor Altersblindheit (diabetischer Retinopathie).

- Gefäße. Hemmung von oxidativen Prozessen und der Plaquebildung in der Gefäßwand; positive Wirkung auf Insulinsensitivität; Aktivierung von Stickstoffoxid (NO) in menschlichen Endothelzellen.

- Osteoporose. Knochen aufbauender Effekt (Erhöhung von Osteokalzin); Reduktion des Knochenabbaus (Hydroxyprolin-Ausscheidung reduziert; starke Wirkung bei Frauen).

- Gehirn. Antioxidative Eigenschaften von DHEA wirken in erster Linie dem altersbedingten Funktionsverlust von Neuronen entgegen (Synergismus mit Östrogen).

- Depression. Enger Zusammenhang zwischen dauerhafter Depression und erniedrigtem DHEA.

- *Lupus erythematodes*. In der Behandlung der Autoimmunkrankheit hat sich DHEA inzwischen zu einem anerkannten Medikament entwickelt. Die Verwendung von Kortison kann durch eine DHEA-Zufuhr erheblich reduziert, ein Knochenabbau verhindert werden.

B. Noch nicht gesicherte Wirkungen:

- Herz-Kreislauf. Kein klarer Zusammenhang zwischen DHEA-Spiegel und Risiko für Herz-Kreislauf-Krankheiten. Epidemiologische Studien bestätigten eine Schutzwirkung hoher DHEA-Werte. Andere Untersuchungen (z. B. *Rancho Bernardo Study*) ergaben jedenfalls für Frauen keinen klaren Zusammenhang zwischen DHEA und kardiovaskulärer Sterblichkeit. Teilweise Reduktion von LDL-Cholesterin. In Tierstudien atherosklerosehemmende Wirkung.

- Krebs. Im Tierversuch reduzierte DHEA Auftreten und Ausbreitung unter anderem von Brustkrebs erheblich (trotz Erhöhung von Östradiol); Wirksamkeit sowohl bei chemisch, durch Strahlung oder Keime verursachter Krebsbildung. Präventive Wirkung gegen Darm- und Leberkrebs bisher nur in Tierversuchen bestätigt. Bei Prostatakrebs wurden bisher sowohl vorbeugende Wirkungen dokumentiert als auch tumorhemmende Effekte im Anfangsstadium der Krebsentstehung. Mögliche Schutzwirkung bei Tumoren der Haut und der Lungen.

- Immunsystem. Extreme Schutzwirkung bei Bakterien- und Virusinfektionen (u. a. Herpesvirus) bisher nur im Tierversuch klar erwiesen. Keine erhöhte Immunisierung im Zusammenhang mit Grippeimpfung Älterer.

- Fettabbau. Signifikante Reduktion der Körperfettmasse beim Menschen nur in Einzelfällen.

- Gehirn. Möglicherweise positive Beeinflussung von Gedächtnisfunktion und Prävention neurologischer Erkrankungen. Schutz vor Ischämie nur in hoher Dosierung.

- Depression. Starke Depressionen gehen eindeutig mit erniedrigten DHEA-Werten einher. Die Zufuhr von DHEA als alleinige Therapie bessert nur in etwa 50 Prozent der Fälle die Stimmung beziehungsweise depressive Symptome.

C. Risiken und unerwünschte Wirkungen:

- Krebs. Extremdosierungen führten bei Ratten zu häufigerem Auftreten von Leberkrebs (prooxidative Wirkung!). Sowohl bei Tieren als auch in menschlichen Leberzellen entsteht dieser schädliche, oxidative Effekt ausschließlich bei extremer Zufuhr (mehrere Gramm täglich über einen langen Zeitraum). In physiologischen Dosierungen wirkt DHEA ganz im Gegenteil antioxidativ und antikarzinogen, gerade auch in der Leber.

- Androgenisierung. Bei Frauen können mit steigender Dosierung (200 mg) androgene Nebenwirkungen auftreten wie Akne oder verstärkte Behaarung. Die Erscheinungen verschwinden nach Reduzierung der Dosis wieder. Seltene Nebenwirkungen sind Gesichtsrötung, Brustspannung und Haarverlust.

Ein Schlankheitsmittel?

Die ersten Mäuse, die im Dienst der Wissenschaft regelmäßig DHEA einnahmen, zeigten eine Veränderung, die Wissenschaftler und Beobachter große Augen machen ließen. Die Tiere waren nicht nur besonders gesund und weniger gealtert, sie nahmen auch ab. DHEA, ein Mittel gegen das Altern, das degenerative Krankheiten verhindert und nebenbei schlank macht – zu schön, um wahr zu sein.

Bei allen in der Tat erstaunlichen Wirkungen des Hormons – in diesem Fall ist besondere Zurückhaltung angebracht. Die verwendeten Dosierungen waren meist unphysiologisch hoch (0,45 Prozent des Nahrungsgewichts und mehr). Ein Teil der Wirkung bestand außerdem in einer Stimulation des hoch energieverbrauchenden braunen Fettgewebes. Beim Menschen hat dieses Gewebe kaum Bedeutung für die Fettverbrennung. Auf der anderen Seite wird die Fettneubildung auch beim Menschen von DHEA beeinflusst. Das Hormon kann deshalb zu einem geringen Maß die „normale" altersbedingte Fettzunahme des Organismus verhindern. Das gilt für die natürliche Alterung ebenso wie für die beschleunigte Fettzunahme in jüngeren Jahren zum Beispiel aufgrund einer Entfernung der Eierstöcke. Auf die Fettbildung bei ernährungsbedingter Fettleibigkeit hat DHEA keinen Einfluss.

Die Wissenschaftler wollten es dennoch genau wissen. Ähnlich wie in den Tierstudien verabreichte man Männern eine Extremdosierung von 1200 mg/Tag. Nach einigen Wochen wurde tatsächlich etwas weniger Fettgewebe gemessen. Allerdings führte die Überdosierung auch zu einem starken Anstieg von Östrogenen. Ein hoher Preis für die geringe Fettabnahme. Wir meinen, für Männer ein zu hoher.

Die Ergebnisse länger dauernder Ergänzungsstudien mit physiologischen Dosierungen sind nicht einheitlich. Ältere Männer wiesen nach der Einnahme von täglich 100 mg DHEA nach einem halben Jahr weniger Körperfett auf. Dieselbe Dosierung erhöhte bei älteren Frauen die Magermasse bei weitgehend gleichbleibendem Fettanteil. Die regelmäßige Verwendung einer DHEA-Salbe führte bei 60- bis 70-jährigen Frauen dazu, dass sie an den Oberschenkeln 10 Prozent Fett verloren und 3,5 Prozent Muskulatur dazu gewannen. In dem für die Gesundheit wichtigen Bauchbereich veränderte sich der Fettanteil allerdings nicht.

Inzwischen können wir sagen: DHEA ist kein Schlankheitsmittel. Aber: Das Hormon wirkt spezifischen Alterungseffekten im Stoffwechsel entgegen. Die Zunahme von Fettgewebe bei gleichzeitigem Verlust von Muskelmasse ist eine dieser typischen Altersveränderungen. Und der DHEA-Verlust im Lebensverlauf ist für diese Verschiebung zumindest mitverantwortlich. Umgekehrt kann eine entsprechende Substitution die ungünstige Fett-Muskel-Verschiebung verhindern helfen.

Männer scheinen von DHEA eher in Form einer geringfügigen Fettabnahme zu profitieren. Bei Frauen stabilisiert DHEA den Muskel- und Knochenverlust, in Einzelfällen auch in Verbindung mit einer reduzierten Fettmenge. Wie bei der Testosteron- oder Östrogenergänzung können bei Frauen sogar zusätzliche Kilos auf der Waage erscheinen, was in diesem Fall natürlich ein positives Zeichen ist, denn der Abbau der figurgebenden und fettverbrauchenden Muskulatur sowie der Knochensubstanz ist ja das eigentliche Alterungsproblem.

DHEA als Teil eines umfassenden Gesundheitsplans

Bei der Suche nach dem Jungbrunnen hoffen viele Menschen auf Lösungen, die sofort wirken, über die man nicht nachdenken muss und die keinen Aufwand voraussetzen. Doch auf dem Sofa zu sitzen, DHEA einzunehmen und ewig zu leben, wird nicht funktionieren. Zumindest soweit haben die Kritiker recht. Als Teil eines umfassenden Ernährungs-, Verhaltens- und Medizinprogramms aber kann DHEA ohne Zweifel viele negative Erscheinungen des Alterns verhindern, degenerative Alterungsprozesse und Krankheiten vermeiden und körperliche und geistige Fähigkeiten länger erhalten.

Einige Wissenschaftler wie Ronald Watson vom *Immunosenescence Laboratory* der Universität Arizona in Tucson sind schon einen Schritt weiter. In einer einjährigen Untersuchung mit älteren Personen fanden sie heraus, dass eine Kombination von DHEA mit **Melatonin** zu synergetischen Effekten führt. Die Kombination beider Stellschrauben gegen das Altern wirkt also stärker als die einfache Summe der Einzelwirkungen.

Die Zukunft der Gesundheitsfürsorge und Alternsprophylaxe, davon ist nicht nur Ronald Watson überzeugt, liegt in der Kombination verschiedener Strategien. Eine weitere wichtige Strategie werden wir deshalb im nächsten Kapitel vorstellen.

DHEA wird preisgünstig aus Pflanzen gewonnen

Herstellungsprobleme wie beim Wachstumshormon, das lange Zeit mühsam aus Leichengewebe gewonnen werden musste, gab und gibt es bei DHEA nicht. Auch aufwendige und teure gentechnische Verfahren sind zur industriellen Produktion nicht notwendig. DHEA kann aus sogenannten pflanzlichen Phytosterolen, vor allem Diosgenin, zum Beispiel der mexikanischen Yamswurzel aufbereitet werden. Erfreulicherweise wirkt sich dieser Umstand auf die allgemeine Verfügbarkeit und damit auf den Preis von DHEA-Präparaten aus.

Wie so oft im heutigen Gesundheitswesen liegen in diesen Vorteilen gleichzeitig die größten Nachteile. Weil weder das im Körper produzierte noch das aus Pflanzen gewonnene DHEA patentierbar ist, können die üblichen Vermarktungsmechanismen nicht greifen. Die Folgen sind extrem limitierte Forschungsbudgets und geringe Chancen für ein medizinisches Zulassungsverfahren. Schlimmer noch, praktizierende Ärzte werden über die Anwendungsmöglichkeiten dieses extrem preisgünstigen Hormons wenig bis überhaupt nicht informiert.

„Es gibt für mich drei Kriterien, um sicher zu sein, dass eine wissenschaftliche Entdeckung gültig ist: Erstens, sie ist gültig, wenn es Wissenschaftler gibt, die sagen, sie sei falsch; zweitens, ich weiß, dass ich auf dem richtigen Weg bin, wenn Andere anfangen, mich auszulachen; und die letzte Bestätigung für die Gültigkeit meiner Entdeckungen kommt, wenn ich feststelle, dass meine Fördermittel gestrichen worden sind."
ALBERT SZENT-GYÖRGYI [ungarischer Nobelpreisträger für Medizin; erhielt den Nobelpreis unter anderem für seine Forschungen über Vitamin C, 1893–1986]

Dosierung

Die richtige Dosierung hängt wesentlich von der Zielsetzung ab. Um lediglich den altersbedingten DHEA-Verlust beim Menschen auszugleichen, bedarf es weitaus geringerer Mengen als zur Behandlung von Krankheiten.

Alterssubstitution. Die Erhaltung optimaler DHEA-Mengen im Organismus ist für die Gesundheit und die Vermeidung frühzeitiger Alterungsprozesse ein wesentlicher Faktor. DHEA-Experten sind sich in dieser Hinsicht sehr sicher. Dr. Etienne-Emile Baulieu etwa, Direktor des *Institut National de la Sante et de la Recherche Medicale* in Paris, schrieb dazu in einem Forschungsbericht: „Das ist meine bevorzugte Theorie. Wir untersuchen die möglichen positiven Effekte einer Wiederherstellung von jugendlichen DHEA-Spiegeln bei Personen über 60 Jahre. Zurzeit führen wir Studien zur Rolle von DHEA bei den Zerebralfunktionen, dem kardiovaskulären System, Knochen, Muskeln, Haut, Stoffwechsel- und Hormonparametern durch. Wir erwarten wichtige Einflüsse von DHEA auf die meisten dieser Funktionen."

Um den DHEA-Spiegel im Körper auf ein jugendliches Niveau zu bringen beziehungsweise zu stabilisieren, genügen bei den meisten Menschen Dosierungen von täglich 10 bis 40 mg bei Frauen und 25 bis 75 mg bei Männern. Eine Substitution vor dem 35. Lebensjahr ist bei der Mehrheit nicht notwendig. Manche Kliniker empfehlen, die genannten Dosierungen sogar noch einmal zu halbieren und anschließend zu steigern, bis sich die gewünschten Blutspiegel beziehungsweise die gewünschten Effekte einstellen.

Krankheiten. Seit einigen Jahren wird DHEA als therapeutisches Mittel bei verschiedenen Krankheiten mit gutem Erfolg untersucht und eingesetzt, so etwa bei der Autoimmunkrankheit Lupus erythematodes. Bei der Krankheitstherapie liegen die Dosierungen deutlich höher als die, die zur Alternsprophylaxe notwendig sind. Ärztliche Überwachung sollte dabei selbstverständlich sein.

Dosierungen zur Alterungsprophylaxe

Bitte beachten Sie: Die hier genannten Dosierungen sind lediglich Richtwerte, die sich in Praxisstudien bei gesunden Erwachsenen als effektiv und weitgehend sicher erwiesen haben. Eine Substitution sollte mittels Blut- oder Speicheltests kontrolliert werden.

Frauen:

- 35–40 Jahre: 10–25 mg. Eine sinnvolle Einstiegsdosierung kann schon bei 5 mg beginnen (beobachten Sie in jedem Fall einige Tage oder Wochen, wie Sie sich fühlen bzw. ob Nebenwirkungen auftreten).

- 40–50 Jahre: 10–35 mg

- 50–60 Jahre: 15–50 mg

- über 60 Jahre: 20–50 mg

Bitte beachten Sie: Die optimale und bestverträgliche Dosis hängt bei Frauen extrem vom restlichen Hormonstatus ab. Bei gut erhaltenem Status oder gleichzeitiger Substitution von Estradiol und Progesteron sind wesentlich geringere Dosierungen an DHEA notwendig.

Männer:

- 35–40 Jahre: Starten mit 10 mg (einige Tage bis Wochen beobachten). Bei Bedarf auf 20–25 mg erhöhen.

- 40–50 Jahre: 25–50 mg

- über 50 Jahre: 25–100 mg

Labortests

Einige Wissenschaftler empfehlen, vor und während einer Substitution den individuellen DHEA-Status mit Hilfe von Blut- oder Speicheltests bestimmen zu lassen. Andere sehen zumindest bei geringer Dosierung zur Alternsprophylaxe keine Notwendigkeit für regelmäßige Tests. Für die zuletzt genannte Haltung gibt es verschiedene Gründe. Zum einen sind die Testverfahren nicht immer exakt. Zum anderen muss der gemessene Blutspiegel nicht mit der persönlichen Befindlichkeit eines Menschen übereinstimmen. Anders ausgedrückt: Während Person A schon bei einem vergleichsweise niedrigen Blutwert reagiert, muss bei einer anderen Person der Blutspiegel weit mehr angehoben werden, bis sich die gewünschten Erfolge einstellen.

Beide Positionen lassen sich also mit guten Gründen vertreten. Wir meinen, die Zukunft der Alternsprophylaxe wird ganz allgemein zunehmend der umfassenden Befundanalyse möglichst vieler Körperfunktionen gehören. DHEA-Tests werden ohne Zweifel dazugehören.

Dass allerdings deutsche Medizinbehörden die Nutzung von DHEA „ohne ausführliche Anamnese und Blutdiagnostik" grundsätzlich ablehnen und sogar als unseriös bezeichnen, ist ein weiteres Beispiel für das Messen mit zweierlei Maß beim Thema Anti-Aging. Seit Jahrzehnten werden deutschen Frauen Hormone zur Empfängnisverhütung oder auch bei Menopausebeschwerden verabreicht, ohne dass die individuellen Blutspiegel dieser mit ungleich mehr Risiken behafteten Hormone routinemäßig kontrolliert werden.

Risiken

- **Alternsprophylaxe**. Ernsthafte gesundheitliche Schädigungen in Zusammenhang mit einer physiologischen DHEA-Substitution zur Erhaltung jugendlicher Hormonwerte sind bisher nicht aufgetreten. Unerwünschte Nebenwirkungen bei höherer Dosierung sind jedoch nicht selten.

- **Extremdosierungen**. Im Tierversuch führten exzessive Mengen DHEA zu Leberschäden und Krebs. Während dieser Befund von einigen als Argument gegen die Verwendung von DHEA angeführt wird, sehen die meisten Experten keinen Anlass zur Besorgnis. Zum einen sind die Mengen, die zur Alternsprophylaxe eingesetzt werden, um ein Vielfaches (teilweise Hundertfaches) geringer und entsprechen den Mengen, die natürlicherweise im Organismus selbst produziert werden. Zum anderen produzieren Nagetiere relativ zum Körpergewicht weitaus weniger DHEA als der Mensch, sodass eine unphysiologische Überdosierung schneller erreicht wird.

DHEA zeigt einen sogenannten dualen Effekt. In physiologischer Konzentration hemmt das Hormon die Krebsbildung und das Tumorwachstum. Selbst in pharmakologisch hoher Dosierung von 10 mg/kg bewirkte DHEA bei Katzen und Hunden eine Rückbildung von Tumoren. Vor allem in der Leber wirkt DHEA aufgrund seiner antioxidativen Eigenschaften signifikant krebshemmend. Dieser Effekt kehrt sich bei Extremdosierung um. Es kommt dann zum Anstieg von H2O2 bei gleichzeitigem Abfall von Glutathion (s. Kap. II.2).

Beim Menschen haben bisher selbst sehr hohe Dosierungen zu keinen ernsthaften Nebenwirkungen geführt. An der Universität in Richmond, Virginia (USA), testete man zu Versuchszwecken bereits 1988 bei jungen Männern die Extremdosis von täglich 1600 mg DHEA. Neben den erwarteten DHEA-typischen Wirkungen ließen sich an den Testpersonen nach einem Monat keine gesundheitsgefährdenden Veränderungen feststellen. Wie sich Extremdosierungen über einen längeren Zeitraum auswirken, ist allerdings unklar.

- **Einfluss auf die körpereigene Produktion**. Ob die Zufuhr eines Hormons die körpereigene Produktion negativ beeinflussen kann, ist eine wichtige Frage jeglicher Substitution. Im Unterschied zu Hormonen wie Testosteron, Östrogenen oder Cortisol existiert bei DHEA keine sogenannte Feedbackschleife. Mit anderen Worten, eine DHEA-Ergänzung stört die körpereigene Produktion nicht. Ob das auch für die dauerhafte Einnahme von Dosierungen gilt, die über die zur Erhaltung jugendlicher Spiegel notwendigen hinausgehen, muss allerdings noch geklärt werden. Es sind sogar Fälle beschrieben, bei denen die körpereigene Bildung von DHEA durch eine ein- bis zweijährige Substitution anstieg. Diese Personen konnten ihre tägliche Einnahmedosis reduzieren. Als Erklärung für dieses Phänomen wird eine Wiederherstellung der altersbedingt reduzierten Nebennierenfunktion durch DHEA diskutiert.

- **Prostata**. Befürchtungen, DHEA könnte über androgene Wirkungen eine Prostatavergrößerung oder Tumore begünstigen, haben sich nicht bestätigt. Im Gegenteil. Bei Männern reduziert DHEA die altersbedingte Prostatahyperplasie. Dieser Befund entspricht der Erfahrung, dass DHEA beim Mann teilweise als Antiandrogen wirkt.

- **Testosteron**. Gelegentlich taucht die Behauptung auf, Frauen sollten kein DHEA einnehmen, weil es das „männliche" Hormon Testosteron erhöhe. Richtig ist, dass die Normalisierung eines im Alter reduzierten DHEA-Spiegels bei Frauen in der Tat eine Erhöhung von Testosteron nach sich zieht. Dieser Vorgang entspricht allerdings nichts anderem als der normalen physiologischen Rolle von DHEA als Regulator unter anderem für den Testosteronhaushalt – auch bei Frauen. Dazu ein Beispiel: Eine

40-jährige Frau hat im Vergleich zu ihrem frühen Erwachsenenalter bereits die Hälfte ihrer Kapazität zur Testosteronproduktion verloren. Dieser Rückgang des fälschlicherweise als „männliches Hormon" bezeichneten Testosterons ist für Frauen mit einer Reihe negativer Folgen verbunden. Umgekehrt hat sich inzwischen die individuell angepasste Testosteronsubstitution bei Frauen mittleren und höheren Alters bewährt (s. Kap. II.5).

Die Wiederherstellung jugendlicher DHEA-Spiegel normalisiert also lediglich ein durch den Alterungsprozess verursachtes Testosterondefizit. Bisher gibt es keinerlei Anzeichen dafür, dass eine physiologische DHEA-Substitution zur Erhaltung jugendlicher DHEA-Werte das Risiko einer Überproduktion von Testosteron birgt. Ein Ansteigen von Testosteron über ein normales jugendliches Maß hinaus kann sich bei Frauen allerdings bei hoher Dosierung (> 300 mg) einstellen.

Bitte beachten Sie: Die Umwandlung von DHEA in körpereigene Androgene erfolgt bei Frauen fast ausschließlich bedarfsorientiert unmittelbar im Zielgewebe. Anders als bei der Zufuhr von Testosteron oder synthetischen Androgenen ist deshalb das Risiko unerwünschter Nebenwirkungen weitaus geringer. Weibliche DHEA-Anwender sollten allerdings auch bei relativ gering dosierter Substitution auf Anzeichen unerwünschter androgener Effekte achten, zum Beispiel Akne, da die individuelle Ansprechbarkeit verschieden ist. Gegebenenfalls muss die Dosierung reduziert werden.

- **Östrogen.** Da Östrogene natürlicherweise aus DHEA entstehen, gab es die Sorge, eine DHEA-Substitution könnte zu einem unphysiologischen Anstieg von Östrogenen und damit eventuell zu einem erhöhten Brustkrebsrisiko bei manchen Frauen führen. Diese Sorge hat sich nicht bestätigt. Selbst die Extremdosis von 1600 mg DHEA pro Tag führte bei Frauen lediglich zu einer kurzfristigen Verdopplung von Östron und Östradiol. Eine normale DHEA-Substitution für Frauen mittleren Alters wird in der klinischen Praxis nur in Dosierungen von täglich 10 bis 25 mg begonnen. Sie überschreitet in der Regel nicht einen Höchstwert von täglich 50 mg. In diesen physiologischen Dosierungen kommt es bei Frauen zu keiner gesundheitlich unerwünschten Beeinflussung des Östrogenstoffwechsels.

  DHEA-Experten wie Dr. Joseph Mortola von der *Harvard Medical School* in Boston halten es sogar für möglich, dass richtig eingesetztes DHEA die übliche Einnahmemenge von Östrogenen nach der Menopause um die Hälfte reduzieren und unter anderem das Brustkrebsrisiko verringern könnte.

⌐ **Anzeichen einer zu hohen Dosierung von DHEA** ⌐

- Akne

- unerwünschtes Haarwachstum (v. a. bei Frauen)

- Stimmungsschwankungen

- Schlafstörungen

- unangenehme Steigerung der Libido (v. a. bei Frauen)

Beeinflussung der Lebensspanne

Maximale Lebensspanne. Die maximale Lebensspanne des Menschen beträgt etwa 120 Jahre. Jede mögliche Strategie, die das Maximalalter von höher entwickelten Lebewesen steigern will, muss an allen wichtigen Altersuhren gleichzeitig und gleichermaßen wirksam sein (hormonell, genetisch, oxidativ).

Obwohl DHEA wichtige Teile der hormonellen und oxidativen Altersuhr beeinflusst, gibt es zurzeit keine aussagekräftigen Hinweise auf eine mögliche Erhöhung des Maximalalters beim Menschen allein durch die Erhaltung optimaler DHEA-Spiegel. An Nagetieren durchgeführte Langlebigkeitsstudien sind im Ergebnis nicht ohne Weiteres auf den Menschen übertragbar; bei Nagern entfaltet zugeführtes DHEA aufgrund ihrer geringen Körperspiegel besonders weitreichende Wirkungen.

Durchschnittliche Lebensspanne. Die durchschnittliche Lebenszeit in Deutschland liegt heute bei etwas über 80 Jahren für Frauen und ungefähr 74 Jahren bei Männern. Als einer der Taktgeber für die hormonelle Altersuhr beim Menschen spielt DHEA dabei sehr wahrscheinlich eine nicht unwesentliche Rolle.

In Urzeiten dürfte der ganz unmittelbare Einfluss von DHEA auf die Lebensspanne noch weitaus größer gewesen sein. Denn während die Lebenserwartung heute nur selten von Unfallfolgen oder Infektionskrankheiten beeinflusst wird, wurde die Lebensspanne unserer Vorfahren sehr stark von diesen Faktoren bestimmt.

Wie lange wir leben, bestimmen heute in erster Linie Alterungsprozesse beziehungsweise Alterskrankheiten; die wichtigsten sind Gefäßerkrankungen, Krebs und Alzheimer. Wann wir unter diesen Veränderungen leiden und letztlich sterben, bestimmt sich aus einer

Kombination innerer und äußeren Faktoren. Ohne Zweifel gehört DHEA zu diesen Faktoren.

Im Tierversuch bewirkt DHEA ein Ansteigen der durchschnittlichen Überlebensrate, wenn es dauerhaft oder auch nur gezielt in Krisensituationen zugeführt wird. Wie sehr eine optimale Substitution mit DHEA auch beim Menschen die Lebensspanne beeinflussen kann, lässt sich nicht seriös vorhersagen. Biochemische Daten und Beobachtungen lassen aber schon heute einen positiven Einfluss vermuten.

Länger leben durch DHEA? Die Antwort ist: mit großer Wahrscheinlichkeit ja.

Funktionelle Lebensspanne. Die gesunde, aktive Lebensspanne steht im Mittelpunkt der heutigen Gerontologie. Zu Recht, denn zunehmend mehr Menschen müssen ihr Alter in degenerativem Zustand bis hin zu langjähriger Pflegebedürftigkeit verbringen – eine Situation, die reine Langlebigkeit wenig erstrebenswert macht.

Dass DHEA Gesundheit und Lebensqualität verbessern kann, hat sich inzwischen in vielen Studien bestätigt. Das Tempo der Alterung vor allem bei Nervenzellen, Gefäßwänden und Knochen wird von DHEA gleich in mehrfacher Weise mitbestimmt. Eine nicht zu unterschätzende Bedeutung für Lebensqualität im Alter hat die günstige Wirkung von DHEA auf psychische Faktoren wie Depressionen, Stress und das allgemeine Wohlbefinden. Mehr Fitness im Alter und damit Verlängerung der funktionellen Lebensspanne durch Erhaltung optimaler DHEA-Spiegel? Ein klares Ja.

Hier droht ein DHEA-Mangel

Stresssituationen, in denen ein Verlust von DHEA nachgewiesen wurde:

- Tod oder Krankheit nahestehender Menschen

- Scheidungen, Arbeitslosigkeit und ähnliche Lebenskrisen

- Prüfungssituationen

- Operationen (auch anstehende)

Optimierung der körpereigenen Produktion

Das Ziel optimaler DHEA-Spiegel bis ins Alter lässt sich bis zu einem gewissen Grad auch ohne direkte Substitution erreichen. Denn eine ganze Reihe innerer und äußerer Faktoren beeinflusst die Verfügbarkeit des Hormons erheblich. Wer diese Faktoren kennt, kann seinen körpereigenen DHEA-Spiegel ganz gezielt verbessern.

Stress. Gerontologen stufen heute negativen Stress als einen der schlimmsten Beschleuniger der Alterung ein. Dass Stress Menschen schneller altern lässt, ist nicht neu. Lange Zeit aber blieben die Mechanismen unklar. Heute wissen wir: Eine entscheidende Rolle spielt DHEA. Zwischen verfügbarem DHEA sowie körperlichem und geistigem Stress besteht beim Menschen ein äußerst enger Zusammenhang. Und es ist keineswegs übertrieben zu sagen, Stress zehrt DHEA regelrecht auf.

Stressabbau. Bei den meisten Menschen steigt DHEA an, sobald Stressfaktoren wegfallen. Mithilfe von Entspannungstechniken wie Meditation und Yoga können negative Stresswirkungen tatsächlich ganz gezielt reduziert werden: In einer Stressklinik trainierte man Patienten so, dass sie lernten, ihren Blutspiegel an DHEA über verschiedene psychische Techniken anzuheben. Alle Testpersonen wurden danach einem psychischen Belastungstest unterzogen, und das Ergebnis überraschte sogar die Untersucher. Diejenigen, die ihr DHEA am effektivsten anheben konnten, waren größeren Belastungen gewachsen beziehungsweise zeigten geringere Ausfallerscheinungen. Die umgekehrte

© Randy Glasbergen.
www.glasbergen.com

„Stressmanagement ist was für Weicheier."

Reaktion zeigten Teilnehmer eines Kurses für erfolgreiches Stressmanagement. Nach einem Monat hatten sie sich nicht nur in ihrer psychischen Stressreaktion verbessert. Die Veränderungen zeigten sich auch hormonell. Im Blut der Teilnehmer waren im Durchschnitt 23 Prozent weniger Cortisol und unglaubliche 100 Prozent mehr DHEA als zu Beginn des Kurses.

Coping. Menschen, die grundsätzlich gut mit Stress umgehen können, die also erfolgreiche und effektive Copingstrategien besitzen, haben durchweg höhere DHEA-Werte.

Adaptogene. Bestimmte pflanzliche Inhaltsstoffe haben die Eigenschaft, die Widerstandskraft des Organismus gegen Stress zu verstärken. Eindeutig nachgewiesen wurde diese Wirkung im Tierversuch wie auch beim Menschen für Ginseng (Panax Ginseng) und Eleutherococcus.

Alkohol. Frauen, die regelmäßig größere Mengen Alkohol zu sich nehmen, hatten in einer Hormonstudie einen um durchschnittlich 39 Prozent verringerten DHEA-Spiegel. Der genaue Zusammenhang ist allerdings noch unklar.

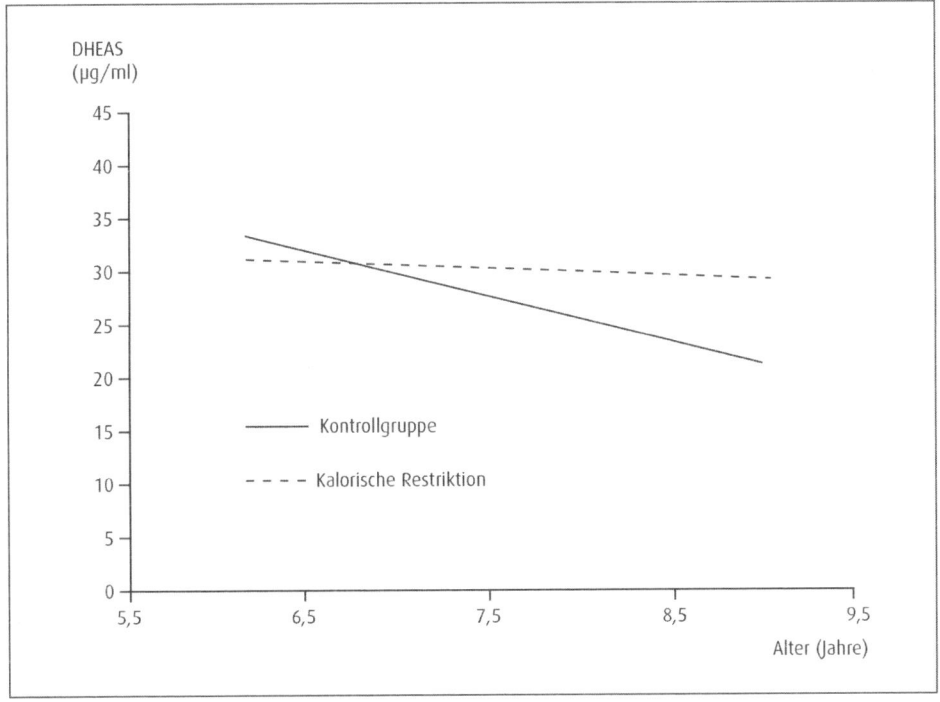

Bei Langzeitstudien mit Affen verhinderte eine dauerhafte Reduktion der Nahrungsenergiezufuhr den typischen Altersabfall von DHEA (mod. nach Lane et al., 1997).

Rauchen. Bei Rauchern wurden sowohl niedrige als auch hohe DHEA-Spiegel gemessen. Auch dort sind die biochemischen Zusammenhänge noch nicht ausreichend geklärt.

Ernährung. Eine konsequente Reduktion der Energiezufuhr führt zu einer Stabilisierung jugendlicher DHEA-Spiegel (s. Abb. Seite 311)

Wenn Verbraucherschutz sich ins Gegenteil verkehrt

In vielen Ländern wäre das Kapitel hier zu Ende. In Deutschland aber verhindern gesetzliche Bestimmungen, dass die Menschen von Schutzstoffen wie DHEA profitieren können. Die Ablehnung der Zulassung erfolgte mit der Begründung, es gebe keine ausreichenden Daten zur Wirkung und Sicherheit (siehe dazu die Diskussionen bei Melatonin, II. 9). Tatsächlich aber stehen einer allgemeinen Verfügbarkeit nicht fehlende Wirkungsnachweise entgegen, sondern antiquierte und ausschließlich pharmaindustrieorientierte Bestimmungen im Gesundheitssystem. Das betrifft – und darauf können wir nicht deutlich genug hinweisen – die *Mehrheit* aller für eine vernünftige Prävention notwendigen biologischen und natürlichen Wirkstoffe.

Viele mit der Erforschung von DHEA beschäftigte Wissenschaftler äußern sich inzwischen frustriert. Der Grund: Die staatlich bereitgestellten Mittel ermöglichen keine Großstudien, sondern allenfalls Untersuchungen mit wenigen Personen oder eben Tierstudien im Labor, und auch das nur eingeschränkt. Weitergehende finanzielle Mittel werden nicht genehmigt. Wenn nun staatliche Gesundheitsbehörden die Nutzung von DHEA gleichzeitig mit dem Hinweis blockieren, es müssten zunächst ausreichend große Humanstudien durchgeführt werden, entsteht eine in der Tat groteske Situation.

In den USA hat man die Widersprüchlichkeit erkannt und 1994 einige grundlegende Anpassungen vorgenommen. Sie haben dazu geführt, dass die Menschen von DHEA, Melatonin, Antioxidantien und anderen Nahrungsergänzungen zur Prävention und Alternsprophylaxe profitieren können. Und nicht zuletzt ist die Wissenschaft erst aufgrund der erweiterten Beobachtungsmöglichkeiten zu Erkenntnissen gelangt, die bei der alten Gesetzeslage nicht möglich waren. Der Anstoß für die überfällige Modernisierung kam indessen auch in Amerika nicht von den Behörden, sondern von Wissenschaftlern und vor allem von informierten Bürgern, die immer wieder gegen die Missstände demonstrierten.

Der Gerontologe und Medizinprofessor Marc E. Weksler, selbst alles andere als unkritisch gegenüber der Substitution von DHEA, wies schon 1995 im renommierten *British Medical Journal* auf diese eklatanten Widersprüche hin. Zum immer wieder zu hörenden

Argument, man müsse abwarten, bis ausreichend viele Langzeitstudien mit DHEA vorlägen, stellte er fest:

„Diese Empfehlung mag wissenschaftlich klingen, aber sie wird schwer umzusetzen sein. Die pharmazeutische Industrie dürfte davor zurückschrecken, Studien mit DHEA zu unterstützen, einem Molekül, das nicht patentierbar ist. Ebenso schwer dürfte es sein, Forschungsgelder von Regierungsstellen oder privaten Menschenfreunden zu erhalten in einer Zeit, in der die Zuschüsse weg von klinischen Studien und hin zur Grundlagenforschung gehen. Weitergehende Forschungsstudien, die die berichteten Ergebnisse zur DHEA-Substitution bestätigen oder widerlegen, sind in der näheren Zukunft unwahrscheinlich."

„Religiöser Glaube"

Wie sehr das moderne Medizinsystem pharma- und krankheitsorientiert ist, zeigt sich auch daran, dass für nicht patentierbare Substanzen dringend benötigte Forschungsgelder fast völlig fehlen und – fast genauso schlimm – der Informationsfluss in den einschlägigen medizinischen Fachzeitschriften an diesen Themen vorbeigeht. Ein amerikanischer Arzt brachte das Problem Mitte der 90er-Jahre auf den Punkt (zu diesem Zeitpunkt existierten bereits 4000 wissenschaftliche Arbeiten zu DHEA):

„Ich praktiziere herkömmliche Medizin in einem herkömmlichen Krankenhaus und ich kenne DHEA, aber nur in Zusammenhang mit der Überprüfung der Blutspiegel bei Frauen, die wegen Hirsutismus oder unkontrollierter Akne in die Praxis kommen. Der Grund, den DHEA-Status zu überprüfen, ist normalerweise die Frage, ob ein Nebennierentumor die Ursache für die Extremwerte ist. Ich wusste nicht, ... dass der DHEA-Spiegel mit dem Alter abfällt. Ich habe in geradezu religiösem Glauben all die medizinischen Zeitschriften gelesen, die an Ärzte verschickt werden, und ich kann mich nicht erinnern, irgendwelche Artikel über DHEA gesehen zu haben. Es würde mich nicht wundern, wenn es der Mehrheit der Ärzte hierzulande ebenso wenig bewusst wäre, dass DHEA-Spiegel im Altersverlauf abfallen.

Ich habe an dieses Steroid niemals im Hinblick auf ein Defizit gedacht, sondern immer nur im Sinne von Extremwerten. Das Konzept, dass DHEA allein oder zusammen mit Östrogen oder anderen Hormonen als ein Ergänzungshormon genutzt werden kann, ist faszinierend."

Wo kann man DHEA erwerben?

In Deutschland ist DHEA weder als Medikament noch als Nahrungsergänzung zugelassen. Möglichkeiten für eine praktische Nutzung bestehen aber dennoch:

- **Präventionszentren.** In privatärztlichen Hormon- und Anti-Aging-Praxen gehören DHEA-Screenings, Substitutionen und entsprechende Beratungen zum Standard. Adressen finden Sie auf der am Ende des Buches angegebenen Webseite.

- **Hausarzt.** Was viele Ärzte nicht wissen: Auch wenn DHEA in Deutschland nicht als Medikament auf dem Markt ist, kann jeder Arzt ein entsprechendes Rezept ausstellen, wenn er eine Substitution als sinnvoll erachtet. DHEA-Präparate können über internationale Apotheken bezogen werden. Aber auch jede normale Apotheke kann DHEA – in Deutschland oft als Prasteron bezeichnet – in Pulverform von deutschen Rohstoffanbietern beziehen und zum Beispiel in der gewünschten Dosierung in Kapseln abfüllen.

- **Postweg.** Es ist möglich, DHEA bei internationalen Anbietern über das Internet zu bestellen. Allerdings besteht die Gefahr, dass regionale Zollstellen die Fracht beschlagnahmen. Bei Lieferungen aus Nicht-EU-Ländern ist das fast immer der Fall. Der Bezug aus EU-Ländern, in denen liberalere Regelungen gelten, ist meist problemlos. Allerdings ist die EU-Kommission in Brüssel dabei, eine Reihe von weiteren für alle verbindlichen Reglementierungen des freien Gesundheitsmarktes vorzunehmen.

„Die Regierung ist dazu da, uns voreinander zu schützen. Ihre Grenzen überschreitet die Regierung dann, wenn sie entscheidet, uns vor uns selbst zu schützen."
RONALD REAGAN [40. Präsident der USA, 1911–2004]

II. 8
Altersuhr Somatopause und Wachstumshormon

„Das hohe Alter ist voll von Leiden und Schmerz, und ich betrachte das als einen Parasiten des Lebens, der allmählich immer gewaltigere Ausmaße annimmt. Ich habe dem Altern deshalb den Krieg erklärt."
ANA ASLAN [rumänische Geriatrieprofessorin und Pionierin der Aging-Interventionsforschung, 1897–1988]

Hormon der Lebenskraft

„In der Zukunft, wenn Gerontologen einmal den ultimativen Anti-Aging-Cocktail kreieren, wird das Wachstumshormon wahrscheinlich einer seiner wichtigsten Ingredienzien sein." Diese Aussage stammt immerhin von Russel Reiter, Professor für Endokrinologie am *Health Science Center* im texanischen San Antonio und einer der weltweit bekanntesten Experten für experimentelle Alternsforschung.

Und es scheint nicht wenige zu geben, für die diese Zukunft schon begonnen hat und die nicht warten wollen, bis Medizinbehörden sie für angebrochen erklären. Seit Jahren fliegen Menschen auf der Suche nach Gesundheit und Leistungsfähigkeit beispielsweise nach Mexiko und begeben sich direkt ins Gesundheitszentrum von Cancun, um sich dort nach einer kurzen Untersuchung mit ihrer vierteljährigen Ration Wachstumshormon zu versorgen – für einige tausend Dollar pro Behandlung, versteht sich. Offensichtlich gibt die Hormonsubstitution diesen Menschen etwas, das den Aufwand und die erheblichen Kosten rechtfertigt.

Oder ist alles nur eine vage Hoffnung? Die Bewertung unserer Gesundheitsbehörden ist so knapp wie eindeutig: „Fanatiker, die auf Werbesprüche hereinfallen und sich in ihrem Jugendwahn an Strohhalme klammern." Nichtsdestotrotz lassen sich auch in Deutschland immer mehr Menschen mit dem Hormon behandeln.

Schlüssel zur Jugendlichkeit oder Strohhalm? In den bisherigen Kapiteln haben wir gesehen, dass richtige Antworten beim Thema Altern meist eine differenziertere Betrachtung voraussetzen. Wachstumshormon, so gewagt und vielversprechend seine Verheißungen klingen, macht da keine Ausnahme.

Für den Menschen wichtiger, als lange angenommen

Wachstumshormon steuert das Wachstum des sich entwickelnden Organismus. Kleinwüchsigen Kindern kann durch die rechtzeitige Verabreichung von Wachstumshormon zu normaler körperlicher Entwicklung verholfen werden. Umgekehrt kann eine krankhafte Überproduktion des Hormons zu Riesenwuchs führen. Alles keine besonders verwunderlichen Wirkungen für ein Hormon, das diesen Namen trägt.

In jüngerer Zeit aber wird ihm erhöhte Aufmerksamkeit zuteil, und zwar von Leistungssportlern, von Fettleibigen, Chirurgen und nicht zuletzt vonseiten der Alternsforschung. Was ist der Grund für diese erstaunliche Karriere?

Die Bezeichnung Wachstumshormon ist im Grunde veraltet und stammt aus der ersten Hälfte des 20. Jahrhunderts. Zwei Wissenschaftlern, Herbert Evans und Joseph Long, war es in Berkeley 1921 gelungen, aus dem Extrakt der Hirnanhangsdrüse von Rindern übergroße Ratten zu züchten. Erst Jahrzehnte später kristallisierten sich im Zuge verbesserter Forschungsmethoden viele weitere Aufgaben heraus. Heute wird das Hormon treffender mit Somatotropin oder Somatotropes Hormon (griechisch: „den Körper ernährend") bezeichnet, abgekürzt STH.

Tatsächlich unterstützt Wachstumshormon fast überall im Organismus aufbauende Vorgänge. Ein Beispiel: Ratten, die während ihrer Schwangerschaft zusätzliches Wachstumshormon erhielten, brachten Junge mit überdurchschnittlich vernetzten und leistungsfähigen Gehirnen zur Welt; es ist deshalb ratsam, während der Schwangerschaft zumindest nichts zu tun, das einer optimalen Hormonausschüttung im Weg steht. Auch über die gesamte Lebensspanne wirkt STH aufbauend auf innere Organe, Knochen und die Muskulatur. Es verhindert übermäßige Fettanlagerungen und stimuliert das Immunsystem. Die anabole Wirkung auf Knorpel und Gewebe macht sich auch in einer beschleunigten Wundheilung bemerkbar, ein Effekt, der in der Chirurgie derzeit intensiv erforscht wird.

Führen wir uns die typischen Körperveränderungen im Alter vor Augen, dann scheint es, als würde genau dieser positiv regulierende und unterstützende Faktor im Lebensverlauf verloren gehen. Muskeln und Knochen schwinden, Fett lagert sich vermehrt an, Immunfunktionen und die Erholungsfähigkeit gehen zurück. Was lag für die Alternswissenschaft näher, als nachzuforschen, ob das Hormon im Alter nicht mehr wirksam ist oder vom alternden Organismus nicht mehr ausreichend produziert wird.

Als Spender kamen nur Leichen in Frage.

Nachdem es Evans und Long gelungen war, Nagetieren durch die Verabreichung eines Hypophysenextrakts zu größerem Wachstum zu verhelfen, erwartete man auch eine entsprechende Wirkung beim Menschen. Seltsamerweise aber blieb der Erfolg aus. Reagieren Menschen, so die damaligen Überlegungen, vielleicht doch anders als die Labortiere? Alle Tests schienen das zu bestätigen.

Es brauchte 30 Jahre und einen Zufall, um diese Vorstellung zu widerlegen. Mehr als ein Vierteljahrhundert nach den ersten Wachstumsversuchen machten 1954 zwei andere Wissenschaftler eine bahnbrechende Entdeckung: Wachstumshormon, das von Fischen stammte, rief bei den üblichen Labortieren keinerlei Effekte hervor, wohl aber bei anderen Fischen. Die Lösung war, dass STH extrem artspezifisch ist, weitaus mehr als andere Hormone. Das bedeutete aber auch, dass nur der Mensch als Hormonspender in Frage kommt. Um nun menschliches Wachstumshormon zu erhalten, war man gezwungen, Hirnanhangsdrüsen von Leichen zu sammeln und daraus das STH zu isolieren. Wie man sich vorstellen kann, eine mühsame und vor allem teure Angelegenheit. Das Hormon war bis vor kurzer Zeit um ein Vielfaches kostbarer als Gold.

Das macht auch verständlich, warum der praktische Einsatz von STH jahrzehntelang äußerst eingeschränkt war. Erst die Gentechnik machte es vor einigen Jahren möglich, das menschliche Originalhormon in ausreichenden Mengen herzustellen. Die größere Verfügbarkeit forcierte die Grundlagenforschung und vor allem den praktischen Einsatz beim Menschen erheblich. Obwohl STH bereits gut 75 Jahre bekannt ist, hat für viele Wachstumshormon-Forscher die aufregendste Zeit gerade erst begonnen.

Somatopause: Viele sind betroffen

Zunächst die gute Nachricht: Bis ins hohe Alter verliert der menschliche Organismus nicht seine Fähigkeit, die von Wachstumshormon vermittelten Botschaften in aufbauende und regenerative Prozesse umzusetzen.

Wer die vorhergehenden Kapitel gelesen hat, den wird die schlechte Nachricht kaum überraschen: Mit zunehmender Alterung steht immer weniger Hormon zur Verfügung, um diese Aufgaben zu erfüllen. Und zumindest bei ausgeprägtem Mangel hat das weitreichende Auswirkungen auf den Organismus. Da ein bestimmter Prozentsatz von Personen schon in jungen Jahren an krankhaftem STH-Mangel leidet, sind die gesundheitlichen Konsequenzen dieses Phänomens inzwischen gut untersucht und dokumentiert.

Wie schnell der „normale" STH-Verlust im Lebensverlauf voranschreitet, ist allerdings keine Frage des chronologischen Alters in Jahren, sondern von Alterungsprozessen in ganz bestimmten Körperfunktionen. Im Durchschnitt verlieren Menschen zwischen 30 und 70 Jahren die Hälfte ihrer Fähigkeit, das Hormon auf bestimmte Stimuli hin auszuschütten. Frauen erleiden zum Zeitpunkt ihrer Menopause einen besonders starken Abfall – ein weiteres Beispiel für die Wechselwirkung verschiedener Hormone auf das Fortschreiten der Alterung. (Anmerkung: Wachstumshormon ist bei Frauen und Männern eng mit dem Östrogenstoffwechsel verknüpft. Entsprechend sind Wirkungen einer Hormonergänzung mit Östrogenen auch auf Veränderungen im Bereich STH zurückzuführen.)

Doch wie so häufig vermitteln Kurven, die Durchschnittswerte anzeigen, ein unvollständiges und leider oft trügerisches Bild der Wirklichkeit. Zwei 40-Jährige müssen keineswegs den gleichen Verlust an Wachstumshormon aufweisen. Einige haben in diesem Alter noch jugendliche Werte, während anderen nur noch minimale Mengen zur Verfügung stehen. Mit 70 Jahren ist STH bei jedem Zweiten schon extrem reduziert, teilweise kaum noch vorhanden. Einzelne zeigen auch in diesem Alter noch Hormonwerte wie 30 Jahre jüngere Vergleichspersonen. Ein von der Natur gezielt gesteuerter Hormonrückgang existiert also nicht. Für das Verständnis der Altersuhr Wachstumshormon ist das ein entscheidender Punkt.

Folgen von Wachstumshormon-Mangel

– Fettleibigkeit (v. a. im Innenbauch)	– Muskelschwund
– Herzschwäche	– Knochenschwund
– Hirngefäßerkrankungen	– fibrinolytische Aktivität reduziert
– Lungen- und Gefäßembolie	– Diabetes
– Cholesterinanstieg	– Infarkt

- Risiko, an Gefäßerkrankungen zu sterben, erhöht (etwa doppelt so hoch)
- verringerte Lebenserwartung
- allgemeine Gebrechlichkeit erhöht

- subjektive Lebensqualität vermindert
- Krebsrisiko reduziert (tendenziell)

Wachstumshormon und Altern

Altersuhr Wachstumshormon?

Ein Mangel an Wachstumshormon zieht typische Alterserscheinungen und Krankheiten nach sich (s. o.). Schon früh wurde vermutet, dass sich durch eine gezielte Substitution entsprechend Alterserscheinungen verhindern ließen.

Die ersten Labortiere, bei denen der altersbedingte Abfall des Wachstumshormons durch einen Hormonersatz ausgeglichen wurde, zeigten tatsächlich unter anderem ein jugendlich aktives Immunsystem. Ihre durchschnittliche Lebenserwartung stieg an. Umgekehrt fand man bald heraus, dass Menschen mit krankhaftem STH-Mangel bereits im Kindesalter Zeichen vorzeitiger Alterung entwickeln. Im Erwachsenenalter haben solche Patienten mehr Fett vor allem im Bauchbereich, sind atherosklerosegefährdet und zeigen ganz allgemein Symptome, wie sie für eine fortgeschrittene Alterung typisch sind. Ihre Lebenserwartung ist reduziert.

Nachdem man begonnen hatte, unter STH-Mangel leidende Patienten routinemäßig mit dem Hormon zu substituieren, gingen die Krankheitsrisiken und die degenerativen Alterserscheinungen zurück. Der Aufstieg von Wachstumshormon zum Jugendhormon hatte begonnen. Anhänger der Hormontherapie feiern STH seither als effektivstes Anti-Aging-Hormon, das nicht nur dem alterstypischen Muskel- und Knochenabbau entgegenwirkt, Fett abbaut und Gefäßveränderungen vorbeugt, sondern auch die generelle Lebensqualität erhöht – kurz: einen Teil der Jugend zurückholt. Kritiker lehnen den Hormonersatz mit den Argumenten ab, dass zum Einsatz bei Gesunden zu wenig Erfahrungen vorliegen und ein Übermaß des Hormons die Gefäße schädigen, das Krebsrisiko erhöhen und damit die Lebenserwartung sogar senken kann.

Jede dieser Aussagen ist prinzipiell nicht falsch. An oberflächlichen Auseinandersetzungen dieser Art ist aktuell in den Medien kein Mangel. Zum Verständnis jedoch, was Wachstumshormon wirklich mit unserer Alterung zu tun hat, helfen uns beide vereinfachenden Sichtweisen kaum weiter. Ein tieferer Einblick in die biologische Alternsforschung fördert dagegen eher unerwartete Zusammenhänge zutage.

„Irrtümer schwimmen wie Stroh auf der Oberfläche. Wer nach Perlen sucht, muss tief tauchen."
JOHN DRYDEN [englischer Dramatiker, 1631–1700]

Würden wir als Zwerge länger leben?

Jugendlichkeit bis ins Alter oder gar doppelt so lange leben? In den Labors der experimentellen Gerontologie hat die Zukunft längst begonnen. Wie wir inzwischen wissen,

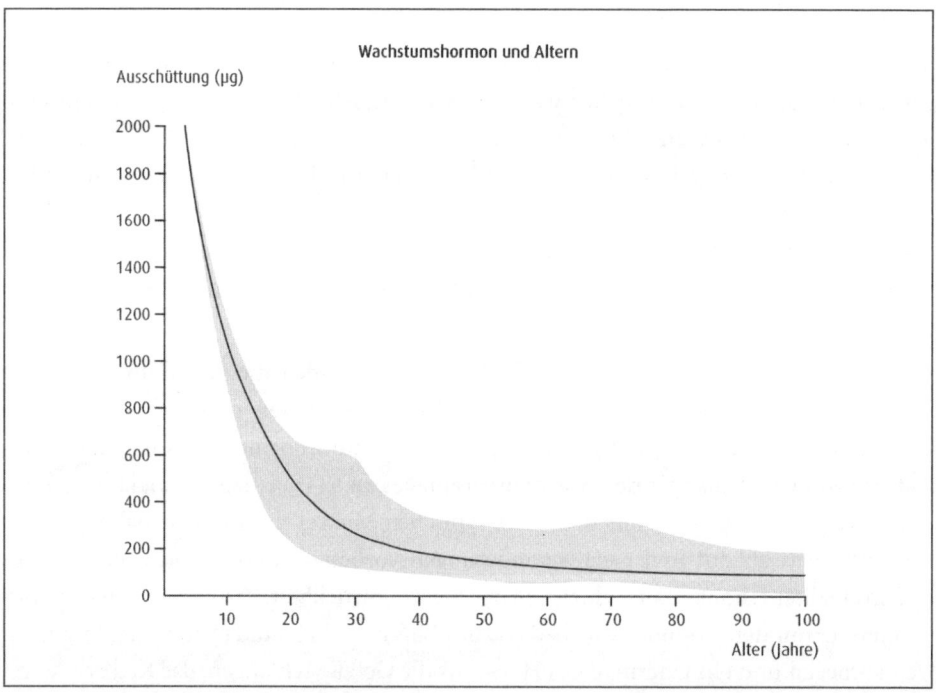

Durchschnittliche Entwicklung der Wachstumshormon-Produktion beim Menschen im Lebensverlauf (durchgezogene Linie). Das Ausmaß individueller Abweichungen von dieser Norm ist beträchtlich (grauer Bereich) (mod. nach Ho/Hoffman, 1993).

lässt sich mithilfe genetischer Eingriffe, kalorischer Restriktion oder anderen Interventionen das Altern tatsächlich aufhalten.

Dabei schien es zunächst, als würden nicht nur verschiedene Strategien zum angestrebten Ziel einer Verlangsamung der Alterung führen, sondern auch viele unterschiedliche biologische Mechanismen dafür verantwortlich sein. Wie sich jedoch inzwischen herauskristallisiert, existieren einige zentrale Grundmechanismen, die bei den meisten Lebewesen die Geschwindigkeit der Alterung bestimmen. In dieser Hinsicht unterscheiden wir Menschen uns nicht wesentlich von den meisten Tierarten. Und einer dieser Grundmechanismen hat etwas mit dem Wachstumshormon zu tun – nur nicht so, wie man es eigentlich vermuten würde.

In Richtung Langlebigkeit genetisch veränderte Hefepilze haben eine um 300 Prozent verlängerte Lebensspanne. Für sich allein ist das noch nicht sehr aufregend. Mehr Interesse verursachte die Entdeckung, dass eine verlangsamte Alterung typischerweise mit einem Rückgang eines Stoffwechselwegs einhergeht, der mit der Wachstumshormon-Wirkung verwandt ist. Neue Daten von verlangsamt alternden Fruchtfliegen zeigen das gleiche Bild. Bei den „Methusalem-Tieren" sind ebenfalls vom Wachstumshormon ausgehende Stoffwechselvorgänge reduziert. Entsprechend bleiben diese speziellen Fliegen zeitlebens viel kleiner, doch sie leben um 50 Prozent länger.

Nun sind Hefen und Fruchtfliegen nicht unbedingt Vertreter, die man spontan mit dem Menschen in Verbindung bringen würde. Doch auch hormonell mit uns vergleichbar ausgestattete Säugetiere bestätigen dieses Grundschema. Besonders langlebige Mäusezüchtungen produzieren nicht etwa mehr, sondern tatsächlich weniger Wachstumshormon und die von STH ausgehenden Wachstumsfaktoren (s. u.) sind bei ihnen reduziert. Dabei spielt es keine Rolle, ob die Tiere aufgrund von genetischen Veränderungen zu langlebigen Vertretern wurden oder durch einfache Interventionen wie kalorische Restriktion. In jedem Fall ist das Ergebnis eine geringere Körpergröße und eine bis zu 65 Prozent längere Lebensspanne.

Muss die Geschichte des Wachstumshormons neu geschrieben werden? Sollten wir gar, um länger zu leben, Wachstumshormon bei uns eher reduzieren, statt es auch noch zusätzlich zuzuführen? Und ist der Preis für eine durchschnittliche Lebensspanne jenseits von 110 Jahren ein Leben als Zwerg?

„In der Wissenschaft gibt es keinen Platz für Dogmen. Der Forscher ist frei, jede Frage zu stellen, jede Annahme anzuzweifeln, nach jedem Indiz zu suchen und jeden Irrtum zu korrigieren. Wo immer Wissenschaft dazu benutzt wurde, um einen

neuen Dogmatismus zu errichten, hat sich dieser Dogmatismus als unvereinbar mit dem wissenschaftlichen Fortschritt erwiesen; und am Ende wurde das Dogma aufgegeben, oder Wissenschaft und Freiheit sind beide untergegangen."
J. ROBERT OPPENHEIMER [amerikanischer Physiker, 1904–1967]

Die Natur hält ein Anti-Aging-Programm bereit

Keine Sorge. Man muss nicht gleich zum Zwerg werden, um Alterungsprozesse aufzuhalten und länger zu leben. Hinter den scheinbaren Widersprüchlichkeiten rund um das Wachstumshormon steckt ein biologischer Mechanismus, den die Evolution schon vor Jahrmillionen entwickelt hat, die Gerontologie aber erst jetzt zu verstehen beginnt.

Wie wir im ersten Teil des Buchs gesehen haben, kann eine biologische Gattung im Kampf ums Dasein nur überleben, wenn sie ihre Ressourcen streng ökonomisch einsetzt. Damit gemeint sind nicht nur äußere Ressourcen wie Nahrung, sondern auch innere Energieaufwendungen wie die Reparaturmechanismen an Zellen, die Radikalabwehr und anderes mehr. Hier entsteht allerdings ein Interessenkonflikt. Ein Konflikt zwischen dem optimalen (Über-) Leben des Individuums und dem Überleben der Nachkommen und damit der Art. Ist diese Balance nicht optimal gehalten, gerät eine Gattung schnell ins Hintertreffen und stirbt aus.

Bei guten Umweltbedingungen und reichlichem Nahrungsangebot ist die erfolgreichste Strategie, viel biologischen Aufwand in die Jugend und eine verstärkte Fortpflanzung zu stecken und so über die Vielzahl der Nachkommen das Überleben zu sichern. Biologische Prozesse für eine längere Gesunderhaltung des Einzelnen können dafür eingespart werden. Doch was, wenn sich die Umweltbedingungen ändern? Der Vorteil würde bei Nahrungsknappheit schnell zum tödlichen Nachteil.

Praktisch alle Arten bis hin zum Menschen haben zur Lösung dieser variierenden Herausforderungen ein dynamisches System entwickelt. Das erste Stellglied ist die Zahl der Nachkommen, die je nach Umwelt beziehungsweise Nahrungsangebot bis zu einem gewissen Grad angepasst werden kann. Doch bei genauer Betrachtung reicht diese Flexibilität nicht aus. Denn bei gleichbleibendem Krankheits- und Sterberisiko der Eltern droht bei einseitiger Verringerung der Nachkommen ebenfalls das Aussterben der Art.

In den Genen der meisten Tierarten und höchstwahrscheinlich auch beim Menschen existiert deshalb eine erst jetzt entdeckte zweite Stellschraube: Unter bestimmten Umweltbedingungen, zu denen ein knappes Nahrungsangebot gehört, verändern sich bestimmte Genexpressionen. Vereinfacht ausgedrückt: Es wird eine Programmierung forciert, die den biologischen Aufwand für das Individuum zeitlich verschiebt. Statt der

Maximierung aller Funktionen auf das frühe Fortpflanzungsalter wird mehr Energie für eine längere Gesunderhaltung des Einzelnen verwendet. Die Folge ist eine langsamere Alterung und eine Verlängerung der Lebensspanne. Mit anderen Worten: Die Natur hält eine Art biologisches Anti-Aging-Programm bereit.

Warum weniger Hormon die Langlebigkeit unterstützen kann

An dieser Stelle kommt nun Wachstumshormon (STH) ins Spiel. Das Hormon stimuliert nicht nur Wachstumsprozesse, sondern beeinflusst auch den Energiehaushalt unter anderem über in der Leber gebildete Wachstumsfaktoren (s. u.). STH fördert die Verbrennung von Kohlenhydraten sowie Fett und ermöglicht einen hohen Proteinumsatz. Gleichzeitig reduziert es die Fettspeicherung. Damit unterstützt das Hormon eine auf frühe und optimale Höchstleistungen ausgelegte Lebensform. Die Gefahr, dass ein auf verschwenderischer Stufe laufender Organismus langfristig einem höheren Schadenrisiko unterliegt, wird dabei in Kauf genommen.

Erfordern umgekehrt Umweltbedingungen einen anderen Umgang mit den Ressourcen, zum Beispiel aufgrund von Nahrungsknappheit, wird weniger Wachstumshormon benötigt. Ein sinkender STH-Spiegel fördert dann auch noch die für Notzeiten wichtige Fettspeicherung und reduziert verschwenderische Aufbauprozesse. Außerdem nehmen jetzt die für kurzfristige Höchstleistungen notwendigen Blutzuckerspitzen und der für maximalen Muskelaufbau notwendige Insulinausstoß ab. Langfristig sinkt dadurch die Gefahr von Alterungsprozessen an Gefäßen und Nervenzellen. Die maximale Lebenserwartung steigt.

Be smart! – Der richtige Umgang mit dem Wachstumshormon

Fast scheint es, als wäre STH kein Helfer gegen das Altern, sondern ein Botenstoff, der die Alterung sogar beschleunigt. Haben die Kritiker recht?

Nein. Der Zusammenhang zwischen Wachstumshormon und der menschlichen Alterung ist nur weitaus komplexer, als uns das heute gerne suggeriert wird. Die von STH ausgehenden Wirkungen hängen entscheidend von der Nahrungsmenge, dem Blutzuckerspiegel und einigen weiteren Faktoren ab. Und: Das Hormon erfüllt seine Aufgaben immer innerhalb eines abgestimmten hormonellen und genetischen Programms. Ein Beispiel: Eingeschränkte Energieaufnahme (kalorische Restriktion) ist die effektivste derzeit bekannte Methode zur Verlangsamung der Alterung und Verlängerung der Lebensspanne

(s. Kap. II.11). STH ist unter diesen Bedingungen leicht reduziert, entsprechend auch die Körpermasse. Die erheblich verringerte Blutzucker- und Insulinbelastung und die stark eingeschränkte Radikalbildung hemmen Alterungsprozesse um bis zu 50 Prozent. Ein nach unten angepasster Wachstumshormon-Spiegel unterstützt diese Schutzwirkung.

Aber: Bei kalorischer Restriktion kommt es dafür nicht zum typischen Verlust an STH im Lebensverlauf, also zu keiner ausgeprägten Somatopause. Und gerade das bis ins Alter ausreichend vorhandene Wachstumshormon ermöglicht erst die bei kalorischer Restriktion zu beobachtende körperliche und geistige Leistungsfähigkeit bis ins höchste Lebensalter. Mehr noch: Flexibilität der Gefäße und andere für die Jungerhaltung wichtigen Stoffwechselreaktionen bleiben nur dann möglichst lange auf optimalem Niveau, wenn es zu keinem drastischen Altersverlust von Wachstumshormon kommt.

Die Botschaft lautet also: Wachstumshormon ist nicht die Wunderdroge, von der jeder um so jünger wird, je mehr er zuführt. Und es ist kein Hormon, das im Alleingang das Altern aufhält. Diese Hoffnung so mancher Hormonpilger ist trügerisch, der Effekt kann sogar ins Gegenteil umschlagen.

Auf der anderen Seite können wir heute mit großer Sicherheit sagen: Der drastische Hormonverlust, von dem die meisten von uns ab dem mittleren Erwachsenenalter betroffen sind, erhöht das Krankheitsrisiko, verstärkt die Gebrechlichkeit und steigert die Mortalität. Die Folge ist eine Verkürzung der durchschnittlichen, ganz besonders aber der funktionellen Lebensspanne.

Fazit: Sowohl ein Übermaß als auch ein Mangel an STH führt zu einem Anschieben der Altersuhr. Die optimale Wachstumshormon-Therapie der Zukunft wird deshalb keine maximierte, sondern eine individuell abgestimmte und nur den allzu starken Altersverlust vermeidende Hormontherapie sein. Verbesserte Messmethoden, genauere Dosierbarkeit und nicht zuletzt ganz einfache Verhaltensregeln machen es inzwischen möglich, das Wachstumshormon bei jedem Einzelnen zu optimieren. Weitere praktische Erfahrungen werden dazu beitragen, degenerativen Abbau in vielen Bereichen in der Tat zu verhindern und die individuelle Altersuhr auch mithilfe von STH zu verlangsamen.

„Immer, wenn du dich auf der Seite der Mehrheit wiederfindest, ist es an der Zeit, innezuhalten und nachzudenken."
MARK TWAIN [amerikanischer Schriftsteller, 1835–1910]

Hormonverlust rechtzeitig erkennen

Die Bestimmung des individuellen Wachstumshormon-Status ist kein Bestandteil routinemäßiger Gesundheitsuntersuchungen. Es existieren mehrere, unterschiedlich aussagekräftige Testverfahren. Grundproblem: Da STH in Schüben ausgeschüttet wird, vor allem in der Nacht, sagt eine einfache Blutbestimmung irgendwann am Tag leider sehr wenig aus. Möglich sind sogenannte provozierte Ausschüttungen, bei denen dem Patienten Insulin (aufgrund des Blutzuckerabfalls unangenehm) oder andere STH stimulierende Substanzen intravenös verabreicht werden, wie etwa die natürliche Aminosäure Arginin.

IGF-1. Die im Praxisalltag praktikabelste und am häufigsten durchgeführte Messmethode ist die Bestimmung des von der Leber gebildeten STH-Mediators IGF-1.

Klinisches Bild. Erfahrene Hormonexperten können einen Mangel aber auch anhand bestimmter Symptome (unter Einbeziehung von IGF-1) diagnostizieren. Über die Symptomatik lassen sich sogar mehr Rückschlüsse auf den individuellen Bedarf ableiten, als dies über Laborwerte möglich ist.

Typische Anzeichen für beginnenden Wachstumshormon-Mangel

- Fettleibigkeit (v. a. Oberkörper bzw. inneres Bauchfett)
- schlaffe Muskulatur (z. B. hängende Wangen)
- reduzierte körperliche Leistungsfähigkeit
- dünne trockene Haut
- dünne Haare
- verminderte Lebensfreude
- Müdigkeit, Energiemangel
- sozialer Rückzug
- Tendenz zu Sorgen und Ängstlichkeit
- verminderte Insulinempfindlichkeit
- vermehrte Blutfette (große individuelle Variation)
- LDL-Cholesterin erhöht
- HDL-Cholesterin erniedrigt

Hormontherapie in der Praxis

Seitdem Wachstumshormon in reinster Form und ausreichender Menge verfügbar ist, haben das theoretische und besonders das praktische Wissen seit zehn Jahren extrem zugenommen. Allein in der größten wissenschaftlichen Datensammlung, der international bekannten KIMS Datenbank, sind 8000 Fälle von ausgeprägtem STH-Mangel bei Erwachsenen, die konsequent mit Wachstumshormon substituiert wurden, wissenschaftlich untersucht und dokumentiert. Die Altersspanne der Patienten reicht dabei von 18 bis 82 Jahren. Insgesamt liegen weltweit Erfahrungen von über 100 000 Personen vor, die Wachstumshormon allein schon aufgrund ernster medizinischer Indikation erhielten oder noch erhalten.

Vorbeugung und Behandlung von degenerativen Alterungsprozessen

Die Behandlung von „normal" alternden Personen mit Wachstumshormon ist ein neuer Therapiebereich. Die überwiegenden Daten zur STH-Ergänzung stammen bisher von Personen mit krankhaftem Mangel. Da bei krankheitsbedingtem Verlust von STH jedoch dieselben Alterserscheinungen auftreten wie beim „normalen" Hormonabfall im Altersverlauf, ging man schon früh davon aus, dass in beiden Fällen vergleichbare Mechanismen ablaufen.

In einer der ersten wissenschaftlichen Untersuchungen bei gesunden Älteren wurden 1990 am Medical College of Wisconsin männliche Testpersonen sechs Monate lang mit STH substituiert. Tatsächlich beeinflusste die Therapie eine Reihe von Alterserscheinungen. Im Schnitt nahm die altersbedingt zurückgegangene Muskulatur um 9 Prozent zu, im gleichen Zeitraum nahm das Fettgewebe der Männer um etwa 15 Prozent ab. Die Knochendichte nahm zu.

Während sich die Testpersonen besonders über die optisch auffällige Fettreduktion freuten, waren für Gerontologen die grundlegenden biologischen Veränderungen bedeutend. So ist etwa der Schwund an Magermasse im Lebensverlauf ein typisches Alterungsmerkmal (neben der Muskulatur gehören dazu die inneren Organe und die Haut). Der negative Trend bleibt beim Menschen auch unter Einbeziehung der körperlichen Aktivität als unabwendbare Alterserscheinung erhalten. Bisher unabwendbar, denn die Verbesserung der Magermasse durch den Wegfall der Somatopause bedeutete für die Untersuchten eine De-facto-Verjüngung der Statur um 15 Jahre. Und dabei ist noch nicht berücksichtigt, dass sich aus der Kombination von hormoneller Verjüngung und einem zusätzlichen Training synergetisch verstärkende Effekte ergeben. Wie sich in späteren Studien zeigen

326

sollte, fördert die (wieder-) gewonnene Leistungsfähigkeit darüber hinaus die Lust an körperlicher Aktivität und damit weitere positive Wechselwirkungen.

Die ersten Erfolg versprechenden Ergebnisse ließen in den vergangenen Jahren eine Reihe ähnlicher Untersuchungen folgen. Anders als von pauschalen Hormongegnern gerne suggeriert, ging es in keiner dieser wissenschaftlichen Studien um das Propagieren eines wie immer gearteten Jugendkults. Hintergrund waren und sind vielmehr konkrete medizinisch relevante Beeinflussungen von Krankheitsanfälligkeit, Gebrechlichkeit und Sterblichkeit. Eine daraus resultierende Verjüngung einzelner oder mehrerer Körperfunktionen ist dabei eher ein Nebeneffekt, der allerdings wesentliche Teile der bisherigen hormonellen Alternstheorie bestätigt.

Ein Trend ist in jedem Fall eindeutig. Im Vergleich zur traditionellen Behandlung des krankheitsbedingten STH-Mangels besteht der moderne Einsatz von Wachstumshormon zur Therapie oder Prophylaxe von Alterserscheinungen in rechtzeitiger, niedrig dosierter und individuell angepasster Substitution. Das ist nicht nur vom gerontologischen Standpunkt aus absolut sinnvoll. Auch das Risiko von Nebenwirkungen wird so erheblich minimiert (s. u.).

„Die Zeit, das Dach zu reparieren, ist dann, wenn die Sonne scheint."
JOHN F. KENNEDY [35. Präsident der USA, 1917–1963]

Die Versuchung zum Missbrauch ist groß

Hochleistungssportler könnten sich im Hinblick auf ein Hilfsmittel zur Leistungssteigerung an die gute Fee erinnert fühlen, bei der man drei Wünsche frei hat. Erstens: Das Mittel sollte aufbauend wirken, ohne die hohen Risiken und Nebenwirkungen anaboler Steroide aufzuweisen. Zweitens: Gesundheit und Erholungsfähigkeit sollten unterstützt und Heilungsabläufe beschleunigt werden, zum Beispiel bei Wunden oder anderen Verletzungen. Und schließlich sollte drittens die Verwendung dieses Mittels kaum nachweisbar sein.

Wachstumshormon erfüllt alle diese Punkte. Ein kleiner Haken besteht lediglich in den hohen Kosten. Aber ebenso wie bei unseren erwähnten Hormonpilgern ist STH für viele Sportler diesen Preis offensichtlich wert.

In vielen Sportarten ist nach Aussagen von Insidern Wachstumshormon noch immer eines der häufig eingesetzten Hilfsmittel. Genaue Zahlen sind aufgrund der schwierigen Nachweisbarkeit nicht verfügbar; erste Testverfahren existieren allerdings inzwischen.

Mit Wachstumshormon zur Traumfigur?

STH beeinflusst die gesamte Körperstatur. Kein anderes Hormon kann diese Wirkung vorweisen. Als anaboler Signalgeber fördert es den Aufbau von Magermasse: Haut, innere Organe, Muskulatur, Knochen. Gleichzeitig aber, und jetzt kommt die Besonderheit, wirkt es auf die Fettmasse abbauend. Fettanlagerungen werden durch die STH-Wirkung gehemmt, der Fettabbau gefördert.

Dieser Effekt verschaffte dem Hormon natürlich schnell beträchtliche Aufmerksamkeit. Seit Mitte der 80er-Jahre häufen sich wissenschaftliche Untersuchungen über Wachstumshormon und Fettleibigkeit. Eine ganze Reihe gut kontrollierter Studien hat tatsächlich ergeben, dass die Erhöhung eines reduzierten Wachstumshormon-Spiegels das (Wieder-) Erlangen einer mageren Statur begünstigt.

Allerdings: Gerade bei Dickleibigen ist der STH-Stoffwechsel häufig gestört. Sie reagieren schlechter auf Stimuli, welche die körpereigene Produktion von Wachstumshormon anregen. Natürliche Reize für eine Hormonausschüttung sind extreme Temperaturen, körperliche Belastung, Schlaf, Hypoglykämie, Nahrungskarenz und bestimmte Aminosäuren. Zusätzlich findet sich bei Fettleibigen eine erhöhte Aktivität von Somatostatin, einem Hormon, das als natürlicher Gegenspieler zum Wachstumshormon fungiert und dessen Wirkungen blockiert. Auch die fettabbauende Wirkung von zugeführtem STH ist bei Dickleibigen eingeschränkt, und das Hormon wird schneller abgebaut. Zur Erzielung einer ausreichend fettabbauenden Wirkung müssen deshalb höhere Dosierungen eingesetzt werden, was entsprechend auch das Risiko von Nebenwirkungen erhöht.

Ein universelles Schlankheitshormon ist STH also nicht – jedenfalls nicht für sich allein. Ein äußerst positiver Effekt entsteht jedoch auch bei den meisten Dickleibigen, wenn der Hormonhaushalt im Zusammenspiel mit Ernährung und Sport wieder auf Kurs gebracht wird.

Warum STH den Fettabbau fördert

1. Direkt: Auf die Fettzellen selbst wirkt STH nachhaltig lipolytisch, das heißt, es löst Fett aus den Speichern (über eine Aktivierung des Enzyms adipolytische Lipase innerhalb der Fettzellen; die Fettabbau blockierende Wirkung von Insulin wird von STH ebenfalls aufgehoben, v. a. im Bauchbereich). Gleichzeitig verhindert das Hormon, dass Fettzellen neue Lipide einschleusen können. Die Neubildung von Fett

wird bereits bei einmaliger Hormonwirkung auf Tage hinaus um bis zu 70 Prozent gehemmt.

2. Indirekt: Wachstumshormon unterstützt den Aufbau der Muskulatur. Weil die Muskelmasse einen entscheidenden Faktor bei der Fettverbrennung darstellt, erleichtert eine vergrößerte Magermasse den Abbau von Fettgewebe erheblich.

Die Muskulatur – der unterschätzte Helfer beim Abnehmen

Wenn von Wachstumshormon und Fettleibigkeit die Rede ist, steht fast immer der unmittelbar fettabbauende Effekt von STH im Vordergrund. Zu Unrecht, denn diese Wirkung ist für sich allein wenig effektiv und, wie wir ja festgestellt haben, gerade bei Fettleibigen häufig gestört. Obwohl Dicke auf den ersten Blick alles andere als anabole, also den Körper aufbauende Wirkungen gebrauchen können, liegt gerade dort der größte Nutzen von Wachstumshormon beim Abnehmen.

Während einer wie auch immer gearteten Reduktionsdiät verliert der Körper keineswegs nur unerwünschtes Fett, sondern im Gegenteil fast immer überproportional Magermasse (in erster Linie Muskulatur). Diese Verringerung der Magermasse wirkt sich aber nicht nur ästhetisch negativ aus. Das Potenzial zur Fettverbrennung wird mit jedem Gramm Muskelverlust weiter erschwert. Im Resultat erhöht sich deshalb nach der Diät auch das Risiko des gefürchteten „Jo-Jo-Effekts".

Eine Vergleichsuntersuchung verdeutlichte den Unterschied: Frauen, die mit Hilfe einer klassischen Reduktionsdiät abnahmen, verloren zwar Fett, ihre fettfreie Magermasse aber nahm dabei typischerweise dramatisch ab. Eine Vergleichsgruppe von Frauen, welche die gleiche Diät machte, erhielt zusätzlich eine geringe Menge Wachstumshormon. Die Hormonergänzung verstärkte bei den Fettleibigen zwar nicht den Fettabbau, verhinderte aber den Verlust an formgebender Magermasse komplett. Beide Gruppen hatten also in etwa gleich viel Fett abgenommen. Aber nur die substituierten Frauen waren am Ende auch wirklich magerer.

Bitte beachten Sie: Einer der stärksten Stimulatoren für die Ausschüttung von körpereigenem Wachstumshormon ist intensives Krafttraining (s. u.). Dadurch wird auch verständlich, warum viele dickleibige Personen effektiver abnehmen, wenn sie zur

Diätunterstützung nicht, wie meist propagiert, Ausdauersport betreiben, sondern intensives klassisches Muskelaufbautraining (s. Kap. II.11).

Altern macht fett

Dass Fettleibigkeit das Krankheitsrisiko erhöht, dürfte heute für die meisten keine große Neuigkeit sein. Doch die Zunahme an Körperfett ist keineswegs ausschließlich die Folge von falscher Ernährung. Nur wenige sind sich bewusst, dass die vom mittleren Lebensalter an typischen Fettpolster am und im Bauch (vom Dickbauch bis zu den „Schwimmringen") tatsächlich die nach außen sichtbaren Zeichen innerer Alterungsprozesse sind. Und auch dort spielt das Wachstumshormon eine entscheidende Rolle.

Um Missverständnissen vorzubeugen: Wir können *nicht jedes* ungebeten hinzukommende Pfund der Alterung in die Schuhe schieben. Es gibt keinen Zusammenhang zwischen Lebensalter und allgemeiner Fettleibigkeit. Was es jedoch gibt, ist ein eindeutiger, fast linearer Zusammenhang zwischen Alterung und der Zunahme von Fett im Bauchbereich. Und das ist doppelt problematisch. Neben den gefürchteten Folgen für das Aussehen ist diese – und nur diese – Form der Fettzunahme mit gesundheitlichen Risiken verbunden. Inzwischen wissen wir, dass Personen, bei denen die Fettpolster vor allem an Po oder Oberschenkel angesiedelt sind, keinen erhöhten Gesundheitsrisiken ausgesetzt sind. Fett ist also nicht gleich Fett.

Hauptursache für die Zunahme am Oberkörper beziehungsweise Bauch im Altersverlauf ist der Verlust von Wachstumshormon. Typischerweise geschieht das besonders stark ab dem mittleren Lebensalter, in der Regel zwischen 40 und 50 Jahren. Doch das muss nicht genauso ablaufen. Menschen, bei denen das Hormon schon früher deutlich absinkt, kämpfen mit dem Problem einer „alternden Statur" schon in jüngeren Jahren. Andere kennen das Phänomen bis ins hohe Alter nicht. Sie gehören zu den glücklichen, bei denen die Somatopause kaum ausgeprägt ist und denen deshalb ausreichend Wachstumshormon zur Verfügung steht. Der Zusammenhang ist übrigens besonders bei Männern so eng, dass erfahrene Kliniker allein schon nach der Bestimmung des relativen Gesamt- und des Bauchfetts den STH- und den Testosteronstatus abschätzen können.

Hormonergänzung im Altersverlauf

Gründe, warum das Leben der meisten von uns endet, bevor wir das menschliche Maximalalter von 120 Jahren erreichen, sind vor allem Atherosklerose, Krebs und Gehirnerkrankungen. Entsprechend standen diese Alterskrankheiten von Anfang an im Fadenkreuz der Medizin. In jüngster Zeit rückt jedoch auch eine andere Lebensgrenze in den

„Als Teenager habe ich alles mögliche gegessen und war schlank wie eine Gerte. Ich habe nicht zugenommen, bis ich erwachsen wurde und begonnen habe, mich vernünftig zu ernähren."

Mittelpunkt: die funktionelle Lebensspanne. Das ist die Anzahl von Jahren, die ein Mensch ein unabhängiges und selbstständiges Leben führen kann. Nun schiebt die klassische Medizin den Tod weiter nach hinten, kaum jedoch die funktionelle Lebenszeit. Die dramatische Folge dieser Entwicklung: Immer mehr der heute noch Jüngeren droht das Schicksal, am Ende des Lebens viele Jahre bis Jahrzehnte in Pflegebedürftigkeit zubringen zu müssen.

Analysiert man nun, welche körperlichen Fähigkeiten die aktive und selbstständige Lebenszeit limitieren, sind das neben den geistigen Fähigkeiten die Funktion und Stärke der Muskulatur und des Halteapparats. Genau diese Faktoren wiederum werden wesentlich von der hormonellen Alterung bestimmt, nicht zuletzt von der Verfügbarkeit von Wachstumshormon. Kann eine Hormontherapie dort die Altersuhren zurückdrehen?

Eine holländische Forschergruppe untersuchte 1997 den Einsatz einer STH-Substitution bei älteren Personen, die sich einer Hüftoperation unterziehen mussten. Normalerweise gestaltet sich die Genesung nach einem solchen Eingriff äußerst langwierig. Viele Patienten haben Schwierigkeiten, überhaupt wieder so mobil zu werden wie zuvor. Die Forscher der Erasmus-Universität in Rotterdam gaben nun Patienten jenseits des 75. Lebensjahres Wachstumshormon. Das Ergebnis war beeindruckend: Durch die Hormongabe erholten sich die Substituierten deutlich besser und konnten überraschend schnell wieder ein völlig unabhängiges Leben führen.

Der Einsatz von Wachstumshormon bei Operationen wird derzeit auch bei jüngeren Patienten untersucht. Eine kürzlich in England durchgeführte Untersuchung ergab, dass ein Anheben des Wachstumshormon-Spiegels die typische Müdigkeit und Schwäche operierter Patienten verhindert.

Der Ausgleich allein des altersbedingten Verlusts von Wachstumshormon und Testosteron verändert das Muskel-Fett-Verhältnis bei gesunden 65- bis 88-jährigen Männern weitaus stärker als ein wöchentlich durchgeführtes Trainingsprogramm. Optimal ist die Kombination von beidem. Die Beseitigung eines Hormonmangels verbessert dabei nicht nur die Effektivität von Sport, sondern auch die Bereitschaft zur Bewegung. Menschen mit verbessertem STH-Status fühlen sich leistungsfähiger und entwickeln erst dadurch beispielsweise mehr Freizeitaktivitäten.

Immunsystem

Ein Effekt, der bisher in erster Linie bei Älteren gefunden wurde, ist die Steigerung von Immunfunktionen: Im Tierversuch konnte durch STH-Gabe die geschrumpfte Thymusdrüse alter Ratten in Größe und Struktur wiederhergestellt, die Produktion von Immunzellen angeregt und das Gewicht der Milz erhöht werden. Die T-Zellen-Bildungsaktivität stieg ebenso wie das für die Tumorbekämpfung wichtige Interleukin-2 signifikant an. Ob diese Wirkungen in vollem Umfang auch für den Menschen gelten, ist noch nicht klar. Teilnehmer an einer Studie über die Auswirkungen einer Langzeitergänzung mit Wachstumshormon mussten zumindest seltener zum Arzt als Altersgenossen ohne Substitution. Die Arbeitsausfälle aufgrund von Krankheitstagen halbierten sich im Vergleich zur Kontrollgruppe.

Inzwischen liegen weitere Untersuchungen zum Einsatz von Wachstumshormon bei älteren Menschen vor. Die Ergebnisse sind überwiegend positiv, doch sie zeigen auch einen anderen Trend. Wird der Hormonersatz erst in sehr hohem Alter bei bereits fortgeschrittener Gebrechlichkeit begonnen, sinkt die Effektivität dramatisch. Hormonelle Altersuhren lassen sich also recht erfolgreich aufhalten, jedoch bei fortgeschrittenen Degenerationsprozessen kaum noch zurückdrehen. Damit bestätigt sich die Erfahrung aus anderen Bereichen der Alternsforschung. Der degenerative Altersabbau ist zu einem großen Teil vermeidbar, vorausgesetzt, die Intervention gegen Alternsprozesse erfolgt früh und damit rechtzeitig.

„Zu dem, der immer wartet, kommt gewöhnlich alles zu spät."
EMIL OESCH [schweizerischer Schriftsteller und Verleger, 1894–1974]

Osteoporose

Bei Männern mit bereits bestehender Osteoporose führte eine zweijährige STH-Substitution zu signifikant erhöhter Knochendichte und verbessertem Mineralgehalt. Eine bei älteren Frauen durchgeführte Studie zeigte, dass bereits eine niedrigdosierte und bei allen Testpersonen nebenwirkungsfreie STH-Ergänzung nach zehn Monaten in einer erhöhten Knochenneubildung, Stabilisierung der Knochenmasse und Kräftigung der Handmuskulatur resultiert. Allgemein scheint Wachstumshormon bei Männern Abbauprozesse in den Knochen nicht nur aufzuhalten, sondern auch wieder umzukehren (Wiedererhöhung der Mineraldichte). Bei Frauen bestätigen die bisherigen Ergebnisse lediglich eine stabilisierende Wirkung und damit einen Stopp des fortschreitenden Altersabbaus.

Atherosklerose

Wachstumshormon und der Gefäßstoffwechsel sind eng miteinander verknüpft. Stickstoffoxid (NO), ein für die Flexibilität der Gefäße wichtiger Botenstoff, wird durch STH vermehrt produziert. (Ein anderes für den NO-Stoffwechsel wichtiges Hormon ist Testosteron) Ein Mangel an STH hat dementsprechend eine beschleunigte Gefäßalterung zur Folge. Patienten mit STH-Mangel haben ein doppelt so hohes Sterberisiko im Hinblick auf Herz-Kreislauf-Krankheiten. Auch die im Alter zunehmende Insulinresistenz, der Hauptgrund für Altersdiabetes, wird von Wachstumshormon beeinflusst. Bei Patienten, die sieben Jahre lang STH erhalten hatten, verhinderte die Substitution die altersbedingte Verschlechterung der Insulinresistenz.

Risiken

Ein unnatürlich hoher Wachstumshormon-Spiegel verursacht einen Verlust der wichtigen natürlichen Radikalfänger Superoxid-Dismutase (SOD) und Glutathion-Peroxidase in Nieren und Leber.

Ein dauerhaft extremes Überangebot von STH führt zur Krankheit der Akromegalie (vergrößertes Wachstum von Händen, Füßen, Ohren, Nase und Kinn). Nach therapeutischen Hormonergänzungen ist dieses Krankheitsbild bisher nicht aufgetreten. Selbst im Sport, wo das Hormon oft in überhöhter Dosierung zur Leistungssteigerung eingesetzt wird, ist in der Literatur kein Fall von Akromegalie dokumentiert.

Für Patienten mit krankhafter Überproduktion von Wachstumshormon (Akromegalie) wurde in Quervergleichen ein erhöhtes Darmkrebsrisiko gefunden. Die Ergebnisse sind jedoch nicht eindeutig. Große Datensammlungen, wie die *Shanghai Study* 2001, konnten ein erhöhtes Risiko nicht bestätigen.

Eine 2002 erschienene statistische Übersichtsarbeit zu den Auswirkungen langjähriger STH-Substitution hat die Diskussion über ein möglicherweise erhöhtes Krebsrisiko neu entfacht. Bei der Nachbetrachtung von 1848 Patienten mit krankhaftem STH-Mangel, die zwischen 1959 und 1985 Wachstumshormon erhalten hatten, wurden erhöhte Risikowerte für Darmkrebs und Hodgkin errechnet.

Auch dort ist die Interpretation schwierig, da sich der Befund und damit die Diskussion auf gerade zwei Darmkrebs- und Hodgkinfälle gründet – statistisch hätten nur knapp ein Hodgkin und 0,25 Fälle von Darmkrebs bei 1848 Patienten auftreten dürfen. Das Auftreten von Brustkrebs, Leukämie und Prostatakrebs lag sogar leicht unterhalb statistischer Vergleichswerte, was einem (nichtsignifikanten) Schutzeffekt entspräche. Ob und unter welchen Bedingungen sich die Substitution von Wachstumshormon tatsächlich ungünstig auf das Krebsrisiko auswirken kann, lässt sich auch für Experten aus den vorliegenden Daten nicht sicher ableiten. Weltweit werden über 100 000 Personen wegen krankhaften STH-Mangels dauerhaft hormonell behandelt. Ihre Gesamtmortalität liegt nicht höher als die der restlichen Bevölkerung. Auf der anderen Seite ist die Sterblichkeit unbehandelter Patienten eindeutig und signifikant erhöht.

Inzwischen kann man klar sagen, dass speziell unphysiologisch hohe Anstiege von IGF-1 für die Mehrzahl aller bisher bei der STH-Substitution aufgetretenen Nebenwirkungen verantwortlich sind. Verursacht wurden die zu hohen Spitzenwerte von IGF-1 durch die alte Praxis, die wöchentliche Dosis Wachstumshormon auf nur drei Termine verteilt zu verabreichen. Dadurch stieg der IGF-1-Spiegel jeweils kurz nach der Verabreichung auf unphysiologisch hohe Werte. Der Durchbruch mit der synthetischen Herstellung des Hormons erleichtert seit 1985 auch die Dosierbarkeit. Heute wird das Hormon mindestens täglich verabreicht und zusätzlich entsprechend dem IGF-1-Anstieg individuell angepasst. Unphysiologische Hormonanstiege lassen sich so vermeiden.

Beeinflussung der Lebensspanne

Maximale Lebensspanne. Seit wenigstens 2000 Jahren – wahrscheinlich sogar deutlich länger – ist die Alterung des Menschen auf eine maximale Lebensspanne von 120 Jahre angelegt. Egal welche Einflüsse beim Einzelnen einen früheren Tod verursachen oder was immer die Medizin zur Vermeidung krankheitsbedingten Ablebens beiträgt, das grundlegende Alternsprogramm ist davon nicht betroffen und hat sich nicht geändert. Bisher. Denn inzwischen kennt die Alternswissenschaft zumindest einige Schalthebel, die diese

Grenze beeinflussen. Wachstumshormon ist definitiv kein Mitglied dieses elitären Kreises. Und das ist kein Zufall. Sein Grundauftrag ist in allen mit dem Menschen biologisch verwandten Arten gleich. Es soll nicht ein unter allen Umständen möglichst langes Leben, sondern ein möglichst erfolgreiches Leben garantieren. Zielwirkungen sind Leistungsfähigkeit, Aufbau, Stärke und Regenerationsfähigkeit – im Zweifelsfall auch auf Kosten der maximalen Lebensspanne. Wer darauf achtet, im mittleren und höheren Lebensalter keinen STH-Mangel zu erleiden, erhöht seine Chancen, auch als 90-Jähriger selbstbestimmt leben und arbeiten zu können.

Wie der optimale Hormonspiegel über den gesamten Lebensverlauf aussehen muss, lässt sich nach heutigem Wissen nicht allgemeingültig festlegen. Die Aufrechterhaltung eines mittleren Erwachsenenniveaus, das heißt, die Vermeidung eines ausgeprägten Hormonverlusts im Alter, dürfte aber bei den meisten Menschen frühzeitige Alternsprozesse verhindern helfen – ohne negative Auswirkungen auf das Maximalalter.

Durchschnittliche Lebensspanne. Im Durchschnitt leben Frauen in Deutschland derzeit weit über 80 Jahre und Männer nur wenige Jahre kürzer. Darüber, was jeder Einzelne von uns als Lebensspanne erwarten kann, sagt dieser rein statistische Wert allerdings nichts aus. Viele sterben ja bereits mit 60 oder früher, andere leben wesentlich länger als der Durchschnitt. Auch wenn man Unfälle und nicht mit der Alterung zusammenhängende Krankheiten herausrechnet, bleibt das Phänomen bestehen, dass Menschen unterschiedlich schnell altern. Viele der Faktoren, welche die individuelle Lebensspanne bestimmen, sind heute bekannt und beeinflussbar. Die Verfügbarkeit von Wachstumshormon ist einer von ihnen.

Nicht neu ist die Erkenntnis, dass extreme Hormonwerte die Lebensspanne negativ beeinflussen. Menschen, die an krankhafter Überproduktion von STH leiden, an sogenannter Akromegalie, leben kürzer. Das Gleiche gilt aber auch für Personen, bei denen Wachstumshormon im Altersverlauf stark abfällt. Beide Extreme lassen sich vermeiden.

Funktionelle Lebensspanne. Die funktionelle Lebensspanne ist die Lebenszeit, die wir in aktiver und selbstständiger Weise ohne Gebrechlichkeit oder Pflegebedürftigkeit leben können. Sie ist leider meist kürzer als die durchschnittliche Lebenszeit. Zunehmend sogar erheblich. Nicht nur für die moderne Gerontologie ist die funktionelle Spanne ein herausragendes Kriterium.

Ursachen für Gebrechlichkeit und Altersschwäche sind Muskelschwund, Osteoporose, fehlende Kraft, sinkende Stressresistenz und Erholungsfähigkeit. Alle diese Faktoren werden vom Wachstumshormon wesentlich beeinflusst. Eine auch im Alter noch ausreichende Verfügbarkeit von Wachstumshormon kann typische Alterserscheinungen verhindern helfen, die Lebensqualität signifikant verbessern und die aktive Lebensspanne mit hoher Wahrscheinlichkeit verlängern.

Auswirkungen einer Wachstumshormon-Optimierung

A. Positive Wirkungen:

- atherosklerotische Entzündungsreaktionen reduziert (u. a. weniger Interleukin-6)
- Reduktion von LDL-Cholesterin (schnell)
- Erhöhung von HDL-Cholesterin
- Verbesserung der Gefäßflexibilität (u. a. erhöhte Produktion von Stickstoffoxid NO)
- verbesserte Mikrozirkulation in der Haut
- Reduktion der Fettmasse
- (Wieder-) Erhöhung der Magermasse
- Knochenmineraldichte bei Männern erhöht, bei Frauen stabilisiert
- schnellere Regeneration und Vermeidung des Erschöpfungssyndroms nach Operationen
- Selbstständigkeit im Alter länger erhalten
- Schlafqualität verbessert

B. Mögliche positive Wirkungen (unter bestimmten Voraussetzungen):

- Insulin- und Zuckerstoffwechsel verbessert (allerdings: in den ersten Behandlungswochen weitere Verstärkung einer Insulinresistenz möglich)
- verbesserte Blutzuckerwerte (nur bei Jüngeren häufiger beobachtbare Wirkung)
- Knochenneubildung (häufig nur in den ersten Behandlungsjahren signifikant verstärkt)
- Reduzierung der Fettmasse bei stark Fettleibigen nicht immer eindeutig (STH-Stoffwechsel ist bei Dicken gestört)
- Kraftzunahme von ausreichender Alltagsaktivität abhängig. Im hohen Alter deshalb häufig keine Erhöhung der Kraftfähigkeiten
- verbessertes Energieniveau (wahrscheinlich nur bei deutlich erniedrigtem STH-Ausgangsniveau)

- erhöhtes psychologisches Wohlgefühl (v. a. wenn ausgeprägter Hormonmangel vorlag)

Weitere in der Erfahrungsmedizin beschriebene Wirkungen, die in größeren Studien bisher nicht untersucht wurden:

- Reduktion von Cellulite

- Verbesserung altersbedingter Sehschwäche

- Peniswachstum und verbesserte sexuelle Leistung

- Reduktion von (tiefen) Falten

- verbesserte Gedächtnisfähigkeiten

- weniger Rückenschmerzen

C. Risiken und negative Wirkungen (vor allem bei Überdosierung):

- Atemwegsinfektionen

- Karpaltunnelsyndrom

- periphere Ödeme

- verminderte Glucosetoleranz möglich (deutlich bei Männern mit diabetischer Veranlagung)

- Kopfschmerzen

- Durchfall

- Blutdruckanstieg

- Krebsrisiko erhöht (bei unphysiologisch erhöhtem Spiegel an IGF-1)

Stimulation der körpereigenen Produktion

Damit unsere Hirnanhangsdrüse Wachstumshormon ins Blut abgibt, müssen im übergeordneten Gehirnbereich, also im Hypothalamus, spezifische Reize ankommen. (Die dafür notwendigen chemischen Botenwege werden über dopaminerge, adrenerge, cholinerge und serotonerge Neuronen gesteuert. Gerade dopaminerge und cholinerge Signalbahnen funktionieren aber im Alter oft ungenügend, serotonerge zum Beispiel bei Fettleibigen häufig nicht optimal.) Mangel bei anderen Hormonen, vor allem aber

Alternsprozesse innerhalb des komplexen Reizsystems, schwächen die natürlichen Signale für die Ausschüttung. Die Folge ist ein mit zunehmendem Lebensalter mehr oder weniger stark ausgeprägtes Abflachen der STH-Ausschüttung. Über die negativen Folgen dieses Hormonverlusts haben wir gesprochen.

Wie viel Wachstumshormon letztlich ins Blut abgegeben wird, ist also zu keinem Lebenszeitpunkt starr festgelegt. Die Hormonausschüttung erfolgt dynamisch auf innere und äußere Reize hin – nur die Effektivität nimmt ab. Und hier kommt nun die Besonderheit auch für die Alternsprophylaxe: Weil das körpereigene Regulationssystem bis ins höchste Alter variabel bleibt, lässt sich der Hormonstatus auch ohne zusätzliche Substitution verbessern. In jedem Alter. Die Altersuhr Wachstumshormon kann also jeder Einzelne aufhalten, zum Teil auf einfache Weise und ohne die hohen Kosten einer Hormonsubstitution.

Schlaf

Der wichtigste Stimulus für die Wachstumshormon-Ausschüttung ist der normale Nachtschlaf. Etwa 60 bis 90 Minuten nachdem der Mensch in die erste Tiefschlafphase gefallen ist, schüttet die Hirnanhangsdrüse den Löwenanteil der täglichen Sekretion aus. Zumindest sollte das so sein. Im Alter ist gerade die Schlafausschüttung zunehmend gestört, sie nimmt im Schnitt um etwa 60 Prozent ab. Bei Fettleibigen und Diabetikern ist die Schlafausschüttung schon in jüngeren Jahren reduziert, in Einzelfällen fehlt sie völlig.

Vorsicht bei Betthupferl: Erhöhter Blutzucker hemmt die natürliche STH-Sekretion sehr deutlich. Süßigkeiten oder andere Kohlenhydrate, die vor dem Schlafen gegessen werden, reduzieren deshalb die wichtige nächtliche Hormonabgabe. Die Hemmwirkung ist sehr ausgeprägt. Leider. Schon relativ geringe Kohlenhydratmengen blockieren die Hormonausschüttung und können das STH-Niveau auf Werte senken, wie sie für 20 Jahre ältere Vergleichspersonen typisch sind. Ein hoher Blutfettspiegel unterdrückt die Ausschüttung ebenfalls beziehungsweise zusätzlich (z. B. Schokolade).

Es gibt eine sehr alte Beobachtung, aus der eine bekannte Verhaltensregel entstand: Menschen, die früh am Tag reichhaltig, abends jedoch nur „wie ein Bettler" essen, bleiben länger gesund und leistungsfähig. Einer der Hintergründe für diesen Zusammenhang ist der STH-Stoffwechsel.

Praxistipp: Wer sicher gehen will, seine hormonelle Altersuhr nicht anzuschieben, sollte jegliche kohlenhydrat- und fetthaltigen Snacks allenfalls zwei bis drei Stunden vor dem Einschlafen zu sich nehmen und mittlere Mahlzeiten mindestens drei bis vier Stunden vor dem Zubettgehen.

„Die guten Ratschläge verdanken ihren ausgezeichneten Ruf dem Umstand,
dass sie niemals befolgt werden."
DANIEL SPITZER [österreichischer Satiriker, 1835–1893]

Körperliche Belastung

Eine der natürlichsten und – was selbst viele Endokrinologen nicht wissen – effektivsten Möglichkeiten, die STH-Ausschüttung zu stimulieren, ist körperliche Belastung. Allein über diesen Stimulationsweg ist für den Menschen eine hormonelle Verjüngung – entsprechend dem Ausstoß – um etwa 15 Jahre belegt.

Dass durch intensive Aktivität und Sport hormonelle Reaktionen ausgelöst werden, ist schon länger bekannt. Aber erst die Erkenntnisse der vergangenen Jahre machen es möglich, mithilfe einer optimierten Belastung die Hormonreaktion des Körpers ganz gezielt zu beeinflussen.

Allerdings: Vor den Erfolg haben die Götter den Schweiß gesetzt. Das gilt auch für die Ausschüttung von Wachstumshormon. In erster Linie hoch intensive Belastungsformen führen zu einem deutlichen Hormonschub. In Kapitel II.11 können Sie nachlesen, mit welcher Art von sportlicher Betätigung die besten Resultate zu erzielen sind. Hier nur so viel: Der häufig als einzig wahrer Gesundheitssport propagierte leichte Ausdauersport gehört nicht dazu. Optimal sind dagegen Belastungsformen, wie sie beim klassischen Bodybuilding eingesetzt werden. Und um ein Missverständnis ebenfalls gleich auszuräumen: Das Alter ist kein Hinderungsgrund, ein solches Training erfolgreich durchzuführen.

„Immer, wenn man glaubt, mit der Schule des Lebens fertig zu sein, wird einem irgendein Sonderkurs offeriert."
HEINZ RÜHMANN [deutscher Schauspieler, 1902–1994]

Kummerspeck

Depressionen und **Burn-out** gehen mit einem nicht ausreichenden Abfall des abendlichen Cortisolspiegels einher (oft bei gleichzeitigem morgendlichen Mangel).

Ein hoher abendlicher Cortisolspiegel hemmt die Ausschüttung von Wachstumshormon. Personen, die sich in einer solchen Gemütslage befinden, leiden deshalb in der Regel an einem relativen Mangel an Wachstumshormon.

Unabhängig von den bei Depression häufigen Essstörungen fördert der STH-Mangel eine schnelle Fettzunahme. Langfristig führt eine Verschiebung des Cortisol-STH-Verhältnisses zu Muskelschwäche, Knochenschwund und Beschleunigung der Altersuhr in vielen Bereichen.

Übrigens: Cortisol hat eine ebenso enge wie delikate Beziehung zum Wachstumshormon. Sowohl zu wenig als auch zu viel Stresshormon hemmen die Produktion von STH.

„Eifersucht und Zorn mindern die Tage, Sorge bringt vorzeitiges Alter."
BEN SIRA [jüdischer Prophet, etwa 180 v. Chr.]

Psychischer Stress kann auch positiv sein

Das Wort Stress hat heute fast ausschließlich negative Bedeutung. Eigentlich bezeichnet der Begriff lediglich jede Reizsituation auf Körper und Geist. Ohne ein Mindestmaß an Stressreizen geht alles Lebendige zugrunde, auch der Mensch. Man kann sogar sagen, Stress ist eine der Grundlagen von Leben.

Erst ausreichend starke Stressreize fördern die Entwicklung von Körper und Geist. Ein Vermittler dabei ist das Wachstumshormon. Positive Stresssituationen erhöhen die Ausschüttung von STH. Hormonstimulierende Stressreize sind intensive sportliche Aktivitäten, aber auch Reize, die wir in erster Linie psychisch erfahren. So hat man bei Fallschirmspringern während des freien Falls ein starkes Ansteigen des STH-Spiegels gemessen.

Falls Sie zufällig nicht zu den Personen gehören, die regelmäßig aus Flugzeugen springen, können Sie den hormonstimulierenden Stress des Fliegens auch an einem *Bungee*-Seil oder einer *Freefall*-Anlage in einem Vergnügungspark erleben. Achterbahnfahren gehört ebenfalls in diese Kategorie. Dass sich viele nach positiv aufwühlenden Erlebnissen geradezu verjüngt fühlen, hat also durchaus einen konkreten Hintergrund.

Natürliche Aminosäuren und Vitalstoffe

Verschiedene im Nahrungsprotein vorkommende Aminosäuren und Peptide unterstützen die STH-Ausschüttung. Der Effekt kann so nachhaltig sein, dass ältere Personen wieder jugendliche Sekretionsmengen erreichen und jüngere eine weitere Potenzierung ihrer Ausschüttung.

Der einfache Verzehr proteinreicher Mahlzeiten genügt zur Erzielung einer deutlichen Stimulation jedoch nicht. Bei üblichen Verzehrmengen sind die wirksamen Aminosäuren nur unzureichend konzentriert. Bei Aufnahme großer Proteinmengen verhindern bestimmte Verdrängungsmechanismen eine ausreichende Wirkung. Einzelne Aminosäuren werden deshalb am effektivsten kurz vor dem Schlafengehen oder einer sportlichen Belastung auf nüchternen Magen eingenommen.

Mit dem Bus ins Gehirn

Um vom Blut ins Gehirn zu gelangen, benutzen die aus dem Nahrungseiweiß aufgespalteten Aminosäuren eine Art Shuttle-Service. Das Problem dabei: Auch andere Aminosäuren benutzen diesen Shuttle. In Stoßzeiten gibt es deshalb ein ziemliches Gedränge um die Plätze. Eine Aminosäure kann somit nur dann uneingeschränkt ins Gehirn gelangen, wenn sie innerhalb der Blutbahn nur wenige potenzielle Mitfahrer hat, welche die Transportplätze belegen.

Um erwünschte Wirkungen gezielt zu erreichen, ist es deshalb notwendig, Aminosäuren als Einzelsubstanzen zuzuführen und nicht in Form allgemeiner proteinhaltiger Mahlzeiten, die meist eine undefinierte Vielzahl verschiedenster Aminosäuren enthalten. Behauptungen, die Einnahme einzelner Aminosäuren sei grundsätzlich unnötig, da eiweißreiche Nahrung „ausreichende" Mengen enthalten, sind deshalb irreführend beziehungsweise schlichtweg falsch.

Arginin und Ornithin

Beide verwandten Aminosäuren provozieren beim Menschen die Ausschüttung von Wachstumshormon. (Vor allem über cholinerge und histaminerge Reizbahnen über eine Hemmung von Somatostatin, einem STH-blockierenden Hormon.) Ganz sicher gilt das aber nur für die hoch dosierte intravenöse Verabreichung. Tatsächlich ist die Arginingabe das wichtigste Testverfahren, wenn bei einem Menschen die Funktionsfähigkeit des STH-Ausstoßes klinisch überprüft werden soll. Die typische Dosis bei einer solchen Infusion beträgt 30 g Arginin.

Die Wirksamkeit der oralen Aufnahme ist weniger gut gesichert. Eine italienische Studie testete 1981 die Wirkung von Arginin auf die STH-Sekretion bei Männern und fand eine signifikante Stimulation bei Aufnahme von je 1200 mg Arginin (als Pyroglutamatsalz!) und Lysin. Für sich allein blieben beide Aminosäuren ohne Wirkung – zumindest in der getesteten Dosierung. Die Untersuchung löste einen regelrechten Boom nach Aminosäurepräparaten aus, besonders bei Leistungssportlern.

Andere Untersuchungen brachten uneinheitliche Ergebnisse. In geringer Dosierung scheint Arginin bei den meisten Menschen kaum eine Wirkung auf die Ausschüttung von Wachstumshormon zu entwickeln. Möglicherweise effektiv sind höhere Dosierungen von 6 bis 10 g vor dem Schlafen. Klarere Daten aus größeren Studien gibt es dazu nicht (andere Wirkungen von oral zugeführtem Arginin auf die Wundheilung, den Gefäßstoffwechsel und das Immunsystem sind dagegen gut dokumentiert). Die orale Zufuhr von Ornithin in Dosierungen zwischen 3 und 15 g führte in einem Test bei Kraftsportlern zu einem STH-Anstieg, wobei auch dort die individuelle Variabilität groß war. Bei jedem Vierten genügte die geringste Dosierung, während etwa bei der Hälfte der Probanden erst bei der höchsten Dosis ein signifikanter Effekt auftrat.

Die Kombination mit anderen Aminosäuren kann aufgrund unterschiedlicher Stimulationswege zu synergetischen Effekten führen. Im Sport ist die Einnahme von Arginin/Lysin und Ornithin verbreitet. Die wissenschaftliche Datenlage ist dort allerdings nicht befriedigend, vor allem, da entsprechende Forschungen aufgrund der Nichtpatentierbarkeit ausbleiben.

Tryptophan

Die essenzielle Aminosäure Tryptophan wird in der Klinik ebenfalls als Stimulationssubstanz genutzt, um einen STH-Ausstoß zu provozieren. Mit der Nahrung aufgenommenes Tryptophan dient im Gehirn vor allem als Ausgangssubstanz für die Produktion des Neurotransmitters Serotonin und des Zirbeldrüsenhormons Melatonin.

Eine stimulierende Wirkung auf die Ausschüttung von Wachstumshormon ist nur für die intravenöse Zufuhr gesichert. Wie stark die orale Aufnahme von Tryptophan den Hormonausstoß beeinflusst, ist unklar. Eine Studie über die Wirkung einer Einnahme von 5 g Tryptophan ergab nur einen geringen Einfluss auf das Wachstumshormon. [*Anmerkung: Im Gegensatz dazu erhöht sich die Bildung von Serotonin und Melatonin bereits bei oraler Aufnahme von wenigen hundert Milligramm signifikant. Tryptophan wird deshalb erfolgreich gegen Depressionen und Schlafprobleme eingesetzt.*]

Tryptophan ist in Deutschland als Schlafmittel und Antidepressivum zugelassen, aber als Fertigarznei vergleichsweise teuer (Beispiele sind Ardeydorm®, Kalma®, Tryptophan ratiopharm®).

Glycin

Glycin ist die einfachste nichtessenzielle Aminosäure. Der Name rührt von seinem glucoseähnlichen süßen Geschmack her. Verwandt wird Glycin unter anderem als Geschmackskorrigens in Diätsalz oder als Magenschutz in Schmerzmitteln.

Im Gehirn erleichtert Glycin die Übertragung des Signalstoffs Acetylcholin zwischen den Nervenzellen. In Dosierungen von 4 bis 12 g erhöht es die Ausschüttung von Wachstumshormon bei Gesunden (allerdings nicht bei Diabetikern und Dickleibigen). Besonders ausgeprägt scheint der Effekt in Kombination mit Krafttraining zu sein.

Glutamin

In zumindest einer kleinen Untersuchung, die das *American Journal of Clinical Nutrition* 1995 veröffentlichte, erhöhte die orale Aufnahme von Glutamin (2 g) den STH-Spiegel bei acht von neun Testpersonen in physiologisch relevantem Ausmaß.

L-Dopa

Einige Lebensmittel, besonders bestimmte Bohnenarten, enthalten L-Dopa, eine Substanz, die auch in unserem Stoffwechsel als Zwischenprodukt vorkommt. Weil L-Dopa als Baustein für die Produktion des wichtigen Überträgerstoffs Dopamin in den Nervenzellen des Gehirns dient, wird es in der Therapie von Parkinson als Medikament seit vielen Jahren eingesetzt.

In weitaus geringerer Dosis als für die Parkinson-Behandlung notwendig stimuliert L-Dopa im gesunden Organismus die Ausschüttung von Wachstumshormon. Bereits eine Dosis von 100 bis 500 mg genügt, um nach etwa 60 bis 120 Minuten den Hormonausstoß um das Drei- bis Fünffache zu steigern.

L-Dopa ist in Deutschland nur als rezeptpflichtiges Medikament erhältlich. Es hat in hoher Dosierung erhebliche Nebenwirkungen (zur Therapie von Parkinson wird L-Dopa in Dosierungen von 1000 bis 8000 mg eingesetzt. Nebenwirkungen können sein: Übelkeit, Herzrhythmusstörungen, Kopfschmerzen, Psychosen). In einigen Ländern sind Extrakte aus Favabohnen, die L-Dopa in geringer Dosis enthalten, als Nahrungsergänzung auf dem Markt.

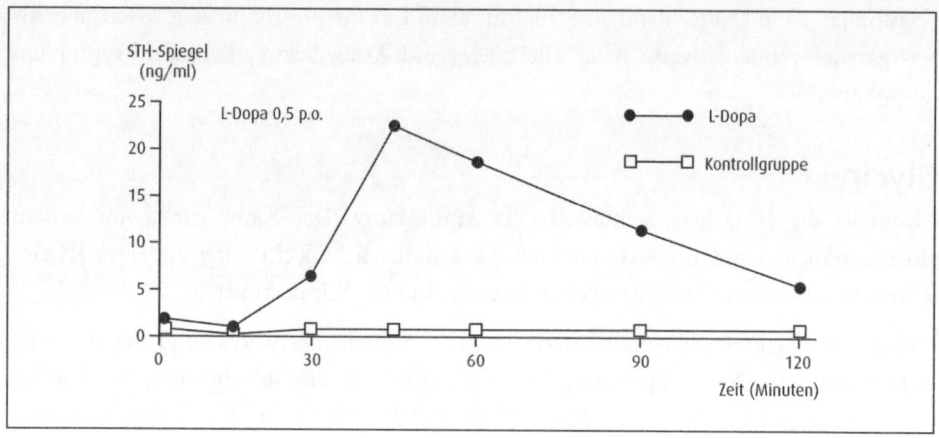

Stimulation von Wachstumshormon nach oraler Einnahme von L-Dopa (500 mg) (mod. nach Boyd et al, 1978).

In den USA setzen einige Ärzte niedrig dosiertes L-Dopa zur Alternsprophylaxe ein. Ward Dean, medizinischer Direktor des Zentrums für Biogerontologie in Pensacola/Florida, berichtet von positiven Erfahrungen mit einer Dosierung von 125 bis 250 mg L-Dopa täglich. Nebenwirkungen scheinen bei dieser prophylaktischen, niedrig dosierten Anwendung selten aufzutreten. Ward Dean resümiert seine langjährigen Erfahrungen so: „I have never noted any such effects in my patients on these low doses.“

Wer die Einnahme von L-Dopa zur Optimierung des Wachstumshormon-Spiegels versuchen möchte, sollte sich in jedem Fall einen in diesem Bereich erfahrenen oder zumindest interessierten Arzt suchen, der die Therapie überwacht.

Nikotinsäure

Nikotinsäure (die alte Bezeichnung ist Vitamin B3) ist in Größenordnungen von 10 bis 20 mg in unserer täglichen Nahrung enthalten. Es gehört nicht nur zu den wichtigsten Vitalstoffen beim Menschen, sondern ist auch eine der interessantesten Substanzen für die Alternsprophylaxe. Bereits seit einigen Jahrzehnten bekannt ist seine blutfettsenkende Eigenschaft, die vor allem bei höherer Dosierung von 100 mg bis zu mehreren Gramm zum Tragen kommt: Senkung von Triglyceriden und Lipoprotein-a bei gleichzeitig starker Erhöhung des günstigen HDL-Cholesterins. Viele der noch heute eingesetzten Lipidsenker sind unmittelbare Verwandte von Nicotinsäure. Mithilfe von ausreichend hoch dosierter Nikotinsäure lässt sich – im Gegensatz zu anderen Lipidsenkern – auch das

„gute" HDL-Cholesterin so effektiv erhöhen, dass selbst Risikopatienten weitere Medikamente meist nicht mehr benötigen.

Was weniger bekannt ist: Die unmittelbar fettsenkende Wirkung kann einen ausgeprägten Anstieg von Wachstumshormon verursachen – bei Direktinfusion ist der Effekt extrem, bei oraler Aufnahme lässt sich zum Beispiel die nächtliche Ausschüttung unterstützen. Leider ist die therapeutisch wirksame Einnahme von Nikotinsäure mit einer zwar harmlosen, aber in höherer Dosierung unangenehmen Hautrötung (*Flush*) verbunden, die etwa 20 Minuten anhält. Bei einschleichender Dosierung lässt sich dieser Effekt gut kontrollieren. Auch die Einnahme von Aspirin 30 Minuten vorher reduziert den Flush. Allerdings: Aspirin kann die stimulierte STH-Ausschüttung behindern. Die Effekte auf den Fettstoffwechsel sind dagegen nicht betroffen.

Bitte beachten Sie: Beim ebenfalls als Vitamin B3 bezeichnete Nikotinamid fehlen die Nebenwirkung der Hautrötung, allerdings auch der fettsenkende Effekt und die Wirkung auf das Wachstumshormon. Neben der Nichtpatentierbarkeit des Vitamins war dieser Flush auch der Grund für die Entwicklung verschiedener Abwandlungen, bei denen dieses Phänomen weniger ausgeprägt auftritt. Aktuell laufen sogar Tests, mit Nikotinsäure verwandte aber patentierbare Substanzen (zum Beispiel Acipimox®) bei kleinwüchsigen Kindern gezielt zur STH-Stimulation einzusetzen.

Nikotinsäure kann in therapeutisch hoher Dauerdosierung von 1500 bis 3000 mg Leberenzyme und Blutzucker erhöhen. Eine entsprechende Kontrolle ist deshalb angezeigt.

Rauchen und Alkohol

Nikotin stimuliert die STH-Ausschüttung (über cholinerge Signalbahnen und Hemmung von Somatostatin). Bei Gelegenheitsrauchern ist diese Wirkung als besonders ausgeprägt. Der maximale Effekt entsteht nach zwei bis fünf Zigaretten. [*Anmerkung: Für die Wirkung ist Nikotin selbst, nicht die Krebs und Atherosklerose fördernden Begleitsubstanzen verantwortlich.*]

Die Stimulation von Wachstumshormon ist nicht der einzige, aber ein wichtiger Grund, warum Rauchen den Fettabbau unterstützt und viele nach einem Rauchstopp mit Fettzunahme zu kämpfen haben.

Weil nicht sein kann, was nicht sein darf, wird dieser Zusammenhang von Gesundheitsbehörden gerne verschwiegen oder schlichtweg geleugnet. Dass allerdings Rauchen aufgrund der damit verbundenen Schadstoffbelastung nicht gerade ein taugliches Mittel zur Alternsprophylaxe ist, brauchen wir an dieser Stelle nicht zu betonen. Anders sind elektronische Dampfgeräte (e-Zigaretten) zu beurteilen, da hier keine Verbrennung statt-findet.

Alkohol wirkt sich in höherer Dosierung negativ aus. Zumindest für Frauen konnte 2005 erstmals gezeigt werden, dass mäßiger bis hoher Alkoholkonsum den Wachstumshor-mon-Stoffwechsel direkt negativ beeinflusst. In erster Linie kommt es zu einer Reduktion von IGF-1, dem wichtigsten Vermittler der STH-Wirkung. Der Bereich, in dem es mit hoher Wahrscheinlichkeit zu einem Hormonabfall kommt, dürfte bei 30 Gramm Alkohol liegen. Das entspricht etwa einem Viertel Wein oder etwas mehr als einer Flasche Bier. Physiologisch relevant ist dieser Negativeffekt vor allem bei spätabendlichem Konsum – wegen der Störung der nächtlichen STH-Ausschüttung.

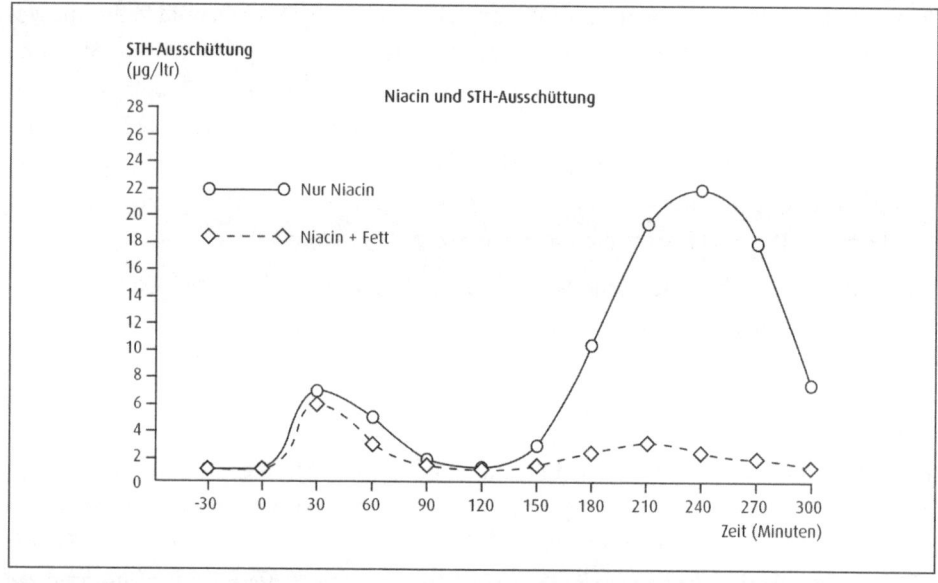

Wachstumshormon-Anstieg nach Infusion von 500 mg Niacin bei gesunden Erwachsenen. Bitte beach-ten Sie: Die gleichzeitige Verabreichung von Fett blockiert den STH-Anstieg fast vollständig (mod. nach Quabbe et al., 1983).

Sexualhormone

Sexualhormone beeinflussen über verschiedene Wechselwirkungen die Ausschüttung von Wachstumshormon positiv. Bei Frauen sind das in besonderem Maß Östrogene, bei Männern besteht eine enge Beziehung zu Testosteron. Vergleichsstudien zeigen, dass bei

Frauen STH und der Anstieg der Östrogene in der Pubertät ebenso wie deren Abfall im mittleren Alter eng mit dem Wachstumshormon-Spiegel zusammenhängen.

Es ist deshalb anzunehmen, dass einige der positiven und verjüngenden Effekte einer Hormonoptimierung mit den in den vorigen Kapiteln besprochenen Sexualhormonen auch über eine Verbesserung des STH-Status zustande kommen.

Wechselwirkungen und weitere Stimulatoren

Für alle Situationen, in denen der Körper Wachstumshormon ausschüttet, gilt, dass sich verschiedene Reizsituationen gegenseitig verstärken. Nachgewiesen wurde das unter anderem für die Kombination von Kraftsport und vorausgegangener Proteinaufnahme oder für die Einnahme bestimmter Aminosäuren und anschließendem Nachtschlaf. Hoher Blutzucker wirkt sich generell hemmend und Fasten (vor allem abends) positiv auf die ausgeschüttete Hormonmenge aus.

Weitere Substanzen, die für sich allein und in Wechselwirkung mit anderen Faktoren die Ausschüttung von STH stimulieren, sind das als Nahrungsergänzungsmittel erhältliche Ornithin-alpha-Ketoglutarat (5 bis 10 g pro Tag), Clonidin (ein Antihypertonikum, das STH über eine sogenannte Alpha-2-Aktivierung stimuliert) und – besonders effektiv – Sodiumoxybat (ein Alkoholismustherapeutikum und unter dem Handelsnamen Xyrem® gegen Narkolepsie und Schlafstörungen zugelassener körpereigener Wirkstoff). Bitte beachten Sie: Der Einsatz jeglicher Medikamente zur Wachstumshormon-Stimulation sollte nicht ohne ärztliche Überwachung erfolgen.

Gezielte Unterstützung – ab wann und wie oft?

Die meisten Menschen benötigen vor einem Alter von 30 Jahren weder eine Hormonergänzung noch eine gezielte Stimulation ihrer STH-Ausschüttung. Berücksichtigt man danach den relativ langen Wirkungszeitraum von Wachstumshormon sowie den sich im Lebenslauf verändernden Stoffwechsel, kann man sich an folgendem Schema orientieren: Ab 30 Jahren ist eine wöchentlich einmalige Stimulation (oder Substitution) in der Regel ausreichend. Wirksame Maßnahmen können sein: Intensivbelastungen, drastische Reduktion der Nahrungsmenge am Abend (vor allem Kohlenhydrate und Fette) oder die Zufuhr geeigneter Aminosäuren. Ab 40 kann das optimale Intervall für eine Stimulation vier bis fünf Tage, ab 60 Jahren oft nur zwei Tage betragen.

II. 9

Altersuhr Zirbeldrüse und Melatonin

„Du weißt vielleicht nicht, welche Ergebnisse dein Handeln bringen wird,
aber wenn du nichts tust, wird es keine Ergebnisse geben."
MAHATMA GANDHI [indischer Freiheitskämpfer, 1869–1948]

Ein langer Weg

Als der spanische Eroberer Ponce de Leon 1513 die nördliche Karibik nach dem sagenhaften Jungbrunnen absuchte, blieb seine Expedition erfolglos – sieht man einmal davon ab, dass dabei im Vorbeigehen Florida entdeckt wurde, was zumindest die Amerikaner heute als Teilerfolg verstanden wissen wollen.

Was der enttäuschte de Leon damals nicht ahnte: Fast 500 Jahre nach seiner Irrfahrt werden seriöse Wissenschaftler behaupten, dass er zumindest ein wichtiges Element des Jungbrunnens schon bei sich trug; nämlich genau zwischen seinen Ohren. Die Rede ist von der Zirbeldrüse im Gehirn und deren wichtigstem Botenstoff Melatonin.

In den vergangenen Jahren wurden viele Wirkungen der Zirbeldrüsenhormone geklärt und weitere Einsatzmöglichkeiten werden zurzeit überall auf der Welt untersucht. Heute erhalten Hunderttausende von Menschen Melatonin von ihrem Arzt oder sie nehmen es auf eigene Verantwortung ein. Angesichts dieser Entwicklung könnte man den Eindruck gewinnen, alles sei nur eine Frage von Wissen und der Umsetzung dieses Wissens. Weit entfernt. Wir haben schon mehrfach gesehen, dass auch in der Wissenschaft die Wahrheit im Auge des Betrachters liegt. Die Erforschung der Zirbeldrüse macht da keine Ausnahme, sie ist geradezu ein Paradebeispiel.

Wenn Sie verstehen wollen, …

… warum heute so viele Menschen von den unmittelbaren Wirkungen von Melatonin begeistert und von der langfristigen Bedeutung für die Gesundheit überzeugt sind,

… warum weltweit Ärzte Melatonin empfehlen und verordnen, während andere die Einsatzmöglichkeiten von Melatonin nicht kennen oder vom Gebrauch abraten,

… warum Gesundheitsbehörden vieler Länder Melatonin als freiverkäufliche Nahrungsergänzung einstufen, während Behörden anderer Länder jeglichen Gebrauch dieses Naturstoffs unterbinden,

… dann finden Sie hier im Folgenden alles Wissenswerte, so verständlich aufbereitet wie möglich. Und wir versprechen: Einiges auf unserer Reise durch die Welt der Melatoninforschung wird wirklich aufregend!

Der Sitz der Seele und der Lebenskraft

Die Zirbeldrüse befindet sich genau im Zentrum des Gehirns. Nach indischem Glauben liegt in ihr die Lebenskraft verborgen. Rene Descartes sagte im 17. Jahrhundert über das Organ: „Da ist eine kleine Drüse im Gehirn, genannt Zirbeldrüse, in der die Seele ihre Funktion ausübt, mehr als in irgend einem anderen Teil des Körpers." Hundert Jahre später bemerkten italienische Anatomen, dass die Zirbeldrüsen von geistig Verwirrten Kalkablagerungen aufwiesen. Ganz offenbar konnten die Drüsen nicht mehr richtig funktionieren. Im Unterschied zu Descartes fiel die Schlussfolgerung der Italiener nüchterner aus. Ihrer Meinung nach könnte die Drüse etwas mit der geistigen Gesundheit zu tun haben – wie auch immer. (Anmerkung: Interessanterweise wissen wir heute, dass einige psychische Krankheiten tatsächlich mit verändertem Melatoninspiegel einhergehen.)

Ein medizinischer Bericht erregte 1889 die Aufmerksamkeit der Fachwelt. Vorgestellt wurde ein Junge, der schon in die Pubertät gekommen war, obwohl er noch nicht einmal sein fünftes Lebensjahr vollendet hatte. Der Junge hatte einen Tumor in der Zirbeldrüse. Daraus leitete man die These ab, die Zirbeldrüse steuere den Zeitpunkt der Geschlechtsreife. Dieser Ansatz klang überzeugend. Doch schon bald wurden andere Patienten mit Zirbeldrüsentumoren gefunden, deren geschlechtliche Entwicklung nicht verändert war. Gelegentlich wurde die Pubertät durch Zirbeldrüsentumoren sogar verzögert.

Die ganze Angelegenheit war ziemlich verwirrend. Man verwarf alle Thesen. In den nachfolgenden Jahrzehnten konnten sich die Endokrinologen auf kein klares Konzept darüber einigen, wie die merkwürdigen Zirbeldrüsenphänomene zustande kommen. Der Streit wurde schließlich beigelegt. Man einigte sich kurzerhand auf die Einschätzung, die Zirbeldrüse besitze überhaupt keine Funktion. (Sicherlich eine seltsame Art, sich nicht weiter mit der Problematik herumschlagen zu müssen.) Heute sind die scheinbar widersprüchlichen Daten erklärbar. Manche Tumoren schalten die Zirbeldrüse aus, andere stimulieren sie extrem. Zirbeldrüsenhormone haben allerdings eher indirekte Auswirkungen auf die Geschlechtsdrüsen.

„Living is easy with eyes closed, misunderstanding all you see."
JOHN LENNON [britischer Komponist und Autor, 1940–1980]

Nicht alle gaben sich mit dieser einfachen Lehrmeinung zufrieden. Selbst während der Wirren des Ersten Weltkriegs ließ das Geheimnis der Drüse einige Wissenschaftler nicht ruhen.

Durchsichtige Kaulquappen

Im Frühsommer 1917 werden in einem Schlachthof im US Bundesstaat Maryland zwei Männer gesehen, die aus jedem Rinderkopf, dessen sie habhaft werden können, eilig die Zirbeldrüse herausschneiden. Die vermeintlichen Organdiebe sind Carey McCord und Floyd Allen, zwei Wissenschaftler der *Johns Hopkins University* in Baltimore.

In ihrem Labor zerstampfen sie das gesammelte Gewebe und kippen es danach in einen größeren Behälter, in dem sich einige Kaulquappen befinden. Und jetzt geschieht etwas absolut Unerwartetes. Die Kaulquappen werden völlig durchsichtig, als ob ihre Außenhaut aus Glas wäre. Sonst scheint den munteren Tierchen nichts zu fehlen.

Wir wissen bis heute nicht, ob die kleinen Amphibien ebenso verdutzt waren wie ihre Beobachter. Die beiden Forscher jedenfalls waren nachhaltig beeindruckt und veröffentlichten ihre Entdeckung in einem wissenschaftlichen Magazin. Aber niemand aus der etablierten Fachwelt dachte auch nur daran, die skurrile Geschichte von Hirndrüsenextrakten und durchsichtigen Kaulquappen weiterzuverfolgen. Die Forschungsarbeit geriet in Vergessenheit – fast 40 Jahre lang.

Eine viertel Million Rinderhirne

Ausgerechnet ein Hautexperte sollte das Wissen über die Zirbeldrüse entscheidend voranbringen. In Yale suchte der Dermatologe Dr. Aaron Lerner 1953 nach den Ursachen von Pigmentstörungen der Haut. Lerner war sehr gewissenhaft, und so durchforstete er alle verfügbare wissenschaftliche Literatur. Irgendwann stieß er auf den fast 40 Jahre alten

Artikel von McCord und Allen über die durchsichtigen Kaulquappen (s. o.). Wenn irgendein Stoff in der Zirbeldrüse die Haut bleichen konnte, so die Überlegung Lerners, könnte die Unterdrückung dieser Verbindung möglicherweise Pigmentstörungen verhindern. Er machte sich auf die Suche nach dieser geheimnisvollen Substanz.

Mit einem riesigen Arbeitsaufwand wurden zunächst mehr als 2000 Rinderhirne gesammelt, die Zirbeldrüsen entfernt und nach und nach allen damals möglichen Isolationsverfahren unterzogen. Aber es reichte nicht, um das mutmaßliche Bleichhormon in ausreichender Menge zu isolieren. Mehr Schlachttiere mussten her. Vier Jahre lang sammelten und extrahierten Lerner und sein Assistent Case die gigantische Zahl von 250 000 Rinderhirnen – gerade genug, um am Schluss endlich winzige Mengen der gesuchten Substanz zu besitzen.

Es dauerte noch einige Zeit, bis Lerner die genaue Struktur identifiziert hatte. Er nannte die hormonähnliche Verbindung Melatonin, weil sie tatsächlich die Hautzellen seiner Laborfrösche (die das dunkle Hautpigment Melanin enthalten) hell färben konnte. [*Anmerkung: Heute weiß man, Melatonin (N-Acetyl-5-Methoxytryptamin) ist nicht der einzige Wirkstoff, den die Zirbeldrüse produziert. Neben weiteren verwandten Indolaminen entstehen dort auch verschiedene wichtige Peptidverbindungen.*]

Das neue Hormon war aber nicht, wie gehofft, bei Pigmentstörungen wirksam, egal wie viel Lerner seinen Patienten davon verabreichte. Einzig auffallend war, dass fast alle Patienten angaben, auf eine Dosis Melatonin irgendwie ruhig und schläfrig zu werden. Leider war dieser Effekt nicht das, wonach Lerner gesucht hatte, und so gab er die Melatoninforschung auf.

Wer glaubt, die ersten Ergebnisse zum Einsatz von Melatonin beim Menschen hätten die medizinische Welt veranlasst, an dieser Stelle weiterzuarbeiten, irrt. Bei einer patentierbaren Substanz hätte sich spätestens jetzt die Pharmaindustrie auf die Forschung und Entwicklung gestürzt. Schlafmittel hatten sich Mitte des 20. Jahrhunderts zu einem gewaltigen Geschäft entwickelt. Mit der natürlichen Substanz Melatonin, das war schnell klar, würde sich kein Geld verdienen lassen. In den nächsten Jahren, ja sogar Jahrzehnten, blieb die Melatoninforschung deshalb Stückwerk.

So etwas wie eine sichtbare Melatoninmangelkrankheit schien beim Menschen nicht zu existieren. Auch Tiere, denen man Melatonin verabreichte oder komplett entzog, zeigten keine akuten Symptome. Noch immer war nicht bekannt, welche Aufgaben die Zirbeldrüse wirklich hat.

Winterschlaf

Ein *US Medical Service Corps* an der amerikanischen Ostküste: Mitte der 60er-Jahre – das Weltraumzeitalter hatte gerade begonnen – versuchten zwei Wissenschaftler im Auftrag der *US Army* den Winterschlaf von Tieren zu verstehen. Vielleicht ließe sich ja das Wissen später für lange Weltraumflüge nutzen.

Die Militärforschung brachte ein wichtiges Ergebnis: Die als Versuchstiere in der Armee „dienenden" Hamster benötigten für ihren Winterschlaf eine ganz bestimmte Substanz aus der Zirbeldrüse. Es war das von Lerner identifizierte Melatonin. Volltreffer! Zum ersten Mal überhaupt wurde eine Aufgabe der Zirbeldrüse und ihres Hauptwirkstoffs entschlüsselt.

Einer der beiden Wissenschaftler war der junge Dr. Russel Reiter, der seinen Militärdienst zu dieser Zeit ableistete. In den folgenden 35 Jahren sollte Reiter zur wahrscheinlich größten Kapazität auf dem Gebiet der Melatoninforschung aufsteigen. [*Anmerkung: Reiter fasste 1995 die Forschungsergebnisse über Melatonin in seinem sehr lesenswerten populärwissenschaftlichen Buch Melatonin zusammen. Mittlerweile existiert auch eine deutsche Übersetzung. Obwohl nicht mehr auf dem absolut neuesten Stand, ist das Buch als Standardwerk noch immer empfehlenswert.*]

Das dritte Auge

Nach und nach taten sich neue Aufgabenfelder der Zirbeldrüse auf: Bei fast allen untersuchten Tieren registriert die Drüse Informationen über Licht und Dunkel. Bei Eidechsen geschieht das gleichsam wie mit einem dritten Auge über ein Loch in der Schädeldecke. Manche Zugvögel besitzen zu diesem Zweck einen transparenten Bereich an der Oberseite ihres Kopfes. Bei den meisten Spezies werden Lichtinformationen zunächst über die Augen aufgenommen und von dort dann zur Zirbeldrüse weitergeleitet.

Bei einigen Tierarten beeinflusst die Zirbeldrüse mit Hilfe des Botenstoffs Melatonin das Sexual- und Brutverhalten. Das ist vor allem für Arten wichtig, deren Fortpflanzung nur zu ganz bestimmten Jahreszeiten erfolgen darf. Offensichtlich ist die Drüse in der Lage, nicht nur Tagesschwankungen, sondern auch die jahreszeitlichen Schwankungen zu registrieren. Die eintreffenden Informationen können dann auch den Wechsel von Sommer- und Winterfell oder den Winterschlaf steuern.

In den 70er-Jahren kannte man bereits eine Vielzahl von Wirkungen, die von der Ausschüttung des Zirbeldrüsenhormons Melatonin ausgelöst werden. Das Problem war nur, bei einer Tierart bewirkte das Hormon ein bestimmtes Verhalten, bei einer anderen etwas ganz anderes. Das ergab keinen Sinn.

Und was war mit dem Menschen? Die Vorstellung, der Mensch könnte ebenfalls von den Schwankungen eines Hormons in seinem Verhalten gesteuert sein, widerstrebte den damaligen – und teilweise auch heutigen – Auffassungen. Gott behüte! Zunächst gab es auch noch keine Hinweise auf solche Effekte.

Trotz aller Tierergebnisse und der mittlerweile mehrfach wiederholten Erfahrung, dass sich Melatonin stark schlaffördernd beim Menschen auswirkt, hielt sich fast bis zum Ende des 20. Jahrhunderts unausrottbar das medizinische Dogma, die Zirbeldrüse habe keine physiologische Funktion – eine Art „Blinddarm" im Gehirn.

„Nur ein Narr verleugnet die Existenz des Bären, dessen Spuren er im Schnee gesehen hat."
INDIANISCHE WEISHEIT

Des Rätsels Lösung

Machen wir einen Sprung in die Gegenwart. Heute billigt man der Zirbeldrüse auch beim Menschen nicht nur eine wichtige Funktion zu, sie wird mehr und mehr als ein zentrales Steuerorgan im Organismus betrachtet. Ein weiteres Dogma der Medizin wurde hinweggefegt.

Was war passiert? Etwas vereinfacht ausgedrückt: Es hatte sich herausgestellt, dass Melatonin viele seiner Wirkungen nicht nach einem starren Schema, sondern im Rahmen des jeweiligen genetischen Programms entfaltet. Ein Beispiel: Registriert die Zirbeldrüse veränderte Lichtverhältnisse, zum Beispiel im Herbst, wird vermehrt Melatonin ausgeschüttet. Tiere, die genetisch Winterschläfer sind, fallen durch das Melatoninsignal in Winterschlaf. Bei einer anderen Art ist die gleiche Melatoninerhöhung im Herbst das Signal zum Wuchs des Winterfells oder anderer artspezifischer Veränderungen.

Ein anderes Beispiel: Bei Menschen und Tieren veranlasst Dunkelheit die Zirbeldrüse, Melatonin auszuschütten. Die Wirkung von vermehrtem Melatonin äußert sich beim Menschen unmittelbar in Müdigkeit und Schlafbereitschaft – bei Dozenten ein gefürchteter Effekt, der bei Studenten einsetzt, sobald der Hörsaal für eine Bildpräsentation verdunkelt wird. Bei Ratten reagiert die Zirbeldrüse auf einsetzende Dunkelheit in gleicher Weise mit der Ausschüttung von Melatonin. Ratten sind aber genetisch nachtaktive Tiere. Sie werden durch das Melatonin keineswegs müde. Für sie beginnt mit dem Hormon der Arbeitstag.

Trotz der scheinbaren Widersprüche bewirkt bei Menschen wie bei Ratten die Melatoninausschüttung genau dasselbe: Sie signalisiert dem Organismus, welche Tages- oder Jahreszeit gerade ist. Daraus ergeben sich dann eine Reihe weiterer körperlicher Reaktionen, die ebenfalls durch Melatonin angestoßen werden. Sie sind in Grundzügen bei allen Arten gleich, in bestimmten Ausprägungen aber artspezifisch.

Erhöht sich bei männlichen Hamstern der Melatoninspiegel, schrumpfen vorübergehend ihre Hoden. Grund: Hamster sind in ihrer Sexualität extrem saisonabhängig. In der nächsten Jahreszeit funktionieren die Hamsterhoden dann wieder wie vorgesehen. Bei anderen Tieren und beim Menschen tritt dieser Effekt nicht auf. Dennoch hat die Entdeckung unvermittelt schrumpfender Hamsterhoden in der Männerwelt damals kurzzeitig zu Besorgnissen hinsichtlich einer Melatonineinnahme geführt (Vertreter unserer Medizinbehörden scheuen sich nicht, diesen artspezifischen Effekt noch heute „im Bedarfsfall" als Argument gegen eine freie Verfügbarkeit anzuführen).

Die Zirbeldrüse als Taktgeber

Verbesserte Messmethoden klärten weitere Ungereimtheiten. Vergleiche ergaben, dass Melatonin bei verschiedenen Säugetieren und auch beim Menschen mehr gemeinsame als unterschiedliche Wirkungen hat. Brunftzeiten, Haarkleid und Winterschlaf waren nur die unterschiedlich aussehenden Spitzen eines Eisbergs, der unter Wasser zum größten Teil gemeinsame Ursprünge hat.

Es zeigte sich, dass Melatonin neben dem Aktivitäts- und Schlafverhalten auch Immunfunktionen und die Genauigkeit genetischer Ablesevorgänge und damit die Tumorentstehung wesentlich mitbestimmt – ganz zentrale Bereiche des biologischen Lebens also.

Walter Pierpaoli, einer der Väter der Melatoninforschung, war der erste, der die Zirbeldrüse mit dem Dirigenten eines Orchesters verglich. Verliert der Körper seinen Dirigenten, spielen die Orchestermitglieder immer weniger abgestimmt. Das Chaos wächst und irgendwann bricht alles zusammen. Um bei dem Bild zu bleiben: Der Dirigent eines Orchesters kann verschiedene Stücke spielen lassen, deshalb die zunächst widersprüchlichen Forschungsbefunde über die Zirbeldrüse, die grundsätzlichen Aufgaben des Dirigenten sind aber in allen Orchestern gleich. Wie also sehen die genauen Aufgaben der Zirbeldrüse und des Melatonins beim Menschen aus?

Licht und Melatonin. Die Melatoninausschüttung der Zirbeldrüse ist stark lichtabhängig. Dunkelheit stimuliert die Synthese und die Abgabe des Hormons in den Blutkreislauf. Unter Lichteinwirkung wird die Ausschüttung (nachhaltig) blockiert.

Melatoninwirkungen beim Menschen

„Mittlerweile kann aber wohl nur noch der hartnäckigste Skeptiker – einer von jenen, die sich an der Olive in ihrem Martini verschlucken, wenn sie das Wort ‚Zirbeldrüse' hören – glauben, dass sich diese Drüse beim Menschen als gänzlich funktionslos herausstellen wird."
LAWRENCE CRAPO [amerikanischer „Hormonpapst", 1985]

Schlafrhythmus

Menschen, die völlig von der Außenwelt abgeschlossen werden, verlieren unter künstlicher Beleuchtung sehr schnell ihren 24-Stunden-Rhythmus. Schlaf- und Wachzeiten verlängern sich und schon nach wenigen Tagen haben die Betroffenen trotz künstlicher Lichtquellen jegliches Gefühl für die Tageszeit verloren. Heute wissen wir: Im normalen Leben sorgt die Zirbeldrüse dafür, dass dies nicht geschieht. Der Schlaf-Wach-Rhythmus wird auch beim Menschen über Signale der Zirbeldrüse gesteuert. Melatonin ist dabei der entscheidende Botenstoff.

Fortpflanzung

Menschen sind bei der Fortpflanzung nicht von der Jahreszeit abhängig. Oder doch? Bei genauerer Betrachtung häufen sich in verschiedenen Kulturen je nach Breitengrad tatsächlich die Geburten zu bestimmten Zeiten im Jahr. Diese Variationen waren vor Beginn des Industriezeitalters generell deutlicher.

In der Evolutionsgeschichte dürfte ein gewisser Rhythmus einen biologischen Sinn gehabt haben. Es gibt dazu interessante Forschungen. Wir wollen das Thema nicht weiter vertiefen, weil eine mögliche Beeinflussung der menschlichen Fortpflanzung durch die Jahreszeit in jedem Fall gering ist. Umgekehrt haben sich bisher beim Menschen keine Anzeichen für eine Beeinflussung der Fortpflanzungsfähigkeit durch Melatoninschwankungen ergeben.

Stimmung und Psyche

Jahreszeitliche Abhängigkeiten gibt es in anderen Bereichen. Beispiele sind der Einfluss der Sonne und der Tageslänge auf die Stimmung. Viele Menschen leiden in der dunklen Jahreszeit unter Stimmungstiefs bis hin zu Depressionen. Melatonin ist dabei beteiligt.

Mangelndes Sonnenlicht verhindert, dass der Melatoninspiegel am Morgen ausreichend stark abfällt. Helles Licht blockiert die Melatoninausschüttung, gleichzeitig wird die Verfügbarkeit der Melatoninvorstufe Serotonin erhöht.

Viel Sonnenlicht am Tag führt zu einem verstärkten Melatoninausstoß in der Nacht. Die Erfahrung, dass man gerade im Winter nach einem im Freien verbrachten Tag abends gut einschlafen kann, hat seine Ursachen deshalb nicht nur in der vermehrten Bewegung oder der frischen Luft, sondern in einer Optimierung des Melatoninspiegels. Umgekehrt haben unzureichendes Licht und künstliche Raumbeleuchtung auf Dauer einen abgeflachten Ausschüttungszyklus zur Folge. Wie erst jüngst die Akita-Universität in Japan herausfand, ist vor allem bei Älteren die nächtliche Melatoninproduktion stark von der Tageslichtmenge abhängig.

Therapie mit Licht

Lichttherapie ist seit Jahren als effektives Mittel gegen jahreszeitbedingte Befindlichkeitsstörungen und Depressionen anerkannt. Sonnenlicht blockiert Melatonin unmittelbar, verstärkt aber die Bildung seiner Vorstufe Serotonin, das für die Stimmungsverbesserung in erster Linie verantwortlich ist. In der Nacht entsteht aus Serotonin wieder verstärkt

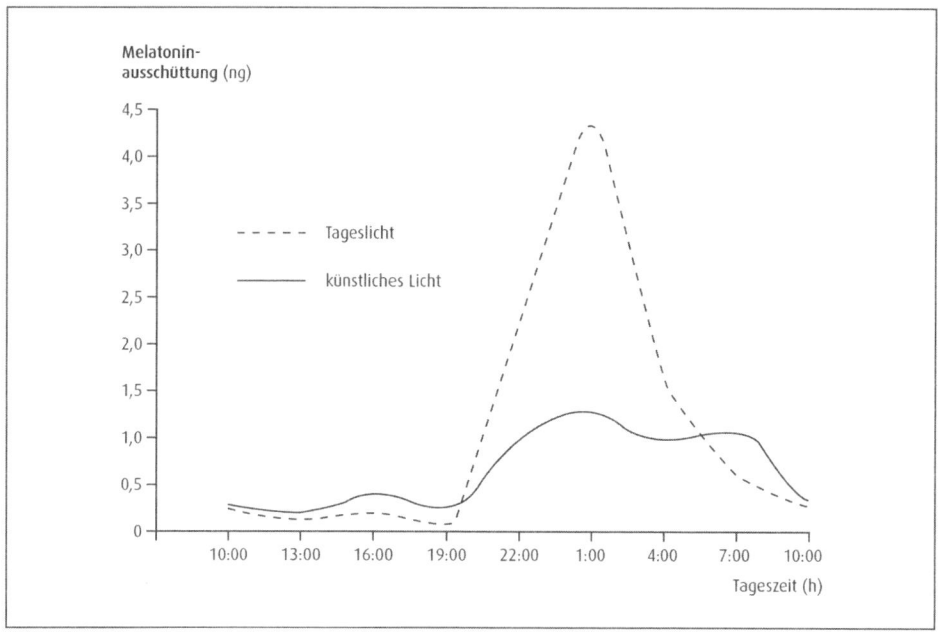

Ein ausgeprägter Hell-dunkel-Rhythmus ist für eine physiologisch optimale Melatoninproduktion entscheidend. Intensive Lichteinwirkung am Tag verstärkt die nächtliche Ausschüttung (gestrichelte Linie). Überwiegender Aufenthalt unter Kunstlicht führt zur Abflachung des Melatoninspiegels (mod. nach Laakso et al., 1988).

Melatonin. Auch viele moderne Antidepressiva erhöhen die Verfügbarkeit von Serotonin im Gehirn und optimieren gleichzeitig die Melatoninausschüttung.

Depressionen

Depressive Menschen haben typischerweise erniedrigte Melatoninspiegel. Gleiches gilt für gestresste Personen. Die niedrigsten Spiegel fand man bisher bei Selbstmordkandidaten. Eine Besserung der Depression geht praktisch immer mit einer Verbesserung des Melatoninstatus einher. Interessanterweise spielt es für den stimmungsaufhellenden Effekt keine Rolle, wodurch der Melatoninanstieg erzielt wird. Viele antidepressiv wirkende Mittel und verschiedene Therapien führen zu einer erhöhten nächtlichen Melatoninausschüttung. Das gilt für die meisten chemischen Antidepressiva ebenso wie für Johanniskraut, Lichttherapie oder die natürliche Aminosäure und Melatoninvorstufe L-Tryptophan (s. u.).

357

Zur Behandlung von Depressionen wirkt Melatonin selbst allerdings nur bei einer besonderen Depressionsform, beim sogenannten *Delayed Sleep Phase Syndrome*. Bei der Major Depression oder der *Seasonal Affective Disorder* (SAD, „Winterblues") spielt die Melatoninvorstufe Serotonin eine entscheidende Rolle – besonders bei SAD in Kombination mit einer verschobenen und nicht mehr optimal rhythmisierten Melatoninausschüttung. Möglicherweise kann eine Melatoninergänzung auch verhindern, dass sich Depressionen als Folge von chronischem Stress entwickeln.

Immunsystem

Italienische Wissenschaftler konnten 1995 erstmals nachweisen, dass T-Helferzellen eigene Melatoninrezeptoren besitzen, an die Melatonin direkt andocken kann – eine bahnbrechende Entdeckung. (Anmerkung: Inzwischen wurden für Melatonin eine Vielzahl immunologischer Aktivierungen bestätigt. Dazu gehören Gamma-Interferon, IL-1, IL-2, IL-6 und IL-12.) Melatonin wirkt innerhalb des Immunsystems jedoch nicht einfach im Sinn einer allgemeinen unspezifischen Aktivierung. Vielmehr koordinieren die Zirbeldrüse und sein Hauptsignalstoff Melatonin wesentliche Bereiche der Immunabwehr. Wie wir im Praxisteil noch sehen werden, kann die Menge des im Blut verfügbaren Melatonins unter bestimmten lebensbedrohlichen Stresssituationen, zum Beispiel Infektionen, die Überlebensfähigkeit beeinflussen.

Immunologen stufen Melatonin heute als einen „integralen Bestandteil des Immunsystems" ein. Die im Winter vermehrte Melatoninausschüttung ist wahrscheinlich eine biologische Anpassung an die erhöhten energetischen, thermoregulatorischen und immunologischen Anforderungen.

Mutationen, Tumoren, Krebs

Lange Zeit wurde der Zirbeldrüse nicht zuletzt deshalb wenig Bedeutung zugemessen, weil die operative Entfernung der gesamten Drüse keine akuten Auswirkungen auf den Organismus zu haben schien; zumindest keine, welche die klassischen medizinischen Schablonen erfassten. Erst als ein Untersucherteam auf die Idee kam, so operierte Tiere bis zum natürlichen Lebensende zu beobachten und vor allem die genauen Todesursachen zu analysieren, fiel eine Besonderheit auf: Ohne eine funktionierende Zirbeldrüse entwickelte sich im Alter häufiger Krebs, die Tumoren hatten häufiger Metastasen, und die Tiere überlebten die Krebserkrankung insgesamt schlechter. Bereits Mitte des 20. Jahrhunderts wurden deshalb Versuche unternommen, Krebskranke mit

Zirbeldrüsenextrakten zu behandeln. Die Wirkungen waren ermutigend, ein allgemeines Krebsheilmittel waren die Drüsenextrakte jedoch nicht.

Bessere Analysemethoden und die Verfügbarkeit von reinem Melatonin führten vor einigen Jahren zu einer Neubelebung dieser Forschungsrichtung. Vergleiche zwischen Gesunden und Krebspatienten bestätigten jetzt enge Zusammenhänge zwischen Krebserkrankungen und Melatoninstoffwechsel. Ganz besonders betrifft das zwei der häufigsten Krebsarten, Brustkrebs und Prostatakrebs.

In einer Reihe von Untersuchungen hat sich sehr eindrucksvoll bestätigt, dass verschiedene Maßnahmen, die den Melatoninspiegel senken, schnell zu einem Anstieg von Krebserkrankungen führen. Einen Melatoninmangel kann man durch operative Eingriffe oder durch verschiedene Arzneimittel herbeiführen (s. u.). Am einfachsten gelingt das durch Störung des normalen Tag-Nacht-Rhythmus. Für den Alltag hat gerade das erhebliche Bedeutung.

Weil die Hauptausschüttung von Melatonin in der Nacht erfolgt, genügt es zum Beispiel, bei Labortieren abends die Käfigbeleuchtung nicht ganz auszuschalten, um einen Mangel zu erzeugen. Das funktioniert deshalb so gut, weil bereits geringe Lichtreize die natürliche Melatoninproduktion unterdrücken (s. o.). Versuchstiere, deren Melatoninspiegel auf diese Weise erniedrigt ist, entwickeln sehr viel häufiger und schneller Krebserkrankungen, besonders Brustkrebs. Bereits vorhandene Karzinome wachsen schneller.

Moderne Messverfahren zeigen Erstaunliches: Der Tumorstoffwechsel und Melatonin hängen bei einigen Krebsarten so eng zusammen, dass sich bereits die Tagesschwankungen der Melatoninausschüttung in der Geschwindigkeit des Tumorwachstums niederschlagen – mehr Wachstum während des Tages (geringe Melatoninspiegel im Blut) und Hemmung des Wachstums in der Nacht (hoher Spiegel). Dass tatsächlich Melatonin der Regulator für den Tumorstoffwechsel ist, offenbart ein einfaches Experiment: Wird die nächtliche Melatoninausschüttung durch künstliches Licht oder andere Maßnahmen reduziert, wachsen die Tumorzellen auch in der Nacht.

Wie kann Melatonin eine so entscheidende Rolle bei den häufigsten Krebserkrankungen spielen?

Melatonin und Krebs

Die Zusammenhänge zwischen Melatonin und Krebserkrankungen sind äußerst komplex. Das zeigt sich zum Beispiel auch daran, dass bestimmte Tumorarten zu einem starken Anstieg des Serum-Melatoninspiegels führen. Für einschlägig Interessierte zumindest die wichtigsten bisher entdeckten Mechanismen:

- Auf verschiedene Tumorzellarten übt Melatonin eine unmittelbar wachstumshemmende Wirkung aus (direkte **Proliferationshemmung**).

- Melatonin wirkt regulierend auf einige **Epiphysen- und Gonadenhormone**, die an der Tumorentwicklung beteiligt sind.

- **Fettsäuren**: Bestimmte Tumorzellen (z. B. von Brustkrebs und wahrscheinlich auch von Prostatakrebs) nutzen Linolsäure, eine unter anderem in Speiseölen und Margarine enthaltene Omega-6-Fettsäure (im Tumor wird sie in die mitogene Verbindung 13-HODE umgewandelt). Die Aufnahmefähigkeit für Linolsäure und damit die Wachstumsmöglichkeit des Tumors hängen direkt von Melatonin ab. Ein sinkender Melatoninspiegel ermöglicht eine verstärkte Aufnahme von Linolsäure in die Krebszelle und damit verbesserte Entwicklungsmöglichkeiten. Umgekehrt blockiert Melatonin mit steigenden Spiegeln diesen Stoffwechselweg der Tumorzellen. Linolensäure (Omega-3-Fettsäure) übt dagegen direkt und indirekt über den Melatoninstoffwechsel eine tumorhemmende Wirkung aus; sie ist in Lein-, Raps-, und Hanföl enthalten. (Mehr zum Thema Fettsäuren und Krebs in Kapitel II.11)

- **Alkohol:** Melatonin verhindert den durch Alkohol ausgelösten stimulatorischen Effekt von Östradiol auf Brustzellen und im Uterus (*Estrogen Switching Effect*). Sowohl die Entwicklung als auch die Metastasenbildung östrogensensitiver Tumorzellen wird in Anwesenheit von Melatonin blockiert.

- Wichtige antikanzerogene Effekte von Melatonin ergeben sich aus seiner Fähigkeit, elementare **Immunfunktionen** zu stabilisieren beziehungsweise zu aktivieren.

- Melatoninmoleküle sind äußerst effektive **Antioxidantien** mit besonderen Eigenschaften. Oxidative Prozesse und Hydroxyl-Radikale fördern die Entstehung maligner Zellen. Melatonin reduziert sowohl die Bildung als auch das Schadenspotenzial verschiedener Radikale.

Blinde Menschen entwickeln seltener Brustkrebs und überleben länger

Der in Tiermodellen ausführlich untersuchte Zusammenhang zwischen Melatoninmangel und der Entstehung beziehungsweise dem Wachstum von Krebs ist inzwischen auch bei menschlichen Tumorzellen gut belegt.

Sehfähigkeit. Ein spezielles Phänomen beim Menschen ist schon länger bekannt, konnte aber bisher nicht erklärt werden: Blinde Frauen erkranken weitaus seltener an Brustkrebs. Inzwischen weiß man, dass der Melatoninspiegel bei Blinden erhöht ist. Durch den fehlenden Lichtreiz schüttet die Zirbeldrüse insgesamt mehr Melatonin aus. Der Zusammenhang ist erstaunlich eng. Die Krebsanfälligkeit sinkt fast linear mit der Fähigkeit, (Licht) zu sehen.

Alter. Auf eine andere Besonderheit machte eine Untersuchung schon vor 25 Jahren aufmerksam. Das Tumorwachstum und die Überlebensrate bei Brustkrebs hängen mehr als bei anderen Krebserkrankungen sehr stark vom Alter ab. Verlauf und Prognose von vergleichbaren Tumoren sind bei jüngeren Frauen wesentlich besser als bei Älteren. Erst heute wird zumindest als ein entscheidender Faktor der höhere Melatoninspiegel junger Frauen für diesen Schutzeffekt verantwortlich gemacht.

Ironischerweise erschien ebenfalls vor 25 Jahren in der angesehenen Medizinzeitschrift *Lancet* ein Bericht über ein erhöhtes Auftreten von Brustkrebs mit zunehmender Verkalkung der Zirbeldrüse. Aber erst 25 Jahre später rückt heute das mutmaßliche Bindeglied zwischen beiden Phänomenen in den Mittelpunkt: Melatonin.

Schichtarbeit und Melatoninmangel

Das Ergebnis der bisher größten Studie über die Bedeutung der Zirbeldrüse für Krebserkrankungen beim Menschen wurde 2001 veröffentlicht. Im Rahmen der *Nurses Health Study* waren unter anderem von der Bostoner *Harvard Medical School* Krebsrisiken von 78 562 Krankenschwestern über zehn Jahre untersucht worden. Es zeigte sich: Je häufiger eine Frau zur Nachtschicht eingeteilt war, umso größer war die Wahrscheinlichkeit, Brustkrebs zu entwickeln. Frauen, die wechselnde Schichtarbeit länger als 15 Jahre ausübten, hatten signifikant häufiger Krebs als die, die nur wenige Jahre im Schichtdienst arbeiteten. Krankenschwestern mit mehr als 30 Jahren Schichtarbeit hatten die höchste Krebsrate. Welche extremen Auswirkungen Störungen des Tag-Nacht-Rhythmus haben, verdeutlicht ein weiterer Befund: Allein das Überschreiten von nur drei Nachtschichten im Monat führte bereits zu einem Anstieg des Brustkrebsrisikos.

Dass tatsächlich Melatonin und nicht etwa der besondere Stress einer Schichtarbeit die Krebsentwicklung bestimmt, bestätigte eine fast zeitgleich veröffentliche Untersuchung des *Cancer Research Center* in Seattle. Das Brustkrebsrisiko von etwa 1600 Frauen im Alter von 20 bis 74 Jahren wurde in Abhängigkeit von Schlafgewohnheiten und nächtlichen Lichteinflüssen untersucht. Auch dort war das Krebsrisiko bei den Personen höher, die häufiger in der Nachtperiode nicht schliefen, in der normalerweise die höchste Melatoninausschüttung erfolgt. Schlafunterbrechungen zu einem späteren Nachtzeitpunkt brachten dagegen kein erhöhtes Risiko. Ganz allgemein waren helle Lichtverhältnisse im Schlafzimmer mit häufigeren Krebserkrankungen verbunden.

Melatonin und Altern

Verfügbarkeit im Lebensverlauf

Wenn die Zirbeldrüse und ihr wichtigster Botenstoff Melatonin auch beim Menschen nicht nur an einzelnen Alterskrankheiten, sondern am Alterungsprozess selbst beteiligt sein sollen, müssten sich bestimmte Beziehungen zwischen Melatoninspiegel und Alterung finden lassen. Solche Nachweise ließen sich lange Zeit nicht führen, weil eine exakte Melatoninbestimmung erst mit modernsten Analysetechniken möglich wurde.

Heute wissen wir, dass der Mensch mit zunehmendem Lebensalter weniger Melatonin zur Verfügung hat. Doch es gibt einen Unterschied zu den meisten anderen mit der Alterung zusammenhängenden Hormonen. Bei Melatonin geschieht weder ein plötzlicher Hormonmangel im hohen Alter noch ein schnell voranschreitender Verlust in der zweiten Lebenshälfte.

Die höchsten Melatoninwerte hat der Mensch als Kind bis kurz nach der Pubertät. Im Anschluss fällt die natürliche nächtliche Ausschüttung zunächst sehr stark ab, nach dem 20. bis 30. Lebensjahr nur noch langsam, häufig ohne eine klare Tendenz und individuell sehr unterschiedlich. Zunehmend gestört ist im Alter aber die natürliche Rhythmik. Bei älteren Personen ist die wichtige Tag-Nacht-Schwankung im Blutspiegel abgeflacht. Spätestens im Alter von 80 bis 90 Jahren ist der Melatoninstoffwechsel meist nicht nur rhythmisch gestört, sondern bei vielen Menschen gänzlich erloschen.

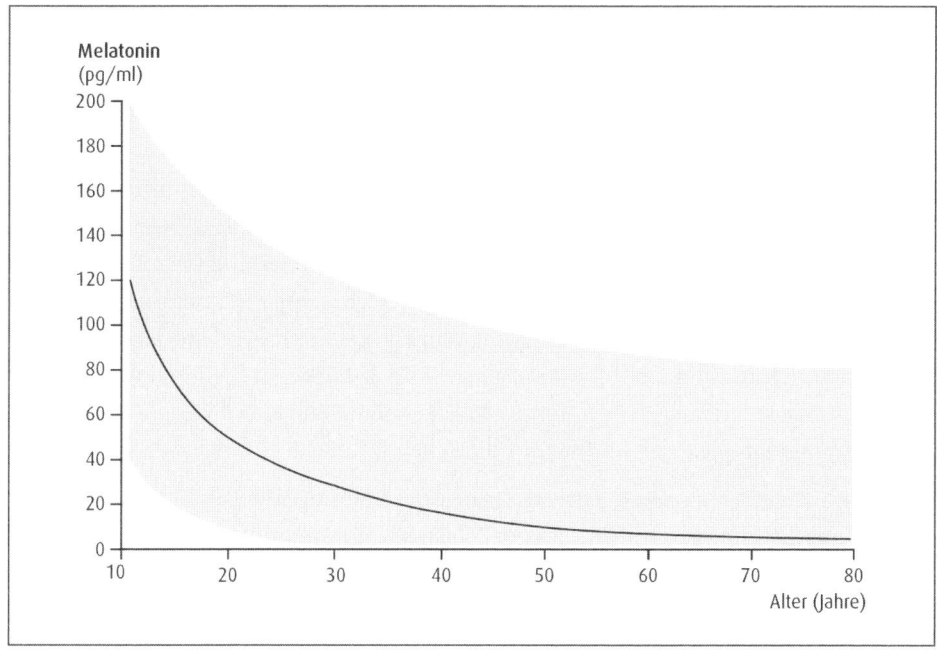

Die Höhe der nächtlichen Melatoninausschüttung im Verlauf des Lebens. Die durchgezogene Linie stellt den durchschnittlichen Verlauf dar (Mittelwert aller gemessenen Daten). Bitte beachten Sie: Das Melatoninniveau des Einzelnen kann – je nach Veranlagung, Verhalten und Umweltfaktoren – vom altersbezogenen Durchschnittswert erheblich abweichen (grauer Bereich). (Mod. nach Waldhauser et al., 1988; Zhdanova et al., 1998)

Folge des Alterns oder Ursache für das Altern?

Ein Zusammenhang zwischen Lebensalter und Melatoninmangel klärt noch nicht die Frage, wie sich beide Faktoren gegenseitig beeinflussen. Bis noch vor wenigen Jahren galten generell alle Stoffwechselveränderungen, die bei Älteren typisch sind, ausschließlich als eine Folge der Alterung. Hinweise, die auf eine umgekehrte Wirkungsrichtung schließen lassen, häufen sich allerdings.

Wie wir noch sehen werden, führt das Entfernen der Zirbeldrüse zur Beschleunigung einer Vielzahl von körperlichen und geistigen Alternsprozessen. Ein ähnliches Ergebnis brachten sogenannte Kreuztransplantationen, bei denen die Drüsen von jungen und alten Tieren operativ ausgetauscht wurden (s. u.). Versuche mit menschlichen Zellen scheinen diesen Zusammenhang zumindest zu stützen.

Ein Gedankenexperiment

Heute können wir auf eine unglaubliche Vielzahl wissenschaftlicher Daten über Melatonin zugreifen, die noch vor 20 Jahren nicht einmal in Ansätzen verfügbar waren. Machen wir einmal ein kleines Gedankenexperiment.

Sie kennen jetzt diese Fakten: Melatonin steuert und aktiviert zentrale Immunfunktionen. Ebenso werden wichtige Krebsprozesse beeinflusst, und schließlich vermag ein optimaler Melatoninspiegel lebensbedrohliche Stressschäden zu verhindern. Gleichzeitig ist Ihnen bekannt, dass dem Organismus im Alter nur noch wenig Melatonin zur Verfügung steht. Angenommen, es würde jetzt ein Experiment gestartet, bei dem durch eine entsprechende Substitution der Melatoninspiegel von Labortieren bis ins hohe Alter auf einem optimalen Niveau gehalten werden soll. Sie sollten nun eine Prognose abgeben, ob die Melatonintherapie einen Einfluss auf die Lebensspanne der Tiere haben wird.

Vielleicht würde Ihnen dabei die Immuntheorie der Alterung einfallen – eine Theorie, die sich auf die Erkenntnis gründet, dass nachlassende Immunfunktionen im Lebenslauf Alternsprozesse und den Todeszeitpunkt wesentlich mitbestimmen. Oder aber Sie würden sich daran erinnern, dass Krebs beim Menschen ebenso wie bei vielen Tierarten zu den häufigsten Todesursachen zählt.

Wir sind sicher, angesichts all dieser Zusammenhänge würden Sie die These wagen, Melatonin könnte bis zu einem gewissen Grad Alterskrankheiten und Tod hinausschieben und so zumindest die durchschnittliche Lebensspanne erhöhen. Wirklich unklar und spannend bei der Veranstaltung wäre lediglich, wie deutlich der Einfluss ausfällt oder ob Nebenwirkungen auftreten würden.

Was angesichts des heutigen Wissensstandes als fast logische Konsequenz erscheint, war noch vor wenigen Jahren im Bereich kühner Spekulation.

Steuersystem für die Alterung

Als Dr. George Maestroni, Direktor des Instituts für experimentelle Pathologie im schweizerischen Locarno, in den 80er-Jahren daran arbeitete, die Bedeutung von Melatonin für das Immunsystem Mosaikstein für Mosaikstein zu entschlüsseln, waren die Voraussetzungen gänzlich andere als heute.

Hinter Maestroni und seinen Kollegen Ario Conti und Walter Pierpaoli lag bereits eine Reihe von Studien, die auf unterschiedliche Weise gezeigt hatten, dass bei höher entwickelten Lebewesen ein reduzierter Melatoninspiegel wichtige Immunfunktionen verschlechtert und die Lebenserwartung reduziert. Als nächster Schritt sollte eine Studie überprüfen, ob das im Alter nachlassende Immunsystem tatsächlich verbessert wird, wenn man zusätzliches Melatonin zuführt und damit den normalen Altersabfall des Hormons verhindert. Ein Routineexperiment. Man hoffte auf einen neuen Mosaikstein für die Immunologie.

Was die Wissenschaftler noch nicht ahnten: Nach diesem Experiment sollte nichts mehr so sein wie vorher. Später wird Maestroni sagen, die Wochen und Monate, in denen er mit seinen Kollegen die Bedeutung und die Wirkungen von Melatonin am lebenden Organismus erstmals belegen konnte, seien die aufwühlendsten seines Forscherlebens gewesen. Was war passiert?

Junggebliebene alte Mäuse

Erwachsene Mäuse, die sich bereits weit in ihrer zweiten Lebenshälfte befanden, wurden willkürlich in zwei Gruppen aufgeteilt und unter kontrollierten Bedingungen gehalten. Beide Gruppen erhielten exakt die gleiche Pflege und Ernährung. Mit einem einzigen Unterschied: Den Tieren aus einer Gruppe wurde eine geringe Dosis Melatonin ins abendliche Trinkwasser gegeben. Es war der erste streng wissenschaftlich kontrollierte Langzeitversuch dieser Art.

Nach überraschend kurzer Zeit wurde deutlich, dass die mit Melatonin substituierten Tiere ein wesentlich leistungsfähigeres Hormon- und Immunsystem besaßen als ihre Vergleichsgenossen. Als Immunologe hatte Maestroni den Beweis, der ihm noch fehlte. Das laufende Experiment war aber noch nicht zu Ende. Es sollte noch dramatischere Ergebnisse liefern.

Monate später waren die Tiere im Seniorenalter. Da Mäuse biologisch ähnlich altern wie Menschen, konnte man ihnen das Alter ansehen. Ihre Muskulatur nahm ab, sie bewegten sich schwerfälliger und saßen mehr herum. Das Fell wurde stumpf und bekam kahle Stellen. Allerdings: Nur die Tiere ohne den Melatoninzusatz im Trinkwasser alterten normal und wie erwartet.

Zum Zeitpunkt als alle normal alternden Mäuse wie Hochbetagte aussahen und sich auch entsprechend benahmen, war bei keinem der Tiere, die Melatonin bekamen, ein Anzeichen von Alterung zu erkennen. Zumindest nicht vom Erscheinungsbild. Ihr Fell war noch immer glänzend, die körperliche Leistungsfähigkeit war erhalten und sogar das Interesse an Sex schien ungebrochen. Das deutliche Ergebnis kam für alle Beteiligten höchst unerwartet.

Alles deutete auf eine ganz neue Bedeutung von Melatonin hin, die mit seinen immunologischen Wirkungen allein nicht zu erklären war. Einer der drei beteiligten

Wissenschaftler, Walter Pierpaoli, war nicht ganz so überrascht. Bei Pierpaoli hatten schon frühere Forschungsergebnisse die Vermutung gestärkt, die Zirbeldrüse und Melatonin könnten bei hoch entwickelten Lebewesen viel elementarere Aufgaben übernehmen, als bisher vermutet. Nach den strengen Regeln der Wissenschaft waren die neuen Entdeckungen über Melatonin und die Alterung allerdings noch nicht verwertbar. Das Verändern von Alternsabläufen war bei den substituierten Tieren zwar offensichtlich, ließ sich jedoch noch nicht in Zahlen ausdrücken. Hätten die Forscher versucht, ihre Beobachtungen zu diesem Zeitpunkt zu veröffentlichen, keine der renommierten Fachzeitschriften hätte ihren Artikel angenommen.

Nichts ist so objektiv und nichts so trügerisch wie Zahlen

Was dem Philosophen die Worte, sind Naturwissenschaftlern Zahlen, genauer gesagt in Zahlen ausdrückbare Fakten. Diese Sichtweise hat sich aus gutem Grund etabliert. Auf diese Weise sollen ausschließlich „objektive" und „eindeutige" Daten garantiert und Beurteilungsfehler ausgeschlossen werden. Subjektive Beobachtungen oder gar Beschreibungen zum Beispiel des Aussehens von Labortieren gelten in der biologischen und medizinischen Wissenschaft als wenig seriös. Sie sind normalerweise allenfalls eine Randbemerkung wert.

Doch gerade in der Alternsforschung wird heute die ausschließliche Beachtung zählbarer Fakten als ein Raster angesehen, durch das nicht alle Aspekte des Lebens ausreichend erfasst werden. Jugendlichkeit unterscheidet sich von Alter eben nicht nur durch Cholesterinwerte und Krankheitshäufigkeiten, sondern auch durch Vitalität, Stimmungen, Erscheinungsbild, Spaß an Erotik, Tatendrang und andere Merkmale, die sich nur selten zufriedenstellend in Zahlen ausdrücken lassen. Diesem Gesichtspunkt wird heute bei Untersuchungen am Menschen immer mehr Rechnung getragen, indem man zum Beispiel versucht, mit Hilfe von Fragekatalogen und standardisierten Interviews diese wichtigen Aspekte des Lebens zu erfassen.

Was bei uns schon nur mit Mühe gelingt, ist bei Tieren leider überhaupt nicht möglich. Versuchstiere müssen spätestens bei der Testaufgabe „Fragebogen ausfüllen" kapitulieren. Sie können allenfalls indirekt „Auskunft" über ihre Befindlichkeit geben, zum Beispiel durch genaue Beobachtung.

Weil nun Altern aus Zeit- und Geldgründen nur an kurzlebigeren Tieren untersucht werden kann, ist die Forderung nach stärkerer Einbeziehung genauer Beobachtungen unbedingt zu begrüßen. (Wir werden im Kapitel II.12 noch auf interessante Beispiele stoßen.)

Die Seriosität muss dabei keinesfalls abnehmen. Im Gegenteil. Gerade in der Gerontologie können Zahlen ein trügerisches Bild der Wirklichkeit geben. So sagen numerische Angaben über eine vergrößerte Lebensspanne noch nichts darüber aus, wie diese zusätzlichen Jahre verbracht und erlebt werden, beziehungsweise ob sie überhaupt lebenswert sind. Auch dort können wir Zahlenangaben erst mit zusätzlichen Informationen richtig einordnen.

Maestroni, Conti und Pierpaoli sollten noch ihre Zahlen bekommen, wenn auch nach einer sehr langen Wartezeit. Im Alter von etwa zwei Jahren begannen die unbehandelten Tiere eines nach dem anderen zu sterben. Ein normales Sterbealter für Mäuse. Die „Melatonin-Tiere" aber waren nicht wie erwartet gealtert. Sie blieben weiterhin gesund und überlebten ihre Vergleichsgenossen um deutlich mehr als 20 Prozent. Die im Erwachsenenalter begonnene Melatoninsubstitution hatte nicht nur degenerative Alterserscheinungen verhindert und die Lebensqualität verbessert, sondern auch die durchschnittliche und sogar die maximale Lebensspanne verlängert.

Zumindest für diese Versuchsordnung war jetzt bewiesen: Das Zirbeldrüsenhormon Melatonin kann nicht nur immunologische Faktoren beeinflussen und damit die krankheitsbedingte Mortalität verringern, sondern auch den Alterungsprozess selbst verändern.

„Advokaten von etwas, was als Anti-Aging-Medizin bekannt wurde, behaupten, dass es jetzt möglich sei, das Altern durch existierende medizinische und wissenschaftliche Maßnahmen zu verlangsamen, zu stoppen oder rückgängig zu machen. Behauptungen dieser Art sind seit Tausenden von Jahren gemacht worden und sie sind heute so falsch, wie sie in der Vergangenheit waren. Jeder, der heute behauptet, ein Anti-Aging-Produkt anzubieten, ist entweder einem Irrglauben verfallen oder er lügt."
NO TRUTH TO THE FOUNTAIN OF YOUTH [2002 veröffentlichte Schrift von 51 Wissenschaftlern und Ärzten gegen die Vorstellung, Altern sei beeinflussbar]

Aufsehen in der Fachwelt und in den Medien

Die Veröffentlichung der Ergebnisse von Maestroni, Conti und Pierpaoli in den ehrwürdigen *Annals of the New York Academy of Science* (1988) löste sofort eine zweigeteilte Reaktion aus. Die Medien feierten Melatonin postwendend als neues Wundermittel gegen das Altern. In Radio, Fernsehen und Büchern rechneten „Experten" vor, dass die Anwendung beim Menschen eine durchschnittliche Lebensspanne von mindestens 100 Jahren und eine maximale Lebensspanne von 150 Jahren bedeuten würde.

Natürlich war die einfache Übertragung der Tierergebnisse auf den Menschen zu diesem Zeitpunkt alles andere als angebracht. Die Untersucher selbst mahnten zur Zurückhaltung und forderten eine sachliche wissenschaftliche Diskussion. Doch nicht wenige Fachkollegen wollten selbst zurückhaltende Bewertungen nicht akzeptieren, ja nicht einmal diskutieren. Dass Melatonin weitreichende immunologische Effekte verursacht, war ihrer Meinung nach die eine Sache. Aber eine Diskussion über eine Beeinflussung der Alterung passte nicht in die gängigen Vorstellungen der medizinischen Welt. Eine Anti-Aging-Medizin existierte zum damaligen Zeitpunkt selbst in den USA noch nicht.

Als Konsequenz wurden die Arbeiten von Maestroni und seinem Team von Teilen der Medizin von vornherein als „fragwürdig" bezeichnet, die ganze Forschungsrichtung in ein unseriöses Licht gestellt. Als die These, Altern und Lebensdauer könne durch die Zirbeldrüse beziehungsweise Melatonin beeinflusst werden, erstmals auf einer Konferenz vorgestellt wurde, erzählt Walter Pierpaoli heute, gab es sogar spontanes Gelächter von Kollegen. Die in der Tat erstaunlichen Untersuchungsergebnisse, so die damalige Einschätzung vieler, seien allenfalls die Folge eines versteckten Melatoninmangels der Kontrolltiere oder irgendwelcher zufälligen Konstellationen, niemals aber eine echte Veränderung von Alternsprozessen.

Einmal mehr zeigt sich ein uns inzwischen altbekanntes Ritual. Es ist immer dann zu beobachten, wenn Neuentdeckungen am vermeintlich „ehernen Gesetz" unveränderlicher Alterung rütteln: Selbsternannte Propheten und die Sensationspresse schüren vorschnell übertriebene Hoffnungen, während andererseits bestimmte Wissenschaftsbereiche und allen voran Medizinbehörden alles kategorisch ablehnen. Nur eines eint die Vertreter beider Extremstandpunkte: Eine oft frappierende Unkenntnis der Zusammenhänge. Denn die Wenigsten machen sich die Mühe, alle verfügbaren Forschungsarbeiten und Hintergründe im Einzelnen wirklich aufzuarbeiten. Auf diese Weise läuft keine Seite Gefahr, einmal gefasste Meinungen und Behauptungen revidieren zu müssen.

„Ich weiß nicht, ob in der Geschichte der Wissenschaften ein ähnlicher Fall von Massensuggestion und Irreführung ernster Gelehrten in einem kaum für möglich zu haltenden Maßstabe vorgekommen ist. Es scheint unfassbar, wie Mathematiker, Physiker, Philosophen, ja, vernünftige Menschen überhaupt sich derartiges auch nur vorübergehend einreden lassen konnten."

100 AUTOREN GEGEN EINSTEIN [Aufruf von Wissenschaftlern und Autoren gegen die Relativitätstheorie von Albert Einstein, 1931]

Bedeutung für das Altern wurde bereits früher entdeckt

So groß die Resonanz auf die Veröffentlichung von Maestroni und seinen Kollegen (1988) ausfiel, eigentlich war schon ein Jahrzehnt früher der Nachweis gelungen, dass die Zirbeldrüse die Geschwindigkeit der Alterung mitbestimmt. Bereits 1979 hatte eine russische Forschergruppe um Vladimir Dilman den lebensverlängernden Effekt eines aus der Zirbeldrüse stammenden Peptids bei Mäusen nachgewiesen. Bei der Substanz handelte es sich um Epithalamin, das – wie erst 13 Jahre später gezeigt werden konnte – die Ausschüttung von Melatonin stimuliert. Mittlerweile wurde der lebensverlängernde Effekt einer Epithalamin-Substitution an verschiedenen Tiergattungen gut belegt. Das Peptid reduziert die Mortalität und verlängert die durchschnittliche und die maximale Lebensspanne je nach Versuchsaufbau um 25 bis 50 Prozent. Die mit Epithalamin behandelten Tiere weisen einen höheren Melatoninspiegel und weniger oxidative Schäden auf. Doch selbst Dilman und seine Kollegen konnten auf die Vorarbeit des rumänischen Wissenschaftlers Ion Parhon zurückgreifen, der bereits Menschen vor 50 Jahren erfolgreich mit Zirbeldrüsenextrakten behandelt hatte.

Das Phänomen der vitalen und langlebigen Mäuse blieb kein Einzelfall. In anderen Konstellationen und mit anderen Labortieren wurden die Ergebnisse in ähnlicher Weise bestätigt. Melatoninexperten gewannen zunehmend den Eindruck, das Hormon sei nicht nur irgendein vitalisierendes Mittel, sondern der Schlüssel oder zumindest ein Schlüssel zum Alternsprozess selbst.

Einer der progressivsten Vertreter dieser These wurde Dr. Dr. Walter Pierpaoli, der als Direktor der Biancalana-Masera-Stiftung für Alternsforschung in Ancona (Italien) die Melatoninforschung besonders vorangetrieben hat. In einer Langzeitbeobachtung hatte Pierpaoli schon früh festgestellt, dass nachfolgende Generationen von Tieren, die des normalen Wechsels von Tag und Nacht beraubt werden, was den Melatoninrhythmus stört, einer beschleunigten Alterung unterliegen.

Wie ein operativer Eingriff die Geschwindigkeit des Alterns verändert

Ein weiterer Meilenstein resultierte 1994 aus der Zusammenarbeit von Walter Pierpaoli mit dem Institut für experimentelle Medizin der russischen Akademie der Wissenschaften in St. Petersburg. In sogenannten Kreuztransplantationen wurden die Zirbeldrüsen von alten Mäusen in das Gehirn von Jungtieren verpflanzt und umgekehrt. Eine Kontrollgruppe erhielt eine Art Placebooperation, um Fehlerquellen auszuschließen.

Sollte das Zirbeldrüsenhormon Melatonin aus dem Grund lebensverlängernd wirken, weil es „nur" einen gewissen Schutz gegen typische Alterskrankheiten bewirkt, wäre dieses Ergebnis zu erwarten gewesen: Die mit den jugendlichen Drüsen ausgestatteten alten Tiere erleiden altersbezogen möglicherweise weniger tödliche Krankheiten und leben dadurch länger als die Mäuse der Kontrollgruppe. Bei den jungen Mäusen mit den alten Drüsen wären dagegen kaum unmittelbare Auswirkungen auf das Altern zu erwarten.

Tatsächlich zeigten die alten Tiere, denen eine junge Zirbeldrüse verpflanzt worden war, positive Veränderungen. Auch in einem für Mäuse fortgeschrittenen Alter verkümmerte ihr Körper noch nicht. Der Effekt deckte sich mit den bei Melatoninsubstitution festgestellten Befunden.

Bei den jungen Mäusen schien sich tatsächlich viele Monate lang nichts zu tun. Nach einem Jahr aber änderte sich das Bild. Jetzt wurde auch nach außen hin deutlich, dass die Alterung der jungen Mäuse beschleunigt war. Ihr Körper baute ab, die Tiere alterten zusehends und starben in vergleichsweise niedrigem Alter. Die bei Beginn schon alten Mäuse dagegen waren zu diesem Zeitpunkt noch immer aktiv. Ihr allgemeiner Alterungsprozess verlief offensichtlich gebremst. Die alten Mäuse lebten mit den neuen Zirbeldrüsen wesentlich länger als die jungen Tiere, mit denen sie die Drüse getauscht hatten. Sie überlebten sogar die normal alternden Kontrolltiere.

Das Ergebnis des Experiments lieferte – vorsichtig ausgedrückt – einen starken Hinweis darauf, dass die Zirbeldrüse nicht nur Befehle einer genetischen Alterssteuerung weiterleitet, sondern selbst aktiv den Takt der Alterung mit vorgibt – zumindest zu einem gewissen Grad. Dafür spricht auch der später gewonnene Befund, dass die Verpflanzung einer jungen Zirbeldrüse zusätzlich zur alten Drüse sich weniger auf die Verlangsamung des Alterns auswirkt als die Entfernung der alten Drüse.

Der verjüngende beziehungsweise lebensverlängernde Effekt einer jungen Zirbeldrüse war umso stärker, je früher ältere Tiere diese erhielten. War die Alterung schon weit fortgeschritten, konnte auch eine junge Zirbeldrüse nicht mehr viel ausrichten.

Ein universelles Antioxidans

Eine kühne These

Nach nur wenigen Jahren intensiver Melatoninforschung hatte sich eine so große Zahl an Wirkungen aufgetan, dass genau das zum Problem wurde. Melatonin verursachte mehr Wirkungen, als es als Hormon haben durfte. Es entfaltete selbst in den Zellbereichen des Körpers Schutzeffekte, in denen gar keine Hormonrezeptoren existieren. Nach den geltenden Medizingesetzen konnte das nicht sein. Wie auf Kommando stellten die Kritiker einmal mehr die gesamte Melatoninforschung in Frage.

Laut Lehrbuchwissen gab es keinen Ausweg aus diesen Widersprüchen. Doch Mitte der 90er-Jahre taten zwei Wissenschaftler im Team von Professor Russel Reiter etwas, was nur selten vorkommt. Sie stellten nicht die widersprüchlichen Forschungsergebnisse, sondern die bisher für sicher gehaltene Lehrmeinung in Frage. Vielleicht, so ihre kühne These, wirkt Melatonin deshalb so vielfältig, weil es nicht nur ein Signalhormon ist, sondern gleichzeitig ein allgemeiner überall im Körper vorkommender Schutzstoff – eine Art Antioxidans für alle Körperzellen.

Angesichts der bereits gesammelten Befunde hätte man auf diesen Gedanken schon viel früher kommen können. Doch bisher stand in den Lehrbüchern, eine Körpersubstanz sei entweder ein Hormon oder ein Antioxidans, keinesfalls aber beides.

„Keine große Entdeckung wurde jemals gemacht ohne eine kühne These."
ISAAC NEWTON [englischer Physiker, 1643–1727]

Eines der wichtigsten Antioxidantien

Spezielle Tests von Russel Reiter und Kollegen zeigten sehr schnell: Melatonin führt ein Doppelleben. Es ist nicht nur ein Botenstoff, sondern noch mehr ein Antioxidans. Das bedeutet, es kann in einer hormonunabhängigen Funktion die Entstehung und Ausbreitung zellschädigender Radikale verhindern. Vitamin C, die Tocopherole (Vitamin E), Glutathion, die verschiedenen Karotine und die vielen weiteren körpereigenen und in der Nahrung enthaltenen Antioxidantien hatten unerwartete Gesellschaft bekommen. Und was für eine.

Melatonin erwies sich als einer der effektivsten Schutzstoffe für Menschen, Tiere und sogar für die Pflanzenwelt. Mit anderen Worten, Melatonin kommt überall in der Natur vor, auch in der Nahrung (s. u.). Einige Wissenschaftler halten es für das wichtigste natürliche

Antioxidans überhaupt. Seine Konzentration ist an den neuralgischen Punkten innerhalb der Zellen weitaus höher als im Blut.

Bei Vergleichen mit anderen Antioxidantien wurde für Melatonin teilweise eine hundert- bis tausendfach höhere Effizienz gemessen. (Zahlenvergleiche zum antioxidativen Potenzial verschiedener Antioxidantien sollte man immer mit Vorsicht behandeln. In der Regel beziehen sich entsprechende Befunde auf einen ganz spezifischen Wirkungsbereich. Sie sind nur schwer oder gar nicht zu verallgemeinern; s. Kap. II.2.)

Neben seiner direkten Wirkung verstärkt Melatonin die Effektivität anderer Antioxidantien wie Vitamin C und Vitamin E und erhöht über eine gesteigerte Genexpression die Aktivität körpereigener Radikalfänger wie SOD, Katalase und Glutathion-Peroxidase. Alle zwar hochinteressanten, aber sehr komplexen Wechselwirkungen mit anderen Schutzstoffen aufzulisten, ersparen wir uns zugunsten eines kurzen Blicks auf die Stellen, an denen Melatonin höchstpersönlich an vorderster Front den Kampf gegen Alterungsprozesse aufnimmt.

Melatonin, ein Antioxidans mit besonderen Fähigkeiten

Gesamtkörperschutz. Im Unterschied zu anderen Antioxidantien kann Melatonin seine Wirkung sowohl im wasser- als auch im fettlöslichen Milieu entfalten. Damit kann potenziell jeder Zellbereich erreicht werden – eine seltene Ausnahme in der Biologie.

Gehirnalterung. Melatonin durchdringt sehr leicht die Blut-Hirn-Schranke und gelangt damit unverzüglich zu den oxidativ besonders gefährdeten Nervenzellen – im Gegensatz zum Beispiel zu Vitamin E, das diese Schranke nur schwer durchdringt. In der Gehirnflüssigkeit ist die Melatoninkonzentration 90 bis 180 Mal höher als im Blut. Zellschädigende Lipidperoxidation wird von Melatonin unter anderem bei Neuronen daher effizienter verhindert als von Vitamin E. Entsprechend überleben von Alzheimerplaques befallene Gehirnzellen in Anwesenheit hoher Melatoninkonzentration signifikant länger.

Immunsystem. Melatonin hemmt unerwünschte oxidative Prozesse, begünstigt aber auf der anderen Seite im Immunsystem die oxidative Abwehr von fremden Erregern. (Radikalbildung ist dort in begrenztem Rahmen zur Zerstörung von Eindringlingen erwünscht.)

Schutz der Erbinformation. Mehr als andere Schutzstoffe reichert sich Melatonin unmittelbar im Zellkernbereich an. Diese Schutzfunktion für die DNA wirkt sich unter anderem protektiv auf die Krebsentstehung aus.

Allgemeine Alterung. Kein anderes Antioxidans kann es mit so vielen alterungs-
fördernden Substanzen aufnehmen. Die Abfangpalette reicht vom einfachen, bei der
Atmung entstehenden, Superoxid-Radikal (O_2^-) über Wasserstoffperoxid (H_2O_2), den Erb-
substanz verändernden singulären Sauerstoff ($1O_2$) bis hin zu dem erst jüngst entdeckten
und extrem giftigen Zellprodukt Peroxinitrit ($ONOO^-$). Ein Melatoninmolekül kann bis zu
vier Radikale abfangen, wird aber selbst dann noch nicht inaktiv oder aggressiv wie andere Antioxidantien. Selbst die von der Leber gebildeten Abbauprodukte von Melatonin
wirken antioxidativ.

Alternsfaktor Hydroxyl-Radikal. In Kapitel II.2 hatten wir gesagt, gegen die
aggressivste im Körper entstehende Substanz, das Hydroxyl-Radikal (OH^*) gäbe es keine
biologische Abwehrwaffe. Neue Erkenntnisse deuten darauf hin, dass Melatonin diese
Aufgabe übernimmt.

Zur Erinnerung: Hydroxyl-Radikale können in der direkten Nachbarschaft der DNA entstehen und zerschießen die darauf gespeicherten Informationsketten – Folgen sind unter
anderem Gewebealterung, Zellteilungsfehler und Krebs. Fast 50 Prozent aller im Leben
angehäuften Zellschäden gehen auf das Konto allein dieses Radikals.

Andere Antioxidantien können das zerstörerische Molekül nicht einfangen, weil es zu
schnell ist, keine großen Strecken zurücklegt und herkömmlichen Jägern keine Zeit zum
Abfangen lässt. Damit Sie erahnen können, um welche Dimensionen es dabei geht: Nach
seiner Bildung braucht das Hydroxyl-Radikal nicht einmal zwei Milliardstel Sekunden um
sein gesamtes Zerstörungswerk abzuschließen. Nur eine Spezialstrategie kann da
erfolgreich sein. Die Experten nennen sie *On-side protection*. Das heißt übersetzt: Ein
Antioxidans muss wie bei der Geschichte vom Hasen und Igel bereits absolut exakt an
jeder Stelle sein, an der das Radikal aufblitzen kann. Nur Melatonin hat dazu alle notwendigen Eigenschaften.

Direkt im Zellkern und an der besonders gefährdeten Mitochondrien-DNA ist die Konzentration von Melatonin höher als im Rest unseres Körpers. Grund: Mehr als irgendwo sonst
entscheidet sich dort, wie lange der Organismus vital bleiben kann und wann er schließlich alterungsbedingt zugrunde geht. [*Anmerkung: Eine wichtige Rolle spielt auch die
indirekte Hemmung von OH-Radikalen. Melatonin eliminiert sehr effektiv das beim Zellstoffwechsel entstehende Wasserstoffsuperoxid, sodass der Entstehungsweg von
OH-Radikalen im Ansatz unterbrochen wird.*]

Melatonin gehört zu den ältesten Naturstoffen

Die Gründe für den in vielen Ländern freien Melatoninverkauf liegen neben seinem hohen Sicherheitspotenzial (s. u.) auch darin begründet, dass es zu den verbreitetsten und ältesten Naturstoffen gehört, die überhaupt existieren. Außer beim Menschen kommt der Schutzstoff in den Körperzellen von Tieren, Bakterien und Einzellern vor.

Nachgewiesen wurde Melatonin auch in Pflanzen wie zum Beispiel in der Ringelblume, im Baldrian, Johanniskraut und sogar in etwa drei Milliarden Jahre alten Algen. Und Melatonin ist Teil der natürlichen Antioxidantien, die wir täglich auch über die Nahrung aufnehmen. Wie man sich vorstellen kann, warfen diese Entdeckungen ein völlig neues Licht auf den möglichen Stellenwert von Melatonin für die Gesunderhaltung des Organismus.

„Unbedingter Gehorsam setzt bei dem Gehorchenden Unwissenheit voraus."
MONTESQUIEU [französischer Rechtsphilosoph und Literat, 1689–1755]

Lipidperoxidation im Gehirn. Eine kontrollierte Belastung von Hirngewebe mit dem Stoffwechselzwischenprodukt Wasserstoffsuperoxid (dunkle Balken) führt zu einer typischen Erhöhung der Lipidperoxidation gegenüber dem Ausgangsniveau (weißer Balken). Parallel verabreichtes Melatonin senkt das Ausmaß dieser aggressiven Reaktion in Abhängigkeit seiner Konzentration im Gewebe. Bei höchstem Melatoninspiegel (5 mM) ist die Lipidperoxidation sogar geringer als vor dem Belastungstest (mod. nach Reiter, 1995).

⌐ **Deutsche werden weiterhin vor Melatonin „geschützt"** ⌐

Nachdem der erste Nachweis Melatonin als natürliches und universelles Antioxidans bestätigt hatte (1993), dauerte es nur wenige Jahre, bis die Behörden in den USA und vielen anderen Ländern Melatonin diesen Status zuerkannten und den freien Verkauf als Nahrungsergänzung gesetzlich regelten. Obwohl inzwischen mehr als 1100 wissenschaftliche Arbeiten allein den natürlichen antioxidativen Status und Schutzeffekt bestätigt haben, wird Melatonin von deutschen Gesundheitsbehörden nach wie vor als nichtverkehrsfähiges „Neurohormon" eingestuft. Auf Nachfrage beim zuständigen Bundesamt, warum die weltweiten Studien und Erfahrungen der letzten 20 Jahre nicht zu einer Neubewertung führen, wurde nur auf die „geltenden Bestimmungen zum Schutz der Bürger" verwiesen.

∟ ⌐

Melatoninsubstitution in der Praxis

Die Stromboli-Konferenz

Im Frühsommer 1993 trafen sich erstmals alle führenden Wissenschaftler der Zirbeldrüsen- und Melatoninforschung auf der italienischen Vulkaninsel Stromboli zu einer großen Konferenz. Neben spezieller Grundlagenforschung sollte diskutiert werden, was aus den bisherigen Erkenntnissen konkret für unsere eigene Alterung abgeleitet werden kann.

In nur wenigen Jahren hatte sich das Wissen über die Zirbeldrüse explosionsartig vermehrt, allerdings in vielen eigenständigen Sparten. Es lagen etliche Daten über Melatonin und das Immunsystem oder bei Krebs sowie Studienergebnisse über den Einsatz von Melatonin als Schlafmittel vor. Unter Piloten und anderen Personengruppen, deren Körper unter dem Problem von Zeitverschiebungen zu leiden hatte („Jetlag"), war die Einnahme von Melatonin bereits Routine geworden.

Mit jedem Referat auf der Stromboli-Konferenz wurde aber auch deutlich, dass die Zirbeldrüse an der Regulation der allgemeinen Alterung beteiligt sein dürfte, möglicherweise sogar einen zentralen Steuerhebel des Alterns darstellt. In hohem Maße passten die jetzt noch einmal diskutierten Experimente der „Zirbeldrüsen-Pioniere" und die aktuellen Grundlagenforschungen zusammen.

Einer der interessantesten Vorträge war der von Wissenschaftlern des Forschungsinstituts für Onkologie in St. Petersburg. Die Forscher präsentierten Ergebnisse aus 20 Jahren Zirbeldrüsenforschung, die sie unter anderem mit dem Drüsenhormon Epithalamin unternommen hatten. Auch diese Daten stützten die These von einer Altersuhr in der Zirbeldrüse.

Angesichts der Fülle an Labordaten und der ersten positiven Erfahrungen mit der Anwendung von Melatonin beim Menschen sahen viele Konferenzteilnehmer schon damals die Zeit für den praktischen Einsatz von Melatonin bei bestimmten medizinischen Indikationen für gekommen. Die fehlende Vermarktungsmöglichkeit des Naturstoffs führte in der Folgezeit jedoch zu dem bis heute existierenden Phänomen, dass der praktische Melatonineinsatz um viele Jahre hinter den Forschungsergebnissen hinterherhinkt. Dennoch nimmt auch die Zahl praktischer Erfahrungen stetig zu.

Melatonin in der modernen Krebstherapie

Die bei einigen Krebsarten enge Beziehung zwischen Melatonin, Krebsentstehung und Tumorwachstum hat in den vergangenen Jahren zu einem verstärkten praktischen Einsatz von Melatonin auch beim Menschen geführt. In einer Reihe von Krebszentren wird Melatonin inzwischen als Begleitmedikation verschiedener Chemotherapien eingesetzt (zum Beispiel in Kombination mit Interleukin-2 oder Vitamin-A-Säure).

In einer der ersten Vergleichsuntersuchungen 1999 am *Gerardo Hospital* in Monza erhielt die Hälfte von 250 Patienten mit fortgeschrittener Krebserkrankung in Lunge, Brust, Darm und Gehirn zusätzlich zur Standardtherapie eine tägliche Dosis Melatonin. Die begleitende Melatoningabe reduzierte signifikant ernste Nebenwirkungen der Chemotherapie und verbesserte die Ansprechbarkeit der Tumoren. Nach einem Jahr waren in der „Melatonin-Gruppe" mehr als doppelt so viele Patienten am Leben als in der Vergleichsgruppe. In einer anderen Untersuchung verbesserte Melatonin spezifische Immunparameter bei Krebspatienten, die Interleukin-2 und Morphin erhielten, wodurch die Drei-Jahre-Überlebensrate ebenfalls signifikant anstieg. Ähnliche Ergebnisse ergaben weitere Studien unter anderem an 1400 Patienten mit fortgeschrittenen Tumoren und 200 Patienten mit chemotherapieresistenten Krebserkrankungen. Auch dort führte die Melatoninbehandlung zu einer drastischen Reduktion typischer Komplikationen und zu einer Erhöhung der Überlebensrate nach einem Jahr Behandlung.

Bitte beachten Sie: Der Einsatz von Melatonin in Zusammenhang mit Krebs ist bisher im Wesentlichen auf die Begleitmedikation fortgeschrittener Krebsstadien beschränkt. Fehlende Vermarktungsmöglichkeiten schränken den medizinischen Informationsfluss und damit die praktische Umsetzung allerdings stark ein. Ohnehin gehen die meisten Experten davon aus, dass das eigentliche Potenzial von Melatonin in erster Linie im Frühstadium und besonders in der Krebsvermeidung liegt. Dabei geht es nicht allein um die Frage der Substitution, sondern ganz allgemein um die Optimierung des (natürlichen) Melatoninstoffwechsels. Ein Beispiel: Bei Frauen mit Brustkrebs wurde eine 30 Prozent erniedrigte Melatoninausschüttung gefunden – bezogen auf den gesamten Tagesausstoß.

Auf den ersten Blick ist das eine bedenkliche, aber noch keine dramatische Abweichung. (Spezielle Tumorvarianten können die Zirbeldrüse sogar zu einer erhöhten Melatoninproduktion veranlassen. Ursache und Wirkung sind also nicht immer einfach zu bestimmen.) Genauere Untersuchungen zeigten aber, dass der morgendliche Melatoninspiegel der erkrankten Frauen sogar eher hoch ausfiel, der wichtige nächtliche Anstieg aber um die Hälfte geringer war als bei gesunden Frauen gleichen Alters.

Diese Ergebnisse decken sich gut mit den bereits oben erwähnten Zusammenhängen zwischen Nachtarbeit und Brustkrebs. Auch Tierstudien bestätigen, dass eine abendliche Substitution von Melatonin – und damit die Unterstützung der natürlichen nächtlichen Ausschüttung – die Krebsentstehung hemmt. Hohe morgendliche Dosen wirkten sich dagegen unter Umständen sogar ungünstig auf die Krankheitsentwicklung aus.

Die Erhaltung einer natürlichen Melatonin-Tagesrhythmik ist ganz offenbar für die Krebsprophylaxe entscheidend. Dabei spielt es keine Rolle, ob der Melatoninstoffwechsel mit Hilfe einer gezielten Substitution oder über entsprechend wirksame Verhaltensänderungen optimiert wird.

Die Schutzwirkung von Melatonin gegenüber Entstehung und Wachstum von Tumorzellen ist inzwischen in vielen Tierversuchen und Untersuchungen an menschlichen Krebszellen überzeugend belegt. Die klarsten Zusammenhänge scheint es bei hormonabhängigen Tumoren wie Brust-, Endometrium- und Prostatakarzinomen zu geben. Diese Daten sind wissenschaftlich gut abgesichert. Von Experten gefordert und ohne Frage wünschenswert sind große klinische Humanstudien, die aber kaum realisierbar sind. Während die Erforschung und Vermarktung patentierbarer Krebsmedikamente ein Milliardengeschäft ist, stehen für die angewandte Melatoninforschung kaum nennenswerte finanzielle Mittel zur Verfügung. Ironie: Die größten Hoffnungen auf umfangreiche Daten beim Menschen erhoffen sich Experten aus der Auswertung vieler Hunderttausender Personen, die – entgegen offiziellen Empfehlungen staatlicher Gesundheitsbehörden – bereits seit Jahren Melatonin eigenverantwortlich als Teil ihres persönlichen Gesundheitsprogramms einnehmen. Bis diese Erfahrungen wissenschaftlich auswertbar sind, werden allerdings noch 15 bis 25 Jahre vergehen.

Optimierung von Immunfunktionen

Wie wichtig Melatonin für die Immunfunktionen ist, wissen wir inzwischen nicht nur von vielen Tierstudien, sondern zunehmend auch von praktischen Erfahrungen beim Menschen. Die Gesamtwirkung von Melatonin resultiert aus direkten, aber auch komplexen indirekten Effekten in zellulären und humoralen Immunmechanismen. Nun ist das Immunsystem ein höchst komplexes Gebilde, und es wäre zweifellos eine Zumutung, Ihnen die Einzel- und Wechselwirkungen aller bisher gefundenen Mechanismen darzustellen. Zwei Beispiele sind die effektivierte Antikörperbildung und die Zunahme natürlicher Killerzellen. Diese Zunahme spielt bei der genannten Prophylaxe und Therapie von Krebserkrankungen eine Rolle.

- **Thymusdrüse.** Von Tierversuchen wusste man früh, dass die Entfernung der Zirbeldrüse zu einer schnellen Schrumpfung der für das Immunsystem wichtigen Thymusdrüse führt. Auch wenn die Melatoninausschüttung auf andere Weise unterdrückt wird, nehmen verschiedene Immunfunktionen ab. Eine dauerhafte Substitution mit Melatonin konnte bei Versuchstieren die alterstypische Schrumpfung der Thymusdrüse verhindern. Selbst ein gewisser Verjüngungseffekt an ihr scheint nicht ausgeschlossen. Eine jüngste Studie bestätigte zumindest bei Mäusen eine Umkehrung der degenerativen Thymusalterung nach längerer Melatoningabe. Die durch die Alterung verursachte Atrophie der Thymusdrüse ist einer der Gründe für die bei Säugetieren und auch beim Menschen nachlassenden Immunfunktionen im Alter. Bisher galt das Verkümmern der Drüse im Altersverlauf als unausweichlich. Sind ein Stopp oder die Umkehrung der Thymusalterung beim Menschen in gleichem Ausmaß wie bei den untersuchten Tieren möglich? Experten halten das für wahrscheinlich. Tatsache ist allerdings, dass wir es bis jetzt nicht sicher wissen.

- **Infektionen / Stress.** Die Eigenschaft von Melatonin, die Immunabwehr gerade dann zu effektivieren, wenn Stressfaktoren oder andere Einflüsse die Immunfunktionen unterdrücken, zeigt sich am augenfälligsten bei lebensgefährlichen Infektionen. In verschiedenen Versuchen wurden Ratten, deren Immunabwehr durch Dauerstress oder aufgrund extremen Alters reduziert war, mit lebensbedrohenden Erregern infiziert. Jeweils ein Teil der Versuchstiere erhielt zusätzlich Melatonin. Die Substitution verbesserte die Immunfunktionen so elementar, dass selbst normalerweise tödliche Infektionen zu etwa 90 Prozent abgewehrt wurden; von der Kontrollgruppe überlebte nur jedes 20. Tier.

  Weil für Menschen solche Versuche verständlicherweise nicht zumutbar sind, muss die Forschung andere Wege wählen. So erhöht Melatonin die Effizienz, mit der isolierte menschliche Killerzellen Hautkrebszellen attackieren, um 73 Prozent. Die regelmäßige Einnahme von abendlich 2 mg Melatonin führte bei Männern zu einer Zunahme ihrer natürlichen Killerzellen auf über das Doppelte des Ausgangsniveaus.

Gefäßalterung

Patienten mit koronarer Herzkrankheit haben gegenüber Gesunden um durchschnittlich 40 Prozent erniedrigte Melatoninspiegel. Vor allem die wichtige nächtliche Ausschüttung ist bei gesunden Gleichaltrigen um etwa 160 Prozent höher. Bisher ist noch nicht zweifelsfrei erwiesen, ob das Defizit nur eine Folge der Erkrankung ist oder ob Menschen mit höherem Melatoninstatus tatsächlich besser vor Gefäßalterung und damit Herz-Kreislauf-Krankheiten geschützt sind. Für das Letztgenannte spricht allerdings eine Reihe von Befunden.

So wirkt Melatonin beim Menschen tendenziell blutdrucksenkend und reduziert die für die Gefäße kritische Oxidation von LDL-Cholesterin. Der LDL-Abtransport wird verbessert. Hinzu kommt die antagonisierende Wirkung von Melatonin auf verschiedene physiologische Stressreaktionen. Langzeitbehandlungen von diabetischen Tieren ergaben teilweise dramatische Verbesserungen beim Insulin- und Leptinstoffwechsel und reduzierten die oxidative Schädigung der Nieren, eine häufige und gefürchtete Folge von Diabetes.

Obwohl Melatonin kurzfristige Gefäßwirkungen verursacht – so reduziert die einmalige Dosis von 1 mg zumindest bei gesunden Testpersonen den Blutdruck bereits nach 90 Minuten signifikant – dürfte sein eigentliches Potenzial in der langfristigen Prophylaxe liegen.

Versuchstiere, die als Erwachsene dauerhaft mit Melatonin substituiert worden waren, hatten im Seniorenalter gegenüber Gleichaltrigen einen um 39 Prozent niedrigeren Insulinspiegel und fast ein Drittel weniger inneres Bauchfett – beides Faktoren, welche die Geschwindigkeit der Gefäßalterung mitbestimmen.

Zusammenspiel mit Östrogenen

Einen interessanten Einblick in die Alternsvorgänge bei Frauen geben uns jüngste Befunde über die Wechselwirkungen von Östrogenen und Melatonin. Dass Östrogene einen Schutzfaktor gegen Alterungsprozesse besonders von Knochen und Gefäßen darstellen, ist nichts Neues (diese Schutzwirkung trägt mit dazu bei, dass Frauen eine um etwa sieben Jahre längere Lebensspanne haben). Neue Arbeiten offenbaren nun immer engere

Zusammenhänge zwischen Östrogenen und Melatonin. Wir haben beim Thema Brustkrebs Beispiele kennengelernt. Bei anderen Alternsprozessen scheint das ähnlich zu sein.

Untersuchungen zur Knochenentwicklung im Lebensverlauf zeigten, dass Melatonin und Östrogene einen synergetischen Effekt auf die Knochenbildung haben. Östrogene allein waren weniger wirksam, Melatonin allein überhaupt nicht. Weiteres Indiz: Melatoninstudien bei Frauen ergeben meist ein zweigeteiltes Bild. Während die Einnahme von Melatonin bei jüngeren Frauen zu deutlichen Verbesserungen verschiedener Marker des Herz-Kreislauf-Systems führt, bleiben diese positiven Wirkungen bei Frauen nach der Menopause aus oder sind nur noch eingeschränkt zu beobachten. Die Ursache liegt offensichtlich im dramatischen Östrogenverlust nach der Menopause. Denn bei Frauen, die der Altersuhr Menopause mit einer Hormonsubstitution entgegengewirkt hatten, wirkte Melatonin wieder wie bei jungen Vergleichspersonen. Bereits die Einnahme von täglich 1 mg Melatonin (Dosis, die bei den meisten Personen ausreicht, den altersbedingten Melatoninabfall auszugleichen) verbesserte nach einigen Monaten die Flexibilität der Gefäßwände und führte bei den meisten Untersuchten zu einer leichten Abnahme des Blutdrucks.

Melatonin und hormonelle Altersuhren

Die wichtigsten Altersuhren beim Menschen laufen, wie wir wissen, nicht isoliert voneinander ab. Das gilt für die Menopause wie für andere Hormonveränderungen. Wird das Fortschreiten von Alternsprozessen in einem Hormonbereich gestoppt, führt das meist auch zu positiven Effekten in anderen Stoffwechselbereichen.

Ältere Frauen (64 bis 80 Jahre), die abends 2 mg Melatonin einnahmen, wurden ein halbes Jahr lang untersucht (eine Einnahmemenge von 2 mg liegt im Hinblick auf einen akut schlaffördernden Effekt im unteren bis mittleren Dosisbereich. Als prophylaktische Langzeitsubstitution würden dagegen die meisten Experten eine solche Dosis bei Älteren als eine Menge im mittleren bis oberen Bereich einstufen). Nach einem halben Jahr berichtete 37 Prozent der Frauen von einer merklichen Verbesserung des Nachtschlafs. Im Blut der Frauen fanden die Untersucher eine leichte Erhöhung des Wachstumsfaktors IGF-1 (s. Kap. II.8) und von DHEA (s. Kap. II.7). Anders als bei einigen Untersuchungen bei Jüngeren blieben Zucker- und Fettstoffwechsel der Seniorinnen unverändert.

Einen verstärkten Ausstoß an Wachstumshormon fanden andere Studien auch bei sportlicher Belastung in Verbindung mit vorheriger Melatonineinnahme. Inwieweit der im Alter abnehmende Melatoninspiegel dafür verantwortlich ist, dass ältere Menschen weniger Wachstumshormon nach körperlichen Belastungen ausschütten, ist unklar. Ebenfalls nicht beantwortet ist die Frage, welche Hormonveränderungen oder Signalstoffe für die häufig verbesserte Stimmungslage nach Melatoninsubstitution verantwortlich sind.

Schlaf

Wenn es eine natürliche schlafanregende und schlafunterstützende Substanz gibt, dann ist es der körpereigene Signalstoff Melatonin. Das liegt einfach daran, dass gerade die Zirbeldrüse über ihre Melatoninausschüttung den Tag-Nacht-Rhythmus des Menschen reguliert. Entsprechend gehören die Steuerung des Schlafverhaltens und die Verbesserung der Schlafqualität zu den häufigsten Gründen, warum Menschen weltweit Melatonin einnehmen.

Der im Altersverlauf bei den meisten Menschen zunehmende Melatoninmangel stellt wahrscheinlich eine der Ursachen für die im Alter typische Verschlechterung des Nachtschlafs dar. Tatsächlich verschwinden bei vielen Personen Schlafprobleme, wenn sie lediglich so viel Melatonin zuführen, dass der natürliche Spiegel früherer Jahre erreicht wird. Je nach individueller Veranlagung und Alter leisten das bereits Dosierungen von 0,3 bis 1 mg. Typische Dosierungen bei ausgeprägten Schlafproblemen sind 2 bis 6 mg. Abhängig vom Alter und der Ursache der Schlafstörungen sprechen etwa ein bis zwei Drittel der Patienten auf eine Melatonineinnahme an.

Eine häufige Ursache für Schlafprobleme nicht nur im Alter sind Medikamente, Koffein oder Alkohol. Interessanterweise hemmen viele dieser Substanzen das körpereigene Melatonin (s. u.). Wenn es unumgänglich ist, entsprechende Medikamente abends einzunehmen, lassen sich mit Hilfe einer Melatoninergänzung Schlafprobleme meist erfolgreich vermeiden.

Schlaftabletten. Es entbehrt nicht einer gewissen Ironie: Weil Melatonin in Deutschland zum „Schutz der Bürger" nicht im Handel ist, müssen Menschen mit Schlafstörungen auf nachweislich risikoreiche Schlaftabletten zurückgreifen, meist auf Substanzen vom Typ der Benzodiazepine (zum Beispiel Adumbran®, Dalmadorm®, Lendormin®). Einer stärkeren Direktwirkung steht bei diesen Substanzen eine Reihe ungünstiger Effekte entgegen. Benzodiazepine verschlechtern den natürlichen Schlafphasenaufbau und reduzieren die körpereigene Melatoninproduktion zusätzlich. Für Ältere gefährlich ist das häufige Auftreten von Desorientiertheit zum Beispiel bei nächtlichen Toilettengängen. Kurzfristig verschlechtern Benzodiazepine kognitive Fähigkeiten, langfristig ist eine beschleunigte Alterung bestimmter Hirnfunktionen zumindest bei hochdosiertem Dauergebrauch nachgewiesen.

In einer Vergleichsstudie an Patienten, die regelmäßig Schlafmittel vom Benzodiazepin-Typ benötigten, konnten durch die Nutzung von Melatonin 60 Prozent völlig auf Tabletten verzichten. Der Rest war in der Lage, die Tabletteneinnahme um 25 bis 66 Prozent zu reduzieren. Zusätzlicher Vorteil: Die Melatoninsubstitution reduzierte bei den Teilnehmern morgendlichen *hangover* und erhöhte die subjektive wie objektive Fitness am nächsten Tag. Und: Gerade Melatonin hat ein sehr hohes Sicherheitspotenzial. Selbst nach einer Überdosierung beschränken sich ungünstige Effekte auf eine Tagesschläfrigkeit, jedoch ohne die kognitiven und motorischen Defizite der meisten Schlaftabletten.

Das von der EU inzwischen zugelassene Circadin® enthält Melatonin in einer Zubereitung mit verzögerter Freisetzung und kann für Patienten mit Einschlafproblemen gepaart mit nächtlichem Aufwachen interessant sein. Die damit verbundene längere Wirkungsdauer entspricht aber nicht dem natürlichen physiologischen Melatoninverlauf.

Ein Schlafmittel, das die körpereigene Melatoninproduktion auf natürliche Weise unterstützt, ist die inzwischen als Medikament zugelassene natürliche Aminosäure L-Tryptophan (Kalma®, Ardeytropin®). Tryptophan wird im Gehirn in zwei Schritten zu Serotonin und danach zu Melatonin umgewandelt.

Bitte beachten Sie: Das vermehrt zu Verfügung stehende Serotonin kann die Traumaktivität steigern.

Melatonin zur Schlafverbesserung

Typische Wirkungen von Melatonin auf den Nachtschlaf:

- schnelleres Einschlafen
- verbessertes Schlafmuster
- weniger Wachphasen
- größere Fitness am Morgen

Erhalt der Sehfähigkeit

Melatonin verstärkt die Bildung des Schutzenzyms Glutathion-Peroxidase und erhöht die Wirksamkeit von Glutathion (s. Kap. II.2). Beide körpereigenen Substanzen spielen auch für die Funktionserhaltung der Augen eine wichtige Rolle. Von ihrer Anwesenheit und Aktivität hängt ab, mit welcher Geschwindigkeit Alternsprozesse im Auge ablaufen. Wenn Wissenschaftler alterstypische Linsentrübungen (Katarakte) des Auges künstlich hervorrufen wollen, müssen sie lediglich Glutathion reduzieren. Ein dauerhafter Glutathionmangel im Auge führt schnell und unweigerlich zur Entstehung von Katarakten. Beim Menschen nimmt der Glutathionspiegel mit zunehmendem Alter ab. Die Zufuhr von Melatonin verhinderte in Tests die Kataraktbildung fast vollständig.

In den USA wurde 1998 gezeigt, dass bereits eine einwöchige Unterbrechung der Melatoninproduktion die Schutzstoffe Glutathion-Peroxidase und Glutathion signifikant reduziert. Dieser Befund bestärkt die These, dass der Verlust von Glutathion und die Entstehung von Alterserscheinungen am Auge mit altersbedingtem Melatoninmangel in Zusammenhang stehen.

Strahlenschutz

Wie weit die Zellschutzwirkungen von Melatonin in lebensbedrohlichen Akutsituationen reichen können, testeten 1999 Wissenschaftler in der radiologischen Abteilung der Universität Texas. Mäuse wurden einer so starken Kernstrahlung ausgesetzt, dass etwas mehr als die Hälfte der Tiere schon innerhalb von 30 Tagen starb. Tiere, die der gleichen Strahlung ausgesetzt worden waren, aber zuvor eine hohe Einmaldosis Melatonin erhalten hatten (250 mg/kg), überlebten zu 85 Prozent das Experiment. Wichtiger Aspekt: Trotz der extrem hohen Dosierung von Melatonin traten keinerlei Nebenwirkungen auf. In einer anderen Untersuchung reduzierte Melatonin Strahlenschäden am Erbgut um 70 Prozent und Erbgutschäden durch chemische Gifte um bis zu 95 Prozent.

DNA. Melatonin besitzt die Eigenschaft, sich besonders stark im Zellkern in unmittelbarer Nachbarschaft der DNA anzureichern (in der DNA ist die genetische Information gespeichert). Diese biochemische Besonderheit dürfte der Grund für die Schutzwirkungen gegenüber Strahlung, fehlgesteuerter Zellteilung und Tumorbildung sein.

Experten spekulieren, dass Melatonin eines Tages zur Notfallausrüstung in Kernkraftwerken gehören könnte. Und vielleicht werden Ärzte ihren Patienten eines Tages raten, vor einer Röntgenuntersuchung oder Strahlentherapie eine Dosis Melatonin einzunehmen – in diesem Fall ausnahmsweise am Tage. Bevor nicht mehr Daten beim Menschen vorliegen und vor allem entsprechende Informationen Verbreitung finden, sind solche Szenarien allerdings Zukunftsmusik.

Gehirnalterung

Das Gehirn ist gleich aus mehreren Gründen besonders anfällig für Alterungsprozesse. Es kann sich nicht durch Zellteilung erneuern, und die vorhandenen Nervenzellen sind einem sehr hohen Energie- und Sauerstoffumsatz ausgesetzt. Problematischer wird alles noch dadurch, dass der Gehalt an empfindlichen ungesättigten Fettsäuren außergewöhnlich hoch ist. Kein anderes Organ unterliegt einem so hohen Oxidationsrisiko, und kein anderes Organ unterhält deshalb eine so große und so spezialisierte Armee körpereigener und aus der Nahrung kommender Antioxidantien zur Abwehr der Alterung.

Spezielle Zellpumpen sorgen dafür, dass die Konzentrationen von Antioxidantien wie zum Beispiel Vitamin C im Gehirn ständig höher sind als im Blut und den anderen Organen. Melatonin durchdringt besonders leicht die Blut-Hirn-Barriere. In den Nervenzellen des Gehirns wurde mittlerweile auch ein überdurchschnittlich hoher Melatoningehalt nachgewiesen.

Versuche, in denen die Gehirne von Tieren verschiedenen oxidativen Belastungen ausgesetzt worden sind, bestätigten die Bedeutung, die Melatonin für das Gehirn hat. Selbst normalerweise tödliche oxidative Höchstbelastungen blockte Melatonin erfolgreich ab. Neuronenschäden, wie sie nach Hirnläsionen typisch sind, kommen bei hohem Melatoninspiegel seltener vor.

Alzheimer. Die nächtliche Melatoninausschüttung von Alzheimer-Patienten ist erniedrigt. Bisher lässt sich nicht sagen, ob bei den Betroffenen schon vor der Erkrankung ein Defizit vorlag und Melatoninmangel möglicherweise einen Risikofaktor für Alzheimer darstellt. Daten, die für einen Zusammenhang sprechen, stammen nur aus indirekten Ableitungen und speziellen Tiermodellen.

Zumindest auf biochemischer Ebene gut belegt ist dagegen die Eigenschaft von Melatonin, die zelltoxischen Wirkungen von Beta-Amyloid („Alzheimer-Plaques") zu reduzieren und die durch verschiedene Metalle verursachte Amyloidbildung zu verhindern. Mit dem nicht nur im Hinblick auf Alzheimer zelltoxischen Aluminium bildet Melatonin Komplexe. Bei Alzheimer-Patienten stellte eine Melatoninsubstitution den natürlichen Tag-Nacht-Rhythmus wieder her und verbesserte ihre kognitiven Fähigkeiten.

Parkinson. Seit einigen Jahren verdichten sich Hinweise darauf, dass die neuroprotektiven Eigenschaften von Melatonin einen signifikanten Schutz gegen degenerative Zellveränderungen bei Parkinson bieten. In Anwesenheit von ausreichend Melatonin kommt es in den betreffenden Neuronen nicht zum typischen Abfall von Glutathion. Als synergetisch wirksam erwies sich in einer Studie die Kombination von Melatonin mit dem Parkinsonwirkstoff Selegilin.

Allgemeine Alterung

Melatonin ist an praktisch allen bisher bekannten Alternsmechanismen als Regulator und Schutzfaktor beteiligt – vom Radikalstoffwechsel bis zum Hormonhaushalt. Typische Altersveränderungen und Alterskrankheiten lassen sich durch eine individuelle Optimierung des Melatoninstoffwechsels verhindern oder verzögern. Doch eine Frage haben wir noch nicht beantwortet. Sie ist so brisant, dass sie unter Wissenschaftlern meist hinter vorgehaltener Hand diskutiert wird: Geht die regulatorische Wirkung von Melatonin auch beim Menschen so weit, dass eine Verlangsamung der gesamten Alterung bewirkt werden kann?

Die Richtlinien der Gerontologie sind eindeutig. Von einer Verlangsamung der gesamten Alterung kann dann – und nur dann – gesprochen werden, wenn die maximale Lebensspanne signifikant verlängert wird. In den wenigen bisher durchgeführten Laborversuchen mit Mäusen wurde dieses Ziel mit Hilfe einer optimal angepassten Melatoninsubstitution tatsächlich erreicht. Die Tiere erlitten nicht nur weniger Alterskrankheiten, sie alterten auch langsamer.

Das natürliche Maximalalter des Menschen beträgt 120 Jahre. Die Frage, ob Melatonin auch beim Menschen nicht nur einzelne Alterserscheinungen, sondern die Geschwindigkeit der gesamten Alterung aufhalten kann, bleibt so lange offen, wie nicht wenigstens einige Personen mit Hilfe von Melatonin ein Höchstalter von sagen wir 130 bis 140 Jahren erreicht haben. Und selbst dann wäre das noch kein ausreichender wissenschaftlicher Beweis.

In einem Punkt haben die „Melatoninskeptiker" also recht. Wir haben noch keinen wissenschaftlich eindeutigen Nachweis dafür, dass eine lebenslange Melatoninsubstitution beim Menschen zu einer Verlangsamung sämtlicher Alterungsprozesse führt. Anders lautende Behauptungen und Werbeaussagen sind falsch oder zumindest unseriös.

„Dem Gedanken, der Mensch könne irgendwie auf den Alterungsprozess einwirken, ist seitens der medizinischen Gemeinschaft seit jeher ein gewisses Maß an Widerstand entgegengebracht worden."
WILLIAM REGELSON [amerikanischer Melatoninexperte, Virginia Commonwealth University]

Risiken

Obwohl Melatonin als körpereigenes Antioxidans und Zirbeldrüsenhormon ein breites Spektrum an physiologischen Aufgaben erfüllt, besitzt es ein höchst ungewöhnliches Sicherheitspotenzial. Allein in wissenschaftlichen Studien wurden bisher etwa 4000 Personen auf Auswirkungen einer Melatoninsubstitution untersucht.

Akute Gefahren

Melatonin besitzt keine akute Toxizität. Weder im Tierversuch noch beim Menschen sind in den vergangenen 40 Jahren akute Vergiftungserscheinungen durch Melatonin beschrieben worden. Schon der Entdecker des Melatonins, Aaron Lerner, verabreichte freiwilligen Testpersonen die tausendfache Menge der Dosis, die heute zur Alternsprophylaxe eingesetzt wird. Bis auf Schläfrigkeit traten keine negativen Effekte auf.

LD50. Das akute Risikopotenzial einer Substanz wird mit der Angabe des LD50-Werts beschrieben. Damit wird ausgedrückt, ab wann bei extremer Überdosierung eine mittlere tödliche Dosis erreicht ist. Für Melatonin kann kein LD50-Wert bestimmt werden, weil es bisher nicht einmal experimentell gelungen ist, gefährliche beziehungsweise tödliche Überdosierungen zu erzeugen. Das gilt für die orale Aufnahme und die direkte Infusion in die Blutbahn. Im Experiment blieben Blutwerte, die um das Hunderttausendfache über dem Normalwert lagen, ohne ernste gesundheitliche Folgen. Auch mutagene Wirkungen traten selbst in extremster Dosierung nicht auf.

Verglichen mit anderen Wirkstoffen und sogar den meisten Genuss- oder Lebensmitteln besitzt Melatonin ein außergewöhnliches Sicherheitspotenzial (s. u.). Auch in pharmakologischen Dosierungen wurden beim Menschen bisher keine messbaren Veränderungen wichtiger Laborparameter festgestellt.

LD50-Werte von Lebens- und Genussmitteln

Das biologisch höchst ungewöhnliche Sicherheitspotenzial von Melatonin wird beim Vergleich mit anderen Stoffen des täglichen Lebens besonders deutlich.

Die mittlere tödliche Dosis von Koffein beträgt knapp 200 mg/kg Körpergewicht, was in etwa dem 30- bis 70-Fachen einer durchschnittlichen Tagesaufnahme entspricht. Die gleiche Grenze gilt für Aspirin, entsprechend etwa dem 15- bis 30-Fachen einer Normaldosis. Bei Nikotin ist eine tödliche Grenze bereits bei 50 mg/kg erreicht. Adrenalin, unser wichtigstes Stresshormon, wirkt spätestens in Mengen von 30 bis 60 mg/kg letal. Selbst bei normalem Kochsalz muss mit einer tödlichen Vergiftung spätestens bei Aufnahme von 8 g/kg gerechnet werden (30- bis 50-fache Tagesaufnahme). Die Liste ließe sich auch mit anderen Naturstoffen fortsetzen. Melatonin zeigt dagegen selbst bei tausendfacher Überdosierung keine Toxizität.

Unerwünschte Wirkungen

Personen, die Melatonin zur Schlafverbesserung einnehmen, berichten gelegentlich von stärkerer Traumaktivität. Eine zu hohe abendliche Dosierung (individuell unterschiedlich) kann am folgenden Tag zu Schläfrigkeit führen (*hangover*). In Einzelfällen wurde von Blutdrucksenkung und bei hoher Dosierung (10 mg) von Störungen des Schlafverhaltens berichtet.

Mehr als bei anderen Wirksubstanzen ist bei Melatonin der Zeitpunkt der Einnahme von großer Bedeutung. Während in Tests Personen, die abends Melatonin eingenommen hatten, am Tage bessere kognitive Leistungen zeigten als Vergleichspersonen, ist die geistige Leistungsfähigkeit unmittelbar nach einer Melatonineinnahme am Tag verschlechtert. Das deckt sich mit alten Erkenntnissen, dass eine wie auch immer verursachte Verschiebung der inneren Uhr mit einer verschlechterten Leistungsfähigkeit einhergeht. Bei Frauen in der Menopause reduziert Melatonin die Glucosetoleranz und die Insulinsensitivität, wenn die Einnahme (1 mg) am Morgen erfolgt.

Personen, die immunsuppressiv wirkende Medikamente (zum Beispiel Cortisol) erhalten, sollten eine Einnahme von Melatonin mit ihrem Arzt besprechen, da eine Wirkungsverminderung nicht ausgeschlossen werden kann. Andere Wechselwirkungen (Wirkungsverstärkung) sind zumindest theoretisch für Antidepressiva denkbar.

Langfristige Risiken

Wissenschaftlich dokumentierte Ergebnisse zur Langzeittherapie stammen aus lebenslang durchgeführten Tierstudien und beim Menschen aus Untersuchungen, die über Zeiträume von mehreren Monaten bis zu wenigen Jahren vorgenommen wurden. Erfahrungen zur weitergehenden Dauertherapie beim Menschen stammen lediglich aus der begleitenden Untersuchung von Personen, die Melatonin auf eigene Verantwortung einnehmen.

Dass bei Menschen, die Melatonin seit 10 bis 20 Jahren einnehmen, keine Langzeitrisiken gefunden wurden, stellt zwar ein starkes Indiz für die Unbedenklichkeit einer Melatoninsubstitution dar, ein zweifelsfreier Beweis für die Langzeitsicherheit ist damit aber noch nicht erbracht. Einzelne Daten deuten darauf hin, dass physiologische Substitutionen (zum Beispiel 0,5 bis 3 mg) bei Dauertherapie einen günstigen Einfluss auf den Altersverlauf anderer Hormone ausüben (unter anderem Vasopressin, Oxytocin, Leptin, GH), während bei höherer Dauerdosierung (über 5 mg) die positiven Wirkungen ausbleiben oder leichte Hemmwirkungen möglich sind. Negative Auswirkungen auf die Lebensspanne wurden in Tierstudien gefunden, bei denen Melatonin in hoher Dosierung bereits nach der Geburt verabreicht wurde.

In wenigstens einem russischen Tierversuch führte eine lebenslange Überdosierung (20- bis 100-fache Dosis der durchschnittlichen Substitutionsmenge) zur signifikanten Verlängerung der Lebensspanne, die statistisch aber auch mit einem Anstieg der Tumorhäufigkeit einherging. Eine Folgeuntersuchung mit einer etwas weniger hohen Dosierung konnte die negativen Auswirkungen hinsichtlich Tumorhäufigkeit nicht bestätigen.

Antibabypille. Eine interessante Studie in Holland untersucht seit einigen Jahren die Langzeitsicherheit sehr hoher Melatonindosen beim Menschen. Etwa 1400 Frauen testen eine neuartige Antibabypille, die neben anderen Wirkstoffen 75 mg Melatonin enthält. Eine tägliche Dosis von 75 mg Melatonin ist die 20- bis 100-fache Menge der zur Alternsprophylaxe notwendigen Dosierung.

Trotz dieser vergleichsweise extremen Dosierung sind die bisherigen Erfahrungen positiv. Die östrogenfreie Antibabypille könnte bei erfolgreichem Test eine neue Ära der Konzeptionsverhütung einleiten. Von der Kombination mit Melatonin verspricht man sich eine zusätzliche Schutzwirkung gegenüber Krebserkrankungen.

Kinder und Schwangere. In einigen Fällen wurden Kinder mit krankhaftem oder gestörtem Schlaf-Wach-Rhythmus erfolgreich mit Melatonin behandelt. Bitte beachten Sie: Eine Dauersubstitution sollte bei Kindern aufgrund des noch unklaren Einflusses auf die Entwicklung in jedem Fall unterbleiben! Unzureichend ist die Datenlage auch für Schwangere, wenngleich die bisherigen Untersuchungen keine negativen Wirkungen gefunden haben.

Auswirkung auf die körpereigene Produktion. Bisher brachten weder Tierversuche zur Langzeittherapie noch die Ergebnisse beim Menschen Hinweise darauf, dass die körpereigene Produktion durch eine Melatoninsubstitution gestört oder unterdrückt wird. Das gilt selbst für hohe Dosierungen.

Indikationen

Seit der Isolierung reinen Melatonins vor vier Jahrzehnten wurden verschiedenste Dosierungen für die unterschiedlichsten Indikationen getestet. Aufgrund der biochemischen Individualität sind alle Dosierungsangaben nur als Richtlinie zu verstehen.

- **Schlaf**. Typische Dosierungen zur Schlafverbesserung sind 0,3 bis 6 mg Melatonin – in seltenen Einzelfällen kann eine wirksame Dosis erst mit 10 mg erreicht sein. Der Dosisbereich, der sich bei der Mehrzahl der Menschen als optimal zur Schlafförderung erwiesen hat, sind 1 bis 3 mg. Anzeichen einer individuellen Überdosierung können gesteigerte Tagesschläfrigkeit und leichte Leistungsdefizite sein. Eine Dauertherapie sollte mit der niedrigsten, noch wirksamen Dosis erfolgen.

- **Jetlag und Schichtarbeit**. Bei Reisen über Zeitzonen hinweg hat sich die gezielte Melatonineinnahme zur schnelleren Überwindung von Problemen, die aus der Zeitverschiebung resultieren, gut bewährt. Ähnliches gilt für wechselnde Schichtarbeit. Als effektiv haben sich bei Jetlag 3 bis 10 mg und bei Schichtarbeit Dosierungen zwischen 1 und 5 mg erwiesen.

- **Immunaktivierung**. Der gezielte Einsatz von Melatonin zur Immunstimulation, zum Beispiel zur Effektivierung einer Schutzimpfung im Alter, sollte unter medizinischer Kontrolle erfolgen. Der Arzt kann im Bedarfsfall mit Hilfe eines Immuntests die optimale Dosierung festlegen.

- **Alternsprophylaxe**. Nach dem Beginn einer Melatoninsubstitution werden zwar nicht selten bereits kurzfristig positive Effekte verspürt. Viele berichten über unmittelbar erholsameren Schlaf und erhöhte Stimmungslage. Gebessert werden teilweise auch das Befinden bei chronischen Schmerzen oder die Immunfunktionen. Seltener zeigen sich positive Veränderungen beim Cholesterinspiegel oder Blutdruck. Dennoch ist das eigentliche Ziel die langfristige Stabilisierung eines physiologischen Blutspiegels und die Vermeidung von Mangelsituationen im Altersverlauf.
Mit welcher täglichen Substitutionsmenge ein günstiger durchschnittlicher Blutspiegel erreicht wird (100 bis 150 pg/ml), lässt sich mit letzter Sicherheit nur über Labortests bestimmen. Mittlerweile ist es möglich, die individuelle Melatoninausschüttung mit Hilfe entsprechender Tests zu bestimmen. Problem: Die Hauptausschüttung erfolgt in der Nacht. Da Melatonin nur relativ kurz im Kreislauf verbleibt, muss ein individueller Test deshalb in mehreren Etappen über die Nacht verteilt in einem Schlaflabor erfolgen. Wie man sich leicht vorstellen kann, ist das eine zeit- und extrem kostenaufwendige Veranstaltung. Allerdings haben sich in den vergangenen zehn Jahren Erfahrungswerte herauskristallisiert. Substitutionsmengen von

abendlich 0,3 bis 3 mg gewährleisten in aller Regel einen Melatoninspiegel im durchschnittlichen physiologischen Bereich. Bei den meisten Menschen liegt der optimale Substitutionsbereich für die Alternsprophylaxe zwischen 0,5 und 1,0 mg. Tagesmüdigkeit ist ein Zeichen einer individuellen Überdosierung.

Dosierungen (Übersicht)

Bei allen in diesem Kapitel genannten Dosierungen handelt es sich lediglich um allgemeine Richtwerte. Die Angaben beziehen sich ausschließlich auf gesunde Erwachsene. Bei Kindern und Jugendlichen vor Abschluss der Pubertät sollte nach dem derzeitigen Wissensstand außer bei Vorliegen besonderer Indikationen keine dauerhafte Melatoninsubstitution erfolgen.

- **Alternsprophylaxe:** 0,3 bis 3 mg regelmäßig kurz vor dem Einschlafen (nicht vor dem 30. Lebensjahr; bei der Mehrzahl der Personen bis 65 Jahren ist maximal 1 mg zur Vermeidung eines altersbedingten Hormonmangels ausreichend)

- **Schlafförderung:** 0,3 bis 10 mg (meist 1 bis 3 mg) eingenommen zur Schlafenszeit

- **Jetlag:** 1 bis 10 mg einen Tag vor und einen Tag nach Ankunft jeweils zur Schlafenszeit des Zielorts eingenommen

- **Schichtarbeit:** 1 bis 5 mg vor der neuen Einschlafzeit

- **Immunstimulation:** 2 bis 20 mg je nach ärztlicher Indikation

- **Krebstherapie:** abhängig von der durchgeführten Therapie

Ab welchem Alter ist eine Substitution sinnvoll?

Einige Melatoninexperten nennen als sinnvollen Beginn einer regelmäßigen Substitution die Mitte des fünften Lebensjahrzehnts. Andere halten die 30er-Jahre als Phase einiger physiologischer Umbrüche für einen guten Zeitpunkt. Zumindest Ergebnisse aus Tierstudien stützen die letztgenannte Einschätzung. Bei Personen, in deren Familie im Alter Krebs- oder Herz-Kreislauf-Krankheiten auftraten, könnte die prophylaktische Einnahme einer geringen Dosis Melatonin bereits in den Dreißigern mit einiger Wahrscheinlichkeit positive Auswirkungen haben.

Die gezielte Einnahme von Melatonin zur Gesundheitsprophylaxe soll in erster Linie die abfallende Aktivität unserer Zirbeldrüse im Alter ausgleichen. Es ist deshalb keineswegs notwendig (und vermutlich sogar schädlich), sehr früh im Leben (vor allem nicht vor Ende der Pubertät) oder mit hohen Dauerdosierungen zu beginnen.

Allgemeingültige Dosierungsempfehlungen sind grundsätzlich nicht möglich. Nach den bisherigen Erfahrungen erzielen die meisten jüngeren Menschen ausreichende Melatoninspiegel mit sehr niedrigen Dosierungen von 0,1 bis 1 mg, während Menschen in den Sechzigern vielleicht erst mit 2 mg und über 70-Jährige mit 2 bis 5 mg optimal substituiert sind.

Biochemische Individualität

Hinter diesem Begriff, auf den wir in diesem Buch schon häufiger gestoßen sind, verbirgt sich das wichtige biologische Phänomen, dass jeder Organismus innerhalb einer sehr großen Bandbreite unterschiedlich funktioniert und reagiert. Das gilt nicht nur für äußerlich sichtbare Unterschiede, sondern reicht auch bis in die kleinsten biochemischen Abläufe hinein. Der Melatoninstoffwechsel macht da keine Ausnahme.

Auf einen Durchschnittswert berechnet, zeigt der Melatoninverlauf einen zunächst steilen Abfall nach der Pubertät, gefolgt von einem sehr flachen und scheinbar gleichmäßigen Verlust bis zum Lebensende. Eine genauere Betrachtung offenbart aber, dass erhebliche Unterschiede von Person zu Person bestehen. Manche Menschen weisen schon mit 30 oder 40 Jahren einen Melatoninspiegel auf, den andere erst mit 70 erreichen.

Die Konsequenzen dieser individuellen Unterschiede können sehr verschieden sein. Schichtarbeiter, Menschen, die schlecht einschlafen, oder Patienten mit bestimmten Erkrankungen haben auf ihr Alter bezogen häufig erniedrigte nächtliche Ausschüttungen. Bei diesen Gruppen sind die Melatoninstörungen möglicherweise direkte Ursache bestimmter Störungen oder Krankheiten. Auf der anderen Seite finden die Testlabors aber auch immer wieder Menschen, die trotz einer für ihr Alter auffallend geringen Melatoninausschüttung keine Beschwerden haben.

Unterschiede vergrößern sich im Alter. Die Ausprägung individueller Unterschiede vergrößert sich mit zunehmender Gesamtalterung. Unter anderem spielt eine Rolle, wie viel Melatonin beim ersten Durchgang durch die Leber metabolisiert wird. Dieser sogenannte *first pass effect* variiert von Person zu Person um ein Mehrfaches.

Eine Substitutionsstudie bei Menschen unterschiedlichen Alters am *Massachusetts Institute of Technology* verdeutlichte das allgemeine Phänomen der biochemischen Individualität auch am Beispiel von Melatonin: Während 20 bis 30 Jahre alte Personen auf eine Einmaldosis von 0,3 mg Melatonin mit einem sehr ähnlichen Blutspiegelanstieg reagierten (150 bis 200 pg/ml), schwankte die Reaktion bei den 50- bis 70-Jährigen weitaus deutlicher (90 bis 450 pg/ml).

Diese individuelle Ansprechbarkeit erklärt auch die sehr unterschiedliche Wirksamkeit von Melatonin. Obwohl Ältere oft keine wesentlich niedrigeren Melatoninspiegel als Erwachsene mittleren Alters aufweisen, sind zur Substitution im Alter höhere Dosierungen notwendig.

Melatoninsubstitution im Überblick

A. Positive Wirkungen

- umfassender antioxidativer Breitbandschutz direkt (u. a. im Bereich der DNA) und indirekt (u. a. über eine Aktivitätserhöhung körpereigener Abwehrenzyme)

- Synchronisation des Schlaf-Wach-Rhythmus mit dem Tag-Nacht-Wechsel

- Therapie von Schlafproblemen und Verbesserung der Schlafarchitektur

- therapeutische Wirkung beim Depressionstyp *Delayed Sleep Phase Syndrome*

- Verstärkung der onkostatischen (tumorhemmenden) Wirkung körpereigener Lymphokine und chemischer Krebsmittel

- Prophylaxe und Wachstumshemmung von Brustdrüsentumoren (im Tierversuch und bei menschlichen Brustkrebszellen)

- Aufhebung der immunsuppressiven Wirkung von Morphinen bei Krebspatienten unter IL-2-Therapie; Erhöhung der Überlebensrate

- Antagonisierung von durch Glucocorticoide (Stresshormone) verursachten Immunzellschäden

- Reduktion toxischer Nebenwirkungen verschiedener Chemotherapien; Überlebensraten verbessert

- Schutz vor durch Aflatoxin verursachten Leberschäden (Aflatoxin wird von kanzerogenen Schimmelpilzen abgesondert)

- Effizienzsteigerung der altersbedingt reduzierten zellulären Energiegewinnung

- radioprotektive Wirkung gegenüber Gamma-Strahlung

B. Noch nicht ausreichend gesicherte Wirkungen

- möglicherweise stabilisierender Einfluss auf die Funktionserhaltung verschiedener Hormone (Insulin, Oxytoxin, Vasopressin, Leptin, STH)

- Schutz gegen tödliche virale Hirnhautentzündung, bakterielle Infektionen und septischen Schock (bisher nur in Tierstudien)

- Wachstumshemmung von Krebszellen der Gebärmutter (bisher nur an isolierten Zellen gesichert) und von Melanomen der Haut (Wirkung beim Menschen bisher nur in Kombination mit Chemotherapie untersucht)

- Herz-Kreislauf: vorbeugende Wirkung noch unklar (Oxidation von LDL-Cholesterin durch Melatonin vermindert, gleichzeitig Unterstützung des Abtransports); Melatoninergänzung ab dem mittleren Erwachsenenalter führte im Tierversuch zur Reduzierung von tiefem Bauchfett (minus 58 Prozent) und zu signifikanten Verbesserungen von Leptin- und Insulinspiegeln

- protektive, in Laboruntersuchungen sogar verjüngende Effekte am Thymus

- Gehirn: wahrscheinlich prophylaktische Wirkung gegen *Morbus Alzheimer* (Melatonin blockiert u. a. die kobaltinduzierte Beta-Amyloid-Bildung; und wirkt neuroprotektiv gegen zelltoxische Wirkungen von Aluminium)

- im Tierversuch Schutz vor neurotoxischen Effekten und Langzeitschäden chronischen Alkoholkonsums

- in verschiedenen Parkinson-Tiermodellen starke Schutzwirkung auf dopaminerge Neuronen; Verstärkung der prophylaktischen und stabilisierenden Effektivität des Parkinsonmittels Selegilin (z. B. Deprenyl®)

- vorbeugende Wirkungen gegen Altersschwerhörigkeit (bisher nur in Tierversuchen)

C. Risiken und unerwünschte Wirkungen

- Tagesmüdigkeit bei Überdosierung

- Wechselwirkungen mit Antidepressiva nicht ausgeschlossen (meist Wirkungsverstärkung, v. a. bei sogenannten Serotonin-Reuptake-Hemmern)

- vermehrte Traumaktivität möglich

- Bei Autoimmunkrankheiten ist ein entzündungsverstärkender Effekt durch Melatonin möglich (selten).

Beeinflussung der Lebensspanne

Maximale Lebensspanne. Das Maximalalter des Menschen beträgt etwa 120 Jahre. Eine Verlängerung der maximalen Lebensspanne ist gleichbedeutend mit einer Verlangsamung der gesamten Alterung. Die Zirbeldrüse und Melatonin sind wahrscheinlich an der Steuerung verschiedener Alternsprozesse beteiligt. Als Antioxidans ist Melatonin ein natürliches Stellglied innerhalb biochemischer Alternsvorgänge. In seiner Eigenschaft als hormoneller Regulator vermag es, über zelluläre Signalbahnen bis hinein in die genetische Programmierung Steuerbefehle zu vermitteln.

Bis heute wurden erst wenige Tierversuche durchgeführt, die speziell den Einfluss von Signalstoffen der Zirbeldrüse auf die maximale Lebensspanne untersuchten. Eine Verlängerung des Maximalalters wurde dabei sowohl mit Hilfe einer Zirbeldrüsentransplantation als auch durch direkte Epithalamin- und Melatoninsubstitution erzielt. Interessanterweise war der Haupteffekt sowohl bei einfacheren Organismen wie der Fruchtfliege als auch bei Säugetieren in erster Linie die Vergrößerung des Maximalalters (bis zu etwa 33 Prozent). Deutlich weniger ausgeprägt veränderte sich die durchschnittliche Lebensspanne.

Diese Besonderheit ist insofern wichtig, als der Einfluss der genetisch verankerten Altersuhren bei höheren Lebewesen wie dem Menschen mit zunehmender Annäherung an das Maximalalter immer mehr zum entscheidenden Faktor wird. Dass Melatonin das Maximalalter stärker verändert als die durchschnittliche Lebensspanne, stützt deshalb tatsächlich die These, dass die Zirbeldrüse ihre Hand am Zeiger zumindest einer der genetischen Altersuhren hat.

Ob eine optimale Melatoninsubstitution beim Menschen einen vergleichbar starken Effekt auf das Maximalalter bewirkt, wie im Tierversuch aufgetreten, lässt sich nicht vorhersagen. Ernst zu nehmende Gründe, die gegen eine entsprechende Wirkung beim Menschen sprechen, wurden bisher allerdings ebenfalls nicht gefunden.

Durchschnittliche Lebensspanne. Die Frage, ob wir das derzeitig durchschnittliche Lebensalter von 74 Jahren (Männer) beziehungsweise 80 Jahren (Frauen) erreichen oder wesentlich länger leben, hängt weniger von der Geschwindigkeit der Gesamtalterung als vielmehr von vorzeitigen Alterungsprozessen in einzelnen Organen und entsprechenden Alterskrankheiten ab. Melatonin spielt beim Schutz vor aggressiven Zellprozessen und bei der Entstehung einiger Tumorarten eine elementare Rolle. Entsprechend verhinderte das gezielte Vermeiden von Melatoninstörungen in allen verwandten Tiermodellen typische Alterskrankheiten und verlängerte dadurch auch die durchschnittliche Lebensspanne.

In den vergangenen Jahren wurde eine Vielzahl der bei Tierstudien gefundenen Wirkungsmechanismen auch beim Menschen bestätigt. Entsprechend sollten das Vermeiden von Melatoninmangel und besonders die Erhaltung eines optimalen Ausschüttungsrhythmus mit einiger Wahrscheinlichkeit zu einem verringerten Sterberisiko im höheren Erwachsenenalter führen. Für den Einzelnen könnte das eine signifikante Erhöhung der Lebenserwartung in einer Größenordnung von vielleicht 10 bis 15 Jahren bedeuten. Seriös lässt sich das aber zum jetzigen Zeitpunkt nicht vorhersagen.

Funktionelle Lebensspanne. Zieht man von unserer tatsächlich gelebten Lebensspanne die Zeit ab, die in Gebrechlichkeit, Unselbstständigkeit oder Pflegebedürftigkeit verbracht wird, bleibt die funktionelle Lebensspanne übrig – also die Lebenszeit, die wir in weitgehender Gesundheit und Selbstbestimmtheit verbringen können.

Inwieweit ein lebenslang optimierter Melatoninstoffwechsel das Verhältnis von funktioneller zu durchschnittlicher und maximaler Lebensspanne verändert, ist unklar. Zwar wurden für Melatonin deutliche Schutzeffekte gegenüber Parkinson und Alzheimer, zwei der wichtigsten Risikofaktoren für Unselbstständigkeit im Alter, gefunden. Beide Krankheitsverläufe lassen sich aber in Tierstudien nur eingeschränkt untersuchen. Der Beobachtungszeitraum von Menschen, die ihren Melatoninstoffwechsel lebenslang auf einem optimalen Niveau halten, ist bisher zu kurz, um die Auswirkungen auf den Verlauf degenerativer Alterskrankheiten beurteilen zu können.

Melatoninfreundliche Lebensweise

Der körpereigene Ausschüttungszyklus von Melatonin ist von einer ganzen Reihe innerer und äußerer Faktoren abhängig. Nicht zuletzt durch unser Verhalten wird er wesentlich beeinflusst. Die elementare Bedeutung regelmäßiger Schlafzeiten und von ausgiebigem Tageslicht haben wir bereits erwähnt. Doch es gibt weitere Alltagsfaktoren, die den Melatoninstatus im Lebenslauf erheblich mitbestimmen.

So leben Sie melatoninfreundlich:

- Halten Sie sich jeden Tag einige Zeit im Freien auf.
- Suchen Sie besonders im Winter die Sonne.
- Setzen Sie sich in geschlossenen Räumen möglichst ans Fenster.

- Vermeiden Sie während der letzten Stunden vor dem Schlafen helle Lichtquellen.

- Vorsicht bei Alkohol oder bestimmten Pharmaka am Abend.

- Wann immer möglich, unregelmäßige Schlafenszeiten und Schichtarbeit vermeiden.

- Essen Sie Lebensmittel, die reich an Antioxidantien sind.

- Reduzieren Sie die Belastung durch Elektrosmog.

- Substanzen, die möglicherweise die Degeneration der Zirbeldrüse verhindern, zumindest aber den Melatoninhaushalt optimieren können, sind die natürliche Aminosäure L-Tryptophan, S-Adenosyl-Methionin (ein natürliches Stoffwechselprodukt, das in einigen Ländern unter dem Namen SAM als Nahrungsergänzung erhältlich ist), einige sogenannte MAO-A-Hemmer sowie das in Russland aus Epithalamin gewonnenen Epithalon. Dieses ist aktuell in klinischer Erprobung.

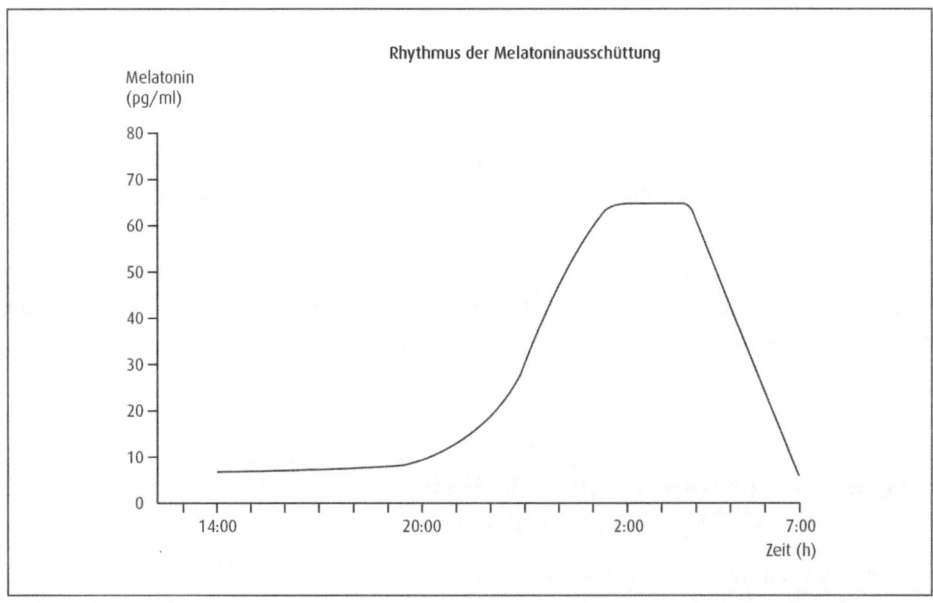

Natürlicher Rhythmus der Melatoninausschüttung beim Menschen (mod. nach Zhdanova et al., 1998).

Melatonin in Nahrungsmitteln

Melatonin gilt als einer der wichtigsten biologischen Schutzstoffe der Natur und ist somit auch in praktisch allen Pflanzen und dadurch in vielen Nahrungsmitteln enthalten. Die Liste der auf ihren Melatoningehalt untersuchten Lebensmittel wird stetig länger. Dokumentiert wurde Melatonin bisher beispielsweise in Hafer, Tomaten, Bananen und Mais.

Gegenüber schädlicher Oxidation und damit frühzeitiger Alterung empfindliche Pflanzenteile wie zum Beispiel Samen enthalten einen besonders hohen Anteil des antioxidativ wirkenden Melatonins. Der höchste Gehalt wurde bisher in Senfsamen gemessen (0,2 mg/kg). Auch Heilpflanzen wie Baldrian und Johanniskraut enthalten überdurchschnittliche Mengen Melatonin. Inwieweit es zu bestimmten Wirkungen von Naturheilmitteln beiträgt, ist noch nicht klar.

Trügerische Hoffnungen. In jüngster Zeit wird in den Medien vermehrt auf das Vorhandensein von Melatonin in Pflanzen hingewiesen. Dabei wird meist suggeriert, der Konsum bestimmter Lebensmittel würde bereits einen optimierten Melatoninstoffwechsel und daraus resultierende gesundheitliche Effekte garantieren.

Auch wenn es ein schöner Traum ist, ein langes gesundes Leben auf einfache Weise ohne Ergänzungen und andere aufwendigen Verhaltensmaßnahmen zu garantieren – es gibt keine Anzeichen dafür, dass dies realisierbar ist. Die bisher propagierten melatoninhaltigen Lebensmittel müssten in sehr großen Mengen konsumiert werden, um wirksame Effekte zu erzielen. Außerdem wäre ein Melatoninanstieg während des Tages weder natürlich noch physiologisch wünschenswert. Und auch die gezielte Einnahme melatoninreicher Lebensmittel am Abend ist kaum realisierbar. Andererseits mag es vielleicht Menschen geben, die wenig Probleme damit haben, kurz vor dem Schlafengehen regelmäßig ein paar Kilo Tomaten oder zumindest ein knappes Pfund Senfsamen als besonderes Betthupferl zu genießen.

Nahrungsbestandteile, Genussmittel und Medikamente

Die körpereigene Melatoninproduktion wird durch Nahrungsbestandteile und Medikamente erheblich beeinflusst.

Folsäure. Französische Forscher entdeckten im Jahr 2000 eine wichtige Wechselwirkung: Das lebenswichtige Vitamin Folsäure ist an einem wichtigen Punkt des Melatoninstoffwechsels beteiligt. Unzureichende Folsäure führt unter anderem zum Ansteigen von atherogenem Homocystein. Ein Anstieg von Homocystein geht anschließend mit einer sinkenden Melatoninbildung einher.

Folsäure ist in der modernen Nahrung generell mangelhaft vertreten. Für Schwangere wird seit Jahren eine routinemäßige Substitution empfohlen. Weniger bekannt ist leider die weite Verbreitung von Folsäuremangel im Alter – meist in Verbindung mit relativem B_{12}-Mangel. Direkte Folgen sind kognitive Defizite bis hin zur Demenz. Optimale Substitutionsmengen bewegen sich im Bereich von 1 bis 5 mg/Tag – nicht 0,4 mg, wie die offiziellen Empfehlungen in Deutschland suggerieren.

Bitte beachten Sie: Folsäuresubstitution sollte grundsätzlich mit Vitamin B_{12} erfolgen, auch deshalb, weil Folsäure unter bestimmten Bedingungen einen B_{12}-Mangel verdecken kann.

Linolensäure. Die für den Menschen essenzielle Fettsäure Linolensäure (nicht zu verwechseln mit der in vielen Salatölen enthaltenen Linolsäure), eine sogenannte Omega-3-Fettsäure, hat antikanzerogene und andere positive Gesundheitseffekte. In größeren Mengen enthalten ist Linolensäure nur in Leinsamen, Hanfsamen und Lichtnüssen beziehungsweise deren Ölen. Nennenswerte Mengen finden sich auch in Raps, Soja, Walnüssen und Weizenkeimen.

Einen überraschenden Fund machten vor wenigen Jahren ausgerechnet Forscher am *National Institut on Alcohol Abuse and Alcoholism* im amerikanischen Rockville: Linolensäuremangel führt zu extremen Störungen der Melatoninrhythmik: Störung der nächtlichen Ausschüttung, dafür ein bis zu 60 Prozent erhöhter Tagesspiegel. Über die Auswirkungen einer solchen Störung unter anderem für die Krebsentstehung haben wir ja schon gesprochen; ebenso darüber, dass Linolensäure selbst eine unmittelbare Hemmwirkung auf die Tumorentstehung ausübt – wichtig ist das auch und gerade für Frauen im Hinblick auf Brustkrebs. Die Linolensäurezufuhr ist in den Industrienationen in den vergangenen 100 Jahren kontinuierlich und teilweise dramatisch gesunken.

Vitamin B_{12}. Möglicherweise könnte Vitamin B_{12} dazu beitragen, ein großes Gesundheitsproblem moderner Industriegesellschaften zu verkleinern: das Durchbrechen des natürlichen Tag-Nacht-Rhythmus durch künstliches Licht. Wir hatten bereits erwähnt, dass Störungen der nächtlichen Melatoninausschüttung die Krebsrate erhöhen. Ähnliche Zusammenhänge wurden bei Alzheimer gefunden.

Die regelmäßige Ergänzung von Vitamin B_{12} reduzierte im Tierversuch die lichtbedingte Störung der nächtlichen Melatoninproduktion. Wir haben leider noch keine ausreichenden Daten, was die optimale Substitutionsmenge beim Menschen ist. Belegt ist allerdings, dass das Problem suboptimaler B_{12}-Versorgung bei Älteren erhebliche Ausmaße mit starken Auswirkungen auf die Gehirnalterung erreicht. Im Alter ist die Mehrzahl der Menschen von einem B_{12}-Defizit betroffen. (Anmerkung: Während die offiziellen Richtwerte der Deutschen Gesellschaft für Ernährung einfach die Mengen wiedergeben, die in einer Durchschnittsernährung enthalten sind, etwa 3 µg, dürfte eine optimale Substitution vor allem für Ältere wesentlich höher liegen, eher im Bereich von 100 bis 1000 µg.)

Alkohol. Der Einfluss von Alkohol auf die Zirbeldrüse ist komplex. Während eine geringe Menge unmittelbar vor dem Schlafen eingenommen die Melatoninausschüttung möglicherweise leicht stimuliert, wirkt sich Alkoholkonsum am frühen Abend hemmend aus. Alkoholiker haben fast durchweg erniedrigte Melatoninwerte. Ernst zu nehmende neuere Daten sprechen auch für einen ungünstigen Zusammenhang zwischen bereits mäßigem Alkoholkonsum (über 50 g/Tag, entsprechend etwa 420 ml Wein), dem Östrogenstoffwechsel, Melatoninmangel und Brustkrebs.

Koffein. Kaffee, schwarzer und grüner Tee oder Cola haben eines gemeinsam: Sie wirken schlafverscheuchend. Es ist deshalb wenig verwunderlich, dass das darin enthaltene Koffein ein starker Hemmer der Melatoninproduktion ist. Leider übt Koffein diese Hemmwirkung länger aus, als die spürbar aktivierende Wirkung vermuten lässt.

Die belebende Wirkung des Koffeins ebbt nach zwei bis vier Stunden deutlich ab. Die Droge bleibt aber noch viele Stunden im Kreislauf, und noch nach sechs Stunden und mehr wird die Melatoninproduktion nachhaltig gehemmt. Das Phänomen, dass nicht wenige Personen Schlafprobleme haben, wenn sie nach 16 oder 18 Uhr noch koffeinhaltige Getränke zu sich nehmen, ist somit verständlich. Auch wer keine Schlafprobleme hat, für den könnte es im Hinblick auf seinen Melatoninstoffwechsel eine gute Idee sein, abends auf Koffein zu verzichten oder Melatonin zu substituieren.

Cannabis. Zu den effektivsten Aktivatoren für die Ausschüttung von Melatonin gehören die Inhaltsstoffe der Hanfpflanze (*Cannabis sativa* und *Cannabis indika*). Die in Blättern und Blüten enthaltenen Verbindungen aktivieren über unsere körpereigenen Cannabinoidrezeptoren die Melatoninproduktion. Wahrscheinlich dürfte dieser Effekt auch zu den von Cannabisnutzern erwünschten Wirkungen wie Entspannung und Schlaferleichterung sowie zu dem unerwünschten Effekt der Tagesmüdigkeit beitragen.

Hanfpflanzen und THC-haltige Produkte (THC steht für den Hauptwirkstoff Tetrahydrocannabinol) fallen in den meisten Ländern unter die Drogengesetzgebung. Handel und teilweise sogar der Besitz sind verboten. In zunehmend mehr Ländern gibt es allerdings Ausnahmeregelungen für die Nutzung von Cannabis zu medizinischen Zwecken.

Der in den vergangenen Jahren sich schnell ausbreitende Forschungsbereich zur medizinischen Nutzung von Cannabis hat eine Reihe neuer Erkenntnisse auch zum

Melatoninstoffwechsel gebracht. Medizinisch werden Hanfextrakte inzwischen bei Krebs, multipler Sklerose, Aids und bipolaren Depressionen eingesetzt. Welchen Anteil die melatoninfördernde Wirkung von Cannabis bei den verschiedenen Indikationen hat, ist noch unklar.

Die Wirkung von Cannabis auf die körpereigene Melatoninproduktion erreicht nach ein bis zwei Stunden den Höhepunkt und ist bedeutsam. Theoretisch könnte sich der Pflanzenstoff sogar einmal gezielt zur Vermeidung des altersbedingten Melatoninverlusts einsetzen lassen. Aufgrund des illegalen Status von THC-haltigen Produkten ist eine sachliche Auseinandersetzung in absehbarer Zeit allerdings wenig wahrscheinlich.

Bitte beachten Sie: Cannabiszufuhr erhöht Melatonin unmittelbar. Erfolgt die Einnahme früh am Tag, steigt der Melatoninspiegel zu einer Zeit, in der die natürliche Tagesrhythmik keine Erhöhung vorsieht. Die gesundheitlichen Auswirkungen einer chronischen Erhöhung des frühen Tagesspiegels sind nicht geklärt.

Betablocker. „Betablocker" ist der Oberbegriff für eine Medikamentenfamilie, die in großem Umfang gegen Bluthochdruck, Herzrhythmusstörungen, *Angina pectoris* oder zur Infarktprophylaxe eingesetzt wird. Beispiele sind das Propranolol (z. B. Dociton®), Oxprenolol (z. B. Trasicor®), Metoprolol (z. B. Lopresor®) und weitere verwandte Substanzen. Betablocker entwickeln ihre positiven Wirkungen, indem sie bestimmte Rezeptoren des adrenergen Systems im Körper besetzen.

Wirkungen und Nebenwirkungen von Betablockern sind gut erforscht. *Eine* Nebenwirkung kennen jedoch selbst die meisten Ärzte nicht: Da die Funktionsfähigkeit der Zirbeldrüse in hohem Maß auf Beta-Rezeptoren angewiesen ist, blockieren diese Medikamente auch die Ausschüttung von Melatonin.

Ein indirekter Hinweis auf die Melatoninproblematik findet sich allerdings sogar im Beipackzettel: Als typische Nebenwirkungen werden Schlaflosigkeit oder depressive Verstimmungen genannt. Zumindest, was die durch Betablocker hervorgerufenen Schlafstörungen betrifft, wurde der Zusammenhang mit der Melatoninunterdrückung inzwischen erwiesen. Metoprolol scheint den deutlichsten Effekt auf die Zirbeldrüse zu haben. Auch andere Pharmaka wirken sich auf den Melatoninspiegel aus (s. u.). Betablocker nehmen aber insofern eine Sonderstellung ein, als sie schon in mittlerer Dosierung den normalen Ausschüttungszyklus komplett ausschalten können.

Neu ist diese Erkenntnis eigentlich nicht. In der Forschung macht man sich diesen Effekt schon seit Jahren zunutze. Soll beispielsweise untersucht werden, wie Versuchstiere auf den völligen Entzug von Melatonin reagieren, wird routinemäßig entweder die Zirbeldrüse operativ entfernt oder aber es werden Betablocker verabreicht, was den gleichen radikalen Effekt auf die Melatoninproduktion bewirkt. Interessanterweise verschlechtert eine abendliche Gabe von Betablockern unmittelbar verschiedene Immunfunktionen. Ursache ist auch dort die Unterdrückung von Melatonin. Bei gleichzeitiger Gabe von Melatonin tritt die Immunsuppression nicht auf.

Sonstige Pharmaka. Einen teilweise stark hemmenden Einfluss auf die normale physiologische Melatoninausschüttung hat auch eine Reihe weiterer Pharmaka (besonders bei abendlicher Einnahme):

– Alphablocker wie Terazosin (z. B. Heitrin®), Prazosin (z. B. Minipress®), Tamsulosin (Omnic®, Alna®) u. a.

– nichtsteroidale Antirheumatika und Schmerzmittel wie Acetylsalicyl säure (z. B. Aspirin®), Ibuprofen (z. B. Aktren®), Indometacin (z. B. Amuno®), Diclofenac (z. B. Voltaren®)

– Nisoldipin (z. B. Baymycard®)

– Nifedipin (z. B. Adalat®)

– Nitrendipin (z. B. Bayotensin®)

– Clonidin (z. B. Catapresan®)

– Schlaf- und Beruhigungsmittel vom Typ der Benzodiazepine, wie Diazepam (z. B. Valium®)

Wichtiger Hinweis: Wenn Sie irgendwelche der genannten Medikamente regelmäßig einnehmen müssen, setzen Sie diese nicht eigenmächtig ab. Sprechen Sie mit Ihrem Arzt über Alternativen, veränderte Einnahmezeiten oder über die Möglichkeit einer zusätzlichen Substitution mit Melatonin.

Kalorische Restriktion. Die gezielte Einschränkung der Nahrungsenergie ist die wirksamste Maßnahme zur Beeinflussung der Alterung. Ausnahmsweise sind sich darüber inzwischen alle führenden Gerontologen einig. Die Mechanismen, die dabei eine Rolle spielen, kennen wir noch nicht alle. Nicht unwesentlich dürfte aber sein, dass kalorische Restriktion die funktionelle Degeneration der Zirbeldrüse verhindert und die Melatoninausschüttung relativ zur Körpermasse optimiert. Alles Weitere zu diesem sehr aktuellen Thema finden Sie in Kapitel II.12.

Elektrosmog

Es existieren einige Hinweise auf einen Zusammenhang zwischen elektromagnetischen Feldern (EMF) und reduzierter Melatoninproduktion, zumindest aber zwischen EMF und Krankheiten wie zum Beispiel Krebs. Viele Wissenschaftler warnen heute vor möglichen Gefahren.

Bei kritischer Betrachtung der bisherigen Ergebnisse bleiben aber noch immer mehr Fragen als Antworten. Einige Untersuchungen (auch beim Menschen) zeigen einen deutlichen Zusammenhang, andere konnten das nicht bestätigen. Bis mehr Klarheit herrscht, scheint es nicht falsch, sich zumindest von den EMF-Quellen fern zu halten, die uns potenziell am stärksten beeinflussen. In erster Linie fallen darunter Quellen, denen wir auf Dauer sehr nahe sind, wie Heizdecken, elektrische Wecker oder Leselampen im Bett. Die Stärke der kritischen Strahlung steigt bei den meisten Elektrogeräten besonders im Abstand von weniger als 30 Zentimetern extrem an.

Bitte beachten Sie: Elektromagnetische Strahlung bleibt auch bestehen, wenn Geräte gar nicht eingeschaltet, jedoch mit dem Stromnetz verbunden sind.

Bezugsmöglichkeiten und Ausblick

„Fortschritt ist ein nettes Wort. Aber die treibende Kraft dafür ist Veränderung. Und Veränderung hat ihre Feinde."
ROBERT KENNEDY [amerikanischer Politiker, 1925–1968]

Melatonin vom Arzt

Melatonin in seiner natürlichen Form ist in Deutschland nicht als Arzneimittel zugelassen. Das heißt aber nicht, dass Ihr Arzt es nicht verordnen und einsetzen darf. Jeder Hausarzt kann einem Patienten zum Beispiel ein Rezept für eine bestimmte Menge Melatonin ausstellen. Mit diesem Rezept kann man dann über eine internationale Apotheke ein Melatoninpräparat beziehen. Jede normale Apotheke kann Melatonin aber auch in Deutschland bei einem Unternehmen der pharmazeutischen beziehungsweise chemischen Industrie ordern und die Portionierung in Kapseln selbst vornehmen.

Seit 2007 ist in der EU ein Melatoninpräparat gegen Schlafstörungen zugelassen (Cercadin®). Der israelischen Firma *Neurim Pharmaceuticals* war es gelungen, ein Patent für eine bestimmte Zubereitungsform mit verzögerter Wirkstofffreisetzung zu erhalten. Der Blutspiegel nach Einnahme dieses Medikaments entspricht allerdings nicht dem natürlichen Verlauf, was eine Verwendung zur Gesundheitsprophylaxe – vom hohen Preis abgesehen – wenig ratsam erscheinen lässt.

Melatonin als Nahrungsergänzung

Melatonin wird in vielen Ländern als Nahrungsergänzung in Tabletten- oder Kapselform vertrieben. Die Bezugskosten sind gering. Denn ganz im Gegensatz zu seiner außergewöhnlichen physiologischen Bedeutung für Pflanzen, Tiere und den Menschen ist Melatonin ein äußerst billiger Rohstoff. Weil die Schutzsubstanz überall in der Natur vorkommt, ist die „Herstellung" denkbar einfach: Melatonin fällt unter anderem bei der industriellen Verarbeitung verschiedener Lebensmittel gleich tonnenweise an, quasi als Abfallprodukt. Entsprechend billig sind Fertigpräparate – sofern die jeweiligen nationalen Behörden den freien Verkauf als Nahrungsergänzung zulassen.

Bezug aus dem Ausland

Über Versandfirmen im Internet kann man sich Melatonin auch direkt nach Hause liefern lassen. Wird das Präparat aus dem europäischen Ausland verschickt, gibt es in der Regel keine Probleme. Melatoninbestellungen aus nichteuropäischen Ländern werden häufig vom Zoll blockiert, es sei denn, der Sendung ist ein Arztrezept beigefügt oder der eigentliche Postversand erfolgt innerhalb der Europäischen Union. Auslandsreisende können Melatonin dagegen frei im eigenen Gepäck einführen, sofern es sich um Mengen zum persönlichen Gebrauch handelt.

Wann wird Melatonin in Deutschland frei verfügbar sein?

Bereits auf der italienischen Stromboli-Konferenz 1993 waren viele Wissenschaftler von der Wirksamkeit von Melatonin nach eigenen Angaben so sehr überzeugt, dass sie es selbst nutzten. Nach mittlerweile über 20 Jahren weiterer Forschung und Aufklärungsarbeit nehmen weltweit mehrere Millionen informierter Menschen Melatonin regelmäßig ein.

Als Mitte der 90er-Jahre das Thema Melatonin auch in Deutschland erstmals durch die Presse ging, ahnte angesichts des schnell anwachsenden Wissens niemand, dass Melatonin selbst 20 Jahre danach nicht verfügbar sein würde. (Allein in den vergangenen zehn Jahren wurden mehr als 5300 wissenschaftliche Arbeiten, Tier- und Humanstudien über Melatonin durchgeführt und publiziert.) Fehlendes Wissen oder die Frage der Unbedenklichkeit kann deshalb nicht, wie von Behörden behauptet, hinter dem Verbot stehen.

Vielmehr fehlen die bürokratischen Voraussetzungen. Eine Wirkung gegen degenerative Alterungsprozesse stellt keine medizinische Indikation für eine Medikamentenzulassung dar. Und die großen Pharmakonzerne haben wenig Interesse, die Zulassung von natürlichem Melatonin für Indikationen wie zum Beispiel Schlafstörungen voranzutreiben, da sich mit dem Naturstoff Melatonin kaum Profite erwirtschaften lassen. Ganz im Gegenteil: Ein Schlafmittel Melatonin könnte den gewinnträchtigen Markt der synthetischen Schlafmittel ernstlich gefährden. Allerdings geben Pharmafirmen für die Melatoninforschung tatsächlich viel Geld aus. Sie suchen und testen aber nur neu entwickelte synthetische (dem Melatonin ähnliche) Substanzen, die sich gewinnbringend patentieren und als Medikament vermarkten lassen.

Die Zahl der von der Industrie entwickelten und patentierten Melatoninanaloge geht mittlerweile in die Hunderte. Unzählige Melatoninersatzsubstanzen werden aktuell untersucht. Die Einführung eines solchen synthetischen Imitats als „neues, hochwirksames und risikoarmes" Schlafmittel erfolgte 2006 in den USA. Für Länder der EU ist sie beantragt.

Die staatlichen Fördermittel für die Melatoninforschung reichen allenfalls dazu aus, kleine Projekte der Grundlagenforschung zu unterstützen. „Die meisten meiner Kollegen", so der Melatoninexperte Russel Reiter, „können ihre Laborwände mit abgelehnten Anträgen auf staatliche Fördermittel tapezieren."

Warum ist nun Melatonin in vielen Ländern verfügbar? Grundsätzlich sind die Zulassungsbestimmungen zum Beispiel in den USA nicht weniger streng als hierzulande. Trotz des erwiesenermaßen großen Sicherheitspotenzials von Melatonin sah auch die amerikanische *Food and Drug Administration* (FDA) keine Veranlassung für eine Zulassung. Es wurde beispielsweise argumentiert, die Befürworter könnten nicht garantieren, dass bei einer lebenslangen Einnahme Nebenwirkungen zu jedem Zeitpunkt ausgeschlossen sind. Eine solche Messlatte ist ebenso bürokratisch wie realitätsfern, weil ein solcher Beweis natürlich niemals anzutreten ist.

„Die zehn Gebote sind deshalb so kurz und verständlich, weil sie ohne Mitwirkung einer Sachverständigenkommission entstanden sind."
CHARLES DE GAULLE [französischer Staatsmann, 1890–1970]

Eine (notwendige) neue Sichtweise

In den USA kam man schließlich zu der Erkenntnis, Bestimmungen, die für die Zulassung von Medikamenten zur Krankheitsbehandlung geschaffen wurden, sind für den Bereich der präventiven Altersmedizin weitgehend ungeeignet. Auf immer stärker zunehmenden öffentlichen Druck sahen sich die USA 1994 unter erbittertem Widerstand der Zulassungsbehörde (FDA) und der Pharmaindustrie zu einer drastischen Veränderung gezwungen. Melatonin wurde nicht als Medikament, sondern als Nahrungsergänzung eingestuft. Ein entscheidender Schritt, denn Nahrungsergänzungsmittel sind nicht den Zulassungsbedingungen für Medikamente unterworfen. Eine Zulassung braucht dort zum Beispiel nicht krankheitsorientiert zu sein.

Die Sicherheit und Unbedenklichkeit für die Anwender muss natürlich auch bei Nahrungsergänzungen gegeben sein. Die Beweislast wurde jedoch umgekehrt. Die Anbieter von Melatonin sind jetzt nicht mehr gezwungen, sämtliche faktisch oft gar nicht erfüllbaren Unbedenklichkeitsnachweise zu erbringen. Bei Nahrungsergänzungsmitteln muss inzwischen die Zulassungsbehörde nachweisen, dass die Einnahme in irgendeiner Weise die Gesundheit schädigt oder dass zumindest begründete Hinweise existieren. Erst in diesem Fall kann sie die Nutzung reglementieren oder ganz verbieten. Trotz großen Eifers ist es der industriefreundlichen FDA bisher nicht gelungen, auch nur theoretisch stichhaltige Gründe für eine Reglementierung von Melatonin vorzulegen.

Schon im ersten Jahr der freien Verfügbarkeit (1995) wurde allein in den USA die unglaubliche Zahl von 50 Millionen Melatonintabletten verkauft. Seit über einem Jahrzehnt sucht die pharmaindustrienahe FDA fieberhaft nach einer schädlichen Wirkung von Melatonin, die eine Reglementierung durch die Behörde rechtfertigen würde. Und obwohl inzwischen Millionen von Amerikanern dauerhaft Melatonin einnehmen, war die Suche bisher erfolglos.

Auch in Deutschland wird sich die Situation von Melatonin erst verändern, wenn sich die Gesamtsituation der Präventivmedizin ändert. Das betrifft gesetzliche Bestimmungen ebenso wie die Bereitschaft jedes Einzelnen, im Gesundheitsbereich mehr Verantwortung zu übernehmen. Der Anstoß zu diesen Veränderungen kann aber nur von den Bürgern selbst kommen.

„Ich bin ungeheuer neugierig, zu erfahren, wie lange die offiziellen Behörden in Europa, Japan und den USA, die es ja als ihr Vorrecht ansehen, Wissenschaftlern zu sagen, was richtig und was falsch ist, brauchen werden, um die Existenz einer Altersuhr im Gehirn anzuerkennen. Mit der Hilfe von Melatonin hoffe ich so lange auszuhalten, bis zu dieser glorreichen Zeit!"
WALTER PIERPAOLI [Direktor der Biancalana-Masera-Stiftung, Ancona]

Ein Blick in die Zukunft

Wird die Alterung der Menschen, wie wir sie heute kennen, allein mit Hilfe von Melatonin überwunden werden können? Einer der Pioniere der Melatoninforschung, Walter Pierpaoli, sieht in unserer Zirbeldrüse die wichtigste Altersuhr verankert. Der Schlüssel zur Jugend liegt seiner Meinung nach deshalb im Zirbeldrüsenhormon Melatonin. Andere Experten sind vorsichtiger und halten Melatonin nicht für den, sondern für einen Schlüssel zur Gesund- und Jungerhaltung unseres Körpers, nicht zuletzt, weil Melatonin nicht der einzige Signalstoff der Zirbeldrüse ist.

In der Tat spricht manches für die zweite, zurückhaltendere Bewertung. Ob Melatonin im Alleingang unsere maximale Lebensspanne über einen Bereich von 120 bis 130 Jahren hinausschieben kann, bleibt zumindest fraglich. Nach allem, was die bisherige Forschung erbracht hat, könnte der gezielte Einsatz von Melatonin allerdings dazu beitragen, dass wir tatsächlich länger leben und wahrscheinlich auch die Chancen auf das Erreichen des menschlichen Maximalalters in guter Gesundheit vergrößern.

Skeptiker verweisen darauf, dass es beim Menschen bisher nur Indizien für eine langfristige Anti-Alterungs-Wirkung des Melatonins gibt, aber keine sicheren Beweise. Das ist richtig. Was dabei aber fast immer verschwiegen wird: Bisher konnte noch kein wissenschaftlich fundierter Hinweis darauf gefunden werden, warum Melatonin diese Wirkung ausgerechnet beim Menschen nicht haben sollte – zumal unmittelbare Effekte wie die Verjüngung der Immunfunktionen oder seine antioxidativen Wirkungen gut belegt sind.

„Eine Wahrheit triumphiert nie; ihre Gegner sterben nur aus."
MAX PLANCK [deutscher Physiker und Nnobelpreisträger, 1858-1947]

II. 10
Altersuhr Energiestoffwechsel
Lebensenergie und Altern

„Schließlich bist du beraubt und nackt,
Der Tod kommt nicht sofort,
Das Leben, noch nicht ganz erlöschend,
Allmählich verlangsamt seinen Schritt."
ALEXANDER BLOK [russischer Dichter, 1880–1921]

Wenn die Energie schwindet

Das Bewusstsein zu altern kommt häufig über Nacht und trifft uns nicht selten wie ein heimtückischer Schlag. Manchmal ist es das erste graue Haar. Vielleicht auch ein Morgen, an dem man im Spiegel wie schon so oft Falten wie von einer durchzechten Nacht erblickt – nur dass man dieses Mal gar nicht fort gewesen ist. Häufig ist es aber auch subtiler und bei irgendeiner Tätigkeit bemerken wir, dass uns dieselbe Arbeit früher leichter gefallen ist. Was ist passiert?

„Links überm Ohr habe ich eben
mein erstes graues Haar ertappt.
Mir ist, als wär' in meinem Leben
eine Tür lautlos zugeschnappt."
REINHARD MEY [deutscher Liedermacher, *1942]

Auf eine besondere Weise scheinen junge Menschen mehr Energie zu haben. Energiemangel ist auf der anderen Seite eine häufig geäußerte Beschwerde bei Älteren. Nur ein Klischee? Immerhin gibt es doch schwungvolle Alte und energielose Jugendliche. Oder ist Energiemangel im Alter allein die Folge bestimmter Alterskrankheiten und anderer Beschwerden? Wäre dem so, sollte sich Energiemangel frühestens im hohen Alter oder eben bei Krankheiten bemerkbar machen. Offensichtlich ist das nicht der Fall. Schon so mancher 40-Jährige blickt mit Wehmut auf Zeiten zurück, in denen irgendwie mehr Lebensenergie zur Verfügung zu stehen schien.

Vorsicht vor einem klassischen Missverständnis!

Hinter dem, was wir als „Mangel an Energie" empfinden, stecken in der Regel Muskelschwäche, Antriebsmangel, depressive Verstimmungen und ähnliche Ursachen. Diesen Symptomen liegen teilweise krankhafte Störungen zugrunde. Sie haben allenfalls mittelbar mit der eigentlichen Problematik eines echten Energiedefizits im Altersverlauf zu tun.

Wir möchten deshalb der Frage nachgehen, ob dort, wo Energie im Körper verfügbar gemacht wird, tatsächlich allmähliche Veränderungen vor sich gehen, nämlich in unseren Zellen. Besteht ein Zusammenhang zwischen der Energieproduktion des Menschen und dem Alterungsprozess? Und welche Rolle spielt die Energie für Gesundheit und Wohlbefinden?

Wie Menschen versuchen, durch zusätzliche Energie das Altern zu stoppen

Die Vorstellung, man müsse Lebensenergie konservieren oder zurückbringen, um Jugendlichkeit zu erhalten, ist in vielen Kulturen verbreitet. So gibt es bei einigen Völkern wie den auf Sulawesi lebenden Ureinwohnern den Brauch, die Körperöffnungen der Schlachttiere zu verstopfen. Mit diesem Kunstgriff soll deren Lebensenergie mit dem Tod nicht entweichen und so auf den Konsumenten übergehen.

Etwas modernere und weniger martialische Ansätze orientieren sich an der Erkenntnis, dass der Sauerstoff für die Energieproduktion im Körper wichtig ist. Was liegt also näher, als dem alternden Körper mit Hilfe einer zusätzlichen Sauerstoffdusche zu mehr Energie und damit wieder zu mehr Jugendlichkeit zu verhelfen. Die Sauerstoffmethode konnte im 20. Jahrhundert in der Tat einige Erfolge erzielen. In Deutschland erlangte sie in Form der Sauerstoff-Mehrschritt-Therapie nach Manfred von Ardenne einige Bekanntheit. Positive Effekte ließen sich aber auch mit einer in Russland entwickelten Methode erzielen, bei der mit Sauerstoff angereichertes Wasser getrunken wird.

Obwohl das Prinzip der Sauerstoffdusche unbestreitbare Wirkungen hat, wird es von der Ärzteschaft nach wie vor abschätzig behandelt. Für die Schulmedizin steht allein die Durchblutung im Vordergrund. Ähnlich argumentieren Mediziner, welche die gesteigerte Durchblutung und Sauerstoffatmung, zum Beispiel beim Ausdauersport, als zentralen Punkt für die Gesundheitsvorsorge propagieren.

Ironischerweise gehen alle diese Argumentationen gleichermaßen von der vereinfachten Vorstellung aus, Sauerstoff, Durchblutung und Alterungsprozesse stünden in engem Verhältnis. Auf den ersten Blick ist das so – aber auch nur auf den ersten Blick. Tatsächlich

408

helfen uns bei der Suche nach mehr Lebensenergie weder die Durchblutung noch der Sauerstoff weiter. Um allerdings zu verstehen, warum die Energieproduktion für uns so wichtig ist und wie wir einen möglichen Abfall wirklich erfolgreich verhindern können, lohnt es sich, noch einen Moment beim vermeintlichen Lebenselixier Sauerstoff zu bleiben.

Evolutionärer Überlebenskampf

Die ersten einfachen Organismen auf der Erde bezogen ihre Energie direkt von der Sonne, so, wie das noch heute die Pflanzen tun. Eine zweite Generation von Lebewesen entwickelte eine andere Methode. Sie fraßen einzelne Vertreter der ersten Generation kurzerhand auf und nutzten die darin chemisch gespeicherte Energie für sich. Das brachte Vorteile wie etwa mehr örtliche Unabhängigkeit. Vor allem aber ermöglichte es eine höhere Energieausbeute. Leben, wie wir es kennen, konnte sich erst durch diese neue räuberische Form der Energiegewinnung entwickeln.

Parallel dazu trat eine neue Situation ein. Allmählich hatte sich in der Atmosphäre ein hochaggressives Gas angereichert, dem alle Lebewesen zunächst aus dem Weg gingen: Sauerstoff. Das neue Gas bedeutete Lebensgefahr, aber auch eine unerwartete Chance. Einzelne einfache Lebensformen lernten nämlich, den Sauerstoff als Helfer bei ihrer Energiegewinnung zu nutzen. Wird beim Prozess der Energiegewinnung aus Nahrungsstoffen Sauerstoff eingebunden, lässt sich aus der gleichen Menge Rohmaterial mehr Energie gewinnen.

Der Sauerstoff liefert selbst gar keine Energie, er ermöglicht aber eine etwas effektivere Form der Energiegewinnung. Ein nicht ganz unähnliches Prinzip existiert bei Verbrennungsöfen. Wir legen zunächst einen Energieträger wie zum Beispiel Holz in den Ofen. Je mehr Zug und damit Sauerstoffzufuhr da sind, desto effektiver kann die im Holz steckende Energie genutzt werden.

Die ersten Sauerstoffspezialisten in der Evolution erzeugten nun mit der gleichen Nahrungsmenge mehr Energie für ihren täglichen Lebenskampf und die Fortpflanzung. Damit hatten sie einen wichtigen Vorteil. Die Folge war ein Siegeszug von Lebewesen, die aerob – das heißt unter Zuhilfenahme von Sauerstoff – Lebensenergie erzeugen. Mit Ausnahme des Pflanzenreichs wurden Lebewesen, die ohne Sauerstoff ihre Energie produzieren, schon bald verdrängt und konnten sich nur noch in Nischen halten wie zum Beispiel anaerobe Bakterien.

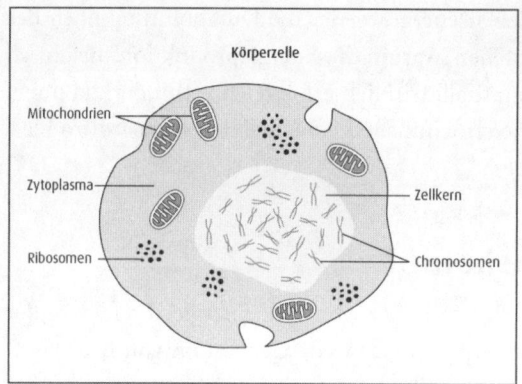

Mitochondrien sind eine Art Hochsicherheitstrakt vergleichbar einem Atomreaktor. In keinem anderen Zellbereich finden sich so aufwendige Abwehrmechanismen gegen Radikale und unerwünschte Oxidationsprozesse. Aber auch der beste Schutz ist nicht absolut perfekt. Aggressive Reaktionsprodukte schädigen zunächst die Mitochondrien selbst und können dann trotz der mehrfach gesicherten Trennwand in andere Zellbereiche eindringen.

Mitochondrien – die Kraftwerke im Menschen

Der Umgang mit dem chemischen Element Sauerstoff ist für den Körper ein brisantes Spiel mit dem Feuer. Wir sind schon beim Thema oxidativer Stress darauf eingegangen. Sauerstoff wird deshalb auch beim Menschen nur in speziell dafür vorgesehenen Strukturen innerhalb unserer Körperzellen verbrannt, den sogenannten Mitochondrien. Mit der optimalen Funktion der Mitochondrien steht und fällt unser Energieniveau. Erst seit wenigen Jahren aber weiß man, dass auch die Gesundheit ganz direkt vom optimalen Funktionieren dieser Kraftwerke abhängt.

Energiemangel hat fatale Folgen

Eine Vielzahl von Krankheiten hat ihre Ursachen in Störungen der zentralen Erbinformation (DNA) im Zellkern. Das ist schon lange bekannt. Seit etwa 40 Jahren weiß man auch, dass die innerhalb der meisten Körperzellen liegenden Mitochondrien eine eigenständige DNA besitzen. Nur, eine große Bedeutung wurde dieser Tatsache lange Zeit nicht beigemessen.

Im Vergleich zu den gewaltigen Datenträgern im Zellkern ist das Mitochondriengenom – damit gemeint ist die Steuerungssoftware der Kraftwerke – eigentlich auch sehr klein. Es besteht aus „nur" 16 569 Basenpaaren. Der Grund liegt in der hochgradigen Spezialisierung des Steuerprogramms. Einzige Aufgabe dieser Mitochondriensoftware ist die Abwicklung der Energiegewinnung. Niemand ging zunächst davon aus, dass gewisse Fehlsteuerungen im Bereich der Mitochondrien-DNA, und damit bei der Energieproduktion, wirklich gravierende Auswirkungen für den gesamten Körper haben könnten.

„Noch vor zehn Jahren hätte sich kaum ein Biologe vorstellen können, dass Mutationen der Mitochondrien-DNA in Dutzende rätselhafter Leiden ebenso verwickelt sind wie in Alterungsprozesse und diverse chronisch-degenerative Erkrankungen."
DOUGLAS C. WALLACE [amerikanischer Molekulargenetiker, *University of California*]

Es war schon eine kleine medizinische Sensation, als Ende der 80er-Jahre Hinweise darauf gefunden wurden, dass eine ganze Reihe bekannter Krankheiten ihre Ursache allein in einer Störung der Mitochondrien-DNA und damit der zellulären Energieproduktion haben. Das Konzept der mitochondrienbedingten Alterung postmitotischer Zellen (= Zellen, die sich nicht mehr teilen können, wie Nerven-, Herz- oder Muskelzellen) wurde allerdings bereits 1980 vom NASA-Wissenschaftler Jaime Miquel entwickelt. Heute ist Jaime Miquel Professor am *Departamento de Biotecnologia* der Universität Alicante und einer der führenden Experten, was die biochemischen Vorgänge um die Radikalentstehung betrifft.

Ein Beispiel für eine Energiemangelkrankheit ist das sogenannte Leber'sche Syndrom. Bei diesem Leiden treten für das hohe Alter typische Energiestörungen bereits früh im Leben ein. Schon Kinder können auf diese Weise Seh- und Hördefizite erleiden. Durch die beschleunigte energetische Alterung vor allem im Bereich der Augen und Ohren entwickeln die Betroffenen schon in der Jugend grauen und grünen Star, nicht selten völligen Hörverlust und weitere, teilweise tödliche Folgeerscheinungen.

Inzwischen ist die Liste der Krankheiten, die ganz oder teilweise auf Funktionsstörungen der Mitochondrien beruhen, immer länger geworden und reicht von Diabetes über verschiedene Dystonien, muskuläre Leiden und Herzkrankheiten bis hin zu Alzheimer. Gemeinsam ist diesen Krankheiten, dass die Energieproduktion in den Zellen bestimmter Organe zum Teil aufgrund von vererbten genetischen Fehlsteuerungen eingeschränkt ist. Heute kann also kein Zweifel mehr daran bestehen, dass nachhaltige Störungen bei der Energieproduktion zu lebensbedrohlichen Krankheiten führen. Typisch sind fast immer Symptome beschleunigter Alterung.

Ist das schon der Beweis, dass fehlende Energie uns altern lässt? Das wäre zu voreilig, denn es handelt sich bei den genannten Syndromen um teilweise drastische Energiestörungen. Wichtig wird es sein zu sehen, wie es mit subtileren Veränderungen im Energieprozess steht, die bei jedem von uns während des ganz „normalen" Alterns auftreten.

„Die wahre Entdeckungsreise besteht nicht im Ausfindigmachen von neuen Ländern, sondern darin, neue Visionen zu haben."
MARCEL PROUST [französischer Schriftsteller, 1871–1922]

Die Energieproduktion im Altersverlauf

Die Effizienz der Energiegewinnung ist keineswegs nur bei Krankheiten gestört. Die Energieausbeute unserer Körperzellen nimmt auch im Verlauf des Lebens stetig ab. Bei alten Brennöfen kennen wir die Ursachen für schlechte Effizienz: Meist sind Ruß, schlechte Luftzufuhr und Ähnliches schuld daran. Doch wo liegen die Gründe bei unseren körpereigenen Kraftwerken? Nachdem die dramatischen Auswirkungen krankhafter Mitochondrienstörungen bekannt geworden waren, begann man, auch nach Veränderungen bei gesunden Personen zu suchen.

Seit dem Ende des 20. Jahrhunderts suchen Wissenschaftler auf der ganzen Welt verstärkt nach schadhaften Mitochondrien in den Organen. Die Ergebnisse waren schnell eindeutig: Mutationen in der Mitochondrien-DNA (mtDNA) nehmen bei Tier und Mensch im Lebenslauf immer mehr zu. In gefährlichem Ausmaß betroffen sind stark energieverbrauchende Gewebe wie die Muskulatur, das Herz und das Gehirn.

Damit war schnell klar, Mitochondrien erfahren im Verlauf der normalen Alterung nicht nur Beschädigungen ihrer Membranen, sondern auch ihrer Steuerungssoftware, der mtDNA. Ursachen der zunehmenden Schäden sind in erster Linie die während der Sauerstoffumsetzung entstehenden Stoffwechselprodukte, vor allem das Superoxid-Radikal, das Hydroxyl-Radikal und ähnliche aggressive Verbindungen.

Unklar blieb allerdings, wie stark die im Lebensverlauf entstehenden Mutationen die Energieausbeute beeinträchtigen. Denn während bei mitochondrialen Erbkrankheiten einzelne Organe in bis zu 80 Prozent eine spezifische Mutation aufweisen, entsteht durch die normale Alterung ein Sammelsurium verschiedener Mutationen, von denen jede für sich nur einen Anteil von kaum mehr als 0,1 Prozent am Gesamtschaden hat. Es dauerte deshalb noch bis zum Jahr 1996, bis sich der Zusammenhang zwischen den altersabhängigen Mutationen und der im Alter reduzierten bioenergetischen Funktion eindeutig nachweisen ließ.

Die energetische Ausbeute unserer Zellen nimmt also im Lauf des Lebens ab. Warum sollte uns das kümmern, solange die Störungen noch kein akutes Krankheitsbild hervorrufen? Allein etwas weniger Energie zu haben beziehungsweise zu produzieren, klingt nach keiner dramatischen Veränderung. Und selbst wenn! Lässt sich das Energiedefizit nicht einfach durch die Aufnahme von mehr Nahrung beheben? Wäre doch irgendwie nahe-liegend.

Mehr Energie durch mehr Nahrung?

Vom Standpunkt der Evolution betrachtet, ist leicht einzusehen, dass eine dauerhaft höhere Energieausbeute einen Überlebensvorteil bedeutet. Es steht einfach mehr Lebens-energie zur Verfügung. Selbst bei Nahrungsmittelknappheit können so immer noch eine ausreichende Energiemenge und damit das Überleben garantiert werden. So weit, so gut.

Nun befinden wir uns heute aber nicht mehr in einem evolutionären Überlebenskampf. Zumindest in den Industrieländern herrscht alles andere als Nahrungsmittelknappheit. Falls unsere Mitochondrien im Alter weniger gut Energie aus einer bestimmten Menge Nahrung gewinnen, warum lässt sich dieses Defizit nicht einfach ausgleichen, indem wir mehr essen? So wie der Motor eines alten Autos seine reduzierte Effizienz durch einen höheren Öl- und Benzinverbrauch ausgleichen kann.

Etwas vereinfacht ausgedrückt: Die Antwort liegt in den zwei Gesichtern des Sauerstoffs beziehungsweise den bei der O2-Verbrennung entstehenden Reaktionsprodukten. Mehr Verbrennung bedeutet unweigerlich mehr zellschädigende Radikale. Um den Schaden in Grenzen zu halten, wäre bei vermehrter Nahrungsverwertung eine verstärkte Radikalab-wehr notwendig. Genau die aber ist im Alter vermindert.

Ein wichtiger Grund für eine verringerte energetische Effizienz im Alter sind die bereits angehäuften Dauerschäden in den Mitochondrien und anderen Zellbereichen. Vor allem Schäden der sensiblen Mitochondrienmembranen führen wie Risse in einem Verbren-nungskessel zu einem Abfall des energetischen Wirkungsgrads. Undichte Stellen in der Zellstruktur aber wirken wie ein Katalysator der Radikalbildung. Ein klassischer Teufels-kreis und eine sich immer weiter beschleunigende Todesspirale – im wahrsten Sinne des Wortes.

Keine gute Idee also, unsere zurückgehende Energieproduktion ausgerechnet mit mehr Nahrung oder gar mit einer wie auch immer gesteigerten Zufuhr von Sauerstoff ankur-beln zu wollen.

Essen ist eine der Ursachen für das Altern

Keine Frage, Nahrung ist für uns lebensnotwendig, in erster Linie zur Sicherstellung der Energieversorgung. Gleichzeitig ist aber die Verarbeitung beziehungsweise die Verstoff-wechselung der verschiedenen Nahrungsbestandteile mit einem nicht unerheblichen

Schädigungspotenzial verbunden. Wohlgemerkt ist hier nicht die Rede von Ernährungssünden wie zu viel Alkohol oder Süßigkeiten, sondern von der Verwertung ganz normaler energietragender Nahrungsbestandteile, also Kohlenhydrate, Fette und Proteine.

Es ist eine sehr alte und in fast allen Kulturen zu findende Weisheit, dass sich viel Essen und eine lange Lebensdauer nicht vertragen. Etwas überdeckt wurde dieser Zusammenhang in den vergangenen Jahrzehnten durch die durchaus notwendigen Diskussionen über falsches Essen. Tiefergehende Erkenntnisse über die Stoffwechselvorgänge auf molekularer Ebene lassen uns heute aber erkennen, welche negativen Folgen der ganz normale Nahrungsstoffwechsel für das Altern hat.

Tatsächlich ist die Verwertung der Nahrung einer der bedeutendsten Faktoren für das Altern überhaupt (im Kapitel über kalorische Restriktion werden wir noch näher darauf eingehen). Die Gewinnung von nutzbarer Energie in den Mitochondrien der einzelnen Körperzellen ist dabei für den Hauptteil des entstehenden Schadens verantwortlich.

„Die Wahrheiten, die wir am wenigsten gern hören, sind diejenigen,
die wir am nötigsten kennen sollten."
CHINESISCHE WEISHEIT

Mehr Energie durch mehr Sauerstoff?

Die Lösung unseres Energieproblems kann also nicht in einem schlichten Anfachen der Verbrennungsvorgänge liegen. Einem möglichen kurzfristigen Nutzen würden langfristige Schäden gegenüberstehen und im Resultat unweigerlich eine Beschleunigung unserer energetischen Alterungsspirale. Sie können sich jetzt leicht vorstellen, dass jegliche Form von Sauerstoffdusche als Jungbrunnen – zumindest langfristig – problematisch ist. Das gilt übrigens auch für den Sport, dessen Nutzen für die Alternsprophylaxe in ganz anderen Zusammenhängen als der propagierten Sauerstoffversorgung oder Durchblutungsförderung liegt. (Anmerkung: Bei der Sauerstoff-Mehrschritt-Therapie nach Ardenne werden sinnvollerweise zusätzlich Antioxidantien verabreicht. Inwieweit damit potenzielle Schäden ausreichend verhindert werden können, lässt sich schwer festlegen.)

Wie wenig der Sauerstoff mit dem Jungbleiben zu tun hat, können Sie auch an diesem Beispiel ermessen: Wenn Forscher die Gehirne von Tieren zu Versuchszwecken beschleunigt altern lassen wollen, verwenden sie eine Form von Sauerstoffdusche als eine ihrer Standardmethoden. Dabei genügt es, die Versuchstiere 48 Stunden lang über die Umgebungsluft fünfmal mehr Sauerstoff einatmen zu lassen als normal. Nach diesen zwei Tagen sind die Tiere alles andere als verjüngt. Ihre Gehirne gleichen organisch wie funktionell denen von Greisen. Gedächtnisfunktionen, Lernfähigkeit und das Interesse an Lernaufgaben sind auf der Stufe von alten Artgenossen dauerhaft reduziert.

Es ließe sich noch eine ganze Reihe weiterer Gründe aufzeigen, warum wir den Stoffwechsel unserer Zellen weder mit mehr Sauerstoff noch mit dem vermeintlichen Allheilmittel einer besseren Durchblutung effektivieren und verjüngen können, aber das würde zu weit führen. Vergessen wir getrost beides. Viel interessanter ist die Frage, ob es möglich ist, im mittleren und höheren Alter ohne das Risiko zusätzlicher Zellschäden wieder an mehr Energie zu kommen. Oder anders ausgedrückt: Kann man gealterten Zellen wieder zu einer jugendlichen Effizienz verhelfen?

Der Mensch als Maschine

Es ist schon bemerkenswert, dass uns die jüngsten Entdeckungen im Bereich der Zellbiologie ausgerechnet zu einem ebenso provokativen wie alten Bild zurückgebracht haben, nämlich der mechanistischen Vorstellung vom Menschen als einer (Verbrennungs-maschine und zur Alterung durch Verschleiß. Maschinen altern gerade dadurch, dass sie in Betrieb sind. Je schneller sie laufen, desto mehr Schäden häufen sich an. Reparaturarbeiten können die Alterung verlangsamen und die Lebensdauer erhöhen, das Ende aber letztlich nicht verhindern.

Im Unterschied zu Maschinen kann sich der menschliche Organismus selbst reparieren. Obwohl das unendlich komplex und dynamisch geschieht, ändert sich an den Grundprinzipien nichts. Das heißt, längere „Laufzeiten" bergen die Gefahr von immer mehr irreparablen Schäden und schließlich das Risiko einzelner und später komplexer Zusammenbrüche.

Dieses „neue" alte Modell steht auf der anderen Seite im Widerspruch zur Vorstellung einer vorbestimmten und genetisch aktiv gesteuerten Alterung. Wir sollten besser sagen, es stand im Widerspruch. Denn heute ist klar, dass es mehrere miteinander interagierende Alterungsmechanismen gibt. Und einer dieser ganz zentralen Alterungsfaktoren ist der Energiestoffwechsel.

Die Mitochondrien – Taktgeber der Alterung

In unseren Zellkraftwerken wartet der Tod

Zwei entscheidende Fragen haben wir noch immer nicht endgültig geklärt: Sollten uns ganz „normale" Altersveränderungen unserer Energieproduktion Sorgen bereiten, und lohnt es sich, etwas gegen diese Normalität zu unternehmen?

„Allerdings", sagen einige der renommiertesten Alternswissenschaftler unserer Zeit. Zu ihnen gehören Anthony Linnane und seine Kollegen vom Zentrum für Molekularbiologie und Medizin in Melbourne. Sie sind sich sicher: „Ein bio-energetischer Abfall ist ein intrinsischer Faktor klassischer Seneszenzerscheinungen und Alterskrankheiten." In die Alltagssprache übersetzt heißt das, ein Rückgang der Fähigkeit unserer Zellen, effizient Energie zu erzeugen, ist nicht nur eine Begleiterscheinung von Altern, sondern selbst ein Verursacher und Beschleuniger der menschlichen Alterung.

„Es mehren sich die Beweisstücke dafür, dass die Mitochondrien letztendlich die Agenten ihres eigenen Abgangs sind."
TORY HAGEN [amerikanischer Biochemiker, *Oregon State University*]

Die Mitochondrien sind ihre eigenen Totengräber

Im täglichen Umgang mit Sauerstoff verursachen unsere Zellkraftwerke genau die aggressiven Prozesse, an denen sie schließlich selbst zugrunde gehen – und damit die jeweiligen Zellen bis zu ganzen Organen und schließlich zum Gesamtorganismus. Am Anfang allen Übels stehen „einfache" Sauerstoffradikale (O_2^-). Sie entstehen physiologisch bedingt ganz regulär in den Mitochondrien bei der „Verbrennung" von Sauerstoff in einer Größenordnung von 0,4 bis 4 Prozent des gesamten Sauerstoffumsatzes. Immer und bei jedem Menschen.

Das klingt nicht dramatisch, sagen Sie? Nun, was diese „wenigen" und dabei tatsächlich noch vergleichsweise harmlosen O_2-Radikale ausrichten können, lässt sich an einer bemitleidenswerten Tierart ablesen: In den Labors der Alternswissenschaft existiert ein Stamm von Mäusen, denen nichts fehlt, außer dass sie in ihren Mitochondrien zu wenig SOD produzieren – gemeint ist das erste Glied der körpereigenen Abwehrenzyme gegen Sauerstoffradikale (s. Kap. II.2). Nach ihrer Geburt entwickeln diese Mäuse innerhalb von Tagen (!) ein Altersherz, Leberstörungen und rasend schnell zunehmende

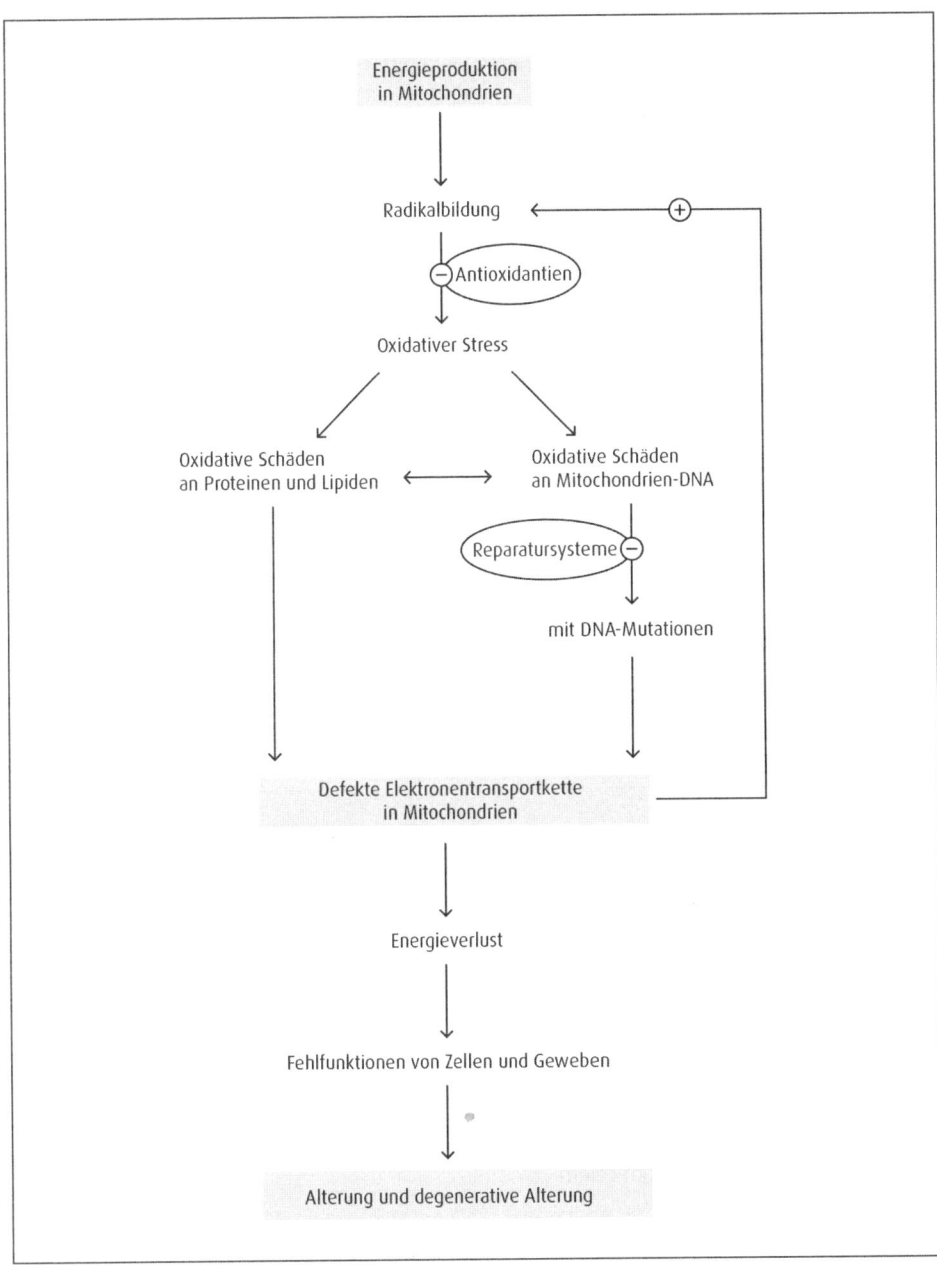

Zusammenhänge zwischen der Energieproduktion in den Mitochondrien, der Radikalbildung, Zellschäden und degenerativer Alterung

Mitochondrienschäden. In weniger als einer Woche lassen allein die „wenigen" Radikale die Tiere so schnell altern, dass sie ausnahmslos sterben.

Doch auch wenn beim Menschen das SOD-Enzym intakt ist: Die Steuerungscodes der Mitochondrien (mtDNA) liegen fatalerweise in unmittelbarer Nähe vom Hauptentstehungsort der O_2-Radikale, nämlich an der inneren Mitochondrienmembran. Obwohl diese erste Radikalgeneration nur Bruchteile von Sekunden existiert, werden die benachbarten DNA-Codes immer wieder getroffen. Wir wissen heute recht genau, welche und wie viele Radikale bei der Energiegewinnung entstehen. Außer Frage steht auch die Beteiligung der Radikale am Alterungsprozess. Warum also lässt sich die Geschwindigkeit, mit der jeder Einzelne von uns altert, nicht genau vorhersagen?

Die Antwort ist, es gibt beim komplexen Ablauf des Alterns keine mathematisch einfache Beziehung. Zwar lässt sich die Menge der standardmäßig entstehenden Radikale fast exakt vorausberechnen, nicht aber der Schaden, der daraus resultiert, denn Treffer, die Mutationen und Veränderungen an der mtDNA verursachen, sind zu einem hohen Anteil vom Zufall abhängig.

Es kommt ein weiterer Unsicherheitsfaktor dazu. Kaum eine der auf diese Weise entstehenden DNA-Schäden ist für sich allein dramatisch genug, um die Gesamtsteuerung der Energieproduktion ernstlich zu gefährden. Erst ganz bestimmte Konstellationen stören die Effizienz deutlich. Dann allerdings setzt recht schnell eine sich weiter beschleunigende Abwärtsspirale ein.

Der 90. Geburtstag

Ein Alltagsbeispiel: Wer von uns bei einer gesunden Lebensführung seinen 90. Geburtstag erlebt, wird an diesem Tag nur noch fünf Prozent schadenfreie und optimal funktionierende Mitochondrien-DNA besitzen. Oder anders: In der gesamten Steuersoftware zur Energiegewinnung werden 95 Prozent der genetischen Codes Lücken haben oder weitergehend zerstört sein. Wenn zu diesem Zeitpunkt unsere Organe noch immer nicht völlig zusammengebrochen oder erheblich funktionsgestört sind, ist das ein seltener Umstand und in der Tat ein Grund zum Feiern.

Doch selbst wenn im Alter die meisten Organe in ihrer Gesamtheit noch leidlich funktionieren, ist eine unglaubliche Vielzahl von Zellen bereits an Energiemangel zugrundegegangen – Verluste, die im Übrigen nichts mit dem Zelltod durch Durchblutungsmangel zu tun haben. Die noch vorhandenen Zellen arbeiten energetisch nicht mehr voll effizient. Vor allem bei den empfindlichen Neuronen im Zentralnervensystem sind bereits geringe

Effizienzveränderungen die Ursache von Funktionseinbußen bei kognitiven Leistungen oder von Hör- und Sehstörungen. Im Alter – und erst recht bei 90-Jährigen – halten wir solche Defizite für geradezu normal.

Sind erst einmal erhebliche Schäden eingetreten, ist eine Therapie selbst mit Medikamenten, die energetisch stabilisierend wirken, schwierig. Ganz anders ist die Situation bei frühzeitigem oder prophylaktischem Handeln. Den in diesem Fall vielversprechenden Aussichten steht jedoch der medizinische Alltag gegenüber, in dem eine frühe und vor allem alternsprophylaktische Therapie bisher weder praktiziert wird, noch offiziell vorgesehen ist.

Wann sich der finale Zusammenbruch wichtiger Zell- und damit Organfunktionen ereignet, lässt sich nicht exakt voraussagen. Sicher ist nur, dass die Wahrscheinlichkeit mit jedem Lebenstag ansteigt. Das Gesamtrisiko erhöht sich in der Jugend nur äußerst langsam und relativ gleichmäßig. Zwanzigjährige unterscheiden sich hinsichtlich ihrer Alterung nur wenig voneinander. Die individuellen Schäden im Energiestoffwechsel haben dann noch ein vergleichbares Ausmaß. Ab einem mittleren Alter dagegen schnellt die Risikokurve in einem exponentiellen Anstieg nach oben; und damit die Ausprägung unterschiedlicher Alterungsprozesse.

Herz. Statistisch gehen von unserem 20. Geburtstag an mit jedem einzelnen Tag unseres Lebens etwa 2200 Herzmuskelzellen durch Radikalbeschuss und aggressive Stoffwechselprozesse zugrunde. Unwiederbringlich. Dabei handelt es sich weder um einen genetisch gesteuerten Prozess, noch um ein geregeltes Absterben von Zellen, etwa weil sie ein bestimmtes Alter erreicht haben, wie das bei Blutzellen der Fall ist. Der Zelltod in unserem Herzen ist unbeabsichtigt und allein die Folge der problematischen Vorgänge rund um die Energiegewinnung.

Gehirn. Im Gehirn ist die Lage nicht weniger dramatisch. Bis zum mittleren Erwachsenenalter sind die Zellen noch einigermaßen wirksam von körpereigenen und mit der Nahrung zugeführten Antioxidantien geschützt. Zunehmende Membranschäden und die relativ wie absolut immer unzureichenderen Vitalstoffe erzeugen einen galoppierenden Zelltod. Zwischen dem 50. und 90. Lebensjahr müssen je nach Hirngegend etwa 25 bis 50 Prozent aller im Gehirn arbeitenden Neuronen ihre Funktion aufgrund eines nicht mehr funktionierenden Energiestoffwechsels einstellen. Sie sterben ab. Ohne Ersatz.

Das Ausmaß der Alterung einzelner Organe beziehungsweise des Gesamtorganismus ist also bei jedem Menschen nicht nur beträchtlich, es ist auch unterschiedlich ausgeprägt. Und wie alt wir ab einem mittleren Lebensalter aussehen, vor allem aber wie stark wir wirklich gealtert sind, hängt ausgerechnet von den lange Zeit als völlig unbedeutend angesehenen Energiedefiziten unserer Körperzellen ab.

Die Lebensrate des Menschen

Der Preis des Lebens – oder: Was Mäuse mit Elefanten gemeinsam haben

Wenn die Geschwindigkeit, mit der wir altern, genetisch gar nicht exakt vorherbestimmt wird, sondern in hohem Maße allein vom Energiestoffwechsel abhängt, wie ist es dann zu erklären, dass biologisch absolut vergleichbar funktionierende Lebewesen wie zum Beispiel Säugetiere so unterschiedlich lange leben? Warum kann ein Elefant 70 Jahre lang in seinen Zellen Tag für Tag Energie produzieren, während eine Maus – mit praktisch identischen Zellen – schon nach zwei Jahren täglichem Energieumsatz extrem gealterte, durch Sauerstoff und Oxidation zerstörte Zellen aufweist und letztlich daran stirbt? Sind es vielleicht doch irgendwelche viel beschworenen Todesgene? Die Antwort ist erstaunlich einfach. Sie wird Sie vielleicht überraschen.

Drei Milliarden Herzschläge

Die scheinbar gewaltigen Stoffwechselunterschiede verschiedener Lebewesen sind gar nicht so groß. Kurzlebige Tiere weisen einen weitaus höheren Stoffwechselumsatz auf als langlebige. Vergleicht man zum Beispiel die Zahl der Herzschläge während eines ganzen Lebens, kommt man zu dem verblüffenden Ergebnis, dass das Herz einer Maus und das eines Elefanten von der Geburt bis zum Tod fast genauso oft schlagen.

Das Herz ist ein unentwegt arbeitender Muskel, der ganz besonders auf die nahtlose Zufuhr von Energie angewiesen ist. Lieferanten dieser Energie sind die Mitochondrien in den Herzmuskelzellen, in denen ununterbrochen Verbrennungsvorgänge ablaufen. Das schnell arbeitende Herz einer Maus altert dabei wesentlich schneller als das langsam schlagende Herz eines Elefanten.

Es existiert noch eine Vielzahl vergleichbarer Stoffwechselabläufe zwischen kurz- und langlebigen Organismen. Der Lebensprozess scheint einem gesetzmäßigen Verschleißmechanismus zu gehorchen. Je langsamer der Stoffwechsel, desto älter kann eine Art werden.

Umgekehrt läuft der Stoffwechsel kurzlebiger und zumeist kleinerer Lebewesen entsprechend schneller.

Der deutsche Physiologe Max Rubner war einer der Ersten, der bereits zu Beginn des 20. Jahrhunderts diesem Geheimnis des Lebens und der Alterung auf die Spur kam. Akribisch genau beobachtete und untersuchte er unterschiedlich lange lebende Säuger. In seinem Buch *Das Problem der Lebensdauer und seine Beziehungen zu Wachstum und Ernährung* bewies er seinen staunenden Zeitgenossen, dass die bei verschiedenen Lebewesen im ganzen Leben verbrauchte Energie immer etwa 200 kcal pro Gramm Körpergewicht beträgt – völlig unabhängig, ob die Tiere 2 oder 20 Jahre lebten. In der Folgezeit entwickelte sich daraus das Modell der „Lebensrate" als eine der ersten wissenschaftlich begründeten Alternstheorien. Ein revolutionärer Schritt zum Verständnis des Alterns.

Interessanterweise wurden damals keinerlei Versuche unternommen, diese Erkenntnisse in irgendeiner Form praktisch zur Alternsprophylaxe zu nutzen. Das lag weniger an mangelnden technischen Möglichkeiten als an dem Umstand, dass Rubners „Gesetz des Lebens" eben als solches betrachtet wurde; nämlich als ein Naturgesetz, das ganz ohne Zweifel nicht zu durchbrechen ist. Und die Deutschen gehörten damals (wie heute) nicht zu den Völkern, die gewohnte Gesetzmäßigkeiten in Frage stellen.

„Nichts ist im Menschen, auch im scheinbar aufgeklärtesten, fester verwurzelt als der Glaube an irgendwelche Autoritäten."
EGON FRIEDELL [österreichischer Philosoph, 1878–1938]

Leben, bis das Potenzial aufgebraucht ist?

Die *Rate of Living Theory* brachte wichtige Erkenntnisse über den Alterungsprozess. Sie zeigte, dass der Lebensprozess an sich – auch ohne übergeordnete Vorbestimmung oder programmierte Steuerung – die Alterung bestimmt. Ganz entscheidend bestimmt. Die Tatsache, dass wir leben beziehungsweise dass unser Stoffwechsel ununterbrochen arbeitet, lässt uns altern. Je schneller der Stoffwechselprozess, desto schneller Alterung und Tod.

Müssen wir also, um länger zu leben, „langsamer" oder sozusagen „weniger" leben? Die *Rate of Living Theory* sagt eindeutig ja. Allerdings: Wenn Sie das Buch bis hierher gelesen haben, wissen Sie, dass das nicht die ganze Wahrheit sein kann.

In der Tat verlor die *Rate of Living Theory* in der Wissenschaft nach anfänglicher Euphorie wieder an Einfluss. Das hatte im Wesentlichen zwei Gründe: Zum einen gab es Ausnahmen. Einzelne Arten, zum Beispiel Vögel, schienen sich partout nicht an die Regeln halten zu wollen und lebten länger, als sie es entsprechend ihrem Stoffwechselumsatz eigentlich durften. Zum anderem entdeckten Wissenschaftler weitere Faktoren, welche die Alterung beeinflussen. Und weil das Ganze in einer Zeit passierte, in der man noch nach einer einzigen und universellen Alternstheorie suchte, wurden Konzepte, die nicht gleich alles erklären konnten, schnell beiseitegelegt. Zu Unrecht, wie wir heute wissen.

Der Rat eines 104-Jährigen

Am gerontologischen Institut der Universität Heidelberg war zu meiner (Rüdiger Sch.-H.) Studienzeit der damals älteste Bürger Heidelbergs bei einer der Lehrveranstaltungen zu Gast. Den interessierten Zuhörern gegenüber saß ein vitaler und intelligenter Mann von 104 Jahren. Auf die unvermeidliche Frage nach dem Geheimnis seines Alters bezog er sich unbewusst auf die erwähnte *Rate of Living Theory*. Seiner Meinung nach habe er seine Lebensenergie nicht vorzeitig verschlissen, sondern dosiert und in Maßen verbraucht. Dies gelte, so sein ausdrücklicher Hinweis, auch für die Sexualität. Er habe, statt „sein Pulver allzu sehr in der Jugend zu verschießen", mäßig gelebt. Und diese Zurückhaltung habe ihm bis in die hohen Achtziger ein aktives Sexualleben beschert, wie er mit einem zufriedenen Lächeln betonte.

Nun, wissenschaftlich betrachtet dürfte weniger das maßvolle Sexualleben zum erfolgreichen Altern beigetragen haben. Eher schon die Tatsache, dass er zeitlebens ganz generell ein sehr disziplinierter und maßvoller Mensch war. Er aß mäßig und trank zwar täglich Wein, aber immer höchstens ein Glas – beides, wie man heute weiß, in der Tat Faktoren für ein langes Leben.

Mit der ihm zur Verfügung stehenden Lebensenergie selbst geizte er keineswegs. Ganz im Gegenteil. Er war körperlich und geistig extrem aktiv – auch und gerade im Alter. Noch mit 90 Jahren organisierte und leitete er eine große städtebauliche Maßnahme.

Das Rate-of-Living-Konzept in moderner Form

Die ursprüngliche Annahme, unser täglicher Stoffwechselumsatz entscheide darüber, wie schnell wir altern, war keineswegs falsch. Nicht korrekt war lediglich die vereinfachte Vorstellung, man könnte das gesamte Phänomen Altern mit dieser einen Variablen abdecken. Es zeigte sich vielmehr, dass es nicht nur mehrere Gründe für das Altern gibt, sondern dass sich die meisten Alternsfaktoren gegenseitig beeinflussen. So ist etwa das Problem der durch den Energiestoffwechsel entstehenden Schäden eng mit dem Alterungsfaktor der freien Radikale verzahnt.

Einer der führenden Experten auf dem Gebiet der freien Radikale, Professor Sohal vom *Department of Biological Sciences* der Universität Dallas (Texas), formulierte deshalb die *Rate of Living Theory* an der Schwelle zum 21. Jahrhundert neu:

„Nicht allein die durch den Stoffwechsel entstehenden potenziell schädlichen Prozesse müssen berücksichtigt werden, sondern das Ausmaß der Dauerschäden, die sie tatsächlich verursachen. Das aber hängt stark von der Funktionsfähigkeit der zellulären Abwehrmechanismen und der Reparaturfähigkeit der Zellen ab."

Viele Alternsfaktoren sind variabel und deshalb theoretisch veränderbar. Und: Wir können sie schon heute verändern.

Intervention in der Praxis

Was lässt sich nun aus diesen Zusammenhängen für den Menschen konkret ableiten? Um dahinterzukommen, ob die durch die Energieverwertung verursachte Alterung aufzuhalten ist, müssen wir uns zwei Fragen stellen:

1. Lassen sich schädliche Prozesse reduzieren, die mit dem in den Mitochondrien umgesetzten Sauerstoff zusammenhängen?

2. Wodurch können unsere zellulären Abwehrmechanismen so gestärkt werden, dass die durch den Energieumsatz bedingten Alterungsvorgänge tatsächlich verzögert werden?

Langsamer altern – im Kühlschrank

Es klingt simpel. Wenn Altern durch den zellulären Energieumsatz mit verursacht wird, müsste eine Reduktion des täglichen Energieumsatzes zu einer Verzögerung von Alternsprozessen führen. Wie aber lässt sich der Energieumsatz drosseln? Ein denkbarer Ansatz ergibt sich aus der Tatsache, dass Stoffwechselvorgänge und auch energetische Prozesse in den Zellen temperaturabhängig sind; je kälter die Temperatur, desto langsamer die Abläufe. Ganze Legionen von Fruchtfliegen, Hamstern und anderen Säugetieren mussten zur Überprüfung dieser These in den vergangenen Jahrzehnten frieren. Und tatsächlich konnte Dauerkälte in nahezu allen Fällen die Alterung aufhalten, teilweise sogar ganz erheblich.

So richtig zufrieden mit den Ergebnissen war man dennoch nicht. Die Gerontologen nicht, weil der Zusammenhang von Temperatur und Altern sich nicht als absolut konstant erwies. Vor allem hohe Temperaturen beschleunigten das Altern mehr, als sich allein mit dem Ankurbeln des Stoffwechsels erklären ließ. Und die an praktisch umsetzbaren Ergebnissen interessierten Normalbürger konnten – ebenso wie die Versuchstiere – der Unterkühlungsmethode nur wenig Sympathie entgegenbringen.

Wir können also festhalten: Die „Kühlschrank-Methode" zur Hemmung der Alterung ist absolut wirksam, führt uns aber zumindest für die Alltagspraxis nicht weiter.

Länger leben durch Hungern

Eine andere besonders naheliegende Möglichkeit, den Energieumsatz zu reduzieren, ist die Einschränkung der Nahrungszufuhr. Und auch das hat man seit den ersten Tagen der *Rate of Living Theory* in vielen Versuchsreihen erforscht.

Die dahinterstehende Theorie ist einfach: Wird dem Körper weniger Energie über die Nahrung zugeführt, müssten auch der Energieumsatz in den Mitochondrien und damit die Zellschäden zurückgehen. Weniger Zellschäden aber bedeuten langsamere Alterung und entsprechend längeres Leben.

Die Ergebnisse aller Studien waren bisher eindeutig. Eine drastische Einschränkung der Nahrungsmenge reduziert praktisch alle degenerativen Alterungsprozesse und führt zu einer erheblichen Verlängerung nicht nur der durchschnittlichen, sondern sogar der maximalen Lebensspanne um bis zu 50 Prozent. Für uns selbst würde das bedeuten, über 150 Jahre zu leben und vor allem bis ins höchste Alter leistungsfähig bleiben zu können.

Es gab lediglich einen Schönheitsfehler: Die Praxisstudien verliefen zwar alle so, wie ausgehend von der Theorie erwartet, aber leider erwies sich die Theorie als nicht ausreichend. Denn: Nahrungseinschränkung reduziert den Energieumsatz in den Zellen nur in der Anfangsphase so extrem, wie eigentlich zu erwarten. Nach ein paar Wochen bleibt aber die Energieausbeute – an verfügbarem ATP, dem chemischen Energieträger der Zellen – bezogen auf die Körpermasse auf einem relativ hohen Niveau. Im Ergebnis heißt das, bei Nahrungseinschränkung altert der Organismus noch viel langsamer, als er es angesichts des Energieumsatzes dürfte. Nahrungseinschränkung muss also neben der Reduzierung des Energieumsatzes noch weitere Veränderungen verursachen, die für eine Verlängerung von Jugendlichkeit sorgen.

Zunächst erschien das alles widersprüchlich. Heute wissen wir, die Ergebnisse sind lediglich die Bestätigung der Zusammenhänge, die weiter oben beschrieben worden sind. So können zum Beispiel verbesserte antioxidative Schutzmechanismen die Schädlichkeit der energetischen Prozesse verringern. Auch das ist bei Nahrungseinschränkung zu beobachten und trägt zur Verlangsamung der Alterung bei – ebenso wie ein optimierter Hormonhaushalt und vieles andere mehr.

Die Höhe des Energieumsatzes ist also ein wesentlicher Faktor für die Alterung des Menschen, aber eben nicht der einzige. Und: Über eine Nahrungseinschränkung lässt sich neben der rein energetischen Reduktion eine Reihe weiterer Alternsmechanismen günstig beeinflussen, wie wir noch sehen werden. Bleiben wir aber zunächst noch bei der Lebensenergie und der Frage, wie sich der Prozess der Energiegewinnung für den Menschen optimieren lässt.

Entscheidend ist die Effizienz

Die Zusammenhänge in Sachen Lebensenergie sind also – wen wundert's – nicht so einfach, wie zunächst gehofft. Das hat aber auch sein Gutes. Gäbe es nur eine einfache lineare Beziehung zwischen Energieumsatz und Alterung, wäre eine Lebensverlängerung nur durch ein Leben auf „Sparflamme" erreichbar, also bei niedriger Temperatur, langsamen Bewegungen und reduziertem Stoffwechselumsatz. Nicht gerade die Idealvorstellung eines lebenswerten Daseins.

Doch letztlich bestimmt nicht die Frage des absoluten Sauerstoffverbrauchs und des Energieumsatzes die Geschwindigkeit der Alterung, sondern die Effizienz des Stoffwechsels. Mehr Effizienz bedeutet ein geringeres Schädigungspotenzial trotz hoher Energieausbeute. Daraus resultiert dann die Möglichkeit, wesentliche Alterungsprozesse zu verhindern.

An dieser Stelle kommen die bereits mehrfach erwähnten Besonderheiten von Vögeln und Fledermäusen ins Spiel. Flugfähige Tiere verbindet eine höchst erstaunliche Besonderheit: Sie altern langsamer als sie eigentlich „dürften".

Warum sind nicht alle Lebewesen und vor allem der Mensch gleich gut gegen das Altern gerüstet? Als aufmerksamer Leser des ersten Kapitels ahnen Sie die Gründe sicher. Es wäre durchaus möglich. Doch das Leben muss abwägen und hohe Investitionen, die es an einer Stelle tätigt, an anderer Stelle einsparen. So müssen Vögel ihre luxuriöse Ausstattung beim Kampf gegen das Altern unter anderem mit einer reduzierten Fortpflanzungsfähigkeit erkaufen. Für Vögel kein Problem. Durch ihre Flugfähigkeit haben sie einen eigenen Lebensraum, den ihnen andere Lebewesen nicht streitig machen können.

Für den modernen Menschen ist die maximale Anzahl der theoretisch möglichen Nachkommen nicht mehr ausschlaggebend. Die Natur könnte uns wie bei den Vögeln mit einer weitaus effizienteren Energieversorgung ausstatten und dadurch – allein ohne sonstige Eingriffe – etwa 140 Jahre weitgehend jung erhalten. Dazu wäre allerdings der Mechanismus der evolutionären Auslese notwendig, doch dieses Werkzeug haben wir der Natur längst abgenommen. Unsere energetische Effizienz zu verbessern und damit langsamer zu altern, müssen wir deshalb selbst in die Hand nehmen.

Warum Vögel uns zeigen, wie man das Altern verlangsamt

Vögel sind besondere Tiere. Wie früher schon Ikarus beneiden wir sie um ihre Flugfähigkeit. Doch damit nicht genug. Im Unterschied zu anderen Lebewesen kennen sie offenbar das Geheimnis, das Altern aufzuhalten.

Eine Taube ist von ihrer Größe und ihrem Stoffwechsel her mit einer Ratte vergleichbar. Doch gegenüber den Nagern sind Tauben geradezu Methusalems. Sie leben drei- bis fünfmal so lange wie die Nager. An einem anderen Beispiel wird das noch deutlicher. Am Boden lebende Mäuse und Fledermäuse sind sich weitgehend ähnlich bis auf eines: Trotz gleicher Größe und gleichem Stoffwechsel altern Fledermäuse bis zu zehnmal langsamer.

Sie werden aber nicht nur einfach älter. Fledermäuse sind bis kurz vor dem Tod so leistungsfähig wie in ihrer Jugend. Degenerativer Abbau und Gebrechlichkeit in der zweiten Lebenshälfte – eine doch offensichtlich unvermeidliche Erscheinung beim Altwerden – Fledermäuse kennen das nicht. Beneidenswert! Wie kommt dieses Phänomen zustande?

Beginnen wir mit dem letzten Punkt. Eine Maus kann selbst mit einigen Altersdefiziten noch leidlich weiterleben. Eventuell braucht sie etwas länger zum Sammeln ihrer Nahrung. Fliegende Tiere haben keinen Spielraum. Sobald ihre Flugfähigkeit eingeschränkt ist, sind sie todgeweiht. Ein bisschen Fliegen gibt es nicht.

Die Natur hat flugfähige Tiere deshalb ganz „bewusst" mit absolut überdurchschnittlichen Waffen im Kampf gegen Alternsprozesse und Stoffwechselschäden ausgestattet. Vögel, Fledermäuse und Co. haben den besten Schutz gegen Radikale im ganzen Tierreich. Bei gleichem Stoffwechselumsatz existieren in den Zellen einer Taube zwei- bis viermal weniger aggressive Reaktionsprodukte als bei einer Ratte. Entstandene Radikale werden sofort unschädlich gemacht. Vögel können in ihren Mitochondrien mehr Energie bei gleichzeitig reduziertem Schadenspotenzial produzieren.

Das Coenzym Q10 und Co.

Die experimentelle Gerontologie sucht schon seit einigen Jahrzehnten nach Wegen, um die menschliche Energieproduktion effizienter, damit schädigungsärmer zu machen und so die Voraussetzung für ein langsameres Altern zu schaffen. Ein kühnes Vorhaben. Bei einfachen Organismen gelang das schon früh. Doch erst in jüngerer Zeit konnte der Prozess der Energieverarbeitung so weit aufgeschlüsselt werden, dass sich für Säugetiere, aber auch für den Menschen ganz konkrete Möglichkeiten ergeben, die direkt von den Zellkraftwerken ausgehenden Alterungsprozesse wirksam zu beeinflussen. Nicht alles, aber vieles begann mit einer schlaflosen Nacht im Jahr 1975 …

Die Entdeckung eines Meilensteins der Zellbiologie

In der Nacht zum 20. Mai 1975 kann der englische Biochemiker Peter Mitchell nicht schlafen. Der Grund für seine Schlaflosigkeit ist nicht überliefert. Sicher ist nur, dass er irgendwann gegen 3 Uhr morgens aufsteht, sich an seinen Schreibtisch setzt und einige Skizzen auf ein Papier notiert.

Mitchell arbeitete seit einiger Zeit an einem Konzept, wie genau in unseren Körperzellen nutzbare Energie entsteht. In dieser Nacht hatte er eine bestimmte Idee, die mit einem zentralen Baustein der chemischen Reaktionskette zusammenhängt. Wir sind sicher: Peter Mitchell hat seine Schlaflosigkeit nie bereut. Denn was mitten in der Nacht mit ein paar Strichzeichnungen auf einem Blatt Papier begann, war so bahnbrechend für die menschliche Zellbiologie, dass ihm dafür im Jahr 1978 der Nobelpreis verliehen wurde.

Der kleine Baustein im energetischen Prozess unserer Zellen, der Mitchell schlaflose Nächte bereitete, trägt den vielsagenden (englischen) Namen *2,3-dimethoxy-5-methyl-6-multiprenyl-1,4-benzyquinone*. Keine Angst, Sie müssen sich den Namen nicht merken – jedenfalls gilt das für die Nichtbiologen unter uns. Was Sie sich aber merken sollten, ist der sogenannte Trivialname dieser Verbindung, nämlich Coenzym Q10 oder kurz Q10. Wir sollten uns diesen Stoff, der für das Leben und unsere Energiegewinnung so wichtig ist, genauer betrachten.

„Die Freude, plötzlich ein bisheriges Geheimnis zu entdecken, und die Freude, eine bislang unbekannte Wahrheit kennenzulernen, bedeutet für mich dasselbe – beides ist ein Aufflammen einer Erleuchtung, eine fast unglaublich vergrößerte Sichtweite und die Ekstase und Euphorie einer sich auflösenden Hochspannung."
PAUL R. HALMOS [ungarischer Mathematiker, 1916–2006]

Wo die Lebensenergie entsteht

Damit aus all dem, was wir täglich essen, nutzbare Energie gewonnen werden kann, ist innerhalb der Körperzellen eine unglaubliche Vielzahl chemischer Schritte notwendig. Die entscheidenden Stoffwechselprodukte aus Fetten, Proteinen und Kohlenhydraten landen zu diesem Zweck schließlich in den Mitochondrien der Körperzellen, wo sie noch einmal in verschiedene komplexe chemische Reaktionszyklen einfließen – der bekannteste, der Citrat- oder Krebszyklus dürfte dem einen oder anderen von uns noch aus dem Biologieunterricht bekannt sein.

Aus allen diesen Zyklen fließen zu guter Letzt winzige Elektronen, die auf ein bestimmtes zentrales Trägermolekül übertragen werden. Und jetzt, erst jetzt am Ende aller chemischen Vorgänge, entscheidet sich die Energiegewinnung. Vom zentralen Trägermolekül werden die Elektronen wie bei einer Feuerlöschkette in vier Schritten weitergereicht und am Ende zusammen mit zwei Wasserstoffatomen auf ein Sauerstoffmolekül übertragen, wobei Wasser entsteht. Während dieses kurzen Vorgangs des Weiterreichens von Elektronen kann nutzbare Energie – in Form von ATP – gewonnen werden. Die entscheidende Lebensenergie für unser Dasein entspringt also diesem unscheinbaren Elektronentransport der sogenannten „Atmungskette".

Geht bei dieser finalen Stabübergabe auch nur eine Winzigkeit schief, waren die Myriaden von Stoffwechselreaktionen seit der Nahrungsaufnahme weitgehend nutzlos. Es kann nicht genügend Energie freigesetzt werden und die Zelle „erstickt".

Wir hatten eben von einem zentralen Trägermolekül gesprochen, das als erstes die aus der Nahrungsverwertung entstehenden Elektronen übernimmt. Dieser äußerst agile Empfänger und Weiterleiter der Elektronen ist das erwähnte Coenzym Q10. Gleich mehr dazu.

Tod durch Energiemangel

Sterben aufgrund von Energiemangel kann ein schleichender Alterstod sein, aber auch ein sehr akuter. In der jüngeren Geschichte gab und gibt es leider immer wieder tragische Beispiele.

So unterbricht Blausäure – wie etwa das von den Nationalsozialisten in den Vernichtungslagern verwendete „Zyklon B" – die Kette bei der letzten Elektronenübergabe auf Sauerstoff. Der Elektronenfluss und damit die Energiegewinnung kommt zum Stillstand und der

Organismus erstickt, obwohl eigentlich ausreichend Nahrungsenergie und auch genügend Sauerstoff zur Verfügung stehen.

Auch Cyanidvergiftungen, wie sie sich nach Unfällen bei der Goldgewinnung immer wieder ereignen, wirken über diesen Mechanismus.

Durch Blockade der Elektronenweitergabe in den Mitochondrien werden aber auch ganz legal Menschen getötet. Beispiel: Hinrichtungen in der Gaskammer – in einigen Staaten der USA noch immer nicht abgeschafft. Die dabei verwendete Blausäure beziehungsweise ausströmende Cyanide blockieren beim Delinquenten die Energiegewinnung. Obwohl sein Stoffwechselmotor auf Hochtouren arbeitet, wird dem Organismus wie von einem chemischem Schraubstock Zelle für Zelle die Lebensenergie entzogen – bei vollem Bewusstsein. Der teilweise lange dauernde Todeskampf bei Cyanidvergiftungen ist begleitet von Erbrechen, Krampfattacken, Erstickungsgefühl und panischer Angst.

„In der Kunst zu leben erfindet der Mensch nichts; aber in der Kunst des Todes übertrifft er sogar die Natur."
GEORGE BERNARD SHAW [irischer Schriftsteller, 1856–1950]

Schleichende Gefahr für Gehirn, Muskulatur und Herz

Wenn bei den meisten Menschen größere Zellbereiche oder Organe zumindest bis zum mittleren Alter von einem völligen Energiezusammenbruch verschont bleiben, heißt das nicht, dass die allmählichen Veränderungen in den Zellkraftwerken ohne Auswirkung geblieben sind. Wir haben bereits darauf hingewiesen, dass die sinkende Effizienz bei der Energieproduktion wesentlich zur Alterung und zu der Entstehung von Alterskrankheiten beiträgt.

Veränderungen und Mutationen innerhalb der Mitochondrien können sich deshalb auf vielfältige Weise bemerkbar machen. Am deutlichsten sind diese Alterserscheinungen am neurologischen System und bei Muskelzellen. Das kann kaum verwundern, denn gerade Nervenzellen im Gehirn und in Muskelzellen haben einen hohen Energie- und Sauerstoffumsatz und zahlen als erste den Preis für den Energiestoffwechsel.

Gehirn. Eine Verschlechterung der Sehfähigkeit, Hörschwäche und sinkende Denkleistungen sind nicht etwa das Resultat einer mechanischen Altersabnutzung, sondern typische Folgen, wenn Nervenzellen aufgrund von Stoffwechselbelastungen untergegangen sind. Die überlebenden Zellen können häufig nur noch eingeschränkt Energie produzieren.

Eine jüngste Entdeckung weist auch im Fall der Alzheimer-Krankheit auf eine Verbindung zum Energiestoffwechsel hin. Beta-Amyloid, eine Art von Plaque, die sich bei Alzheimer um die Neuronen legt, verändert die Schleusen der Mitochondrienmembranen. Als einer der ersten pathologischen Schritte bei der Entstehung von Alzheimer wird somit die Energieeffizienz verändert.

Muskeln / Herz. Die muskuläre Leistungsfähigkeit sinkt mit zunehmendem Alter. Fatal kann das für den aktivsten Muskel im Körper werden, für das Herz. Das Problem dabei ist nicht nur die sinkende Höchstleistung, sondern die Überlebensfähigkeit in Krisensituationen, zum Beispiel bei einem Infarkt. Bei stark reduzierter Blutzirkulation sinkt das Potenzial zur Energieproduktion. (Anmerkung: Hauptproblem ist dabei weniger die verminderte Sauerstoffzufuhr über das Blut als vielmehr der mangelhafte Abtransport von Stoffwechselprodukten.)

Wie effektiv in dieser Situation die Herzzellen auch bei eingeschränktem Stoffwechsel Energie produzieren können, entscheidet nicht selten über Leben und Tod (s. u.). Das Herz enthält deswegen unter anderem einen überdurchschnittlich hohen Spiegel an Q10 und Carnitin, einem anderen wichtigen Helfer bei der Energiegewinnung. Leider nimmt die Verfügbarkeit beider Substanzen im Alter immer weiter ab. Viele Menschen besitzen schon in jungen Jahren zu wenig von diesen oder anderen elementaren Substanzen, auf die wir gleich noch zu sprechen kommen.

„The aging process is now the major risk factor for disease and death after around 28 in the developed countries."
DENHAM HARMAN [Begründer der Free Radical Theory of Aging, *1916]

Infarkte, Badeunfälle und Transplantationen – Warum die Überlebenschancen im Alter abnehmen

Ein Infarkt im Gehirn oder Herz ist deshalb lebensgefährlich, weil aufgrund des plötzlich unterbrochenen Blutflusses der normale Energiestoffwechsel nicht mehr funktioniert und die betroffenen Zellen Gefahr laufen, wegen Energiemangels unwiderruflich abzusterben. Ähnliches gilt für Organtransplantationen, da dort Durchblutung und Stoffwechsel der Organe notgedrungen für eine gewisse Zeit reduziert sind. Atemstillstände zum Beispiel aufgrund von Ertrinken blockieren die Energieversorgung des gesamten

Körpers, wenngleich bei einer schnellen Rettung im Vordergrund steht, wie viele der besonders empfindlichen Gehirnzellen die Akutsituation überleben.

Ob wir als Mensch einen Infarkt oder einen Badeunfall überleben, wie viel Gewebe abstirbt oder ob eine Organtransplantation ohne Schädigungen verläuft, hängt nicht zuletzt von unserem Alter ab. Dafür gibt es zwei Gründe:

1. **Durchblutungsstopp**. Wird der normale Energiestoffwechsel gestört, können die Zellen von Gehirn, Muskeln oder anderen Organen für eine gewisse Zeit auf verschiedene Formen anaerober Energiegewinnung umschalten.

    Das Zeitfenster, für das dieses „Notprogramm" ein Überleben der Zellen ermöglicht, liegt allerdings nur im Bereich von Minuten, selten von Stunden. Wie viele Minuten genau das sind, hängt wesentlich davon ab, wie viel Restdurchblutung bleibt – vor allem um die Stoffwechselprodukte der anaeroben Energiegewinnung abzutransportieren – und wie effektiv das Energie-Notprogramm arbeitet.

    Ein entscheidender Faktor für die energetische Effizienz des Zellstoffwechsels ist der Gehalt an bestimmten Substanzen, welche die Energieversorgung optimieren wie Coenzym Q10, Carnitin und Creatin. Auch Melatonin zählt zu den effektivsten Schutzfaktoren.

    Im Alter verringert sich der Spiegel wichtiger Schutzstoffe, wodurch die Überlebenszeit der Zellen bei kurzfristigen Durchblutungsengpässen sinkt. Neben den körpereigenen Vitalstoffen können auch pharmakologische Substanzen Zellschäden bei reduziertem Blutdurchlauf reduzieren und die Überlebensfähigkeit von Organen oder Organteilen entscheidend verlängern.

    Interessanterweise entwickeln körpereigene wie pharmakologische Energiestabilisatoren auch dann noch eine zellerhaltende Wirkung, wenn sie erst nach einem Infarkt oder nach erfolgreicher Reanimation verabreicht werden, wenn also Durchblutung oder Sauerstoffversorgung bereits wieder einsetzen. Wie ist das möglich?

2. **Wiederdurchblutung**. Was viele überraschen wird: Erhebliche und meist sogar die entscheidenden Schäden bei einem Durchblutungsmangel entstehen überhaupt erst dann, wenn nach einem vorübergehenden Defizit der Sauerstoff wieder in die Zellen strömt. Denn jetzt setzt eine explosionsartige Radikalbildung ein, die in Minuten die empfindlichen Zellmembranen und in der folgenden Zeit ganze Zellen und Organe zerstört.

    Da Zellstabilisatoren wie Q10, Carnitin oder Hydergin® gleichzeitig hochwirksame Antioxidantien sind, können sie diesen sogenannten Reperfusionsschaden erheblich reduzieren, vorausgesetzt sie werden rechtzeitig zugeführt oder – noch effektiver – sie sind bereits in ausreichender Menge vorhanden. (Anmerkung: Die Wirksamkeit bei prophylaktischer Anwendung potenziert sich dadurch, dass diese Substanzen in der Zeit des Sauerstoffmangels Zellmembranen erhalten können, was die Radikalbildung bei Wiederdurchblutung weniger stark ansteigen lässt.) Weitere Stoffe, welche die Zellen erhalten, sind die Vitamine E und C, das cysteinabhängige Glutathion und die Selen-abhängige Glutathion-Peroxidase.

Antioxidative Schutzmechanismen entscheiden also über die Überlebensfähigkeit von Zellen und Organen im Alltag wie in Notsituationen. Fatalerweise nimmt nun der antioxidative Schutzschild im Lebensverlauf ab. Wir Menschen nehmen dabei insofern eine Sonderstellung ein, als bei uns dieser Abfall in der zweiten Lebenshälfte besonders ausgeprägt ist. Vitalstoffarme Ernährung beschleunigt dieses Defizit. Ab einem mittleren Alter steigt deshalb nicht nur die Wahrscheinlichkeit von Infarkten, Hirnschlägen oder Organtransplantationen, es erhöht sich auch mit jedem Lebensjahr das Risiko, in solchen Situationen bleibende Schäden davonzutragen; Schäden, die auch die Abwehrmechanismen betreffen. Eine weitere Abwärtsspirale im Alterungsprozess.

Hydergin®

Zu den wirksamen energiestabilisierenden Wirkstoffen gehört das von der Firma Sandoz entwickelte Hydergin®, das in den 70er-Jahren zu den weltweit meistverschriebenen Medikamenten gehörte. Das Patent für den dreiteiligen Wirkstoff Co-Dergocrin ist mittlerweile abgelaufen, was die Forschung für neue Anwendungsformen leider dramatisch reduzierte (andere Handelsnamen sind Circanol®, Dacoren®, DCCK®, Orphol®).

Obwohl ursprünglich als „durchblutungsförderndes" Mittel eingestuft, liegt die Hauptwirkung von Hydergin® nicht etwa in einer Gefäßerweiterung, sondern in der Stabilisation der Energiegewinnung auch in kritischen Situationen. Prophylaktisch angewendet erhöht es die Überlebensrate bei akutem Blutverlust, Infarkt oder vorübergehendem Atemstillstand. Seitdem in den 80er-Jahren die amerikanischen Anti-Aging-Pioniere Durk Pearson und Sandy Shaw wissenschaftliche Daten publik gemacht hatten, hat sich diese Nutzung von Hydergin® auch zur Alternsprophylaxe weltweit verbreitet. Typische Dosierungen für die Prophylaxe liegen bei 2 bis 6 mg pro Tag.

Bitte beachten Sie: Vor einer Einnahme von Hydergin® und ähnlichen Wirkstoffen sollte unbedingt der Hausarzt mögliche Wechselwirkungen mit anderen Medikamenten überprüfen. Nebenwirkungen bei Unverträglichkeit oder Überdosierung können sein: Magen-Darm-Beschwerden, Übelkeit und Hypotonie.

Herzschwäche – die unsichtbare Alterung

Nachlassende Herzfunktion, nicht selten bis zum völligen Versagen, ist eine typische Erscheinung eines alternden Organismus. In den meisten Industrienationen ist Herzversagen tatsächlich die Hauptursache für Klinikaufenthalte, permanente Invalidität und Tod bei Personen über 65 Jahren. Werden aber zwei Personen unterschiedlichen Alters und mit den absolut gleichen Ausfallerscheinungen in eine Klinik eingeliefert, sind die Überlebenschancen beim Älteren statistisch deutlich ungünstiger: Gegenüber jungen Menschen mit vergleichbaren Herzproblemen hat ein 70-Jähriger ein zwei- bis dreifach höheres Sterberisiko.

Die Ursache für die schlechtere Prognose liegt hauptsächlich an den im Herzen ablaufenden Alterungsprozessen, die aus dem Energiestoffwechsel resultieren. „Normale" oxidative Schäden führen zu einem ständigen Abstoßen und danach zum Absterben von immer mehr Herzzellen. Durch vermehrtes Dickenwachstum versuchen die verbleibenden Zellen, den Verlust zu kompensieren. Damit aber ändern sich unweigerlich die Kontraktionseigenschaften. Vermehrt angelagertes Collagen macht das Herz zusätzlich unelastischer. Der diastolische Herzdruck steigt, und die Füllzeit verlängert sich. Die Herzarbeit wird immer ineffizienter, produziert bei gleichem Energieausstoß im Alter etwa 2,7 Mal mehr Schäden und kann so Krisen schlechter überstehen.

Jetzt kommt noch ein dramatischer Faktor dazu. Die zelluläre Atmungskette – also dort wo die sauerstoffabhängige Energieproduktion stattfindet – wird im Alter ineffektiv (in Tierstudien fand man Reduktionen von mehr als 50 Prozent!). Um dieses Defizit zu kompensieren, muss das Herz mehr Energie durch anaeroben Stoffwechsel, das heißt ohne Sauerstoff und unter Bildung von Laktat, produzieren. Aber: Gerade dieser anaerobe Stoffwechsel benötigt besonders viel Durchblutung, um bestimmte Abbauprodukte aus den Zellen zu spülen. Nun wissen wir, dass gerade im Alter die Gefäße zumeist verengt und die Durchblutungsreserven knapp sind. Dieser energetische Kompensationsweg ist also im jungen und gesunden Organismus unproblematisch, im Alter führt er aber unweigerlich in eine Sackgasse.

Die normale medikamentöse Behandlung der Herzschwäche besteht meist nur in einer künstlichen Entlastung des Herzmuskels, wodurch das Risiko weiterer Akutsituationen sinkt. Ein Einfluss auf die Herzleistung oder auf die zugrunde liegenden Schadensprozesse wird dadurch nicht erzielt.

Kliniken, die sich an den Erkenntnissen der Alternswissenschaft orientieren, gehen zunehmend einen anderen Weg. Sie verordnen ihren Patienten zusätzlich Coenzym Q10 und weitere Biowirkstoffe. Zunächst einmal lässt sich durch eine solche Therapie der alterungsbedingte Verlust des gerade für die Atmungskette der Herzmuskelzellen wichtigen Q10 ausgleichen. Eine Substitution von 200 bis 300 mg Q10 führte in einer Studie bei 70-Jährigen zu einer Erhöhung ihres Gewebespiegels im Herzen um 700 Prozent (zum Vergleich: Bei Jüngeren bewirkt dieselbe Dosis im Schnitt nur einem Anstieg von 100 Prozent). Aufgrund des durch Q10 optimierten aeroben Energiestoffwechsels der Herzzellen erholten sich die substituierten Patienten schneller, verbesserten ihre Herzleistung und konnten früher das Krankenhaus verlassen. In einer anderen Untersuchung beschleunigte eine Dosis von täglich zwei Gramm Carnitin die Erholung nach akutem Infarkt und reduzierte den Infarktschaden. Weitere Ergebnisse bestätigen eine geringere Todesrate durch Carnitingabe bei Herzinsuffizienz.

Wichtiger Bonus: Ein mit Hilfe von Q10 und anderen Energiestabilisatoren – vor allem Carnitin, Alpha-Liponsäure und Creatin – optimierter Stoffwechsel reduziert die durch die normale Herzarbeit entstehenden Zellschäden und verlangsamt damit das Fortschreiten der Herzalterung.

Je früher desto besser: Eine Therapie mit den Herzstoffwechsel unterstützenden Schutzstoffen ist nur dann maximal effektiv, wenn sie rechtzeitig begonnen wird. Bei Q10 etwa hat sich eine mindestens einwöchige Supplementierung vor Herzoperationen als wirksam erwiesen, da sich das Coenzym nur langsam in den Zellen aufbaut. Je früher also jeder einzelne seiner Herzalterung zum Beispiel durch den Zellstoffwechsel unterstützende Maßnahmen vorbeugt, desto größer der Einfluss auf die Gesundheit und die Lebenserwartung.

Die Zukunft hat begonnen

Den Energiestoffwechsel stabilisierende Wirkstoffe können Zellen bis hin zu ganzen Organen vor Schäden schützen. Kliniker machen sich diesen Effekt vor allem bei Organtransplantationen zunutze. Prophylaktisch angewendet, verhindern entsprechende Substanzen die typischen Schädigungen, die im normalen Zellstoffwechsel entstehen und das Altern vorantreiben.

Erwarten sie nicht, dass Ihr Arzt mit der prophylaktischen Anwendung der in diesem Kapitel genannten Wirkstoffe vertraut ist. In der Schulmedizin sind weder die Möglichkeiten des Einsatzes von Medikamenten noch von Biowirkstoffen als Prophylaxe bei gesunden Personen Teil des Lehrstoffs oder von Fortbildungen.

Das ist aber nicht überall so. Japanische Ärzte etwa nutzen Coenzym Q10 nicht nur bei Transplantationen oder vor Operationen. Auch die vorbeugende Supplementierung zum Beispiel zur Vermeidung von Herzkrankheiten ist in Japan inzwischen verbreitet.

Aufgrund der zunehmenden Zahl von Praxisstudien ziehen weltweit Kliniken nach wie zum Beispiel die herzchirurgische Forschungsabteilung am australischen *Baker Medical Research Institute*. Dort erzielte man in den vergangenen Jahren gute Erfolge mit einer hoch dosierten Prophylaxe unter anderem mit Coenzym Q10 beim Altersherzen.

Medizinwissenschaftler der Comenius-Universität in Bratislava gehen noch einen Schritt weiter. In einer jüngsten Veröffentlichung ihrer Ergebnisse stufen sie Q10 als entscheidenden bioenergetischen Marker ein, der nicht nur bei Transplantationen, sondern ganz generell die Überlebensfähigkeit von Organsystemen im Lebensverlauf bestimmt.

„Man muss etwas Neues machen, um etwas Neues zu sehen."
GEORG CHRISTOPH LICHTENBERG [deutscher Physiker und Naturgelehrter, 1742–1799]

Q10 im Lebensverlauf – Ursache oder Folge des Alterns?

Schon bald, nachdem die elementare Bedeutung von Coenzym Q10 für die optimale Funktionsfähigkeit der Körperzellen erkannt worden war, begann man zu überprüfen, ob Energieprobleme im Alter etwas mit dem Q10-Spiegel zu tun haben könnten.

Im Alter ist der Körperspiegel an Q10 bei den meisten Menschen erheblich reduziert. In Organen wie den Nieren teilweise um über 20 Prozent. In den verschiedenen Skelettmuskeln um 30 Prozent und mehr. Im Herzmuskel sind sogar um annähernd 60 Prozent reduzierte Werte ein häufiger Befund. Den biologisch größten Aufwand zur Vermeidung eines allzu großen Q10-Verlusts betreibt der Körper für das Gehirn. Nur so können die meisten Gehirnfunktionen bis ins Alter überhaupt erhalten werden.

Ist Coenzym Q10 somit ein Schlüssel zu einer längeren Jugend? Nein, sagten lange Zeit die Skeptiker. Der Abfall von Q10 sei nur eine Folge der Alterung, nicht aber deren Ursache. Um die Frage weiter zu klären, musste ein Weg gefunden werden, in einem lebenden Organismus den Q10-Spiegel lebenslang auf einem gleichbleibend hohen Niveau zu halten.

Nun muss man wissen, dass es kaum möglich ist, die einzelnen Trägermoleküle der zellulären Atmungskette gezielt zu beeinflussen. Doch als ob es Fügung wäre, stellte sich heraus, dass es eine Ausnahme gibt: Coenzym Q10 lässt sich als einziges Kettenglied modifizieren. Und noch dazu unerwartet einfach.

Im Unterschied zu einigen anderen für die Energiegewinnung notwendigen Verbindungen kann der Mensch Coenzym Q10 nur beschränkt herstellen. Er ist deshalb darauf angewiesen, den lebenswichtigen Stoff über die Nahrung aufzunehmen. (Anmerkung: Lediglich eine Umwandlung anderer Ubiquinone wie Coenzym Q9 ist bei Kindern und Jugendlichen in begrenztem Ausmaß möglich.) Ein drastisches Absinken des Körperspiegels um 75 Prozent führt in kurzer Zeit zum Tod. Folgen eines nur leicht erniedrigten Q10-Spiegels sind Bluthochdruck und Immunschwäche. Interessanterweise ist Q10-Mangel auch sehr häufig die Ursache von Zahnfleischerkrankungen und Zahnausfall.

Die späte Entdeckung der physiologischen Bedeutung von Q10 verhinderte, dass der Naturstoff als Vitamin gilt, obwohl es die klassischen Kriterien erfüllt. Q10 ist somit weniger bürokratisch reglementiert als die klassischen Vitamine. Der Verkauf zur Nahrungsergänzung ist auch in höheren Dosierungen erlaubt, was gezielte Therapie ermöglicht und somit fast als glückliche Fügung angesehen werden kann.

Altern verursacht einen funktionellen Vitalstoffmangel

Wir hatten eine der wichtigsten Entdeckungen der Alternsforschung schon im Genetik-Kapitel angesprochen. Viele Mikronährstoffe und Antioxidantien sind Bestandteile lebenswichtiger Enzyme oder Substrate, mit denen Enzyme reagieren. Die aggressiven Prozesse rund um die Energiegewinnung verursachen nun, wie wir wissen, genetische Veränderungen der mtDNA. Eine der Folgen ist – etwas vereinfacht ausgedrückt – eine zunehmende „Trägheit" bestimmter Enzyme des Energiestoffwechsels. Daraus ergibt sich eine weiter sinkende Energieeffizienz. Als Folge davon steigt die Häufigkeit von Membranschäden und zusätzlichen Genveränderungen. Die Zelle altert.

Dort kommt der neu entdeckte biologische Effekt ins Spiel: Steigert man ganz gezielt die Verfügbarkeit der Biowirkstoffe im Energiestoffwechsel der Zelle, lassen sich die alterungsbedingte „Enzymträgheit" verhindern und die Energieeffizienz optimieren. Mehr noch. Wie wir sehen werden, können scheinbar unausweichliche genetische Altersprogramme mit der richtigen Nährstofftherapie ausgeschaltet werden.

Alternsstopp durch energieoptimierende Wirkstoffe

Als man beim kleinen Fadenwurm C. *elegans* – Sie kennen ja inzwischen dieses Lieblingstier der Alternswissenschaft – einige der unter großem Aufsehen entdeckten „Methusalem-Gene" genauer untersuchte, fand man Erstaunliches: Entscheidende Langlebigkeitsgene waren nichts anderes als Baupläne und Steuerungen des Energiestoffwechsels. Schon kleine Effizienzsteigerungen bei der Arbeit der Mitochondrien genügen nämlich, um die Lebenserwartung zu verdoppeln.

Die Natur benutzt also den Energiestoffwechsel ganz „offiziell" als Stellschraube für die variable Festlegung der Alterungsgeschwindigkeit. Ein aufwendiger Energiestoffwechsel mit einem ausgeklügelten und hohen Spiegel an Schutzstoffen ermöglicht einem Individuum ein langes Leben – allerdings auf Kosten eines hohen Ressourcenverbrauchs, der für diesen Zellbereich notwendig wird. Umgekehrt liefert ein einfach gehaltener Energiestoffwechsel pro verbrauchter Ressource mehr Energie, produziert dafür mehr Schäden und verkürzt die Lebenserwartung des Einzelnen; je nach äußeren Bedingungen aber zum Vorteil der Art.

Was bedeutet das für die Praxis? Wir hatten die Frage diskutiert, ob die im Alter festgestellte Abnahme von Q10 eine Ursache oder Folge der Alterung darstellt. Bereits vor 25 Jahren, als noch wenig über diesen Stoff bekannt war, unternahm einer der Coenzym-Pioniere, Dr. Emile G. Bliznakov, Langlebigkeitsexperimente mit Mäusen. Das erstaunliche Ergebnis: Allein die lebenslange Substitution von Q10 verlängerte die Lebensspanne der Tiere um bis zu 50 Prozent.

War das schon der Beweis, dass Q10-Mangel Altern verursacht? Nein! Weitere Studien brachten unterschiedlich ausgeprägte, selten aber so extreme Ergebnisse, zumindest was die Verlängerung der maximalen Lebensspanne betrifft (im Unterschied zur häufiger zu beobachtenden Verlängerung der durchschnittlichen Lebensspanne).

Inzwischen sind die Zusammenhänge zwischen Altern und Q10 klarer. Die sehr ausgeprägte Abnahme von Q10 – zum Beispiel im alternden Herz – ist eine Folge des Alters insofern, als sich der Q10-Gehalt der Mitochondrien am Bedarf orientiert. Das heißt: Wird in einem Organ viel Energie umgesetzt, wird mehr Q10 eingelagert. Sofern verfügbar! Im Alter, wenn unsere Mitochondrien-DNA und damit die Energiegewinnung geschädigt sind, sinkt folglich auch der Gehalt dieses Bausteins im Energieprozess. Bewegungsmangel beschleunigt den Q10-Abfall. Was wenige wissen: Dort liegt auch einer der vielen Gründe für die gesunderhaltende Wirkung von Sport. Intensive körperliche Aktivität erhöht den Energieumsatz im Organismus. Die Körperzellen reagieren auf diesen Reiz mit einer vermehrten Einlagerung von Q10 und anderen Vitalstoffen in die Mitochondrien – allerdings eben nur so lange, wie ausreichend Q10 über die Nahrung zur Verfügung gestellt wird.

Coenzym Q10 ist ein regelrechter Genregulator

Der Verlust von Q10 in den Körperzellen ist im Alter größer als durch den Energierückgang erklärbar. Das bedeutet, im alternden Organismus entwickelt sich tatsächlich ein echter Mangel an Q10. Die positiven Gesundheitseffekte, die zunächst bei Tieren und später beim Menschen durch eine Supplementierung immer wieder bestätigt worden sind, sind inzwischen also auch biochemisch nachvollziehbar.

Den Energiestoffwechsel beeinflussende Wirkstoffe wie Coenzym Q10 modulieren sogar ganz direkt die genetische Steuerung unserer Zellen. Das belegen inzwischen auch Praxisstudien beim Menschen. Bei älteren Erwachsenen veränderte eine vierwöchige Gabe von täglich 300 mg Q10 die Genexpression (Anmerkung: von der genetischen Steuerung ausgehende Ausprägung auf Zellebene) in den Muskelzellen der Teilnehmer in Richtung auf die Ausprägung bei jüngeren Personen. Entsprechend änderte sich daraufhin die Faserzusammensetzung ihrer Muskeln. Nach der Therapie hatten die Männer mehr sogenannte FT-Fasern; das sind die Muskelfasern, die für schnellkräftige Bewegungen zuständig sind. Bisher glaubte man, der Anteil dieser schnellen Fasern sinke im Alter allein aufgrund mangelnder Beanspruchung. In Zahlen ausgedrückt verjüngten sich die Genexpression und damit die Zusammensetzung der Muskeln der Probanden schon nach wenigen Wochen um etwa zehn Jahre.

In einer anderen Praxisstudie wollten es die Genetiker genauer wissen. Sie untersuchten bei einer Testgruppe 70- bis 76-Jähriger exakt das Ausmaß der genetischen Veränderung, die durch eine gezielte Zellanreicherung mit Coenzym Q10 hervorgerufen wird. Tatsächlich fanden sie bei den substituierten Männern 115 veränderte Gene vor. [*Anmerkung: Exakt: 47 Gene waren nach oben reguliert, zum Beispiel der Rezeptor für das Stickstoffsignal, und 68 waren nach unten reguliert, zum Beispiel die Wirkung von Steroidhormonen auf das Abstoßen von Zellen.*] Insgesamt entsprachen diese Veränderungen einer eindeutigen Verjüngung der genetischen Ausrichtung der untersuchten Zellen. Das war starker Tobak – oder wie es Anthony Linnane vom Zentrum für Molekularbiologie und Medizin in Melbourne ausdrückt: Coenzym Q10 könne man tatsächlich als „Genregulator" bezeichnen.

Es sollte nicht lange dauern, bis ein weiterer Mechanismus aufgeschlüsselt wurde, über den Q10 beim Menschen in typische Alterungsprozesse eingreift.

Coenzym Q10 ist ein elementares Antioxidans

Q10 sorgt für eine bessere Effizienz bei der Energiegewinnung. Das war schon früh klar. Aber ein Phänomen konnte lange Zeit nicht erklärt werden: Bei steigenden Dosierungen war der Q10-Pool für die Energieproduktion irgendwann gesättigt. Erhöhten die Wissenschaftler aber die Dosierung weiter, traten zusätzliche alternshemmende Effekte auf, obwohl der Spiegel in der mitochondrialen Atmungskette unverändert blieb.

Der Grund war, Coenzym Q10 übernimmt neben den Aufgaben im Energieprozess auch Schutzfunktionen gegen Radikale (genauer gesagt, die chemisch reduzierte Form von Q10). Das rückte Q10 – wie man sich denken kann – erst recht in den Blickpunkt der Alternsforschung.

Bei genauerer Betrachtung erwies sich das Coenzym nicht nur als irgendein weiterer Radikalfänger. Es übernimmt vielmehr im komplexen Zusammenspiel des körperlichen Abwehrsystems gegen aggressive oxidative Prozesse ganz spezifische Aufgaben, kann also nicht durch andere Antioxidantien ersetzt werden. Die Spezialität von Q10 ist der Schutz empfindlicher Zellmembranen, genauer der fettliebenden Seite dieser Membranen – mit weitreichenden Konsequenzen für die Entstehung typischer Alterskrankheiten.

Herz-Kreislauf

Eine offensichtlich wichtige Schutzfunktion übt Q10 bei der Entstehung von atherosklerotischen Veränderungen der Blutgefäße aus. Eine Unterart des Cholesterins, das als „schlechtes Cholesterin" bekannte LDL (*Low Density Lipoprotein*), ist besonders empfindlich gegenüber schädigenden oxidativen Prozessen. Die oxidierte Form des LDL ist eine der Initialzündungen für die Atherosklerose.

Genau diese folgenschwere Veränderung des LDL-Cholesterins kann Q10 verhindern, indem es die oxidative Reaktionskette unterbricht. Es besitzt, wie es wissenschaftlich heißt, eine „hohe Affinität" für die Stoffwechselreaktionen speziell des LDL-Cholesterins. (Anmerkung: Genau genommen agiert dort nicht die Urform CoQ10, sondern das daraus im Körper gebildete Ubiquinol CoQH2.)

Die Zufuhr von Q10 erhöht den Spiegel von Ubiquinol-10 im Plasma und besonders in der entscheidenden Untergruppe des LDL-Cholesterin (LDL3), deren Q10-Gehalt am geringsten und deren Anfälligkeit für Peroxidation am größten ist. Kein anderes Antioxidans besitzt diese spezifische Eigenschaft.

- **Marker für das Risiko von Gefäßalterung**. „Der Mensch ist so jung wie seine Gefäße", heißt es nicht zu Unrecht in der Medizin. Aber woher weiß ich, wie alt meine Gefäße sind? Wenn das Problem erst auf dem Operationstisch erkannt wird, ist es meist zu spät. Auch Bluthochdruck deutet auf bereits verhärtete Arterien hin – die Arteriosklerose ist schon im vollen Gange. Jung sind die Gefäße zu diesem Zeitpunkt nicht mehr.
  Die Tatsache, dass die wichtigsten Q10-Wirkungen in einem sehr frühen Stadium des Atheroskleroseprozesses ansetzen, legte die Vermutung nahe, die Beobachtung der Q10-Aktivität könnte eine Art Frühwarnsystem ermöglichen, um ein

herannahendes Risiko von Gefäßalterung zu erkennen, bevor diese Alterung wirklich eingetreten ist.

An der Universitätsklinik in Hamburg-Eppendorf ist man dieser These nachgegangen – mit vielversprechendem Ergebnis: Ältere gesunde Personen weisen mehr Q10 auf als gleichaltrige Patienten mit Herzerkrankungen, Bluthochdruck und Hyperlipidämien. Im Körper der gesunden Personen findet sich deutlich weniger oxidativer Stress. Eine Reihe von Daten spricht dafür, dass das zu einem guten Teil die Folge ihres stärkeren Schutzschildes durch Q10 ist.

- **HDL-Cholesterin.** Coenzym Q10 steigert nicht nur den Körpergehalt des Atherosklerose vorbeugenden Antioxidans Vitamin E, sondern erhöht auch das „gute" HDL-Cholesterin. Anders als LDL lagert sich HDL nicht in den Blutgefäßen ab. Im Gegenteil: Es kann beginnende Ablagerungen sogar aktiv reduzieren. Ein hoher Quotient von HDL zu LDL gilt heute als entscheidender Schutz gegen Arteriosklerose. Personen mit hohem Q10-Spiegel haben auch eine bessere HDL/LDL-Ratio. Über eine zusätzliche Nahrungsergänzung mit Coenzym Q10 lässt sich dieser Quotient weiter zugunsten von HDL positiv beeinflussen.

- **Bluthochdruck.** Interessanterweise bewirken verbesserte Spiegel an Coenzym Q10 bei Hypertonie-Patienten bereits bei einer Zufuhr von täglich 2 mal 60 mg Q10 unmittelbar eine positive Beeinflussung des Blutdrucks.

Hörverlust

Die Bedeutung von Q10 auf das Herz-Kreislauf-System geht weit über das Cholesterin hinaus. Neben den bereits bekannten therapeutischen Wirkungen bei *Angina pectoris*, Arrhythmien und anderen Fehlfunktionen des Herzens wurde 1998 in einer dreijährigen Studie an der Tohoku-Universität in Japan Coenzym Q10 auch erstmals erfolgreich gegen fortschreitende Taubheit bei *Diabetes mellitus* eingesetzt. Eine tägliche Dosis von 150 mg Q10 pro Tag verhinderte erfolgreich Hörprobleme bei den so behandelten Patienten. Auch für Hörsturz und Tinnitus gibt es erste positive Ergebnisse zum hoch dosierten Einsatz von Coenzym Q10.

Gehirn, Nervenzellen und Parkinson

Nervenzellen sind nicht nur besonders empfindlich gegenüber einem kurzfristigen oder schleichenden Energiedefizit. Geschädigte und abgestorbene Neuronen führen im Gehirn zu unwiederbringlichen Funktionsausfällen. Coenzym Q10 hat sich in den vergangenen Jahren als Stabilisator bei verschiedenen neurologischen Störungen bewährt.

Wenn man die biologischen Aufgaben von Coenzym Q10 betrachtet, wird schnell verständlich, warum sich die Alternswissenschaft nicht nur Hilfe bei akuten neuronalen Störungen erhofft, sondern auch beim Problem der „normalen" Zellalterung. Derzeit werden solche Zusammenhänge im neurochemischen Laboratorium des *Massachusetts Hospital* in Boston untersucht. Im Tiermodell verhinderte die prophylaktische Gabe von Q10 den Zelltod in wichtigen Gehirnbereichen und verlängerte die Überlebenszeit von Labormäusen.

Einer Besonderheit bei Parkinson-Patienten versuchen seit einigen Jahren Forscher der *University of California* in San Diego auf den Grund zu gehen. An Parkinson leidende Personen haben einen besonders niedrigen Q10-Spiegel. Erste Studien ergaben, dass Q10 gerade in der *Substantia nigra*, einem bei Parkinson besonders betroffenen Bereich im Mittelhirn, das Absterben sogenannter dopaminerger Neuronen verhindert oder verzögert.

Einen Ersatz für zerstörte Nervenzellen gibt es nicht. Therapeutische Ansätze zur Behandlung von Neuronenerkrankungen wie Parkinson waren deshalb bisher auch wenig zufriedenstellend oder darüber hinaus aufwendig, zum Beispiel elektronische Implantate. Vieles spricht dafür, dass die beste „Behandlung" in frühzeitiger Vorbeugung besteht, etwa mit Hilfe von Selegilin (s. u.).

Allerdings: Die prophylaktische Anwendung von medikamentösen Wirkstoffen bei Gesunden ist umstritten, weil im reparativen Medizinsystem nicht vorgesehen und entsprechend wenig untersucht. Der natürliche Wirkstoff Q10 dürfte dagegen wichtiger Mosaikstein in der individuellen Gesundheits- und Alternsvorsorge werden. Zusammen mit anderen energiestabilisierenden Substanzen könnte der rechtzeitige und richtig dosierte Einsatz von Q10 den Funktionsverlust und Alterstod von Nervenzellen im Gehirn signifikant verzögern helfen.

Morbus Parkinson – ein Schicksal, das uns alle erwartet?

Dopaminerge Nervenzellen im Hirnbereich der *Substantia nigra* sterben bei jedem Menschen als Reaktion auf oxidativen Dauerstress mit zunehmendem Alter ab; nur die Geschwindigkeit ist individuell unterschiedlich. Der Neuronenverlust führt allmählich zu vermindertem Antrieb, erschwerter Spontanität oder Sexualstörungen. Erst bei fortgeschrittenem Ausfall oder starken Funktionsstörungen von Nervenzellen kommt es bei den Betroffenen zu körperlicher, mimischer und geistiger Starre, Apathie und Zitterbewegungen. Spätestens dann spricht man von der Parkinsonkrankheit (*Morbus Parkinson*).

Auch wenn unser Gehirn also „normal" altert, entwickeln wir möglicherweise alle irgendwann Parkinsonsymptome – wir müssen nur lange genug leben. Was wir als Parkinsonsche Krankheit wahrnehmen, könnte somit nichts anderes sein als eine Form beschleunigter Alterung spezieller Hirnbereiche. Einige Hirnforscher halten diese These für recht wahrscheinlich. Eine gezielte Parkinsonprophylaxe – mit Antioxidantien und eventuell auch Selegilin – könnte deshalb mit steigender Lebenserwartung eine wichtige Voraussetzung für ein gesundes Altwerden sein.

Selegilin. Als effektiv gegenüber bestimmten Faktoren der Gehirnalterung hat sich der Wirkstoff Selegilin (z. B. Deprenyl®) erwiesen, der die Lebensdauer dopaminerger Neuronen erhöht (direkte antioxidative Wirkung, sowie Förderung der körpereigenen Enzyme SOD, Katalase und Glutathion-Peroxidase. Wie Studien an Säugetieren gezeigt haben, kann der prophylaktische Einsatz von Selegilin nicht nur die Funktionsfähigkeit von Gehirnzellen erhalten, sondern auch die funktionelle, durchschnittliche und sogar die maximale Lebensspanne des gesamten Organismus um bis zu 40 Prozent verlängern. Ob dieser extreme Effekt auch beim Menschen zustande kommen kann, ist unklar. Im Unterschied zur Krankheitsbehandlung bei *Morbus Parkinson* genügen zur Prophylaxe beziehungsweise zum allgemeinen Neuronenschutz extrem niedrige Dosierungen von weniger als 1 mg/Tag.

Bitte beachten Sie: Selegilin ist in Deutschland ausschließlich als Arzneistoff für die Behandlung bei bereits bestehender Parkinsonkrankheit zugelassen und wird meist mit L-Dopa kombiniert. Hochdosiertes L-Dopa ist im Wesentlichen für die bei dieser Kombinationsmedikation auftretenden Nebenwirkungen verantwortlich.

Vitalstoffe im Energiestoffwechsel sind Teamspieler

Um die Vorgänge um den menschlichen Energiestoffwechsel in einem überschaubaren und verständlichen Rahmen zu halten, haben wir uns in diesem Kapitel in erster Linie mit dem Coenzym Q10 beschäftigt. Aus gutem Grund: Allein mit diesem zentralen Vitalstoff lassen sich wesentliche Alternsvorgänge im Zellbereich beeinflussen.

Doch es gibt noch andere nicht weniger effektive Helfer, welche die Energieproduktion unserer Zellkraftwerke optimieren und – wie wir heute wissen – das Altern von Zellen und Organen beeinflussen. Über jeden von ihnen ließen sich ganze Bücher schreiben. Auf die interessantesten sollten wir einen kurzen Blick werfen, zumal sie alle Teamspieler sind und ihre beste Wirksamkeit nur im Zusammenspiel erzielen. Wichtig ist in jedem Fall die Tatsache, dass ein Organismus, dessen Zellen mit optimalen Mengen dieser Vitalstoffe ausgestattet sind, das Fortschreiten seiner Alterung signifikant verlangsamen kann.

Tocopherole und Ascorbinsäure

Gegen die klassische Alterskrankheit Arteriosklerose kann Coenzym Q10 nur im Zusammenspiel mit anderen Helfern erfolgreich agieren, vor allem den Tocopherolen (Vitamin E) und Vitamin C. Diese Teamarbeit ist aus zwei Gründen wichtig. Zum einen, weil nur etwa 50 bis 60 Prozent des in unserem Blut kreisenden LDL-Cholesterins ausreichend Q10 enthalten – das restliche LDL ist dann vor allem auf Vitamin E angewiesen. Zum anderen aber, weil Q10 bei seiner „Arbeit" selbst O_2-Radikale erzeugt, die von Tocopherolen (Vitamin E) abgefangen werden. Vitamin E wird bei diesem Einsatz aufgebraucht beziehungsweise inaktiviert. (Anmerkung: Genauer, Vitamin E wird zu einem – allerdings wenig gefährlichen – Phenoxyl-Radikal.)

Jetzt kommt ein anderer Bekannter ins Spiel: Ascorbat (Vitamin C) regeneriert die durch die Abfangarbeit inaktiv gewordenen Vitamin-E-Moleküle und macht sie damit neuerlich aktiv. Unter ganz bestimmten Bedingungen wird diese Reaktivierungsarbeit von Q10 zusätzlich geleistet. Stellt man dem Organismus mehr Coenzym Q10 zur Verfügung, passiert etwas Erstaunliches: Das Vorkommen von aktivem Vitamin E steigt dadurch an seinem Hauptwirkungsort, den Mitochondrien, ebenfalls deutlich an. Q10 übt somit einen insgesamt sparenden Effekt auf dieses wichtige Schutzvitamin aus. Wenn man bedenkt, dass schon geringe Unterschiede im Vitamin-E-Status über Häufigkeit und Risikopotenzial von Herz-Kreislauf-Krankheiten beim Menschen entscheiden, wird die Tragweite dieser Zusammenhänge schnell deutlich. Insgesamt also findet beim Schutz vor Zellalterung eine perfekte Symbiose statt, die wir allerdings nur vereinfacht dargestellt haben.

Eine weitere wichtige Wechselwirkung: Die hohe Verfügbarkeit beider Antioxidantien verhindert den vor allem im Alter häufigen und in vielen Organen problematischen Abfall des zentralen körpereigenen Schutzstoffs Glutathion (s. u.).

Flavonoide

Über ähnliche Mechanismen, zum Beispiel dem Schutz vor unerwünschter Oxidation durch Radikale, wirken auch verschiedene pflanzliche Flavonoide. (Anmerkung: Flavonoide haben die Besonderheit, dass sie spezielle Hydroxy-Peroxyl-Radikale zu einem gewissen Grad binden können. Diese lipophile Radikalvariante entreißt mit Vorliebe Wasserstoffaus mehrfach ungesättigten Fettsäuren, wodurch eine Kettenreaktion entsteht, der immer mehr Fette und fetthaltige Zellbauteile zum Opfer fallen.) Enthalten sind sie zum Beispiel in Ginkgo-Blättern.

- **Ginkgo.** Auch diesmal sind die klassischen Aussagen, Ginkgo würde über eine Durchblutungssteigerung oder eine vermehrte Sauerstoffzufuhr seine Wirkungen entfalten, irreführend. Ginkgo-Wirkstoffe üben in erster Linie einen direkten positiven Einfluss auf die zellulären Membranfunktionen und das Membranpotenzial aus und verbessern so die Energiesituation zum Beispiel von Gehirnzellen. Das bei alten Menschen häufige Phänomen schlechter Koordination wurde aktuell auch direkt mit Mitochondrienschäden in Verbindung gebracht. Und tatsächlich verbesserte eine Ginkgo-Einnahme in einer ersten Studie die motorischen Fähigkeiten Älterer.

- **Resveratrol.** Das hochinteressante Bioflavonoid ist in roten Traubenschalen und damit im Rotwein sowie sehr eingeschränkt in rotem Traubensaft enthalten. Auf den Zusammenhang zwischen mäßigem Rotweingenuss und reduziertem Herz-Kreislauf-Risiko wird ja seit einiger Zeit gerne hingewiesen. Obwohl man bei solchen epidemiologischen Vergleichen sehr vorsichtig sein sollte, dürfte dieser Befund durchaus Relevanz haben. Gut kontrollierte Tierstudien haben die Schutzwirkung verschiedener Flavonoide bestätigt. In Trauben, aber auch anderen Pflanzen findet sich eine weitere Gruppe von Flavonoiden, die sogenannten Anthocyanidine.

- **(Pro-) Anthocyanidine.** Inzwischen gibt es spezielle zum Beispiel aus Trauben- oder Blaubeerextrakten hergestellte Präparate, die Anthocyanidine in standardisierter Form enthalten. Auf diese Weise ist eine gezieltere Einnahme auch ohne den Umweg über alkoholhaltigen Rotwein oder zuckerhaltigen Beerensaft möglich. Eine verwandte Substanzgruppe mit ganz erstaunlich weitreichenden Zellschutzeffekten sind spezielle von französischen Wissenschaftlern in einer mediterranen Pinienart entdeckte Proanthocyanidine. Sie sind unter dem Namen **Pycnogenol®** patentiert und werden inzwischen vermarktet. Auch grüner Tee entwickelt einen Teil seiner Gesundheitswirkungen aufgrund seines Proanthocyanidingehalts (neben Catechin und anderen Polyphenolen).

Carnitin

Allheilmittel für das Abnehmen und Dopingsubstanz – die Schlagzeilen der vergangenen Jahre haben den natürlichen Vitalstoff Carnitin gleichermaßen zum Spielball überzogener Hoffnungen und unsachlicher Kritik werden lassen. Im Schatten der Schlagzeilen hat sich Carnitin beziehungsweise die verwandte Form Acetyl-Carnitin unter seriösen Wissenschaftlern als eine hochinteressante Wirksubstanz für verschiedene medizinische

Anwendungen erwiesen. Gerontologen und Biochemiker finden in jüngster Zeit immer klarere Bestätigungen für die wichtige Rolle, die Carnitin im Energiestoffwechsel und der menschlichen Zellalterung spielt (s. u.). Bei einer Carnitin-Ergänzungstherapie zur Alternsprophylaxe ist die natürliche Zellsubstanz Alpha-Liponsäure der wichtigste synergetisch wirkende Partner (s. u.).

Carnitin – der Energiekatalysator

L-Carnitin gehört zu den lebenswichtigen Aminosäuren. Bis zu einem gewissen Grad kann der menschliche Organismus Carnitin aus der Aminosäure Lysin bilden. Der Hauptteil des über die Nahrung zugeführten Carnitins stammt aus dem Verzehr von Fleisch (Herz ist besonders carnitinreich). Höchste Gewebespiegel beim Menschen finden sich im Herz und Gehirn.

Aufgaben:

● Wichtigster Promotor für die zelluläre Energiegewinnung aus Lipiden.

● Optimiert unmittelbar und als Kofaktor (Anmerkung: z. B. für Cardiolipin, einer Schlüsselverbindung für mitochondriale Transportproteine) die allgemeine Energieproduktion durch verschiedene Enzymerhöhungen. Es sorgt für die Stabilisierung der Mitochondrienmembranen.

● Stabilisiert den Schutzstoff Glutathion. Ein nicht optimaler Carnitin-Status ist ein verbreitetes Phänomen. Besonders betroffen sind Menschen mit Leber-, Nieren- oder Herzinsuffizienzen, Hyperlipoproteinämien (Cholesterinstörungen), Fettleibige und Schwangere. In der zweiten Lebenshälfte ist ein absoluter oder funktioneller Carnitinmangel eine fast typische Alterserscheinung.

Vorbeugende Wirkung gegen die Zellalterung:

● Im Bereich der Neuronen verhindert Carnitin die Anhäufung des Altersplaques Lipofuscin, erleichtert die Produktion des für Gedächtnis- und Lernfunktionen wichtigen Neurotransmitters Acetylcholin und stimuliert die Neuro-Regeneration. Bei Älteren führte eine Supplementierung zu besserem Gedächtnis und optimierten Lern- und Konzentrationsfähigkeiten.

● Carnitin entfaltet darüber hinaus vielfältige Zellschutzwirkungen (u. a. gegenüber Ischämie in Herz und Gehirn sowie gegen Fettplaquebildung in der Gefäßwand).

- Die von Carnitin ausgehenden Effekte reichen, wie erst jüngst gefunden, bis hinein in die genetische Steuerung (Optimierung der mtDNA Transkription auf jugendliches Niveau).

- In Kombination mit Alpha-Liponsäure bewirkt Carnitin eine Wiederherstellung altersbedingt gestörter Mitochondrienfunktionen sowie eine Reduktion von Lipid- und Proteinoxidation und DNA-Schäden.

- Gesamtalterung: Im Tierversuch erhöht ein dauerhaft optimierter Carnitin-Status die Lebensspanne unabhängig vom nahrungsbezogenen Energieumsatz.

Alpha-Liponsäure

Sie haben diesen Namen noch nie gehört? Keine Sorge, dann sind Sie in guter Gesellschaft. Obwohl der Vitalstoff zu den elementaren in menschlichen Zellen vorkommenden Bausteinen gehört, wird er erst seit wenigen Jahren intensiv erforscht. Als Kofaktor ist Alpha-Liponsäure gleich an einer ganzen Reihe von zellulären Enzymkomplexen beteiligt.

Was ihm in jüngster Zeit in Medizin und Alternsforschung gleichermaßen große Aufmerksamkeit beschert, ist seine spezielle Fähigkeit, die hochsensible Energieproduktion innerhalb der Mitochondrien einerseits als Katalysator zu verbessern und dabei gleichzeitig als Antioxidans zu schützen.

Mehr Energie bei gleichzeitig minimiertem Schadensrisiko? Richtig! Moderne Gerontologen würden etwa so einen effektiven Jungbrunnen beschreiben. Spätestens jetzt verstehen Sie sicher, warum plötzlich so viele Interesse an der unscheinbaren Substanz entwickeln.

Alpha-Liponsäure – der natürliche Neuroprotektor

Liponsäure kann vom Organismus selbst gebildet werden – direkt innerhalb der Mitochondrien. Inwieweit das immer optimal funktioniert, ist bisher unklar. Ebenso ungeklärt ist, ob in der Nahrung enthaltene Liponsäure genutzt werden kann, da sie dort ausschließlich proteingebunden vorkommt (besonders AL-haltige Nahrungsmittel sind Innereien; aber auch Hefe, Spinat, Brokkoli und Tomaten enthalten nennenswerte Mengen).

Bisher wurden nur nach Supplementierung mit reiner Alpha-Liponsäure physiologisch signifikante Reaktionen nachgewiesen.

Aufgaben:

- Wichtiger Funktionsbestandteil mehrerer zellulärer Enzymkomplexe

- Eigenständiges hoch effektives fett- und wasserlösliches Antioxidans gegenüber verschiedenen Radikalformen (u. a. singulärer Sauerstoff und möglicherweise HO*)

- Unterstützung der Glutathionbildung und Stabilisation des Gewebespiegels

- Liponsäure ist in der Lage, „verbrauchte" Antioxidantien zu reaktivieren (über chemische Reduktion); besonders betrifft das Glutathion, Vitamin C (im Tierversuch verbesserte Liponsäure die Verfügbarkeit von Vitamin C um 60 Prozent im jungen und um 300 Prozent im alten Organismus) und Coenzym Q10 (damit indirekt Schutz vor Vitamin-E-Mangel)

- Möglicherweise Reparatur von oxidativen Schäden an Zellproteinen

Einsatz in der medizinischen Krankheitsbehandlung:

- Diabetische Neuropathie
- Insulinresistenz
- Gefäßkrankheiten
- Katarakte
- Strahlenschutz
- Hepatitis und Leberzirrhose
- HIV (AIDS)

Präventivwirkungen gegen die Zellalterung:

- In Tierstudien führt bereits eine einmonatige Supplementierung zu signifikant veränderten Markern der Zellalterung (weniger Radikale, reduzierte Membranschäden und effizientere Mitochondrienfunktion). Starke synergetische Wirkung mit Carnitin!

- Schutz vor Hautalterung bei äußerer Anwendung als Cremebestandteil (das Ausmaß der Schutzwirkung einer inneren Anwendung auf die Hautalterung ist bislang noch unklar)

- Bindung von oxidativ aggressiven (Schwer-) Metallen

- Über mindestens zwei Mechanismen kann Liponsäure in die Regulation der Transkription bestimmter Gene eingreifen (Gene, die an Entzündungen, Atherosklerose und Diabetes beteiligt sind)

- Die antioxidative Wirkung nach Einnahme von Liponsäure ist wahrscheinlich ausgeprägter und universeller als die aus der körpereigenen Produktion resultierende. Die Ursache dafür liegt in der gleichmäßigeren Verteilung in allen Zellbereichen.

- Verbesserung von Lern- und Gedächtnisfunktionen bei Kombination mit Carnitin (im Tierversuch); beim Menschen erbrachte eine erste Pilotstudie (ebenfalls in Kombination mit Carnitin) unter anderem verbesserte kognitive Fähigkeiten und eine Reduktion von Altersflecken der Haut.

Weitere Wirkstoffe zur Optimierung der energetischen Effizienz

Melatonin. Der Zirbeldrüse-Botenstoff gehört vor allem wegen seiner vielfältigen regulierenden Hormonwirkungen zu den wichtigsten Steuersubstanzen beim Menschen. Wie wir aber im vorhergehenden Kapitel gesehen haben, üben Melatoninmoleküle in der Mikrowelt unserer Körperzellen weitere Schutzfunktionen aus, zum Beispiel als Radikalfänger mit besonderen Fähigkeiten. Doch selbst damit sind die Aufgaben im Zellbereich nicht erschöpft. Melatonin stabilisiert als Partner von Coenzym Q10 die für die Energiegewinnung verantwortliche Elektronentransportkette. In Anwesenheit ausreichender Mengen von Melatonin wird die vor allem im Alter immer häufigere irreguläre Öffnung der Mitochondrienporen und damit der plötzliche Abfall des energetischen Wirkungsgrades verhindert. In gewisser Weise ist Melatonin sogar Teil der zellulären Müllabfuhr: Die durch Melatonin zusätzlich bereitgestellten ATP-Moleküle (= chemische Energieträger) fördern den Abtransport oxidierter und den Energiestoffwechsel belastender Abbauprodukte.

Pyridoxin (Vitamin B6). Spätesten im mittleren bis höheren Alter verliert sich die Fähigkeit des Organismus, wenigstens einen Teil seines Q10-Bedarfs durch Umwandlung anderer in der Nahrung vorkommender Ubiquinone zu ergänzen. Notwendig für diese Umwandlung sind ausreichend hohe Mengen an Pyridoxin. Parallel zu Q10 nimmt aber gerade auch der Körpergehalt von B6 mit zunehmendem Alter ab. (Anmerkung: Unzureichende Mengen Vitamin B6 sind auch in der ersten Lebenshälfte bei Einnahme der Antibabypille oder bei Rauchern typisch.) Weil niedrige B6-Spiegel im Körper heute auch als ein eigenständiger Faktor unter anderem für Gefäßkrankheiten erkannt sind, wird derzeit untersucht, wie effektiv sich eine langfristige prophylaktische Einnahme von Vitamin B6 auf den Q10-Status und vor allem auf Alterskrankheiten auswirkt. Erste

Ergebnisse sind positiv. Die Forschungsgruppe um Richard Willis vom *Biochemical Research Institute* in Austin (Texas) legte sich schon 1999 fest: Sie empfahl eine kombinierte Ergänzung mit beiden Vitalstoffen zum Schutz gegen Gefäßalterung: „Es erscheint klug zu empfehlen, dass Patienten, die ergänzendes Q10 erhalten, gleichzeitig mit Vitamin B6 supplementiert werden, um eine bessere endogene Synthese von Q10 zusammen mit dem von außen zugeführten Q10 zu ermöglichen."

Dosis: 25–100 mg (bei durchschnittlichen Ernährung wird nur ein Zwanzigstel dieser Menge zugeführt)

Tocopherole (Vitamin E). Wichtige Bereiche der Zusammenarbeit zwischen Coenzym Q10 und Tocopherol (Vitamine E) haben wir schon dargestellt. Q10 erhöht die Verfügbarkeit und die Effizienz von Vitamin E – ein Effekt, der sich umgekehrt ebenfalls beobachten lässt. Die Zufuhr von Vitamin E verbessert den Q10-Status in Körper und nicht zuletzt den der Abwehrzellen des Immunsystems, deren Wirksamkeit dadurch signifikant zunimmt.

Als Versuchstiere an der amerikanischen *Colorado State University* mit so vielen lebensbedrohlichen Erregern infiziert wurden, dass nur 20 Prozent diesen Angriff überlebten, wurde dieser Effekt auch nach außen deutlich: Eine Kontrollgruppe von Tieren erhielt vor der Infizierung hoch dosiertes Vitamin E. Von ihnen überlebten mehr als 80 Prozent die Infektion.

Selen. Das Spurenelement Selen fördert – neben seinen vielen anderen Aufgaben – unmittelbar die Synthese von Coenzym Q10. Das gilt nicht etwa nur bei akutem Selenmangel. Zusätzlich verabreichtes Selen erhöht auch dann den Q10-Spiegel in den Körperzellen, wenn eigentlich „ausreichend" Selen vorhanden ist. Vieles spricht dafür, dass die stark antikanzerogene (krebsvorbeugende) Wirkung von Selen auch über seinen Einfluss auf Q10 mitverursacht wird. Der Selengehalt der Nahrung ist regional sehr unterschiedlich. Deutschland gehört zu den Ländern mit schlechter Selenversorgung.

Dosisbereich: 100–200 µg.

Zink. Damit aus Q10 die antioxidativ wirksame Form Ubiquinol entsteht, ist ein Enzym notwendig, die sogenannte Lipoamid-Dehydrogenase. Das Enzym wiederum ist bei seiner Arbeit unbedingt auf ausreichende Zinkspiegel angewiesen. Das für die Alternsprophylaxe generell vielleicht wichtigste Mineral ist also nicht nur im immunologischen und hormonellen Bereich wirksam, sondern auch am zellulären Energiestoffwechsel beteiligt.

Dosisbereich: 10–30 mg.

Glutathion. Das schwefelhaltige Peptid ist einer der elementaren körpereigenen Zellschutzstoffe, und das insbesondere in den roten Blutkörperchen (s. Kap. II.2). Zu seinen Hauptaufgaben gehört der Schutz der Mitochondrien-DNA. In sauerstoffverarbeitenden Organismen findet man deshalb einen direkten Zusammenhang zwischen mtDNA-Schäden und der Verfügbarkeit von Glutathion.

Im Alter kommt es in vielen Organen zu einem funktionellen Glutathionmangel, weil es durch die zunehmend aggressiven Zellprozesse schneller oxidiert wird, als es regeneriert werden kann. Die Regeneration von oxidiertem Glutathion wird zum Beispiel durch Vitamin E und besonders durch Alpha-Liponsäure bewirkt und gefördert.

Wer eine Altersversicherung für seine Mitochondrien abschließen möchte, kann Glutathion direkt als Nahrungsergänzung einnehmen (in Deutschland nicht erhältlich). Allerdings wird Glutathion bei oraler Einnahme nur schlecht aufgenommen. Man kann diese Problematik aber umgehen, indem man sich einen anderen Effekt zunutze macht: Der wichtigste Bestandteil von Glutathion ist die natürliche Aminosäure Cystein. Wann immer die Leber zusätzliches Cystein zur Verfügung hat, produziert sie daraus Glutathion. Reich an Cystein sind Eigelb, Knoblauch, roter Pfeffer, Rettiche, Zwiebeln und Senf.

Im verschieden Tierversuchen reduzierte eine dauerhafte Cystein-Supplementierung die Tumorhäufigkeit, verbesserte Immunfunktionen (nur bei alten Tieren) und verlängerte die durchschnittliche Lebensspanne. Viele der genannten und weitere Wirkungen wurden inzwischen beim Menschen bestätigt. Zusammen mit den Vitaminen B6, B12 und Folsäure reduziert Cystein den Atherosklerose-Risikofaktor Homocystein. Eine gezielte Cystein-Ergänzung ist über die Einnahme der Reinsubstanz L-Cystein (Apotheke oder Versandhandel) oder über das als Hustenlöser zugelassene Acetyl-Cystein möglich. Typische Dosierungen zur dauerhaften Gesundheitsprophylaxe sind 200 bis 600 mg/Tag.

Creatin. Egal, ob ein 120 Kilogramm schwerer Gewichtheber die Hantel stemmt oder ob ein Radrennfahrer bei der *Tour de France* einen Spurt am Berg anzieht – immer entscheidet die Verfügbarkeit des Energieträgers Creatin in den Muskelzellen über Sieg oder Niederlage mit. Verständlich, dass das in menschlichen Zellen wie auch in der Nahrung enthaltenen Creatin in vielen Sportarten längst zu den am häufigsten verwendeten Ergänzungsmitteln gehört. Neu ist allerdings die Erkenntnis, dass Creatin nicht nur als unmittelbarer Energielieferant dient, sondern auch den äußerst heiklen Stoffwechsel, der zwischen Mitochondrienmembran und dem restlichen Zellraum abläuft, stabilisiert – auch bei Nervenzellen. Wie effektiv sich diese Wirkung gegenüber den bei der menschlichen Alterung typischen Energieproblemen beziehungsweise Zellschäden nutzen lässt, wird derzeit weltweit in einer Reihe von Praxisstudien untersucht.

Dosisbereich: 5–20 g.

Sonstige Antioxidantien. Im komplexen System des mitochondrialen Energiestoffwechsels und den damit verbundenen Alterungsprozessen unserer Zellen gibt es innerhalb der genannten und ungenannten Vitalstoffe ein ganzes Netz von unterstützenden Wechselwirkungen. So fand man bei Personen mit hohem Q10-Spiegel auch eine höhere Verfügbarkeit von Vitamin A, Vitamin C und verschiedenen Karotinen, und zwar unabhängig vom Vitamingehalt ihrer Nahrung. Grund ist der erwähnte Spar- und Regenerationseffekt von Q10. Bestätigt wurde dieser Zusammenhang inzwischen auch durch Substitutionsstudien, in denen eine Q10-Gabe ebenfalls die Verfügbarkeit der genannten Vitalstoffe verbesserte.

Eine äußerst breite unterstützende Wirkung auf andere Vitalstoffe hat Alpha-Liponsäure (AL). Nach gezielter Ergänzung mit AL lässt sich im Zellbereich ein signifikant verbesserter Status an Vitamin E, Coenzym Q10, Glutathion und Vitamin C nachweisen.

Ab welchem Alter ist eine Unterstützung des Energiestoffwechsels sinnvoll?

Wie wir gesehen haben, entwickelt sich die Energiesituation der Körperzellen im Laufe des Lebens im Stil einer sich immer schneller drehenden Todesspirale. Bis ins junge Erwachsenenalter ist die Lage nur selten dramatisch. Der Verlust von Neuronen, Herz- und anderen Organzellen ist bis zu diesem Zeitpunkt relativ gering, gleichmäßig fortschreitend und meist ohne funktionelle Konsequenzen. Bis zu einem Alter von 30 bis 40 Jahren kann deshalb eine kalorienarme, aber an Antioxidantien und Bioflavonoiden reiche Ernährung als energetische Versicherung weitgehend ausreichen. (Anmerkung: Wohlgemerkt bezieht sich diese Aussage auf den zellulären Energiestoffwechsel. Aus anderen alternsprophylaktischen Gründen oder bei vorliegenden Risikofaktoren kann eine frühere Ergänzung mit Präventivwirkstoffen sinnvoll sein).

Spätestens ab einem mittleren Erwachsenenalter haben bleibende Membranschäden und erste genetische Veränderungen im Bereich der Mitochondrien-DNA die Rahmenbedingungen für den Verfall der energetischen Effizienz gesetzt. Doch auch jetzt lässt sich nicht eindeutig festlegen, welches die effektivsten Schutzmaßnahmen für den Einzelnen sind. Jeder Mensch ist eben auch biochemisch ein Individuum. Wenn jedoch Vitalstoffe wie das Vitamin E oder Vitamin C noch nicht zu Ihrer täglichen Ergänzung gehören, könnte eine Substitution in diesem Lebensabschnitt den Energiestoffwechsel stabilisieren helfen.

Zwischen 40 und 50 Jahren beginnt die Verfügbarkeit von Coenzym Q10 stark abzunehmen. Wie eine finnische Studie 1997 zeigte, hat insbesondere bei Männern der stärkste

Abfall von Q10 im Alter von 50 Jahren bereits stattgefunden. Eine direkte Konsequenz ist zum Beispiel ein erhöhtes Oxidationsrisiko der LDL-Partikel. Nach einer Ergänzung der Nahrung mit 100 mg/Tag kann sich die Menge der Cholesterinpartikel, die kein schützendes Coenzym enthalten bereits halbieren. Fatal: Ausgerechnet Cholesterinsenker vom Typ der Statine senken den Q10-Spiegel dramatisch, da sie ein zur Q10-Bildung notwendiges Enzym blockieren. Der Effekt ist in neun kontrollierten Studien beim Menschen zweifelsfrei bestätigt. Entsprechend häufen sich Forderungen, eine Statintherapie nur mit zusätzlichem Q10 durchzuführen.

Suboptimale Q10-Spiegel können schon bei Jüngeren auftreten – besonders bei Menschen, die wenig Seefisch, Herz, Leber oder Nüsse essen. Im Fall von Coenzym Q10 scheint im Zweifelsfall eher eine frühzeitige Ergänzung sinnvoll. Wie eine Untersuchung kürzlich zeigte, kann eine langfristige Prophylaxe pathologische Gefäßveränderungen direkt von der Wurzel aus angehen. Eine frühzeitige Supplementierung scheint unter anderem den altersbedingten Elastizitätsschwund der Blutgefäßwände verhindern zu können.

Carnitin, Alpha-Liponsäure und Cystein sind weitere Schutzstoffe, die spätestens in der zweiten Lebenshälfte über unseren energetischen Status und damit die Überlebensfähigkeit vieler Körperzellen wesentlich entscheiden. Raucher und (selbst mäßige) Trinker sollten dabei schon früh ein besonderes Augenmerk auf eine optimale Versorgung mit dem schwefelhaltigen Cystein legen. Für Menschen mit Veranlagungen zu Herzproblemen steht Carnitin im Mittelpunkt einer energetischen Prophylaxe oder Therapie. Alpha-Liponsäure ist trotz seiner universellen Energieschutzwirkungen ein besonderer Spezialist gegenüber vom Zuckerstoffwechsel ausgehenden Schädigungen und Altersdiabetes. Ob bereits jüngere Personen, wenn sie viel Zucker oder andere Kohlenhydrate essen, von einer dauerhaften Liponsäure-Ergänzung profitieren, ist noch unklar.

Beeinflussung der körpereigenen Produktion

Kann eine dauerhafte Nahrungsergänzung mit energiestabilisierenden Wirkstoffen die körpereigene Enzym- oder Vitalstoffproduktion negativ beeinflussen? Im Fall von Coenzym Q10 unterstützt und verstärkt eine Supplementierung die Q10-Aktivität im Körper, beeinflusst aber in keiner Weise die endogene (im Körper ablaufende) Produktion aus seinen verschiedenen Vorstufen. Das heißt: Der Nutzen einer vermehrten Aufnahme von Q10 – über die Nahrung oder als Präparat – wird nicht durch „Einsparprozesse" des Körper reduziert, sondern bleibt im vollen Umfang erhalten. Das gilt auch für die Dauereinnahme.

Bisher wurde auch für die anderen in diesem Kapitel genannten Schutzstoffe kein negativer Effekt auf die körpereigenen Bildungsprozesse gefunden. Im Gegenteil: Weil altersbedingt im Zellbereich viele enzymgesteuerte Reaktionsschritte träge werden (Anmerkung: vor allem aufgrund reduzierter Affinität zum dazu gehörenden Coenzym), kann die Substitution eines Vitalstoffs die Nutzungsmöglichkeiten anderer Hilfsstoffe verbessern.

Dosierungen und mögliche Risiken

Bitte beachten Sie: Die nachfolgenden Angaben stellen lediglich allgemeine Richtwerte dar, die sich aus den Erkenntnissen der Alternswissenschaft, aus Praxisstudien beim Menschen sowie aus therapeutischen Erfahrungen ergeben haben. Sie beziehen sich ausschließlich auf die Prophylaxe und Therapie von Alterungsprozessen im Zusammenhang mit dem Energiestoffwechsel. Eine Substitutionstherapie sollte individualisiert und nach umfassender Anamnese erfolgen.

Coenzym Q10

Die Menge des mit der Nahrung aufgenommenen Q10 schwankt je nach Nahrungsauswahl stark. Sie beträgt bei den meisten Menschen weniger als 10 mg/Tag. Die überwiegende Zahl der Praxisstudien aus Medizin und Alternswissenschaft bestätigte bisher in erster Linie die Wirksamkeit hoch dosierter Ergänzungen im Bereich von 60 bis 400 mg/Tag.

Risiken. Bei Dauereinnahme von täglich 200 mg berichtete in einer sechsjährigen Studie jeder hundertste der Patienten über leichte Magen-Darm-Probleme. Insgesamt gehört der Wirkstoff zu den extrem gut verträglichen Substitutionen. Allein in Japan nehmen nach Schätzungen etwa zehn Millionen Menschen Coenzym Q10 eigenverantwortlich als Prophylaxe oder im Rahmen einer medizinischen Therapie ein. Toxische Effekte wurden bisher weder beim Menschen noch in speziellen Toxizitätsstudien mit Tieren festgestellt.

Vitamin C

Zur wirksamen Unterstützung des mitochondrialen Stoffwechsels scheinen mittlere Dosierungen von 200 bis 1000 mg (über den Tag verteilt) optimalen Schutz zu bieten. Risiken. In diesem Dosisbereich sind keine bekannt. Bei höheren Einnahmemengen oder empfindlichem Magen sollte Ascorbinsäure zur Vermeidung einer hohen Säurebelastung gepuffert werden (z. B. mit Natron).

Vitamin E

Die Gruppe der Tocopherole (Vitamin E) gehört zu den Vitalstoffen, bei denen selbst unterste Bereiche einer optimalen Wirkstoffkonzentration nicht über die Nahrung erreicht werden können. Im Hinblick auf den zellulären Energiestoffwechsel sollten beim Gesunden 100 bis 400 IE (Internationale Einheiten) einen ausreichend effektiven Schutz bieten.

Risiken. Tocopherole stellen ein essenzielles und gut verträgliches Antioxidans dar. Allerdings sollte darauf geachtet werden, ein natürliches breites Spektrum an Tocopherolen zuzuführen. Dazu gehört vor allem das wichtige Gamma-Tocopherol. Althergebrachte Vitamin-E-Präparate enthalten meist nur das Alpha-Tocopherol. Das gilt auch für angeblich „natürliche" Vitamin-E-Quellen wie Salatöle oder Margarine. Diesen wird bei der Raffinierung das gesamte Tocopherolspektrum entzogen, später aber nur Alpha-Tocopherol wieder zugesetzt, was zu physiologischen Ungleichgewichten führt (z. B. im Bereich der Eliminierung von sogenannten Peroxi-Nitrit-Radikalen).

Carnitin

Anders als bei den therapeutischen Dosierungen – etwa bei der unterstützenden Behandlung einer Herzinsuffizienz oder verschiedenen Muskel- und Stoffwechselerkrankungen, bei denen wirksame Tagesmengen 1000 bis 2000 mg sind – haben sich bei der Prophylaxe energetischer Alterungsprozesse bereits Dosierungen von 200 bis 600 mg als ausreichend effektiv erwiesen.

Risiken. In Einzelfällen wurde über Durchfall berichtet (selten). Eine Dauereinnahme großer Mengen (mehrere Gramm) kann bei vorgeschädigten Mitochondrien (alte Menschen) theoretisch die zunächst verbesserte energetische Effizienz über eine unerwünschte Erhöhung des oxidativen Schadenspotenzials wieder reduzieren. Die gleichzeitige Gabe des unterstützenden Zellstoffs Alpha-Liponsäure verhindert im Tierversuch diesen Effekt.

Alpha-Liponsäure

Aus den bisher vorliegenden Daten der Alternswissenschaft lässt sich noch nicht endgültig definieren, wie sich eine optimale Zellschutzergänzung mit Alpha-Liponsäure darstellt. Energiestoffwechsel-Experten halten zur Prophylaxe altersbedingter Zellschäden die vergleichsweise niedrige Tagesdosierung von 50 bis 100 mg ab einem mittleren Lebensalter für ausreichend effektiv, um die Zellkraftwerke des Menschen dauerhaft zu schützen.

Risiken: Selbst bei mehrjähriger Dauereinnahme hoch dosierter Liponsäurepräparate (400 bis 1800 mg) zur Behandlung der diabetischen Neuropathie wurden bisher keine unerwünschten Wirkungen oder toxische Effekte beschrieben.

(Dosisangaben zu anderen in diesem Kapitel aufgeführten Kofaktoren für die Energiegewinnung finden Sie jeweils im Text.)

Beeinflussung der Lebensspanne

Maximale Lebensspanne

Das Maximalalter von Säugern – der Mensch gehört dazu – zu verlängern, ist weitaus schwieriger als dies bei einfachen Lebensformen der Fall ist. Das liegt schlicht an der Komplexität eines hoch entwickelten Organismus. Gemeinsam ist allerdings einfachen wie komplexen Lebewesen, dass die Geschwindigkeit, mit der sie altern, in hohem Maß durch den Energiestoffwechsel bedingt wird. Heute können wir sagen: In dem Ausmaß, wie es gelingt, die winzigen Zellkraftwerke vor Schäden zu schützen, altert der gesamte Organismus langsamer.

Bei einfachen Fruchtfliegen bremst bereits eine leichte Reduktion der in den Mitochondrien entstehenden O2-Radikale das Altern erheblich. Bis ins Greisenalter jung bleibende Fadenwürmer entstehen, wenn man allein ein besonders reaktionsfreudiges Eisenprotein im Mitochondrienstoffwechsel eliminiert. Dass ein absolut optimierter Energiestoffwechsel auch beim Menschen das Maximalalter bis jenseits von wenigstens 140 Jahren verschieben könnte, gilt nach heutigem Wissensstand als durchaus wahrscheinlich. Die praktische Umsetzung erfordert jedoch mehr Komplexität als bei einfachen Organismen.

Konkret gibt es zwei Ansätze: Zum einen besteht die Möglichkeit, den Energieumsatz in seiner Gesamtheit zu verringern. Zum anderen kann man versuchen, die Energieeffizienz zu steigern und das Schadenspotenzial durch erhöhte Bereitstellung spezifischer Substrate und gezielt eingesetzte Schutzstoffe zu reduzieren. Das zuletzt Genannte war bisher nur eingeschränkt mit Hilfe einer unbestimmten Schrotschusstherapie möglich, die im Tierversuch zwar die durchschnittliche, aber nur in Einzelfällen die maximale Lebensspanne verlängerte. Die Erkenntnisse der vergangenen Jahre versetzen uns nun erstmals in die Lage, den Zellschutz gezielt zu organisieren und zu koordinieren. Die wichtigsten Werkzeuge dafür haben wir in diesem Kapitel beschrieben.

Durchschnittliche Lebensspanne

Zu Beginn unseres 21. Jahrhunderts, liegt die durchschnittliche Lebenserwartung mit 74 Jahren bei Männern und 80 Jahren bei Frauen so hoch wie nie zuvor. Dennoch erreichen nur wenige das Höchstalter von etwa 120 Jahren, das durch die allgemeine Geschwindigkeit der Alterung bestimmt wird. Grund dafür sind in erster Linie die im Lebensverlauf zunehmenden klassischen (Alters-) Krankheiten, weitgehend verursacht durch die – teilweise vorzeitig – fortgeschrittene Alterung einzelner Organe und Funktionssysteme.

Störungen und Effizienzverlust im menschlichen Energiestoffwechsel sind seit etwa zehn Jahren endgültig als Mitverursacher einer ganzen Reihe von typischen Alterskrankheiten erkannt (s. o.). Ein verbesserter Schutz der Mitochondrien würde deshalb mit hoher Wahrscheinlichkeit auch beim Menschen die durchschnittliche Lebenserwartung erheblich verlängern, insbesondere durch länger wirksam bleibende Immunfunktionen und ein langsameres Fortschreiten der allgemeinen Atherosklerose.

Funktionelle Lebensspanne

Die funktionelle Lebensspanne, also die Lebenszeit, die wir in weitgehender Selbstständigkeit und Vitalität verleben können, fällt seit vielen Jahrzehnten immer weiter hinter die Entwicklung der durchschnittlichen Lebensspanne zurück. Zunehmend mehr Jahre werden deshalb am Ende des Lebens in Gebrechlichkeit oder sogar Pflegebedürftigkeit verbracht – eine unausweichliche Folge des Ungleichgewichts zwischen ständig besser werdender Reparaturmedizin und ungenügender gesundheitlicher und alterungsspezifischer Prophylaxe. Ein Vermeiden des energetischen Effizienzabfalls im Alter kann die vitale, funktionelle Lebensspanne um mehrere Jahre, in bestimmten Fällen sogar Jahrzehnte, verlängern. Ein wichtiger Aspekt dabei: Wir müssen uns dabei nicht einmal auf die Übertragbarkeit der vielfältigen Tierstudien verlassen. Gut kontrollierte Untersuchungen beim Menschen haben inzwischen vor allem für den Bereich der Gesunderhaltung von Gehirn und Herz gezeigt, dass Maßnahmen zum Mitochondrienschutz und die Energieproduktion unterstützende Therapien die Gesundheit, Leistungsfähigkeit und Vitalität erhalten und sogar wiederherstellen können.

„Was gestern absurd schien, wird heute allgemein geglaubt und ist morgen banal."
DANIEL SPITZER [österreichischer Autor und Satiriker, 1835–1893]

II. 11

Altersuhr Bewegung und Belastung

Bewegung, Sport und Alterung

„Um meine Jugend wiederzuerlangen, würde ich alles in der Welt tun – außer Sport zu treiben, früh aufzustehen oder anständig zu sein."
OSCAR WILDE [irischer Schriftsteller, 1854–1900]

150 Jahre leben – ohne Sport

Eine vielleicht unerwartete Nachricht vorweg: Es ist nicht unrealistisch, weit über 120 Jahre zu leben, ohne jemals Sport zu treiben, ja sogar ohne jedes körperliche Training. Zumindest können sich das diejenigen ausrechnen, die ihre Nahrungsenergie dauerhaft um annähernd 50 Prozent reduzieren. Warum das so ist, werden wir im nächsten Kapitel besprechen. Falls Sie also zu dieser standhaften Gruppe gehören, könnten Sie sich diesen Teil des Buches sparen – es sei denn, Sie wollen Ihr Aussehen und Ihre Leistungsfähigkeit erheblich verbessern. Alle anderen, egal ob Sportbegeisterte oder Bewegungsmuffel, werden auf den folgenden Seiten einige der besten Tipps zum Jungbleiben finden. Und keine Sorge, damit sind nicht die üblichen wohlfeilen Empfehlungen zu gymnastischen Übungen am Arbeitsplatz oder Zeitangaben zum täglichen Dauerlauf gemeint. Wer einmal wirklich verstanden hat, wie Altern und Bewegung zusammenhängen, kann sich aus der Vielzahl der Möglichkeiten genau das herausgreifen, was er für sein ganz persönliches Anti-Aging-Programm nutzen möchte. Und es gibt diesen Zusammenhang zwischen Bewegung und Alterung. Oder nicht?

Hatte Winston Churchill recht?

Wie das im Leben so ist: Die meisten guten Ratschläge werden nur selten beachtet. Anders scheint das mit gegenteiligen Aussagen zu sein. Der britische Politiker Winston Churchill (1874–1965) pflegte auf die häufig gestellte Frage nach dem Geheimnis seiner bis ins hohe Alter erstaunlichen Fitness zu antworten: *„No sports!"* Das blieb bei den Leuten haften. Bis heute!

Ist Sport nun gesund? Natürlich. Was für eine Frage! Wer sich allerdings die Ursachen von Alterung noch einmal in Erinnerung ruft, sollte zumindest einen Moment nachdenken. Wir haben gesehen, einer der entscheidenden Alternsfaktoren ist der Energiestoffwechsel. Das gilt besonders für die dabei entstehenden Schäden, etwa an der Mitochondrien-DNA oder den Zellwänden. Aber auch andere Prozesse, bei denen Radikale eine Rolle spielen, treiben die Alterung voran. Und körperliche oder geistige Aktivität macht vor allem eines: Sie erhöht unseren Energieumsatz und den Stoffwechsel. Der Sauerstoffumsatz schnellt bei intensiver Belastung um den 10- bis 15-fachen Wert nach oben. Vielleicht hatte Churchill also doch recht?

Was Muskeln über das Altern verraten

In Belastungstests lässt sich nachweisen, dass sich beim Menschen während körperlicher Aktivität die Bildung schädlicher Radikale erheblich erhöht – Radikale, von denen man weiß, dass sie Alterungsprozesse verursachen. Vergleicht man Muskeln von jungen und alten Menschen, zeigen sich bei Älteren eine Reihe von Schädigungen. Rühren diese Alterserscheinungen vielleicht von der lebenslangen Muskelarbeit her? Das wäre schlecht, denn es würde bedeuten, Bewegung wirkt nicht der Alterung entgegen, sondern verursacht sie sogar. Wir sollten der Frage also noch genauer nachgehen.

Die Langlebigsten waren die Faulsten

In den Labors der experimentellen Gerontologie interessiert man sich natürlich auch für die Frage, wie körperliche Aktivität und Altern zusammenhängen. Ein beliebtes Studienobjekt sind dabei Fliegen. Alternsforscher wie der bereits genannte Michael Rose aus Irvine in Kalifornien greifen dabei am liebsten auf eine gut erforschte Fliegenart zurück, die *Drosophila melanogaster*.

Weil *Drosophila* sehr kurzlebig ist, kann man mit Hilfe gezielter Selektion in relativ kurzer Zeit extrem langlebige Tiere züchten – echte Methusalems. Das ist weder schwierig noch – inzwischen – besonders aufregend. Viel interessanter ist für die Wissenschaftler die Frage, worin sich diese extrem langlebigen Tiere von normalsterblichen Artgenossen unterscheiden. Die spektakuläre Antwort: Die gezüchteten Methusalems bewegen sich zeitlebens viel weniger als ihre normal alternden Verwandten.

Ist das schon ein Beweis für die provokante These vom längeren Leben durch Faulenzen? Wir sollten da nicht voreilig sein. Denn möglicherweise war die geringe Bewegung nur ein Begleiteffekt der Methusalem-Züchtung und nicht die Ursache für die Langlebigkeit. Das überlegten natürlich auch die Forscher. Also drehten sie das Experiment um:

458

Der Bewegungsspielraum von Fliegen lässt sich recht gut kontrollieren. Also wurden zwei Gruppen von Fliegenkolonien verglichen. Die einen mit viel Flug- beziehungsweise Bewegungsmöglichkeiten – die anderen mit stark eingeschränkter Bewegungsmöglichkeit. Man brauchte jetzt nur noch abzuwarten, welche Gruppe ein höheres Alter erreichte. Das Ergebnis war eindeutig. Die zur Bewegungsarmut gezwungenen Tiere blieben länger leistungsfähig und lebten deutlich länger als die Vergleichsgruppe. War das jetzt der Beweis dafür, dass weniger Bewegung länger jung hält? Die Antwort ist diesmal ja. Bewegungsfaulheit hält das Altern auf!

Nächste Frage: Haben also Churchill und alle Bewegungsmuffel doch recht? Sport ist Mord? Nein, denn einen winzigen Aspekt für die Gültigkeit dieses Beweises haben wir stillschweigend unterschlagen. Das Ganze gilt für Fliegen. Nur für Fliegen! Höher entwickelte Tiere und Menschen funktionieren in diesem Fall anders. (Die Gesamtalterung von Fliegen ist unter anderem weitaus stärker als beim Menschen von den unmittelbar beim Energieumsatz entstehenden O_2^--Radikalen bestimmt; s. Kap. II.2).

Vom Labor in die Wirklichkeit

Wozu also um alles in der Welt die vielen Fliegenstudien, wenn die Ergebnisse nicht auf uns Menschen übertragbar sind? Nun, zum einen lassen sich aus den Ergebnissen der Fliegenforschung durchaus viele direkte Erkenntnisse für unsere eigene Alterung ableiten. Zum anderen sollte deutlich werden, dass die Beziehung von Altern und Bewegung nicht so einfach ist, wie häufig dargestellt. So machten beispielsweise vor einiger Zeit Bücher Schlagzeilen, die Faulenzen als neuen Jungbrunnen propagieren. Dabei stützen sich die Autoren genau auf solche oberflächlichen Betrachtungen, auf unzulässige Schlussfolgerungen und – nicht zuletzt – auf mangelndes Wissen über den menschlichen Alterungsprozess.

Allerdings ebenso unzutreffend sind Behauptungen, die Sport zum alleinigen Jungbrunnen erheben. Auch darüber existieren unzählige Bestsellerauflagen. Denn die einfache Formel „mehr Sport = weniger Altern" ist ebenfalls unkorrekt. Um Bewegung und Sport als unterstützende Maßnahme für gesundes Altern zu nutzen, muss man beides richtig einzusetzen wissen. Und wie das geht, erfahren Sie gleich. Zuvor möchten wir Ihnen aber noch die richtigen Argumente, sprich die theoretischen Grundlagen dafür liefern.

Intelligente Radikalabwehr

Während körperlicher Aktivität entstehen im Organismus aggressive Radikale. Wir hatten weiter oben darauf hingewiesen. Das ist auch der Hauptgrund, warum Fliegen schneller altern, wenn sie sich viel bewegen. Beim Menschen erhöht sich die Radikalproduktion bei körperlicher Aktivität ganz ähnlich. Im Unterschied zu den Fliegen haben wir aber ein wesentlich komplexeres Abwehrsystem gegen Radikale. Es schützt uns, wenn man so will, vor der schädlichen Wirkung von Bewegung. Zumindest bis zu einem gewissen Grad.

Wäre das biochemisch nun der ganze Unterschied zwischen uns und einer Stubenfliege, würde uns Bewegung zwar weniger stark altern lassen, aber immer noch schneller als ohne körperliche Aktivität. Doch es gibt noch andere Unterschiede. So ist etwa die Abwehr gegen Radikale und andere schädliche oxidative Prozesse bei höheren Säugern und damit auch beim Menschen dynamisch. Das heißt: Die Abwehr kann sich anpassen. Wenn wir uns körperlich intensiv betätigen, entstehen Radikale und oxidativer Stress. Diese erhöhte Belastungssituation bewirkt aber, dass sich unsere Radikalabwehr in der anschließenden Erholungsphase auf ein höheres Niveau reguliert, um für vergleichbare Belastungen in Zukunft gewappnet zu sein. Weil wir nun nicht nur beim Sport, sondern auch im Alltag Radikalen und schädlicher Oxidation ausgesetzt sind, kann aus richtig dosierter körperlicher Aktivität ein Nettogewinn an Abwehrpotenzial resultieren. Und damit entsteht ein guter Schutz gegen eine Reihe von Alterungsprozessen. Es gibt allerdings noch einen entscheidenden Grund für die alternshemmende Wirkung von körperlicher Aktivität, den wir weiter unten noch erläutern werden.

Körperliche Aktivität kann also durchaus ein Schlüssel für Jugendlichkeit und Leistungsfähigkeit sein, vor allem, wenn man richtig damit umzugehen weiß.

Grundlagen für den Erfolg von Gesundheitssport

Zunächst einmal die wichtigsten Grundregeln, sozusagen das ABC von wirklich wirksamen Formen körperlicher Belastung gegen das Altern.

Geben Sie Ihrem Körper die richtige Unterstützung!

Als Reaktion auf körperliche Belastung erhöht unser Körper die Abwehrkräfte gegen oxidativen Stress und Radikale. Das kann er aber nur zum Teil aus eigener Kraft. Einige Antioxidantien werden vom Organismus komplett selbst aufgebaut, andere müssen teilweise oder gänzlich von außen zugeführt werden.

Selen. Ein Beispiel für eine intern gebildete Schutzsubstanz, bei deren Herstellung der Organismus aber Hilfe benötigt, ist das Enzym Glutathion-Peroxidase (GPOX). Als Reaktion auf körperliche Belastung steigt sein Spiegel. GPOX benötigt in seinem Kern das

Spurenelement Selen. Die gesamte Leistungsfähigkeit des Enzyms ist deshalb direkt davon abhängig, wie viel Selen über die Nahrung zugeführt wird. Neben seiner weitreichenden Bedeutung für die Alterns- und Krankheitsprophylaxe beeinflusst Selen ganz direkt die körperliche Leistungsfähigkeit beim Menschen.

Antioxidantien wie Coenzym Q10, Vitamin E, Vitamin C, Cystein. Nicht nur beim Thema Stoffwechsel und Bewegung ist der Ausdruck Vitamin irreführend. (Wir wiederholen uns hier gern: Vitamine sind noch immer mit der physiologisch unsinnigen Vorstellung behaftet, ihre Aufgabe sei die Vermeidung von Mangelkrankheiten. Allein die Gruppe der Tocopherole oder die Ascorbinsäure übernehmen aber im Organismus so viele Aufgaben, dass man sie in einem einzelnen Buch gar nicht ausbreiten könnte.) Wenn es um körperliche Aktivität geht, sind in erster Linie die antioxidativen Fähigkeiten gefragt. Der Bedarf steigt mit der Belastungsintensität. Damit also Sport und Bewegung nicht nur Ausdauer oder Kraft verbessern, sondern auch langfristige Wirkungen gegen Alterungsprozesse erzielen können, sollte man für eine wirklich optimale Bereitstellung entsprechender Schutzstoffe sorgen.

Achten Sie auf die richtige Belastung!

Nicht die Bewegung selbst hält jung, sondern ihre Wirkung auf den Organismus. Und die ist durchaus nicht immer gleich. So sinkt im Alter nicht nur die Abwehrkraft des Körpers gegenüber Radikalen, auch die Anpassungsfähigkeit der Schutzsysteme ist reduziert. Was in der Jugend eine gesunde Belastung war, kann im Alter negative Begleiteffekte haben.

Nun ist die Idee ja nicht neu, die körperliche Belastung dem Alter anzupassen. Diese Vorstellung hatten die Menschen auch schon zu einer Zeit, als noch niemand etwas von Radikalen wusste. Bisher verstand man darunter einfach eine Reduzierung von Belastung. Der im Verlauf des Lebens nachlassenden Leistungsfähigkeit wurde mit Schonung und reduzierten Anforderungen begegnet. Ein folgenschwerer Fehler! Für Dr. William Evans, Chef des *Human Physiology Laboratory* im amerikanischen Massachusetts, ist Ruhe genau die falsche Strategie. Zusammen mit seinem Koautor Dr. Rosenberg schrieb Evans den Bestseller *Biomarkers*.

Unzureichende Belastung beschleunigt Alternsprozesse – im Erwachsenenalter stärker als in der Jugend. Statt *weniger* Belastung sollte man mit zunehmendem Alter deshalb in erster Linie die Leistungs- und Anpassungsfähigkeit des Körpers unterstützen, damit er mit den notwendigen Belastungen umgehen kann. Das reicht von der nährstoffreichen Ernährung über die erhöhte Zufuhr von Antioxidantien bis zur optimalen Hormonsubstitution.

Auch im jüngeren Lebensalter können degenerative Prozesse und Krankheiten ein kombiniertes Vorgehen notwendig machen. So ist gezieltes Bewegungstraining etwa bei Durchblutungsstörungen, verschiedenen rheumatischen Beschwerden und degenerativen Erscheinungen ein unverzichtbarer Bestandteil der Therapie. Gleichzeitig ist bei diesen Krankheitsformen die Gefahr der Radikalbildung und oxidativer Schädigung besonders groß. Die Lösung bringt auch hier nicht *weniger* Aktivität, sondern die *richtige* Bewegung in Kombination mit antioxidativer Unterstützung.

Bitte beachten Sie: Antioxidantien entfalten ihre maximale Schutzwirkung nur im Zusammenspiel. So werden zum Beispiel Tocopherole (Vitamin E) durch das Abfangen von Radikalen inaktiv. Vitamin C kann die inaktiven Tocopherole wieder reaktivieren und sollte deshalb immer gleichzeitig zur Verfügung stehen. In anschließenden Reaktivierungsreaktionen werden Q10 und aus Cystein gebildetes Glutathion benötigt. Von der häufig ausgegebenen Empfehlung, Antioxidantien allenfalls einzeln zuzuführen, sollte man sich deshalb nicht leiten lassen.

„Ruhe ist genau das, was ältere Leute nicht brauchen."
William Evans [Direktor des *Department of Geriatrics, University of Arcansas*]

Aktivität hat viele Gesichter

„Die guten Ratschläge verdanken ihren ausgezeichneten Ruf dem Umstand, dass sie niemals befolgt werden", bemerkte einmal der Wiener Satiriker Daniel Spitzer. Der Gesundheitssport macht da keine Ausnahme. Meist ist unsere Bequemlichkeit schuld, wenn wir Ratschläge nicht befolgen. Aber nicht immer. Manchmal liegt es auch an den Ratschlägen selbst.

Gesundheitssport. Viele Menschen verbinden damit ausschließlich Laufen, Walking, Aerobic und ähnliches Ausdauertraining. Verfestigt wird diese Vorstellung durch Empfehlungen, wie lange ein Dauerlauf zu sein habe, um überhaupt gesund zu sein, oder mit welchem Puls wir auf dem Fahrradtrainer radeln müssen. Solche Ratschläge können natürlich durchaus ihre Berechtigung haben, vor allem im therapeutischen Sport.

Auf der anderen Seite aber vermitteln diese Festlegungen ein viel zu enges Bild dessen, was körperliche Aktivität im Hinblick auf die Erhaltung von Gesundheit und Jugendlichkeit zu leisten vermag. Und sie erwecken den Eindruck, wer nicht Ausdauersportler ist oder anderen „echten Gesundheitssport" betreiben kann oder will, sei von positiven Wirkungen ausgeschlossen.

Keineswegs. Wenn es darum geht, wie körperliche Aktivität unser Altern beeinflusst, hat das nicht nur etwas mit Ausdauerleistung und maximaler Sauerstoffaufnahme zu tun. Unsere Muskelkraft, die ausreichende Belastung der Knochen und Gelenke und vor allem die ganz normale Alltagsaktivität entscheiden nämlich wesentlich darüber, ob und wie schnell Alternsprozesse ablaufen oder wie sehr sie in Erscheinung treten.

Leistung, Figur und Alterung

Unser Aussehen, unsere Figur und unsere körperliche Leistungsfähigkeit verändern sich mit jedem Lebensjahrzehnt ganz erheblich. 70-Jährige haben gegenüber 20-Jährigen zum Beispiel an den wichtigsten Beinmuskeln einen circa 75 Prozent verringerten Muskeldurchmesser. In Vergleichsmessungen stellt man bei 30-Jährigen schon nachlassende Kraftfähigkeiten fest. Ab 40 bis 50 Jahren nimmt die Kraft rapide ab – Jahr für Jahr.

Beim Fett ist es genau umgekehrt. Leider. Je älter Menschen sind, desto mehr Fett setzen sie an – und zwar auch unabhängig von der Ernährung. Dieser Prozess beginnt ebenfalls im Durchschnitt schon in den Zwanzigern. Diese beiden gegenläufigen Entwicklungen führen übrigens häufig dazu, dass die Waage über Jahre das gleiche Gewicht anzeigt, worauf dann stolz verwiesen wird. In Wirklichkeit aber verändert sich die Körper*zusammensetzung*: weg von leistungsfähiger Muskulatur in Richtung auf mehr Fett und Bindegewebe.

Der Durchschnittsmann schleppt heute mit 25 Jahren bereits etwa 18 Prozent des Körpergewichts als Fett herum. Eine gleichaltrige Frau sogar 25 Prozent. Im Alter von 65 Jahren hat sich diese Situation noch verschlechtert. Der Körperfettanteil beträgt dann 38 Prozent beim Mann und 43 Prozent bei der Frau – im Durchschnitt. Parallel zum Fettaufbau verschieben sich die Fettpolster allmählich von den Gliedmaßen zum Rumpf und mit zunehmendem Alter vom äußeren Rumpfbereich in den Bauchraum. Die Liste der unliebsamen Veränderungen ließe sich fortsetzen, doch wir wollen uns nicht allzu sehr mit (deprimierenden) Bestandsaufnahmen aufhalten. Viel spannender ist ja die Frage nach den Ursachen und danach, was man gegen diese „Alterserscheinungen" tun kann. Noch vor kurzer Zeit fiel die Antwort ebenso klar wie knapp aus: Die körperlichen Veränderungen seien eben Folgen des Alters und gegen das Altern gebe es kein Mittel.

Die Gerontologie untersuchte zunächst die Frage der „Schuldzuweisung". Woran liegt es genau, dass sich teilweise schon ab Dreißig unsere Fitness und – für viele noch viel schlimmer – unsere jugendliche Figur verabschiedet? Ergebnis: Ein großer Teil des körperlichen Ab- und Umbaus lässt sich auf biologische Ursachen zurückführen; besonders in der zweiten Lebenshälfte. Die gestörte Produktion bestimmter Hormone ist dabei ein wichtiger Punkt. Wie wir in den vorhergehenden Kapiteln gesehen haben, lassen sich durch eine hormonfreundliche Lebensweise oder die individualisierte Optimierung der Hormonverhältnisse viele degenerative Alterungsprozesse verhindern.

Doch auch unter Berücksichtigung der hormonellen Veränderungen und der Genetik ließ sich in Vergleichsstudien nicht jeder Punkt erklären, warum manche Menschen langsamer altern als andere. Als fehlendes Bindeglied erwies sich der Faktor körperliche Belastung und Aktivität.

"Use It or Loose It …"

Im Jahre 1968 fand im heißen Süden der USA ein merkwürdiges Experiment statt. In der sogenannten Dallas-Studie wollten Wissenschaftler herausfinden, was passiert, wenn sich junge, gesunde Erwachsene einfach so für drei Wochen ins Bett legen und anschließend intensiv belastet werden. Eigentlich war man vor allem an den Trainingseffekten der Wiederbelastungsphase interessiert.

Doch es war das Ergebnis der Ruhephase, das um die Welt ging und in der gesamten wissenschaftlichen Welt für beträchtliches Erstaunen sorgte. Die Testpersonen waren nach 20 Tagen im Bett körperlich nicht mehr wiederzuerkennen. Dass ihre fettfreie Körpermasse und Leistungsfähigkeit abnahm, war noch erwartet worden. Doch auch die Herzleistung der jungen Leute, Schlagvolumen, Sauerstoffaufnahmefähigkeit, Blutvolumen und andere Biodaten ergaben Werte, wie sie teilweise für doppelt so alte Personen typisch sind. Gleichzeitig stieg der Ruhepuls. Ähnliche Studien zeigten später, dass sich Nierensteine bilden und die Entkalkung der Knochen schon nach Tagen beginnt und nach kurzer Zeit ein bedenkliches Ausmaß erreicht.

Die „falsche" Alterung war echt

Zunächst ging man davon aus, dass alle diese körperlichen Veränderungen das Altwerden zwar verblüffend imitieren, aber anders als die „echte" Alterung nur vorübergehend seien; also „nur" negative Anpassungen des Körpers an mangelnde Belastung. Schließlich seien ja die „echten" Altersveränderungen des Körpers unumkehrbar. Sehr schnell jedoch fand man bei genauerer Betrachtung Bereiche, in denen sich die Grenzen zwischen vorübergehender Anpassung und dauerhafter Alterung verwischten. So ist etwa ab einem gewissen Grad des Knochenabbaus beziehungsweise der Hohlraumbildung der Verlust der Knochenstabilität nicht mehr vollständig rückgängig zu machen, die Alterung festgeschrieben. Schlimmer noch. Einige Folgen mangelnder Aktivität lassen sich zwar selbst noch verändern, aber sie können in der Zwischenzeit andere Alterungsprozesse anstoßen, die dann bestehen bleiben. Die Abnahme der Muskelmasse verstärkt beispielsweise die schädlichen Begleiterscheinungen des Kohlenhydratstoffwechsels, weil weniger Muskulatur zur Aufnahme des Blutzuckers zur Verfügung steht. Gleichzeitig sinkt bei mangelnder Aktivität schon nach wenigen Tagen die Insulinsensitivität der verbliebenen Muskulatur. Folge dieser Prozesse ist die Erhöhung der Insulin-, Zuckerbelastung des Organismus. Beides sind ganz entscheidende Katalysatoren und Verursacher von Alterung. Und zwar von „echter" Alterung.

Wir sind zur Belastung verurteilt!

Der menschliche Organismus ist also nicht nur zur Bewegung und Beanspruchung fähig, er benötigt zur Erhaltung entscheidender Funktionen sogar unbedingt eine ausreichend hohe Belastung. Und er braucht die *regelmäßige* Belastung, um nicht beschleunigt zu altern. Ein Teil der als „normal" geltenden körperlichen Alterung ist deshalb in Wirklichkeit die Konsequenz der im Laufe des Lebens ständig sinkenden Aktivität beziehungsweise Belastung. Umgekehrt kann aber die richtige Bewegungsaktivität nicht nur körperliche Funktionen verbessern, sondern ganz real Alternsprozesse verhindern und Gesundheit sowie nicht zuletzt das jugendliche Aussehen erhalten.

Wie viel Alterung auf unzureichende Belastung zurückzuführen ist und wie viel auf andere Alternsprozesse, lässt sich schwer abgrenzen. Einige Vergleichs- und Langzeitstudien untersuchten die Biomarker der Alterung wie die maximale Sauerstoffaufnahmekapazität, die Muskelzusammensetzung unter anderem bei trainierten und untrainierten gesunden Personen im Altersverlauf. Dabei zeigte sich, dass bei optimaler körperlicher Belastung typische Altersverläufe um durchschnittlich 50 Prozent reduziert auftreten. Das heißt, das bisher als „normal" eingestufte Altern war um die Hälfte gebremst. Zumindest gelten diese Daten für die Altersspanne zwischen 40 und 70 Jahren. Ein Lebensabschnitt also, in dem sich das Altern bei den meisten Menschen am deutlichsten zeigt.

Einen interessanten Aspekt wollen wir übrigens nicht unerwähnt lassen. Die Zusammenhänge zwischen körperlicher Belastung und Alternsprozessen sind zwar erst in den vergangenen Jahrzehnten im Einzelnen aufgeklärt und bewiesen worden. Neu sind diese Überlegungen aber nicht. Der griechische Arzt Hippokrates kam schon vor fast genau 2400 Jahren allein durch Beobachtung zu entsprechenden Erkenntnissen.

„Was passt besser in Ihren engen Terminkalender:
eine Stunde am Tag trainieren oder 24 Stunden am Tag tot sein?"

„Alle Teile des Körpers, welche eine Funktion haben, werden gesund und altern langsam, wenn sie maßvoll genutzt und durch eine Arbeit, an die jeder Teil gewöhnt ist, trainiert werden. Unbeansprucht und untätig belassen jedoch werden sie krankheitsanfällig, fehlerhaft im Wachstum und altern schnell."
HIPPOKRATES VON KOS [Begründer der Medizin als Wissenschaft, 460–377 v. Chr.]

Wichtiger als die Frage der „Laster"

Welches ist die beste Strategie gegen degeneratives Altern? Das ist eine der häufigsten Fragen, die Gerontologen gestellt werden. Natürlich gibt es darauf keine eindeutige Antwort. Denn zum einen wirken verschiedene Mechanismen zusammen und entwickeln erst gemeinsam die besten Wirkungen. Zum anderen hängt das sehr vom Individuum ab. Wenn es darum geht, vorzeitige Alterung zu verhindern und leistungsfähig zu bleiben, dürfte sportliche Aktivität jedenfalls einen Platz ganz oben auf dieser Rangliste einnehmen.

Gesundheitsbehörden hören das Folgende ungern: Vergleiche zeigen, dass *gut trainierte* Personen, selbst wenn sie rauchen oder einen mäßig erhöhten Blutdruck haben, immer noch eine geringere Sterbewahrscheinlichkeit haben als *inaktive* Nichtraucher oder Menschen mit normalem Blutdruck. Natürlich darf man dabei nicht übersehen, dass aktive und sportliche Personen generell gesundheitsbewusster leben. Dennoch: Bei leichten

Rauchern oder etwas Dickleibigen muss nicht immer gleich der erhobene Zeigefinger bemüht werden. Auch wer dem einen oder anderen Laster nicht abschwören kann oder will, kann sich durchaus in eine gute körperliche Form bringen und von den damit verbundenen Vorteilen für Gesundheit und Jugendlichkeit profitieren.

„Die Menschen verlieren zuerst ihre Illusionen, dann ihre Zähne und ganz zuletzt ihre Laster."
HANS MOSER [österreichischer Schauspieler, 1880–1964]

Intervention in der Praxis

Alterung des Halteapparates

Osteoporose (= fortschreitender Verlust von Struktur und Funktion der Knochen) ist eine klassische Alterserscheinung. Durch Wirbeleinbrüche kann es zu einer veränderten Haltung kommen. „Vom Alter gebeugt" heißt es ja auch. Doch ist es wirklich das kalendarische Alter, das uns den Rücken krümmt?

In der Tat sind viele von fortgeschrittener Osteoporose betroffen. Jede vierte Frau nach der Menopause sogar besonders intensiv. Die Knochenentkalkung ist ein typisches Beispiel dafür, wie erst durch mehrere Faktoren etwas entsteht, was wir dann als unausweichliche Alterung hinnehmen.

Ein wichtiges Problem bei der Entstehung von Osteoporose ist Kalziummangel in den Knochen. Allein mehr Kalzium zu essen beseitigt die Störung aber nicht. Denn erst Hormone wie Testosteron, Progesteron (nicht zu verwechseln mit Gestagenen), die Östrogene Estradiol, Estron, Vitamin D und – häufig übersehen – Vitamin K sorgen dafür, dass mehr kalziumhaltige Knochensubstanz aufgebaut als abgebaut wird. Darüber hinaus unterstützen die Sexualhormone die Erhaltung von Muskeln und Kraft. Beides wiederum sind eigenständige Schutzfaktoren gegen den Knochenverlust. Östrogene wirken sich zusätzlich positiv auf die Ausschüttung von Wachstumshormon aus, ein Hormon, das dann seinerseits den Erhalt von Muskeln und Knochen unterstützt. Es ist deshalb leicht nachvollziehbar, warum Frauen in der Menopause aufgrund der vielfältigen Hormonstörungen einem besonders hohen Risiko für dauerhafte Stoffwechselprobleme in den Knochen ausgesetzt sind. Eine auf die individuelle Hormonsituation hin abgestimmte Zufuhr von Hormonen ist daher eine der wichtigsten Säulen für die Prophylaxe.

Einen ebenso wichtigen Faktor für die Erhaltung eines stabilen, jugendlichen Knochenapparats haben wir aber noch gar nicht genannt. Egal, wie viel Kalzium und Hormone zur Verfügung stehen oder wie viele Osteoporose-Medikamente eingenommen werden: Es gibt für den Organismus nur einen Grund, Energie und Aufbauarbeit in die Knochen zu investieren, nämlich das Ausmaß körperlicher Belastung. Ohne diesen Belastungsreiz verkümmert der Bewegungsapparat. Und das ganz unabhängig vom Alter.

Nicht die Bewegung hält den Knochen jung

Um Knochen jung zu erhalten, genügt Bewegung allein nicht. Das mussten erstmals die Besatzungen der Weltraumstationen erfahren. Das Problem der Entmineralisierung in Schwerelosigkeit war schon länger bekannt. Die ersten Langzeitbesatzungen der Stationen betrieben deshalb intensiv Sport, vor allem auf dem Fahrradtrainer. Doch trotz hervorragender Herz-Kreislauf-Werte und exzellenter Ausdauer – den Abbau der Knochen verhinderte diese Form von Bewegung bei den jungen Frauen und Männern nicht. Es fehlten die Belastungsreize auf den Stützapparat.

Auf der Erde ist das nicht anders. Bei einem Vergleich zweier Gruppen von Krankenhauspatienten wirkte ein im Liegen durchgeführtes Fahrradtraining dem Knochenabbau weniger entgegen als ebenso langes einfaches Stehen neben dem Bett.

Der Grund für diese für manche überraschenden Ergebnisse liegt darin, dass die Knochen zur Erhaltung jugendlicher Stabilität intensive Druck-, Stoß- und Zugkräfte brauchen. Ähnliches gilt auch für die Knorpel der Gelenke. Sportliche Bewegung in Form von Radfahren oder Schwimmen allein stellt keine ausreichende Herausforderung für die Knochen dar. Das gilt grundsätzlich für alle im Liegen oder Sitzen ausgeführten Tätigkeiten.

Osteoporoseprophylaxe beginnt deshalb immer dann, wenn wir vom Bett oder einem Stuhl aufstehen und die Knochen der Schwerkraft aussetzen. Berufsgruppen mit sitzender Tätigkeit haben deshalb ein erhöhtes Osteoporoserisiko. Umgekehrt sind schwere Menschen seltener von entsprechenden Problemen betroffen.

Zu einem wesentlichen Teil bestimmt also die Alltagsbelastung die Knochenalterung. Tägliche Belastung und Aktivität sind aber in den vergangenen Jahrzehnten erheblich zurückgegangen. Wir haben heute gerade noch ein Hundertstel (!) des Bewegungsvolumens unserer Urgroßeltern im 19. Jahrhundert. Zusätzlich sinkt die Aktivität im Lebenslauf stark. Wenn Menschen immer weniger Aktivitäten entwickeln – meist ab dem vierten Lebensjahrzehnt –, verursacht das nichts anderes als ein Vorziehen und Beschleunigen von Alterserscheinungen an Muskeln und Knochen. Den gleichen Alterungseffekt haben Rolltreppen, Fahrstühle, elektrische Haushaltsgeräte und die vielen anderen „Erleichterungen" des Alltagslebens.

Fazit

Der beste Schutz gegen die Knochenalterung ist eine intensive Belastung, egal ob durch Laufen, Kraftsport oder Ballsportarten hervorgerufen. Aber man muss nicht zwangsläufig klassischen Sport betreiben. Auch Wandern in hügeligem Gelände verursacht einen starken Reiz auf die Knochen. Vor allem jedoch ist eine ausreichend hohe Belastung im Alltagsleben für unseren Stützapparat als tägliche Anti-Aging-Versicherung unabdingbar. Und: Dieser Faktor lässt sich in der Tat durch keine Pille ersetzen.

„Die Gesundheit sieht es lieber, wenn der Körper tanzt, als wenn er schreibt."
GEORG CHRISTOPH LICHTENBERG [deutscher Physiker und Naturgelehrter, 1742-1799]

Jung erhaltender Sport beginnt früher, als viele glauben

Was genau ist Gesundheitssport, was sogenannter Anti-Aging-Sport? Wie viel Bewegung braucht man? Wer auf solche Fragen mit festen Zahlen- und Mengenangaben antwortet, begeht bereits einen Fehler – einen weit verbreiteten. Seien Sie deshalb kritisch bei allzu starren Ratschlägen und lassen Sie sich nicht ins Bockshorn jagen, wenn die sportlichen Zielvorgaben für Sie nicht erreichbar sind.

Es gibt weder die Gesundheit noch die Alterung. Wie viel und welche Art körperlicher Aktivität optimal ist, hängt davon ab, welchem Bereich der vielfältigen Alternsprozesse entgegengewirkt werden soll. Der wichtigste Ratschlag ist deshalb: Anfangen!

Kleine Wirkungen, die sich zum Alterungsprozess summieren

Sobald wir vom Bett oder von der Couch aufstehen, entsteht allein durch die Schwerkraft ein Belastungsreiz im knöchernen Haltungsapparat – eine Signalwirkung, die den Einbau von Kalzium in die Knochen stimuliert. Jede Stunde, die wir liegend oder sitzend verbringen, bewirkt genau das Gegenteil. Wenn wir uns in Bewegung setzen, passiert noch viel mehr. Schon bei geringer Aktivität verändert sich der Kohlenhydratstoffwechsel.

Folgender Ablauf wiederholt sich im Organismus mehrmals am Tag: Nach einer durchschnittlichen Mahlzeit steigt der Blutzucker an. Damit nun dieser Glucoseanstieg nicht zu weit geht und zu viele Schäden verursachen kann, die dann Alternsprozesse anstoßen (unter anderem durch nichtenzymatische Glycosylation; s. Kap. II.12), kommt eines der schnellsten Regulationssysteme des Körpers zum Einsatz. Innerhalb von Sekunden wird das Hormon Insulin ausgeschüttet, das den Zuckerspiegel so schnell wie möglich senken soll. Insulin öffnet für den Blutzucker Schleusen, besonders in der Muskulatur. Ob die von uns konsumierten Kohlenhydrate in die Muskulatur wandern oder in Fett umgewandelt werden, hängt nicht nur von der gegessenen Menge, sondern vor allem von unserer körperlichen Aktivität ab.

Muskelarbeit erhöht die Sensitivität des Organismus gegenüber Insulin. Weil diese höhere Empfindlichkeit eine schnellere und vor allem effektivere Regulation bedeutet, vermindert sich auf diese Weise die stetige Wechselbelastung durch Zucker und Insulin. Und das ist ein zentraler Schlüssel für die Verlangsamung der Alterung etwa in den Gefäßen oder im Gehirn. Anhand von Muskelbiopsien haben Wissenschaftler kürzlich nachweisen können, dass sich bei Untrainierten bereits nach der „Bewältigung" einer einzigen Treppe (von einem Stockwerk zum nächsten) in der beanspruchten Muskulatur die Insulinsensitivität nachhaltig verbessert.

Bitte merken: Bereits die alltägliche Entscheidung „Rolltreppe oder Treppensteigen?" kann auf Dauer gesehen den Verlauf unserer Alterung ganz konkret beeinflussen. Ein guter Grund, Treppen in Zukunft mit anderen Augen zu betrachten.

„Der Leistungssport simuliert Anstrengungen und Gefahren, wie sie noch vor hundert Jahren zum Alltag gehörten."
OLIVER HASSENCAMP [deutscher Kabarettist und Schriftsteller, 1921–1988]

Der Trick der Sumo-Ringer

Insulin ist ein hochwirksames anaboles Hormon, das heißt, es wirkt aufbauend. Bodybuilder nutzen diesen Effekt ganz gezielt. Zwar bilden hartes Training und Proteine die Grundlagen für ihren muskulösen Körper. Aber nur unter Mithilfe der anabolen Wirkung von Insulin lassen sich Muskeln effektiv aufbauen. Zur Steigerung der Muskelmasse in Aufbauphasen konsumieren Bodybuilder vermehrt Kohlenhydrate. So vergrößern sie Energiereserven für das Training und stimulieren die Ausschüttung von Insulin. Nun ist Insulin auch für die Fettzellen der entscheidende Signalstoff zur Einlagerung von Fett. Auch diesen Effekt weiß man im Sport zu nutzen. Sumo-Ringer brauchen eine gewaltige Körper- und Fettmasse und die bringen sie mit Hilfe von Kohlenhydraten und der anschließenden Insulinausschüttung auf die Matte.

Moment mal, wie kann dasselbe Hormon bei Kraftsportlern Muskeln, bei den Sumo-Ringern dagegen in hohem Maße Fett aufbauen helfen?

Der Trick ist überraschend einfach: gezielte Bewegung oder aber gezielte Inaktivität. Während Bodybuilder darauf achten, die Insulin stimulierenden Kohlenhydrate in erster Linie vor und unmittelbar nach hartem Training zuzuführen, essen Sumo-Ringer hingegen bevorzugt vor *Ruhephasen* und besonders vor dem *Schlafengehen*. Das garantiert einen wunderbar effektiven Fettaufbau. (Die weiteren biochemischen Zusammenhänge brauchen uns an dieser Stelle nicht näher zu interessieren – teilweise haben wir die Mechanismen auch schon in anderen Kapiteln dargestellt.)

Fettaufbau durch „richtige" Kombination von Kohlenhydraten und Inaktivität funktioniert nicht nur im Sport. Wenn wir uns nach Mahlzeiten hinlegen, während des Fernsehens knabbern oder Süßes als Betthupferl verspeisen, praktizieren wir exakt die Tricks der Sumo-Ringer. Niemand sollte sich wundern, wenn er auf diese Weise ebenso „erfolgreich" Fett aufbaut.

Art, Zeitpunkt und Ausmaß körperlicher Aktivität entscheiden also wesentlich über die Art der Verstoffwechselung von Nahrungsenergie. So können arbeitende Muskeln den Blutzucker auch über einen insulinunabhängigen Mechanismus aufnehmen. Während körperlicher Aktivität benötigt der Körper deshalb viel weniger Insulin, um die gleiche Menge Zucker aus dem Blut zu schaffen.

Zusätzlich zu diesem Bonus bringen Bewegung und Sport einen Langzeiteffekt. Ein trainierter Körper benötigt generell weniger Insulin. Bei sportlich aktiven Personen stehen die Stoffwechselwegweiser nach einer Mahlzeit deshalb ganz automatisch in Richtung Muskulatur und Verbrennung, bei Untrainierten mehr in Richtung Fettspeicher. Das gilt auch bei absolut gleicher Essensmenge. *Kalorienzählen macht deshalb keinen Sinn* – nicht nur aufgrund *dieser* Zusammenhänge!

Muskeln und Kraft

Die Situation ist schon etwas paradox. Wenn man Menschen fragt, welche Art von Fitness für Gesundheit und Jungerhaltung sie für wichtig halten, antworten die meisten ohne zu zögern mit Begriffen wie Ausdauer oder Kardiotraining. Wenig verwunderlich. So wird es ja auch gemeinhin propagiert. Achtet man aber darauf, welche körperlichen Alterserscheinungen die Leute am meisten fürchten und für welche Art von Verjüngung sie ihr

Geld ausgeben, zeigt sich ein ganz anderes Bild. Dann nämlich stehen der Wunsch nach einem Waschbrettbauch, der Kampf gegen die Falten und die optischen Veränderungen der Körperstatur an oberster Stelle. Chirurgen sollen überschüssige Haut entfernen und durch Fettabsaugen die Figur richten. Und seit einigen Jahren steigen die Umsatzzahlen von Jeans, die am Gesäßteil Einlagen besitzen, durch die eine jugendliche Gesäßmuskulatur suggeriert wird.

Dabei wissen wir spätestens seit Arnold Schwarzenegger und der Bodybuildingwelle, dass man Muskeln gezielt aufbauen, straffen und formen kann. Fitnessstudios mit entsprechenden Geräten gibt es inzwischen überall. Nur, Bodybuilding hat nichts mit Gesundheit oder gar Alternsintervention zu tun. Und außerdem ist das Stemmen von Eisen und Schwitzen an Kraftmaschinen allenfalls etwas für Junge – und davon auch eher die Männer. Richtig? Falsch! Oder wie Mister Schwarzenegger es ausdrücken würde: mächtiger Fehler!

Unterschätzte Verbündete

Beginnen wir mit dem Vorurteil, Muskelkraft würde mit zunehmendem Alter immer unwichtiger. Studien zur Entstehung von Pflegebedürftigkeit zeigen genau das Gegenteil. Neben klassischen Krankheiten ist ein anderer herausragender Faktor für den Verlust der Selbstständigkeit verantwortlich: mangelnde Kraft. Allerdings ist das keineswegs nur ein Problem der sehr Alten. Schon lange bevor Muskeln und Kraft ein kritisches Niveau erreichen, führen reduzierte Kraftfähigkeiten zu geringeren Aktivitäten. Denn bei abnehmender Kraft fällt jede Tätigkeit schwerer. Reduzierte Aktivität aber fördert verschiedene Alternsprozesse. Den so einsetzenden Teufelskreis kann man sich leicht ausmalen.

Ein anderer überraschender Befund betrifft den extremen Anstieg von Stürzen und Knochenbrüchen im Alter. Nicht etwa Koordinations-, Beweglichkeits- oder Gehtraining beugte im direkten Vergleich Stürzen bei Älteren am besten vor, sondern klassisches Krafttraining. Was die meisten vor allem aus optischen Gründen wünschen, nämlich eine jugendliche Muskulatur und Figur, hat sich also als einer der besten Schutzfaktoren gegen eine Reihe typischer Alterserscheinungen erwiesen.

Krafttraining wirkt bei Jüngeren positiv – bei Älteren bewirkt es Wunder

Die Vorstellung, Krafttraining sei nur für junge Menschen geeignet, ist selbst unter Gesundheitssportlern ein verbreitetes Vorurteil. In den vergangenen Jahren haben deshalb viele ältere und alte Menschen im Dienste der Wissenschaft Eisen gestemmt und

Kraftmaschinen bewegt. Ganz anders, als lange vermutet, lässt sich mit dem richtigen Training die Muskulatur bis ins hohe Alter nicht nur stabilisieren, sondern bis mindestens zum achten Lebensjahrzehnt sogar aufbauen. Kraft scheint unbegrenzt lange trainierbar zu bleiben.

Testpersonen im Alter von 86 bis 96 Jahren, die nie zuvor Sport betrieben hatten, steigerten in einer schon 1990 im *Journal of the American Medical Association* publizierten richtungweisenden Studie nach mehrwöchigem Krafttraining ihre Muskelkraft und damit die gesamte Leistungsfähigkeit. Der relative Zugewinn an Kraft pro Trainingswoche war bei den Hochbetagten sogar größer also bei jungen Personen. Ein achtwöchiges Training verbesserte die Beinkraft der Teilnehmer um durchschnittlich 175 Prozent. Wichtig: Die Ergebnisse ließen sich trotz verschiedener Alterskrankheiten wie Osteoporose, Hochdruck und koronarer Herzkrankheit erzielen. Zwei Hochbetagte der Untersuchungsgruppe, die zuvor nur mit Krücken gehen konnten, benötigten ihre Gehhilfen nach wenigen Wochen Training nicht mehr.

Entgegen einer verbreiteten Vorstellung haben diese und andere Untersuchungen auch ergeben, dass mit Kraftmaschinen ein individuelleres, genauer dosiertes und vor allem effektiveres Training möglich ist als mit herkömmlicher Gymnastik oder Übungen mit dem eigenen Körpergewicht.

„Vor nichts muss sich das Alter mehr hüten, als sich der Lässigkeit und Untätigkeit zu ergeben."
CICERO [römischer Politiker und Philosoph, 106–43 v. Chr.]

Jugendliches Hormonniveau durch das richtige Training

Hormone spielen für den Verlauf der menschlichen Alterung eine absolut tragende Rolle. Sie entscheiden über Gesundheit, Leistungsfähigkeit und über unser Aussehen. Androgene fördern neben ihren vielen anderen Aufgaben eine straffe und gut ausgebildete Muskulatur. Wachstumshormon (STH) stimuliert den Aufbau und Erhalt der Muskulatur und reduziert dabei gleichzeitig Körperfett.

Was nur die wenige wissen: Durch gezielte körperliche Belastung lässt sich die Ausschüttung von Hormonen stimulieren. Mit anderen Worten, mit Hilfe von Körpertraining kann man sein persönliches Hormonniveau gezielt anheben – und zwar in einem beträchtlichen Ausmaß. Eine Verjüngung der besonderen Art. Damit lässt sich auch das scheinbare Paradoxon nachvollziehen, warum viele Dickleibige gerade durch

Intensives Krafttraining führt sowohl bei jungen Männern (dunkle Balken) als auch bei Älteren (helle Balken) unmittelbar zu einer deutlichen Erhöhung des Testosteronspiegels. Besonders interessant: Nach einer 10-wöchigen Trainingsphase ist das Testosteronniveau bereits vor der Belastung (und damit dauerhaft) erhöht. Dieser Effekt ist bei jüngeren Männern besonders ausgeprägt. Dennoch haben nach 10 Wochen auch die Älteren ein Testosteronniveau entwickelt, wie es für 10 bis 20 Jahre jüngere Vergleichspersonen typisch ist (mod. nach Kraemer et al., 1999).

Krafttraining eine schlankere Figur erreichen, obwohl ja – anders als bei Ausdauerbelastungen – während eines Krafttrainings Fett nicht unmittelbar als Brennstoff genutzt wird.

Wie das Training genau aussehen muss, damit sich die entsprechenden Hormonausschüttungen einstellen, finden Sie in diesem Kapitel ausführlich in einer Tabelle beschrieben. Allerdings gibt es zwei Voraussetzungen:

- **Intensität.** Körperliche Aktivität lässt sich in vielerlei Hinsicht als wirksame Jungbrunnen-Strategie nutzen. Die gezielte Stimulation von Androgenen oder STH erfordert allerdings eine ganz bestimmte, intensive Belastung. Am ehesten lässt sich ein solches Programm unter geschulter Anleitung mit Gewichtstraining oder Kraftmaschinen durchführen (s. u.).

- **Alter.** Die Hormonreaktion des Körpers auf körperliche Belastung flacht im Alter ab. Wie stark, ist von Person zu Person sehr unterschiedlich (beim Wachstumshormon sind die individuellen Unterschiede größer als beim Testosteron). Die Stärke des Hormonausstoßes für eine bestimmte Belastung dürfte nach aktuellem Erkenntnisstand etwa ab einem mittleren Alter von 40 bis 50 Jahren reduziert sein. Regelmäßiges Training kann das hormonelle Niveau allerdings auch im höchsten Alter verbessern.

Figurtraining

Es gibt nur wenige Maßnahmen, die Gesundheit, Alternsprophylaxe und gutes Aussehen so verbinden wie der Sport. Und keine andere Methode kann gleichzeitig figurstabilisierende Muskulatur aufbauen und dabei auch noch unerwünschtes Fett reduzieren. Auch keine Diät.

Was den Fettabbau betrifft, fristete Sport gegenüber diversen Diäten lange Zeit ein Schattendasein. Das lag an einigen tief verwurzelten Fehleinschätzungen. Denn: Eine gut ausgebildete Muskulatur ist nicht nur ein unmittelbarer Faktor für Leistungsfähigkeit und Aussehen. Muskeln sind auch der absolut wichtigste Ort, an dem das „Verbrennen" von Fett stattfindet. Je mehr Muskulatur deshalb zur Verfügung steht, desto größer ist erst einmal das Potenzial zur Fettverbrennung und umgekehrt.

Männer können unter anderem aufgrund ihrer größeren Muskelmasse leichter Fett abbauen als Frauen. Dasselbe gilt für Jüngere gegenüber Älteren. Menschen, die eine Diät hinter sich haben, sind besonders arm dran: Denn wer mit „Hilfe" einer Diät Gewicht verliert, büßt gleichzeitig immer auch wertvolle Muskeln ein. Das Resultat ist unweigerlich ein verschlechtertes Verhältnis von Mager- zu Fettmasse. Und dadurch wird es noch schwerer, Fett abzubauen. Schlimmer noch: Der Aufbau von neuem Fett wird begünstigt. Im direkten Vergleich haben es Menschen mit einem geringen Muskelanteil schwerer, ihren Fettanteil zu halten oder gar zu reduzieren.

Die Gruppe mit den absolut größten Problemen, Fett zu verlieren, sind dementsprechend Frauen mittleren Alters, die bereits mehrere Diäten hinter sich haben. Der Ausweg aus diesem Teufelskreis besteht nicht in weiteren Diäten, sondern (neben der Sicherstellung eines optimalen Spiegels an Estradiol) in körperlicher Aktivität. Nur, die richtige sollte es sein.

Das effektivste Trainingsprogramm

Lange Zeit hat man bei der Suche nach der fürs Abnehmen effektivsten Sportart allein darauf geachtet, wie viel Fett unmittelbar *während* einer bestimmten Aktivität verbrannt wird. Hier sieht es bitter aus: Erst nach etwa 30 bis 45 Minuten Dauerbelastung wird Fett als Hauptbrennstoff genutzt. Entsprechend galten ausschließlich ausgiebige Ausdauerbelastungen als schlankheitsfördernd. Doch die Wirkungen von Sport sind weitaus komplexer. So wird zum Beispiel während eines intensiven Kraft- beziehungsweise Muskelaufbautrainings zwar in der Tat kaum unmittelbar Fett verbrannt. Eine durch ein solches Training besser ausgebildete Muskulatur unterstützt jedoch anschließend die Verstoffwechselung von Fett – und das dann rund um die Uhr. Hinzu kommt, dass bereits ein kurzes intensives Krafttraining den Gesamtstoffwechsel der Muskulatur für bis zu 36 Stunden erhöht.

Der durch ein richtig durchgeführtes Bodybuildingtraining einsetzende Ausstoß an Wachstumshormon besitzt eine Wirkungsdauer von etwa fünf Tagen. Das heißt, noch fast eine Woche nach einer Intensivbelastung wird die Erhaltung und sogar der Aufbau von Magermasse hormonell gefördert. Gleichzeitig forciert Wachstumshormon den Abbau von Fettspeichern.

Damit wird ein Mysterium verständlich. Lange Zeit war nämlich unklar, warum sportliche Aktivität, und gerade auch Muskeltraining, eine größere Wirkung auf die Fettspeicher erzielt, als sich rechnerisch durch die direkt „verbrauchten" Kalorien ergibt.

Für den Fettabbau nutzlos sind Ausdauersportarten natürlich nicht. Hängen sie Ihre Joggingschuhe also nicht gleich an den Nagel. Ausdauerbelastungen trainieren den Fettumsatz und machen ihn effizienter. Das gilt besonders für den Abbau von Oberkörperfett, weniger bis kaum für Fett an Beinen und Po.

Fazit

Wenn eine gute Figur ganz oben auf Ihrem Wunschzettel steht, sieht der Weg dahin nach den Ergebnissen moderner Sportwissenschaft in etwa so aus: kurzes, aber intensives (!) Bodybuildingtraining von 30 bis 60 Minuten zweimal pro Woche, idealerweise ergänzt durch Ausdauerbelastungen.

Wir sind nur zwei Stunden von jugendlicher Fitness entfernt

„Keine Zeit!" Das ist eine der häufigsten Klagen, wenn es um regelmäßige körperliche Betätigung geht. Gestresste Zeitgenossen ernten mit diesem Argument wenig Verständnis bei Trainern, Sportärzten oder Fitnessberatern. Das Resultat der Diskrepanz zwischen Soll und Realität ist, dass schließlich überhaupt kein Sport betrieben wird. Wenn Menschen hochgesteckte Ziele für nicht erreichbar halten, unternehmen sie von vornherein eben meist gar nichts.

In den USA beschäftigt sich seit Jahren ein großes Wissenschaftsteam, ja sogar eine ganze Behörde nur mit diesem Problem. Wirklich wahr! Die Aufgabenstellung lautet: Wie kann man durch Sport mit minimalem Zeitaufwand möglichst große gesundheitliche Effekte erzielen?

Die scheinbar besonders menschenfreundlichen Wissenschaftler sind Mitarbeiter des *Space Flight Physiology Program* der NASA. Und natürlich forschen sie vor allem aus Eigennutz. Denn kaum etwas ist in der bemannten Raumfahrt so kostbar wie Zeit. Gleichzeitig wird bei den zunehmend längeren Aufenthalten in Schwerelosigkeit die Bewahrung von Gesundheit und Leistungsfähigkeit der Astronauten immer wichtiger. Für die NASA stehen deshalb nicht theoretische Optimalziele, sondern maximale Effektivität in kürzester Zeit im Mittelpunkt des Interesses.

Als Dr. Laurence Morehouse, langjähriger Direktor des NASA-Projekts, die ersten Ergebnisse vor einigen Jahren veröffentlichte, mussten viele alte Vorstellungen revidiert werden. Die Botschaft von Morehouse lautete: „Jeder Mensch ist nur zwei Stunden von einer guten Kondition entfernt." (Wie das zu verstehen ist, sehen wir uns gleich einmal näher an.)

„Selbst wenn Sie in den vergangenen 20 Jahren nicht ein einziges Mal trainiert haben, sind Sie nur zwei Stunden von einer guten Kondition entfernt."
LAURENCE E. MOREHOUSE [ehemaliger NASA-Wissenschaftler]

Regeln für effektives Training in kürzester Zeit

- **Belastungsvielfalt**. Die Effekte verschiedener körperlicher Aktivitäten unterstützen sich synergetisch. So reduziert Muskeltraining den Zeitbedarf für Ausdauertraining. Umgekehrt ermöglicht eine gute aerobe Fitness ein effektiveres Muskeltraining. Interessant: Im Hochleistungsbereich ist es – zumindest in der Wettkampfphase – genau umgekehrt. Dort behindern sich beide Trainingsformen in ihrer Wirkung gegenseitig.
  Eine im Jahr 2001 an der *Ball State University* in Indiana/USA durchgeführte Studie demonstrierte die Zusammenhänge noch einmal deutlich: Frauen im Alter von 30 bis 40 Jahren trainierten in zwei Gruppen. Die einen absolvierten ein zwölfwöchiges intensives aerobes Step-Training. Eine Einheit dauerte jeweils 40 Minuten. Eine Parallelgruppe trainierte ebenfalls 40 Minuten, aber nur 20 Minuten aerob, die restlichen 20 Minuten in Form von Muskeltraining. Am Ende der Trainingsphase

hatten beide Gruppen eine erheblich verbesserte Fitness, einen verringerten Ruhe-puls und Blutdruck sowie weniger Fett. Die Gruppe, welche die Hälfte der Trainingszeit mit Muskeltraining verbrachte, hatte zusätzlich mehr Muskulatur und Kraft. Doch jetzt kommt das wirklich Besondere: Sie wies trotz geringerem Aus-dauertraining eine bessere kardiovaskuläre Fitness auf als die reine Ausdauergruppe.

- **Einspareffekte** können durch Wirkungsüberschneidungen gezielt genutzt werden. Beispiel: Während aerobe Ausdauerbelastungen kaum Kraft und Muskelaufbau för-dern, kann man durch richtig gesetzte Intervalle beim Muskeltraining gleichzeitig aerobe Fähigkeiten verbessern und Zeit für zusätzliches Training sparen.

- **Wirkungen summieren**. Die gesundheitsfördernden Wirkungen körperlicher Akti-vität sind additiv, das heißt sie summieren sich. Auch kleinere Aktivitäten im Alltag hinterlassen physiologische Wirkungen. Man kann deshalb selbst kleinste und kür-zeste Alltagsbelastungen wie zum Beispiel Treppensteigen für sein individuelles Fit-nessprogramm gezielt einbauen.

- **Kurz und intensiv**. In der Regel sind mehrere intensive Kurzbelastungen effektiver als seltenes und dafür längeres Training. Bereits mit einem zehnminütigen intensi-ven Training an jedem zweiten Tag lässt sich eine hervorragende gesundheitliche Fit-ness aufbauen. Das sind gerade einmal 30 Minuten pro Woche! Nach vier Wochen sind bei diesem Trainingsschema die meisten Biodaten grundlegend verändert und auf einem guten Niveau. Das alles nach nur zwei Stunden Gesamttrainingszeit!

Auswirkungen verschiedener Sport- und Belastungsformen auf den Alterungsprozess

Anti-Aging-Wirkung	Aktivität / Sportart	Bemerkungen
Erhöhte Insulinsensitivität **Verbesserte Glucosetoleranz**	• Gartenarbeit, Treppensteigen und ähnliche körperliche Aktivität • Freizeit- und Funsport • Aerobe Belastungen wie Laufen, Schwimmen • Kraft- bzw. Muskeltraining kann von der Zeit-Nutzen-Relation besonders wirkungsvoll sein (mehr als 5 Wiederholungen pro Übung/Satz); kurze Pausen von 2–3 Minuten zwischen den Sätzen (Stimulation des Glucosestoffwechsels)	Eine direkte Wirkung körperlicher Belastung ist die verstärkte und effizientere Verstoffwechselung von Glucose (Enzymaktivierung, Optimierung der Zellfunktion in der Bauchspeicheldrüse etc.). Indirekte Wirkungen ergeben sich bei intensiverem Sport zusätzlich aus der Vergrößerung der relativen Magermasse des Körpers. Durch diese Effekte werden nicht nur die Entstehung von klassischem Altersdiabetes verhindert, sondern auch andere typische Alternsprozesse der Gefäße bis hinein in die Zellebene
Maximale Sauerstoffaufnahme (VO2max) **Kardiovaskuläre Fitness**	• Ausdauerbelastungen geringer oder besser mittlerer Intensität: Schwimmen, Laufen, Bergwandern, Fahrrad fahren (zügig) etc. • Regelmäßige kurze Intensivbelastungen (z. B. 10 min jeden 2. Tag) können ebenfalls effektiv sein. • Muskel- bzw. Bodybuildingtraining übt über den Faktor Muskelmasse einen lange unterschätzten Einfluss auch auf die kardiovaskuläre Fitness aus.	Die maximale Sauerstoffaufnahme (VO2max) ist eher ein Sammelindikator für verschiedene Funktionen, die der Alterung unterliegen. 1. Herz: Gefäßwiderstand, myocardiale Kontraktilität, Blutfluss im Herzen, Ventilfunktion, maximale Herzstimulation u. a. m. 2. Peripher: Muskelmasse, Blutfluss, Kapillardichte, O2-Transport, Lungenfunktion u. a. m. Je nach Belastungsart werden diese Teilbereiche unterschiedlich stark beeinflusst. Die maximale Sauerstoffaufnahmekapazität ist in ihrer Gesamtheit bis ins hohe Alter gut trainierbar. Gut trainierte Ältere weisen eine fast doppelt so große VO2max auf wie gleichaltrige Untrainierte und eine ebenso hohe wie 20-jährige Untrainierte! Bitte beachten: Bei Frauen nach der Menopause (ohne entsprechende Hormonsubstitution) ist die Trainierbarkeit zentraler Herzfunktionen stark eingeschränkt. Generell erfolgt eine Verbesserung der Herzfunktionen bei Älteren erst bei einem Training mindestens im mittleren Intensitätsbereich

Anti-Aging-Wirkung	Aktivität / Sportart	Bemerkungen
Anstieg von HDL-Cholesterin **Absenkung von LDL-Cholesterin**	Praktisch jede Art regelmäßigen Trainings ab einer mittleren Intensität ist wirksam. Je intensiver und häufiger die Belastung, desto stärker auch der zusätzliche Einfluss auf das Fett-Muskel-Verhältnis. Der Abbau vor allem von Bauch- und Oberkörperfett verbessert dann über einen zusätzlichen eigenen Mechanismus das Verhältnis von schützendem HDL zum risikobehafteten LDL noch weiter.	Ein günstiges Verhältnis von „gutem" HDL-Cholesterin zu „schlechtem" LDL-Cholesterin ist einer der wichtigsten Schutzfaktoren vor Gefäßalterung und koronaren Herzkrankheiten. Sportlich aktive Personen weisen generell höhere HDL-Werte und niedrigere LDL-Werte auf als weniger aktive, und dies unabhängig ihrer Fettmasse (s. Kasten). Sinkt das Körperfett zusätzlich, steigt HDL weiter an (aufgrund eines verringerten Abbaus der HDL-2-Unterfraktion in der Leber).
Erhalt von Kraft und Muskulatur	• Kraft: Widerstandstraining mit Gewichten oder an Maschinen; Rudern und andere Kraftsportarten. Bei absolut Untrainierten auch gymnastische Übungen. • Muskelaufbau: Intensives Widerstandstraining im Bereich 5–20 Wiederholungen jeweils bis zur lokalen Muskelermüdung bzw. Muskelversagen. Bitte beachten: Maximal effektiv ist ein Aufbautraining nur mit speziellen Geräten zum Beispiel in einem Fitnessstudio.	Sarkopenie, das heißt: der Mangel an Muskulatur und Kraft, ist ein in seiner Bedeutung lange Zeit unterschätzter Alterungsprozess. Kraft ist ein entscheidender Faktor für die Erhaltung vieler funktioneller Fähigkeiten; im Alter auch für die Gehfähigkeit, Balance und Körperhaltung. Die Erhaltung der Muskelmasse hat nicht nur Auswirkungen auf das Erscheinungsbild, sondern auch für zentrale Stoffwechselabläufe und andere Alternsprozesse. Je größer die Muskelmasse, desto leichter zum Beispiel der Fettabbau. Intensives Muskeltraining greift positiv in den Hormonhaushalt ein (s. u.). Ebenso beeindruckend sind die positiven Wirkungen auf die Psyche. Das Selbstwertgefühl steigt bei diesen Belastungsformen besonders stark an. Bereits kurzfristiges Widerstandstraining beseitigte sogar mittelgradige Depressionen
Schutz vor Knochenabbau und Staturveränderungen	• Krafttraining, Bodybuilding • Vibrationstraining • Laufen bzw. Jogging • Alltagsbelastungen wie etwa intensive Gartenarbeit	Nicht wie oft fälschlich dargestellt die Schonung von Knochen und Gelenken ist das Ziel beim Anti-Aging-Sport, sondern im Gegenteil: gezielte Belastung. Problematisch sind lediglich Fehlbelastungen (z. B. Verdrehen der Gelenke), sehr abrupte Stöße (z. B. Laufen und Springen mit schlechtem Schuhwerk auf Asphalt) und ungewohnte Belastungen (zu schnelle Steigerung der Belastung)

Anti-Aging-Wirkung	Aktivität / Sportart	Bemerkungen
Schutz vor Bluthochdruck	• Regelmäßige Belastungen geringer bis mittlerer Intensität: Bergwandern, Schwimmen, Laufen etc. Ballsportarten, wenn sie mehrmals pro Woche durchgeführt werden. • Kraft/Muskeltraining v. a. in Zirkelform. Häufigere Belastungen geringerer Intensität (z. B. 50 Prozent der max. Herzrate) wirken stärker auf den Blutdruck als weniger häufige Intensivbelastungen.	Langzeituntersuchungen, wie die 10-jährige Harvard-Alumni-Studie (1991) zeigen, dass mangelnde körperliche Aktivität ein direkter, eigenständiger Risikofaktor für Hochdruck ist. Umgekehrt wirkt Sport auch bei bereits bestehender Hypertonie blutdrucksenkend (10–20 mm Hg) vor allem bei frühzeitigem Beginn. Aber auch im hohen Alter lässt sich, wie inzwischen mehrere Studien zeigen, der Druck in nahezu vergleichbarem Maß reduzieren. Gut belegt ist das zumindest für die mittelgradige Hypertonie und bis zum Alter von 80 Jahren.
Hormonausstoß (STH, Androgene)	**1. Wachstumshormon (STH):** • Widerstands- bzw. Bodybuildingtraining (Wiederholungszahl 10–15 pro Übung bis zur Muskelerschöpfung); kurze Pause von 2 Minuten zwischen den Übungen. • Intensive, erschöpfende Belastungen mittlerer Dauer (5–20 min) können zumindest eingeschränkt wirksam sein; z. B. Sprintstrecken beim Schwimmen, Rudern, Fahrrad fahren am Berg etc. • In einer Studie verbesserte eine Melatoningabe (5 mg vor Belastungsbeginn) den STH-Ausstoß. Möglicherweise wirkt sich ein optimierter Melatoninhaushalt) deshalb generell günstig auf die hormonelle Regulation im Sport aus. **2. Androgene:** • Kraft- und Widerstandstraining (hohe Intensität, sodass mit 3–6 Wiederholungen Muskelversagen eintritt); „ausreichende" Pausen von 3–5 Minuten zwischen den Übungen; insgesamt kurzes Training (lange Trainingseinheiten von mehr als 1 Stunde können den trainingsbedingten Androgenausstoß reduzieren).	Bei klassischem Bodybuildingtraining wurden STH-Anstiege gemessen, die denen einer typischen Substitution vergleichbar sind. Ab mittlerem Alter nimmt die Hormonantwort auf Belastung ab. Sie lässt sich aber durch unterstützende Maßnahmen verbessern (s. Kap. II.8). Der Ausstoß von Androgenen als Reaktion auf Intensivbelastung ist bereits ab mittlerem Alter reduziert (individuell allerdings starke Schwankungen).

Mangelnde Alltagsbelastung – ein unterschätzter Risikofaktor

Körperliche Aktivität ist nicht irgendein Faktor, der das Jungbleiben unterstützt. Kein Zweifel! Die Vielzahl funktioneller und strukturelle Degenerationserscheinungen im Lebenslauf sind keineswegs ausschließlich die Folge unausweichlicher Altersvorgänge. Zu weiten Teilen sind sie Folgen von Veränderungen im Lebensstil.

Körperliche Aktivität umfasst allerdings wesentlich mehr als klassische sportliche Betätigung. Obwohl nach eigener Aussage heute mehr Menschen „Sport" treiben als je zuvor, ist die körperliche Fitness in den Industrienationen so schlecht wie noch nie. Das liegt nicht nur an der wachsenden Zahl besonders inaktiver Menschen. Unzählige Erleichterungen des Alltagslebens von elektrischen Haushaltshilfen und Gartengeräten über Fortbewegungsmittel bis hin zu immer geringeren physischen Anforderungen in der Arbeitswelt betreffen praktisch jeden von uns. Und in ihrer Gesamtheit wiegen sie für die Frage der Alterung schwerer als gelegentliche sportliche Betätigung auffangen kann.

Auswirkungen auf die menschliche Lebensspanne

Maximale Lebensspanne. Das maximal erreichbare Höchstalter beim Menschen beträgt etwa 120 Jahre. Diese Spanne repräsentiert die Geschwindigkeit der Gesamtalterung unter absolut optimalen Bedingungen (Genetik, Verhalten, Umwelt). Sie wird deshalb nur von sehr wenigen Vertretern einer Gattung überhaupt erreicht. Anders als manche einfache Lebewesen ist der menschliche Organismus auf ein beträchtliches Maß an ständiger körperlicher Belastung angewiesen, um sein Höchstalter zumindest theoretisch erreichen zu können (nur bei lebenslanger kalorischer Restriktion gelten veränderte Voraussetzungen). Die maximale Lebensspanne weiter vergrößern können Sport und Bewegung nicht. Hier muss man anders lautenden Aussagen widersprechen. Elementare Zusammenhänge zwischen Energiestoffwechsel und Zellalterung sprechen schon prinzipiell gegen diese Möglichkeit.

Durchschnittliche Lebensspanne. Die durchschnittliche Lebensspanne wird neben allgemeinen Alternsprozessen zusätzlich stark vom Unfall- und Krankheitsgeschehen bestimmt – häufig die Folge beschleunigter Alterung in einzelnen Organen. Heute liegt die durchschnittliche Lebenserwartung in den Industrienationen etwa 40 Prozent unter der maximal möglichen. Neben Fehl- und Überernährung sind unzureichende Bewegung und Belastung inzwischen die wichtigsten Gründe dafür, dass viele nicht einmal zwei Drittel ihrer maximalen Lebensspanne erreichen.

Gezielte Bewegung und Belastung können deshalb die durchschnittliche Lebensspanne des Menschen ohne Frage verlängern. Der Grund liegt jedoch weniger in einer allgemeinen Verlangsamung der Gesamtalterung, sondern im Verhindern von vorzeitigen beziehungsweise beschleunigten Alterungsprozessen in verschiedenen Organbereichen.

Funktionelle Lebensspanne. Die Menschen werden seit einigen Jahrzehnten immer älter. Zu verdanken haben wir das den verbesserten hygienischen Verhältnissen und der medizinischen Rundumversorgung. Eine feine Entwicklung, die eigene Anti-Aging-Anstrengungen geradezu überflüssig erscheinen lässt. Doch Vorsicht! Der Sterbezeitpunkt sagt etwas über die reine Lebenserwartung aus, nicht aber darüber, wie lebenswert das Leben dabei ist. Das gilt vor allem für das Alter.

Bei genauerer Betrachtung stellt man fest, dass die funktionelle Lebensspanne geringer ansteigt als die durchschnittliche Lebenserwartung, sodass tatsächlich die Wahrscheinlichkeit für längere Unselbstständigkeit und Pflegebedürftigkeit in den Industrienationen steigt. Und dabei ist es doch gerade die funktionelle Lebensspanne, also die Zeit, in der man vital und leistungsfähig ist, die wir verlängern möchten.

An dieser Stelle kommt der Sport ins Spiel – oder wir sollten besser sagen: Bewegung und Belastung. Denn die funktionelle Lebensspanne ist das eigentliche Metier, auf das sich Belastung auswirkt. Lebenslanges Training erhöht die Zahl der Lebensjahre, die wir in guter körperlicher und geistiger Kondition verbringen können.

Die Wirksamkeit, was die Reduktion von Alterungsvorgängen betrifft, lässt sich auch in Zahlen ausdrücken. Roy J. Shephard von der Universität Toronto, einer der weltweit renommiertesten Physiologen und Sportmediziner, machte vor einigen Jahren eine beeindruckende Rechnung auf. Auf der Basis verfügbarer Studiendaten bezifferte er den Gewinn an funktioneller Lebensspanne, der allein durch die weitgehende Erhaltung der Muskelfunktion erzielbar ist, auf 20 Jahre. Vorausgesetzt, die Muskeln werden auch und gerade im Alter trainiert. So erreichten beispielsweise 60-Jährige durch ein optimales Belastungstraining bei wichtigen Biomarkern bessere Werte als durchschnittliche untrainierte 40-Jährige. Das entspricht einer funktionellen Verjüngung um tatsächlich 20 Jahre.

„You're never too old to become younger."
MAE WEST [amerikanische Schauspielerin und Bühnenautorin, 1892–1980]

Dieses „Fitnessstudio" hat rund um die Uhr geöffnet!

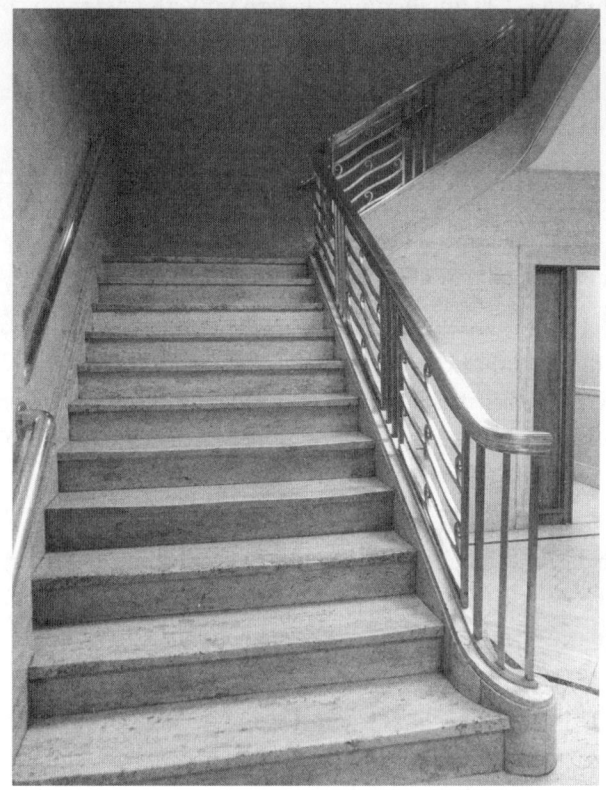

Quelle: morgueFile.com / © clconroy

II. 12

Altersuhr Energieaufnahme und kalorische Restriktion

Eines der erstaunlichsten Phänomene der Alternswissenschaft

Vergebliche Anläufe

Auf ihrer Suche nach dem Jungbrunnen haben Seefahrer unbekannte Ozeane überquert, Eroberer wegen vermeintlicher Lebenselixiere ganze Völker ausgerottet und Könige ein Vermögen ausgegeben. Alle mit dem gleichen ernüchternden Ergebnis: Das Altern war nicht aufzuhalten. Geändert haben sich lediglich die Vorstellungen in den Köpfen der Menschen, wie das große Ziel erreicht werden könnte.

Im Altertum war es die göttliche Speise Ambrosia, die ewiges Leben spenden sollte. Das Problem für die Menschen bestand darin, wie sie die Götter zu deren Herausgabe bewegen könnten. Doch bis auf eine überlieferte Ausnahme blieb das Ansinnen erfolglos.

Im Zeitalter der Entdecker grassierte das Fieber, an einem sagenhaften Ort das Geheimnis ewiger Jugend zu finden. Nachdem die Erde ergebnislos abgesucht worden war, übernahmen nahtlos die Alchemisten den Staffelstab. Ein Jugendelixier zu mixen, stand zusammen mit der Goldherstellung ganz oben auf der Wunschliste.

Im 20. Jahrhundert schließlich etablierte sich allgemein die Vorstellung, nur ein völlig neuer Durchbruch in der Gentechnik könnte eines fernen Tages das Altern beeinflussen helfen. Wenn überhaupt.

Diesen Hintergrund müssen wir uns vor Augen halten, wenn wir jetzt eine der erstaunlichsten und bedeutendsten Entdeckungen der Alternsforschung näher betrachten.

Ein Potenzphänomen gab den Anstoß

Im Sommer 1925 betritt ein junger Chemiker seine neue Arbeitsstätte an der amerikanischen *Yale University*. Sein Name ist Clive McCay. Der frischgebackene Doktor soll seinem Vorgesetzten, Professor Lafayette Mendel, bei verschiedenen Fortpflanzungsstudien an Tieren helfen.

Mendel trieb ein unerklärliches Sexualphänomen um (nicht bei ihm, sondern bei seinen Tieren). Er hatte festgestellt, dass männliche Ratten extrem lange sexuell aktiv und fortpflanzungsfähig blieben, wenn man ihnen zeitlebens konsequent sehr wenig zu essen gab. Aufklären konnte er das beeindruckende Potenzphänomen aber nicht. McCay sollte mit einigen chemischen Analysen mehr Licht in das Dunkel bringen.

Doch so sehr der neue Mitarbeiter Hoden, Penis oder die Sexualhormone der Tiere unter die Lupe nahm, er konnte keine Besonderheiten feststellen – außer, dass die allgemeinen biologischen Messungen Daten erbrachten, wie sie für viel jüngere Tiere normal waren. McCay kam in den Sinn, dass sie es vielleicht gar nicht mit dem speziellen Phänomen einer verbesserten Potenz zu tun hätten, sondern „einfach" mit einer wie auch immer veränderten Alterung. Er fragte Mendel, ob niemand diese Möglichkeit bisher in Erwägung gezogen hätte und warum keine weitergehenden Langzeitstudien geplant waren. Tatsächlich hatte Mendel schon acht Jahre zuvor einen Artikel im angesehenen Wissenschaftsblatt *Science* veröffentlicht, in dem er auf eine veränderte Lebensdauer bei Nahrungseinschränkung hingewiesen hatte. Aber niemand aus der Fachwelt dachte auch nur im Traum daran, damit könnte erstmals das Gesetz der Alterung durchbrochen worden sein.

„Wissen Sie, McCay", soll Mendel damals geantwortet haben, „Sie sind als junger Mensch viel eher der Richtige, dieser Frage nachzugehen." Und er ermunterte den jungen Wissenschaftler, sich an diese Aufgabe zu wagen. Schon sehr bald sollte Clive McCay erfahren, dass Mendel mit der Betonung seiner Jugend wohl nicht nur die Langwierigkeit der anstehenden Experimente gemeint hatte.

Das Urteil der Fachwelt

An der *Cornell University* erhielt McCay die Chance, Langlebigkeitsexperimente durchzuführen. Schon bald hatte er stichhaltige Beweise dafür, dass sich durch eine richtig dosierte Nahrungseinschränkung die Geschwindigkeit der Alterung beeinflussen lässt. Auf einem Symposium stellte er seine Ergebnisse und die daraus abzuleitenden Thesen vor. Die Reaktion der versammelten Fachwelt war überwältigend: Es gab überwältigendes Gelächter. Blasphemie! Es sei unmöglich, das unumstößliche Gesetz des Alterns zu umgehen – und wenn, doch schon gar nicht auf so banale Weise. Und die Studienergebnisse? Die seien ganz ohne Zweifel einfach falsch interpretiert. McCay stand da wie ein Schuljunge.

„Um zu anderen Dingen zu gelangen, muss man Geduld und Lächerlichkeit in Kauf nehmen."
KURT GUGGENHEIM [schweizerischer Schriftsteller, 1896–1983]

Die Anerkennung kam zu spät

Ironischerweise hatte McCay die Daten nicht etwa falsch, sondern sogar eher zu zurückhaltend interpretiert. Er dachte nämlich zunächst, die extreme Lebensspanne seiner Versuchstiere sei im Wesentlichen das Resultat einer verlängerten Entwicklungsphase und damit einer verschobenen Alterung. Wie wir heute wissen, ist dem nicht so. In McCays Experimenten wurde erstmals eine Verlangsamung des gesamten Alterungsvorgangs offenbar.

Seiner ersten Veröffentlichung 1934 folgten noch viele weitere. McCay widmete sein ganzes wissenschaftliches Leben der Erforschung der Frage, wie die Nahrungszufuhr das Altern beeinflusst. Gelächter gab es bald keines mehr, aber die ihm gebührende Würdigung seiner Arbeit erlebte er nicht mehr. McCay starb 1967 an einem Herzleiden. Es sollten noch einmal fast 30 Jahre vergehen, bis das uneingeschränkt akzeptiert wurde, was Clive McCay bereits 1952 in einer Zusammenfassung seiner Forschungen festgestellt hatte: „Die Lebensspanne ist beeinflussbar."

„Viele, die ihrer Zeit vorausgeeilt waren, mussten auf sie in sehr unbequemen Unterkünften warten."
STANISLAW JERZY LEC [polnischer Aphoristiker, 1909-1966]

Warum sich die Erkenntnis erst so spät durchsetzte

Zwei Fragen drängen sich auf: Wenn sich Altern wirklich über die Nahrung verändern lässt, warum wurde diese Entdeckung erst so spät akzeptiert? Und warum ist heute dieses Phänomen in der Gesellschaft noch immer so wenig bekannt, obwohl die renommiertesten Gerontologen und Wissenschaftler längst bestätigen: Gezielte Nahrungseinschränkung ist die wirksamste und am besten untersuchte Maßnahme, die den Alterungsprozess nachweislich in erheblichem Maße aufhalten kann. Über diese Fragen ließe sich eine treffliche Doktorarbeit verfassen – eine lohnenswerte Aufgabe, falls jemand zufällig Sozialwissenschaftler ist. Uns sollen an dieser Stelle einige wesentliche Aspekte genügen:

- **Mangelkrankheiten.** Als Clive McCay seine Thesen in den Anfängen des 20. Jahrhunderts erstmals vortrug, erkrankten und starben noch unzählige Kinder und Erwachsene an chronischem Siechtum. Ursache: mangelhafte Ernährung. Nicht gerade der ideale Hintergrund, um Nahrungseinschränkung als Jungbrunnen zu propagieren und in den Köpfen zu verankern. Die Wirklichkeit schien eine ganz andere Sprache zu sprechen. Wirtschaftskrisen und der Zweite Weltkrieg sorgten jahrzehntelang für anhaltende Nahrungsknappheit in vielen Ländern. Auch in dieser Zeit konnte man schwerlich den Eindruck erhalten, hungern führe zu mehr Kraft und Jugendlichkeit.

- **Wohlstandsbauch**. In der Aufbauzeit hatte das andere Extrem Hochkonjunktur. Wohlstandsbauch und dicke Backen wurden zum Symbol von Gesundheit und langem Leben. Speisen waren um so wertvoller, je süßer und fetter sie waren. Nahrungseinschränkung gab es nur noch in Entwicklungsländern, und die Gesundheit der Menschen dort schien von diesem Umstand wahrhaft nicht zu profitieren. Hungern, ein Schlüssel für den Sieg über Altern und Krankheit? Eine geradezu absurde These für die meisten Wissenschaftler dieser Zeit.

- **Fehlernährung**. Spätestens in den 80er-Jahren des 20. Jahrhunderts mehrten sich die Warnungen vor den negativen Folgen zumindest von falscher Ernährung. Die Ratschläge waren widersprüchlich und nicht selten extrem. Völliger Verzicht auf Haushaltszucker oder Eier und andere einseitige Enthaltsamkeitsregeln wurden gefordert. Müsli war eine neue Zauberformel. Doch obwohl manches in die richtige Richtung wies, hielten viele Empfehlungen einer wissenschaftlichen Überprüfung nicht stand. Die Vertreter asketischer Ernährungsformen selbst machten nicht immer einen nachahmenswerten Eindruck. Böse Zungen behaupteten sogar: „Fanatiker gesunder Ernährung werden gar nicht älter, sie sehen nur älter aus."

Arzt: *„Mr. Monroe, Sie waren 200 Jahre im Kälteschlaf. Ihre Freunde und alle,*
die Sie gekannt haben, sind schon lange tot."
Patient (entsetzt): *„Aber Sie haben doch alle Vollwertreis gegessen!"*
WOODY ALLEN [aus: *Der Schläfer*]

- **Medizinische Dogmen**. Auch die Ernährungsregeln der Schulmedizin waren nicht immer sinnvoll. Ein Beispiel: Weil Menschen mit Herz-Kreislauf-Krankheiten häufig hohe Cholesterinspiegel haben, zog man vorschnell den Umkehrschluss, man müsse zur Vermeidung dieser Alterskrankheit unbedingt auf cholesterinhaltige Nahrungsmittel verzichten beziehungsweise cholesterinhaltige Speisen seien gar die wichtigste Ursache von Herz-Kreislauf-Krankheiten. Beides ist nicht richtig. Die Ursachen sind komplexer und hängen mit spezifischen Entzündungs- und Alterungsprozessen, dem Kohlenhydratstoffwechsel und dem Verhältnis von Überernährung und – relativ dazu – ungenügender Aufnahme von biologischen Schutzstoffen und hormonellen Störungen zusammen.
Die negativen Folgen der Überernährung in den Industrienationen waren jedenfalls bald nicht mehr zu übersehen. Plötzlich rückten die alten Studien über die Effekte gezielter Nahrungseinschränkung wieder in den Blickpunkt. Aber noch immer tat man sich mit der Interpretation der fantastisch anmutenden Studienergebnisse schwer.

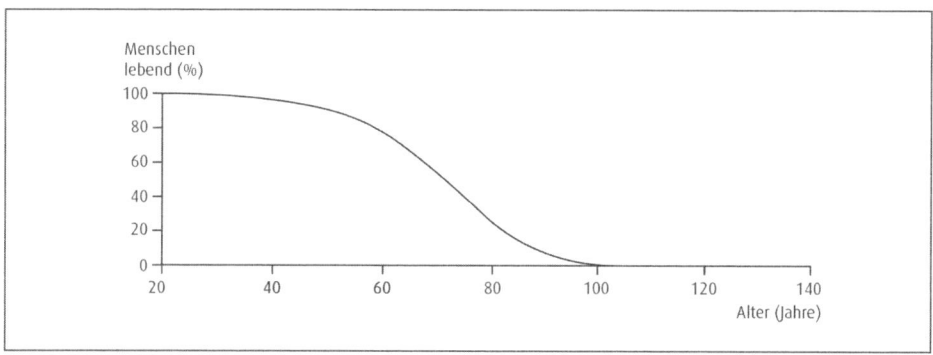

Normaler Verlauf der Alterung (schematisierte Überlebensrate der männlichen Population in westlichen Industrienationen)

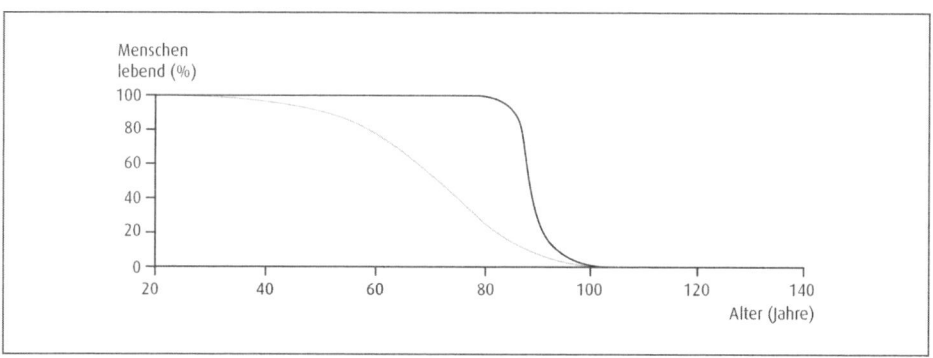

Verlängerung der durchschnittlichen Lebensspanne durch Modifikation verschiedener degenerativer Alterungsprozesse (Lebensstil, gesunde Ernährung, Sport u.s.w.)

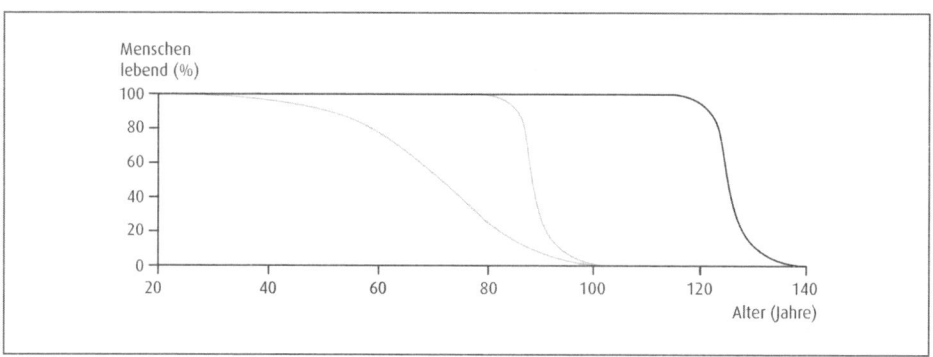

Verlängerung der durchschnittlichen und maximalen Lebensspanne durch Lebensstiländerungen und eine zusätzliche Verlangsamung der intrinsischen (genetischen) Gesamtalterung (z. B. durch kalorische Restriktion)

Auswirkungen auf die Lebensspanne und die Alterung

Spätestens in der zweiten Hälfte des 20. Jahrhunderts war klar: Fehl- und Überernährung führt bei Mensch und Tier verstärkt zu Alterskrankheiten und sinkender Lebenserwartung. Mäßige, aber nährstoffreiche Ernährung dagegen verhindert Erkrankungen und vorzeitigen Tod. Soweit war die wissenschaftliche Welt noch in Ordnung.

Das „Problem" war aber, dass sich in den Studien bei drastischer Nahrungseinschränkung nicht nur die durchschnittliche Lebenserwartung erhöhte, sondern auch das maximale Höchstalter. (Im ersten Teil des Buches sind wir auf diese wichtige Unterscheidung ausführlich eingegangen.) Was heißt das nun?

Weniger oder später einsetzende Alterskrankheiten erhöhen die durchschnittliche Lebensspanne einer Art. Das bedeutet jedoch noch keinen verlangsamten Alterungsprozess, sondern sozusagen „nur" ein gesünderes Altwerden und ein Verhindern eines vorzeitigen Todes. Von einer kompletten Beeinflussung des Alterns kann nur dann gesprochen werden, wenn sich auch das Maximalalter verändert.

„Ich habe wenige an Hunger sterben sehen, am Überessen aber Hunderttausende."
BENJAMIN FRANKLIN [amerikanischer Politiker und Philosoph, 1706–1790]

Ein Beispiel: Wenn Sie gesundheitsbewusst leben, Nichtraucher sind und Sport treiben, steigt Ihre Lebenserwartung. Sie werden vielleicht mit 50 in einigen Bereichen so leistungsfähig sein wie 10 Jahre jüngere Personen, die sich weniger gesund verhalten haben. Dass alle Ihre Biodaten und auch ihr Aussehen einem 40-Jährigen entsprechen, dürfte dagegen höchst unwahrscheinlich sein. Denn Sie hätten zwar einige negative Folgen des Alterns vermieden, nicht jedoch das Älterwerden an sich.

Stimmt jedoch das, was die von McCay und vielen anderen durchgeführten Studien nahe legen, dann hätte das ganz andere Konsequenzen. In unserem Beispiel hieße das, Sie wären mit 50 nicht nur in allen Biodaten jünger, sondern würden auch in etwa so aussehen wie ein 40-jähriger Mensch. Ihr Alterungsprozess hätte sich verlangsamt.

Das alles klingt in der Tat fast zu wunderbar. Man fragt sich instinktiv: „Wo ist der Haken?" Gerontologen sind dieser Frage in den vergangenen Jahrzehnten intensiv nachgegangen. Eine kritische Haltung ist unverzichtbar, denn nur so lassen sich voreilige Schlüsse vermeiden. Tragisch ist nur, dass der unvermeidliche Widerstand gegenüber neuen Denkweisen dazu geführt hat, dass fast ein halbes Jahrhundert lang Chancen vertan wurden und man erst dann genauer hingesehen hat.

„Die Menschen verdrießt's, dass das Wahre so einfach ist; sie sollten bedenken, dass sie noch Mühe genug haben werden, es praktisch zu ihrem Nutzen anzuwenden."
JOHANN WOLFGANG VON GOETHE [deutscher Dichter und Naturwissenschaftler, 1749–1832]

Der Alterungsstopp ist echt

Die Mutter aller Vorurteile über das Altern ist, dass der Alterungsprozess notwendig, unumstößlich und somit ein ehernes Naturgesetz sei. Dieses Vorurteil ist durch die im ersten Teil dieses Buches ausführlich dargestellten Fakten widerlegt.

Ein anderes Vorurteil gegen die Langlebigkeitsexperimente von McCay und anderen hielt sich ebenso hartnäckig. Nämlich dass Tiere unter Nahrungseinschränkung nicht etwa länger leben, sondern die normal gefütterten Tiere zu kurz. Anders ausgedrückt, die Lebensspanne der normal ernährten Mäuse und Ratten bilde nicht den natürlichen Alterungsprozess ab, sondern einen beschleunigten aufgrund von Überernährung. Die auf Diät lebenden Artgenossen erreichten einfach ihre „eigentlich normale" Altersspanne. Eine elegante und bei Kritikern über viele Jahrzehnte beliebte Erklärung, vor allem weil man damit jeden Gedanken an eine veränderte Alterung umschiffte.

So elegant diese Erklärung scheinen mag, sie ist eindeutig falsch. Das zeigen alle Folgestudien unter verschiedensten Bedingungen. Der Effekt einer Beeinflussung der biologischen Alterung durch die gezielte Einschränkung der Energieaufnahme (= kalorische Restriktion) tritt bei winzigen Hefen, Fliegen und Würmern ebenso auf wie bei einschlägig untersuchten Fischen, Spinnen oder Hamstern.

Seit etwa 20 Jahren laufen bereits Studien mit Affen, den genetisch absolut engsten Verwandten des Menschen. Wie wir gehören sie zu den langlebigen Lebewesen. Bis zum vollständigen Ende selbst der ersten Experimente müssen wir uns deshalb noch Jahrzehnte gedulden. Die bisherigen Zwischenergebnisse und biochemischen Auswertungen lassen aber kaum Zweifel daran, dass dieselben Wirkmechanismen ablaufen: Gezielte Nahrungseinschränkung verlangsamt die Gesamtalterung. Es spielt dabei keine Rolle, ob man normal ernährte Gruppen mit reduziert essenden vergleicht oder Gruppen, die bereits sehr mager sind, mit solchen, die noch weniger Nahrung bekommen. Ja, für die Frage der Alterung ist es sogar unerheblich, wie dick oder dünn jemand ist. Wir sind sicher, viele Leser sind beim letzten Punkt hellhörig geworden. Sie auch? Dann wird es Zeit, ein viel zu einfaches Medizinklischee gerade zu rücken.

Mehr Fett – weniger Gesundheit?

Übergewichtige (Fettleibige) haben es meist doppelt schwer. Viele sind mit ihrem Aussehen unzufrieden, und häufig müssen sie sich dazu noch gegen das Etikett wehren, willensschwach zu sein. In den 50er-Jahren des 20. Jahrhunderts bereicherten amerikanische Versicherungskonzerne diese Liste um einen weiteren Stempel: Dicke sind ungesund.

In ihrem Eifer, in der Gesundheitsversicherung rentable von weniger rentablen Mitgliedern zu unterscheiden, stießen die Statistiker auf einen folgenschweren Zusammenhang: Dicke verursachen höhere Gesundheitskosten als Dünne. [*Anmerkung: Genauer gesagt wurden nur schwergewichtige Menschen von leichtgewichtigen unterschieden. Der Fehler, schwergewichtig mit fettleibig gleichzusetzen, zog noch ganz andere falsche Vorstellungen nach sich, die sich bis heute gehalten haben. Aber das ist ein anderes weites Feld, auf das wir leider nicht näher eingehen können.*]

Statistisch ist der Zusammenhang korrekt. Im Durchschnitt essen Dicke mehr als Dünne, und das Problem von Überernährung und Krankheit ist in dieser Gruppe häufiger. Das zeigten weitere Vergleiche. Nun ist es aber mit Durchschnittsstatistiken so eine Sache. Wir haben schon mehrfach darauf hingewiesen. Eine genauere Betrachtung zeigt auch in diesem Fall ein anderes Bild.

Personen, bei denen das Körperfett vorwiegend in der unteren Körperhälfte angesiedelt ist, also an Oberschenkeln, Po und Hüfte, sind vergleichsweise wenig krankheitsgefährdet. Diese Form der Fettverteilung ist vor allem bei Frauen verbreitet. Aber auch ganz generell nehmen Dicke durch weniger Essen sehr individuell und häufig eher schlecht ab. Sie behalten also selbst bei gleicher Essensmenge mehr Körperfett als andere (s. Kap. II.4) Das ist die schlechte Nachricht. Die gute: Was Gesundheit und Alterung betrifft, spielt es kaum eine Rolle, wie leicht oder schwer man abnimmt, sondern vor allem, wie viel man isst.

Dickleibigkeit und Alterung

Schon früh fiel Alternsforschern auf, dass Nahrungsmenge und Alterung eng zusammenhängen, nicht aber Körperfett und Alterung. In einer richtungsweisenden Studie mit dicken Ratten wurde dieses Phänomen genauer untersucht. Die Tiere waren so veranlagt, dass sie schon dann sehr fettleibig wurden, wenn sie von einer Normalkost nach Belieben essen konnten. Klingt irgendwie bekannt, oder? (Deswegen: Dieser speziell veranlagte Rattenstamm ist in der Wissenschaft generell ein beliebtes, weil gut auf den Menschen übertragbares Modell, wenn es um Fettleibigkeit geht.) Dann setzte man die dicken Ratten in einem Langzeitexperiment auf lebenslange Diät. Alle Tiere verloren Gewicht und

Fett. Aber sie behielten trotz strengster Diät mehr als doppelt so viel Fett wie andere nicht zu Dickleibigkeit neigende Ratten ohne Diät.

Jetzt mussten sich die Forscher gedulden, denn man interessierte sich ja für die Alterung. Es war eine lange Geduldsprobe, denn auch bei diesen speziell dicken Tieren wurde die Alterung durch Nahrungseinschränkung stark gebremst; tatsächlich in etwa so, wie man es von Untersuchungen mit normalen Tieren bereits kannte. Und das, obwohl normale Tiere mit derselben Diät viermal weniger Körperfett aufweisen!

Das Ergebnis dieser und ähnlicher Untersuchungen war also: Nicht so sehr die Größe der Fettpolster ist für Gesundheit und Alterung ausschlaggebend, sondern die Nahrungsmenge.

„Die Freude am guten Essen tötet mehr Leute als der Degen."
FRANZÖSISCHES SPRICHWORT

⌐ Exkurs: Reiterhose oder Dickbauch ⌐

Dick ist nicht gleich dick. Ob sich Fettspeicher am Bauch und Oberkörper ansiedeln oder weiter unten, macht nicht nur optisch einen Unterschied. Die von Frauen gefürchteten „Reiterhosen" oder Cellulite an den Oberschenkeln stellen zwar für viele ein großes optisches Problem dar. Ein schlechtes Gewissen in Sachen Gesundheit sollte man sich aber nicht einreden lassen. Das gilt auch für Fettpölsterchen rund um Hüfte und Po. Dass diese Form von Dickleibigkeit mit keinem besonderen Gesundheitsrisiko behaftet ist, war ein überraschender Befund. Mittlerweile ist das Rätsel gelöst.

Zunächst einmal sind die Ursachen verschieden. Beim Oberkörperfett – eine Form ist der „Bierbauch" – sind in stärkerem Maße Überernährung und hormonelle Veränderungen, bei der „Birnenform"-Fettverteilung dagegen vergleichsweise mehr genetische Faktoren beteiligt.

Völlig verschieden verhalten sich auch die Fettzellen der einzelnen Regionen. Oberkörperfettzellen, vor allem die im Bauchraum, blähen sich bei Überernährung auf, geben aber ihr Fett bei Nahrungseinschränkung, körperlicher Belastung und Stress relativ bereitwillig wieder ab. Die dadurch ständig im Blut kreisenden Fettpartikel bilden ein eigenes Gesundheitsrisiko. Anders ihre tiefer angesiedelten Kollegen. Diese sind zwar auch großzügig beim Akquirieren von überschüssiger Nahrungsenergie, nicht aber beim Abgeben ihrer Fettspeicher. Ihre Hartnäckigkeit erstreckt sich auf fast alle physiologischen

Stimulationen. Die Folge: Diäten und sogar Sport können diesen Fettspeichern nur wenig anhaben.

Die verzweifelte Beschwerde „Während mein Partner essen kann, was er will, brauche ich Essen nur anzusehen und nehme zu, aber nur schwer wieder ab" ist in solchen Fällen keine Ausrede. Insgesamt spielen bei etwa zwei Drittel aller Dickleibigen genetische und hormonelle Faktoren eine wesentliche Rolle. Bei der Birnenform-Fettverteilung liegt der Prozentsatz noch einmal höher.

Fett abzubauen ist für Personen mit diesen speziellen Fettpolstern äußerst schwer. Selbst eine extreme Einschränkung der Nahrungszufuhr kann vom Körper über eine Drosselung des Energieumsatzes kompensiert werden, sodass kaum Fett aus den Problemzonen verschwindet. Im Fachblatt *International Journal of Obesity* wurden Mitte der 90er-Jahre sogar Fälle beschrieben, bei denen entsprechend veranlagte Personen zum ungläubigen Staunen der Untersucher selbst bei mehrtägiger Nulldiät im Esslabor fast kein Fett abgebaut hatten.

Der für das Abnehmen so gepriesene Ausdauersport ist bei Reiterhosenspeck ebenfalls wenig wirksam. Das normalerweise stark fettlösende Hormon Adrenalin oder sinkender Blutzucker lassen diese Fettzellen vergleichsweise kalt. Als effektiv hat sich bei chronisch Fettleibigen dagegen die Beseitigung von Schilddrüsenhormonstörungen und die Optimierung des Wachstumshormon-Status erwiesen. Wachstumshormon (STH) beeinflusst direkt das Verhältnis von Fett zur Magermasse im Körper. Nicht immer sind Hormongaben notwendig. Intensivbelastungen, wie sie im Kraftsport und Bodybuilding vorkommen, führen zu STH-Anstiegen, die mit denen einer Hormonbehandlung zu vergleichen sind. Das ist auch der Grund, warum viele Menschen mit diesen Sportarten langfristig sehr effektiv Fett verlieren, obwohl ja unmittelbar während solcher Trainingsbelastungen kaum Fett verbrannt wird (s. Kap. II.11).

Nicht nur ungesunde Nahrung lässt uns altern

Gegen Ende des 20. Jahrhunderts zweifelte niemand mehr an der Bedeutung der Ernährung für die Gesundheit. Und auch die revolutionäre Entdeckung, dass sich mit gezielter Nahrungseinschränkung ein Punkt erreichen lässt, an dem die Alterung sich verlangsamt, war inzwischen ausreichend belegt – zumindest für die untersuchten Tierarten. Aber gerade die vielen Ernährungstheorien und die strenge Einteilung in „gesunde" und

„ungesunde" Nahrungsmittel führte die Diskussion in eine weitere Sackgasse. Viele glaubten, die lebensverlängernden und jung erhaltenden Effekte von Nahrungseinschränkung könnten nur vom Wegfall „ungesunder" Speisen herrühren, keinesfalls aber vom Weglassen „gesunder" Nahrung.

Also testeten Alternswissenschaftler wieder und wieder Nahrungsbestandteile, die im Laufe der Zeit in den Verdacht geraten waren, ungesund zu sein. Die Palette reichte von den Kohlehydraten über verschiedene Eiweiße bis zu den Fetten. Die Resultate waren im Wesentlichen gleich. Durch das Weglassen einzelner Bestandteile ließ sich das Altern kaum stärker beeinflussen als durch eine energetisch vergleichbare Einschränkung der Gesamtnahrung – auf ein paar Ausnahmen kommen wir weiter unten zurück.

Es zeigte sich: Das Phänomen der verzögerten Alterung durch Nahrungseinschränkung ist ein völlig eigenständiger biologischer Effekt. Er hat nichts mit den Zivilisationserscheinungen Überernährung, Ernährungskrankheiten und vorzeitigem Tod zu tun, für die die bisherigen Ernährungsempfehlungen aufgestellt worden waren. Eigentlich war das auch gar nicht anders zu erwarten. Denn während durch die Vermeidung von Fehl- und Überernährung „nur" Krankheiten beeinflusst werden, müssen bei extremer Nahrungseinschränkung angesichts der gefundenen Daten viel tiefgreifendere Mechanismen am Werk sein. Letztlich muss sogar das genetische Alterungsprogramm geändert worden sein. Eine in der Tat aufwühlende Vorstellung.

Bitte merken: Verzicht auf ungesunde Nahrung kann die Entwicklung von sekundären Alterserscheinungen (Alterskrankheiten) verändern. Kalorische Restriktion hemmt dagegen den primären Alterungsprozess.

*

Patient: „Herr Doktor, gibt es eine Möglichkeit, das Leben zu verlängern?"
Arzt: „Verzichten Sie auf Alkohol, Rauchen und andere Genussmittel. Essen Sie ausschließlich Rohkost und Vollkornprodukte. Keine Süßigkeiten, nichts Gebratenes oder Gegrilltes. Als Getränk nur Wasser oder Tee, vielleicht gelegentlich ein Saft."
Patient: „Ah ja." (– lange Pause –) „Und können Sie mir auch wirklich garantieren, dass ich auf diese Weise länger lebe?"
Arzt: „Auf jeden Fall kann ich Ihnen garantieren, dass es Ihnen sehr viel länger vorkommen wird."

Die Mechanismen blieben lange im Dunkeln

Wir wollen noch einen letzten Punkt betrachten, warum die dramatischen Effekte gezielter Nahrungseinschränkung nicht schon früher akzeptiert worden sind.

Eine wichtige Frage war von Anfang an offen. Je unumstößlicher die Beweise für die Wirksamkeit waren, desto mehr rückte sie in den Mittelpunkt: Warum beziehungsweise wodurch wird das Altern bei Nahrungseinschränkung gebremst? Auf diese Frage fand sich lange Zeit keine befriedigende Antwort. Und ein Phänomen, das zwar beobachtet, nicht aber erklärt werden kann, war schon immer verdächtig.

„Das sind schlechte Entdecker, welche denken, da sei kein Land, wenn sie nur das Meer sehen."
FRANCIS BACON [englischer Philosoph und Staatsmann, 1561–1626]

Den ersten Schlüssel zum Verständnis lieferte Denham Harman mit seiner Theorie über die freien Radikale und das Altern, fast ein Vierteljahrhundert nach den ersten Studien von Mendel und McCay. Leider aber waren die Thesen von Harman selbst lange Zeit umstritten, und so vergingen noch einmal fast 25 Jahre.

Heute kennen wir noch immer nicht jeden einzelnen Mechanismus, über den Nahrungseinschränkung das Altern bremst. Wir wissen aber genug, um die Wirkung in ihrer Gesamtheit nachvollziehbar zu machen. Der pausenlose Kampf des Körpers gegen die allgegenwärtigen Radikale spielt dabei eine wesentliche Rolle. Ebenso wichtig sind genregulatorische Prozesse, das heißt, von verschiedenen Genen mitregulierte Alternsprozesse werden verändert beziehungsweise vermieden (s. Kap. II. 1).

Ein für unser Verständnis der Gesamtvorgänge entscheidender Beitrag kommt von Thomas Kirkwood von der *Newcastle University* in England. Nach seiner These besitzen die meisten Lebewesen im Bereich ihrer genetischen Grundsteuerung einen Schalthebel, der es ihnen ermöglicht, je nach verfügbaren Ressourcen mehr Energie in die optimale Weiterentwicklung der Art oder die Bewahrung der individuellen Unversehrtheit zu investieren. Er nennt das *Disposable Soma Theory*: Bei energetischem Überfluss setzt die Genregulation auf verschwenderische – und im Hinblick auf das Alter nicht unproblematische – körperliche Aufbauprozesse und auf eine maximierte Nachkommenschaft. Sehr knappes Energieangebot führt dagegen zum Einsparen verschwenderischen Wachstums zum Beispiel von Fett, Bindegewebe und Muskeln, dafür aber – und jetzt kommt das Entscheidende – zu einer Aktivierung von Schutzprozessen, die das Individuum gesund erhalten und möglichst lange unversehrt für bessere Zeiten „konservieren".

Bitte beachten Sie: Dieser Mechanismus ist nicht nur komplex, sondern auch artspezifisch. Das heißt, der Einfluss auf Alterungsprozesse ist mal mehr und mal weniger ausgeprägt. Das ist auch der Grund, warum die Lebensverlängerung in Studien zur kalorischen Restriktion je nach Art und Gattung unterschiedlich ausfällt. (Von Kritikern wurden einzelne Negativbefunde bei bestimmten Tierarten vorschnell als Beweis für die grundsätzliche Ungültigkeit der Zusammenhänge interpretiert.)

Der Harvardprofessor David Sinclair lieferte 2002 durch seine Studien zu Langlebigkeitsgenen bei Hefen weitere Indizien, welche die Theorie von Kirkwood unterstützen. Und er präsentierte mit dem natürlichen Pflanzenstoff Resveratrol sogar einen Schlüssel, mit dem sich der genetische Schalter auch in Säugetierzellen ohne Hungern umschalten lässt. Mehr dazu am Ende des Kapitels.

Der Ablauf aller Vorgänge um kalorische Restriktion ist äußerst komplex. In der folgenden Tabelle sind für Interessierte die wichtigsten biologischen Hebel aufgeführt, über die Nahrungseinschränkung die Altersuhr bremst. Trotz Vereinfachung ist die Liste eher für Fachleute geeignet. Wer sich für die Details weniger interessiert, liest einfach gleich beim anschließenden Praxisteil weiter.

Wirkungen kalorischer Restriktion (Fachinformation)

A. Nachgewiesene Wirkungen:

Zellen allgemein

- reduzierter Altersabbau der Membranfunktion
- weniger DNA-Schäden im Zellkern
- reduzierte Schädigungen der Mitochondrien-DNA
- optimierte Radikalfängerfunktionen (organ- und artspezifische Ausprägung!) (Ursachen u. a.: Fettsäurenverhältnis bleibt auf jugendlichem Niveau; weniger Hydroxyl-Radikale; verstärkte DNS-Reparatur; effektivere Atmungs- und Elektronentransportkette aufgrund verbesserter Transportfunktion der Membranen; erhöhter Protein-Turnover)

Gehirn

- Gedächtnisleistungen im Alter auf jugendlichem Niveau
- reduzierter Abfall von Vigilanz und Vitalität

- geringere Lipofuscinablagerungen und weniger Reaktionsprodukte oxidativer Prozesse

- kein Anstieg von oxidierten Proteinen im Alter
  (Ursachen: geringere Lipidperoxidation; erheblich reduzierte metallkatalysierte Protein-Oxidation)

Immunsystem

- verbesserte T-Lymphozytenfunktion

- mehr naive T-Zellen im Alter

- Antigenantwort (Interleukin-2-Produktion) länger auf jugendlichem Niveau (keine Altersverschiebung der T-Zellen-Unterfraktionen)

- funktionelle Thymus-Involution verzögert

- weniger Autoimmunkrankheiten
  (Ursachen u. a.: weniger Oxidationsprozesse in Plasma und Milz)

Blut

- Flexibilität der Erythrozyten bleibt erhalten

- weniger atherosklerotische Ablagerungen

- niedrigerer Blutdruck

- mehr gefäßschützendes HDL-Cholesterin

- geringerer Anstieg von LDL-Cholesterin und Triglyzeriden im Alter
  (Ursachen u. a.: weniger aus der Fettsäurenperoxidation stammendes Malondialdehyd; geringere Insulinbelastung; Pankreassensitivität bleibt im Alter erhalten; nichtenzymatische Glycosylation reduziert, weniger AGEs)

Gene

- erhöhte Produktion der körpereigenen Radikalfänger SOD und Katalase in bestimmten Zellen (z. B. in der Gesichtshaut)

- Stressresistenz der Zellen bleibt auch im Alter erhalten

- stärkere Expression metabolisch aufbauender Gene
  (Ursachen: Veränderung genetischer Codes in Richtung einer Genexpression, wie sie für jüngere Lebensalter typisch ist – spezifisch je nach Gen)

Krebs

● – generell geringere Tumorneigung
(Ursachen u. a.: Altersanstieg der Proliferation von Darmzellen wird verhindert; Abbau alter Zellen verstärkt, niedrigere Insulinbelastung; optimierte Radikalabwehr; DNA-Schäden im Altersverlauf geringer)

Aktivität / Vitalität

● extrem erhöhte freiwillige bzw. spontane körperliche Aktivität

● erhöhter Proteinumsatz
(Ursachen: erhöhte Ermüdungsresistenz; optimierte Muskelfunktionen; effektivierter Energiestoffwechsel; reduzierte mDNA-Schäden)

B. Nicht verantwortlich für die Wirkung von kalorischer Restriktion:

● Keine Reduktion des Energieumsatzes bezogen auf die Magermasse

● Allgemeine Cholesterinreduktion spielt keine Rolle (eher das Verhältnis der Cholesterin-Untergruppen und der Oxidationsgrad des LDL-Cholesterins).

● Reduzierung der Fettmasse ist häufig, aber nicht notwendig für die Anti-Aging-Wirkung.

● Keinerlei Verlangsamung von Stoffwechsel- oder Vitalprozessen

● Das Weglassen einzelner Nahrungsbestandteile, welcher Art auch immer, ist keine Ursache des Anti-Aging-Effekts bei kalorischer Restriktion.

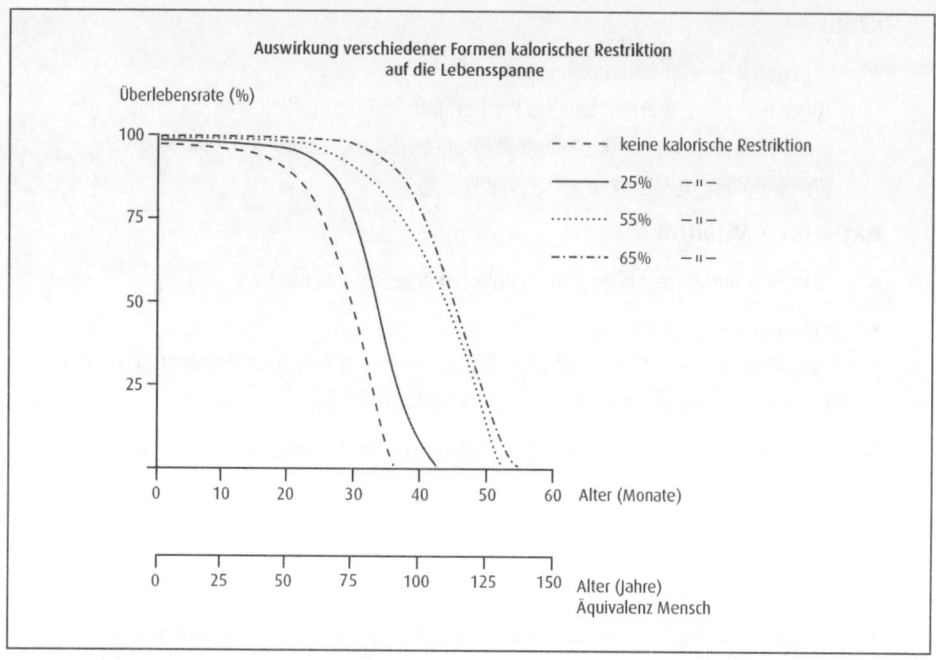

Bei Versuchstieren (hier Mäuse) verzögert kalorische Restriktion den gesamten Alterungsprozess und verlängert damit nicht nur die durchschnittliche, sondern auch die maximale Lebensspanne um bis zu 50 Prozent. Die deutlichste Beeinflussung von Alterungsprozessen zeigt sich bei der Reduzierung eines Viertels bis der Hälfte der normalen täglichen Energiezufuhr. Eine äquivalente Übertragung einer entsprechend verlangsamten Alterung auf den Menschen würde ein stark verzögert einsetzendes Greisenalter und eine maximale Lebenserwartung von 140 bis 150 Jahren ergeben (mod. nach Weindruch et al., 1986).

Der Himmel soll warten! – Kalorische Restriktion in der Praxis

150 Jahre leben – genial einfach?

Wer sein Altern mit Hilfe der am besten wissenschaftlich untersuchten Methode verlangsamen möchte, benötigt weder komplizierte Strategien noch aufwendige Hilfsmittel. Hinter den Begriffen „kalorische Restriktion" oder „gezielte Nahrungseinschränkung" verbirgt sich im Grunde eine einfache Sache: wenig essen. Als wirksam haben sich Reduzierungen im Bereich von 25 bis 60 Prozent erwiesen, wobei es ausschließlich um die Einschränkung energetischer, also kohlenhydrat-, protein-, und fetthaltiger

Nahrungsbestandteile geht. Hält man sich an diese Vorgaben, steht dem Jungbleiben nichts mehr im Weg – theoretisch! Vielleicht ahnen Sie aber, dass Theorie und Praxis gerade beim Thema Essen nicht immer leicht in Einklang zu bringen sind.

Was uns Labortiere „voraushaben"

Nicht nur beim Thema Altern ist es wichtig, die aus Untersuchungen an Tieren gewonnenen Erkenntnisse nicht unreflektiert auf den Menschen zu übertragen. Auch die erstmals bei Mäusen und Ratten gefundenen Effekte von Nahrungseinschränkung wurden zunächst mit Vorsicht bewertet. Vergleichbare Ergebnisse ließen sich jedoch bei den meisten höheren Tierarten bis hin zu Primaten wiederholen. Langlebigkeitsstudien bei Menschenaffen oder beim Menschen sind naturgemäß aufwendig und langwierig. Um allerdings erste aussagekräftige Indizien zu erhalten, muss man nicht warten, bis die viele Jahrzehnte dauernden Messreihen vollständig abgeschlossen sind. Erste biologische Wirksamkeitsindizien zeigen sich schon früher.

Bereits in den 50er-Jahren unternahmen argentinische Forscher entsprechende Studien beim Menschen, welche die genannten Zusammenhänge unterstützten. Wissenschaftler der Universität Bristol veröffentlichten 1998 einen interessanten Befund: In den 30er-Jahren des 20. Jahrhunderts war das Ernährungsverhalten englischer Familien untersucht worden. Jetzt, 60 Jahre später, verglichen die Forscher die damaligen Daten mit der Mortalität der Teilnehmer. Ein Zusammenhang war statistisch eindeutig: Menschen, die nach den damals erhobenen Daten wenig Nahrungsenergie zu sich nahmen, hatten eine niedrigere Krebssterblichkeit und lebten signifikant länger. Heute gibt es also kaum mehr Zweifel, dass sich das Altern beim Menschen ähnlich wie in den Tierstudien beeinflussen lässt. In welchem Umfang, werden wir gleich besprechen.

Ironischerweise wird die Wirksamkeit von Nahrungseinschränkung inzwischen gerade von denjenigen propagiert, die bisher jeder Anwendung gesundheits- und alternsmodulierender Maßnahmen im Weg standen: von den Vertretern der Gesundheitsbehörden. Schnell wurde die Freigabe ausreichend dosierter Vitamine und Pflanzenwirkstoffe oder die Zulassung von Melatonin und DHEA mit dem Argument abgelehnt, es stehe ja nun mit der Nahrungseinschränkung eine wirksame und für jedermann leicht anwendbare Anti-Aging-Methode zur Verfügung. Und damit seien alle anderen Maßnahmen praktisch überflüssig.

Abgesehen vom durchschaubaren Hintergrund einer solchen Argumentation ist ein Alterungsschutz mit Hilfe von Nahrungseinschränkung für uns Menschen alles andere als einfach anzuwenden. Das Problem liegt in diesem Fall nicht in der Übertragbarkeit

„Weniger essen und sich mehr bewegen?
Das ist die lächerlichste Modediät von der ich je gehört habe."

biologischer Vorgänge vom Tier auf den Menschen, sondern in dem einfachen Umstand, dass Labortiere keine Wahl haben. Sie müssen essen, was und wie viel ihnen vorgesetzt wird – oder wir sollten eher sagen: wie wenig.

Menschen können sich beim Essen frei entscheiden. Und wie schon Theodor Fontane recht treffend bemerkte: „Wenn man die Wahl hat zwischen Austern und Champagner, pflegt man sich in der Regel für beides zu entscheiden." Vielen Menschen fällt es schwer, Überernährung zu vermeiden. Unschwer sich vorzustellen, dass es alles andere als leicht ist, die Essensmenge dauerhaft um ein Drittel oder gar die Hälfte zu reduzieren.

Dauerhaft weniger essen – so funktioniert's

Zunächst einmal müssen wir uns vor Augen halten, was genau mit „weniger essen" gemeint ist. Um bei Tieren die Alterung zu verzögern, genügt es, die Essensmenge einfach im Volumen zu reduzieren. Wenn wir Menschen lediglich die Füllmenge unseres Tellers begrenzen würden, könnten wir unsere Alterung zwar ebenfalls verzögern, allerdings mit zwei wesentlichen Einschränkungen:

–   Die höchstwahrscheinlich unzureichende Zufuhr von Vitalstoffen und Antioxidantien würde die alternshemmende Wirkung entscheidend abschwächen.

–   Eine starke Volumenbegrenzung der Essensmenge könnten die Wenigsten auf Dauer durchhalten.

Wunderbar!, wird jetzt so mancher sagen: Entweder also viel Aufwand und wenig Wirkung oder aber es ist überhaupt nicht durchführbar …

Als entscheidend für das Fortschreiten der Alterung haben sich die Bestandteile der Nahrung erwiesen, deren Verstoffwechselung im Organismus direkt oder indirekt Zellschädigungen verursacht. Und das sind in der Tat grundsätzlich alle Energie liefernden Bestandteile: Kohlenhydrate, Proteine und Fette. Schützend wirken sich dagegen Vitamine, Antioxidantien und andere Vitalstoffe aus; ebenso viele pflanzliche Begleitsubstanzen und Ballaststoffe, vor allem wasserlösliche.

Die grundsätzliche Strategie muss somit lauten: Weniger essen und dabei möglichst genau so viel oder sogar mehr biologische Mikronährstoffe aufnehmen und die geringere Gesamtmenge durch Füllstoffe ausgleichen. Ein hoher Ballaststoffanteil unterstützt das Sättigungsgefühl.

Vielleicht erscheinen Ihnen diese Richtlinien wie bereits bekannte Ernährungsregeln. Es gibt jedoch wesentliche Unterschiede. Für eine einseitige Verteufelung zum Beispiel von gesättigten Fetten, Cholesterin oder tierischen Eiweißen gibt es keine physiologisch stichhaltige Begründung. Und die viel gepriesenen Kohlenhydrate erweisen sich im Hinblick auf den Alterungsprozess als weit weniger segensreich als bisher behauptet. Gleich davon mehr.

Warum Menschen in Hungergebieten nicht 150 Jahre alt werden

Wenn Nahrungseinschränkung Gesundheit und ein langes Leben ermöglicht, müssten dann nicht alle Hunger leidenden Menschen vital und langlebig sein? Die Antwort ist eindeutig „nein". Gezielte kalorische Restriktion kann nicht einfach mit Hungern gleichgesetzt werden.

In allen Langlebigkeitsstudien wurde eine hoch nährstoffreiche Nahrung verwendet. Interessant dabei: Obwohl Primaten einen fast identischen Nährstoffbedarf wie wir Menschen aufweisen, sehen die zoologischen Richtlinien für diese Tiere eine ungleich hochwertigere Nahrung vor. Der Grund liegt darin, dass man sich bei Primaten an deren natürlicher Nahrung im Regenwald orientiert: eine Nahrung mit vielen Ballaststoffen, Spurenelementen und hoch dosierten Antioxidantien. Bei uns Menschen führte die Entdeckung der Vitaminmangelkrankheiten vor einem Jahrhundert zu der fatalerweise noch immer vorherrschenden Fehleinstufung, dass die tägliche Vitaminmenge nur so hoch sein müsse, dass die klassischen Mangelkrankheiten vermieden werden. Man kann nicht oft genug darauf hinweisen, dass diese Vorstellung ebenso veraltet wie biologisch und biochemisch unsinnig ist.

Menschen, die aus Not hungern müssen, haben alles andere als eine vitalstoffreiche Nahrung. Typisch ist vielmehr akuter Nährstoffmangel, der die Infektionsgefahr unmittelbar erhöht und – anstatt das Altern zu bremsen – eine Reihe von Alterungsprozessen begünstigt.

So lange leben wie Methusalem?

Ein verheißungsvolles Land ist eine stürmische Meeresfahrt wert, heißt es. Wer die menschliche Natur kennt, weiß, wie schwierig Disziplin beim Essen sein kann. Das mit Hilfe von Nahrungseinschränkung anvisierte verheißungsvolle Land sollte also diesen Aufwand wert sein.

Um wissenschaftlich seriös zu bleiben, müssen wir mit Zahlen vorsichtig sein. Der biblische Methusalem soll 969 Jahre alt geworden sein. Von diesen Dimensionen sind wir weit entfernt. Was aber können wir realistisch erwarten? Nimmt man die Ergebnisse der vielen Alternsstudien mit verschiedenen Tierorganismen sowie erste beim Menschen unmittelbar zu beobachtende Effekte als Grundlage, lassen sich durchaus fundierte Aussagen machen:

- **Gesundheit**. Niemanden wird es verwundern, dass bei reduzierter Energiezufuhr Zivilisationskrankheiten wie Herz-Kreislauf-Probleme, Bluthochdruck oder Altersdiabetes kaum vorkommen. Erstaunlicher ist schon die bis ins hohe Alter auf jugendlichem Niveau gleichbleibende Leistungsfähigkeit der Augen und des Immunsystems. Die Krebsgefahr nimmt rapide ab: Die generelle Tumorhäufigkeit dürfte sich um etwa 60 Prozent verringern.

- **Langlebigkeit**. Eine unbegrenzte Lebensspanne ist natürlich allein durch kalorische Restriktion nicht erreichbar. Bei einfachen wirbellosen Tieren lässt sich die Geschwindigkeit der Alterung auf ein Drittel reduzieren; sie leben dann bis zu dreimal länger. Menschen und höhere Wirbeltiere haben einen komplexeren Stoffwechsel, der weniger stark von äußeren Einflüssen abhängig ist. Je nach Art und Dauer der Nahrungseinschränkung wurde aber eine Verlangsamung der gesamten Alterung um 25 bis 50 Prozent beobachtet. Das heißt, selbst bei vorsichtiger Orientierung am unteren Effektivitätsniveau von etwa 30 Prozent würden sich für den Menschen ein durchschnittliches Lebensalter von über 100 Jahren und ein Höchstalter von über 150 Jahren ergeben – natürlich vorausgesetzt, die Einschränkung der Energiezufuhr bleibt im genannten Rahmen und wird konstant beibehalten.

- **Leistungsfähigkeit.** Die Aussicht auf ein langes Leben dürfte für viele ein großer Anreiz sein, gezielte Nahrungseinschränkung zu praktizieren. Doch die erstaunlichsten Effekte bei dieser äußerst wirksamen Maßnahme treten nicht erst im hohen Alter zutage, sondern bereits in mittleren Jahren. Eigentlich ist das auch so zu erwarten. Denn wir erinnern uns: Anders als Maßnahmen, die nur das Altsein verlängern, müssten bei einer echten Verlangsamung der Alterung vor allem die Jugend und das leistungsfähige Erwachsenenalter ausgedehnt werden. Genau das ist bei reduzierter Energieaufnahme der Fall.

Ein Leben voller Energie oder auf Sparflamme?

Erinnern Sie sich noch an die unterkühlten Hamster im Kapitel II.10? Dauerkälte reduziert den Stoffwechsel, und auf diese Weise verlangsamt sich die Alternsgeschwindigkeit. Das Resultat ist jedoch ein Leben auf Sparflamme, sozusagen in Zeitlupe, also nicht unbedingt der Zustand, in dem die meisten Menschen den Rest ihres Lebens verbringen möchten (auch wenn man bei Behördengängen manchmal den Eindruck haben könnte).

Droht ein solcher Zustand nicht auch bei kalorischer Restriktion? Schließlich hat jeder schon erlebt, wie einem die Energien ausgehen, wenn man Hunger hat. Oder haben Sie schon einmal versucht zu joggen, nachdem Sie acht Stunden nichts mehr gegessen haben? Ein wahrlich ernüchterndes Erlebnis.

Müsste nicht auch dauerhaft weniger essen eine verringerte Lebensenergie zur Folgen haben? Die ersten Labordaten schienen genau das zu bestätigen. Reduzierte man die Nahrungsmenge, bildeten die untersuchten Tiere zum Beispiel weniger Schilddrüsenhormone und der Stoffwechselumsatz nahm ab. Aber wie schon so oft verhielt sich das Leben nicht wie anhand der ersten Laborwerte vorhergesagt. Statt etwa müde herumzusitzen, entwickelten die auf schmaler Kost lebenden Tiere eine unerwartete Vitalität. Sie schienen nicht weniger Energie zu haben, sondern mehr. Und tatsächlich. In den Muskeln fanden die Untersucher mehr Energie lieferndes Glykogen. Die gesamten Gehirnfunktionen arbeiteten sogar überdurchschnittlich effektiv. Wie ist das möglich?

Weniger Nahrung bremst den Stoffwechsel nur vorübergehend. Dann passt sich der Organismus an. Fettmenge, aber auch die Gesamtkörpermasse nehmen ab. Die einzelnen Körperzellen haben schließlich genauso viel Energie zur Verfügung wie vorher, teilweise sogar mehr, denn Stoffwechselvorgänge werden ökonomischer, viele Regulationen effizienter. Der nach einer Mahlzeit im Blut zirkulierende Zucker lässt sich dann beispielsweise nicht nur mit weniger Insulin, sondern auch wesentlich genauer und bedarfsgerechter regulieren. Das hat die erstaunliche Folge, dass der Blutzucker bei dauerhaft reduzierter Kalorienzufuhr ungleich stabiler ist als bei normaler Ernährung. Weniger Insulin und stabilerer Blutzucker bedeuten aber nicht nur geringeres Risiko für Atherosklerose oder Katarakte der Augen, sondern auch weniger Leistungsschwankungen für die Muskeln und nicht zuletzt das Gehirn.

Gehirnbonus: Bei Nahrungsbegrenzung bleiben die Hirnleistungen bis ins Alter optimiert. Am Pharmakologischen Institut Mario Negri in Mailand wurde das vor einiger Zeit eindrucksvoll bestätigt. Ratten – die übrigens im Alter ganz ähnlich Gedächtnisprobleme haben wie wir – zeigten bei lebenslanger Reduktion der Energiezufuhr keinen Abfall ihres Erinnerungsvermögens. Alle Gedächtnisfunktionen arbeiteten auch im Alter auf jugendlichem Niveau arbeiteten. Ein Effekt, den man in den pharmakologischen Laboratorien der Welt seit Langem verzweifelt mit Medikamenten zu erzielen versucht.

„Wenig Nahrung, freier Kopf."
TÜRKISCHES SPRICHWORT

Unbändige Vitalität

Der Organismus arbeitet bei Nahrungseinschränkung keineswegs nur aus der Not heraus besser. Weil viele der durch normale Nahrungsmengen verursachten Stoffwechselbelastungen entfallen, funktionieren auch körpereigene Schutzmechanismen ungleich effizienter. Schädliche Oxidationen werden besser abgefangen. Viele Organe können so länger auf jugendlichem Leistungsniveau arbeiten. Erinnern wir uns, dass die über die normale Hungerregulation vom Menschen aufgenommene Nahrungsmenge in erster Linie an einer optimierten Fortpflanzung und am Überleben der Art orientiert ist und von der Evolution entsprechend dahingehend etabliert wurde. Das Optimum einer Energieaufnahme zur Erreichung eines individuellen Höchstalters ist mit dieser wichtigsten Zielvorgabe nicht deckungsgleich. Dies wird von der Natur nicht beabsichtigt.

Es war also kein Zufall, dass sexuelle Potenz und Aktivität bis ins Alter bereits bei den ersten Tierstudien die auffallendsten Phänomene waren. (Kalorische Restriktion verhindert darüber hinaus den altersbedingten Verlust der geschlechtsspezifischen Ausprägungen beider Geschlechter, also das im Alter zunehmende Angleichen von männlichem und weiblichen Geschlecht.) Doch nicht nur die sexuelle Aktivität steigert sich. Die Reduktion der Essensmenge verändert auch die sonstige körperliche und geistige Vitalität. Im

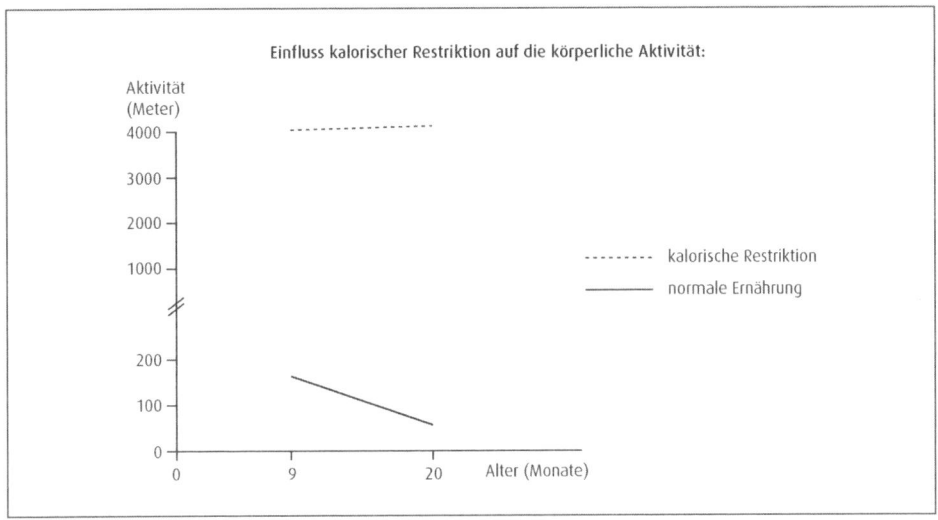

Die tägliche körperliche Aktivität (Laufrad) normal ernährter Ratten verringert sich im Lebensverlauf von täglich 164 Metern im Jugendalter auf 60 Meter im Alter. Unter kalorischer Restriktion sind die Tiere nicht nur extrem aktiver, auch der normale altersbedingte Abfall des Bewegungsausmaßes ist nicht zu beobachten. Bitte beachten Sie: Bei den normal ernährten Ratten handelt es sich um schlanke, nicht etwa um überernährte dickleibige Tiere (mod. nach Kim et al., 1996)

Zentrum für Gesundheitswissenschaft der Universität Houston wollte man genau wissen, welche Vitalitätssteigerungen durch Nahrungseinschränkung hervorgerufen werden:

Ratten, denen die Möglichkeit zum Erkunden von Labyrinthen, zum Klettern oder das Nutzen von Laufrädern gegeben wird, machen von solchen Bewegungsmöglichkeiten ganz allgemein gerne Gebrauch. Die Frage, die man sich in Houston stellte, war: Lässt sich die Gesamtaktivität der Tiere durch kalorische Restriktion noch einmal steigern? Ein Langzeittest sollte das klären. Und in der Tat, die auf Dauerdiät gesetzten Tiere bewegten sich in der Jugend und als erwachsene Tiere mehr. Allein auf dem Laufband 30 Mal mehr als die normal essenden Artgenossen.

Interessant war auch die Situation am Ende des Lebens: Im Alter reduzierte sich die frei-willige Aktivität normal essender Tiere um 60 Prozent – ein typischer Wert für alte Tiere, ganz ähnlich wie beim Menschen. Bei den reduziert ernährten Tieren konnte erwartet werden, dass sie auch im Alter vergleichsweise aktiver sind; der Unterschied müsste sogar größer werden, denn unter kalorischer Restriktion müssten ja Alterungsprozesse verzö-gert sein. Und das bestätigte sich eindrucksvoll. Statt ebenfalls 60 Prozent in der Aktivität nachzulassen, waren die Diättiere im hohen Alter noch exakt so aktiv wie unmittelbar nach ihrer Jugend. Eine Entdeckung, die unsere bisherigen Vorstellungen über das Altern geradezu auf den Kopf stellt.

Belastbarkeit und Stress

Mindestens so erstaunlich wie die Anti-Aging-Effekte von kalorischer Restriktion sind die Ergebnisse aus Belastbarkeitsstudien. Schließlich würden wir intuitiv annehmen, dass bei dauerhafter Nahrungseinschränkung zumindest die Widerstandskraft gegen akuten körperlichen und psychischen Stress leiden müsse.

Verschiedenste Tests zeigten genau das Gegenteil: Wenig Nahrung führt zu verbesserter Stressresistenz. Das betrifft psychische und körperliche Belastungssituationen, aber auch biologische Stressoren wie Infektionen oder radioaktive Strahlung. Allerdings muss man auch dabei noch einmal daran erinnern, dass diese Zusammenhänge für eine energetisch reduzierte aber dennoch sehr nährstoffreiche Ernährungssituation gelten. Minderwertige Nahrung hat genau die gegenteiligen Auswirkungen. So erhöhen sich etwa bei sinkendem Magnesiumstatus sehr schnell die Stressempfindlichkeit und die durch Stress ausgelöste Aggressivität. Hochdosiertes Vitamin C verbessert auf der anderen Seite unabhängig von der Energiezufuhr die Stressresistenz in verschiedenen Belastungssituationen wie Kälte, Verletzungen, Blutverlust und Schock. Die Liste ließe sich fortsetzen.

„Mit 50 hat jeder das Gesicht, das er verdient."
GEORGE ORWELL [englischer Schriftsteller, 1903–1950]

Besseres Aussehen

Zwei Dinge lassen sich bei Studien zur kalorischen Restriktion als erstes beobachten: die gerade erwähnte Vitalitätssteigerung und ein jugendliches Äußeres. Bei den meisten Tierstudien zeigt sich das in der Beschaffenheit des Fells. Doch Gleiches gilt auch für die Haut beim Menschen. Die Ursachen für die Hautverjüngung wurden inzwischen aufgeklärt. Unter kalorischer Restriktion erhöht sich vor allem die Widerstandsfähigkeit der Haut gegen Lipidperoxidation und sogenanntes *Cross-linking* – zwei typische Erscheinungen gealterter Haut und wesentlich verantwortlich für den Elastizitätsverlust. Die DNA der Hautzellen erleidet bei kalorischer Restriktion weniger Schäden. Auch das im Alter typische Ausdünnen der Haut (Hormonmangel) wird verzögert.

Hautalterung

UV-Strahlung: Ultraviolette Strahlung verstärkt die Peroxid- und Radikalbildung in den Hautzellen. Zusätzlich wird über einen sogenannten Cross-linking-Prozess Hautprotein verhärtet. Die Folgen sind Elastizitätsverlust und Falten. Zu Schäden kommt es vor allem bei Dauerbelastung. Allerdings lagert die Haut Schutzstoffe ein, abhängig von der Verfügbarkeit. Je nach Lokalisierung und spezieller Aufgabe können so die DNA im Zellkern oder die umliegenden Strukturen geschützt werden.

Bedeutende Protektoren sind dabei:

- Melatonin
- PABA (Para-Aminobenzoesäure)
- Tocopherole
- Nicotinamid

- Vitamin C
- Lycopin
- Astaxanthin

Rauchen: Bei den negativen Wirkungen übermäßigen Rauchens denken wir meist an Krebs- oder Herz-Kreislauf-Erkrankungen. Dabei sind die Auswirkungen auf die Hautalterung mindestens ebenso ausgeprägt und sie sind direkt sichtbar! Verantwortlich für den Alterungseffekt ist hier wie dort nicht das Nikotin, verantwortlich sind vielmehr verschiedene im Teer beziehungsweise Rauch enthaltene Begleitsubstanzen wie Acetaldehyd, die die Radikalbelastung der Haut über ihre Kompensationsfähigkeit hinaus erhöhen.

Wie stark die Haut auch nach *außen* hin altert, das hängt direkt vom Verhältnis der Rauchbelastung zum Abwehrpotenzial des Körpers ab. Spätestens dann, wenn die hauteigene Abwehr im mittleren Erwachsenenalter abnimmt, wirkt sich das deutlich sichtbar auf das Erscheinungsbild aus. Umgekehrt kann man beobachten, dass sich durch eine gezielte Zufuhr von *Schutzstoffen* bei vielen Rauchern das Hauterscheinungsbild bessert:

- Cystein
- Grünteepolyphenole
- Selen
- Tocopherole

- Thiamin
- Pantothensäure
- Retinol
- Epicatechin

Nahrung: Eine Reduktion der Nahrungsmenge vermindert interne Alterungsprozesse in der Haut und erhöht erheblich die Widerstandskraft gegenüber schädlichen äußeren Einflüssen. Eine gleichzeitige nährstoffreiche Ernährung kann Alternsprozesse der Haut zusätzlich sichtbar verbessern. Die natürliche Aminosäure **Taurin** vermindert etwa die vor allem durch Zucker verursachten AGEs und das Cross-linking. **Pantothensäure** ist an der Produktion von hauteigenen Fettverbindungen beteiligt. Hochdosiertes *Retinol* (Vitamin A) verstärkt epidermale Wachstumsfaktoren und die Zellerneuerung. Bitte beachten: Schwangere sollten nicht mehr als 10 000 IE Retinol täglich zuführen!

Unser großer Appetit ist kein Versehen der Natur

Eine reduzierte Nahrungsaufnahme verlangsamt die Alterung, verhindert Alterskrankheiten, erhöht die Stressresistenz und verlängert die Lebensspanne. Voraussetzung dafür ist, dass weniger Nahrung aufgenommen wird, als das Sättigungsgefühl suggeriert. Anders ausgedrückt, natürlicher Appetit und Hungergefühl diktieren Mensch und Tier, mehr zu essen, als für sie im Hinblick auf den Alternsprozess optimal wäre. Warum ist das so? Ein Irrtum der Natur? Ganz im Gegenteil. Diese aus unserer Sicht scheinbar falsche Regulation ist vom Standpunkt der Evolution durchaus sinnvoll, und das aus zwei Gründen:

1. Eine reduzierte, energiearme Ernährung ermöglicht nicht die Bildung von ausreichenden Fettspeichern. Und anders als heute, wo Nahrung immer und jederzeit verfügbar ist, mussten Mensch und Tier immer wieder Zeiten überstehen, in denen Nahrungsmangel vorherrschte. Es war deshalb besser, eine schnellere Alterung und ein höheres Krankheitsrisiko im Alter in Kauf zu nehmen als bei jeder Nahrungskrise in Lebensgefahr zu geraten.

2. Das Wohlergehen des einzelnen Individuums spielt in der Evolution eine untergeordnete Rolle. Entscheidend sind das Überleben der Art und damit der Erfolg der Fortpflanzung. Bei hoher Energieaufnahme steigen die Überlebenschancen von Nachkommen. Das gilt besonders für das weibliche Geschlecht, das durch Schwangerschaft und Stillzeit zusätzlich energetisch belastet ist, aber auch für die Nachkommen selbst. Eine hohe Energieaufnahme beschleunigt das Körperwachstum von Kindern und Jugendlichen. In der Evolution ein klarer Überlebensvorteil.

   Auch da zeigt sich erneut das inzwischen bekannte Prinzip: Die Natur interessiert sich vor allem für den Fortpflanzungserfolg und damit für die Jugend und das junge Erwachsenenalter – auch wenn dieser Erfolg mit tödlichen Alterskrankheiten oder schneller zunehmender Alterung erkauft werden muss.

   Am *National Center for Toxicological Research* in Jefferson (USA) konnte dieser Zusammenhang experimentell nachgewiesen werden. Die Forscher stellten verschiedene Diäten zusammen und beobachteten die Auswirkungen auf den

Fortpflanzungserfolg und die Alterung von Labortieren. Das Ergebnis war eindeutig: Je besser eine Diät für die Fortpflanzung und die Nachkommenschaft, desto schlechter erwies sie sich im Hinblick auf die Alterung der Einzeltiere. Umgekehrt ermöglichte die Diät, bei der die Tiere am längsten und gesündesten lebten, die wenigsten Nachkommen.

„Das Essen ist einer der vier Zwecke des Daseins. Welches die drei anderen sind, darauf bin ich noch nicht gekommen."
BARON DE MONTESQUIEU [französischer Staatsmann und Schriftsteller, 1689–1755]

Auswirkungen auf die menschliche Lebensspanne

Maximale Lebensspanne. Myriaden von sich im Lebenslauf überwiegend zufällig anhäufenden Veränderungen auf zellulärer Ebene bewirken das, was wir Altern nennen. Die Mehrzahl der Veränderungen erhöht die Wahrscheinlichkeit von Krankheit und Tod mit immer zunehmender Geschwindigkeit. Diese komplexe und zum Ende des Lebens rasend schnell zunehmende Beschleunigung ist der Grund, warum herkömmliche Gesundheitsmaßnahmen wie „gesunde" Ernährung und Hygiene, aber auch die klassische Medizin ihre Wirkung im Alter immer mehr einbüßen. Den Bereich der maximalen Lebensspanne von etwa 120 Jahren verändern diese Faktoren jedoch nicht, sie können sie aufgrund ihres zunehmenden relativen Wirkungsverlusts schon theoretisch gar nicht verschieben.

Konsequent durchgeführte kalorische Restriktion greift dagegen bereits in die elementaren zellulären und genetischen Grundabläufe ein. Sie gehört deshalb zu den wenigen bisher bekannten Maßnahmen, die im Alleingang die Geschwindigkeit der Gesamtalterung und damit die maximale Lebensspanne auch bei höher entwickelten Lebewesen verändern können. Die beim Menschen theoretisch zu erwartende Erhöhung des Maximalalters könnte bei lebenslanger Anwendung nach derzeitigem Wissensstand bis zu 40 Prozent betragen, entsprechend einer möglichen Lebensspanne von über 150 Jahren.

So sicher diese Zahlen vom biochemischen Standpunkt aus inzwischen sind, so kritisch müssen die Chancen für die praktische Umsetzung gesehen werden. Die für eine maximal jung erhaltende Gesamtwirkung notwendige Einschränkung der Nahrungsenergie um 40–50 Prozent wird für die meisten Menschen im Alltag sehr schwer durchzuhalten sein. (Anmerkung: Ab welcher Reduktion des Energieumsatzes ein signifikanter Einfluss auf die Altersgeschwindigkeit erwartet werden kann, ist bisher unklar. Annahmen gehen von 20 bis 30 Prozent aus.) Eine denkbare Lösung der Problematik könnte der Einsatz von Hilfsmitteln sein, die entweder die Wirkung kalorischer Restriktion imitieren oder das Hungergefühl günstig beeinflussen.

„Kalorische Restriktion kann mit an Sicherheit grenzender Wahrscheinlichkeit die maximale Lebensspanne beim Menschen vergrößern."
DENHAM HARMAN [Begründer der *Radical Theory of Aging*, *1916]

Durchschnittliche Lebensspanne. Während die maximal mögliche Lebensspanne einer Gattung die Geschwindigkeit ihrer grundlegenden Alterungsprozesse reflektiert, wird die durchschnittliche Lebensspanne zusätzlich stark vom Unfall- und Krankheitsgeschehen bestimmt. Verbesserte Lebensbedingungen und medizinische Versorgung sind der Grund für den aktuell ständigen Anstieg der durchschnittlichen Lebensspanne auf aktuell etwa 83 Jahre. Vieles spricht dafür, dass wir uns mit diesem Wert (leider) einer natürlichen Grenze nähern, deren weiteres Hinausschieben zwar möglich ist – zum Beispiel durch immer weiter intensivierte medizinische Interventionen – allerdings auf Kosten eines exponentiell steigenden Aufwands. Das heißt, ohne Veränderung grundlegender Alternsprozesse kann unsere durchschnittliche Lebensspanne sehr bald auch mit immer moderneren Maßnahmen nur mit explodierendem Aufwand an Ressourcen erweitert werden.

Kalorische Restriktion verlängerte in den bisherigen Studien die durchschnittliche Lebensspanne etwa in dem Maß, wie auch die maximale Lebensspanne und damit die Altersgeschwindigkeit verändert wurden. Ein interessanter Aspekt dabei: Im Gegensatz zu fast allen anderen bisher bekannten Interventionen erhöht kalorische Restriktion das erreichbare Maximalalter sogar etwas stärker als die durchschnittliche Lebensspanne. Für Gerontologen ein weiterer Hinweis darauf, dass die veränderte Lebenserwartung tatsächlich aus der Verlangsamung der allgemeinen Alternsgeschwindigkeit und nicht nur aufgrund von Vermeidung einzelner (Alters-) Krankheiten resultiert.

Funktionelle Lebensspanne. Zahlen zur maximalen oder durchschnittlichen Lebensspanne bringen zwar in jedem Fall die Augen von Statistikern zum Leuchten, sagen grundsätzlich aber nichts darüber aus, wie lebenswert diese möglicherweise zusätzlichen Jahre sind. Gerontologen haben deshalb den (Qualitäts-) Begriff der funktionellen Lebensspanne geschaffen und umschreiben damit den Zeitraum, in dem die Körper- und Geistesfunktionen tatsächlich noch weitestgehend intakt sind.

Seit einigen Jahrzehnten kann die funktionelle Lebensspanne des Menschen nicht mehr mit der Entwicklung der durchschnittlichen Lebensspanne mithalten. Ursache ist ein zunehmendes Ungleichgewicht immer besserer reparativer Medizin gegenüber prophylaktischen Maßnahmen. Resultat: Am Ende des Lebens erhöht sich für Menschen in den Industrienationen die Wahrscheinlichkeit, immer mehr Jahre in Gebrechlichkeit und Unselbstständigkeit zu verleben.

Weil eine dauerhafte Reduktion energiereicher Nahrung eine Vielzahl von zellulären Funktionsstörungen bereits vom Ansatz her vermeidet, kann der klassische Leistungsabfall im Lebensverlauf fast vollständig vermieden werden oder er tritt erst unmittelbar am Lebensende auf. Obwohl die meisten Tiere im Unterschied zu uns eine lange gebrechliche Altersphase gar nicht kennen, ist dieser leistungsstabilisierende Effekt in praktisch allen bisher durchgeführten Studien deutlich zu beobachten – teilweise mit beeindruckenden Resultaten. So war etwa ein bis ins höchste Alter aktives Sexualleben ebenso typisch wie gut erhaltene Muskelmasse und Kraftfähigkeiten oder die Stabilisation kognitiver Leistungen auf jugendlichem Niveau bis ins hohe Alter.

Die häufigsten Fragen zu kalorischer Restriktion

Beeinflusst gezielte Nahrungseinschränkung die Alterung auch dann, wenn man erst spät im Leben damit beginnt?

Antwort: Ja, wenn auch etwas weniger ausgeprägt als bei früherem Beginn. Ob man noch im hohen Alter mit extremer Nahrungseinschränkung beginnen sollte, ist fraglich. Die bisher vorliegenden Tierstudien zeigen bei einem Beginn weit im letzten Lebensviertel nur noch geringe Auswirkungen auf die maximale Lebensspanne. Erhebungen beim Menschen ergaben außerdem, dass ab 70 bis 80 Jahren viele schon bei normaler Ernährung zu wenig Mikronährstoffe aufnehmen. Auch die Eiweißaufnahme ist im Alter oft niedrig. Da die im Lebenslauf angehäuften zellulären Schäden die Alterung zusätzlich vorantreiben, ist es ratsam, im hohen Alter in erster Linie die vermehrte Zufuhr von Antioxidantien und anderen Biowirkstoffen in den Vordergrund zu stellen.

Wie lange dauert es, bis man sich an eine reduzierte Nahrungsmenge gewöhnt hat?

Antwort: Im Erwachsenenalter dauert die biologische Umstellung selbst bei kurzlebigen Mäusen sechs Wochen und länger. Aktuelle Untersuchungen an Primaten zeigen eine entsprechend längere Anpassungsphase – ganz so wie bei Menschen, die eine strenge Diät beginnen. In beiden Fällen versucht der komplexe Säugetierorganismus zunächst, über eine Umsatzreduzierung der verminderten Energiezufuhr gegenzusteuern – verbunden mit der beim Abnehmen gefürchteten Appetitsteigerung.

Berücksichtigt man dazu noch die psychischen und sozialen Faktoren von Essen und Trinken, sollte kalorische Restriktion unbedingt behutsam begonnen werden. Der gesamte Umstellungsprozess dürfte sich bei den meisten Menschen über viele Monate oder gar Jahre hinziehen.

Gibt es eine vollständige Gewöhnung an reduzierte Nahrung?

Antwort: Nein. Neben dem Stoffwechsel passen sich zwar allmählich auch der Appetit und das Essverhalten an. Bei drastischer kalorischer Restriktion (um 30 bis 50 Prozent reduzierte Energiezufuhr) bleibt aber ein Grundsatz erhalten: Man muss immer etwas weniger essen, als der Appetit suggeriert. Ohne eine gewisse Disziplin funktioniert eine maximal wirksame kalorische Restriktion also auch nach einer Gewöhnungsphase nicht. Andererseits benötigt der Organismus nach einiger Zeit deutlich weniger Nahrung, um ein ausreichendes Sättigungsgefühl zu erzeugen. Eine Einsparung von 10 bis 20 Prozent der Nahrungsenergie ist dann ohne jegliches Hunger- oder Defizitgefühl möglich. Auf kulinarischen Genuss und Lebensqualität muss man also nicht zwangsläufig verzichten. Wichtigste Hilfe: Langsam und bewusst essen und genießen!

Ist auch eine kurzfristige Nahrungseinschränkung nützlich?

Antwort: Je länger Nahrungseinschränkung praktiziert wird, desto besser. Bei lediglich mehrmonatiger Restriktion ergaben manche Studien zumindest gewisse bleibende Gesundheitseffekte. Bei anderen Untersuchungen zeigte sich nach dem Übergang zur Normalernährung eine leicht beschleunigte Alterung, sodass der Nettoeffekt kurzzeitiger kalorischer Restriktion zwar immer noch erhalten blieb, jedoch nur gering war. In jedem Fall dürfte eine leichte, aber dafür dauerhafte energetische Nahrungsreduktion mehr Vorteile bringen als vorübergehende Phasen extremer Einschränkung.

Wie steht es mit Nahrungseinschränkung bei Kindern?

Antwort: Es sprechen mindestens drei Gründe gegen die Anwendung bei Kindern:

1. Niemand darf zu einer solchen Maßnahme gezwungen werden. Wer gezielte Nahrungseinschränkung für sich nutzen möchte, kann das noch maximal effektiv im frühen Erwachsenenalter tun.

2. Eine niedrige Energiezufuhr während der Kindheit führt zu reduzierten Wachs-
    tums- und Entwicklungsprozessen. Soziologische Studien zeigen, dass verzögertes
    Wachstum und geringere Körpergröße gesellschaftliche Nachteile bedingen können.

3. Aufgrund heutiger Ernährungsgewohnheiten sind Kinder und Jugendliche auch in
    Industrienationen mit Vitalstoffen fast immer suboptimal versorgt. Diese Situation
    würde sich bei einer einfachen Reduktion der Essmenge noch einmal verschlechtern.
    Deshalb gilt:
    Kalorische Restriktion bei Kindern ist abzulehnen!

Kann man kalorische Restriktion mit Fasten gleichsetzen?

Antwort: Bei Tieren erzielte man zumindest alternshemmende Wirkungen mit in Form
von alternierendem Fasten – ein Tag hochwertige Nahrung, ein Tag fasten.

Anti-Aging-Helfer: wasserlösliche Quellstoffe

Unverdauliche Nahrungsbestandteile, sogenannte Ballaststoffe, sind entgegen ihrem
Namen ein für die Gesundheit wichtiger Teil der Nahrung. Am bekanntesten sind die un-
verdaulichen Faserstoffe etwa in Vollkorngetreide und anderen pflanzlichen Nahrungsmitteln. Bedeutung haben sie wegen ihrer positiven Wirkung auf die Verdauung. Auch
eine vorbeugende Wirkung gegen Darmkrebs wird diskutiert.

Die für die Alternsprophylaxe wichtigste Form von Ballaststoffen sind wasserlösliche
Quellstoffe. Sie haben die Eigenschaft, den Nahrungsbrei im Magen-Darm-Trakt gelee-
artig zu binden. Auf diese Weise üben sie einen besonders starken Einfluss darauf aus, wie
Nahrung resorbiert wird.

Nahrungsmittel mit einem hohen Anteil wasserlöslicher Ballaststoffe sind unter anderem
Haferkleie, Lein- und Flohsamen. Besonders effiziente Quellstoffe sind das in Äpfeln ent-
haltene Pektin, das aus Algen gewonnene Alginat, Brotkernmehl und Guarmehl. Sie sind
in Fertigprodukten zu finden – Pektin zum Beispiel in Marmelade, Alginat in Speiseeis,
Brotkernmehl und Guarmehl in Bindemitteln –, können aber besser noch zu Hause beim
Kochen oder als gezielte Nahrungsergänzung eingesetzt werden.

Verschiedene Studien haben gezeigt, dass ballaststoffreiche Nahrung Alterungsprozesse
reduziert und den jung erhaltenden Effekt von Nahrungseinschränkung verstärkt. Bei
hohem Anteil wasserlöslicher Quellstoffe muss also weniger Nahrung eingespart werden,

um eine entsprechende Verlangsamung der Alterung zu erzielen. Das Sättigungsgefühl wird von allen Ballaststoffen unterstützt.

Wasserlösliche Quellstoffe senken unter anderem auch das LDL-Cholesterin, was allerdings noch nicht den bei Versuchstieren unter quellstoffreicher Nahrung gefundenen Anstieg des Maximalalters erklärt. Für diesen echten Effekt sind die Vorgänge rund um den Zuckerstoffwechsel verantwortlich.

Zuckerstoffe beziehungsweise ganz generell Kohlenhydrate sind am Alterungsprozess nicht unwesentlich beteiligt. Unter anderem verursachen sie einen Vorgang, der als nichtenzymatische Glycosylation bezeichnet wird. Wenn also die Nahrung viele Quellstoffe enthält, steigt der Blutzucker nach einer Mahlzeit geringer an, die Insulinbelastung des Organismus sinkt.

Warum Kohlenhydrate uns altern lassen

Alle in der Nahrung enthaltenen Kohlenhydrate erscheinen im Blut letztlich als einfache Zucker. Diese Zuckermoleküle können nun spontane Verbindungen mit Körperproteinen und Nukleinsäuren eingehen. Solche Kopplungen sind nichts Ungewöhnliches. Der Vorgang wird sogar gezielt über Enzyme gesteuert. Ein Teil davon reagiert aber unkontrolliert, also nichtenzymatisch. Daher der etwas komplizierte Name nichtenzymatische Glycosylation.

Das Problem dieser spontanen, durch Zuckerstoffe ausgelösten Verkettung von Proteinen ist nun, dass auch dort Vernetzungen entstehen, wo sie nicht sein sollten, zum Beispiel in Strukturproteinen. Folgen: Die Funktionsfähigkeit von Proteinverbindungen eingeschränkt, Gewebebereiche verlieren ihre Elastizität und können wichtige biologische Aufgaben nicht mehr erfüllen. Damit aber nicht genug: Durch diese Veränderungen steigt der oxidative Stress für die Zellen, denn zur Abwehr von Radikalen sind gerade unversehrte Zellmembranen unerlässlich (besonders verstärkt werden Schäden durch Metallradikale, s. Kap. II.2). Die nichtenzymatische Glycosylation gilt heute neben den Radikalen als wichtigster Auslöser von Alterungsprozessen.

Wir sehen hier einmal mehr, wie wichtig Wechselwirkungen für das Altern sind. Von nichtenzymatischer Glycosylation betroffen sind viele Körperstrukturen, etwa Gefäßwände, Augenlinsen, Bereiche des Immunsystems, die Haut oder (Herz-) Muskeln. Auch an der Bildung sogenannter Alzheimer-Plaque im Gehirn und bei der Tumorentstehung sind Folgeprodukte der Glycosylation beteiligt. Die daraus resultierende verstärkte Belastung mit Radikalen führt zu weiteren schädlichen Kettenreaktionen. Ein zunächst

© Randy Glasbergen.
www.glasbergen.com

„Die kohlenhydratreiche Diät, auf die ich Sie vor 20 Jahren gesetzt habe,
hat Ihnen Diabetes, Bluthochdruck und ein krankes Herz eingebracht. Uups!"

langsam, dann – beginnend mit dem mittleren Lebensalter – immer schneller ablaufender Teufelskreis.

Der Prozess der Glycosylation entsteht grundsätzlich bei der Verstoffwechslung von Kohlenhydraten, ob Zucker oder Kartoffeln. Eine 2006 veröffentlichte Großstudie in den USA fand einen signifikanten Zusammenhang zwischen Kartoffelkonsum und Altersdiabetes. Das Risiko bestand auch dann, wenn Kartoffeln in der als gesund geltenden gekochten Form gegessen wurden. Bei Aufnahme von Fruchtzucker (Fructose) ist die gefährliche Glycosylation am stärksten. Auch die im Lebensverlauf immer problematischer werdende Glucose-Intoleranz wird durch Fructose besonders gefördert. Viele der negativen Folgen übermäßigen Konsums von Haushaltszucker sind auch ein Resultat verstärkter Glycosylation (Haushaltszucker besteht zur Hälfte aus Fructose beziehungsweise wird in diesen gespalten). In direkten Vergleichsstudien mit anderen Kohlenhydraten führte gerade der Verzehr von Fruchtzucker oder Haushaltszucker zu höherem Körpergewicht, erhöhtem Cholesterinspiegel und zunehmender Insulin-Unempfindlichkeit im Alter. Im Tierversuch konnte die erhöhte und gezielte Zufuhr der natürlichen Aminosäure Taurin die gewebeverändernden Wirkungen von Fructose verhindern. (Bitte beachten Sie: Einige in geringen Mengen vorkommende Zuckerstoffe beziehungsweise Glycoproteine und Glycolipide wie Mannose, l-Fucose – zum Beispiel in Frauenmilch –, N-acetyl-Galaktosamin und andere sind nicht nur für bestimmte Stoffwechselreaktionen essenziell, sie können degenerative Alterung wahrscheinlich sogar vorbeugen.)

Es gibt aber noch einen zweiten Grund dafür, dass Kohlenhydrate die Alterung vorantreiben. Zu ihrer Verstoffwechselung benötigen sie Insulin. Und dieses Hormon hat zwei höchst unterschiedliche Gesichter.

Das unbekannte Gesicht von Insulin

Das erste Gesicht dieses Hormons kennen die meisten: Insulin wirkt im Organismus aufbauend beziehungsweise anabol, wie die Physiologen sagen. Das heißt, es fördert Leistungsfähigkeit und Körperaufbau. Das gilt sowohl für die Muskulatur als auch für die verschiedenen Fettspeicher. (Anmerkung: Ob Insulin mehr Fett oder eher Muskeln aufbaut, lässt sich übrigens durch das Ess- und Bewegungsverhalten beeinflussen; s. Kap. II.11.) Als eine Art Torwächter öffnet Insulin verschiedene Schleusen für die im Blut nach einer Mahlzeit zirkulierende Glucose.

Weniger bekannt war lange Zeit das zweite Gesicht des Hormons. Über eine ganze Reihe von Mechanismen ist Insulin an Vorgängen beteiligt, die Alterungsprozesse beschleunigen – unter anderem über einen direkten Einfluss auf die atherosklerotischen Veränderungen in der Blutgefäßwand. Eine ständige Insulinbelastung führt im Verlauf des Lebens auch dazu, dass Körpergewebe abstumpfen und immer träger auf das Hormon reagieren. Zutage tritt dieser Vorgang oft erst im fortgeschrittenen Stadium in Form von Altersdiabetes. Ironischerweise ist es gerade diese Abstumpfung, die einen zusätzlichen Alternsprozess anstößt, und zwar im Gehirn:

Im Steuerzentrum des Gehirns, dem Hypothalamus, löst die schwach gewordene Stimulationswirkung des Insulins offensichtlich einen unmittelbaren Alternsbefehl aus. Durch dieses Signal werden verschiedene Hormone und Transmitter herunterreguliert. Auch die Zirbeldrüse mit ihrem wichtigsten Botenstoff Melatonin ist davon betroffen. Weil über den Insulinstoffwechsel wichtige Schalthebel im Alterungsprozess betätigt werden, testet die experimentelle Gerontologie schon seit einiger Zeit Konzepte zur Unterbrechung der Wechselwirkungen zwischen Insulin und Alterung. Zwei Ansätze erwiesen sich bisher als wirkungsvoll:

- **Weniger Insulinbelastung**. Am effektivsten senken lässt sich die Blutzucker- und damit die Insulinbelastung durch eine dauerhafte Reduktion der Kohlenhydratzufuhr – je nach Ernährungssituation in Verbindung mit einer verringerten Aufnahme von Fetten und Proteinen. Also: durch gezielte kalorische Restriktion. Verbesserung des Wirkungsgrads (mehr Wirkung mit weniger Insulin). Die Insulineffizienz wird entscheidend durch die körperliche Belastungssituation bestimmt.

Entsprechend lässt sich durch körperliche Betätigung der Wirkungsgrad von Insulin signifikant verbessern. Was vielen nicht bewusst ist: Alltagsbelastungen können dabei ebenso effektiv sein wie klassischer Sport. Die Belastungssituationen müssen allerdings ausreichend intensiv und regelmäßig sein.

- **Chromzufuhr**. Das natürliche Spurenelement Chrom optimiert die Verstoffwechselung von Kohlenhydraten, unterstützt die Wirkung von Insulin und hilft, die im Hinblick auf die Alterung problematischen Blutzuckerspitzen zu vermeiden.

Den Alterungseffekt des Zuckerstoffwechsels reduzieren

Seit den 80er-Jahren testen Alternswissenschaftler verstärkt verschiedene Substanzen mit dem Ziel, die bei der normalen Nahrungsverwertung entstehenden schädlichen Reaktionsketten zu stoppen. Im Fadenkreuz der Forschung stehen die bereits erwähnten Endprodukte bestimmter im Körper ablaufender Zucker-Protein-Verknüpfungen, sogenannte **Advanced Glycosylation End Products (AGEs)**. Der Name mag nach einem sehr speziellen Vorgang klingen, doch wir reden hier nicht etwa über selten auftretende krankhafte Fehlregulationen, sondern über Stoffwechselfolgen, die durch den ganz normalen Verzehr vor allem von Kohlenhydraten entstehen. Trotz oder gerade wegen dieser Normalität bestimmen die AGEs die Alterung des Organismus in beträchtlichem Umfang mit.

Inzwischen hat man eine ganze Reihe sogenannter Glycosylationshemmer gefunden und teilweise bereits erfolgreich getestet. Ohne Frage wird in Zukunft nicht nur im Bereich der Alternsintervention noch viel von ihnen die Rede sein. Ihre Namen sollte man sich in jedem Fall schon mal merken:

Carnosin (nicht zu verwechseln mit Carnitin; s. Kap. II.10) ist ein natürlicher Bestandteil tierischer und menschlicher Körperzellen – vor allem in den langlebigen Zellen in Gehirn und Muskulatur. In den vergangenen Jahren erregte das kleine Dipeptid Aufmerksamkeit, nachdem es 1999 australischen Forschern gelungen war, die Teilungsfähigkeit menschlicher Fibroblasten mit Hilfe von Carnosin zu erweitern und die Zellen auf diese Weise quasi zu verjüngen. (Aus Fibroblasten entsteht unter anderem Kollagen.) Weitere Forschungen zeigten, dass Carnosin auch als wasserlösliches Antioxidans fungiert (mit Vitamin E und Coenzym Q10 arbeitet Carnosin synergetisch zusammen).

Besonderheit: Carnosin kann schädliche Wirkungen von Zellverbindungen verhindern, die durch Radikale verändert worden sind (zum Beispiel die bei der Lipidperoxidation entstehenden hochreaktiven Endprodukte wie das Malondialdehyd).

Die wahrscheinlich wichtigste Eigenschaft von Carnosin – zumindest für das Altern – dürfte allerdings seine Fähigkeit sein, Zell- und Körperstrukturen vor unerwünschter Glycosylation zu schützen beziehungsweise diese zu reduzieren. Seriös lässt sich bisher aber nicht sagen, wie ausgeprägt diese Schutzwirkung im Idealfall wirklich sein kann. Zusammenhänge zwischen der maximalen Lebensspanne und dem Carnosinstatus bei Tieren sowie weitere Entdeckungen zu seiner biochemischen Wirkungsweise können bisher lediglich als erste Indizien einer Beweiskette eingestuft werden. Bei beschleunigt alternden Mäusen erhöhte eine hoch dosierte Carnosingabe die Lebenserwartung um 20 Prozent – allerdings ohne Auswirkungen auf das Maximalalter.

Typische (Nahrungs-) Ergänzungsmengen zur allgemeinen Alternsprophylaxe beim Menschen sind 50 bis 1000 mg reines Carnosin pro Tag (meist 100 bis 150 mg). Unerwünschte Effekte wurden bis in Dosisbereiche von mehreren Gramm bisher nicht beschrieben.

Während wissenschaftliche Untersuchungen am Menschen zu Carnosin als Nahrungsergänzung noch im Versuchsstadium sind, haben russische Wissenschaftler bereits carnosinhaltige Augentropfen entwickelt und inzwischen patentiert. Mit ihnen sollen altersbedingte Katarakte (Linsentrübungen) beim Menschen verhindert und sogar rückgängig gemacht werden können. (Die Augentropfen enthalten die für die äußerliche Anwendung im Auge abgewandelte Form N-Acetyl-Carnosin.) Trübungen der Augenlinse gehören zu den typischen Folgen nichtenzymatischer Glycosylation im Lebensverlauf.

Aminoguanidin. Anthony Cerami, Wissenschaftler an den *Kenneth Warren Laboratories in Tarrytown* (New York), war schon vor 30 Jahren überzeugt, dass der Kohlenhydratstoffwechsel für das Altern mitentscheidend ist. Die Entdeckung Vorgänge um die sogenannten AGEs gab ihm später recht (s. o.). Cerami suchte deshalb nach Möglichkeiten, die bei der Verstoffwechselung von Zucker entstehenden Schadensprozesse zu vermeiden.

Mitte der 80er-Jahre führten er und sein Team Praxisstudien mit der chemischen Substanz Aminoguanidin durch. Die Verbindung erwies sich als einer der wirksamsten Hemmstoffe, wenn es darum geht, den Organismus vor schädlicher Glycosylation zu schützen (AGE-Hemmer). Tatsächlich hatten Tiere, die Aminoguanidin erhielten, im Alter ebenso elastische Gewebestrukturen wie Junge. Dementsprechend besserten sich die Funktionsfähigkeit des Herz-Kreislauf-Systems und anderer Organbereiche.

Weil nun Diabetiker einer zwei- bis dreifach erhöhten Glycosylation ausgesetzt sind – und daher in vielen Körperbereichen schneller altern – ergab sich die für Alternswissenschaftler günstige Chance, für den Wirkstoff eine Medikamentenzulassung anzustreben (wir erinnern uns, Wirk- und Arzneistoffe können nur dann in den Verkehr gebracht werden, wenn sie zur Behandlung einer Krankheit verwendbar sind. Die Therapie „normaler" Alternsprozesse ist kein Zulassungsgrund). Zurzeit durchläuft Aminoguanidin unter dem Markennamen Pimagedine® die letzte Testphase. Vor allem in den USA nutzen bereits einige Anti-Aging-Enthusiasten das Mittel zur allgemeinen Alternsvorbeugung – in einer gegenüber der Diabetesbehandlung reduzierten Dosierung von 150 bis 300 mg/Tag. Als mögliche Nebenwirkungen werden Übelkeit und Kopfschmerzen beschrieben. Der Stoffwechsel von Pyridoxin (Vitamin B6) kann gestört werden, eine höhere Zufuhr scheint deshalb sinnvoll.

Chrom. Das natürliche Spurenelement Chrom ist unmittelbar an der Verstoffwechselung von Zuckerstoffen und anderen Kohlenhydraten beteiligt. Es unterstützt die Wirkung von Insulin und ist essenziell für die Fähigkeit des Organismus, Glucose abzubauen – sogenannter Glucose-Toleranz-Faktor. (Anmerkung: Interessant ist dabei, dass Chrom den Abtransport von Zucker aus dem Blut unterstützt und dabei die Einschleusung in die Muskulatur stärker als den Alternativweg in die Fettzellen begünstigt. Wie Studien zeigen, verändert sich bei vielen Dickleibigen durch eine Substitution mit Chrompicolinat das Verhältnis von Fett- zu Muskelmasse zugunsten einer magereren Körperzusammensetzung.)

Im Tierversuch bewirkte eine regelmäßige Chromsubstitution nicht nur eine signifikante Verlängerung der durchschnittlichen Lebensspanne, sondern auch eine Verlangsamung der Alterung verbunden mit einer Erhöhung des Maximalalters. Die Ursachen für diesen alternshemmenden Effekt werden noch diskutiert. Neben Verminderung schädlicher Glycosylation könnte dafür auch der genannte Einfluss auf Gehirnzellen im Bereich des Hypothalamus verantwortlich sein. Chrom könnte dort den Altersabfall der und damit negative Alternssignale im Gehirn verhindern.

Die durchschnittliche Dosis für eine Substitution beim Menschen beträgt 200 μg/Tag. Eine gezielte Erhöhung der Chromaufnahme über die Nahrung ist schwierig. In den meisten Industrienationen liegt die tägliche Chromaufnahme bei normaler Ernährung unter 50 μg. Relativ reich an Chrom sind Bierhefe und schwarzer beziehungsweise grüner Tee. Suboptimal mit Chrom versorgt sind typischerweise Ältere und Schwangere, teilweise auch Sportler.

Weitere Wirkstoffe und Ausblick. Das Ausschalten der schädlichen Wirkung der AGEs und die Optimierung des Zuckerstoffwechsels ist inzwischen nicht nur wissenschaftlich von Interesse, sondern längst auch ein wirtschaftlich zukunftsträchtiger Markt. Neue Wirkstoffe werden entwickelt und bereits bekannte erweisen sich als effektive Glycosylationshemmer und damit auch als unerwartete Schutzstoffe gegen das Altern. Zu den „neu entdeckten" Glycosylationshemmern gehört auch *Aspirin®*. Interessant: Dauernutzer von Aspirin leiden wahrscheinlich deshalb auch seltener am Katarakt der Augen.

Ein anderer AGE-Hemmstoff ist *Benfotiamin*, ein Verwandter des Vitamins Thiamin (B1). Es wirkt nicht nur direkt der AGE-Bildung entgegen, sondern auch indirekt. Die Substanz unterstützt und verstärkt den normalen enzymatischen Abbau von Zucker. Die optimale Verstoffwechselung von Kohlenhydraten ist im Übrigen auch eine der wichtigsten Aufgaben des Vitamins Thiamin selbst – ein Grund, warum hoch dosiertes Thiamin ein wichtiger Bestandteil jedes Vorsorgeprogramms gegen das Altern sein sollte.

Unter dem Namen *Alagebrium®* könnte in den nächsten Jahren eine Substanz zugelassen werden, die AGEs nicht nur verhindert, sondern bereits entstandene sogar aufzulösen vermag. Damit wäre theoretisch erstmals auch in diesem zentralen Alterungsbereich eine echte Verjüngung möglich. Immerhin: Bei älteren Hunden und alten Affen bewirkte Alagebrium spektakuläre Effekte. Bereits nach einer dreiwöchigen Behandlung hatten die Tiere unter anderem elastischere Gefäße und die Herzleistung jüngerer Artgenossen.

Weitere Wirkstoffe, die positiv in den Zuckerstoffwechsel eingreifen und deshalb theoretisch auch im Sinne einer allgemeinen Alterungsprophylaxe nützlich sein können, sind die für die Diabetes-Behandlung zugelassenen Substanzen *Acarbose* und *Metformin*.

Richtlinien für eine energetische Reduktion der Ernährung

Bei einer absolut ausgewogenen und nährstoffreichen Nahrungsauswahl ohne jegliche „Ernährungssünden" genügt eine einfache Reduktion der Gesamtessensmenge um 25 bis 50 Prozent, um maximal zu profitieren und die Gesamtalterung des Organismus drastisch zu beeinflussen.

So weit die Theorie, die in diesem Fall allerdings ziemlich grau ist. Denn zum einen ernähren sich nur wenige Menschen wirklich optimal nährstoffreich, zum anderen – und das ist das eigentliche Praxisproblem – würde eine einfache Halbierung der normalen Essensmenge zu einem anhaltend starken Hungergefühl führen. Bei den meisten Menschen wäre eine solche einfache Reduktionsdiät daher rasch zum Scheitern verurteilt.

Eine ebenso effektive wie praktikable Reduktion der Nahrungsenergie setzt deshalb sinnvollerweise verstärkt bei besonders energiereichen Nahrungsbestandteilen an. Im Unterschied zu klassischen Ernährungsempfehlungen, die sich ausschließlich gegen besonders „ungesunde" Nahrungsmittel richten (Süßigkeiten, Alkohol, Gebäck und anderes), geht es bei kalorischer Restriktion auch um bisher als gesund eingestufte Nahrungsbestandteile, die aber relativ zu ihrem Volumen viel Energie liefern und/oder energetisch schnell anfluten. Vor allem das ist ein wesentlicher und noch immer zu wenig beachteter Aspekt.

Gruppe I: Hauptenergielieferanten – möglichst reduzieren!

Neben den „üblichen Verdächtigen" wie Süßigkeiten, Alkohol und Torten fallen in diese Kategorie langkettige Fettsäuren wie sie in Wurstwaren und fettem Fleisch enthalten sind. Dazu klassische Sattmacher mit hohem Kohlenhydratanteil (alle Mehlspeisen, Kartoffelprodukte, Backwaren) und nicht zuletzt energiereiche Getränke (Limonaden, Bier, Säfte).

Gruppe II: Proteinreiche Lebensmittel – nur bedingt reduzieren!

Obwohl sie beim Verzehr ebenfalls viel Energie zuführen, garantieren proteinreiche Nahrungsmittel gerade bei reduzierter Essensmenge eine weiterhin optimale Eiweißzufuhr. Dies ist insofern von Bedeutung, als beim Menschen verschiedene Leistungs- und Wachstumsfaktoren und besonders die Immunfunktionen im Alter von einer ausreichend hohen Proteinaufnahme abhängen – Faktoren, die bei den unter Laborbedingungen durchgeführten Tierstudien zur kalorischen Restriktion eine eher untergeordnete Rolle spielen. Zu den Hauptnahrungsmitteln dieser Gruppe zählen Sojaprodukte, Eier, Pilze, Fisch, Fleisch, fettarme Milchprodukte.

Gruppe III: Energiearm und dabei nährstoff- und ballaststoffreich – Anteil erhöhen!

Die Vertreter dieser Gruppe belasten nicht nur die Energiebilanz wenig, sie unterstützen über ihren hohen Vitalstoffgehalt vielmehr den alternshemmenden Effekt einer kalorischen Restriktion. Ein hoher Anteil wasserlöslicher Quell- oder anderer Ballaststoffe optimiert zusätzlich die Energieverarbeitung und steigert darüber hinaus die Chancen für einen langfristigen Erfolg. In die Gruppe III gehören alle Gemüse und Gemüseprodukte, Salate und Obst. Was nur wenig bekannt ist: Relativ zu ihrem Energiegehalt sind die meisten Gemüse proteinreich.

Bitte beachten Sie: Obst ist trotz der enthaltenen Kohlenhydrate positiv zu bewerten.

Kalorische Restriktion muss nicht Verzicht auf Genuss bedeuten

Viele Menschen reagieren bei „gut gemeinten" Ernährungsratschlägen generell abweisend. Nicht ganz zu Unrecht. Lange wurde der Eindruck erweckt: Nur wer ausschließlich „gesunde" Nahrungsmittel verzehre, verhalte sich richtig und bleibe gesund. Die wissenschaftlichen Daten zur kalorischen Restriktion zusammen mit den Möglichkeiten moderner Nahrungsergänzung lassen dagegen Spielraum für individuellen Genuss.

Die *Nouvelle Cuisine* der Franzosen zeigte schon vor Jahren, dass Einschränkung der Menge nicht mit weniger Genuss einhergehen muss. Sie legte den Schwerpunkt weg von der Masse der klassischen Sattmacher auf hochwertige Nahrungsteile wie Gemüse, Fisch, Fleisch, Pilze und Salate. Und sie etablierte einen Ansatz, der modernen Anti-Aging-Konzepten alle Ehre macht: Qualität vor Quantität.

Zehn Praxistipps für Ihren Erfolg

1. Beginnen Sie unbedingt *langsam* mit der Reduzierung der Energieaufnahme.

2. Reduzieren Sie zunächst nicht das *Volumen* der Mahlzeiten. Die Magenfüllung ist ein wichtiger Sättigungsfaktor.

3. Verändern Sie vor der eigentlichen Energiereduzierung zunächst die Nahrungsanteile. Das heißt, planen Sie möglichst *viel Gemüse* und quellstoffreiche Nahrungsmittel in den täglichen Speiseplan ein.

4. Genießen Sie jede Mahlzeit langsam und *bewusst*.

5. *Vermeiden Sie Heißhunger* – mit Snacks wie Obst, Naturjoghurt, saure Gurken.

6. Seien Sie bei energie- und zuckerreichen *Getränken* zurückhaltend. Das gilt besonders für Limonaden, Bier und andere alkoholische Getränke, aber auch für Säfte. (Ganze Früchte werden günstiger verstoffwechselt und sättigen weitaus stärker).

7. Nutzen Sie *Quellstoffe und Bindemittel* als Helfer, wann immer es geht. So wird beispielsweise Speiseeis trotz des hohen Zuckergehalts mit weniger Blutzuckeranstieg verstoffwechselt als vergleichbar zuckerhaltige Getränke. Grund sind die beim Eis zugesetzten Quellmittel.

8. Wenn Sie *Mahlzeiten ausfallen lassen* wollen, tun Sie das ausschließlich abends. Untersuchungen bei Fettleibigen zeigen, dass gerade das Auslassen des Frühstücks

zu mehr Heißhunger am Tag und am Abend führt und den Fettabbau insgesamt sogar erschwert.

9. Seien Sie nicht zu sehr auf das Körpergewicht fixiert. Über die Alternsgeschwindigkeit entscheidet die Nahrungsmenge (beziehungsweise -energie), nicht das Körpergewicht.

10. Rückschläge sind normal. Lassen Sie sich nicht davon entmutigen.

Was sind die nächsten Entwicklungen?

Was wir heute aus bereits abgeschlossenen Tierstudien, Langzeittests mit Primaten und von vielen Indizien aus Untersuchungen beim Menschen wissen, lässt Gerontologen kaum mehr an der fundamentalen alternshemmenden Wirkung von kalorischer Restriktion zweifeln. Doch die eigentlichen Fragezeichen stehen hinter der praktischen Umsetzbarkeit. Zumindest eine maximal ausgeprägte Reduktion der Nahrungsenergie um 30 bis 50 Prozent dürfte die meisten Menschen vor nicht unerhebliche Schwierigkeiten stellen.

In den Labors der experimentellen Gerontologie sucht man deshalb bereits nach Strategien, um das Praxisproblem zu lösen. Richard Weindruch etwa, einer der führenden Experten auf dem Gebiet der kalorischen Restriktion, denkt wie viele seiner Kollegen an unterstützende Mittel, die den Appetit auf ein optimales Maß reduzieren helfen. Anders als einige bereits existierende Appetitzügler müsste eine solche Maßnahme wirklich für den Dauergebrauch ausgelegt sein.

Während dieser „einfache" Ansatz darauf abzielt, optimale Sättigung und Zufriedenheit auch mit reduzierter Energieaufnahme zu erreichen, gibt es auch raffiniertere Strategien. Bestimmte Wirkstoffe – einige haben wir bereits kennengelernt – verändern die Verstoffwechselung besonders energiereicher Nahrung so, dass den Körperzellen suggeriert wird, es herrsche relative Nahrungsknappheit. Wie wir inzwischen wissen, werden dadurch natürliche Genexpressionen aktiviert, die unsere zentralen Alternsabläufe verlangsamen.

Sind solche Visionen realistisch und werden wir von solchen Hilfsmitteln in absehbarer Zeit profitieren können? Wie so oft liegt das Problem nicht an der theoretischen Machbarkeit, sondern an der Nutzbarmachung für den Normalbürger. Denn erst wenn Altersprozesse selbst als therapiewürdig anerkannt werden und Mittel gegen diese Prozesse damit überhaupt eine behördliche Zulassung erhalten können, kann jeder Einzelne davon auch profitieren. Angesichts der Tatsache, dass in Deutschland selbst die gesundheitsprophylaktische Nutzung von optimal dosierten Vitaminen oder Antioxidantien staatlich noch immer verhindert wird, erscheinen uns Visionen, die auf die Dauereinnahme zulassungspflichtiger Medikamente beruhen, auf absehbare Zeit wenig realistisch – unabhängig wie man zum Einsatz solcher Hilfen stehen mag.

„Wir verfolgen die Strategie, Substanzen zu entwickeln, die den Zellen suggerieren, sie müssten ihre Erhaltungs- und Reparaturaktivitäten verstärkt mit dem Ziel aktivieren, die Gesundheit und Langlebigkeit des Organismus zu erhöhen."
MARK LANE [*National Gerontology Research Center*, Vancouver]

Resveratrol: Wein trinken statt hungern?

Einige Pflanzen bilden unter der Einwirkung von Stressoren wie Hitze oder Schimmelpilzen die Zellschutzsubstanz Resveratrol. Dazu gehört besonders die rote Weintraube. Im Jahr 2002 entdeckten David Sinclair und Lenny Guarente von der *Harvard Medical School* einen Zusammenhang zwischen einem Langlebigkeitsgen, Resveratrol und kalorischer Restriktion. Die Aktivierung des sogenannten SIR2- beziehungsweise SIRT1-Gens führt sowohl bei einfachen Organismen als auch bei der Säugetierzelle zu einer Umschaltung der Genexpression in Richtung einer verlangsamten Alterung. In allen bisher untersuchten Organismen wird dieses Gen durch kalorische Restriktion aktiviert.

Resveratrol kann nun genau diesen Schalter des Gens umlegen. Das würde bedeuten, die gezielte Einnahme von Resveratrol könnte den Effekt von kalorischer Restriktion imitieren und damit diese Maßnahme überflüssig machen.

Eine wunderbare Aussicht, die nicht wenige Zeitgenossen zu enthusiastischen Ausbrüchen und geradezu ausschweifenden Visionen veranlasste – zumindest zwei Jahre lang, bis Matt Kaeberlein vom *Genome Science Department* der Universität Washington 2004 für Ernüchterung sorgte. Seine Gruppe fand von kalorischer Restriktion ausgehende alternsverlangsamende Wirkungen im Zellbereich, die nicht über das SIR2-Gen vermittelt waren. Es wäre zu schön gewesen. Andererseits muss uns diese Einschränkung nicht besonders betrüben. Bis das Puzzle völlig gelöst ist, scheint es am erfolgversprechendsten zu sein, einfach von beiden Ansätzen zu profitieren, also die Effekte von Resveratrol und einer individuellen Nahrungsumstellung zu kombinieren und möglicherweise sogar zu addieren.

„Die Menschen wünschen, von dem Unheil ihrer Laster erlöst zu werden, aber nicht von ihren Lastern."
RALPH WALDO EMERSON [amerikanischer Philosoph, 1803–1882]

Die Zauberformel des Clive McCay

Es ist schon erstaunlich. Wollte jemand heute den aktuellen Wissenschaftsstand zur kalorischen Restriktion für die praktische Anwendung in einem einzigen Satz zusammenfassen, gäbe es keine bessere Empfehlung als die des Urvaters dieses Forschungszweigs, Clive McCay. Seine vor einem halben Jahrhundert aufgestellte Schlussfolgerung gilt noch heute. Sie wird von der modernen Gerontologie als eine der effektivsten Gesundheitsformeln bestätigt:

„Iss, was du sollst,
danach iss, was du willst –
aber nicht zu viel!"
CLIVE McCAY [amerikanischer Alternswissenschaftler, 1898-1967]

„Wer Großes will, muss sich zusammenraffen."
JOHANN WOLFGANG VON GOETHE [deutscher Dichter und Naturwissenschaftler, 1749-1832]

III.

Die Zukunft des Alterns – Sozialsystem am Abgrund?

III.

We are living in a greying world – Der „soziale Tsunami"

Werden wir bald schon 200 oder 300 Jahre alt werden? Kann der Mensch, wie einst angeblich Methusalem, sogar fast 1000 Jahre lang leben? Welche neuen aufregenden Möglichkeiten werden in den Labors der experimentellen Gerontologie erforscht? So oder ähnlich lauten die Fragen, die einem als Gerontologen im Hinblick auf die Zukunft meist gestellt werden.

Doch es werden weder die inzwischen inflationär benutzten Zahlen zur möglichen Entwicklung des menschlichen Höchstalters noch gentechnische Erfindungen sein, die das Thema Alternsintervention schon bald sehr ernsthaft auf die Tagesordnung setzen werden. Die wirkliche Revolution wird in einem anderen Aspekt liegen. „Die Unmöglichkeit von gestern ist der Luxus von heute und die Notwendigkeit von morgen." Diese allgemeine Feststellung des ehemaligen englischen Premiers Sir Harold Wilson trifft auch den entscheidenden Punkt beim Thema Altern. Wir behaupten: Aktive Prävention und damit rechtzeitige Beeinflussung von degenerativen Alterungsprozessen wird zu einem immer wichtigeren Therapieansatz nicht nur im viel gescholtenen Lifestyle-Bereich, sondern auch in der Medizin werden. Und wir gehen noch einen Schritt weiter: In der gezielten Intervention grundlegender Alterungsprozesse liegt bereits in absehbarer Zeit die einzige Chance für den Erhalt eines funktionierenden Gesundheitssystems.

Während die einen bei der Beeinflussung des Alterns noch immer ausschließlich den Ausdruck eines unsinnigen Jugendwahns sehen, die anderen Anti-Aging für eine reine Erfindung skrupelloser Kommerzstrategen halten, mögen diese Prognosen gewagt erscheinen. Doch wir sind beileibe nicht die Ersten, die zu dieser Erkenntnis gelangt sind. Und die These ist auch gar nicht so visionär, wie es vielleicht scheinen mag. Vielmehr ergibt sie sich unmittelbar aus den Erkenntnissen zur Biologie des Alterns, den Zusammenhängen zwischen Alterung und Krankheit sowie der demographischen Entwicklung.

Die wenigsten von uns machen sich eine Vorstellung von der Flutwelle, die sich längst aufgetürmt hat und immer schneller auf uns zurollt – unaufhörlich und unabwendbar. Ein globaler Tsunami. Und das Einzige, was wir tun können, ist, uns rechtzeitig darauf vorzubereiten: auf die „Ergrauung" der Gesellschaft. In gerade einmal 40 Jahren wird es allein in China mehr über 65-Jährige geben als heute auf dem gesamten Erdball zusammen. Auch alle anderen Industrienationen werden einer vergleichbaren Flutwelle ausgesetzt sein.

Wir können uns nun, wie von der Politik praktiziert, ausschließlich auf die positiven Aspekte konzentrieren: Noch nie lebten so viele 100-Jährige wie heute, und ihre Zahl wird weiter steigen. Noch nie gab es so viele vital wirkende 60-Jährige. Auch deren Zahl steigt von Jahr zu Jahr. Und in der Werbung hat man – wenn auch dank tatkräftiger Unterstützung eifriger plastischer Chirurgen – noch nie so viele jugendliche Alte gesehen. Eine schöne neue Welt? Mitnichten. Werbebilder und selbst absolute Zahlen sagen über die wirklichen Verhältnisse nichts aus. Die Realität verbirgt sich hinter anonymen Wohnungstüren, in Krankenhäusern und in Alten- und Pflegeheimen.

Die Menschen werden älter, aber nicht in gleichem Verhältnis gesünder. Die im 20. Jahrhundert extrem verbesserten hygienischen Zustände und der medizinische Fortschritt bei der Bekämpfung von Infektions- und Akutkrankheiten haben die Lebenserwartung – berechnet für einen Neugeborenen – stark ansteigen lassen. Angesichts der beeindruckenden Erfolge haben wir aber einen entscheidenden Punkt übersehen: Es sind die gesunkenen Sterberisiken der Kinder und jüngeren Erwachsenen, welche die Zahlen in den vergangenen Jahrzehnten so positiv beeinflusst haben. Für einen bereits 70- oder 80-Jährigen sehen die Statistiken völlig anders aus. Dazu gleich mehr.

Nach wie vor sterben die meisten Menschen irgendwann an einer Krankheit. Doch es gibt heute einen entscheidenden Unterschied: Die Haupttodesursachen sind jetzt Krankheiten, die eng mit „normalen" Alterungsprozessen verbunden sind. Die Reihe reicht von Herz-Kreislauf-Krankheiten und Krebs bis zu Parkinson, Alzheimer, Diabetes und weiteren Formen des metabolischen Syndroms. Ursachen und der Beginn dieser Krankheiten liegen Jahre, meist sogar Jahrzehnte zurück. Ihre oft unmittelbare Verbindung mit biologischen Alterungsprozessen macht eine Behandlung oder gar Heilung schon vom Ansatz her besonders schwierig.

Aber es kommt noch etwas hinzu: Anders als bei den sich schnell entwickelnden Akuterkrankungen ist der medizinische Ansatz, erst dann zu handeln, wenn die Krankheit „zutage tritt", mit hohem Aufwand verbunden. Nicht selten ist es ein Kampf auf verlorenem Posten – zumindest, was die Chancen für eine wirkliche Heilung betrifft. [*Anmerkung: Die Anführungszeichen beim Ausdruck „zu Tage treten" sind bewusst gesetzt. Da sich Alterskrankheiten über einen langen Zeitraum entwickeln, ist die Festlegung, ab wann jemand als krank eingestuft wird, mehr oder weniger willkürlich. In der Vergangenheit gab es in vielen Ländern immer wieder „Massengenesungen" bei bestimmten Krankheiten, weil*

Behörden die entsprechenden Diagnosegrenzwerte kurzerhand verschoben hatten. Ob eine Verschiebung – wie in solchen Fällen meist erwartet – die Kosten für die Gesellschaft wirklich senkt oder vielmehr später als Bumerang zurückkommt, ist die große Frage. Ein unmittelbarer Verlierer steht aber bei den derzeitigen Entwicklungen in jedem Fall fest: der Patient. Denn für den Einzelnen werden die Chancen auf eine Heilung und Vermeidung von Spätfolgen nie mehr so gut sein wie bei frühzeitiger und nicht nur symptomatischer Intervention.]

Alt = Alzheimer?

Eine der wichtigsten Alterskrankheiten lohnt es sich, näher zu betrachten: Morbus Alzheimer. Wir tun gut daran, uns über sie Gedanken zu machen, denn vielleicht sogar auf die Mehrzahl derer, die diese Zeilen jetzt liest, wartet die Alterserscheinung. Was wir besprechen, ist also wie ein Blick in unsere eigene Zukunft. Mutige lesen jetzt weiter, ängstliche Zeitgenossen, Depressive und Gesundheitspolitiker sollten die folgenden Abschnitte zu ihrem eigenen Seelenheil vielleicht lieber überspringen.

Als der deutsche Arzt Alois Alzheimer diese Form der unaufhaltsam fortschreitenden Demenz 1906 erstmals ausführlich beschrieb, ahnte niemand, welche Dimension das Problem einmal einnehmen würde. Eigentlich war der Geistesverfall einer Patientin mit Namen Auguste Deter auch nur deshalb aufgefallen, weil er sich schon im Alter von 51 Jahren zeigte. Nicht, dass es zu dieser Zeit keine dementen Menschen gegeben hätte. Aber das Phänomen der „Verblödung", wie es damals unbeschönigt hieß, betraf fast immer nur alte Menschen, und die waren damals nicht besonders zahlreich. Überdies interessierte sich eigentlich niemand wirklich für den geistigen Zustand von Senioren, die normalerweise ohnehin nur noch wenige Jahre zu leben hatten.

Doch bei Auguste Deter war das anders. Sie war noch vergleichsweise jung, und so wartete Dr. Alzheimer mit wissenschaftlicher Neugierde auf das Ableben der Patientin, um ihr Gehirn untersuchen zu können. Er musste nicht allzu lange warten, denn der Ablauf der Erkrankung und damit der Niedergang der Patientin war damals nicht viel anders als heute: Gedächtnisschwund, Orientierungsprobleme, Unselbstständigkeit und schließlich völlige Hilflosigkeit und Tod. Auguste Deter starb fünf Jahre nach Offenkundigwerden der Erkrankung an einer Infektion, die sich durch das Wundliegen der inzwischen Bewegungsunfähigen entwickelt hatte. In ihrem Gehirn fand Alois Alzheimer spezielle klebrige Ablagerungen, die von nun an als typisch für diese Form der Demenz galten.

In den folgenden Jahrzehnten wurde immer deutlicher, dass das Auftreten von Morbus Alzheimer, wie die Krankheit nun hieß, eng an die biologische Alterung gekoppelt ist. Das bedeutet, je mehr Menschen ein hohes Alter erreichen, desto mehr erkranken auch an

Alzheimer-Demenz. Vernachlässigen wir einmal das individuelle Leid einzelner Betroffener und ihrer Angehörigen und betrachten nur die statistischen Zahlen, spielt Alzheimer in der Altersgruppe der 65- bis 70-Jährigen noch keine allzu große Rolle. Etwa jeder 20. erkrankt vor seinem 70. Geburtstag. Drei Jahre später ist schon jeder 10. betroffen. Dann aber wird die Entwicklung dramatisch. Unter den 80- bis 90-Jährigen muss jeder Vierte mit Alzheimer-Demenz rechnen, und in den 90ern wird die Sache endgültig zum Abzählreim. In diesem Alter wird die 50-Prozent-Marke überschritten. Nicht von Alzheimer betroffen ist dann nur noch eine Minderheit.

„Die menschliche Architektur ist auf das hohe und sehr hohe Alter schlecht vorbereitet."
PAUL B. BALTES [deutscher Entwicklungspsychologe und Alternswissenschaftler, 1939–2006]

Wenn wir uns jetzt vor Augen führen, dass allein die durchschnittliche Lebenserwartung der heute 60-Jährigen bereits weit über 80 Jahre beträgt und schnell weiter steigt, können wir erahnen, welche Konsequenzen das für uns und die Gesellschaft haben wird. Obwohl – können wir das wirklich? Sheldon Goldberg, ehemaliger Präsident der *Alzheimer Association*, sagt nein. Die auf uns zukommende Masse an Menschen mit Altersdemenz wird in ihrem Ausmaß von den meisten Menschen, aber auch von den Entscheidungsträgern noch nicht erfasst.

In Deutschland sind aktuell schon eineinhalb Millionen erkrankt und die große Zahl anderer Demenzformen ist dabei noch nicht einmal mitgerechnet. Die Tendenz ist schnell steigend, denn die Welle der Baby-Boomer-Generation wird die Zahl der Alten schlagartig anschwellen lassen. Bereits in 25 bis 35 Jahren (je nach Land) erwarten Experten in etwa eine Verdreifachung der Fallzahlen. In Zukunft wird sich jede Generation von 20-Jährigen jeweils mit einer doppelt so hohen Masse demenzkranker Älterer konfrontiert sehen wie noch ihre Altersgenossen 20 Jahre zuvor. (Dabei ist noch nicht die relativ neue Erkenntnis eingerechnet, dass Diabetes und andere Stoffwechselerkrankungen das Risiko für Alzheimer erhöhen. Allein die extreme Zunahme von Diabetes könnte die Alzheimerproblematik somit weiter potenzieren.)

Das *Karolinska Institut* in Stockholm bezifferte schon im Jahr 2010 die weltweiten Kosten für Alzheimer auf 604 Milliarden Dollar. Jahr für Jahr. Eine erstaunliche Karriere für eine Alterskrankheit, deren bewusst wahrgenommene Entwicklung vor gerade einmal 100 Jahren mit der Einzelfallbeschreibung einer gewissen Auguste Deter begonnen hat.

„Wir haben höchstens zehn Jahre, um ein Desaster zu verhindern. Wenn wir diese Chance versäumen, wird Alzheimer die Haushalte der Familien, der Bundesstaaten und des ganzen Landes ruinieren."
SHELDON GOLDBERG [ehemaliger Präsident der *Alzheimer Association*]

Was unternimmt unser Medizinsystem gegen das drohende Desaster? Auf seine Weise viel. Eine Legion von mehr als hundert Pharmafirmen erprobt mittlerweile fast zweihundert potenzielle Therapeutika. Wie man die Erfolge beurteilt, hängt von der Sichtweise ab. Für einen Betroffenen und nicht zuletzt dessen Angehörigen sind Therapien, die das Fortschreiten der Erkrankung um Monate oder sogar Jahre verlangsamen oder die Symptome verbessern, ein großer Erfolg. Gesamtgesellschaftlich betrachtet sind wir noch unabsehbar weit von einer Heilung und damit der Vermeidung eines sozialen und gesundheitspolitischen Desasters entfernt. Allein in den letzten zwei Jahren erwies sich gleich eine ganze Reihe von Pharmaka als unzureichend wirksam oder als zu nebenwirkungsreich. Durchschlagend neue Konzepte sind nicht in Sicht. Schweden arbeitet deshalb beispielsweise mit Hochdruck an einem System, das die Zahl der für die Pflege Demenzkranker notwendigen Personen verringern und die drohende Kostenwelle auf diesem Weg eindämmen soll.

Wie sind die Aussichten für die Generation der heute 40- bis 50-Jährigen? Wahrscheinlich besser als für die heutigen Senioren. Nur, wie gut ist besser? Schon lange wird zum Beispiel an einer Alzheimer-Impfung gearbeitet. Ein erster Impfstoff wurde vor einigen Jahren allerdings wieder abgesetzt, nachdem jeder sechzehnte Patient Zeichen einer Hirnhautentzündung entwickelt hatte. Die Krankheit verhindern können aber auch die bisher angedachten Impfungen nicht, allenfalls das Fortschreiten bremsen, vielleicht eines Tages auch stoppen. Allerdings: Ob ein solcher Ansatz auch die ausufernden Alzheimer-Kosten ausreichend begrenzen könnte, wird von Ökonomen kritisch beurteilt. Die Impfungen müssen wahrscheinlich ständig erneuert werden. In jedem Fall werden sie sehr teuer sein.

Doch wir müssen uns einen anderen Aspekt bewusst machen, den wir bei aller verständlichen Hoffnung auf neue Medikamente nicht übersehen dürfen. Wir haben ihn nicht im Blickfeld, weil wir uns auch gedanklich im althergebrachten Medizinsystem bewegen:

Selbst wenn ein kompletter Stopp der Erkrankung einmal möglich sein wird, was heißt das für den Betroffenen und was für die Sozialsysteme? Eine Behandlung wird im heutigen medizinischen System nur gestattet und auch erstattet, wenn der Beginn klar diagnostiziert wurde. Selbst bei früher Diagnose sind aber bereits erhebliche Gehirnstrukturen zerstört und geistige Defizite längst eingetreten. Eine Lösung wäre also nur ein

Ansatz, der schon beim absolut Gesunden ansetzt und nicht nur behandelt, sondern den mit Alzheimer zusammenhängenden Alterungsprozessen auf neuronaler Ebene vorbeugt.

Der Alzheimer-Krankheit vorbeugen

Im Vergleich zu den Reparaturanstrengungen werden noch immer nur verschwindend geringe Summen in die Erforschung einer wirksamen Alzheimer-Vorbeugung investiert. Das ist systembedingt. Die Industrie hat praktisch kein Interesse an präventiver Forschung und der Staat unterstützt diesen Wissenschaftsbereich bei Weitem nicht ausreichend. Notwendig wären Investitionen in die Erforschung von Risiko- und natürlichen Schutzfaktoren und eine daraus abgeleitete aktive Prävention. Und „aktiv" müsste mehr beinhalten als allgemeine Ernährungs- und Lifestyleempfehlungen. Vielversprechende Ansatzpunkte gibt es schon heute genug.

Tocopherole. So hat beispielsweise schon 2005 die Auswertung des sogenannten *Health and Aging Projects* an der *Rush University* in Chicago ergeben, dass die Höhe der täglichen Zufuhr spezieller Tocopherole (Vitamin E) eine enge inverse Korrelation mit dem Auftreten von Alzheimer aufweist. Der Schutzeffekt ist bei hoher kombinierter Aufnahme von Alpha- und Gamma-Tocopherolen besonders ausgeprägt. Gamma-Tocopherole regulieren in mehreren Stoffwechselbereichen die im Alter zunehmenden Entzündungsreaktionen und reduzieren besonders effektiv die Lipidperoxidation, beides Faktoren bei der Entstehung von Alzheimer.

DHA. Bereits zwei Jahre früher hatte eine größere Studie die in Fischölen enthaltene Omega-3-Fettsäure Decosahexaensäure (DHA) als Schutzfaktor identifiziert. Sie senkte bei Gesunden das Erkrankungsrisiko im Beobachtungszeitraum um bis zu 70 Prozent. Die vor allem in Lein- und Hanföl enthaltene Linolensäure (ebenfalls eine Omega-3-Fettsäure) erwies sich speziell bei Hochrisikopatienten (mit sogenanntem ApoE4-Allel) als protektiv.

Steroidhormone wie Estradiol und Testosteron gehören zu den wichtigsten natürlichen Schutzfaktoren gegen Alzheimer. Der besonders dramatische Verlust von Estradiol in der Menopause ist dafür verantwortlich, dass Frauen gegenüber gleichaltrigen Männern ein 1,5-fach erhöhtes Erkrankungsrisiko aufweisen. Die undifferenziert geführte Diskussion über die (bisherige Form der) „Hormonersatztherapie" bei Frauen hat dazu geführt, dass die elementaren neuroendokrinologischen Schutzwirkungen natürlicher (!) Hormone völlig in den Hintergrund gedrängt wurden. Nicht nur Hirnforscher fordern deshalb eine differenzierte Analyse der vorliegenden Daten und die möglichst schnelle Entwicklung verbesserter Konzepte für eine Optimierung der individuellen Hormonsituation gerade im Hinblick auf das Alter.

Denn diese Zusammenhänge sind alles andere als neu und werden immer wieder bestätigt. Zuletzt 2010 zeigten sich Zusammenhänge zwischen dem Testosteronspiegel und Erkrankungsrisiko bei Männern über 60 Jahre. Zwar erhielt 2013 ein australisches Forscherteam immerhin ein Budget von einer halben Million Dollar zur Erforschung der Präventivwirkung von Testosteron in Kombination mit DHA. Die Frage wird aber sein, was mit einem (erneuten) positiven Befund geschieht. Bisher hat noch kein einziger Wissenschaftsfund dazu geführt, dass die Öffentlichkeit entsprechend informiert wurde.

Kurkuma. Gleiches gilt für die Schutzwirkung von Curcumin, einem der Bestandteile des asiatischen Gewürzes Kurkuma. Dazu existieren nicht nur Daten aus epidemiologischen Erhebungen, Tierstudien und erste erfolgreiche Tests bei Alzheimerpatienten. Die Grundlagenforschung hat sogar die physiologischen Mechanismen der schützenden und auch therapeutischen Wirkung inzwischen aufgeklärt. Doch während Pharmakonzerne bereits an patentierbaren Abwandlungen von Curcumin arbeiten (was im Erfolgsfall in ein mehr oder weniger risikoreiches, in jedem Fall aber teures Medikament mündet), sucht man entsprechende Informationen in offiziellen Broschüren zur Krankheit vergeblich.

Die Liste dieser präventiven Ansätze ließe sich fortsetzen und enthält auch altbekannte Mikronährstoffe. So wurde 2007 das Zwischenergebnis einer Interventionsstudie mit 965 Älteren veröffentlicht, die über sechs Jahre beobachtet worden waren. Von den Personen, die zu einer normalen Ernährung zusätzlich Folsäure als Nahrungsergänzung zugeführt hatten, erkrankte ein hochsignifikant geringerer Anteil an Alzheimer-Demenz. Der Zusammenhang zwischen Folatzufuhr, Homocystein und Demenz wurde 2011 und 2013 in weiteren Studien bestätigt. Doch statt zu informieren, raten Gesundheitsbehörden wie das Bundesinstitut für Risikobewertung (BfR) noch immer pauschal von jeglichen Nahrungsergänzungen ab und der Marker Homocystein wird nicht einmal bei Älteren mit kognitiven Defiziten routinemäßig im Blut bestimmt.

„Ich glaube nicht an ein Schicksal, das über die Menschen kommt, egal,
wie sie handeln; aber ich glaube an ein Schicksal, das über die Menschen kommt,
wenn sie <u>nicht</u> handeln."
Siddhartha Gautama BUDDHA [Religionsstifter, 563–483 v. Chr.]

Gesundheitskosten in der Systemfalle

Im November 2000 erschien im Wissenschaftsblatt *American Journal of Clinical Nutrition* ein bemerkenswerter Artikel. Elzbieta Kurowska und David Spence vom biochemischen Institut der Universität *Western Ontario* hatten mit weiteren Kollegen Interventionen getestet, mit denen sich der Stoffwechsel von Patienten mit mittelgradiger Cholesterinstörung verbessern ließe. Unter Fettstoffwechselstörungen leiden heute nicht nur sehr viele Menschen, die notwendige Dauerbehandlung – bei 80 Prozent der Betroffenen über einen Zeitraum von 30 bis 40 Jahren – entwickelt sich zu einem gewaltigen Kostenfaktor.

Die kanadische Studie kam zu folgendem Ergebnis: Nach vier Wochen Interventionstherapie erhöhte sich das „gute" HDL-Cholesterin um 30 Prozent und der für das Herz-Kreislauf-Risiko relevante LDL/HDL-Quotient sank um 16 Prozent. Schön, das sind keine besonders aufregenden Zahlen, werden Sie jetzt sagen. Die marktüblichen Medikamente schaffen Vergleichbares auch. Richtig, nur in diesem Fall bestand die Intervention aus nichts anderem als dem Trinken von täglich drei Gläsern Orangensaft, insgesamt etwa 750 ml (zwei Gläser waren bei den meisten Patienten nicht ausreichend wirksam). Man darf nun spekulieren, welche Konsequenzen sich aus dieser Entdeckung ergeben haben. Immerhin könnte für viele Cholesterin-Patienten statt einer jährlich 1000 Dollar teuren medikamentösen Behandlung offensichtlich auch ein billiges Nahrungsmittel (oder entsprechende Obstextrakte) eine ausreichend wirksame Alternative zur Medikation darstellen.

Es geschah das, was bei Befunden außerhalb des klassischen Pharmabereichs geradezu gesetzmäßig geschieht. Die Ergebnisse wurden zur Kenntnis genommen, die kanadischen Forscher gelobt und ermuntert, mit ihrer „hochinteressanten Arbeit" fortzufahren. Danach geriet die Studie in Vergessenheit und die Politik suchte beim Kostenproblem Cholesterinbehandlung die Sündenböcke weiterhin bei der Pharmaindustrie, den Ärzten, Apotheken, den Krankenkassen und so weiter.

Wer aber ist wirklich schuld? Die Pharmakonzerne? Man muss ihnen vorwerfen, die Preisschraube immer unverfrorener zu drehen. Doch im derzeitigen Zulassungssystem, das fast ausschließlich auf patentierbare Wirkstoffe fokussiert und deshalb davon abhängig ist, werden Pharmakosten zwangsläufig weiter steigen.

Die Ärzte? Sie werden mehr denn je angehalten, nur noch nach vorgegebenen Leitlinien zu therapieren. Nach unserem Studienbeispiel – und unzähligen vergleichbaren Ergebnissen gerade aus dem Präventivbereich – sucht man in den sogenannten „evidenzbasierten" Therapieleitlinien vergebens. Jenseits der großen Pharmastudien ist der Informationsfluss auch auf der Arztebene bestenfalls marginal. Niemand muss sich also wundern, wenn weniger als 0,3 Prozent der Hausärzte von den erwähnten Studienergebnissen überhaupt jemals etwas gehört haben.

Was ist mit den Saftherstellern? Warum vermerken sie solche Studienergebnisse nicht einfach auf ihren Produkten? Zumindest der interessierte und mündige Patient könnte dann profitieren. „Verboten", sagt unser Gesundheitssystem. Anbieter von Produkten aus dem Nahrungs- oder Nahrungsergänzungsbereich dürfen keinerlei krankheitsspezifische Informationen geben, auch wenn Wissenschaftsdaten vorliegen.

Fünf vor zwölf: Epidemie von Alterskrankheiten

So bedrohlich die Situation um Morbus Alzheimer ist, unser Gesundheitssystem kann sich zumindest kurzfristig damit beruhigen, dass die größte Dramatik noch einige Jahre auf sich warten lässt. Bei anderen Alterskrankheiten funktioniert die Vogel-Strauß-Taktik weniger gut. Hinter den hitzigen Diskussionen der vergangenen Jahre über die vermeintlichen Ursachen der ausufernden Krankheitskosten – von überteuerten Medikamenten über zu hohe Krankenhauskosten bis zum Streit um eine angemessene Facharztdichte – verblassten Meldungen, die uns aufrütteln sollten; denn sie machen deutlich, dass kosmetische Veränderungen innerhalb des Systems, auch wenn sie im Einzelfall sinnvoll sein mögen, an den wirklichen Herausforderungen vorbeigehen.

So sprechen Fachleute bereits vom zur Volkskrankheit gewordenen Phänomen **Osteoporose**. Die Behandlung verschlingt gewaltige Summen – und das, obwohl nur knapp die Hälfte der Betroffenen überhaupt eine Therapie in Anspruch nimmt. Die Nichtbehandelten werden das System später durch häufige Sturzverletzungen und Operationen belasten. Insgesamt gehen Osteologen von einer Steigerung der Osteoporosekosten von etwa 30 Prozent bereits innerhalb der nächsten 10 bis 14 Jahre aus.

Gerade bei der Knochenalterung ist die Situation tragisch. Es kann heute kein wissenschaftlich begründeter Zweifel bestehen, dass allein über das Vermeiden extremer Defizite bei den Steroidhormonen (Estradiol, Testosteron und DHEA) in Kombination mit einer ausreichend hoch dosierten Ergänzung mit Vitamin D und Menaquinon (Vitamin K) die Entwicklung von Osteoporose bei einer Mehrheit vollständig vermieden werden kann. Doch Hormone werden wie dargestellt zu Unrecht mit einem undifferenzierten Negativstempel versehen (s. Kap. II.5) und das BfR warnte noch vor Kurzem vor „unnötigen Vitamin-D-Ergänzungen" (obwohl weniger als 20 Prozent der Mittel- und Nordeuropäer einen ausreichenden und noch viel weniger einen optimalen Vitamin-D-Spiegel aufweisen). Berücksichtigt man jetzt noch, dass mit den derzeitigen Osteoporosemedikamenten aus der Gruppe der Bisphosphonate zwar leitlinienkonforme, jedoch extrem risikobehaftete Pharmaka zur Verfügung stehen (deren Einnahme deshalb auf wenige Jahre beschränkt werden muss), sind die Widersprüche evident.

Diabetes. Schon kurz vor Weihnachten 2006 beraumte die Internationale Diabetes-Föderation in Kapstadt eine Pressekonferenz an und präsentierte erschütternde Zahlen. Der Präsident der Föderation, Pierre Lefébvre, diktierte den herbeigeeilten Reportern in ihre Notizblöcke: „Diabetes bahnt sich seinen Weg zur Epidemie des 21. Jahrhunderts." Gemeint ist dabei der Altersdiabetes, und die Spiralen beschleunigen sich in diesem Fall gleich von zwei Seiten. Zum einen gibt es immer mehr alte Menschen, die – und wir wiederholen uns gern – zwar immer älter, aber im jetzigen Medizinsystem nicht gesünder werden. Zum anderen sorgt die Überernährung in der fatalen Kombination mit Mangelbewegung dafür, dass sich Altersdiabetes immer früher im Leben einstellt. Die 40- bis 60-Jährigen bilden bereits die Hälfte aller Betroffenen.

Parkinson. Im Februar 2007 erschien im Fachblatt *Neurology* ein alarmierender Bericht. Wissenschaftler der Universität von Rochester präsentierten dort Berechnungen, wonach sich die bei alten Menschen häufige Krankheit Morbus Parkinson bereits in 25 Jahren in ihrem Auftreten verdoppeln wird. Untersucht wurden Industrieländer wie Deutschland, USA, Russland, Frankreich und Japan, aber auch Entwicklungs- und Schwellenländer wie China, Indonesien, Nigeria und weitere. [*Anmerkung: Parkinson betrifft vor allem Menschen ab 65 Jahren; der Verlauf ist schleichend und eng mit Alterungsprozessen im Gehirn verbunden. Die Diagnose wird deshalb häufig erst spät gestellt, wenn bereits eine Vielzahl an Nervenzellen unwiederbringlich abgestorben sind. Eine Behandlung kann den Verlauf nur verlangsamen und muss lebenslang durchgeführt werden.*]

Forschungsdaten zu Wirkstoffen, die das Neuronensterben in der *Substantia nigra* nicht nur beeinflussen, sondern substanziell verhindern können, liegen auf dem Tisch. Die Liste reicht von bestimmten Polyphenolen in Kaffee und Grüntee über Estradiol und die Tocopherole bis zu isoliert zugeführtem Nikotin. Auch betont der Bericht neben dem Leid der Betroffenen einen „neuen" Aspekt: Die Entwicklung allein dieser einen Alterskrankheit, so die Statistiker, wird die Sozialsysteme reicher Länder bedenklich belasten und diejenigen ärmerer Länder sprengen.

Die Liste weiterer Alterskrankheiten und degenerativer Alterungsprozesse, die die Gesundheit und die Kassen belasten, ließe sich ohne Mühe fortführen. Das Grundproblem bleibt immer gleich. Degenerative Alterungsprozesse sind der Hauptverursacher der klassischen Alterskrankheiten. Mit zunehmender Alterung ist die Therapie deshalb mit einem ausufernden Aufwand verbunden ist.

Die Situation entbehrt nicht einer gewissen Absurdität: Wenn heute zunehmend mehr 50-Jährige bereits an Altersdiabetes leiden, ist das letztlich nichts anderes als das Resultat einer Beschleunigung normaler Alterungsprozesse in bestimmten Stoffwechselbereichen. Die Menschen altern also in wichtigen Organsystemen sogar früher, wollen aber gleichzeitig immer länger leben. Und sie tun es auch. Unser Medizinsystem versucht eifrig, ihnen genau diesen Widerspruch zu ermöglichen. Kann das funktionieren? Bis zu einem gewissen Punkt ja. Nur darf sich niemand wundern, wenn der Aufwand dafür zwangsläufig ins Gigantische anwächst und diese Entwicklung auf das Ende einer Sackgasse zusteuert.

„Tausende hacken die Zweige des Übels ab, aber kaum einer schlägt auf die Wurzel."
HENRY D. THOREAU [amerikanischer Philosoph, 1817–1862]

„Künstlich produzierte Zeit"

Schon heute nimmt der durchschnittliche 75-Jährige täglich sieben bis acht (!) verschiedene Medikamente ein, davon häufig ein bis zwei Medikamente nur zum Ausgleich der Nebenwirkungen der anderen Pharmaka. Hauptgründe für die Verordnung sind Alterskrankheiten, bei denen die jeweiligen Experten mit einem lawinenartigen Anstieg der Fallzahlen rechnen. Wir erleben also bisher gerade einmal die Spitze des Eisbergs. Der Mensch wird immer abhängiger von einer immer umfassenderen medizintechnischen Dauerversorgung. Stuart Olshansky, Epidemiologe und Gerontologe an der *University of Illinois*, nennt die durch das heutige Medizinsystem verlängerte Lebensspanne deshalb „künstlich produzierte Zeit". Entscheidender Punkt dabei: Der Aufwand für die Bereitstellung dieser künstlichen Zeit steigt mit jedem Lebensjahr ganz unabhängig von allen anderen in der Gesundheitspolitik diskutierten Kostenfaktoren. Der Mechanismus ist systemimmanent. Eine Lösung innerhalb des bestehenden Gesundheitssystems ist somit nicht möglich.

Sackgasse Reparaturmedizin

Sie sind jetzt im Hinblick auf die Zukunft der Altersentwicklung desillusioniert? Einen ernüchternden Punkt haben wir noch gar nicht erwähnt.

Man könnte sich ja auf die Position stellen, die Behandlung von Alterskrankheiten sei zwar mit einer Kostenexplosion verbunden, aber dafür bliebe man ja am Leben. Und Lebensjahre sind kostbar. Bei dieser Vorstellung gibt es aber einen Haken. Darauf weist der Alternswissenschaftler James Fries hin – übrigens schon seit 20 Jahren. An der *Stanford*

University hatte Fries differenzierte Analysen der Lebenszeitentwicklung vorgenommen und schon damals die zwangsläufige Unbezahlbarkeit und damit das Scheitern der ausschließlich krankheitsorientierten Medizinsysteme vorausgesagt.

Die Analysen ergaben aber noch etwas anderes. Die exponentiell steigenden Aufwendungen der Medizin in den vergangenen Jahrzehnten haben die Gebrechlichkeit und Lebenserwartung eines heute 60-Jährigen nur wenig, die eines 85-Jährigen kaum messbar verbessert. Im Klartext, eine nur reagierende Medizin wird nicht nur zwangsläufig immer teurer, sie wird beim Kampf gegen Alterskrankheiten mit zunehmender Lebensspanne der Patienten auch immer ineffizienter. Sie verliert dramatisch an Wirkung – viel mehr, als wir bisher glaubten oder uns eingestehen wollen.

Wohlgemerkt geht es nicht darum, das in den vergangenen 100 Jahren sehr erfolgreiche Medizinsystem generell in ein schlechtes Licht zu rücken. Im Gegenteil. Gerade wegen der Erfolgsgeschichte haben nur wenige auch nur in Erwägung gezogen, dass der klassische Ansatz der ausschließlich reparativen Krankheitsbehandlung zumindest die speziellen Probleme im Hinblick auf Alterskrankheiten und die demographische Entwicklung nicht lösen kann. Mahner wie James Fries blieben viel zu lange Rufer in der Wüste.

In den 70er-Jahren des 20. Jahrhunderts missachteten Menschen beharrlich die Warnungen zu ökologischen Risiken. Erst die Ölkrise und Tschernobyl änderten die Wahrnehmung. Heute werden die Folgen der demographischen Veränderung allenfalls im Hinblick auf die Rentenfrage diskutiert, und selbst dort flüchtet sich die Politik in Scheinwelten. Geht die demographische Entwicklung so weiter – und bisher gibt es keine Gründe anzunehmen, dass das nicht der Fall sein wird –, dürfte die Rentenfrage noch das kleinste Problem sein. Spätestens wenn in 10 bis 15 Jahren die Generation der Babyboomer in Rente geht, wird sie die Gesellschaft zwingen, sich mit Gerontologie und Altersintervention zu beschäftigen. Dann aber wird die Lawine der Alten bereits vor der Tür stehen, und selbst drastische Versorgungseinschnitte werden die Probleme nicht beseitigen.

Die noch vor wenigen Jahren als blasphemisch abgeschmetterte Diskussion um die Notwendigkeit von „Luxusoperationen" (wie neuen Gelenkprothesen) bei Älteren werden wir nur dann verhindern können, wenn wir nicht auf eine Gesellschaft von Gebrechlichen zusteuern; eine Gesellschaft von Alten, die nur mithilfe immer umfassenderer und teurerer Reparaturen und Dauerhilfsmittel ihre Gesundheit erhalten kann. Funktionierende und gerechte Sozialsysteme werden in Zukunft nur noch die Nationen haben, denen es gelingt, den Herausforderungen einer ergrauten Gesellschaft erfolgreich zu begegnen. (Anmerkung: Dass die Altersdiskriminierung bei der Bereitstellung medizinischer

Leistungen verdeckt bereits in erschreckendem Maß Realität geworden ist, hat eine britische Studie schon vor einiger Zeit offengelegt; s. Harris et al., 2007).

„Wir werden wohl bald sagen müssen: ‚Sie haben ein bestimmtes Alter erreicht und wir bieten keinen medizinischen Service mehr für Sie an, weil wir uns das nicht leisten können.' – Das ist nicht meine Vorstellung von einem Land, in dem ich leben möchte."
MICHAEL WEST [Genetiker, Gerontologe und *Chief Scientific Officer* von *Advanced Cell Technology*]

Der Anteil, den wir zukünftig innerhalb der zweiten Lebenshälfte in Gebrechlichkeit und mit Alterskrankheiten verbringen müssen, kann also nur gering gehalten werden, wenn krankheitsfördernde Alterungsprozesse früh und aktiv zurückgedrängt werden. Nur so lassen sich starker körperlicher und geistiger Abbau, Krankheit und Morbidität möglichst weit in den Bereich der maximalen Lebensspanne verlagern. Das wiederum ermöglicht dann ein Lebensende – das zeigen praktisch alle relevanten Tierstudien aber auch Daten von Hochbetagten – in Form eines vergleichsweise schnellen Zusammenbruchs der biologischen Systeme. Ein Lebensende also ohne überlanges Siechtum.

Altwerden: Überwiegen die Risiken oder die Chancen?

„I hope I die before I get old."
THE WHO [in ihrem Song *My Generation*]

Alle Umfragen ergeben immer wieder das gleiche Bild: Fragt man junge Leute, ob sie sehr alt werden möchten, so ist das für die Mehrzahl alles andere als ein erstrebenswertes Ziel. Der Grund ist, wenn wir heute an die Möglichkeit denken, 90 Jahre zu werden, sehen wir vor unserem geistigen Auge gebrechliche Greise. Sehr alte Menschen sind entweder krank oder – wenn wir sie als „rüstig" loben – können gerade noch die Dinge des täglichen Lebens bewältigen. Die Reparaturmedizin erhöht die Zahl an Menschen, die ein hohes Alter erreichen, dabei aber nicht zwangsläufig vital sind.

Anti-Aging im Sinne von aktiver Prophylaxe degenerativer Alterserscheinungen bietet dagegen die Chance auf eine völlig andere Zukunft. Zunehmend mehr Menschen erkennen deshalb in den gerade besprochenen Zusammenhängen nicht nur die Notwendigkeit eines Umdenkens, sondern vor allem neue Chancen. Chancen nicht zuletzt für ihre ganz persönliche Lebensperspektive. Denn echte Alternsintervention – deren Möglichkeiten wir in den zurückliegenden Kapiteln versucht haben zu skizzieren – wird nicht nur die reine Lebenserwartung steigern, sondern weit mehr noch einen umwälzenden Einfluss auf das Erscheinungsbild dieses Lebensabschnitts haben.

Eine Lebensverlängerung, die nicht wie bisher nur auf Reparaturmaßnahmen basiert, sondern auf der frühzeitigen Einflussnahme auf degenerative Alterungsprozesse, ermöglicht eine faktische Verlängerung des mittleren Anteils – anstatt ausschließlich des letzten Lebensabschnitts. Die Gesellschaft wird dadurch positive Altersphänomene erleben, etwa 80-Jährige, die erfolgreich im Berufsleben stehen, oder 90-Jährige, die mit ihren Enkeln Fahrradtouren unternehmen. Die Menschen werden eine ungleich größere Chance haben, die ihnen gegebene Lebensspanne wirklich auszuleben und auszufüllen.

„Leben bedeutet für mich nicht irgendein kurzes Kerzenlicht. Es ist eine Art prächtige Fackel, die ich in die Hand bekommen habe, um sie für diese Zeitdauer zu halten. Und ich möchte sie so strahlend wie irgend möglich brennen lassen, bevor ich sie nachfolgenden Generationen weiterreiche."
GEORGE BERNARD SHAW [irischer Dramatiker und Nobelpreisträger, 1856–1950]

Die Frage ist, wann die bereits heute verfügbaren Erkenntnisse und Möglichkeiten der aktiven Prävention und damit Alternsintervention in praktisches Handeln umgesetzt werden. Leider hat sich gerade in den vergangenen Jahren gezeigt, dass über die Geschwindigkeit dieser Umsetzung nicht etwa der wissenschaftliche Erkenntnisgewinn entscheidet, sondern ganz andere Barrieren eine Rolle spielen.

Krankheit und deren klassische Behandlung sind längst zu einem gewaltigen Geschäft geworden – in den USA beispielsweise ist der Medizinbereich bereits zu einem der drei größten Industriekomplexe des gesamten Landes aufgestiegen. Und wo so viel Geld im Spiel ist, werden davon auch Entscheidungswege bestimmt. Zwangsläufig. Wenn eine gewisse Marcia Angell von „perversen Entwicklungen" im pharmazeutisch dominierten Gesundheitssystem spricht, kann man das schwerlich als eine aus der Luft gegriffene Übertreibung abtun. Die Pathologin war bis 2000 Chefherausgeberin des renommiertesten Medizinfachblatts der Welt, des *New England Journal of Medicine* – Meinungsführer und Meinungsmacher im gesamten Ärztebereich der westlichen Industrienationen.

Das Problem sind dabei nicht nur die Pharmakonzerne selbst. Auch die aus diesem System entstandenen staatlichen Regulations- und Zulassungsbehörden blockieren oft ein Umsteuern in Richtung aktiver Prävention. In den USA sorgte vor einiger Zeit die Veröffentlichung eines internen Dokuments der FDA, der amerikanischen Behörde unter anderem für die Regulation von Nahrungsergänzungsmitteln, für Aufsehen. Das Schriftstück stammte aus einer Zeit, in der über die freie Verfügbarkeit einiger präventiv wirkender natürlicher Substanzen gestritten wurde (Aminosäuren, Antioxidantien sowie DHEA und Melatonin). Die Behörde blockierte den Zugriff der Bürger auf diese Substanzen. Ein gesundheitlicher Nutzen sei nicht gegeben und Risiken könnten nicht ausgeschlossen werden, so die Argumentation. Eine große Bürgerbewegung setzte sich für die Verfügbarkeit ein und schließlich durch. Wie erst Jahre später offengelegt wurde, wollte man keineswegs nur die Bürger, sondern vor allem die Pharmakonzerne schützen:

„... die Task Force hat in ihren Beratungen viele Aspekte berücksichtigt, eingeschlossen die Sicherstellung, dass das Vorhandensein von Nahrungsergänzungsmitteln auf dem Markt nicht als Entmutigung zur Medikamentenentwicklung wirkt."
FDA [in: *Dietary Supplements Task Force Final Report*]

Und auch das folgende Statement eines Mitglieds der Gesundheitsbehörde ist dokumentiert:

„Verfolgen Sie ganz genau, was im Bereich der Zulassung von Nahrungsergänzungsmitteln geschieht ... Wenn diese Bestrebungen erfolgreich sind, könnte das eine ganze Klasse von Gesundheitsmitteln erschaffen, die Exklusivrechte beseitigen, die bisher Hersteller von Medikamenten genießen."
David Adams [der *FDA Deputy Commissioner for Policy*, beim *Drug Information Association Annual Meeting*, 1993]

Durk Pearson, Alterungswissenschaftler und Koautor des in den 80er-Jahren erschienenen Bestsellers Live Extension – A Practical Scientific Approach, wurde im Jahre 2005 entsprechend deutlich: „Die größte Barriere zwischen den Menschen und einem längeren Leben ist bei Weitem die FDA. Es ist nicht Unwissenheit. Es ist die FDA."

In Deutschland ist die Situation nicht grundsätzlich anders.

Anti-Aging: die nächste Generation

Alles was wir in diesem Buch bis hierher besprochen haben – von der einfachen Ernährungsregel über die Verbesserung des antioxidativen Schutzschildes bis zur Optimierung des individuellen Hormonsystems – betraf ausschließlich Alternsinterventionen, die heute bereits möglich und verfügbar sind. Zum ersten Mal wollen wir jetzt diesen Pfad verlassen und zumindest einen kurzen Blick in die Zukunft werfen. Nicht auf ferne Utopien indessen, sondern auf Bereiche, mit denen höchstwahrscheinlich schon unsere Kinder konfrontiert sein werden.

Aubrey de Grey: Projekt Verjüngung

Während unsere Gesellschaft zweifellos noch Jahrzehnte damit beschäftigt sein wird, allein die bereits heute vorliegenden Erkenntnisse aus dem Bereich der Alternswissenschaft in praktische Intervention und Vorsorge umzusetzen, arbeiten einige experimentelle Gerontologen rund um den Globus bereits an völlig neuen Konzepten. Der prominenteste dieser häufig noch als „Querdenker" bezeichneten Vertreter einer noch progressiveren Form von Alternsintervention empfindet dieses Attribut allerdings nicht als Beleidigung. Im Gegenteil, er sieht in einer neuen Denk- und Forschungsrichtung eine notwendige Voraussetzung für einen erfolgreichen Kampf gegen degeneratives Altern. Die Rede ist von dem Biogenetiker Aubrey de Grey.

Mit Vollbart und Pferdeschwanz entspricht der 1963 in London geborene de Grey nicht gerade dem Bild, das sich mancher unter einem modernen Genetiker vorstellt. Seine Erscheinung erinnert eher an die eines zerstreuten Professors. Nichtsdestotrotz definiert de Grey seine Ziele präziser als jeder andere seiner Kollegen. Wenn wir degeneratives Altern und damit Alterskrankheiten wirklich erfolgreich bekämpfen wollen, sagt er, brauchen wir vor allem eines: eine klare Bestandsaufnahme der Erkenntnisse und Daten, die wir haben, und eine möglichst genaue Definition dessen, was für das angestrebte Ziel noch erarbeitet werden muss. Für ihn ist es Zeit, wirklich Nägel mit Köpfen zu machen. Aubrey de Grey nennt das *„time to talk SENS"*, wobei SENS für *Strategies for Engineered Negligible Senescence* steht – also in etwa „Strategien für eine auf technischem Weg ermöglichte vernachlässigbare Alterung". Ziel: die Überwindung des degenerativen Alterns.

Unschwer sich vorzustellen, dass allein die bloße Formulierung dieses Vorhabens hitzigste Diskussionen und Anfeindungen nach sich zog und noch immer zieht. Doch unabhängig von der Komplexität der damit verbundenen fachlichen Aspekte, die wir hier nicht alle auflisten können, ist sein grundsätzlicher Kritikpunkt natürlich nicht zu bestreiten. Dass nämlich die bisherigen Erkenntnisse für praktisches Anti-Aging meist als eine Art Nebenprodukt verschiedener theoretischer biogerontologischer Forschung entstanden sind und ein konzertiertes praxisorientiertes Anti-Aging-Projekt überhaupt nicht existiert. Doch nur über ein klar definiertes Forschungsziel lässt sich abgrenzen, was bereits funktioniert und welche Hürden noch zu überwinden sind, um sie dann gezielt anzugehen.

[Anmerkung: Die Situation ist in vielerlei Hinsicht mit der Entwicklung der Raumfahrttechnologie in den 60er-Jahren vergleichbar. Ohne das Wettrüsten der Supermächte wäre nach Meinung fast aller Experten nicht nur kein Mensch auf dem Mond gewesen, es gäbe auch viele der in diesem Zusammenhang entwickelten Technologien vielleicht heute noch nicht. Tatsächlich ließ sich US-Präsident John F. Kennedy 1962 nur deshalb auf einen Wettlauf mit den damals raketentechnisch überlegenen Sowjets ein, weil die Erreichung des Ziels Technologien voraussetzte, die zum damaligen Zeitpunkt auf beiden Seiten noch nicht einmal im Ansatz erfunden waren.]

„We need men who can dream of things that never were."
JOHN F. KENNEDY [35. Präsident der USA, 1917–1963]

Damit sie nach jedem Forschungsschritt, den sie machen, nicht wieder zwei zurückgehen oder Jahre auf der Stelle treten müssen, haben de Grey und seine Mitstreiter eine entscheidende Lehre aus der bisherigen Alternswissenschaft gezogen: Die Forschungsarbeit auf einem so progressiven und umstrittenen Feld darf sich weder auf die Politik und schon gar nicht auf die Lobbyisten und Interessenverbände des bestehenden Gesundheitssystems verlassen. Zusammen mit David Gobel gründete de Grey deshalb die Stiftung *The Methuselah Foundation*. Ihr Ziel: Die Verlängerung der gesunden (!) menschlichen Lebensspanne bis hin zur generellen Vermeidung des degenerativen Alterns.

„Kein Zweifel, zukünftige Generationen, die daran gewöhnt sein werden, bis jenseits von 100 Jahren zu leben, werden auf unsere derzeitigen Versuche, die Gesundheit zu verbessern, zurückblicken wie auf ein primitives Relikt einer vergangenen Ära."
DAVID SINCLAIR und LENNY GUARENTE [Alternswissenschaftler, in: *Unlocking the secrets of longevity genes*]

Die Uhr nicht nur verlangsamen, sondern zurückdrehen

Aubrey de Grey betrachtet die bisher verfolgten Interventionen gegen das Altern lediglich als ein „vorläufiges" Anti-Aging. Die bestehenden Ansätze, so seine Begründung, sind lediglich darauf ausgelegt, das Altern in Einzelbereichen zu verlangsamen. Und in der Tat ist aufgrund der extremen Komplexität der Stoffwechselvorgänge ein Ausschalten aller Alterungsprozesse mit den bisherigen rein protektiven Interventionen höchstwahrscheinlich nicht erreichbar. Es wären beim Menschen einfach zu viele Schlüssel zur Modulation aller Stellschrauben notwendig, um im Hinblick auf Alterungsvorgänge wirklich jede Lücke zu schließen und den Stoffwechsel ausreichend „clean" zu halten.

Mit Kollegen hat de Grey deshalb eine Konzeption entwickelt, welche die bisherigen modulierenden Interventionen mit Therapien kombiniert, die eingetretene Schäden reparieren können. Beispiele sind das Aufbrechen von AGEs (s. Kap. II.12) mit Hilfe von Medikamenten oder die Reparatur von Mutationen der Mitochondrien-DNA mittels Gentherapie. Ein Haus, sagt de Grey, kann man auch nur dann dauerhaft erhalten, wenn man es zum einen möglichst gut gegen Umwelteinflüsse schützt, zum anderen aber unvermeidbare Schäden schnellstmöglich repariert.

Wem das jetzt alles zu technokratisch und unnatürlich klingt: Im Grunde orientiert sich der von Aubrey de Grey vorgeschlagene Weg an einem Phänomen, das wir alle kennen, aber bisher nicht wirklich konsequent erforscht, ja uns nicht einmal richtig bewusst gemacht haben: der Tatsache, dass viele Alterungsprozesse bis zum mittleren Lebensalter weitgehend vom Körper selbst verhindert beziehungsweise tatsächlich wieder repariert werden. Bis ins junge Erwachsenenalter hinein stellt es sogar die Hauptabwehrstrategie des menschlichen Organismus gegen das Altern dar. Im Grunde eine geradezu unerhörte Tatsache. „Könnten wir allein die Anti-Aging-Fähigkeiten, die unser Organismus im Alter von zehn Jahren aufweist, bewahren", sagen Leonid Gavrilov und Natalia Gavrilova von der Universität Chicago, „wäre eine mehr als zehn mal so lange aktive Lebensspanne möglich".

Wie genau solche Projektionen auch sein mögen: Wir altern im Lebenslauf alles andere als gleichmäßig – warum das so ist, haben wir im ersten Teil dieses Buchs ausführlich dargestellt. Die Wissenschaft muss also „nur" noch herausarbeiten, wie die Reparatur von Alterungsvorgängen im jungen Organismus genau funktioniert und wie man sie kopieren und für den weiteren Lebensverlauf adaptieren kann. Aubrey de Grey und seine Kollegen arbeiten genau daran.

„Für die meisten von uns wird beim Herannahen des Todes ein Tag kommen, an dem wir für uns eine Liste mit Dingen durchgehen, die wir wünschten, getan zu haben: Wenn ich nur meine Ernährung früher umgestellt hätte! Warum habe ich nicht meine guten Neujahrsvorsätze eingehalten und mich mehr bewegt? ... Lassen Sie nicht zu, dass der Wunsch, für den *Methuselah Mouse Price* [s. u.] gespendet zu haben, das Letzte ist, was Ihnen durch den Sinn geht. Ehe Sie sich versehen, werden einer meiner Kollegen oder ich wegen Ihnen erscheinen und Sie mit-nehmen. Machen Sie uns arbeitslos, bevor wir das tun."
DAVID THOMPSON [Direktor eines Bestattungsinstituts in Japan, Unter-stützer des *Methuselah Mouse Project*]

Wann wird es aufgestoßen, dieses Tor in eine „vernachlässigbare Alterung"? Aubrey de Grey liebt es, auf diese gern gestellte Frage mit einer provokanten These zu überraschen: Die erste Person, die 1000 Jahre alt wird, so seine Antwort, ist bereits geboren. Die Zei-tungen haben dann ihre Sensation, die Menschen ihr Aha-Erlebnis und die konservative Medizin ihr Feindbild. Doch was nach radikalen Umwälzungen schon in den nächsten Jahren klingt, lässt sich auch nüchterner betrachten. Denn letztlich müssen selbst bei die-sem Extremziel nicht alle Veränderungen sofort erreicht werden. Eine Verlängerung der Lebensspanne um wenige Jahrzehnte würde Menschen wertvolle Zeit geben, auf weitere Entwicklungen der gerontologischen Forschung zu warten. Die dann verfügbaren Inter-ventionen ermöglichen den nächsten Schritt und so weiter.

Doch es ist noch einen wichtigeren Aspekt, der in der von de Grey und seinen Kollegen entfachten und meist hitzigen Diskussion oft untergeht. Wir übersehen ihn, weil wir in unserem Denken letztlich in der Erfahrungswelt der Vergangenheit gefangen sind. Beim SENS-Projekt geht es nämlich gerade nicht um immer neue Rekorde der menschlichen Lebensspanne. Jedenfalls nicht um den Rekord als solchen. Darum ging es in unserer bis-herigen Vorstellungswelt. Die Verlängerung der Lebenserwartung der vergangenen 100 Jahre – so erfreulich sie ist – hat mit dem Kampf gegen das Altern letztlich nichts zu tun.

Alle heutigen Altersrekorde zeigen uns, dass ein Mensch besonders alt geworden ist. Sie sind kein Beleg, dass Menschen lange von Alterserscheinungen verschont geblieben sind – viele Rekordträger der vergangenen Jahrzehnte waren beispielsweise blind oder saßen im Rollstuhl. Bis heute sind Altersrekorde das Resultat einer Verlängerung fast aus-schließlich des letzten Lebensabschnitts, nicht des mittleren Erwachsenenalters oder gar der Jugend.

Das SENS-Forschungsprojekt zielt dagegen auf das eigentliche Problem beim Altwerden: die degenerative Alterung. Es geht darum, länger gesund und leistungsfähig zu bleiben. Eine vergrößerte Lebensspanne entsteht bei diesem Ansatz im Grunde nur als eine Art Nebeneffekt – wenn auch ein von vielen sehr erwünschter.

„Sterben ist eine äußerst öde, trostlose Angelegenheit. Und mein Rat an Sie ist, nicht das Geringste jemals damit zu tun zu haben."
W. SOMERSET MAUGHAM [englischer Schriftsteller, 1874–1965]

Das Methusalem-Projekt

Praxisorientierte Biogerontologen stellen eines ganz klar: Die größte Fehleinschätzung ist zu glauben, der Staat und das bestehende Medizinsystem würden eine ausreichend aktive Prävention zur Überwindung des degenerativen Alterns eines Tages ermöglichen oder auch nur entsprechende Forschungen ausreichend unterstützen. Die *Methuselah Foundation* und die *Robust Mouse Rejuvenation* wurden von Aubrey de Grey und David Gobel deshalb von Anfang an bewusst privat und über Spenden finanziert.

„Wir geben für eine Woche Bombardierung eines fremden Landes wahrscheinlich mehr Geld aus, als wir jemals für die Alternsforschung ausgegeben haben."
MICHAEL WEST [Genetiker, Gerontologe und *Chief Scientific Officer* von *Advanced Cell Technology*; ehemaliger Präsident der *Geron Corporation*]

Beim angegliederten Projekt der *Robust Mouse Rejuvenation* (wörtlich übersetzt: Stabile Maus-Verjüngung) geht es zunächst um die Umsetzung konkreter Regenerationstechnologie bei hoch entwickelten Säugern. Mäuse, die bereits zwei Drittel ihrer normalen Lebensspanne hinter sich haben, sollen so weit verjüngt werden, dass ihre verbleibende Lebenszeit verdreifacht wird. Nach der Intervention sollen sie dann erneut eine Lebenserwartung haben, als wenn sie gerade geboren worden wären.

Mehrere Forschungsteams arbeiten bereits an diesem Projekt. Da sie über den Erdball verstreut sind, höchstwahrscheinlich irgendwo auch jetzt gerade in diesem Augenblick. Für die erfolgreichsten Wissenschaftler wird der Abschluss des ehrgeizigen Tierprojekts mit einem Preis verbunden sein. Für die Menschheit kann das den Beginn einer neuen Ära einläuten. Aubrey de Grey sagt über diesen Stichtag:

„Wenn Sie eines Morgens aufwachen und hören, dass [...] das bei Mäusen erreicht worden ist, wissen Sie, dass echte Verjüngungsmedizin, echte Anti-Aging-Medizin auf dem Weg ist. Sie werden nicht wissen, wie lange es brauchen wird, aber Sie werden wissen – so sicher wie das Amen in der Kirche –, dass es für Sie noch rechtzeitig sein kann. Und das bedeutet, dass Sie sicherstellen müssen, dass diese Technologie so schnell wie möglich auf den Menschen übertragbar gemacht wird. Das wiederum bedeutet unter anderem, dass es [für Politiker] unmöglich werden muss, gewählt zu werden, ohne die Grundsatzerklärung, eine Art Manhattan-Projekt auf den Weg zu bringen mit dem Ziel, [degenerative] Alterungsprozesse beim Menschen heilbar zu machen.“

„Jeder einzelne Mensch auf diesem Planeten – meine Kinder eingeschlossen – wird dem Desaster der unwillkürlichen [degenerativen] Alterung ausgeliefert sein … es sei denn, es wird etwas dagegen unternommen … heute … durch mich. Es wird nicht erledigt werden, indem ich auf irgendwelche anderen warte, die die Rechnung bezahlen. Zum ersten Mal in der Geschichte ist Kontrolle der Alterung möglich. Meinen Kindern kann ich ein Erbe zurücklassen, das aus Geld oder Leben besteht. Was würden Sie wählen?“
DAVID GOBEL [Präsident der *Methuselah Foundation*]

*

Damit sind wir am Ende unserer in der Tat langen Reise zu den Geheimnissen, Vorgängen und Einflussmöglichkeiten rund um das Phänomen Altern angelangt. Es ist ein höchst vorläufiges Ende. Denn während wir diese letzten Zeilen festhalten, haben Wissenschaftler zweifellos irgendwo auf der Welt bereits einige der in diesem Buch noch als offen beschriebenen Fragen aufgeklärt.

Wenn wir deutlich machen konnten, dass es beim Thema Altern keine universellen Wahrheiten, keine eisernen Dogmen und vor allem keine unüberwindlichen Barrieren gibt, haben wir unser wichtigstes Ziel erreicht. Allerdings: Der Erhalt der Gesundheit und die Prävention degenerativen Alterns wird zukünftig weit mehr als bisher in der Verantwortung jedes Einzelnen von uns liegen. Allen, die entschlossen sind, sich in diesem Sinn auf den Weg zu machen, wünschen wir viel Erfolg.

„Wenn du Schlösser in die Luft gebaut hast, braucht deine Arbeit nicht umsonst zu sein. Dort gehören sie nämlich hin. Geh nun daran, die Fundamente unter sie zu bauen.“
HENRY DAVID THOREAU [amerikanischer Schriftsteller und Philosoph, 1817–1862]

IV.

Anhang

IV.

Beispiele praktischer Intervention

Auf den folgenden Seiten finden Sie einige Beispiele konkreter Interventions- und Präventionsprogramme. Ausgewählt wurden Regime, die sich als unmittelbar wirksam erwiesen und deren Präventivwirkung nach heutigem Wissensstand der Biogerontologie als effektiv eingestuft werden kann. Gleichwohl orientieren sie sich an einer relativ strengen Nutzen-Risiko-Abwägung. (Entsprechend kann man in anderen Quellen weitaus umfassendere und experimentellere Regime zur Alternsintervention finden.)

Bitte beachten Sie: Bei den Falldarstellungen handelt es sich ausschließlich um exemplarisch ausgewählte *Beispiele* zur Veranschaulichung und zur Orientierung, nicht um allgemeingültige Empfehlungen! Ein Präventionsprogramm sollte immer *individuell* und auf der Basis möglichst umfassender medizinischer Analysen erstellt und entsprechend kontrolliert werden.

A. Frauen
Erstes Fallbeispiel: Frau, 30 Jahre

Beschwerden / Risiken: Familiäre Brustkrebshäufung

Ziel: Brustkrebsprävention, allgemeine Prävention

Ernährung: gemüse- und ballaststoffreiche, zuckerreduzierte Ernährung mit vielen Kohlgewächsen; partieller Austausch von Haushaltszucker durch Isomalt, Erythritol und Stevia; Vermeidung von Transfettsäuren; Obst mit Schwerpunkt auf Beeren (v. a. Blaubeeren); Kokosöl

Bewegung: Aktiver Lebensstil, Aerobic, Schwimmen

Hormonsystem: Individualisierte Hormoncreme (10 % Progesteron, 0,3 % Estriol), davon ½ g täglich auf die Brust (durchgängig) sowie 1 g auf die Unterarme (15. bis 25. Zyklustag)

Melatonin	1 mg
DHEA	10 mg

Supplemente:

Multivitalstoffpräparat	(Typ B – halbe Dosierung)

zusätzlich:

Vitamin D	4000 IE
Vitamin A (Retinol)	10 000 IE
Gamma- / Delta-Tocopherol	200 mg
Tocotrienole	150 mg
Fischöl	1 g
Leinöl	1 EL
Vitamin C (*Time Release*)	1 g
Jod	1000 µg (Unterstützung der Estriol-Produktion)
Coenzym Q10	60 mg
Metformin	500 mg
Resveratrol	25 mg
Grünteeextrakt	500 mg

Zweites Fallbeispiel: Frau, 55 Jahre

Beschwerden / Risiken: Leistungsschwäche, Schlafprobleme, schlaffe und schwache Muskulatur, starke Falten, sozialer Rückzug

Ziele: Wiedererlangung der Vitalität sowie körperlicher und psychischer Stabilität; Reduktion der Hautalterung; Prävention degenerativer Prozesse

Ernährung: *Low Carb*, jedoch viel Obst (v. a. Beeren), Grüntee und Kakao

Bewegung: Bodybuilding

Hormonsystem: Individualisierte Hormoncreme:1 g morgens und abends (8 % Progesteron, 0,2 % Estriol, 0,075 % Estradiol, 0,5 % DHEA)

Progesteron	50 mg (abends)
Wachstumshormon	0,2 mg (3 x wöchentlich)
Hautcreme (Gesicht)	Individualrezept (0,3 % Estriol, 0,1 % Retinol)
Melatonin	1,5 mg

Supplemente:

Multivitalstoffpräparat	(Typ A)

zusätzlich:

Alpha-Liponsäure	200 mg
Vitamin D	2000 IE
Vitamin B12	500 µg (sublingual)
Fischöl	1 g
DMAE	100 mg
Astaxanthin	4 mg
Lutein	10 mg
Benfotiamin	100 mg
Coenzym Q10	100 mg
Hyaluronsäure	150 mg
L-Tryptophan	500 mg (nachts)
Resveratrol	100 mg

Drittes Fallbeispiel: Frau, 75 Jahre

Beschwerden / Risiken: Osteoporose, Gedächtnisprobleme, Gelenksteifigkeit, Empfindungsstörungen an den Händen, Herzgefäß-Calcificationen

Ziel: Verzicht auf Schmerzmittel; Wiedererlangung der Mobilität; Knochengesundheit; Demenzprophylaxe; Gefäßgesundheit

Ernährung: Schwerpunkt auf Gemüse jeglicher Art

Bewegung: möglichst intensive Alltagsbelastung (Treppensteigen etc.), Bergwandern

Hormonsystem: Individualisierte Hormoncreme: 1 g (2 x tägl. vaginal: 2 % Progesteron, 0,2 % Estriol)

Progesteron	75 mg (abends)
Schilddrüsenhormone	50 mg T4 und 10 mg T3
DHEA	25 mg
Pregnenolon	100 mg
Melatonin	1,5 mg
Supplemente:	
Multivitalstoffpräparat	(Typ B)

zusätzlich:

Kurkumaextrakt	600 mg
Fischöl	2 g
Coenzym Q10	100 mg
Alpha-Liponsäure	300 mg
Benfotiamin	120 mg
Phylloquinon (Vitamin K1)	1000 µg
Menaquinon-4 (Vitamin K2)	1000 µg
Menaquinon-7 (Vitamin K2)	200 µg
Gamma / Delta-Tocopherol	100 mg
Tocotrienole	150 mg
Astaxanthin	4 mg
Acetyl-Carnitin	600 mg
Taurin	500 mg
Centrophenoxin	250 mg
Selegilin	2,5 mg

B. Männer
Viertes Fallbeispiel: Mann, 28 Jahre

Beschwerden / Risiken: keine

Ziele: aktive Alternsprävention

Ernährung: Mischkost mit viel Obst, komplexe Kohlenhydrate, probiotischer Joghurt (Vegetarier!)

Bewegung: Ballsport (Leistungssportler)

Supplemente:

Multivitalstoffpräparat	(Typ B – halbe Dosierung)

zusätzlich:

Vitamin D	1000 IE
Benfotiamin	50 mg

Gamma-Tocopherol	100 mg
Coenzym Q10	30 mg (4 x wöchentlich)
Fischöl	1 g
Selen	200 µg
Zink	10 mg
L-Carnitin	600 mg
L-Leucin	1 g
L Glutamin	2 g
Kreatin	2 g
Sojaprotein	30 g
Molkeprotein	20 g
Resveratrol	50 mg
BHT	120 mg

Fünftes Fallbeispiel: Mann, 40 Jahre

Beschwerden / Risiken: Stress, Burn-out, Potenzprobleme

Ziele: Ausgleich körperlicher und psychischer Störungen; Wiedererlangung und Erhalt kognitiver Funktionen; Alternsprävention mit Schwerpunkt Gehirn

Ernährung: Komplexe Kohlehydrate; mediterrane Kost mit viel Olivenöl

Bewegung: Krafttraining

Hormonsystem: Individualisierte Hormoncreme: 1 g morgens (2 % Testosteron, 3 % DHEA)

Hydrocortison (Cortisol)	6 mg morgens, 3 mg mittags
Melatonin	0,5 mg

Supplemente:

Multivitalstoffpräparat	(Typ A)
zusätzlich:	
Vitamin A	25 000 IE
Vitamin D	3000 IE
TMG (Trimethylglycin)	700 mg

5-htp	50 mg (nachts)
Zink	30 mg
Fischöl	2 g
Coenzym Q10	100 mg (4 x wöchentlich)
D-Ribose	5 g (je morgens und mittags)
Acetyl-Carnitin	1 g
L-Arginin	6 g (nachts)
N-Acetyl-Cystein	600 mg
Resveratrol	50 mg
Rhodiola Extr.	250 mg
Selegilin	2 mg (4 x wöchentlich)

Sechstes Fallbeispiel: Mann, 50 Jahre

Beschwerden / Risiken: Bluthochdruck, Atherosklerose

Ziele: Reduktion / Verzicht auf Blutdruckmedikamente und Lipidsenker; Verlangsamung der Gefäßalterung

Ernährung: mediterrane, fischreiche Kost mit viel Olivenöl und Knoblauch sowie mäßig Rotwein; dunkle Schokolade, Tofu und Leinsamen

Bewegung: Freizeitsport

Hormonsystem:

Schilddrüsenextrakt (natürlich)	¼ grain
Melatonin	1 mg

Supplemente:

Multivitalstoffpräparat	(Typ B – 2/3 der Dosierung)
zusätzlich:	
Fischöl	3 g
Vitamin D	2000 IE
Pyridoxin	100 mg (200 mg gesamt)
Magnesium	700 mg (elementares Mg)
L- Arginin	6 g (nachts)

L-Cystein	500 mg
L-Carnitin	1 g
Gamma-Linolensäure	200 mg
Hanföl	1 EL
Coenzym Q10	200 mg
Nikotinsäure	300 mg (auf 3 Hauptmahlzeiten verteilt)
D-Ribose	5 g (morgens)
Gamma-Tocopherol	200 mg
Quercetin	500 mg
Vitamin K2	150 µg
Lutein	20 mg
Resveratrol	100 mg
Molkeprotein	40 g
Kakao	15 g

Informationen zu Ergänzungspräparaten

Multivitalstoffpräparate

Multivitalstoffpräparate für eine aktive Gesundheitsprävention unterscheiden sich von den althergebrachten, auf wenige Vitamine und Mineralien beschränkte Multivitaminpräparaten auf RDA-Basis (empfohlene Tagesaufnahme), die lediglich Mindestmengen zur Vermeidung dessen bereitstellen, was man früher als „Vitaminmangelkrankheit" bezeichnete. Aus alternsphysiologischer, aber auch aus gesundheitspräventiver Sicht ist dieses Bezugssystem überholt.

Modernere Multivitalstoffpräparate liefern Wirk- und Hilfsstoffe (Kofaktoren) mit dem Ziel einer Optimierung möglichst aller Stoffwechselfunktionen. Zusammensetzung und Dosierung können je nach Wirkungsschwerpunkt (Alter, Geschlecht, Vorerkrankungen) variieren.

Grundsätzlich lässt sich diese neue Generation von Multivitalstoffpräparaten in zwei Klassen unterteilen.

Typ A: Basispräparate. Die Dosierungen sind in einem Bereich, der für Erwachsene (bis mittleres Alter) in Kombination mit einer relativ hochwertigen Ernährung befriedigende bis gute Unterstützung im Hinblick auf zentrale Stoffwechselfunktionen sicherstellt wie den Homocystein-Zirkel, die oxidative Abwehr, Neurotransmitterbildung und weitere Vitalfunktionen. Zusätzliche, darauf aufbauende Ergänzungen sind notwendig, erfolgen dann aber individualisiert.

Typ B: Komplett-Multis. Diese modernste Form von Präparaten zur Alternsprävention sichert von ihrer Dosierung her auch individuelle Stoffwechselinsuffizienzen zu einem großen Teil ab. Die Wirkstoffauswahl ist extrem umfangreich und bietet für die wichtigsten degenerativen Altersentwicklungen und Alterskrankheiten bereits gute bis sehr gute Präventivwirkungen. Weitere Ergänzungen sind vor allem bei solchen Wirkstoffen notwendig, die aufgrund ihres Volumens oder physikalischer Eigenschaften nicht integrierbar sind (wie Aminosäuren, Fettsäuren, Mineralien und ähnliche), sowie zur optimalen Individualisierung.

Beispiel eines Multivitalstoffpräparats zur Basisversorgung (Typ A)

Complete Multivitamin Complex™ (von *Bulkpowders*, England)

(Hinweise: Weder die Autoren noch der Verlag stehen in Beziehung zu der genannten Herstellerfirma.

RDA = *Recommended Dietary Allowance*; entspricht in etwa der deutschen Bezeichnung „empfohlene Tagesdosis zur Vermeidung von Mangelerscheinungen")

Eine Gesamttagesdosis enthält:

Vitamin A	400 µg	(50 % RDA)
Thiamin (Vit. B1)	25 mg	(2265 % RDA)
Riboflavin (Vit. B2)	25 mg	(1779 % RDA)
Niacin	25 mg	(156 % RDA)
Pantothensäure	25 mg	(414 % RDA)
Pyridoxin (Vit. B6)	25 mg	(1779 % RDA)
Vitamin B12	100 µg	(4000 % RDA)
Inositol	25 mg	(*)
D-Biotin	150 µg	(*)
Folsäure	400 µg	(200 % RDA)

Cholin	61 mg	(*)
Vitamin C	150 mg	(188 % RDA)
Vitamin D3	25 µg	(498 % RDA)
Vitamin E	10,5 mg	(88 % RDA)
Hesperidin	39 mg	(*)
Quercetin	25 mg	(*)
Lycopin	3,3 mg	(*)
Lutein	10 mg	(*)
Zink	15 mg	(150 % RDA)
Eisen	14,1 mg	(100 % RDA)
Selen	55 µg	(100 % RDA)
Mangan	100 µg	(48 % RDA)
Kupfer	100 µg	(100 % RDA)
Vitamin K	100 µg	(133 % RDA)
Chrom	100 µg	(250 % RDA)
Bor	100 µg	(*)
Calcium	495 mg	(62 % RDA)
Magnesium	150 mg	(40 % RDA)
Piperine	6 mg	(*)
Coenzym Q10	10 mg	(*)
Grüntee (95-%-Extrakt)	100 mg	(*)
Traubenkern (95-%-Extrakt) 50 mg	(*)	
Probiotika	150 000 000 units	(*)

(*)   Für diese Biowirkstoffe existieren keine RDA-Werte.

Beispiel eines Multivitalstoffpräparats zur gezielten Alternsintervention (Typ B)

Life Extension Mix® (von *Life Extension Foundation*, USA)

(Hinweis: Weder die Autoren noch der Verlag stehen in Beziehung zu der genannten Stiftung.)

Eine Gesamttagesdosis enthält (nach Angaben des amerikanischen Herstellers):

Vitamin A (as 90 % Betatene®1 D. salina natural beta-carotene with mixed carotenoids and 10 % acetate)	5000 IU
Vitamin C (as calcium ascorbate, ascorbic acid, ascorbyl palmitate, magnesium ascorbate, niacinamide ascorbate, acerola extract)	2000 mg
Vitamin D3 (as cholecalciferol)	2000 IU
Vitamin E (as D-alpha tocopheryl succinate and D-alpha tocopherol)	100 IU
Thiamine (vitamin B1) (as thiamine HCl)	125 mg
Riboflavin (vitamin B2) (with 2 mg riboflavin 5'-phosphate coenzyme)	50 mg
Niacin (vitamin B3) (as 53 % niacinamide, 38 % niacin, 9 % niacinamide ascorbate)	190 mg
Vitamin B6 (as 100 mg pyridoxal 5'-phosphate coenzyme and 5 mg pyridoxine HCl)	105 mg
Folate [from lemon (Citrus limon) extract (peel)]	400 mcg
Vitamin B12 (as hydroxocobalamin acetate)	600 mcg
Biotin	3000 mcg
Pantothenic acid (as D-calcium pantothenate with 5 mg pantethine)	600 mg
Calcium (as calcium ascorbate, D-calcium pantothenate, Calcium D-Glucarate2)	218 mg
Iodine (as potassium iodide)	150 mcg
Magnesium (as magnesium oxide, citrate, glycinate taurinate, arginate, ascorbate)	400 mg
Zinc (as OptiZinc®3 zinc monomethionine, zinc succinate)	35 mg
Selenium [as 50 % Se-Methyl L-Selenocysteine, 25 % L-selenomethionine (yeast free) (SelenoPure™4), 25 % sodium selenite]	200 mcg
Copper (as TRAACS®14 copper glycinate chelate)	1 mg
Manganese (as manganese gluconate)	1 mg
Chromium [as Crominex®5 3+ chromium stabilized with Capros® (Phyllanthus emblica) extract (fruit) and PrimaVie® Shilajit]	500 mcg
Molybdenum (as sodium molybdate)	125 mcg
Potassium (as potassium chloride)	37.4 mg
N-acetyl-L-cysteine (NAC)	600 mg
Taurine	200 mg
Inositol	250 mg
Phosphatidylcholine (from soy)	150 mg
Choline (as choline bitartrate)	120 mg

Boron (as boron citrate/aspartate/glycinate complex)	3 mg
Ascorbyl palmitate (fat-soluble vitamin C)	250 mg
Trimethylglycine (TMG) (as betaine anhydrous) (from sugar beets)	100 mg
Citrus bioflavonoid complex (Citrus aurantium L.) (peel and fruit) [std. to 50 % hesperidin (100 mg)]	200 mg
Broccoli sprout concentrate (A proprietary blend of broccoli sprout concentrates and Calcium D-Glucarate2) (providing glucosinolates, sulforaphane, D-3T, PEITC)	525 mg
Calcium D-Glucarate2	200 mg
Decaffeinated green tea (Camellia sinensis) extract (leaf) [standardized to 45 % epigallocatechin gallate (EGCG) (146.25 mg)]	325 mg
Acerola (Malpighia punicifolia) extract 4:1 (berry)	300 mg
HiActives®13 fruit/berry complex (proprietary blend of blackberry, blueberry, cherry, cranberry, elderberry, persimmon, prune powders)	200 mg
Wild blueberry (Vaccinium angustifolium) standardized anthocyanin extract (fruit)	150 mg
Milk thistle (Silybum marianum) extract (seeds) [std. to 85 % silymarin (85 mg)]	100 mg
Maqui berry (Aristotelia chilensis) anthocyanin extract (fruit)	100 mg
Tart cherry (Prunus cerasus) proanthocyanidin extract (skin and pulp)	85 mg
POMELLA®10 pomegranate extract (fruit) [std. to 30 % punicalagins (25.5 mg)]	85 mg
Natural mixed tocopherols (providing gamma, delta, alpha, beta tocopherols)	60 mg
MirtoSelect®12 bilberry (Vaccinium myrtillus) extract (fruit)	30 mg
Leucoselect®6 grape seed (Vitis vinifera) proanthocyanidin extract (seeds)	25 mg
BioVin®7 grape (Vitis vinifera) proanthocyanidin extract (whole grapes)	25 mg
Bromelain (from pineapple) (Ananas comosus) (stem) (2400 gelatin digestive units per gram)	15 mg
Lutein [from marigold (Tagetes erecta) extract (flower)] (providing 465 mcg trans-zeaxanthin)	15 mg
Olive juice (Olea europea) extract (fresh fruit) (providing polyphenols, hydroxytyrosol, tyrosol and oleuropein)	12.5 mg
Sesame seed (Sesamum indicum) lignan extract	10 mg
Luteolin [from Pureolin™ and SMART™8 (Cynara cardunculus) extract (leaf)]	8 mg
Lycopene [from Tomat-O-Red®9 natural tomato extract (fruit)]	3 mg
Cyanidin-3-glucoside (C3G) [from black currant (Ribes nigrum) extract (fruit)]	1.25 mg
trans-Pterostilbene (from pTeroPure™11)	0.5 mg

Weiterführende Informationen ...

... erhalten Sie auf der von den Autoren eingerichteten Internetseite: **www.agepal.org**

Dort finden Sie:

- neueste Forschungsergebnisse aus dem Bereich Prävention
- Literaturempfehlungen
- Bezugsquellen
- Adressen von Präventionsärzten
- Weitere interessante Links und Adressen

... und viele weitere Informationen.

Quellenverzeichnis

(Auswahl)

I. Warum Altern kein festgelegtes Schicksal ist – Die Entschlüsselung eines Phänomens

ACKERMANN M, CHAO L, BERGSTROM CT, DOEBELI M (2007): „On the evolutionary origin of aging." Aging Cell, 6(2): 235-44.

ANISIMOV VN (1991): „Effects of Factors Prolonging Life Span on Carcinogenesis." Annals of the NY Academy of Sciences, 621: 373-84.

BAKER DJ, DAWLATY MM, WIJSHAKE T, et al. (2013) "Increased expression of BubR1 protects against aneuploidy and cancer and extends healthy lifespan." *Nature cell biology.* 15 (1), 96–102.

BAKER DJ, WIJSHAKE T, TCHKONIA T, et al. (2011) "Clearance of p16Ink4a-positive senescent cells delays ageing-associated disorders." *Nature.* 479 (7372), 232–6.

BEJAN A (2012) "Why the bigger live longer and travel farther: animals, vehicles, rivers and the winds." *Scientific reports.* 2, 594.

BORSCHEID P (1992): „Der alte Mensch in der Vergangenheit." In: Baltes PB, Mittelstrass (Hrsg.): *Zukunft des Alterns und gesellschaftliche Entwicklung.* Berlin/New York: Akad. d. Wiss., 35-61.

BRUNET-ROSSINNI AK, AUSTAD SN (2004): „Ageing studies on bats: a review." Biogerontology, 5(4): 211-22.

BURNS G (1986): Dear George: Advice and Answers from America´s Leading Expert on Everything from A to B. New York: Putnam´s Sons.

CAMUS MF, CLANCY DJ AND DOWLING DK (2012) "Mitochondria, maternal inheritance, and male aging." *Current biology : CB.* 22 (18), 1717–21.

CAVALIERI EL, ROGAN EG (2002): „A Unified Mechanism in the Initiation of Cancer." Annals of the NY Academy of Sciences, 959: 341-54.

COLES LS (2004): „Aging: The Reality. Demography of Human Supercentenarians." J. of Gerontol. Series A, 59: B579-86, Abstr.

COLLATZ KG (1994): „Unbegrenzt lebensfähige Systeme" In: Olbrich/Sames/Schramm: Kompendium der Gerontologie. Landsberg: Ecomed, IV.1.1; 1-15.

COLLATZ KG (1994): „Altern und Entwicklung." In: Olbrich/Sames/Schramm: Kompendium der Gerontologie. Landsberg: Ecomed, IV.1.2; 1-22.

DEBENEDICTIS G, TAN Q, JEUNE B, CHRISTENSEN K ET AL. (2000): „Recent advances in human gene-longevity association studies." Mech-Ageing, 122(9): 909-20.

DEGREY AD, AMES BN, ANDERSEN JK ET AL. (2002): „Time to Talk SENS: Critiquing the Immutability of Human Aging." Annals of the NY Academy of Sciences, 959: 452-62.

DEPINHO RA (2000): „The age of cancer." Nature, 408(6809): 248-54.

FINCH CE (1998): „Variations in Senescence and Longevity Include the Possibility of Negligible Senescence." J. Gerontol., 53 (4): B235-39.

FINCH CE (1993): „Theories of Aging." Aging Clin. Exp. Res., 5: 277-89.

FORTUNATI V (1998): „Aging and utopia through the centuries." Aging Clin. Exp. Res., 10: 77-82.

FRANCESCHI C, MONTI D, COSSARIZZA A ET AL. (1991): „Aging, Longevity, and Cancer: Studies in Down's Syndrome and Centenarians." Annals of the NY Academy of Sciences, 621: 428-40.

DE GREY A, AMES BN, ANDERSEN JK ET AL. (2002): „Time to talk SENS: Critiquing the Immutability of Human Aging." Annals of the NY Acad. of Sciences, 959: 452-62.

DE GREY A (2005): „The Foresee ability Of Real Anti-Aging Medicine." Anti-Aging Medical Therapeutics, Vol. 7, 59-68.

HARMAN D (2001): „Aging: Overview." Annals of the NY Academy of Sciences, 928: 1-21.

HARMAN D (1996): „Aging and Disease: Extending the Functional Life Span." Annals of the New York Acad. Sci., 768: 321-36.

HOLMES DJ, OTTINGER MA (2003): „Birds as long-lived animal models for the study of aging." Exp. Gerontol., 38(11-12): 1365-75.

JACKSON SH, WEALE MR, WEALE RA (2003): „Biological age - what is it and can it be measured?" Arch. Gerontol. Geriatr., 36(2): 103-15.

JENKINS NL, MCCOLL G, LITHGOW GJ (2004): „Fitness costs of extended lifespan in Caenorhabditis elegans." Proc. R. Soc. Lond. Biol. Sci., 271(1556): 2523-6.

KLOEDEN PE, RÖSSLER R, RÖSSLER OE (1994): „Artificial Life Extension." Annals of the New York Academy of Science, 719: 474-82.

KNIGHT JA (2000): „The biochemistry of aging." Adv-Clin-Chem., 2000: 351-62.

LAHDENPERA M, LUMMAA V, HELLE S ET AL. (2004): „Fitness benefits of prolonged post-reproductive lifespan in woman." Nature, 428(6979): 178-81.

LEHR U (2004): „Altersbilder unserer Gesellschaft – ein Beitrag zu Prävention und Gesundheitsförderung." Vortrag zum 1. Kongress des Deutschen Forums Prävention und Gesundheitsförderung in Berlin.

LEWIS K (1999): „Human longevity: an evolutionary approach." Mech-Ageing-Dev., 109(1): 43-51.

METCALFE NB, MONAGHAN P (2003): „Growth versus lifespan: perspectives from evolutionary ecology." Exp. Gerontol., 38(9): 935-40.

MILLER RA (2002): „Extending Life: Scientific Prospects and Political Obstacles." The Milbank Quarterly, 80(1): 155-74.

NOODEN LD, GUIAMET JJ (1996): „Genetic Control of Senescence in Aging Plants." In: Schneider EL, Rowe JW (Eds.) (1996): The handbook of the biology of aging. San Diego: Academic Press Inc., 94-119.

PARK SC (2001): „Perspectives in Aging Research in the New Millennium." Annals of the NY Academy of Sciences, 928: 336-43.

PEARLS T (2002): „Genetic and Environmental Influences on Exceptional Longevity and the AGE Nomogram." Annals of the NY Academy of Sciences, 959: 1-13.

PICKENHAIN L, RIES W (Hrsg.) (1988): Das Alter. Leipzig: VEB.

PRUDENTE S, TRISCHITTA V (2006): „The Pleiotropic Effect of the ENPP1 (PC-1) Gene on Insulin Resistance, Obesity, and Type 2 Diabetes." J. Clin. Endocrinol. Metabol., 91: 4767-8.

REZNICK D, GHALAMBOR C, NUNNEY L (2002): „The evolution of senescence in fish." Mech. Ageing Dev., 123(7): 773-89.

RICKLEFS RE; FINCH CE (1996): Altern: Evolutionsbiologie und medizinische Forschung. Heidelberg, Berlin, Oxford: Spektrum, Akad. Verl.

RIES W (1994): „Altern des Organismus." In: Olbrich/Sames/Schramm: Kompendium der Gerontologie. Landsberg: Ecomed, IV-6: 1-12.

ROSE MR, RAUSER CL, MUELLER LD, BENFORD G (2006): „A revolution for aging research." Biogerontology, 7(4): 269-77.

ROWE JW, KAHN RL (1998): Successful Aging. New York: Pantheon Books.

SARKAR PK AND SHINTON RA (2001) "Hutchinson-Guilford progeria syndrome." Postgraduate medical journal. 77 (907), 312–7.

SCHNEIDER EL, ROWE JW (EDS.) (1996): The handbook of the biology of aging. San Diego: Academic Press Inc.

TAKAHASHI Y, KURO OM, ISHIKAWA F (2000): „Aging Mechanisms." Proc. Natl. Acad. Sci. USA, 97 (23): 12407-8.

VERA E, BERNARDES DE JESUS B, FORONDA M, et al. (2012) "The rate of increase of short telomeres predicts longevity in mammals." *Cell reports*. 2 (4), 732–7.

WALKER AR, WALKER BF, ADAM F (2003): „Nutrition, diet, physical activity, smoking, and longevity: from primitive hunter-gatherer to present passive consumer - how far can we go?" Nutrition, 19(2): 169-73.

WEISMAN A (1882): Über die Dauer des Lebens. Jena: Fischer.

WILLIAMS GC (1999): „The 1999 Crafoord Prize lectures. The Tithonus error in modern gerontology." Quarterly review of biology, 74(4): 405-15.

ZHANG G, LI J, PURKAYASTHA S, et al. (2013) "Hypothalamic programming of systemic ageing involving IKK-, NF- B and GnRH." *Nature*. 497 (7448), 211–6.

ZWILLING R; BALUINI C (HRSG) (1992): Biology of Aging. Berlin, Heidelberg: Springer.

II. Altersuhren und ihre Beeinflussung
II.1 Altersuhr Gene

AMES BN, ELSON-SCHWAB I, SILVER EA (2002): „High-dose vitamin therapy stimulates variant enzymes with decreased coenzyme binding affinity (increased K(m)): relevance to genetic disease and polymorphisms." Am. J. Clin. Nutr., 75(4): 616-58.

ARCHER MC, CLARKSON TW, STRAIN JJ (2001): „Genetic aspects of nutrition and toxicology: report of a workshop." J-Am-Coll-Nutr., 20(2 Suppl): 119-28.

ARKING R, BUCK S, HWANGBO DS, LANE M (2002): „Metabolic Alterations and Shifts in Energy Allocations Are Corequisites for the Expression of Extended Longevity Genes in Drosophila." Annals of the New York Academy of Science, 959: 251-62.

BAUMEISTER R, HERTWECK M (2004): „Genes, longevity, and technology: meeting report from the 2nd conference on functional genomics of aging in Crete." Sci. Aging Knowledge Environ., (40): pe37.

BAYNES JW (2002): „The Maillard Hypothesis on Aging: Time to Focus on DNA." Annals of the NY Acad. Science, 959: 360-7.

BARRETT ELB, BURKE TA, HAMMERS M, et al. (2013) "Telomere length and dynamics predict mortality in a wild longitudinal study." *Molecular ecology*. 22 (1), 249–59.

BODNAR AG, OULLETTE M, FROLKIS M ET AL. (1998): „Extension of life-span by introduction of telomerase into normal human cells." Science, 279: 349-52.

BREDESEN DE (2004): „Rebuttal to Austad: Is aging programmed?" Aging Cell, 3(5): 261-2.

CAMPISI J, DIMRI G, HARA E (1996): „Control of Replicative Senescence." In: Schneider EL, Rowe JW (eds.) (1996): The handbook of the biology of aging. San Diego: Academic Press Inc., 121-49.

CAO SX, DHAHBI JM, MOTE PL, SPINDLER SR (2001): „Genomic profiling of short- and long-term caloric restriction effects in the liver of aging mice." Proc-Natl-Acad-Sci-U-S-A, 98(19): 10630-5.

CHACKO SA, SUL J, SONG Y, et al. (2011) "Magnesium supplementation, metabolic and inflammatory markers, and global genomic and proteomic profiling: a randomized, double-blind, controlled, crossover trial in overweight individuals." *The American journal of clinical nutrition*. 93 (2), 463–73.

CHOUDHURY AR, JU ZH ET AL. (2006) : „Cdkn1a deletion improves stem cell function and life-span of mice with dysfunctional telomeres without accelerating cancer formation." Natur Genetics – online, 3. Dec. 2006, Abstr.

COLLATZ KG (1994): „Altern und Entwicklung" In: Olbrich/Sames/Schramm: Kompendium der Gerontologie. Landsberg: Ecomed, IV - 1.2: 1-22.

DE BENEDICTIS G, TAN Q, JEUNE B, CHRISTENSEN K ET AL. (2000): „Recent advances in human gene-longevity association studies." Mech-Ageing, 122(9): 909-20.

DE BENEDICTIS G, FRANCESCHI C (1998): „The genetics of successful aging." Aging Clin. Exp. Res., 10(2): 147-8.

FITZPATRICK AL, KRONMAL RA, KIMURA M, et al. (2011) "Leukocyte telomere length and mortality in the Cardiovascular Health Study." *The journals of gerontology. Series A, Biological sciences and medical sciences.* 66 (4), 421–9.

FOSSEL M (2002): „Cell Senescence in Human Aging and Disease." Annals of the New York Academy of Sciences, 959: 14-23.

HALL ME, NASIR L, DAUNT F ET AL. (2004): „Telomere loss in relation to age and early environment in long-lived birds." Proc. R. Soc. Lond. Biol. Sci., 271(1548): 1571-6.

HAN SN, ADOLFSSON O, LEE C-K, et al. (2006) "Age and vitamin E-induced changes in gene expression profiles of T cells." *Journal of immunology (Baltimore, Md. : 1950).* 177 (9), 6052–61.

HAN KC, WONG WC AND BENZIE IFF (2011) "Genoprotective effects of green tea (Camellia sinensis) in human subjects: results of a controlled supplementation trial." *The British journal of nutrition.* 105 (2), 171–9.

HASTY P, CAMPISI J, HOEIJMAKERS J, VAN STEEG H, VIJG J (2003): „Aging and Genome Maintenance: Lessons from the Mouse?" Science, 299(28): 1355-9.

HAUSMANN MF, WINKLER DW, REILLY KM ET AL. (2003): „Telomeres shorten more slowly in long-lived birds and mammals than in short-lived ones." Proc. R. Soc. Lond. Biol. Sci., 270(1522): 1387-92.

HEKIMI S, GUARENTE L (2003): „Genetics and the Specificity of the Aging Process." Science, 299: 1351-60.

JASKELIOFF M, MULLER FL, PAIK J-H, et al. (2011) "Telomerase reactivation reverses tissue degeneration in aged telomerase-deficient mice." *Nature.* 469 (7328), 102–6.

KAEBERLEIN M, MCDONAGH T, HELTWEG B ET AL. (2005): „Substrate-specific activation of sirtuins by resveratrol." J. Biol. Chem., 280(17): 17038-45.

KANFI Y, NAIMAN S, AMIR G, et al. (2012) "The sirtuin SIRT6 regulates lifespan in male mice." *Nature.* 483 (7388), 218–21.

KIECOLT-GLASER JK, EPEL ES, BELURY MA, et al. (2013) "Omega-3 fatty acids, oxidative stress, and leukocyte telomere length: A randomized controlled trial." *Brain, behavior, and immunity*, 28, 16–24.

KNIGHT JA (2000): „The biochemistry of aging." Adv-Clin-Chem., 2000: 351-62.LITHGOW GJ (1996): „Molecular Genetics of Caenorhabditis elegans Aging." In: Schneider EL, Rowe JW (eds.): The handbook of the biology of aging. San Diego: Academic Press Inc., 55-70.

KUHLOW D, FLORIAN S, VON FIGURA G, et al. (2010) "Telomerase deficiency impairs glucose metabolism and insulin secretion." *Aging.* 2 (10), 650–8.

MAKPOL S, DURANI LW, CHUA KH, et al. (2011) "Tocotrienol-rich fraction prevents cell cycle arrest and elongates telomere length in senescent human diploid fibroblasts." *Journal of biomedicine & biotechnology.* 2011, 506171.

MAKPOL S, ZAINUDDIN A, CHUA KH, et al. (2012) "Gamma-tocotrienol modulation of senescence-associated gene expression prevents cellular aging in human diploid fibroblasts." *Clinics (São Paulo, Brazil).* 67 (2), 135–43.

MORRIS JA (1999): „The kinetics of epithelial cell generation: ist relevance to cancer and ageing." J. Theor. Biol., 199(1): 87-95.

PAPACONSTANTINOU J, REISNER PD, LIU L, KUNINGER DT (1996): „Mechanisms of Alte-red Gene Expression with Aging." In: Schneider EL, Rowe JW (eds.): The handbook of the biology of aging. San Diego: Academic Press Inc., 150-183.

PEARLS T (2002): „Genetic and Environmental Influences on Exceptional Longevity and the AGE Nomogram." Annals of the NY Academy of Sciences, 959: 1-13.

570

PFEUFFER M, AUINGER A, BLEY U, et al. (2013) "Effect of quercetin on traits of the metabolic syndrome, endothelial function and inflammation in men with different APOE isoforms." *Nutrition, metabolism, and cardiovascular diseases : NMCD*. 23 (5), 403–9.

PRUDENTE S, TRISCHITTA V (2006): „The Pleiotropic Effect of the ENPP1 (PC-1) Gene on Insulin Resistance, Obesity, and Type 2 Diabetes." J. Clin. Endocrinol. Metabol., 91: 4767-8.

PUCA AA ET AL. (2001): „A genome-wide scan for linkage to human exceptional longevity identifies a locus on chromosome 4." Proc. Natl. Acad. Sci., 98(18): 10505-8.

ROGINA B, HELFAND SL (2004): „Sir2 mediates longevity in the fly through a pathway related to caloric restriction." Proc. Natl. Acad. Sci., 101(45): 15998-6003.

SARETZKI G, ZGLINICKI T (2002): „Replicative Aging, Telomeres, and Oxidative Stress." Annals of the New York Academy of Sciences, 959: 24-9.

SCHÄCHTER F (1998): „Causes, effects, and constraints in the genetics of human longevity." Am. J. Hum. Gen., 62: 1008-14.

SHAY JW, WRIGHT WE (2001): „Ageing and cancer: the telomere and telomerase connection." Novartis-Found-Symp., 235: 116-25..

SIMON NM, SMOLLER JW, MCNAMARA KL, et al. (2006) "Telomere shortening and mood disorders: preliminary support for a chronic stress model of accelerated aging." *Biological psychiatry*. 60 (5), 432–5.

SLAGBOOM PE, HEIJMANS BT, BEEKMAN M ET AL. (2000): „Genetics of Human Aging. The Search for Genes Contributing to Human Longevity and Diseases of the Old." Annals of the New York Academy of Sciences, 908: 50-63.

SPINDLER SR (2001): „Caloric Restriction Enhances the Expression of Key Metabolic Enzymes Associated with Protein Renewal during Aging." Annals of the NY Acad. Sciences, 928: 296-304.

TAKAHASHI Y, KURO OM, ISHIKAWA F (2000): „Aging Mechanisms." Proc-Natl-Acad-Sci-U-S-A, 97 (23): 12407-8.

TORRONI A, HUOPONEN K, FRANCALACCI P ET AL. (1996): „Classification of European mtDNA from an analysis of three European populations." Genetics, 144: 1835-50.

VALDES AM, ANDREW T, GARDNER JP, et al. "Obesity, cigarette smoking, and telomere length in women." *Lancet*. 366 (9486), 662–4.

VALENZANO DR, TERZIBASI E, GENADE T, CATTANEO A ET AL. (2006): „Resveratrol prolongs lifespan and retards the onset of age-related markers in a short-lived vertebrate." Curr. Biol., 16(3): 296-300.

VAN VOORHIES WA (2003): „Is life span extension in single gene long-lived Caenorhabditis elegans mutants due to hypometabolism?" Experimental Gerontol., 38(6): 615-8.

VLECK CM, HAUSSMANN MF, VLECK D (2003): „The natural history of telomeres tools for aging animals and exploring the aging process." Experimental Gerontol., 38(7): 791-5.

WARNER HR, SIERRA F (2003): „Models of accelerated ageing can be informative about the molecular mechanisms of ageing and/or age-related pathology." Mech. Ageing Dev., 124(5): 581-7.

XU Q, PARKS CG, DEROO LA, et al. (2009) "Multivitamin use and telomere length in women." *The American journal of clinical nutrition*. 89 (6), 1857–63.

YASHIN AI, WU D, ARBEEV KG, et al. (2012) "How genes influence life span: the biodemography of human survival." *Rejuvenation research*. 15 (4), 374–80.

ZHU H, GUO D, LI K, et al. (2012) "Increased telomerase activity and vitamin D supplementation in overweight African Americans." *International journal of obesity (2005)*. 36 (6), 805–9.

II.2 Altersuhr oxidativer Stress und freie Radikale

AEJMELAEUS R, METSA-KETELA T, LAIPPALA P, SOLAKIVI T, ALHO H (1997): „Ubiquinol-10 total peroxyl radical trapping capacity of LDL lipoproteins during aging: the effects of Q10 supplementation." Molecular Aspects of Medicine, 18 Suppl.: S113-20.

AHMAD S (ED)(1995): Oxidative Stress and Antioxidant Defenses in Biology. New York: Chapman & Hall.

ALAIMO K, BRIEFEL RR, FRONGILLO EA, OLSON CM (1998): „Food insufficiency exists in the United States: results from the third National Health and Nutrition Examination Survey (NHANES III)." Am. J. Pub. Health, 88: 419-26.

ANDERSON RA, ROUSSEL AM, ZOUARI N ET AL. (2001): „Potential antioxidant effects of zinc and chromium supplementation in people with type 2 diabetes mellitus." J. Am. Coll. Nutr., 20(3): 212-8.

ARIVAZHAGAN P, PANNEERSELVAM C (2004): „Alpha-Lipoic Acid Increases Na+K+ATPase Activity and Reduces Lipofuscin Accumulation in Discrete Brain Regions of Aged Rats". Ann. NY. Acad. Sci., 1019: 350-54.

BLUMBERG JB (1996): „Status and Functional Impact of Nutrition in Older Adults." In: Schneider EL, Rowe JW (eds): Handbook of the Biology of Aging. San Diego: Academic Press.

BREWER GJ (2010) "Risks of copper and iron toxity during aging in humans." *Chemical research in toxicology.* 23 (2), 319–26.

BURLACU A, JINGA V, GAFENCU AV, SIMIONESCU MAD (2001): „Severity of oxidative stress generates different mechanisms of endothelial cell death." Cell-Tissue-Res., 306(3): 409-16.

CESARI M, KRITCHEVSKY SB, NICKLAS B, et al. (2012) "Oxidative damage, platelet activation, and inflammation to predict mobility disability and mortality in older persons: results from the health aging and body composition study." *The journals of gerontology. Series A, Biological sciences and medical sciences.* 67 (6), 671–6.

CSISZAR A, PODLUTSKY A, PODLUTSKAYA N, et al. (2012) "Testing the oxidative stress hypothesis of aging in primate fibroblasts: is there a correlation between species longevity and cellular ROS production?" *The journals of gerontology. Series A, Biological sciences and medical sciences.* 67 (8), 841–52.

CUTTLER RG (1991): „Human Longevity and Aging: Possible Role of Reactive Oxygen Species." Annals of the New York Academy of Sciences, 621: 1-28.

DREW B, LEEUWENBURGH C (2002): „Aging and the Role of Reactive Nitrogen Species." Annals of the New York Academy of Sciences, 959: 66-81.

DUTHIE GG (1991): „Measuring oxidation and antioxidant status in vivo." Chem. Industry, 42-4.

ERDEN-INHAL M, KAHRAMAN A, KOKEN TAD (2001): „Beneficial effects of quercetin on oxidative stress induced by ultraviolet A." Clin. Exp. Dermatol., 26(6): 536-9.

FABRIS N (1994): „Neuroendocrine-Immune Aging: an Integrative View on the Role of Zinc." Annals of the New York Academy of Sciences, 719: 353-68.

FELTON GW (1995): „Oxidative Stress of Vertebrates and Invertebrates." In: Ahmad S (ed.): Oxidative Stress and Antioxidative Defenses in Biology. New York: Chapman & Hall, 356-434.

FLOYD RA, HENSLEY K, FORSTER MJ ET AL. (2002): „Nitrones as Neuroprotectants and Anti-aging Drugs." Annals of the New York Academy of Sciences, 959: 321-9.

GEY KF, MOSER UK, JORDAN P ET AL. (1993): „Increased risk of cardiovascular disease at suboptimal plasma concentration of essential antioxidants: an epidemiological update with special attention to carotene and vitamin C." American Journal of Clin. Nutrition, 57: 787S-797S.

GIOVANNUCCI, E (1999): „Tomatoes, tomato-based products, lycopene and cancer: Review of the epidemiologic literature." J. Natl. Cancer Inst., 91(4): 317-331.

HARMAN D (2001): „Aging: Overview." Annals of the New York Academy of Sciences, 928: 1-21.

HARMAN D (1994): „Free-Radical Theory of Aging". Annals of the New York Academy of Sciences, 717: 1-15.

HARMAN D (2003): „The free radical theory of aging." Antiox. Redox. Signal., 5(5): 557-61.

HEIDRICK ML, HENDRICKS LC, COOK DE (1984): „Effect of dietary 2-mercaptoethanol on the lifespan, immune system, tumour incidence and lipid peroxidation damage in spleen lymphocytes of aging BC3F mice." Mech. Ageing & Develop., 27: 341-58.

HENDRY G (1992): „Oxygen, the great destroyer." Natural History, 8: 46-52.JACQUES PF (1992): „Relationship of Vitamin C Status to Cholesterol and Blood Pressure." Annals of the New York Academy of Sciences, 669: 205-14.

JIALAL I, GRUNDY SM (1992): „Influence of Antioxidant Vitamins on LDL Oxidation." Annals of the New York Academy of Sciences, 669: 237-48.

KALYANARAMAN B (1995): „Free Radical Mechanism of Oxidative Modification of Low Density Lipoprotein (or the Rancidity of Body Fat." In: Ahmad S (ed.): Oxidative Stress and Antioxidative Defenses in Biology. New York: Chapman & Hall, 96-116.

KITANI K, MINAMI CH, YAMAMOTO T ET AL. (2001): „Do Antioxidant Strategies Work against Aging and Age-associated Disorders?" Annals of the New York Academy of Sciences, 928: 249-60.

KNOEFLER D, THAMSEN M, KONICZEK M, et al. (2012) "Quantitative in vivo redox sensors uncover oxidative stress as an early event in life." *Molecular cell.* 47 (5), 767–76.

KONG Q AND LIN C-LG (2010) "Oxidative damage to RNA: mechanisms, consequences, and diseases." *Cellular and molecular life sciences : CMLS.* 67 (11), 1817–29.

LANG CA, MILLS BJ, LANG HL ET AL. (2002): „High blood glutathione levels accompany excellent physical and mental health in woman ages 60 to 103 years." J. Lab. Clin. Med., 140(6): 413-7.

LARSON RA (1995): „Antioxidant Mechanisms of Secondary Natural Products." In: Ahmad S (ed.): Oxidative Stress and Antioxidative Defenses in Biology. New York: Chapman & Hall, 210-37

LI L, SMITH A, HAGEN TM, et al. (2010) "Vascular oxidative stress and inflammation increase with age: ameliorating effects of alpha-lipoic acid supplementation." *Annals of the New York Academy of Sciences.* 1203, 151–9.

DE-LORGERIL M, SALEN P, ACCOMINOTTI M ET AL. (2001): „Dietary and blood antioxidants in patients with chronic heart failure. Insights into the potential importance of selenium in heart failure." Eur. J. Heart Fail., 3(6): 661-9.

MALATESTA M, BERTONE-FREDDARI C, FATTORETTI P ET AL. (2004): „Aging and Vitamin E Deficiency Are Responsible for Altered RNA Pathways." Ann. NY. Acad. Sci., 1019: 379-82.

MARINO MD, AKSENOV MY, KELLY SJ (2004): „Vitamin E protects against alcohol-induced cell loss and oxidative stress in the neonatal rat hippocampus." Int. J. Dev. Neurosci., 22(5-6): 363-77.

MAXWELL SR, LIP GY (1997): „Free radicals and antioxidants in cardiovascular disease." Br. J. Clin. Pharmacol., 44(4): 307-17.

MCCANN JC AND AMES BN (2009) "Vitamin K, an example of triage theory: is micronutrient inadequacy linked to diseases of aging?" *The American journal of clinical nutrition.* 90 (4), 889–907.

MEYDANI M (2001): „Nutrition Interventions in Aging and Age-Associated Diseases." Annals of the New York Academy of Sciences, 928: 226-35.

MEYDANI SN, MEYDANI M, BLUMBERG JB ET AL. (1997): „Vitamin E supplementation an in vivo immune response in healthy elderly: a randomized controlled trial." JAMA, 277: 1380-6.

NAGY I (1994): „Altern supramolekularer Strukturen der Zelle." In: Olbrich, Sames, Schramm: Kompendium der Gerontologie. Landsberg: EcoMed, IV-2.3.1.

NAGY I (2001): „On the True Role of Oxygen Free Radicals in the Living State, Aging, and Degenerative Disorders." Annals of the NY Academy of Sciences, 928: 187-99.

NAGY I, FLOYD R (1984): „Electron Spin Resonance Spectroscopic Demonstration of the Hydroxyl Free Radical Scavenger Properties of Dimethylaminoethanol in Spin Trapping Experiments Confirming the Molecular Basis for the Biological Effects of Centrophenoxine." Archives of Gerontology and Geriatrics, 3 (4): 297-310.

PAMPLONA R, BARJA G, PORTERO-OTIN M (2002): „Membrane Fatty Acid Unsaturation, Protection against Oxidative Stress, and Maximum Life Span." Annals of the New York Academy of Sciences, 959: 475-90.

PARK OJ, KIM HY, KIM WK ET AL. (2003): „Effect of vitamin E supplementation on antioxidant defense systems and humoral immune responses in young, middle-aged and elderly Korean women." J. Nutr. Sci. Vitaminol., 49(2): 94-9.

PARNETTI L, BOTTIGLIERI T, LOWENTHAL D (1997): „Role of homocysteine in age-related vascular and non-vascular diseases." Aging Clin. Exp. Res., 9: 241-57.

PESCE V, FRACASSO F, MUSICCO C ET AL. (2004): „Acetyl-l-Carnitine Dietary Supplementation to Old Rats Increases Mitochondrial Transcription Factor A Content in Rat Hindlimb Skeletal Muscles." Ann. NY. Acad. Sci., 1019: 430-3.

PORTA EA (2002): „Pigments in Aging: An Overview." Annals of the New York Academy of Sciences, 959: 57-65.

POULSEN HE, SPECHT E, BROEDBAEK K, et al. (2012) "RNA modifications by oxidation: a novel disease mechanism?" Free radical biology & medicine. 52 (8), 1353–61.

REN M, RAJENDRAN R, PAN N, TANB-KW, ONG CN, WATT F, JENNER A AND HALLI-WELL B (2006): „Zinc Supplementation Decreases the Development of Atherosclerosis in Rabbits." Free Rad. Biol. Med., 41:222-5.

ROSE MR, MATOS M, PASSANANTI HB (2004): Methuselah Flies: A Case Study in the Evolution of Aging. World Sci. Publ. Comp.

ROSSIG L, HOFFMANN J, HUGEL B ET AL. (2001): „Vitamin C inhibits endothelial cell apoptosis in congestive heart failure." Circulation, 104(18): 2182-7.SOHAL RS (1993): „The free radical hypothesis of aging: An appraisal of the current status." Aging Clin. Exp. Res., 5(1): 3-17.

SOHAL RS AND ORR WC (2012) "The redox stress hypothesis of aging." Free radical biology & medicine. 52 (3), 539–55.

SOHAL RS, ORR WC (1998): „Role of oxidative stress in senescence." Aging-Milano, 10(2): 149-51.

SPRINCE H, PARKER, CM, SMITH GG, GONZALES LJ (1975): „Protective action of ascorbic acid and sulfur compounds against acetaldehyde toxicity: implications in alcoholism and smoking" Agents-Actions, 5(2): 164-73.

SYMPOSIUM OF THE SWISS SOCIETY FOR NUTRITION RESEARCH IN COOPERATION WITH THE SWISS ASSOCIATION FOR NUTRITION (1995): Mediterranean Diet. Hogrefe & Huber.

WEINDRUCH R, SOHAL RS (1997): „Caloric Intake and Aging". New England Journal of Medicine, Oct 2: 986-94.

WITZTUM JL, STEINBERG DAD (2001): „The oxidative modification hypothesis of atherosclerosis: does it hold for humans?" Trends in Cardiovascular Medicine, 11(3-4): 93-102.YU BP, YANG R (1996): „Critical Evaluation of the Free Radical Theory of Aging." Annals of the NY Academy of Sciences, 786: 1-12

II.3 Altersuhr Hormonsystem (allgemein)

BELLANTONI MF, BLACKMAN MR (1996): „Menopause and its Consequences." In: Schneider EL, Rowe JW (eds.): The handbook of the biology of aging. San Diego: Academic Press Inc., 415-30.

BROWN-BORG H (2007): „Hormonal regulation of longevity in mammals." Ageing Res. Rev., 6(1): 28-45.COLLATZ KG (1994): „Altern und Entwicklung." In: Olbrich/Sames/Schramm: Kompendium der Gerontologie, Landsberg: Ecomed.

CRAPO L (1988): „Hormone: Die chemischen Boten des Körpers." Heidelberg: Spektr. d. Wiss., 3.Aufl. (dtsch).

FINCH CE (1993): „Theories of Aging." Aging Clin. Exp. Res., 5: 277-89.HARMAN SM (2004): „What Do Hormones Have to Do with Aging? What Does Aging Have to Do with Hormones?" Ann. NY. Acad. Sci., 1019: 299-308.

HERTOGHE T (2005): „The „Multiple Hormone Deficiency" Theory of Aging: Is Human Senescence Caused Mainly by Multiple Hormone Deficiencies?" Ann. N.Y. Acad. Sci., 1057(1): 448 - 65.

KOO KC, SHIM GS, PARK HH, et al. (2013) "Treatment outcomes of chemical castration on Korean sex offenders." Journal of forensic and legal medicine. 20 (6), 563–6.

KRUK ZL, PYCOCK CJ (1991): Neurotransmitters and Drugs. London: Chapman & Hall.

LAMBERTS SWJ, VAN DEN BELD AW, VAN DER LELY A-J (1997): „The Endocrinology of Aging." Science, 278: 419-24.LEWIS K (1999): „Human longevity: an evolutionary approach." Mech-Ageing-Dev., 109(1): 43-51.

MOBBS CV (1996): „Neuroendocrinology of Aging." In: Schneider EL, Rowe JW (eds.): The hand-book of the biology of aging. San Diego: Academic Press Inc., 234-82.

MOBBS CV (2004): „Not Wisely but Too Well: Aging as a Cost of Neuroendocrine Activity." Sci. Aging Knowl. Environ., (35): 33.

DE NICOLA AF, SARAVIA FE, BEAUQUIS J ET AL. (2006): „Estrogens and neuroendocrine hypo-thalamic-pituitary-adrenal axis function." Front Horm Res., 35:157-68.

PAPACONSTANTINOU J (1994): „Unifying Model of the Programmed (Intrinsic) and Stochastic (Extrinsic) Theories of Aging." Annals of the NY Academy of Sciences, 719: 195-211.

RUSSELL SJ AND KAHN CR (2007) "Endocrine regulation of ageing." Nature reviews. Molecular cell biology. 8 (9), 681–91.

SORWELL KG AND URBANSKI HF (2013) "Causes and consequences of age-related steroid hormone changes: insights gained from nonhuman primates." Journal of neuroendocrinology.

TATAR M, BERTKE A, ANTEBI A (2003): „The Endocrine Regulation of Aging by Insulin-like Signals." Science, 299(28): 1346-51.

TIVESTEN A, VANDENPUT L, LABRIE F, et al. (2009) "Low serum testosterone and estradiol predict mortality in elderly men." The Journal of clinical endocrinology and metabolism. 94 (7), 2482–8.

TOUITOU Y, HAUS E (1994): „Aging of the Human Endocrine and Neuroendocrine Time Structure." Annals of the NY Academy of Sciences, 719: 378-97.

II.4 Altersuhr Schilddrüsenhormone – die Master-Hormone des Lebens

ALBERICHE M, BORONAT M, SAAVEDRA P, et al. (2009) "Thyrotropin levels and their relationship with cardiovascular risk factors in the island of Gran Canaria, Spain. Implications of lowering the upper reference limit of thyrotropin stimulating hormone." Journal of endocrinological investigation. 32 (2), 102–6.

ALZOUBI KH, ALEISA AM, GERGES NZ, et al. (2006) "Nicotine reverses adult-onset hypothyroidism-induced impairment of learning and memory: Behavioral and electrophysiological studies." Journal of neuroscience research. 84 (5), 944–53.

ÅSVOLD BO, VATTEN LJ, MIDTHJELL K, et al. (2012) "Serum TSH within the reference range as a predictor of future hypothyroidism and hyperthyroidism: 11-year follow-up of the HUNT Study in Norway." The Journal of clinical endocrinology and metabolism. 97 (1), 93–9.

ATZMON G, BARZILAI N, HOLLOWELL JG, et al. (2009) "Extreme longevity is associated with increased serum thyrotropin." The Journal of clinical endocrinology and metabolism. 94 (4), 1251–4.

BAISIER W V., HERTOGHE J AND EECKHAUT W (2001) "Thyroid Insufficiency. Is Thyroxine the Only Valuable Drug?" Journal of Nutritional and Environmental Medicine. 11 (3), 159–166.

BARNES, B (1976): *Hypothyroidism: The Unsuspected Illness*. Harper Publ., USA.

BÉGIN ME, LANGLOIS MF, LORRAIN D, et al. (2008) "Thyroid Function and Cognition during Aging." *Current gerontology and geriatrics research*, 474868.

BILLEWICZ WZ, CHAPMAN RS, CROOKS J, et al. (1969) "Statistical methods applied to the diagnosis of hypothyroidism." *The Quarterly journal of medicine*. 38 (150), 255–66.

BIONDI B, PALMIERI EA, LOMBARDI G, et al. (2002) "Effects of subclinical thyroid dysfunction on the heart." *Annals of internal medicine*. 137 (11), 904–14.

BIONDI B AND WARTOFSKY L (2012) "Combination treatment with T4 and T3: toward personalized replacement therapy in hypothyroidism?" *The Journal of clinical endocrinology and metabolism*. 97 (7), 2256–71.

BOAS M, FELDT-RASMUSSEN U AND MAIN KM (2012) "Thyroid effects of endocrine disrupting chemicals." *Molecular and cellular endocrinology*. 355 (2), 240–8.

BRUCKER-DAVIS F, SKARULIS MC, GRACE MB, et al. (1995) "Genetic and clinical features of 42 kindreds with resistance to thyroid hormone. The National Institutes of Health Prospective Study." *Annals of internal medicine*. 123 (8), 572–83.

BUNEVICIUS R, KAZANAVICIUS G, ZALINKEVICIUS R, et al. (1999) "Effects of thyroxine as compared with thyroxine plus triiodothyronine in patients with hypothyroidism." *The New England journal of medicine*. 340 (6), 424–9.

CANARIS GJ, MANOWITZ NR, MAYOR G, et al. (2000) "The Colorado thyroid disease prevalence study." *Archives of internal medicine*. 160 (4), 526–34.

CARLÉ A, BÜLOW PEDERSEN I, KNUDSEN N, et al. (2012) "Smoking cessation is followed by a sharp but transient rise in the incidence of overt autoimmune hypothyroidism - A population-based, case-control study." *Clinical endocrinology*. 77 (5), 764–72.

CHANOINE J-P (2003) "Selenium and thyroid function in infants, children and adolescents." *Bio Factors (Oxford, England)*. 19 (3-4), 137–43.

CHEN X, LIU L, YAO P, et al. (2007) "Effect of excessive iodine on immune function of lymphocytes and intervention with selenium." *Journal of Huazhong University of Science and Technology*. 27 (4), 422–5.

CHOPRA S, CHERIAN D AND JACOB JJ (2011) "The thyroid hormone, parathyroid hormone and vitamin D associated hypertension." *Indian journal of endocrinology and metabolism*. 15 Suppl 4, S354–60.

DAKSHINAMURTI K, PAULOSE CS, THLIVERIS JA, et al. (1985) "Thyroid function in pyridoxine-deficient young rats." *The Journal of endocrinology*. 104 (3), 339–44.

DAKSHINAMURTI K, PAULOSE CS AND VRIEND J (1986) "Hypothyroidism of hypothalamic origin in pyridoxine-deficient rats." *The Journal of endocrinology*. 109 (3), 345–9.

DAVEY JC, NOMIKOS AP, WUNGJIRANIRUN M, et al. (2008) "Arsenic as an endocrine disruptor: arsenic disrupts retinoic acid receptor-and thyroid hormone receptor-mediated gene regulation and thyroid hormone-mediated amphibian tail metamorphosis." *Environmental health perspectives*. 116 (2), 165–72.

DIEKMAN T, DEMACKER PN, KASTELEIN JJ, et al. (1998) "Increased oxidizability of low-density lipoproteins in hypothyroidism." *The Journal of clinical endocrinology and metabolism*. 83 (5), 1752–5.

EDÉN S, SUNDBECK G, LINDSTEDT G, et al. (1988) "Screening for thyroid disease in the elderly. Serum concentrations of thyrotropin and 3,5,3'-triiodothyronine in a representative population of 79-year-old women and men." *Comprehensive gerontology. Section A, Clinical and laboratory sciences*. 2 (1), 40–5.

EGGERTSEN R, PETERSEN K, LUNDBERG PA, et al. (1988) "Screening for thyroid disease in a primary care unit with a thyroid stimulating hormone assay with a low detection limit." *BMJ (Clinical research ed.)*. 297 (6663), 1586–92.

ESCOBAR-MORREALE HF, OBREGÓN MJ, ESCOBAR DEL REY F, et al. (1995) "Replacement therapy for hypothyroidism with thyroxine alone does not ensure euthyroidism in all tissues, as studied in thyroidectomized rats." *The Journal of clinical investigation*. 96 (6), 2828–38.

FATOURECHI V, KLEE GG, GREBE SK, et al. (2003) "Effects of reducing the upper limit of normal TSH values." *JAMA : the journal of the American Medical Association.* 290 (24), 3195–6.

FINDLAY KA, KAPTEIN E, VISSER TJ, et al. (2000) "Characterization of the uridine diphosphate-glucuronosyl-transferase-catalyzing thyroid hormone glucuronidation in man." *The Journal of clinical endocrinology and metabolism.* 85 (8), 2879–83.

GIANI C, FIERABRACCI P, BONACCI R, et al. (1996) "Relationship between breast cancer and thyroid disease: relevance of autoimmune thyroid disorders in breast malignancy." *The Journal of clinical endocrinology and metabolism.* 81 (3), 990–4.

GUPTA P AND KAR A "Role of ascorbic acid in cadmium-induced thyroid dysfunction and lipid peroxidation." *Journal of applied toxicology : JAT.* 18 (5), 317–20.

HAK AE, POLS HA, VISSER TJ, et al. (2000) "Subclinical hypothyroidism is an independent risk factor for atherosclerosis and myocardial infarction in elderly women: the Rotterdam Study." *Annals of internal medicine.* 132 (4), 270–8.

HAWKES WC AND KEIM NL (2003) "Dietary selenium intake modulates thyroid hormone and energy metabolism in men." *The Journal of nutrition.* 133 (11), 3443–8.

HYNES KL, OTAHAL P, HAY I, et al. (2013) "Mild Iodine Deficiency During Pregnancy Is Associated With Reduced Educational Outcomes in the Offspring: 9-Year Follow-up of the Gestational Iodine Cohort." *The Journal of clinical endocrinology and metabolism.* 98 (5), 1954–62.

JABBAR A, YAWAR A, WASEEM S, et al. (2008) "Vitamin B12 deficiency common in primary hypothyroidism." *JPMA. The Journal of the Pakistan Medical Association.* 58 (5), 258–61.

JEFFERIES WILLIAM MCK (2004) *Safe Uses of Cortisol.* Springfield: Charles C. Thomas Publ., 3rd Ed.

JUGAN M-L, LEVI Y AND BLONDEAU J-P (2010) "Endocrine disruptors and thyroid hormone physiology." *Biochemical pharmacology.* 79 (7), 939–47.

JULIAN MT, GRANADA ML, OLAIZOLA I, et al. (2011) "Undiagnosed subclinical hypothyroidism, health indicators and cardiovascular risk factors in a Mediterranean population." 13th European Congress of Endocrinology, Abstr.

KALRA S AND KHANDELWAL SK (2011) "Why are our hypothyroid patients unhappy? Is tissue hypothyroidism the answer?" *Indian journal of endocrinology and metabolism.* 15 (Suppl 2), S95–8.

KIM S-K, KIM S-H, PARK K-S, et al. (2009) "Regression of the increased common carotid artery-intima media thickness in subclinical hypothyroidism after thyroid hormone replacement." *Endocrine journal.* 56 (6), 753–8.

KIVITY S, AGMON-LEVIN N, ZISAPPL M, et al. (2011) "Vitamin D and autoimmune thyroid diseases." *Cellular & molecular immunology.* 8 (3), 243–7.

KNUDSEN N, LAURBERG P, RASMUSSEN LB, et al. (2005) "Small differences in thyroid function may be important for body mass index and the occurrence of obesity in the population." *The Journal of clinical endocrinology and metabolism.* 90 (7), 4019–24.

KROTKIEWSKI M, HOLM G AND SHONO N (1997) "Small doses of triiodothyronine can change some risk factors associated with abdominal obesity." *International journal of obesity and related metabolic disorders : journal of the International Association for the Study of Obesity.* 21 (10), 922–9.

LINDHOLM J AND LAURBERG P (2011) "Hypothyroidism and thyroid substitution: historical aspects." *Journal of thyroid research.* 2011, 809341.

MAZER NA (2004) "Interaction of estrogen therapy and thyroid hormone replacement in postmenopausal women." *Thyroid : official journal of the American Thyroid Association.* 14 Suppl 1, S27–34.

MAZOKOPAKIS EE, PAPADAKIS JA, PAPADOMANOLAKI MG, et al. (2007) "Effects of 12 months treatment with L-selenomethionine on serum anti-TPO Levels in Patients with Hashimoto's thyroiditis." *Thyroid : official journal of the American Thyroid Association.* 17 (7), 609–12.

577

NACAMULLI D, MIAN C, PETRICCA D, et al. (2010) "Influence of physiological dietary selenium supplementation on the natural course of autoimmune thyroiditis." *Clinical endocrinology.* 73 (4), 535–9.

NYGAARD B, JENSEN EW, KVETNY J, et al. (2009) "Effect of combination therapy with thyroxine (T4) and 3,5,3'-triiodothyronine versus T4 monotherapy in patients with hypothyroidism, a double-blind, randomised cross-over study." *European journal of endocrinology / European Federation of Endocrine Societies.* 161 (6), 895–902.

OPPO A, FRANCESCHI E, ATZENI F, et al. (2011) "Effects of hyperthyroidism, hypothyroidism, and thyroid autoimmunity on female sexual function." *Journal of endocrinological investigation.* 34 (6), 449–53.

PANICKER V, EVANS J, BJØRO T, et al. (2009) "A paradoxical difference in relationship between anxiety, depression and thyroid function in subjects on and not on T4: findings from the HUNT study." *Clinical endocrinology.* 71 (4), 574–80.

PATRICK L (2009) "Thyroid disruption: mechanism and clinical implications in human health." *Alternative medicine review : a journal of clinical therapeutic.* 14 (4), 326–46.

PHILIPPOU G, KOUTRAS DA, PIPERINGOS G, et al. (1992) "The effect of iodide on serum thyroid hormone levels in normal persons, in hyperthyroid patients, and in hypothyroid patients on thyroxine replacement." *Clinical endocrinology.* 36 (6), 573–8.

RAO M V AND CHHUNCHHA B (2010) "Protective role of melatonin against the mercury induced oxidative stress in the rat thyroid." *Food and chemical toxicology : an international journal published for the British Industrial Biological Research Association.* 48 (1), 7–10.

RHEE CM, BHAN I, ALEXANDER EK, et al. (2012) "Association between iodinated contrast media exposure and incident hyperthyroidism and hypothyroidism." *Archives of internal medicine.* 172 (2), 153–9.

SARAVANAN P, CHAU W-F, ROBERTS N, et al. (2002) "Psychological well-being in patients on 'adequate' doses of l-thyroxine: results of a large, controlled community-based questionnaire study." *Clinical endocrinology.* 57 (5), 577–85.

SAFER JD (2011) "Thyroid hormone action on skin." *Dermato-endocrinology.* 3 (3), 211–5.

SHAKOOR SKA, ALDIBBIAT A, INGOE LE, et al. (2010) "Endothelial progenitor cells in subclinical hypothyroidism: the effect of thyroid hormone replacement therapy." *The Journal of clinical endocrinology and metabolism.* 95 (1), 319–22.

SLATER S (2011) "The discovery of thyroid replacement therapy. Part 2: the critical 19th century. Journal of the Royal Society of Medicine, 104 (2), 59-63.

SORIGUER F, VALDES S, MORCILLO S, et al. (2011) "Thyroid hormone levels predict the change in body weight: a prospective study." *European journal of clinical investigation.* 41 (11), 1202–9.

STAUB J-J, ALTHAUS BU, ENGLER H, et al. (1992) "Spectrum of subclinical and overt hypothyroidism: Effect on thyrotropin, prolactin, and thyroid reserve, and metabolic impact on peripheral target tissues." *The American Journal of Medicine.* 92 (6), 631–642.

TENG W, SHAN Z, TENG X, et al. (2006) "Effect of iodine intake on thyroid diseases in China." *The New England journal of medicine.* 354 (26), 2783–93.

TOGNINI S, MARCHINI F, DARDANO A, et al. (2010) "Non-thyroidal illness syndrome and short-term survival in a hospitalised older population." *Age and ageing.* 39 (1), 46–50.

TRIGGIANI V, TAFARO E, GIAGULLI VA, et al. (2009) "Role of iodine, selenium and other micronutrients in thyroid function and disorders." *Endocrine, metabolic & immune disorders drug targets.* 9 (3), 277–94.

TSENG F-Y, LIN W-Y, LIN C-C, et al. (2012) "Subclinical hypothyroidism is associated with increased risk for all-cause and cardiovascular mortality in adults." *Journal of the American College of Cardiology.* 60 (8), 730–7.

TURKER O, KUMANLIOGLU K, KARAPOLAT I, et al. (2006) "Selenium treatment in autoimmune thyroiditis: 9-month follow-up with variable doses." *The Journal of endocrinology.* 190 (1), 151–6.

VALENTINA VN, MARIJAN B, CHEDO D, et al. (2011) "Subclinical hypothyroidism and risk to carotid atherosclerosis." *Arquivos brasileiros de endocrinologia e metabologia.* 55 (7), 475–80.

VALIZADEH M, SEYYED-MAJIDI MR, HAJIBEIGLOO H, et al. (2009) "Efficacy of combined levothyroxine and liothyronine as compared with levothyroxine monotherapy in primary hypothyroidism: a randomized controlled trial." *Endocrine research.* 34 (3), 80–9.

VAN BEEK N, BODÓ E, KROMMINGA A, et al. (2008) "Thyroid hormones directly alter human hair follicle functions: anagen prolongation and stimulation of both hair matrix keratinocyte proliferation and hair pigmentation." *The Journal of clinical endocrinology and metabolism.* 93 (11), 4381–8.

VAN DEN BELD AW, VISSER TJ, FEELDERS RA, et al. (2005) "Thyroid hormone concentrations, disease, physical function, and mortality in elderly men." *The Journal of clinical endocrinology and metabolism.* 90 (12), 6403–9.

VÖLZKE H, ROBINSON DM, SPIELHAGEN T, et al. (2009) "Are serum thyrotropin levels within the reference range associated with endothelial function?" *European heart journal.* 30 (2), 217–24.

XU J, LIU X-L, YANG X-F, et al. (2011) "Supplemental selenium alleviates the toxic effects of excessive iodine on thyroid." *Biological trace element research.* 141 (1-3), 110–8.

ZAGRODZKI P, RATAJCZAK R AND WIETECHA-POSŁUSZNY R (2007) "The interaction between selenium status, sex hormones, and thyroid metabolism in adolescent girls in the luteal phase of their menstrual cycle." *Biological trace element research.* 120 (1-3), 51–60.

ZIMMERMANN MB (2007) "Interactions of vitamin A and iodine deficiencies: effects on the pituitary-thyroid axis." *International Journal for Vitamin and Nutrition Research* 77 (3), 236–40.

ZULEWSKI H, MÜLLER B, EXER P, et al. (1997) "Estimation of tissue hypothyroidism by a new clinical score: evaluation of patients with various grades of hypothyroidism and controls." *The Journal of clinical endocrinology and metabolism.* 82 (3), 771–6.

II.5 Altersuhr Menopause

AFFINITO P, PALOMBA S, SORRENTINO C ET AL. (1999): „Effects of postmenopausal hypoestrogenism on skin collagen." Maturitas, 33(3): 239-47.

ARCHER JSM (1999): „Relationship between Estrogen, Serotonin and Depression." Menopause. 6(1): 71-8.

BAUER SR, HANKINSON SE, BERTONE-JOHNSON ER, et al. (2013) "Plasma vitamin d levels, menopause, and risk of breast cancer: dose-response meta-analysis of prospective studies." *Medicine.* 92 (3), 123–31.

BELLANTONI MF, BLACKMAN MR (1996): „Menopause and its Consequences." In: Schneider EL, Rowe JW (eds.): The handbook of the biology of aging. San Diego: Academic Press Inc., 415-30.

BENTZ AT, SCHNEIDER CM AND WESTERLIND KC (2005) "The relationship between physical activity and 2-hydroxyestrone, 16alpha-hydroxyestrone, and the 2/16 ratio in premenopausal women (United States)." *Cancer causes & control : CCC.* 16 (4), 455–61.

BERSHTEIN LM, TSYRLINA EV, POROSHINA TE ET AL. (2002): „Induction of the estrogen effect-switching phenomenon by ethanol and its correction." Neurosci. Behav. Physiol., 32(6): 603-7.

BURGER HG, DAVIS SR (2002): „The role of androgen therapy." Best. Pract. Res. Clin. Obstect. Gynaecol., 16(3): 383-93.

CHEN P, HU P, XIE D, et al. (2010) "Meta-analysis of vitamin D, calcium and the prevention of breast cancer." *Breast cancer research and treatment.* 121 (2), 469–77.

COLLATZ KG (1994): „Altern und Entwicklung." In: Olbrich/Sames/Schramm: Kompendium der Gerontologie, Landsberg: Ecomed.

DAVIS SR (2001): „Testosterone deficiency in woman." J. Reprod. Med.; 46(3Suppl): 291-6.

DAVIS SR (1999): „The therapeutic use of androgens in woman." J-Steroid-Biochem-Mol-Biol, 69(1-6): 177-84.

DILMAN VM (1986): „Ontogenetic Model of ageing and disease formation and mechanisms of natural selection." J. theor. Biol., 118: 73-81.

ELIASSEN AH AND HANKINSON SE (2008) "Endogenous hormone levels and risk of breast, endometrial and ovarian cancers: prospective studies." Advances in experimental medicine and biology. 630, 148–65.

ETTINGER B (1998): „Overview of Estrogen Replacement Therapy: A Historical Perspective." P.S.E.B.M., 217: 2-7.

FINN CA (2001): „Reproductive aging and the menopause." Int-J-Dev-Biol., 45(3Spec No): 613-7.

HOSODA T, NAKAJIMA H, HONJO H (2001): „Estrogen protects neuronal cells from amyloid beta-induced apoptotic cell death." Neuroreport, 12(9): 1965-70.

KIM SH, KANG BM, CHAE HD, et al. (2002) "The association between serum estradiol level and hearing sensitivity in postmenopausal women." Obstetrics and gynecology. 99 (5 Pt 1), 726–30.

KÖNIG O, RÜTTIGER L, MÜLLER M, et al. (2008) "Estrogen and the inner ear: megalin knockout mice suffer progressive hearing loss." FASEB journal : official publication of the Federation of American Societies for Experimental Biology. 22 (2), 410–7.

KOMESAROFF PA, ESLER MD, SUDHIR K (1999): „Estrogen supplementation attenuates glucocorticoid and catecholamine responses to mental stress in perimenopausal women." J. Clin. Endocri-nol. Mebatol., 84(2): 606-10.

LEAL M, DIAZ J, SERRANO E ET AL. (2000): „Hormone replacement therapy for oxidative stress in post-menopausal woman with hot flushes." Obstet-Gynecol., 95(6 Pt 1): 804-9.

LEE JR, HANLEY J, HOPKINS V (2005): What Your Doctor May Not Tell You About(TM) Premenopause: Balance Your Hormones and Your Life from Thirty to Fifty. New York: Warner Books.

LEE JR, HOPKINS V (2004): What Your Doctor May Not Tell You About Menopause (TM): The Breakthrough Book on Natural Hormone Balance. New York: Warner Books, 4rd ed. rev.

LEE JS, YAFFE K, LUI L-Y, et al. (2010) "Prospective study of endogenous circulating estradiol and risk of stroke in older women." Archives of neurology. 67 (2), 195–201.

LEWIS K (1999): „Human longevity: an evolutionary approach." Mech-Ageing-Dev., 109(1): 43-51.LOCK M, KAUFERT P (2001): „Menopause, local biologies, and cultures of aging." Am-J-Biol., 13(4): 494-504.

MCTIERNAN A (2000): „Associations between energy balance and body mass index and risk of breast carcinoma in woman from diverse racial and ethnic backgrounds in the U.S." Cancer, 88(5 Suppl): 1248-55.

MILLION WOMEN STUDY COLLABORATORS (2005): „Endometrial cancer and hormone-re-placement therapy in the Million Women study." Lancet, 365: 1543-1551.

MORRISON JH, BRINTON RD, SCHMIDT PJ, GORE AC (2006): „Estrogen, Menopause, and the Aging Brain: How Basic Neuroscience Can Inform Hormone Therapy in Women." J. Neurosc. 26(41):10332-48.

NEWCOMB PA, TRENTHAM-DIETZ A, HAMPTON JM, et al. (2011) "Late age at first full term birth is strongly associated with lobular breast cancer." Cancer. 117 (9), 1946–56.

NILSSON PM, NILSSON E, SVANBERG L, SAMSIOE G (2003): „Longevity after early surgical menopause – the long term effect of a permanent cessation of reproductive function and female sex hormone loss." Eur. J. Obstet. Gynecol. Reprod. Biol., 110(1): 63-5.

OBI N, VRIELING A, HEINZ J, et al. (2011) "Estrogen metabolite ratio: Is the 2-hydroxyestrone to 16 -hydroxye-strone ratio predictive for breast cancer?" International journal of women's health. 3, 37–51.

PECCEI JS (2001): „A critique of the grandmother hypotheses: old and new." Am-J-Human-Biol., 13(4): 434-52.

PETERS HW, WESTENDORP IC, HAK AE, GROBBEE DE ET AL. (1999): „Menopausal status and risk factors for cardiovascular disease." J-Intern-Med., 246(6): 521-8.

RIMKUS V (2006): Die Rimkus-Methode. Eine natürliche Hormonersatztheraphie für die Frau. Mainz: Hoch-schulverlag.

RODRIGUEZ C, CALLE EE, PATEL AV ET AL. (2001): „Effect of Body Mass on the Association between Estrogen Replacement Therapy and Mortality among Elderly US Women." American Journal of Epidemiology, 153(2): 145-53.

RÖMMLER, A (2006): Die Wahrheit über Hormone. München: Südwest.

ROHR UD (2002): „The impact of testosterone imbalance on depression and womans health." Maturitas, 41 Suppl. 1: S25-46.

ROWE JW, KAHN RL (1998): Successful Aging: New York: Pantheon Books.

SCHÖNKNECHT P, PANTEL J, KLINGA K ET AL. (2001): „Reduced cerebrospinal fluid estradiol levels are associated with increased beta-amyloid levels in female patients with Alzheimer´s disease." Neurosci-Lett., 307(2): 122-4.

SHAPIRO S (2004): „The Million Women Study: potential biases do not allow uncritical acceptance of the data." Climacteric, 7: 3-7.

SHERWIN BB (1999): „Can estrogen keep you smart? Evidence from clinical studies." J-Psychatry-Neurosci., 24(4): 315-21.

SHERWIN BB (2000): „Estrogen and cognitive function throughout the female lifespan." Novartis-Foundation-Symposium, 230: 188-96.

SIMON J, KLAIBER E, WIITA B ET AL. (1999): „Differential effects of estrogen-androgen and estrogens-only therapy on vasomotor symptoms, gonadotropin secretion, and endogenous androgen bioavailability in postmenopausal women." Menopause, 6(2): 138-46.

SIPILA S, TAAFFE DR, CHENG S ET AL. (2001): „Effects of hormone replacement therapy and high-impact physical exercise on skeletal muscle in post-menopausal women: a randomized placebo-controlled study." Clinical Science (Lond), 101(2): 147-57.

SLATTERY ML, POTTER JD, CURTIN K, EDWARDS S ET AL. (2001): „Estrogens reduce and withdrawal of estrogens increase risk of microsatellite instability-positive colon cancer." Cancer-Re-search, 61(1): 126-30.

SOARES CN, ALMEIDA OP, JOFFE H, COHEN LS (2001): „Efficacy of estradiol for the treatment of depressive disorders in perimenopausal woman: a double-blind, randomized, placebo-controlled trial." Arch. Gen. Psychiatry, 58(6): 529-34.

STAMPFER MJ, COLDITZ GA ET AL. (1991): „Postmenopausal Estrogen Therapy and Cardiovascular Disease: Ten-Year Follow Up from the Nurses Health Study." New England Journal of Medicine, 325(11): 756-65.

TAMIMI RM, HANKINSON SE, CHEN WY ET AL. (2006): „Combined estrogen and testosterone use and risk of breast cancer in postmenopausal women." Arch. Intern. Med., 166(14): 1483-9.

TOTH MJ, TCHERNOF A, SITES CK, POEHLMAN ET (2000): „Menopause-related changes in body fat distribution." Annals of the NY Academy of Sciences, 904: 502-6.

TAMIMI RM, HANKINSON SE, CHEN WY ET AL (2006): „Combined estrogen and testosterone use and risk of breast cancer in postmenopausal women." Arch. Intern. Med., 166(14): 1483-9).

TRENTHAM-DIETZ A, NEWCOMB PA, EGAN KM ET AL. (2000): „Weight change and risk of postmenopausal breast cancer (United States)." Cancer Causes and Control, 11(6): 533-42.

VAJO Z, TERRY JG, BRINTON EA (2002): „Increased intra-abdominal fat may lower HDL levels by increasing the fractional catabolic rate of Lp A-1 in postmenopausal woman." Atherosclerosis, 160(2): 495-501.

WALF AA AND FRYE CA (2007) "Estradiol decreases anxiety behavior and enhances inhibitory avoidance and gestational stress produces opposite effects." Stress (Amsterdam, Netherlands). 10 (3), 251–60.

WALF AA AND FRYE CA (2010) "Estradiol reduces anxiety- and depression-like behavior of aged female mice." Physiology & behavior. 99 (2), 169–74.

WEGESIN DJ, STERN Y (2004): „Inter- and intraindividual variability in recognition memory: effects of aging and estrogen use." Neuropsychology, 18(4): 646-57.

581

WISE PM (2001): „The 'menopause' and the aging brain: causes and repercussions of hypoestrogenicity." Biogerontology, 2(2): 113-5.

WIRTH MM, MEIER EA, FREDRICKSON BL, et al. (2007) "Relationship between salivary cortisol and progesterone levels in humans." *Biological psychology*. 74 (1), 104–7.

WRITING GROUP FOR THE WOMAN'S HEALTH INITIATIVE INVESTIGATORS (2002): „Risks and Benefits of Estrogen plus Progestin in Healthy Postmenopausal Women." Jama, 288: 321-33.

WORZALA K, HILLER R, SPERDUTO RD ET AL. (2001): „Postmenopausal estrogen use, type of menopause, and lens opacities: the Framingham studies." Arch-Intern-Med., 161(11): 1448-54.

ZUMOFF B (1998): „Does Postmenopausal Estrogen Administration Increase the Risk of Breast Cancer? Contributions of Animal, Biochemical, and Clinical Investigative Studies to a Resolution of the Controversy." P.S.E.B.M, 217: 30-9.

ZWEIFEL J, O'BRIEN W (1997): A meta-analysis of the effect of hormone replacement therapy upon depressed mood. Psychoneuroendocrinology, 22: 189-212

II.6 Altersuhr Andropause und Testosteron

ANDERSON FH, FRANCIS RM, FAULKNER K (1996): „Androgen supplementation in eugonadal men with osteoporosis. Effects of 6 month of treatment on bone mineral density and cardiovascular risk factors." Bone, 18: 171-8.

ARVER S, DOBS AS, MEIKLE AW ET AL. (1996): „Improvement of sexual function in testosterone deficient men treated for one year with a permeation enhanced testosterone transdermal system." J. Urol., 155: 1604-8.

BABA K, YAJIMA M, CARRIER S ET AL. (2000): „Delayed testosterone replacement restore nitric oxide synthase - containing nerve fibres and the erectile response in rat penis." BJU, 85(7): 953-8.

BAIN J (2001): „Andropause. Testosterone replacement therapy for aging men." Can. Fam. Physician, 47: 91-7.

BARRETT-CONNER E, VON MUHLEN DG, KRITZ-SILVERSTEIN D (1999): „Bioavailable testosterone and depressed mood in older men: the Rancho Bernardo-Study." J. Clin. Endocrinol. Metab., 84: 573-7.

BASARIA S, COVIELLO AD, TRAVISON TG, et al. (2010) "Adverse events associated with testosterone administration." *The New England journal of medicine*. 363 (2), 109–22.

BASARIA S, DOBS AS (2001): „Hypogonadism and Androgen Replacement Therapy in Elderly Men." Am. J. Med., 110: 563-72.

BEHRE HM, VON ECKARDSTEIN S, KLIESCH S, NIESCHLAG E (1999): „Long term substitution therapy of hypogonadal men with transscrotal testosterone over 7-10 years." Clin. endocrinol., 50(5): 629-35.

BENICE TS AND RABER J (2009) "Testosterone and dihydrotestosterone differentially improve cognition in aged female mice." *Learning & memory (Cold Spring Harbor, N.Y.)*. 16 (8), 479–85.

BETTUZZI S, BRAUSI M ET AL. (2006): „Chemoprevention of Human Prostate Cancer by Oral Administration of Green Tea Catechins in Volunteers with High-Grade Prostate Intraepithelial Neoplasia: A Priliminary Report from a One-Year Proof-of-Principle Study." Cancer Res., 66: 1234-40.

BHASIN S, TRAVISON TG, STORER TW, et al. (2012) "Effect of testosterone supplementation with and without a dual 5 -reductase inhibitor on fat-free mass in men with suppressed testosterone production: a randomized controlled trial." *JAMA : the journal of the American Medical Association*. 307 (9), 931–9.

BOWEN RL, SMITH MA, HARRIS PLR ET AL. (2002): „Elevated Luteinizing Hormone Expression Colocalizes With Neurons Vulnerable to Alzheimer's Disease Pathology." J. Neurol. Res., 70: 514-8.

BROWN GA, VUKOVICH MD, MARTINI ER ET AL. (2001): „Effects of androstenedione-herbal supplementation on serum sex hormone concentrations in 30- to 59-year-old men." Int. J. Vitam. Nutr. Res., 71(5): 293-301.

BROWN GA, VUKOVICH MD, MARTINI ER ET AL. (2000): „Endocrine responses to chronic androstenedione intake in 30- to 56-year-old men." J. Clin. Endocrinol. Metabol., 85(11): 4074-80.

BRAUNSTEIN GD (2006) "Androgen insufficiency in women." *Growth hormone & IGF research : official journal of the Growth Hormone Research Society and the International IGF Research Society.* 16 Suppl A, S109–17.

CARANI C, BANCROFT J, GRANATA A, DEL RIO G, MARRAMA P (1992): „Testosterone and erectile function, nocturnal penile tumescence and rigidity, and erectile response to visual erotic stimuli in hypogonadal and eugonadal men." Psychoneuroendocrinology, 17: 647-54.

CARTER HB, PEARSON JD, METTER EJ ET AL. (1995): „Longitudinal evaluation of serum androgen levels in men with and without prostate cancer." Prostate, 27: 25-31.

CASQUERO AC BERTI JA, SALERNO AG ET AL. (2006): „Atherosclerosis is enhanced by testosterone deficiency and attenuated by CETP expression in transgenic mice." J. Lipid Res., 47(7): 1526-34.

CHERRIER MM, ASTHANA S, PLYMATE S, BAKER L ET AL. (2001): „Testosterone supplementation improves spatial and verbal memory in healthy older men." Neurology, 57(1): 80-8.

COHAN P, KORENMAN SG (2001): „Erectile Dysfunction." J. Clin. Endocrinol. Metabol., 86(6): 2391-4.COHEN PG (2001): „Aromatase, adiposity, aging and disease. The hypogonadal-metabolic-atherogenic-disease and aging connection." Med. Hypotheses, 56(6): 702-6.

COOKE R, MCINTOSH J, MCINTOSH R (1993): „Circian variation in serum free and non-SHBG-bound testosterone in normal men: measurements, and simulation using a mass action model." Clin. Endocrinol., 39: 163-71.

DAVIS SR AND BRAUNSTEIN GD (2012) "Efficacy and safety of testosterone in the management of hypoactive sexual desire disorder in postmenopausal women." *The journal of sexual medicine.* 9 (4), 1134–48.

FARRELLY D, SLATER R, ELLIOTT HR, et al. (2013) "Competitors Who Choose to Be Red Have Higher Testosterone Levels." *Psychological Science.*

FERRANDO A, SHEFFIELD A, MOORE M, YECKEL CW ET AL. (2002): „Testosterone administration to older men improves muscle function: molecular and physiological mechanism." Am. J. Physiol. Endocrinol. Mebatol., 282(3): E601-7.

GARCÍA-CRUZ E, LEIBAR-TAMAYO A, ROMERO J, et al. (2013) "Metabolic Syndrome in Men with Low Testosterone Levels: Relationship with Cardiovascular Risk Factors and Comorbidities and with Erectile Dysfunction." *The journal of sexual medicine.*

GENTILI A, MULLIGAN T, GODSCHALK M, CLORE J ET AL. (2002): „Unequal impact of short-term testosterone repletion on the somatotropic axis of young and older men." J. Clin. Endocrinol. Metabol., 87(2): 825-34.

GOURAS GK, XU H, GROSS RH ET AL. (2000): „Testosterone reduces neuronal secretion of Alzheimer's beta-amyloid peptides." Proc. Nat. Acad. Sci., 97: 1202-5.

GRUNTMANIS U (2012) "The role of 5 -reductase inhibition in men receiving testosterone replacement therapy." *JAMA : the journal of the American Medical Association.* 307 (9), 968–70.

HAJJAR RR, KAISER FE, MORLEY JE (1997): „Outcomes of long-term testosterone replacement in older hypogonadal males: a retrospective analysis." J. Clin. Endocrinol. Metabol. 82: 3793-6.

HARMANN SM, METTER EJ ET AL. (2001): „Longitudinal Effects of Aging on Serum Total and Free Testosterone Levels in Healthy Men." J. Clin. Endocrinol. Metabol. 86(2): 724-31.

HWANG A-C, LIU L-K, LEE W-J, et al. (2013) "Association of Androgen with Skeletal Muscle Mass and Muscle Function among Men and Women Age 50 Years and Older in Taiwan: Results from I-Lan Longitudinal Aging Study." *Rejuvenation research.*

JIANG Q, WONG J, SARMIENTO S (2006): „Gamma-tocotrienol apoptosis and necrosis in human prostate cancer cell lines." Proc. Amer. Assoc. Cancer Res., Vol. 47: AACR Abstr. 4803.

583

KENNY AM, PRESTWOOD KM, GRUMAN CA ET AL. (2002): „Effects of transdermal testosterone on lipids and vascular reactivity in older men with low bioavailable testosterone levels." J. Gerontol. A. Biol. Sci. Med. Sci., 57(7): M460-5.

KENYON AT, KNOWLTON K, SANDIFORD I ET AL. (1940): „A comparative study of the metabolic effects of testosterone propionate in normal men and women and in eunuchoidism." Endocrinology, 26: 26-45.

KLEE GG, HESER DW (2000): „Techniques to measure testosterone in the elderly." Mayo Clin. Proc., 75 Suppl: S19-25.

KUNELIUS P, LUKKARINEN O, HANNUKSELA ML ET AL. (2002): „The effects of transdermal dihydrotestosterone in the aging male: a prospective, randomized, double blind study." J. Clin. Endocrinol. Metabol., 87(4): 1467-72.

LAUGHLIN G, CAPPOLA AR, BRAUNSTEIN G (2007): „Low Testosterone Levels Linked to Increased Mortality." June 5, 2007, presentation, Endocrine Society annual meeting, Toronto.

LEDER BZ, LONGCOPE C, CATLIN DH ET AL. (2000): „Oral androstenedione administration and serum testosterone concentration in young men." JAMA, 283(6): 779-82.

LEPROULT R AND VAN CAUTER E (2011) "Effect of 1 week of sleep restriction on testosterone levels in young healthy men." *JAMA : the journal of the American Medical Association*. 305 (21), 2173–4.

LI JY, ZHU JC, DOU JT ET AL. (2002): „Effects of androgen supplementation therapy on partial androgen deficiency in the aging male: a preliminary study." Aging-Male., 5(1): 47-51.

LY LP, JIMENEZ M, ZHUANG TN, CELERMAJER DS ET AL. (2001): „A double-blind, placebo-controlled, randomized clinical trial of transdermal dihydrotestosterone gel on muscular strength, mobility, and quality of life in older men with partial androgen deficiency." J. Clin. Endocrinol. Metabol., 86(9): 4078-88.

MAHMUD SM, TANGUAY S ET AL. (2006): „Non-steroidal anti-inflammatory drug use and pro-state cancer in a high-risk population." Eur. J. Cancer Prev., 15(2): 158-64.

MARIN P, HOLMÄNG S, GUSTAFSON C ET AL. (1993): „Androgen treatment of abdominally obese men." Obesity Res., 1: 245-8.

MATSUMOTO AM (2002): „Andropause: clinical implications of the decline in serum testosterone levels with aging in men." J. Gerontol. Biol. Sci. Med. Sci., 57(2): M76-99.

MITKOV MD, ALEKSANDROVA IY AND ORBETZOVA MM "Effect of transdermal testosterone or alpha-lipoic acid on erectile dysfunction and quality of life in patients with type 2 diabetes mellitus." *Folia medica*. 55 (1), 55–63.

MOFFAT SD, ZONDERMAN AB, METTER, EJ ET AL. (2004): „Free testosterone and risk for Alzheimer disease in older men." Neurology, 62: 188-93.

MORALES A (2000): „Testosterone replacement: when is there a role?" Int. J. Impot. Res., 12 Suppl. 4: S112-8.

MUNIYAPPA R, WONG KA, BALDWIN HL (2006): „Dehydroepiandrosterone Secretion in Healthy Older Men and Women: Effects of Testosterone and Growth Hormone Administration in Older Men." J. Clin. Endocrin. Metabol., 91(11): 4445-52.

MURPHY LL, LEE J-F (2002): „Ginseng, Sex Behavior, and Nitric Oxide." Annals of the New York Academy of Science, 962: 372-7.

NATHAN L, SHI W, DINH H ET AL. (2001): „Testosterone inhibits early atherogenesis by conversion to estradiol: critical role of aromatase." Proc. Natl. Acad. Sci., 98(6): 3589-93.

OLIVER VL, POULIOS K, VENTURA S, et al. (2013) "A novel androgen signalling pathway uses dihydrotestosterone, but not testosterone, to activate the epidermal growth factor receptor signalling cascade in prostate stromal cells." *British journal of pharmacology*.

ORWOLL E, LAMBERT LC, MARSHALL LM ET AL. (2006): „Testosterone and Estradiol among Older Men." J.Clin. Endocrinol. Metabol., 91(4): 1336-44.

RIES W (1994): „Altern des Organismus." In: Olbrich/Sames/Schramm: Kompendium der Gerontologie. Landsberg: Ecomed, IV (6): 1-12.

ROLF C, VON ECKARDSTEIN S, KOKEN U, NIESCHLAG E (2002): „Testosterone substitution of hypogonadal men prevents the age-dependent increases in body mass index, body fat and leptin levels in healthy ageing men: results of a cross-sectional study." Eur. J. Endocrinol., 146(4): 505-11.

SIH R, MORLEY JE, KAISER FE ET AL. (1997): „Testosterone replacement in older hypogonadal men: a 12-month randomized controlled trial." J. Clin. Endocrinol. Metabol., 82: 1661-7.

SNYDER PJ (2001): „Effects of Age on Testicular Function and Consequences of Testosterone Treatment" J. Clin. Endocrinol. Metabol., 86(6): 2369-72.

SNYDER PJ, PEACHEY H, HANNOUSH P ET AL. (1999): „Effect of testosterone treatment on body composition and muscle strength in men over 65 years of age." J. Clin. Endocrinol. Metabol., 84: 2647-53.

SCHIAVI RC, WHITE D, MANDELI J ET AL. (1997): „Effect of testosterone administration on sexual behaviour and mood in men with erectile dysfunction." Arch. Sex. Behav., 26: 231-41.

SUZUKI K ET AL. (1995): „Endocrine environment of benign prostatic hyperplasia: prostate size and volume are correlated with serum estrogen concentration." Scand. J. Urol. Nephrol., 29: 65-8.

SWERDLOFF RS, WANG C, CUNNINGHAM G ET AL. (2000): „Long-term pharmacokinetics of transdermal testosterone gel in hypogonadal men." J. Clin. Endocrinol. Mebabol., 85(12): 4500-10.

TENOVER JS (1992): „Effects of testosterone supplementation in the aging male." J. Clin. Endocrinol. Metabol., 75: 1092-8.

THELEN P, HEINRICH E, BREMMER F, et al. (2013) "Testosterone boosts for treatment of castration resistant prostate cancer: An experimental implementation of intermittent androgen deprivation." *The Prostate.*

TIVESTEN A, VANDENPUT L, LABRIE F, et al. (2009) "Low serum testosterone and estradiol predict mortality in elderly men." *The Journal of clinical endocrinology and metabolism.* 94 (7), 2482–8.

TRAVISON TG, ARAUJO AB, KUPELIAN V ET AL. (2007): „The Relative Contributions of Aging, Health, and Lifestyle Factors to Serum Testosterone Decline in Men." J. Clin. Endocrin. Metabol., Vol. 92(2) 549-55.

URBAN RJ, BODENBURG YH, GILKISON C ET AL. (1995): „Testosterone administration to elderly men increases skeletal muscle strength and protein synthesis." Am. J. Physiol., 269: E820-6.

VERMEULEN A (2001): „Androgen Replacement Therapy in the Aging Male - A Critical Evaluation." J. Clin. Endocrin. Metabol., 86(6): 2380-90.

WANG C, EYRE DR, CLARK R ET AL. (1996): „Sublingual testosterone replacement improves muscle mass and strength, decreases bone resorption, and increases bone formation markers in hypogonadal men: a clinical research center study." J. Clin. Endocrinol. Metabol., 81: 3654-62.

WANG C, SWERDLOFF R, IRANMANESH A ET AL. (2000): „Transdermal testosterone gel improves sexual function, mood, muscle strength, and body composition parameters in hypogonadal men. Testosterone Gel Study Group." J. Clin. Endocrinol. Metabol., 85: 2839-53.

YATES WR, PERRY PJ, MACINDOE J ET AL. (1999): „Psychosexual effects of three doses of testosterone cycling in normal men." Biol. Psychiatry, 45(3): 254-60.

ZGLICZYNSKI S, OSSOWSKI M, SLOWINSKA J ET AL. (1996): „Effect of testosterone replacement therapy on lipids and lipoproteins in hypogonadal and elderly men." Atherosclerosis, 121: 35-43.

ZMUNDA JM, CAULY JA, KRISKA A, GLYNN NW, GUTAI JP KULLER LH (1997): „Longitudinal relation between endogenous testosterone and cardiovascular disease risk factors in middle age men: a 13 year follow-up of former Multiple Risk Factors Intervention Trial participants." Am. J. Epidemiol., 46: 609-17.b

II.7 Altersuhr Adrenopause und DHEA

ARAGHINIKNAM M, CHUNG S, NELSON-WHITE T ET AL. (1996): „Antioxidant activity of dioscorea and dehydroepiandrosterone (DHEA) in older humans." Life Sciences, 59(11): 147-57.

ARANEO B, DOWELL T, WOODS ML ET AL. (1995): „DHEAS as an Effective Vaccine Adjuvant in Elderly Humans. Proof of Principle Studies." Annals of the New York Academy of Sciences, 774: 232-48.

ARLT W, CALLIES F, KOEHLER I, VAN-VLIJMEN JC ET AL. (2001): „Dehydroepiandrosterone supplementation in healthy men with an age-related decline of dehydroepiandrosterone secretion." J. Clin. Endocrinol. Metab., 86(10): 4686-92.

ARLT W, CALLIES F, VAN-VLIJMEN JC ET AL. (1999): „Dehydroepiandrosterone replacement in woman with adrenal insufficiency." N. Engl. J. Med., 341(14): 1013-20.

BARRETT-CONNER E, KHAW KT, YEN SSC (1986): „A prospective study of dehydroepiandrosterone sulfate with cardiovascular mortality and cardiovascular disease." New Engl. J. Med., 315: 519-24.

BAULIEU EE, THOMAS G, LEGRAIN S (2000): „Dehydroepiandrosterone (DHEA), DHEA sulfate, and aging: Contribution of the DHEA Study to a sociobiomedical issue." Proc. Nat. Acad. Sci., 97(8): 4279-84.

BELLINO FL, DAYNES RA, HORNSBY PJ, LAVRIN DH, NESTLER JE (EDS.) (1995): Dehydroepiandrosterone (DHEA) and Aging. Annals of the New York Academy of Sciences, Vol. 774.

BIRKENHÄGER-GILLESSE EG, DERKSEN J, LAGAAY AM (1994): „Dehydroepiandrosterone Sulfate (DHEAS) in the Oldest Old, Aged 85 and Over." Annals NY Acad. Sci., 719: 543-52.

BOUDARENE M, LEGROS JJ, TIMSIT-BERTHIER M (2002): „Etude de la reponse de stress: role de l'anxiete, du cortisol et du DHEAs." Encephale, 28(2): 139-46.

BOXER RS, KLEPPINGER A, BRINDISI J, et al. (2010) "Effects of dehydroepiandrosterone (DHEA) on cardio-vascular risk factors in older women with frailty characteristics." *Age and ageing*. 39 (4), 451–8.

CASSON PR, SANTORO N, ELKIND-HIRSCH K ET AL. (1998): „Postmenopausal dehydroepiandrosterone administration increases free insulin-like growThfactor-1 and decreases high-density lipoprotein: a six-month trial." Fertil. Steril., 70(1): 107-10.

CAPPOLA A, XUE Q-L, WALSTON JD ET AL. (2006): „DHEAS Levels and Mortality in Disabled Older Women: The Women's Health and Aging Study I." J. Gerontol.: Biol. Sci. Med. Sci. 61:957-62.

CHAN C-C, LIOU C-J, XU P-Y, et al. (2013) "Effect of dehydroepiandrosterone on atopic dermatitis-like skin lesions induced by 1-chloro-2,4-dinitrobenzene in mouse." *Journal of dermatological science*.

DIAMOND P, CUSAN L, GOMEZ JL ET AL. (1996): „Metabolic effects of 12-monThpercutaneous dehydroepiandrosterone replacement therapy in postmenopausal women." J. Endocrinol., Suppl: S43-50.

FELDMAN HA, JOHANNES CB, MCKINLAY JB, LONGCOPE C (1998): „Low dehydroepiandrosterone sulfate and heart disease in middle-aged men: cross-sectional results from the Massachusetts Male Aging Study." Annals of Epidemiology, 8(4): 217-28.

FLYNN MA, WEAVER-OSTERHOLTZ D, SHARPE-TIMMS KL ET AL. (1999): „Dehydroepiandrosterone replacement in aging humans." J. Clin. Endocrinol. Metab., 84(5): 1527-33.

FOUANY MR AND SHARARA FI (2013) "Is there a role for DHEA supplementation in women with diminished ovarian reserve?" *Journal of assisted reproduction and genetics*.

FUSI FM, FERRARIO M, BOSISIO C, et al. (2013) "DHEA supplementation positively affects spontaneous pregnancies in women with diminished ovarian function." *Gynecological endocrinology : the official journal of the International Society of Gynecological Endocrinology*. [epub ahead of print]

GALLO M, ARAGNO M, GATTO V ET AL. (1999): „Protective effect of dehydroepiandrosterone against lipid peroxidation in a human liver cell line." Eur. J. Endocrinol., 141(1): 35-9.

GENAZZANI AD, STOMATI M, STRUCCHI C ET AL. (2001): „Oral dehydroepiandrosterone supplementation modulates spontaneous and growth hormone-releasing hormone-induced growth hormone and insulin-like growThfactor-1 secretion in early and late postmenopausal women." Fertility and Sterility, 76(2): 241-8.

HACKBERT L, HEIMAN JR (2002): „Acute dehydroepiandrosterone (DHEA) effects on sexual arousal in post-menopausal women." J. Woman's Health Gend. Based Med., 11(2): 155-62.

HUANG Y-J, CHEN M-T, FANG CH-L ET AL. (2006): „A possible link between exercise-training adaptation and dehydroepiandrosterone sulfate- an oldest-old female study." Int. J. Med. Sci., 3(4): 141-7.

HWANG A-C, LIU L-K, LEE W-J, et al. (2013) "Association of Androgen with Skeletal Muscle Mass and Muscle Function among Men and Women Age 50 Years and Older in Taiwan: Results from I-Lan Longitudinal Aging Study." *Rejuvenation research.* [epub ahead of print]

JIMÉNEZ MC, SUN Q, SCHÜRKS M, et al. (2013) "Low Dehydroepiandrosterone Sulfate is Associated With Increased Risk of Ischemic Stroke Among Women." *Stroke; a journal of cerebral circulation.* 44 (7), 1784–9.

JOHANNSSON G, BURMAN P, WIREN L ET AL. (2002): „Low dose dehydroepiandrosterone affects behavior in hypopituitary androgen-deficient woman: a placebo-controlled trial." J. Clin. Endocrinol. Metab., 87(5): 2046-52.

KAHN AJ, HALLORAN B (2002): „Dehydroepiandrosterone supplementation and bone turnover in middle-aged to elderly men." J. Clin. Endocrinol. Metab., 87(4): 1544-9.

KARISHMA KK, HERBERT J (2002): „Dehydroepiandrosterone (DHEA) stimulates neurogenesis in the hippocampus of the rat, promotes survival of newly formed neurons and prevents corticosterone-induced suppression." Eur. J. Neuroscience, 16(3): 445-53.

KAWANO H, YASUE H, KITAGAWA A ET AL. (2003): „Dehydroepiandrosterone supplementation improves endothelial function and insulin sensitivity in men." J. Clin. Endocrinol. Metabol., 88(7): 3190-5.

KENNY AM, BOXER RS, KLEPPINGER A, et al. (2010) "Dehydroepiandrosterone combined with exercise improves muscle strength and physical function in frail older women." *Journal of the American Geriatrics Society.* 58 (9), 1707–14.

KHALIL A, LEHOUX JG, WAGNER RJ LESUR O ET AL. (1998): „Dehydroepiandrosterone protects low density lipoproteins against peroxidation by free radicals produced gamma-radiolysis of ethanol-water mixtures." Atherosclerosis, 136(1): 99-107.

KIMONIDES VG, KHATIBI NH, SVENDSEN CN ET AL. (1998): „Dehydroepiandrosterone (DHEA) and DHEA-sulfate (DHEAS) protect hippocampal neurons against excitatory amino acid-induced neurotoxicity." Proc. Natl. Acad. Sci., 95(4): 1852-7.

KUEBLER JF, JARRAR D, WANG P ET AL. (2001): „Dehydroepiandrosterone restores hepatocellular function and prevents liver damage in estrogen-deficient femals following trauma and hemorrhage." Journal of Surgical Res., 97(2): 196-201.

LABRIE F, BELANGER A, VAN LT, LABRIE C ET AL. (1998): „DHEA and intracrine formation of androgens and estrogens in peripheral target tissue: its role during aging." Steroids, 63(5-6): 322-8.

LABRIE F, DIAMOND P, CUSAN L ET AL. (1997): „Effect of 12-monThdehydroepiandrosterone replacement therapy on bone, vagina, and endometrium in postmenopausal women." J. Clin. Endo-crinol. Metab., 82(10): 3498-505.

LANE MA, INGRAM DK ET AL. (1997): „Dehydroepiandrosterone Sulfate: A Biomarker of Primate Aging Slowed by Caloric Restriction." J. Clin. Endocrinol. Metabol., 82(7): 2093-6.

LASCO A, FRISINA N, MORABITO N, GAUDIO A ET AL. (2001): „Metabolic effects of dehydroepiandrosterone replacement therapy in postmenopausal women." Eur. J. Endocrinol., 145(4): 457-61.

LEMIEUX C, PICARD F, LABRIE F ET AL. (2003): „The estrogen antagonist EM-652 and dehydroepiandros-terone prevent diet- and ovariectomy-induced obesity." Obesity-Res., 11(3): 477-90.

LUBET RA, GORDON GB, PROUGH RA ET AL. (1998): „Modulation of methylnitrosourea induced breast cancer in Sprague Dawley rats by dehydroepiandrosterone: dose-dependent inhibition, effects of limited exposure, effects on peroxisomal enzymes, and lack of effects on levels of Ha-Ras mutations." Cancer Res., 58(8): 921-6.

MARTINEZ-TABOADA V, BARTOLOME MJ, AMADO JA ET AL. (2002): „Changes in peripheral blood lymphocyte subsets in elderly subjects are associated with an impaired function of the hypo-thalamic-pituitary-adrenal axis." Mech-Ageing-Dev., 123(11): 1477-86.

MARX C, PETROS S, BORNSTEIN SR ET AL. (2003): „Adrenocortical hormones in survivors and nonsurvivors of severe sepsis: diverse time course of dehydroepiandrosterone, dehydroepiandrosteronesulfate, and cortisol." Critical care Med., 31(5): 1382-8.

MESTON CM, HEIMAN JR (2002): „Acute dehydroepiandrosterone effects on sexual arousal in premenopausal women." J. Sex Marital Ther., 28(1): 53-60.

MIGEON CJ, KELLER AR, LAWRENCE B, SHEPARD TH(1957): „Dehydroepiandrosterone and androsterone levels in human plasma: Effect of age and sex, day-to-day and diurnal variations." J. Clin. Endocrinol. Metabol., 17: 1051-62.

MORALES AJ, HAUBRICH RH, HWANG JY, ASAKURA H, YEN SS (1998): „The effect of six months treatment with a 100 mg daily dose of dehydroepiandrosterone (DHEA) on circulating sex steroids, body composition and muscle strength in age-advanced men and women." Clin. Endocrinol., 49(4): 421-32.

MORIN C, ZINI R, SIMON N, TILLEMENT JP (2002): „Dehydroepiandrosterone and alpha-estradiol limit the functional alterations of rat brain mitochondria submitted to different experimental stresses." Neuro-science, 115(2): 415-24.

MUNARRIZ R, TALAKOUB L, FLAHERTY E ET AL. (2002): „Androgen replacement therapy with dehydroepiandrosterone for androgen insufficiency and female sexual dysfunction: androgen and question-naire results." J. Sex Marital Ther., 28 Suppl. 1: 165-73.

MUNIYAPPA R, WONG KA, BALDWIN HL (2006): „Dehydroepiandrosterone Secretion in Healthy Older Men and Women: Effects of Testosterone and Growth Hormone Administration in Older Men." J. Clin. Endocrin. Metabol., 91(11): 4445-52.

NAFZIGER AN, BOWLIN SJ, JENKINS PL, PEARSON TA (1998): „Longitudinal changes in dehydroepiandros-terone concentrations in men and women." J. Lab. Clin. Med., 131: 316-23.

NESTLER JE (1995): „DHEA: A Coming of Age." Vorwort zum Kongress „Dehydroepiandrosterone (DHEA) and Aging." 17-19 Juni 1995 in Washington DC.

OHLSSON C, LABRIE F, BARRETT-CONNOR E, et al. (2010) "Low serum levels of dehydroepiandrosterone sulfate predict all-cause and cardiovascular mortality in elderly Swedish men." *The Journal of clinical endocrinology and metabolism*. 95 (9), 4406–14.

ORENTREICH N, BRIND JL, RIZER RL, VOGELMAN JH (1984): „Age changes and sex differences in serum dehydroepiandrosterone sulfate concentrations throughout adulthood." J. Clin. Endocrinol. Metabol., 81: 1173-7.

OSAWA E, NAKAJIMA A, YOSHIDA S, OMURA M ET AL. (2002): „Chemoprevention of precursors to colon cancer by dehydroepiandrosterone (DHEA)." Life Sciences, 70(22): 2623-30.

PETRI MA, LAHITA RG, VAN VOLLENHOVEN RF, MERRILL JT ET AL. (2002): „Effects of prasterone on corticosteroid requirements of woman with systemic lupus erythematosus: a double-blind, randomized, placebo-controlled trial." Arthritis and Rheumatism, 46(7): 1820-9.

RACCHI M, BALDUZZI C, CORSINI E (2003): „Dehydroepiandrosterone (DHEA) and the aging brain: flipping a coin in the „fountain of youth." CNS-Drug-Rev., 9(1): 21-40.

RAO KV, JOHNSON WD, BOSLAND MC ET AL. (1999): „Chemoprevention of rat prostate carcinogenesis by early and delayed administration of dehydroepiandrosterone." Cancer Res., 59(13): 3084-9.

RAY L, KHEMKA VK, BEHERA P, et al. (2013) "Serum Homocysteine, Dehydroepiandrosterone Sulphate and Lipoprotein (a) in Alzheimer's Disease and Vascular Dementia." *Aging and disease*. 4 (2), 57–64.

REITER WJ, SCHATZL G, MARK I, ZEINER A ET AL. (2001): „Dehydroepiandrosterone in the treatment of erectile dysfunction in patients with different organic etiologies." Urological Research, 29(4): 278-81.

RUBINO S, STOMATI M, BERSI C ET AL. (1998): „Neuroendocrine effect of a short-term treatment with DHEA in postmenopausal women." Maturitas, 28(3): 251-7.

SAVINEAU J-P, MARTHAN R AND DUMAS DE LA ROQUE E (2013) "Role of DHEA in cardiovascular diseases." *Biochemical pharmacology*. 85 (6), 718–26.

SCHWARZ AG, PASHO LL (2004): „Dehydroepiandrosterone, glucose-6-phosphate dehydrogenase, and longevity." Ageing Res. Rev., 3(2): 171-87.

SHEN S, COOLEY DM, GLICKMAN LT, GLICKMAN N, WATERS DJ (2001): „Reduction in DNA damage in brain and peripheral blood lymphocytes of elderly dogs after treatment with dehydroepiandrosterone (DHEA)." Mutation Research, 480-481: 153-62.

SHUFELT C, BRETSKY P, ALMEIDA CM, et al. (2010) "DHEA-S levels and cardiovascular disease mortality in postmenopausal women: results from the National Institutes of Health—National Heart, Lung, and Blood Institute (NHLBI)-sponsored Women's Ischemia Syndrome Evaluation (WISE)." *The Journal of clinical endocrinology and metabolism*. 95 (11), 4985–92.

STRAUB RH, KONECNA L, HRACH S ET AL. (1998): „Serum dehydroepiandrosterone (DHEA) and DHEA sulfate are negatively correlated with serum interleukin-6 (IL-6), and DHEA inhibits IL-6 secretion from mononuclear cells in man in vitro: possible link between endocrinosenescence and immunosenescence." J. Endocrinol. Metabol., 83(6): 2012-7.

STROUS RD, MAAYAN R, LAPIDUS R ET AL. (2003): „Dehydroepiandrosterone augmentation in the management of negative, depressive, and anxiety symptoms in schizophrenia." Arch. Gen. Psychiatry, 60(2): 133-41.

STOMATI M, RUBINO S, SPINETTI A ET AL. (1999): „Endocrine, neuroendocrine and behavioral effects of oral dehydroepiandrosterone sulfate supplementation in postmenopausal women." Gyne-col. Endocrinol., 13(1): 15-25.

SULCOVA J, HILL M, MASEK Z ET AL. (2001): „Effects of transdermal application of 7-oxo- DHEA on the levels of steroid hormones, gonadotropins and lipids in healthy men." Physiol. Res., 50(1): 9-18.

TAMAGNO E, ARAGNO M, BOCCUZZI C ET AL. (1998): „Oxygen free radical scavenger proper-ties of dehydroepiandrosterone." Cell Biochem. and Function, 16(1): 57-63.

TILVIS RS, KÄHÖNEN M, HÄRKÖNEN M (1999): „Dehydroepiandrosterone sulfate, diseases and mortality in a general aged population." Aging Clin. Exp. Res., 11: 30-4.

VALENTI G, DENTI L, MAGGIO M ET AL. (2004): „Effects of DHEAS on skeletal muscle over the life span: the InCHIANTI study." J. Gerontol. Biol. Sci. Med. Sci., 59(5): 466-72.

VAN VOORHEES EE, DENNIS MF, MCCLERNON FJ, et al. (2013) "The association of dehydroepiandrosterone and dehydroepiandrosterone sulfate with anxiety sensitivity and electronic diary negative affect among smokers with and without posttraumatic stress disorder." *Journal of clinical psychopharmacology*. 33 (4), 556–60.

VERMEULEN A (1995): „Dehydroepiandrosterone Sulfate and Aging." Annals NY Acad. Sci.,774: 121-7.

WILLIAMS MR, LING S, DAWOOD T, HASHIMURA K ET AL. (2002): „Dehydroepiandrosterone inhibits human vascular smooth muscle cell proliferation independent of Ars and Ers." J. Endocrinol. Metabol., 87(1): 176-81.

WOLF OT, KOSTER B, KIRSCHBAUM C, PIETROWSKY R ET AL. (1997): „A single administration of dehydroepiandrosterone does not enhance memory performance in young healthy adults, but immediately reduces cortisol levels." Biol. Psychiatry, 42(9): 845-8.

WOLF OT, NAUMANN E, HELLHAMMER DH, KIRSCHBAUM C (1998): „Effects of dehydroepiandrosterone replacement in elderly men on event-related potentials, memory, and well-being." J. Gerontol. A. Biol. Sci. Med. Sci., 53(5): M385-90.

WOLKOWITZ OM, REUS VL, KEEBLER A, NELSON N ET AL. (1999): „Double-blind treatment of major depression with dehydroepiandrosterone." Am. J. Psychiatry, 156(4): 646-9.

YAFFE K, ETTINGER B, PRESSMAN A ET AL. (1998): „Neuropsychiatric function and dehydroepiandrosterone sulfate in elderly women: a prospective study." Biol. Psychiatry, 43(9): 694-700.

YANG S, FU Z, WANG F ET AL. (2002): „Anti-mutagenity activity of dehydroepiandrosterone." [Chinese Journal of Oncology], 24(2): 137-40, (Abstr.).

YOUNG AH, GALLAGHER P, PORTER RJ (2002): „Elevation of the cortisol-dehydroepiandrosterone ratio in drug-free depressed patients." Am. J. Psychiatry, 159(7): 1237-9.

ZWAIN IH, YEN SS (1999): „Dehydroepiandrosterone biosynthesis and metabolism in the brain." Endocrinology, 140(2): 880-7.

II.8 Altersuhr Somatopause und Wachstumshormon

AHMAD AM, HOPKINS MT, THOMAS J ET AL. (2001): „Body composition and quality of life in adults with growth hormone deficiency: effects of low-dose growth hormone replacement." Clin. Endocrinol. (Oxf.), 54(6): 709-17.

ABS R (2003): „Update on the diagnosis of GH deficiency in adults." Eur. J. Endocrinol., 148: S3-S8.

BARTKE A (2003): „Can growth hormone (GH) accelerate aging? Evidence from GH-transgenic mice." Neuroendocrinology, 78(4): 210-6.

BARBIERI M, PAOLISSO G, KIMURA M, et al. "Higher circulating levels of IGF-1 are associated with longer leukocyte telomere length in healthy subjects." Mechanisms of ageing and development. 130 (11-12), 771–6.

BLACKMAN MR, SORKIN JD, MÜNZER TH ET AL. (2002): „Growth Hormone and Sex Steroid Administration in Healthy Aged Women and Men." JAMA, 288(18): 2282-92.

BOYD AE, ANGOFF G, LONG A, MAGER M (1978): „L-dopa absorption and the pituitary-hypo-thalamic axis." J. Clin. Endocrin.. Metabol., 47: 1341-7.

BRILL KT, WELTMAN AL, GENTILI A ET AL. (2002): „Single and Combined Effects of Growth Hormone and Testosterone Administration on Measures of Body Composition, Physical Performance, Mood, Sexual Function, Bone Turnover, and Muscle Gene Expression in Healthy Older Men." J. Clin. Endocrinol. Metab., 87(12): 5649-57.

BROWN-BORG HM AND BARTKE A (2012) "GH and IGF1: roles in energy metabolism of long-living GH mutant mice." The journals of gerontology. Series A, Biological sciences and medical sciences. 67 (6), 652–60.

CASANUEVA FF, VILLAUEVA L, CABRANES JA ET AL. (1984): „Cholinergic mediation of growth hormone secretion elicited by arginine, clonidine, and physical exercise in man." J. Clin. Endocrin. Metab., 59(3): 526-30.

CHESIK D AND DE KEYSER J (2010) "Progesterone and dexamethasone differentially regulate the IGF-system in glial cells." Neuroscience letters. 468 (3), 178–82.

COLAO A, DI SOMMA C, CUOCOLO A ET AL. (2001): „Improved Cardiovascular Risk Factors and Cardiac Performance after 12 Month of Growth Hormone (GH) Replacement in Young Adult Patients with GH Deficiency." J. Clin. Endocrinol. Metab., 86(5): 1874-81.

COLAO A, DI SOMMA C, PIVONELLO R ET AL. (2002): „The Cardiovascular Risk of Adult GH Deficiency (GHD) Improved after GH Replacement and Worsened in Untreated GHD: A 12-Month Prospective Study." J. Endocrinol. Metab., 87(3): 1088-93.

CORPAS E, HARMAN SM, BLACKMAN MR (1993): „Human growth hormone and human aging." Endocrine Rev., 14: 20-39.

DEAN W, MORGENTHALER J, FOWKES S (1993): Smart Drugs II. Petaluma: Smart Publ.

DURON E, FUNALOT B, BRUNEL N, et al. (2012) "Insulin-like growth factor-I and insulin-like growth factor binding protein-3 in Alzheimer's disease." *The Journal of clinical endocrinology and metabolism.* 97 (12), 4673–81.

GILCHRIST FJ, MURRAY RD, SHALET SM (2002): „The effect of long-term untreated growth hormone deficiency (GHD) and 9 years of GH replacement on the quality of life (QoL) of GH-deficient adults." Clin. Endocrinol. (Oxf.), 57(3): 363-70.

HANEW K, UTSUMI A (2002): „The role of endogenous GHRH in arginine-, insulin-, clonidine- and L-dopa-induced GH release in normal subjects." Eur. J. Endocrinol., 146: 197-202.

HIGASHI Y, SUKHANOV S, ANWAR A, et al. (2012) "Aging, atherosclerosis, and IGF-1." *The journals of gerontology. Series A, Biological sciences and medical sciences.* 67 (6), 626–39.

HO KK, HOFFMAN DM (1993): „Aging and growth hormone." Horm. Res., 40(1-3): 80-6.

HYMER WC, KRAEMER WJ, NINDL BC ET AL. (2001): „Characteristics of circulating growth hormone in women after acute heavy resistance exercise." Am. J. Physiol. Endocrinol. Metab., 281: E878-87.

ISIDORI A, LO-MONACO A CAPPA M (1981): „A study of growth hormone release in man after oral administration of amino acids." Curr. Med. Res. Opin., 7(7): 475-81.

KAPLAN RC, FITZPATRICK AL, POLLAK MN, et al. (2009) "Insulin-like growth factors and leukocyte telomere length: the cardiovascular health study." *The journals of gerontology. Series A, Biological sciences and medical sciences.* 64 (11), 1103–6.

KASAI K, KOBAYASHI M, SHIMODA SL (1978): „Stimulatory effect of glycine on human growth hormone secretion." Metabolism, 27(2): 201-8.

KATIC M, KAHN CR (2005): „The role of insulin and IGF-1 signaling in longevity." Cell. Mol. Life. Sci., 62(3): 320-43.

KHANSARI DN, GUSTAD T (1991): „Effects of long-term, low-dose growth hormone therapy on immune function and life expectancy." Mech. Ageing Develop., 57: 87-100.

LANES R, LUNAR L, CARRILLO E ET AL. (2000): „Acipimox, a nicotinic acid analog, stimulates growth hormone secretion in short healthy prepubertal children." J. Pedeatr. Endocrinol. Metab., 13(8): 1115-20.

LANGE KH, LORENTSEN J, ISAKSSON F ET AL. (2001): „Endurance training and GH administration in elderly women: effects on abdominal adipose tissue lipolysis." Am. J. Physiol. Endocrinol. Metab., 280(6): E886-97.

LAVIGNE JA, BAER DJ, WIMBROW HH ET AL. (2005): „Effects of alcohol on insulin-like growth factor I and insulin-like growth factor binding protein 3 in postmenopausal women." Am. J. Clin. Nutr., 81(2): 503-7.

LONGO VD, FINCH CE (2003): „Evolutionary Medicine: From Dwarf Model System to Healthy Centenarians?" Science, 299(28): 1342-6.

MCCARTY MF (2003): „A low-fat, whole-food vegan diet, as well as other strategies that down-regulate IGF-1 activity, may slow the human aging progress." Med. Hypotheses, 60(6): 784-92.

MARCUS R, BUTTERFIELD G, HOLLOWAY L ET AL. (1990): „Effects of short-term administration of recombinant human growth hormone to elderly people." J. Clin. Endocrinol. Metab., 70: 519-27.

MOBBS CV (1996): „Neuroendocrinology of Aging." In: Schneider EL, Rowe JW (eds.): The hand-book of the biology of aging. San Diego: Academic Press Inc., 234-82.

MONSON JP (2003): „Long-term experience with GH replacement therapy: efficacy and safety." Eur. J. Endocrinol., 148: S9-S14.

MORETTI C, FABBRI A, GNESSI L ET AL. (1982): „Pyridoxine (B6) suppresses the rise in prolactin and increases the rise in growth hormone induced by exercise." New Engl. J. Med., 307(7): 444-5.

MULLER EE, RIGAMONTI AE, COLONNA VG ET AL. (2002): „GH-related and extra-endocrine actions of GH secretagogues in aging." Neurobiol-Aging, 23(5): 907-19.

MUNIYAPPA R, WONG KA, BALDWIN HL (2006): „Dehydroepiandrosterone Secretion in Healthy Older Men and Women: Effects of Testosterone and Growth Hormone Administration in Older Men." J. Clin. Endocrin. Metabol., 91(11): 4445-52.

MURRAY RD, WIERINGA GE, LISSET CA ET AL. (2002): „Low-dose GH replacement improves the adverse lipid profile associated with the adult GH deficiency syndrome." Clin. Endocrinol- (Oxf)., 56(4): 525-32.

NAPOLI R, GUARDASOLE V, MATARAZZO M ET AL. (2002): „Growth hormone corrects vascular dysfunction in patients with chronic heart failure." J. Am. Coll. Cardiol., 39(1): 90-5.

NOVOSYADLYY R AND LEROITH D (2012) "Insulin-like growth factors and insulin: at the crossroad between tumor development and longevity." *The journals of gerontology. Series A, Biological sciences and medical sciences.* 67 (6), 640–51.

OLIVEIRA JLM, AGUIAR-OLIVEIRA MH, D'OLIVEIRA A, et al. (2007) "Congenital growth hormone (GH) deficiency and atherosclerosis: effects of GH replacement in GH-naive adults." *The Journal of clinical endocrinology and metabolism.* 92 (12), 4664–70.

PAPADAKIS MA, GRADY D, BLACK D ET AL. (1996): „Growth hormone replacement in healthy older men improves body composition but not functional ability." Ann. Int. Med., 124: 708-16.

PIJL H, LANGENDONK JG, BURGGRAF J ET AL. (2001): „Altered neuroregulation of GH secretion in visceral obese premenopausal women." J. Clin. Endocrinol. Metab., 86(1): 5509-15.

QUABBE, HJ, RAMEK, W, LUYCKX, AS (1983): „Growth hormone, cortisol and glucagon concentration during plasma free fatty acid depression. Different effects of nicotinic acid and an adenosine derivative." J Clin Endocr Metab, 57: 410-14.

RINCON M, MUZUMDAR R, ATZMON G, BARZILAI N (2004): „The paradox of the insulin/IGF-1 signaling pathway in longevity." Mech. Ageing Dev., 125(6): 397-403.

RUDMAN D, FELLER AG NAGRAJ HS ET AL. (1990): „Effect of human growth hormone in men over 60 years old." New Engl. J. Med., 323(1), 1-6.

SHEPHARD RJ (1982): Physiology and biochemistry of exercise. New York: Praeger Publ.

SUGIMOTO T KAJI H, NAKAOKA D ET AL. (2002): „Effect of low-dose of recombinant human growth hormone on bone metabolism in elderly women with osteoporosis." Eur. J. Endocrinol., 147(3): 339-48.

SVENSSON J, FOWELIN J, LANDIN K ET AL. (2002): „Effects of Seven Years of GH-Replacement Therapy on Insulin Sensitivity in GH-Deficient Adults." J. Clin. Endocrinol. Metab., 87(5): 2121-7.

SVENSSON J, STIBRANT SUNNERHAGEN K, JOHANSSON G (2003): „Five Years of Growth Hormone Replacement Therapy in Adults: Age- and Gender-Related Changes in Isometric and Isokinetic Muscle Strength." J. Clin. Endocrinol. Metab., 88(5): 2061-9.

SWERDLOW AJ, HIGGINS CD, ADLARD P, PREECE MA (2002): „Risk of cancer in patients treated with human pituitary growth hormone in the UK, 1959-85: a cohort study." Lancet, 360: 273-7.

TATAR M, BERTKE A, ANTEBI A (2003): „The Endocrine Regulation of Aging by Insulin-like Signals." Science, 299(28): 1346-51.

UNGVARI Z, SOSNOWSKA D, PODLUTSKY A, et al. (2011) "Free radical production, antioxidant capacity, and oxidative stress response signatures in fibroblasts from Lewis dwarf rats: effects of life span-extending peripubertal GH treatment." *The journals of gerontology. Series A, Biological sciences and medical sciences.* 66 (5), 501–10.

VALCAVI R, ZINI M, MAESTRONI G, CONTI A (1993): „Melatonin Stimulates Growth Hormone Secretion Through Pathways Other Than the Growth Hormone-Releasing Hormone" Clin. Endocrinol., 39: 193-9.

VAN CAUTER E, PLAT L, SCHARF MB ET AL. (1997): „Simultaneous Stimulation of Slow-wave Sleep and Growth Hormone Secretion by Gamma-hydroxybutyrate in Normal Young Men." J. Clin. Invest., 100(3): 745-53.

WELBOURNE TC (1995): „Increased Plasma Bicarbonate and Growth Hormone After an Oral Glutamine Load." Am J Clin Nutr., 61(5): 1058-61.

II.9 Altersuhr Zirbeldrüse und Melatonin

ANISIMOV VN, ALIMOVA IN, BATURIN DA ET AL (2003): „Dose-dependent effects of melatonin on life span and spontaneous tumor incidence in female SHR mice." Exp. Gerontol., 38(4): 449-61.

ANISIMOV VN, KHAVINSON VK, MORZOV VG (1994): „Twenty Years of Study on Effects of Pineal Peptide Preparation: Epithalamin in Experimental Gerontology and Oncology." Annals NY Acad. Sciences, 719: 483-93.

ANISIMOV VN, MYLNIKOV SV, KHAVINSON VK (1998): „Pineal peptide preparation epithalamin increases the lifespan of fruit flies, mice and rats." Mech-Ageing-Dev., 103 (2): 123-32.

ANTOLIN I, MAYO JC, SAINZ RM ET AL (2002): „Protective effect of melatonin in a chronic experimental model of Parkinson's disease." Brain Res., 943(2): 163-73.

ARANGINO S, CAGNACCI A, ANGIOLUCCI M ET AL (1999): „Effects of melatonin on vascular reactivity, catecholamine levels, and blood pressure in healthy men." Am. J. Cardiol., 83(9): 1417-9.

BARTSCH C, BARTSCH H (1997): „Nocturnal urinary 6-sulphatoxymelatonin excretion is decreased in primary breast cancer patients compared to age-matched controls and shows negative correlation with tumor size." J. Pineal Res., 23(2): 53-8.

BARTSCH C, BARTSCH H (1999): „Melatonin in cancer patients and in tumor-bearing animals." Adv. Exp. Med. Biol., 467: 247-64.

BELLIPANNI G, BIANCHI P, PIERPAOLI W ET AL (2001): „Effects of melatonin in perimenopausal and menopausal women: a randomized and placebo controlled study." Exp. Gerontol., 36(2): 297-310.

BENOVA T, VICZENCZOVA C, RADOSINSKA J, et al. (2013) "Melatonin attenuates hypertension-related proatrhythmic myocardial maladaptation of connexin-43 and propensity of the heart to lethal arrhythmias." *Canadian journal of physiology and pharmacology.* 91 (8), 633–9.

BLASK DE, DAUCHY RT, SAUER LA ET AL (2003): „Growth and fatty acid metabolism of human breast cancer (MCF-7) xenografts in nude rats: impact of constant light-induced nocturnal melatonin suppression." Breast Cancer Res. Treat., 79(3): 313-20.

BRZEZINSKI A (1997): „Melatonin in Humans." New Engl. J. Med., 336(3): 186-95.

CAGNACCI A, ARANGINO S, ANGIOLUCCI M ET AL (2001): „Effect of exogenous melatonin on vascular reactivity and nitric oxide in postmenopausal women: role of hormone replacement therapy." Clinical Endocrinology, 54(2): 261-6.

CAGNACCI A, ARANINO S, ANGIOLUCCI M ET AL., (1997): „Potentially beneficial cardiovascular effects of melatonin administration in women." Journal of Pineal Res., 22: 16-9.

CHENG Y, CAI L, JIANG P, et al. (2013) "SIRT1 inhibition by melatonin exerts antitumor activity in human osteosarcoma cells." *European journal of pharmacology.* [Epub ahead of print]

CHUFFA LGA, SEIVA FRF, FÁVARO WJ, et al. (2013) "Melatonin and ethanol intake exert opposite effects on circulating estradiol and progesterone and differentially regulate sex steroid receptors in the ovaries, oviducts, and uteri of adult rats." *Reproductive toxicology (Elmsford, N.Y.).* 39, 40–9.

COTO-MONTES A, BOGA JA, ROSALES-CORRAL S, et al. (2012) "Role of melatonin in the regulation of autophagy and mitophagy: a review." *Molecular and cellular endocrinology.* 361 (1-2), 12–23.

FORSLING ML, WILLIAMS AJ (2002): „The effect of exogenous melatonin on stimulated neurohypophysial hormone release in man." Clin. Endocrinol., 57(5): 615-20.

FORSLING ML, WHEELER MJ, WILLIAMS AJ (1999): „The effect of melatonin administration on pituary hormone secretion in man." Clin. Endocrinol., 51(5): 637-42.

GILAD E, LAUFER M, MATZKIN H, ZISAPEL N (1999): „Melatonin receptors in PC3 human prostate tumor cells." J. Pineal. Res., 26(4): 211-20.

HARIDAS S, KUMAR M AND MANDA K (2013) "Melatonin ameliorates chronic mild stress induced behavioral dysfunctions in mice." *Physiology & behavior*. 119, 201–7.

HATZIS G, ZIAKAS P, KAVANTZAS N, et al. (2013) "Melatonin attenuates high fat diet-induced fatty liver disease in rats." *World journal of hepatology*. 5 (4), 160–9.

HE P, OUYANG X, ZHOU S, et al. (2013) "A novel melatonin agonist Neu-P11 facilitates memory performance and improves cognitive impairment in a rat model of Alzheimer' disease." *Hormones and behavior*. 64 (1), 1–7.

HERXHEIMER A, PETRIE KJ (2002): „Melatonin for the prevention and treatment of jet lag." Cochrane Database Sys. Rev., (2): CD001520.

HILL SM, CHENG C, YUAN L, et al. (2013) "Age-Related Decline in Melatonin and Its MT1 Receptor Are Associated with Decreased Sensitivity to Melatonin and Enhanced Mammary Tumor Growth." *Current aging science*. 6 (1), 125–33.

HUNG M-W, KRAVTSOV GM, LAU C-F, et al. (2013) "Melatonin ameliorates endothelial dysfunction, vascular inflammation, and systemic hypertension in rats with chronic intermittent hypoxia." *Journal of pineal research*. [Epub ahead of print]

KIREEV RA, VARA E AND TRESGUERRES JAF (2013) "Growth hormone and melatonin prevent age-related alteration in apoptosis processes in the dentate gyrus of male rats." *Biogerontology*. [Epub ahead of print]

LAAKSO ML, PORKKA-HEISKANEN T, JOHANSSON G (1988): „Twenty-Four-Hour Patterns of Pineal Melatonin and Pituary and Plasma Prolactin in Male Rats under Natural and Artificial Lighting Conditions." Neuroendocr., 48: 308-13.

LEE J-Y, KIM J-H AND LEE D-C (2013) "Urine melatonin levels are inversely associated with sarcopenia in post-menopausal women." *Menopause (New York, N.Y.)*. [Epub ahead of print]

LESNIKOV VA, PIERPAOLI W (1994): „Pineal Cross- Transplantation (Old-to-Young and Vice Versa) as Evidence for an Endogenous 'Aging Clock'." Annals NY Acad. Sci., 719: 456-60.

LIN L, HUANG Q-X, YANG S-S, et al. (2013) "Melatonin in Alzheimer's disease." *International journal of molecular sciences*. 14 (7), 14575–93.

LISSONI P, BARNI S, MANDALA M ET AL (1999): „Decreased toxicity and increased efficacy of cancer chemotherapy using the pineal hormone melatonin in metastatic solid tumor patients with poor clinical status." Eur. J. Cancer, 35(12): 1688-92.

LISSONI P, VAGHI M, ARDIZZOIA A ET AL (2002): „A phase II study of chemoneuroimmunotherapy with platinum, subcutaneous low-dose interleukin-2 and the pineal neurohormone melatonin (P.I.M.) as a second-line therapy in metastatic melanoma patients progressing on dacarbazine plus interferon-alpha." In Vivo., 16(2): 93-6.

LIU Y, NI C, TANG Y, et al. (2013) "Melatonin Attenuates Isoflurane-Induced Acute Memory Impairments in Aged Rats." *Basic & clinical pharmacology & toxicology*. [epub ahead of print]

MATSUBARA E, BRYANT-THOMAS T, PACHECO-QUINTO J ET AL (2003): „Melatonin increases survival and inhibits oxidative and amyloid pathology in a transgenic model of Alzheimer's disease." J. Neurochem., 85(5): 1101-8.

MCMULLAN CJ, SCHERNHAMMER ES, RIMM EB, et al. (2013) "Melatonin secretion and the incidence of type 2 diabetes." *JAMA : the journal of the American Medical Association*. 309 (13), 1388–96.

MEEKING DR, WALLACE JD, CUNEO RC ET AL (1999): „Exercise-induced GH secretion is enhanced by oral ingestion of melatonin in healthy adult male subjects." Eur. J. Endocrinol., 141(1): 22-6.

MOCCHEGIANI E, MALAVOLTA M, COSTARELLI L, et al. (2013) "Is there a Possible Single Mediator in Modulating Neuroendocrine-thymus Interaction in Ageing?" *Current aging science*. 6 (1), 99–107.

MORETTI RM, MARELLI MM, MAGGI R ET AL (2000): „Antiproliferative action of melatonin on human prostate cancer LNCaP cells." Oncol. Rep., 7(2): 347-51.

MÜNCH M, KNOBLAUCH V, BLATTER K ET AL. (2005): „Age-related attenuation of the evening circadian arousal signal in humans." Neurobiol. Aging, 26(9): 1307-19.

NAKAO T, MORITA H, MAEMURA K, et al. (2013) "Melatonin ameliorates Angiotensin II-induced vascular endothelial damage via its antioxidative properties." *Journal of pineal research.* [Epub ahead of print]

NOWFAR S, TEPLITZKY SR, MELANCON K ET AL (2002): „Tumor prevention by 9-cis-retinoic acid in the N-nitroso-N-methylurea model of mammary carcinogenesis is potentated by the pineal hormone melatonin." Breast Cancer Res. Treat., 72(1): 33-43.

PAWLIKOWSKI M, KOLOMECKA M, WOJTCZAK A, KARASEK M (2002): „Effects of six month melatonin treatment on sleep quality and serum concentrations of estradiol, cortisol, dehydroepiandrosterone sulfate, and somatomedin C in elderly women." Neuroendocrinol. Lett., 23 Suppl 1: 17-9.

PESCHKE E, BÄHR I AND MÜHLBAUER E (2013) "Melatonin and Pancreatic Islets: Interrelationships between Melatonin, Insulin and Glucagon." *International journal of molecular sciences.* 14 (4), 6981–7015.

PIERARD C, BEAUMONT M, ENSLEN M ET AL (2001): „Resynchronization of hormonal rhythms after an eastbound flight in humans: effects of slow-release caffeine and melatonin." Eur. J. Appl. Physiol., 85(1-2): 144-50.

PIERPAOLI W, REGELSON W (1995): „The Melatonin Miracle." New York: Simon & Schuster.

RAGHAVENDRA V, KULKARNI SK (2001): „Possible antioxidant mechanism in melatonin reversal of aging and chronic ethanol-induced amnesia in plus-maze and passive avoidance memory tasks." Free Radical Biol. Med., 30(6): 595-602.

REITER RJ (1995): „Oxygen radical detoxification progress during aging: The functional importance of melatonin." Aging Clin. Exp. Res., 7: 340-51.

REITER RJ, ROSALES-CORRAL SA, MANCHESTER LC, et al. (2013) "Peripheral reproductive organ health and melatonin: ready for prime time." *International journal of molecular sciences.* 14 (4), 7231–72.

RODRIGUEZ C, MARTÍN V, HERRERA F, et al. (2013) "Mechanisms involved in the pro-apoptotic effect of melatonin in cancer cells." *International journal of molecular sciences.* 14 (4), 6597–613.

ROHR U-D, HEROLD J (2002): „Melatonin deficiencies in women." Maturitas, 41 suppl 1: S85-104.

RUGER M, GORDIJN MC, BEERSMA DG, DE VRIES B, DAAN S (2005): „Weak relationships between suppression of melatonin and suppression of sleepiness/fatigue in response to light exposure." J. Sleep Res., 14(3): 221-7.

SAUER LA, DAUCHY RT, BLASK DE (2001): „Polyunsaturated fatty acids, melatonin, and cancer prevention." Biochem. Pharmacol., 61(12): 1455-62.

SCHERNHAMMER ES, LADEN F, SPEIZER FE ET AL (2001): „Rotating night shifts and risk of breast cancer in women participating in the nurses health study." J. Natl. Cancer Inst., 93(20): 15638.

SEABRA ML, BIGNOTTO M, PINTO LR, TUFIK S (2000): „Randomized, double-blind clinical trial, controlled with placebo, of the toxicology of chronic melatonin treatment." J. Pineal Res., 29(4): 193-200.

SEHIRLI AÖ, KOYUN D, TETIK S, et al. (2013) "Melatonin protects against ischemic heart failure in rats." *Journal of pineal research.* 55 (2), 138–48.

SHARMAN EH, VAZIRI ND, NI Z ET AL (2002): „Reversal of biochemical and behavioral parameters of brain aging by melatonin and acetyl L-carnitine." Brain Res., 957(2): 223-30.

SHINOZUKA K, STAPLES M AND BORLONGAN C V (2013) "Melatonin-based therapeutics for neuroprotection in stroke." *International journal of molecular sciences.* 14 (5), 8924–47.

WALDHAUSER F, WEISZENBACHER G, TATZER E ET AL. (1988): „Alterations in nocturnal serum melatonin levels in humans with growth and aging." J. Clin. Endocrin. Metabol., 66: 648-52.

WRIGHT J, ALDHOUS M, FRANEY C, ENGLISH J, ARDNDT J (1986): „The effects of exogenous melatonin on endocrine function in man." Clin. Endocrinol., 24: 375-82.

TAN DX, REITER RJ, MANCHESTER LC ET AL (2002): „Chemical and physical properties and potential mechanisms: melatonin as a free radical scavenger." Curr. Topics Med. Chem., 2: 181-97.

TIAN YM, LI PP, JIANG XF ET AL (2001): „Rejuvenation of degenerative thymus by oral melatonin administration and the antagonistic action of melatonin against hydroxyl radical-induced apoptosis of cultural thymocytes in mice." J. Pineal. Res., 31(3): 214-21.

XI SC, SIU SW, FONG SW, SHIU SY (2001): „Inhibition of androgen-sensitive LNCaP prostate cancer growth in vivo by melatonin: association of antiproliferative action of the pineal hormone with mt1 receptor protein expression." Prostate, 46(1): 52-61.

YAPRAK M, ALTUN A, VARDAR A ET AL (2003): „Decreased nocturnal synthesis of melatonin in patients with coronary artery disease." Int. J. Cardiol., 89(1): 103-7.

ZANG LUN-YI, COSMA G, GARDNER H, VALLYATHAN V (1998): „Scavenging of reactive oxygen species by melatonin." Biochimica et Biophysica Acta, 1425: 469-77.

ZANUTO R, SIQUEIRA-FILHO MA, CAPERUTO LC, et al. (2013) "Melatonin improves insulin sensitivity independently of weight loss in old obese rats." Journal of pineal research. 55 (2), 156–65.

ZHANG S, QI Y, ZHANG H, et al. (2013) "Melatonin inhibits cell growth and migration, but promotes apoptosis in gastric cancer cell line, SGC7901." Biotechnic & histochemistry : official publication of the Biological Stain Commission. 88 (6), 281–9.

ZHANG G, LI J, PURKAYASTHA S, et al. (2013) "Hypothalamic programming of systemic ageing involving IKK-β, NF-κB and GnRH." Nature. 497 (7448), 211–6.

ZHDANOVA IV, WURTMAN RJ, BALCIOGLU A ET AL (1998): „Endogenous Melatonin Levels and the Fate of Exogenous Melatonin: Age Effects." J. Gerontol., 53(4): B293-8.

ZHDANOVA IV, WURTMAN RJ, REGAN MM ET AL (2001): „Melatonin treatment for age-related insomnia." J. Clin. Endocrinol. Metab., 86(10): 4727-30

I.10 Altersuhr Energiestoffwechsel

AEJMELAEUS R, METSA-KETELA T, LAIPPALA P, SOLAKIVI T, ALHO H (1997): „Ubiquinol-10 total peroxyl radical trapping capacity of LDL lipoproteins during aging: the effects of Q10 supplementation." Molecular Aspects of Medicine, 18 Suppl.: S113-20.

ALLEVA R, TOMASETTI M, BOMPADRE S, LITTARU GP (1997): „Oxidation of LDL and their subfractions: kinetic aspects and Q10 content." Mol. Aspects Med., 18 Suppl: S105-12.

AMES BN, LIU J (2004): „Delaying the mitochondrial decay of aging with acetylcarnitine." Annals NY Acad. Sci., 1033: 108-16.

ARKING R, BUCK S, HWANGBO DS, LANE M (2002): „Metabolic Alterations and Shifts in Energy Allocations are Corequisites for the Expression of Extended Longevity Genes in Drosophila." Annals of the New York Academy of Science, 959: 251-62.

BARJA G, HERRERO A (2000): „Oxidative damage to mitochondrial DNA is inversely related to maximum life span in the heart and brain of mammals." FASEB, 14: 312-18.

BARJA G (2004): „Aging in vertebrates, and the effect of caloric restriction: a mitochondrial free radical production DNA damage mechanism?" Biol. Rev. Camb. Philos. Soc., 79(2): 235-51.

BEAL MF (1999): „Coenzyme Q10 administration and its potential for treatment of neurodegenerative diseases." Biofactors, 9 (2-4): 261-6.

BEYER RE, NORDENBRAND K, ERNSTER L (1987): „The Function of Coenzyme Q in Free Radical Production and as an Antioxidant: A Review." Chemica Scripta, 27: 145-53.

CADENAS E (1995): „Mechanisms of Oxygen Activation and Reactive Oxygen Species Detoxification." In: Ahmad S (ed): Oxidative Stress and Antioxidant Defenses in Biology. New York: Chapman & Hall, 1-61.

CHATTERJEE A, KANDWAL A, SINGH N, et al. (2012) "Evaluation of Co-Q10 anti-gingivitis effect on plaque induced gingivitis: A randomized controlled clinical trial." *Journal of Indian Society of Periodontology.* 16 (4), 539–42.

CHATURVEDI RK AND BEAL MF (2013) "Mitochondria targeted therapeutic approaches in Parkinson's and Huntington's diseases." *Molecular and cellular neurosciences.* 55, 101–14.

DE MAGALHÃES JP, COSTA J, CHURCH GM (2007): „An Analysis of the Relationship Between Metabolism, Developmental Schedules, and Longevity Using Phylogenetic Independent Contrasts." The Journals of Gerontology Series A: Biological Sciences and Medical Sciences, Abst., 62: 149-60.

GVOZDJAKOVA A, KUCHARSKA J, MIZERA S, et al. (1999): „Coenzyme Q10 depletion and mitochondrial energy disturbances in rejection development in patients after heart transplantation." Biofactors, 9 (2-4): 301-6.

HAGEN TM, LIU J, LYKKESFELDT J, WEHR CM ET AL. (2002): „Feeding acetyl-L-carnitine and lipoic acid to old rats significantly improves metabolic function while decreasing oxidative stress." Proc. Natl. Acad. Sci, 99(4): 1870-5.

HAGEN TM, WEHR CM, AMES BN (1998): „Mitochondrial Decay in Aging." Annals NY Acad. Sci, Vol 854 : 214-23.

HEINZERLING RH, TENGERDY RP, WICK LL, LUEKER DC, (1974): „Vitamin E Protects Mice against Diplococcus Pneumoniae Type I Infection." Infection and Immun., 12 : 1292-5.

HEKIMI S, GUARENTE L (2003): „Genetics and the Specificity of the Aging Process." Science, 299: 1351-60.

KANG HT AND HWANG ES (2009) "Nicotinamide enhances mitochondria quality through autophagy activation in human cells." *Aging cell.* 8 (4), 426–38.

KOLAHDOUZ MOHAMMADI R, HOSSEINZADEH-ATTAR MJ, ESHRAGHIAN MR, et al. (2013) "The effect of coenzyme Q10 supplementation on metabolic status of type 2 diabetic patients." *Minerva gastroenterologica e dietologica.* 59 (2), 231–6.

KONG Q AND LIN C-LG (2010) "Oxidative damage to RNA: mechanisms, consequences, and diseases." *Cellular and molecular life sciences : CMLS.* 67 (11), 1817–29.

KONTUSH A, REICH A, BAUM K, SPRANGER T, et al. (1997): „Plasma ubiquinol-10 is decreased in patients with hyperlipidaemia." Atherosclerosis, 129 (1): 119-26.

KREGEL KC, ZHANG HJ (2007): „An integrated view of oxidative stress in aging: basic mechanisms, functional effects, and pathological considerations." Am. J. Physiol. Reg. Integr. Comp. Physiol., 292(1): R18 - R36.

LADERMAN KA, PENNY JR, MAZZUCCHELLI F, BRESOLIN N, SCARLATO G, ATTARDI G (1996): „Aging-dependent functional alterations of mitochondrial DNA (mtDNA) from fibroblasts transformed into mtDNA-less cells." J Biol Chem, 271: 15891-7.

LEE J, HONG YS, JEONG JH, et al. (2013) "Coenzyme q10 ameliorates pain and cartilage degradation in a rat model of osteoarthritis by regulating nitric oxide and inflammatory cytokines." *PloS one.* 8 (7), e69362.

LEE B-J, HUANG Y-C, CHEN S-J, et al. (2012) "Coenzyme Q10 supplementation reduces oxidative stress and increases antioxidant enzyme activity in patients with coronary artery disease." *Nutrition (Burbank, Los Angeles County, Calif.).* 28 (3), 250–5.

LEE HC, WEI YH (2007): „Oxidative Stress, Mitochondrial DNA Mutation, and Apoptosis in Aging." Exp. Biol. Med., 237: 592-606.

LENAZ G, BOVINA C, D'AURELIO M ET AL. (2002): „Role of Mitochondria in Oxidative Stress and Aging." Annals of the New York Academy of Science, 959: 199-213.

LINNANE AW, KOVALENKO S, GINGOLD EB (1998): „The Universality of Bioenergetic Disease" Annals of the New York Academy of Science, 854: 202-13.

LINNANE, AW, ZHANG CH, YAROVAYA N ET AL. (2002): „Human Aging and Global Function of Coenzyme Q10." Annals of the New York Academy of Science, 959: 396-411.

LIU J, ATAMNA H, KURATSUNE H, AMES B (2002): „Delaying Brain Mitochondrial Decay and Aging with Mitochondrial Antioxidants and Metabolites." Annals of the New York Academy of Science, 959: 133-66.

LONNROT K, HOLM P, LAGERSTEDT A, HUHTALA H, ALHO H (1998): „The effects of lifelong ubiquinone Q10 supplementation on the Q9 and Q10 tissue concentration and life span of male rats and mice." Biochem-Mol-Biol-Int., 44 (4): 727-37.

LONNROT K, PORSTI I, ALHO H, WU X, HERVONEN A, TOLVANEN JP (1998): „Control of arterial tone after long-term coenzyme Q10 supplementation in senescent rats." Br. J. Pharmacol., 124 (7): 1500-6.

MARINARI S, MANIGRASSO MR AND DE BENEDETTO F (2013) "Effects of nutraceutical diet integration, with coenzyme Q10 (Q-Ter multicomposite) and creatine, on dyspnea, exercise tolerance, and quality of life in COPD patients with chronic respiratory failure." *Multidisciplinary respiratory medicine*. 8 (1), 40.

MIQUEL J (2002): „Can Antioxidant Diet Supplementation Protect against Age-related Mitochondrial Damage?" Annals of the New York Academy of Science, 959: 508-16.

MOHR D, BOWRY VW, STOCKER R (1992): „Dietary supplementation with coenzyme Q10 results in increased levels of ubiquinol-10 within circulating lipoproteins and increased resistance of human low density lipoprotein to the initiation of lipid peroxidation." Biochim. Biophys. Acta., 1126: 247-54.

Moon H-J, Ko W-K, Jung M-S, et al. (2013) "Coenzyme q10 regulates osteoclast and osteoblast differentiation." *Journal of food science*. 78 (5), H785–891.

MORRIS G, ANDERSON G, BERK M, et al. (2013) "Coenzyme Q10 Depletion in Medical and Neuropsychiatric Disorders: Potential Repercussions and Therapeutic Implications." *Molecular neurobiology*. [Epub ahead of print]

PEARSON D, SHAW S (1983): Life Extension. A Practical Scientific Approach. New York: Warner Books, Inc.

REBRIN I, SOHAL RS (2004): „Comparison of thiol redox state of mitochondria and homogenates of various tissues between two strains of mice with different longevities." Exp. Gerontol., 39(10): 1513-9.

ROSENFELDT FL, PEPE S, LINNANE A ET AL. (2002): „Coenzyme Q10 Protects the Aging Heart against Stress." Annals of the New York Academy of Science, 959: 355-9.

SARTI P, MAGNIFICO MC, ALTIERI F, et al. (2013) "New Evidence for Cross Talk between Melatonin and Mitochondria Mediated by a Circadian-Compatible Interaction with Nitric Oxide." *International journal of molecular sciences*. 14 (6), 11259–76.

SASTRE J, BORRAS C, GARCIA-SALA D ET AL. (2002): „Mitochondrial Damage in Aging and Apoptosis" Annals of the New York Academy of Science, 959: 448-51.

SHULTS CW, HAAS RH, BEAL MF (1999): „A possible role of coenzyme Q10 in the etiology and treatment of Parkinson disease." Biofactors, 9 (2-4): 267-72.

SINGH RB, NIAZ MA (1999): „Serum concentration of lipoprotein(a) decreases on treatment with hydrosoluble coenzyme Q10 in patients with coronary artery disease: discovery of a new role." Int. J. Cardiol., 68 (1): 23-9.

SINGH RB, NIAZ MA, RASTOGI SS, SHUKLA PK, THAKUR AS (1999): „Effect of hydrosoluble coenzyme Q10 on blood pressure and insulin resistance in hypertensive patients with coronary artery disease." J. Hum. Hypertens., 13 (3): 203-8.

SINGH RB, WANDER GS, RASTOGI A, et al. (1998): „Randomized, double-blind placebo-controlled trial of coenzyme Q10 in patients with acute myocardial infarction." Cardiovasc. Drugs Ther., 12 (4): 347-53.

SOJA AM, MORTENSEN SA (1997): „Treatment of congestive heart failure with coenzyme Q10 illuminated by meta-analyses of clinical trials." Mol. Asp. Med., 18 (Suppl.): S159-68.

SPEAKMAN JR, TALBOT DA, SELMAN C ET AL. (2004): „Uncoupled and surviving: individual mice with high metabolism have greater mitochondrial uncoupling and live longer." Aging Cell, 3(3): 87-95.

SPITELLER G (2002): „Are Changes of the Cell Membrane Structure Causally Involved in the Aging Process?" Annals of the New York Academy of Science, 959: 30-44.

STEINBERG D, PARTHASARATHY S, CAREW TE, KHOO JC, WITZUM JL (1989): „Beyond cholesterol. Modifications of low-density lipoprotein that increase atherogenity." New Engl-J-Med., 320: 915-24.

SUZUKI S, HINOKIO Y, OHTOMO M, et al. (1998): „The effects of coenzyme Q10 treatment on maternally inherited diabetes mellitus and deafness, and mitochondrial DNA 3243 (A to G) mutation." Diabetologia, 41 (5): 584-8.

TOMASETTI M, ALLEVA R, SOLENGHI MD, LITTARRU GP (1999): „Distribution of antioxidants among blood components and lipoproteins: significance of lipids/Q10 ratio as a possible marker of increased risk for atherosclerosis." Biofactors, 9 (2-4): 231-40.

WEBER C, BYSTED A, HOLMER G (1997): „Coenzyme Q10 in the diet - daily intake and relative bioavailability." Mol. Aspects of Med., 18 Suppl: S251-4.

WEBER C, BYSTED A, HOLMER G (1997): „Coenzyme Q10 in the diet - daily intake and relative bioavailability" Mol. Aspects of Med., 18 Suppl: S251-4.

WEI Y-H (1998): „Oxidative Stress and Mitochondrial DNA Mutations in Human Aging." P.S.E.B.M., Vol 217 : 53-63

ZHANG YP, SONG CY, YUAN Y, et al. (2013) "Diabetic neuropathic pain development in type 2 diabetic mouse model and the prophylactic and therapeutic effects of coenzyme Q10." *Neurobiology of disease.* 58C, 169–178.

II.11 Altersuhr Bewegung und Belastung

ABADI A, CRANE JD, OGBORN D, et al. (2013) "Supplementation with -lipoic acid, CoQ10, and vitamin E augments running performance and mitochondrial function in female mice." *PloS one.* 8 (4), e60722.

AGARWAL S, SOHAL RL (1994): „DNA oxidative damage and life expectancy in houseflies". Proc. Nat.. Acad. Sci., 91: 12332-5.

AOYAGI Y, SHEPHARD RJ (1992): „Aging and Muscle Function". Sports Medicine, 14 (6): 376-96.

ASTRAND P-O, RODAHL K (1986): Textbook of Work Physiology. New York: McGraw Hill.

BARTER P (2004): „HDL: a recipe for longevity." Atheroscler. Suppl., 5(2): 25-31.

BEMBEN MG, MASSEY BH, BEMBEN DA, BOILEAU RA, MISNER JE (1995): „Age-related patterns in body composition for men aged 20-79 yr." Medicine and Science in Sports and Exercise, 264-9.

BENTZ AT, SCHNEIDER CM AND WESTERLIND KC (2005) "The relationship between physical activity and 2-hydroxyestrone, 16alpha-hydroxyestrone, and the 2/16 ratio in premenopausal women (United States)." *Cancer causes & control : CCC.* 16 (4), 455–61.

BRONIKOWSKI AM, CARTER PA, MORGAN TJ ET AL. (2003): „Lifelong voluntary exercise in the mouse pre-vents age-related alterations in gene expression in the heart." Physiol. Genomics, 12(2): 129-38.

CARTER CS, SONNTAG WE, ONDER G, PAHOR M (2002): „Physical performance and longevity in aged rats." J. Gerontol. Biol. Sci. Med. Sci., 57(5): B193-7.

EVANS W, ROSENBERG IH (1992): Biomarkers. New York: Simon & Schuster

FIATARONE MA, MARKS EC, RYAN ND, et al. (1990): „High-intensity strength training in nonagenarians." Journal of the American Medical Association., 263: 3029-34.

GOLDBERG P, DENGEL DR, HAGBERG JM (1996): „Exercise Physiology and Aging." In: Schneider EL, Rowe JW (eds): Handbook of the Biology of Aging. Acad. Press, Inc: 331-54.

GOTO S, RADAK Z, NYAKAS C, CHUNG HY ET AL. (2004): „Regular Exercise: An Effective Means to Reduce Oxidative Stress in Old Rats." Ann. NY. Acad. Sci., 1019: 471-4.

GUTIERREZ-MARISCAL FM, PEREZ-MARTINEZ P, DELGADO-LISTA J, et al. (2012) "Mediterranean diet supplemented with coenzyme Q10 induces postprandial changes in p53 in response to oxidative DNA damage in elderly subjects." *Age (Dordrecht, Netherlands)*. 34 (2), 389–403.

HUANG Y-J, CHEN M-T, FANG CH-L ET AL. (2006): „A possible link between exercise-training adaptation and dehydroepiandrosterone sulfate- an oldest-old female study." Int. J. Med. Sci., 3(4): 141-7.

IZQUIERDO M, IBAÑEZ J, GONZÁLEZ-BADILLO JJ (2006): „Differential effects of strength training leading to failure versus not to failure on hormonal responses, strength, and muscle power gains." J. Appl. Physiol. 100: 1647-56.

JANKORD R, BOZENA J (2007): „Influence of Physical Activity on Serum IL-6 and IL-10 Levels in Healthy Older Men." Med. Sci. Sports Exerc., 36(6): 960-4.

JENKINS RR, GOLDFARB A (1993): „Symposium: Oxidant Stress, Aging and Exercise". Med. Sci. Sports Exerc., 25 (2): 210-12.

KRAEMER WJ, GORDON SE, FLECK SJ ET AL. (1991): „Endogenous Anabolic Hormonal and Growth Factor Responses to Heavy Resistance Exercise in Males and Females." Int. J. Sports Med., 12, 228-35.

KRAEMER WJ, HÄKKINEN K, NEWTON RU (1999): „Effects of heavy-resistance training on hormonal response patterns in younger vs. older men." J. Appl. Physiol. 87: 982-92.

KRAEMER WJ, KEUNING M, RATAMESS NA ET AL. (2001): „Resistance training combined with bench step enhances woman's health profile." Med. Sci. Sports Exerc., 33 (2): 259-69.

KRAEMER WJ, MARCHITELLI L, GORDON SE ET AL. (1990): „Hormonal and growth factor responses to heavy resistance exercise protocols." J. Appl. Physiol. 69: 1442-50.

KRAEMER WJ, MAZZETTI SA, NINDL BC (2001): „Effect of resistance training on woman's strength/power and occupational performance." Med. Sci. Sports Exerc., 33 (6): 1011-25.

LAM TH, HO SY, HEDLEY AJ ET AL. (2004): „Leisure time physical activity and mortality in Hong Kong: case-control study of all adult deaths in 1998." Annals of Epidemiology, 14(6): 391-8.

LARSEN FJ, SCHIFFER TA, BORNIQUEL S, et al. (2011) "Dietary inorganic nitrate improves mitochondrial efficiency in humans." *Cell metabolism*. 13 (2), 149–59.

LEE IM, PAFFENBARGER RS (2000): „Associations of light, moderate, and vigorous intensity physical activity with longevity. The Harvard Alumni Health Study." Am. J. Epidemiol., 151(3): 293-9.

LEMURA LM, VON DUVILLARD SP, MOOKERJEE S (2000): „The effects of physical training of functional capacity in adults. Ages 46 to 90: a meta-analysis." J. Sports Med. Phys. Fitness, 40(1): 1-10.

MASUDA K, TANABE K, KUNO S (2006): „Exercise and Reactive Oxygen Species in Elderly – Exercise as Prevention of Oxidative Stress." Int. J. Sports Health Sci., 4: 348-59.

MELOV S, TARNOPOLSKY MA, BECKMAN K ET AL. (2007): „Resistance Exercise Reverses Aging in Human Skeletal Muscle." PLoS ONE., 2(5): 465, publ. online.

MENDES C, LOPES AM DE S, DO AMARAL FG, et al. (2013) "Adaptations of the aging animal to exercise: role of daily supplementation with melatonin." *Journal of pineal research*. [epub ahead of print]

MLEKUSCH W, TILLIAN H, LAMBRECHT M ET AL. (1996): „The effect of reduced physical activity on longevity of mice." Mech. Ageing Dev., 88(3): 159-68.

NAVARRO A, GOMEZ C, LOPEZ-CEPERO JM, BOVERIS A (2004): „Beneficial effects of mode-rate exercise on mice aging, survival, behavior, oxidative stress, and mitochondrial electron transfer." Am. J. Physiol. Regul. Integr. Comp. Physiol., 286(3): R505-11.

OGUMA Y, SESSO HD, PAFFENBARGER RS, LEE IM (2002): „Physical activity and all cause mortality in women: a review of the evidence." Br. J. Sports Med., 36: 162-72.

PARISE G, BROSE AN, TARNOPOLSKY MA (2005): „Resistance exercise training decreases oxidative damage to DNA and increases cytochrome oxidase activity in older adults." Exp. Gerontol., 40(3): 173-80.

PETERSON CM, JOHANNSEN DL AND RAVUSSIN E (2012) "Skeletal muscle mitochondria and aging: a review." *Journal of aging research*. 2012, 194821.

PHILLIPS WT, PRUITT LA, KING AC (1996): „Lifestyle Activity". Sports Medicine, 22 (1): 1-7.RESCH K-L (1995): Homocystein und Arteriosklerose. München: GFI.

ROWE JW, KAHN RL (1998): Successful Aging. New York: Pantheon Books.

SALMINEN A AND KAARNIRANTA K (2010) "ER stress and hormetic regulation of the aging process." *Ageing research reviews*. 9 (3), 211–7.

SALTIN B, ROWELL LB (1980): „Functional Adaptions to Physical Activity an Inactivity." Fed. Proc., 39: 1506-9.

SMITH TP, KENNEDY SL, FLESHNER M (2004): „Influence of age and physical activity on the primary in vivo antibody and T cell-mediated responses in men." J. Appl. Physiol., 97(2): 491-8.

SPEAKMAN JR, SELMAN C, MCLAREN JS, HARPER EJ (2002): „Living fast, dying when? The link between aging and energetics." J. Nutrition, 132(6 Suppl 2): 1583S-97S.

SPIRDUSO WW (1995): „Muscular Strength and Endurance". In: Physical Dimensions of Aging,. Human Kinetics: 123-151.

STARLING RD (2001): „Energy expenditure and aging: effects of physical activity." Int. J. Sports Nutr. Exerc. Metab., 11 Suppl: S208-17.

TAIPALE RS, MIKKOLA J, SALO T, et al. (2013) "Mixed maximal and explosive strength training in recreational endurance runners." *Journal of strength and conditioning research / National Strength & Conditioning Association*.

YARASHESKI KE (2003): „Exercise, aging, and muscle protein metabolism." J. Gerontol. Biol. Sci. Med. Sci., 58(10): M918-22.

II.12 Altersuhr Energieaufnahme und kalorische Restriktion

ANISIMOV VN, BERNSTEIN LM, EGORMIN PA ET AL. (2005): „Effect of metformin and life span and on the development of spontane0us mammary tumors in HER-2/neu transgenic mice." Exp. Gerontol., 40(8-9): 685-93.

BACHURIN SO, SHEVTSOVA EP, KIREEVA EG, OXENKRUG GF, SABLIN SO (2003): „Mitochondria as a Target for Neurotoxins and Neuroprotective Agents." Annals of the NY Acad. Sciences, 993: 334-44.

BARTKE A, BROWN-BORG H (2004): „Life extension in the dwarf mouse." Curr. Top. Dev. Biol., 63: 189-225.

BOUWMAN FG, CLAESSENS M, VAN BAAK MA, et al. (2009) "The physiologic effects of caloric restriction are reflected in the in vivo adipocyte-enriched proteome of overweight/obese subjects." *Journal of proteome research*. 8 (12), 5532–40.

CAO SX, DHAHBI JM, MOTE PL, SPINDLER SR (2001): „Genomic profiling of short- and long-term caloric restriction effects in the liver of aging mice." Proc-Natl-Acad-Sci-U-S-A, 98(19): 10630-5.

DEMETRIUS L (2004): „Caloric restriction, metabolic rate, and entropy." J. Gerontol. Biol. Sci. Med. Sci., 59(9): B902-15.

DHAHBI, JM, KIM HJ, MOTE PL ET AL. (2005): „Temporal linkage between the phenotypic and genomic responses to caloric restriction." Proc. Nat. Acad. Sci., 101(15): 5524-9.

FACCHINI FS HUA NW REAVEN GM ET AL. (2000): „Hyperinsulinemia: the missing link among oxidative stress and age related diseases?" Free Rad. Biol. Med., 29: 1302-6.

FLEMING TH, HUMPERT PM, NAWROTH PP, et al. (2011) "Reactive metabolites and AGE/RAGE-mediated cellular dysfunction affect the aging process: a mini-review." *Gerontology*. 57 (5), 435–43.

FORSTER MJ, MORRIS P, SOHAL RS (2003): „Genotype and age influence the effect of caloric intake on mortality in mice." FASEB, 17(6): 690-2.

FRAUKEL S, GUNNELL DJ, PETERS TJ ET. AL. (1998): „Childhood Energy Intake and Adult Mortality from Cancer: The Boyd Orr Cohort Study." British Medical Journal, 316 (7130): 499504.

GOTO S, TAKAHASHI R, ARAKI S, NAKAMOTO H (2002): „Dietary Restriction Initiated in Late Adulthood Can Reverse Age-related Alterations of Protein and Protein Metabolism." Annals of the NY Acad. Science, 959: 50-6.

HAGEN TM, MOREAU R, SUH JH, VISIOLI F (2002): „Mitochondrial Decay in the Aging Rat Heart. Evidence for Improvement by Dietary Supplementation with Acetyl-L-Carnitine and/or Lipoic Acid." Annals of the NY Acad. Science, 959: 491-507.

HALTON TL, WILLETT WC, LIU S ET AL. (2006): „Potato and french fry consumption and risk of type 2 diabetes in women." Am. J. Clin. Nutr.: 83(2): 284-90.

HARPER JM, LEATHERS CW, AUSTAD SN (2006): „Does caloric restriction extend life in wild mice?" Aging Cell. 5(6): 441-9.

HARRISON DE, ARCHER JE, ASTLE CM (1984): „Effects of food restriction on aging: separation of food intake and adiposity". Proc Natl Acad Sci USA, 81: 1835-8.

HIPKISS AR (2006): „Dietary restriction, glycolysis, hormesis and ageing." Biogerontology, publ. Online, 13. Sep. 2006.

INGRAM DK, CHEFER S, MATOCHIK J ET AL. (2001): „Aging and Caloric Restriction in Nonhuman Primates." Annals of the NY Acad. Sciences, 928: 316-26.

INGRAM DK, ANSON RM, DE CABO R ET AL. (2004): „Development of Calorie Restriction Mimetics as a Prolongevity Strategy." Ann. NY. Acad. Sci., 1019: 412-23.

KAEBERLEIN M, KIRKLAND KT, FIELDS S, KENNEDY BK (2004): „Sir2-independent life span extension by caloric restriction in yeast." PloS Biol., 2(9): e296

KARK JD, GOLDBERGER N, KIMURA M, et al. (2012) "Energy intake and leukocyte telomere length in young adults." *The American journal of clinical nutrition.* 95 (2), 479–87.

KATIC M, KAHN CR (2005): „The role of insulin and IGF-1 signaling in longevity." Cell. Mol. Life. Sci., 62(3): 320-43.

KIRKWOOD TBL, ROSE MR (1991): „Evolution of senescence: late survival sacrificed for reproduction." Phil. Trans. Roy. Soc. Lond., 332: 15-24.

KIM JD, MCCARTER RJM, YU BP (1996): „Influence of age, exercise, and dietary restriction on oxidative stress in rats." Aging Clin. Exp. Res., 8: 123-30.

LANE MA, BLACK A, HANDY A ET AL. (2001): „Caloric Restriction in Primates." Annals of the NY Acad. Sciences, 928: 287-95.

LANE MA, INGRAM DK, ROTH GS (2002): „The Serious Search for an Anti-Aging Pill." Scientific American, Aug: 24-29.

LEVINE RL, STADTMAN ER (1996): „Protein Modification with Aging." In: Schneider EL, Rowe JW (eds): Handbook of the Biology of Aging. Acad. Press, Inc: 184-97.

LIPMAN RD, SMITH DE, BLUMBERG JB, BRONSON RT (1998): „Effects of caloric restriction or augmentation in adult rats: longevity and lesion biomarkers of aging." Aging Milano, 10 (6): 463-70.

MCCAY CM, CROWELL MF (1934): „Prolonging the life span." Sci. Month., 39: 405-14.

MCCARTER RJ (1991): „Effects of food restriction on whole body metabolism." Aging, 3, N2: 386-8.

MCCARTER RJ, SHIMOKAWA I, IKENO Y, HIGAMI Y, HUBBARD GB, YU BP, MCMAHAN CA (1997): „Physical activity as a factor in the dietary restriction on aging: effects in Fischer 344 rats." Aging-Milano, 9 (1-2): 73-9.

MASORO EJ (1998): „Influence of caloric intake on aging and on the response to stressors." J. Toxicol. Environ. Health B., 1 (3): 243-57.

MASORO EJ, SHIMOKAWA I, YU BP (1991): „Retardation of the Aging Process in Rats by Food Restriction." Annals New York Academy of Sciences, Vol. 621: 337-352.

MERRY BJ (2000): „Caloric Restriction and Age-Related Oxidative Stress." Annals of the New York Academy of Science, Jun: 180-98.

NAGY I ZS (1994): „Altern supramolekularer Strukturen der Zelle." In: Olbrich, Sames, Schramm: Kompendium der Gerontologie. Landsberg: Ecomed, IV-2.3.1.

NANDHINI TA, THIRUNAVUKKARASU V, RAVICHANDRAN MK, ANURADHA CV (2005): „Taurine prevents fructose-diet induced collagen abnormalities in rat skin." J Diabetes Complications, 19(5):305-11.

NAUGHTON DP, FISHER AE (2003): „Life extension properties of superoxide dismutase mimics arise from „caloric restriction." Chem. Biol., 10(3): 197-8.

PHELAN JP, ROSE MR (2005): „Why dietary restriction substantially increases longevity in animal models but won't in humans." Ageing Res Rev., 4(3): 339-50.

PITSIKAS N, GAROFALO P, MANFRIDI A, ZANOTTI A, ALGERI S (1991): „Effect of lifelong hypocaloric diet on discrete memory of the senescent rat." Aging, 3, N2: 147-52.

POMYTKIN IA, KOLESOVA OE (2003): „Effect of insulin on the rate of hydrogen peroxide generation in mitochondria." Bull. Exp. Biol. Med., 135(6): 541-2.

RAE M (2004): „It's never too late: caloric restriction is effective in older mammals." Rejuvenation Res., 7(1): 3-8.

RICHARDSON A (1991): „Changes in the expression of genes involved in protecting cells against stress and free radicals." Aging, 3, N4: 403-5.

RISO P, KLIMIS-ZACAS D, DEL BO' C, et al. (2012) "Effect of a wild blueberry (Vaccinium angustifolium) drink intervention on markers of oxidative stress, inflammation and endothelial function in humans with cardiovascular risk factors." *European journal of nutrition.*

RODGERS JT, LERIN C, HAAS W ET AL. (2005): „Nutrients control of glucose homeostasis through a complex of PGC-1alpha SIRT1." Nature, 434(7029): 113-8.

ROTH GS, INGRAM DK, LANE MA (2001): „Caloric Restriction in Primates and Relevance to Humans." Annals of the NY Acad. Sci., 928: 305-15.

RUHE RC, COORDT MC, MCDONALD RB (1996): „Effect of caloric restriction and source of dietary carbohydrate on glycemic status of the Fischer 344 rat." Aging Clin. Exp. Res., 8: 287-92.

SHIMOKAWA I, HIGAMI Y, YU BP, MASORO EJ, IKEDA T (1996): „Influence of dietary components on occurrence of and mortality due to neoplasms in male F344 rats." Aging Clin. Exp. Res., 8: 254-62.

SPINDLER SR (2001): „Caloric Restriction Enhances the Expression of Key Metabolic Enzymes Associated with Protein Renewal during Aging." Annals of the NY Acad. Sciences, 928: 296-304.

SPINDLER SR (2005): „Rapid and reversible induction of the longevity, anticancer and genomic effects of caloric restriction." Mech Ageing Dev., 126(9): 960-6.

STADTMAN ER (2001): „Protein oxidation in Aging and Age-Related Diseases." Annals of the NY Academy of Sciences, 928: 22-38.

STOKKAN KA, REITER RJ, NONAKA KO, LERCHL A, JONES DJ (1991): „Food restriction retards aging of the pineal gland." Brain Res. 545: 66-72.

SWAN PB (1996): „To Live Longer, Eat Less! (McCay, 1934-1939)". Paper at Minisymposium „Experiments That Changed Nutritional Thinking", Experimental Biology 96 in Washington, DC.

TAHARA S, MATSUO M, KANEKO T (2001): „Age-related changes in oxidative damage to lipids and DNA in rat skin." Mech-Aging-Dev, 122(4): 415-26.

TURTURRO A, HART RW (1991): „Longevity-Assurance Mechanisms and Caloric Restriction." Annals of the New York Academy of Science, Vol. 621: 363-72.

WAKELING LA, IONS LJ AND FORD D (2009) "Could Sirt1-mediated epigenetic effects contribute to the longevity response to dietary restriction and be mimicked by other dietary interventions?" *Age (Dordrecht, Netherlands)*. 31 (4), 327–41.

WEINDRUCH R, SOHAL RS (1997): „Caloric Intake and Aging". New England Journal of Medicine, Oct 2: 986-94.

WEINDRUCH R, KAYO T, LEE CK, PROLLA TA (2001): „Microarray profiling of gene expression in aging and its alteration by caloric restriction in mice." J. Nutr., 131(3): 918S-23S.

WEINDRUCH R, WALFORD RL (1982): „Dietary restriction in mice beginning at 1 year of age: effects on life span and spontaneous cancer incidence." Science, 215: 1415-8.

YANG CS, LU G, JU J, et al. (2010) "Inhibition of inflammation and carcinogenesis in the lung and colon by tocopherols." *Annals of the New York Academy of Sciences*. 1203, 29–34.

YANAI S, OKAICHI Y, OKAICHI H (2004): „Long-term dietary restriction causes negative effects on cognitive functions in rats." Neurobiol. Aging, 25(3): 325-32.

YU BP, CHUNG HY (2001): „Stress Resistance by Caloric Restriction for Longevity." Annals of the NY Acad. Sciences, 928: 39-47.

YU BP, LIM BO, SUGANO M (2002): „Dietary restriction downregulates free radical lipid peroxide production: plausible mechanism for elongation of life span." J. Nutr. Sci. Vitaminol., 48(4): 25764.

III. Die Zukunft des Alterns – Sozialsystem am Abgrund?

ALZHEIMER'S DISEASE INTERNATIONAL (Adi) (2010): *World Alzheimer Report. The Global Ecconomic Impact of Dementia.*

ANGELL M (2005): The Truth About the Drug Companies: How They Deceive Us and What to Do About It. NY: Random House Inc.

BEGUM AN, JONES MR, LIM GP, et al. (2008) "Curcumin structure-function, bioavailability, and efficacy in models of neuroinflammation and Alzheimer's disease." *The Journal of pharmacology and experimental therapeutics*. 326 (1), 196–208.

BROWN D (2006): „The Technology of Immortality: An Interview with Dr. Michael West." In: Mavericks of Medicine. Smart Publ., online.

BULPITT CJ, FLETCHER AE (1995): „Prolonging life in elderly people: A worthwhile goal of medical care." Aging Clin. Exp. Res., 7: 402-6.

BUNDESMINISTERIUM FÜR GESUNDHEIT UND INSTITUT FÜR GERONTOLOGIE DER UNIVERSITÄT HEIDELBERG (2006): Gesundheit von Frauen in der zweiten Lebenshälfte. Symposium 12-13. Juni, Berlin.

CHU L-W, TAM S, WONG RLC, et al. (2010) "Bioavailable testosterone predicts a lower risk of Alzheimer's disease in older men." *Journal of Alzheimer's disease : JAD*. 21 (4), 1335–45.

FAUX NG, ELLIS KA, PORTER L, et al. (2011) "Homocysteine, vitamin B12, and folic acid levels in Alzheimer's disease, mild cognitive impairment, and healthy elderly: baseline characteristics in subjects of the Australian Imaging Biomarker Lifestyle study." *Journal of Alzheimer's disease : JAD*. 27 (4), 909–22.

FERRI CP, PRINCE M, BRAYNE C ET AL. (2005): „Global prevalence of dementia: a Delphi consensus study." Lancet, 366: 2112-7.

FORCE M (2005): „Solutions for Health Care in Crisis." The Elements of Health: Scottsdale, AZ, publ. online.

FRIES JF (2005): „Frailty, heart disease, and stroke the compression of morbidity paradigm." Am. J. Prev. Med., 5 Suppl 1 (29): 164-8.

FRIES JF (1996): „Prevention of osteoporotic fractures: possibilities, the role of exercise, and limitations." Scand J Rheumatol Suppl, (103): 6-10; discussion 11-2.

FRIES JF (1992): „Strategies for reduction of morbidity." Am J Clin Nutr, 6 Suppl (55): 1257S-1262S.

FRIES JF (1988): „Aging, illness, and health policy: implications of the compression of morbidity." Perspect. Biol. Med., 3 (31): 407-28.

FRIES JF, BRUCE B AND CHAKRAVARTY E (2011) "Compression of morbidity 1980-2011: a focused review of paradigms and progress." *Journal of aging research*. 2011, 261702.

FRIES JF, KRISHNAN E (2004): „Equipoise, design bias, and randomized controlled trials: the elusive ethics of new drug development." Arthritis Res. Ther., 3 (6): R250-5.

GAVRILOV L, GAVRILOVA NS (2004): „Why We Fall Apart. Engineering's Reliability Theory Explains Human Aging." IEEE Spectrum, 41(9): 30-35.

DE GREY ADNJ (2004): „An engineer's approach to the development of real anti-aging medicine." In: Post SG, Binstock RH (eds.): The Fountain of Youth: Ethical, Religious, and Existential Perspectives on a Biomedical Goal. Oxford University Press, 249-267.

DE GREY ADNJ, AMES BN, ANDERSEN JK, BARTKE A, CAMPISI J ET AL.(2002): „Time to talk SENS: critiquing the immutability of human aging." In: Harman D (ed.): Increasing Healthy Life Span: Conventional Measures and Slowing the Innate Aging Process - Ninth Congress of the International Association of Biomedical Gerontology, Annals NY Acad Sci, 959: 452-62.

DE GREY ADNJ, GAVRILOV L, OLSHANSKY SJ, COLES LS, CUTLER RG, FOSSEL M, HARMAN SM (2002): „Antiaging technology and pseudoscience." Science, 296(5568): 656.

DE GREY ADNJ (2004): „Aging, childlessness or overpopulation: the future's right to choose." Rejuvenation Res, 7(4): 237-8.

DE GREY ADNJ (2005): „Foreseeable and more distant rejuvenation therapies." In: Rattan SIS (ed.): Aging Interventions and Therapies. World Scientific, 379-95.

DE GREY ADNJ (2006): „Has Hippocrates Had His Day?" Rejuv. Res., 9(3): 371-3,

HÄUSSLER B, GOTHE H, GÖL D, GLAESKE G, PIENTKA L, FELSENBERG D (2006): „Epidemiology, treatment and costs of osteoporosis in Germany." The BoneEVA Study. In: Osteoporosis International – online.

HAMAGUCHI T, ONO K, MURASE A, et al. (2009) "Phenolic compounds prevent Alzheimer's pathology through different effects on the amyloid-beta aggregation pathway." *The American journal of pathology*. 175 (6), 2557–65.

HAMAGUCHI T, ONO K AND YAMADA M (2010) "REVIEW: Curcumin and Alzheimer's disease." *CNS neuroscience & therapeutics*. 16 (5), 285–97.

HARRIES C, FORREST D, HARVEY N, ET AL. (2007): „Which doctors are influenced by a patient's age? A multimethod study of angina treatment in general practice, cardiology and gerontology." Quality and Safety in Health Care, 16: 23-27.

HASSAN R (2000): „Social consequences of manufactured longevity." Med. J. Austr., 173: 601-3.

HERGOGH C (2013): "Aging Beyond Frailty: The Future of Old Age." In: Schermer M, Pinkxten W (eds.): *Ethics, Health Policy and (Anti-) Aging: Mixed Blessings, Ethics and Health Policy*. Dortrecht: Springer.

HISHIKAWA N, TAKAHASHI Y, AMAKUSA Y, et al. (2012) "Effects of turmeric on Alzheimer's disease with behavioral and psychological symptoms of dementia." *Ayu*. 33 (4), 499–504.

HUBERT HB, BLOCH DA, OEHLERT JW, FRIES JF (2002): „Lifestyle habits and compression of morbidity." J. Gerontol. A. Biol. Sci. Med. Sci., 6 (57): M347-51.

KIM G, KIM H, KIM KN, et al. (2013) "Relationship of cognitive function with B vitamin status, homocysteine, and tissue factor pathway inhibitor in cognitively impaired elderly: a cross-sectional survey." *Journal of Alzheimer's disease : JAD*. 33 (3), 853–62.

KUROWSKA EM, SPENCE JD, JORDAN J ET AL. (2000): „HDL-cholesterol-raising effect of orange juice in subjects with hypercholesterolemia." Am. J. Clin. Nutr., 72(5): 1095-1100.

LAPASSET L, MILHAVET O, PRIEUR A, et al. (2011) "Rejuvenating senescent and centenarian human cells by reprogramming through the pluripotent state." *Genes & development*. 25 (21), 2248–53.

LEHR U (2004): „Gesellschaft mit Zukunft – Altern als Herausforderung für Prävention und Gesundheitsförderung." Berlin: Vortrag 1. Kongress des Deutschen Forums Prävention und Gesundheitsförderung.

LOWENFELS A (2013) "The view from the top: Centenarians and global health." *Journal of Local and Global Health Perspectives*. (2013), 4.

LUCHSINGER JA, MING-XIN T, MILLER J ET AL. (2007): „Relation of Higher Folate Intake to Lower Risk of Alzheimer Disease in the Elderly." Arch. Neurol., 64: 86-92.

MARWICK C (1995): „Longevity requires policy revolution." JAMA, 273: 1319-1320.

MOON H-J, KO W-K, JUNG M-S, et al. (2013) "Coenzyme q10 regulates osteoclast and osteoblast differentiation." *Journal of food science*. 78 (5), H785–891.

MORRIS MC, DENIS A, EVANS MD ET AL. (2003): „Consumption of Fish and n-3 Fatty Acids and Risk of Incident Alzheimer Disease." Arch. Neurol., 60: 940-6.

MORRIS MC, EVANS DA, BIENIAS JL ET AL. (2004): „Dietary niacin and the risk of incident Alzheimer's disease and cognitive decline." J. Neurol. Neurosurg. Psych., 75: 1093-9.

MORRIS MC, EVANS DA, TANGNEY CC ET AL. (2005): „Relation of the Tocopherole forms to incident Alzheimer disease and to cognitive change." Am. J. Clin. Nutr., 81(2): 508-14.

MORRISON JH, BRINTON RD, SCHMIDT PJ, GORE AC (2006): „Estrogen, Menopause, and the Aging Brain: How Basic Neuroscience Can Inform Hormone Therapy in Women." J. Neurosc. 26(41): 10332-48.

OLSHANSKY SJ, PERRY D, MILLER RA, BUTLER RN (2006): „Longevity dividend : What should we be doing to prepare for the unprecedented aging of humanity?" The Scientist, 20(3): 28-36.

OLSHANSKY SJ, CARNES BA, GRAHN D (1998): „Confronting the boundaries of human longevity." Am Scientist, 86: 52-61.

ONO K, LI L, TAKAMURA Y, et al. (2012) "Phenolic compounds prevent amyloid -protein oligomerization and synaptic dysfunction by site-specific binding." *The Journal of biological chemistry*. 287 (18), 14631–43.

PEARSON D, SHAW S (1983): Life Extension – A Practical Scientific Approach. Warner Books: New York.

PEARSON D, SHAW S: „Truth, Freedom, and the FDA". In: David Jay Brown (2006): Mavericks of the Mind, Smart Publ.

QUIK M, PEREZ XA AND BORDIA T (2012) "Nicotine as a potential neuroprotective agent for Parkinson's disease." *Movement disorders : official journal of the Movement Disorder Society*. 27 (8), 947–57.

RAY L, KHEMKA VK, BEHERA P, et al. (2013) "Serum Homocysteine, Dehydroepiandrosterone Sulphate and Lipoprotein (a) in Alzheimer's Disease and Vascular Dementia." *Aging and disease*. 4 (2), 57–64.

RAZAY G, VREUGDENHIL A, WILCOCK G (2007): „The Metabolic Syndrome and Alzheimer Disease." Arch. Neurol., 64: 93-6.

RODRIGUES R, SMITH MA, WANG X, et al. (2012) "Molecular neuropathogenesis of Alzheimer's disease: an interaction model stressing the central role of oxidative stress." *Future neurology*. 7 (3), 287–305.

SCHIRRMACHER F (2004): Das Methusalem-Komplott. München: Blessing.

SHAW JE, SICREE RA AND ZIMMET PZ (2010) "Global estimates of the prevalence of diabetes for 2010 and 2030." *Diabetes research and clinical practice*. 87 (1), 4–14.

SINCLAIR D A, GUARENTE L (2006): „Unlocking the secrets of longevity genes." Scientific American 294, 48-57.

STEFANI M AND RIGACCI S (2013) "Protein folding and aggregation into amyloid: the interference by natural phenolic compounds." *International journal of molecular sciences.* 14 (6), 12411–57.

STOCK GB (2004): „The Pitfalls of Planning for Demographic Change." Ann. NY. Acad. Sci., 1019: 546-51.

VERBAND FORSCHENDER ARZHEIMITTELHERSTELLER (2004): Defizite in der Arzneimittelversorgung in Deutschland. Kurzfassung des Gutachtens von Fricke & Pirk, Nürnberg. Pressemitteilung.

VITA AJ, TERRY RB, HUBERT HB, FRIES JF (1998): „Aging, health risks, and cumulative disability." N Engl J Med, 15 (338): 1035-41

WACHTER KW, FINCH CE (1997): Between Zeus and the Salmon. The Biodemography of Longevity. Washington, D.C.: National Academy Press.

WIMO A (2006): Presentation on the 10th International Conference on Alzheimer's Disease and Related Disorders (ICAD), Madrid.

ZONDERMAN AB (2005): „Predicting Alzheimer's Disease in the Baltimore Longitudinal Study of Aging." J. Geriatr. Psychiatry. Neurol., 18(4): 192-5

Stichwortverzeichnis

A

Abortgefahr 206

Abwehrenzym **93**, 117, 122

Acarbose 522

Acetaldehyd 112, **134ff.**

Acetyl-Carnitin 444, **558ff.**

Acetylcholin 343, 445

Acetylcholinsynthese 207

Acetyl-Cystein 118, 450, 560

Acetylsalicylsäure 266

Adaptogen 311

ADHS 164

Adrenalin 151, 179, 386, 494

Adrenopause **274ff.**

Advanced Glycosylation End Products 519

Aerobic 462

Aflatoxin 392

Agave 65

AGE-Hemmer 520

AGEs 498, 509, **519ff.**

Aggressivität 195, 206, 225, 237

AIDS 30, 113, 292, 400, 447

Akne 182, 206, 300, 308

Akutkrankheit 532

Alagebrium® 522

Alge 83, 160, 375

Alginat 515

Alkohol 47, 78, 118ff., **133ff.**, 183, 211, 268, 311, 345, 360, 399

Allopregnanolon 227

Alphablocker 401

Alpha-Karotin 147

Alpha-Linolensäure 111, 132, 211

Alpha-Liponsäure 75, 119, 123, 148, **557f.**

Alpha-Tocopherol 70, 139, 454

Alternsfaktor 70, 373, 423, 458

Alternsgeschwindigkeit 159, 505, 525

Alternstheorie 84, 325, **421f.**

Alternswissenschaft 19, 316, 334, 416, 447, 485

Altersblindheit 299

Altersdiabetes 124, 333, 479, 517, **540f.**

Altersflecken 48, **125f.**

Altersherz 416

Alterskrankheit **43–51**, 82, **84ff.**, 133, 262, 292, 385, 416, 473, 490, 510, 539

Alterspyramide 49

Altersrekord 42, 549

Altersschwäche 33, 47, 335

Altersschwerhörigkeit 393

Alterungsprogramm 65, 495

ältester Mensch 42

Aluminium **106ff.**, 219, 393

Alzheimer, Alois 533

Alzheimer-Krankheit 30, 47, 60, 88, 106, 196, 203, 262, 384, **53**

Alzheimer-Plaques 196, 262, 373, 384, 430, 516

Ambrosia 16, 485

Aminoguanidin 520

Aminosäure(n) 108, **118ff.**, 285, **340–345**

anabole Steroide 261, 327

Androgene 151ff., **233–247**, 263, 293f., 473f., 481

Androgenisierung 300

Andropause 233ff.

Androstendion 247, 272

Androsteronsulfat 279

Angell, Marcia 546

Angina Pectoris 400, 441

Ängstlichkeit 164, 167, 195, 206, 248, 325

Angstzustände 211

Antagonistische Pleiotropie 28, 199

Anthocyanidin 134, 144, 444

Antiarrhythmetika 184

Antibabypille 59, 156, 207, 388

Antibiotika 112, 173

Antidepressivum 114, 184, 203, 343, 357

Antikörperbildung 292, 295, 378

Antioxidans 38, 84, 90, **96ff.**, 103, 114, **119–147**, 202, 282, 360, **371ff.**, 438, 451

Antriebsmangel 179, 408

Apathie 441

Apo B100 176
Apo E-Allel 536
Apoptose 91
Appetit 510ff.
Aprikosenkernöl 266
Ardenne, Manfred von 408, 414
Arginin 121, 258, 325, **341f.**
Aristoteles 50
Arrhythmie 440
Arsen 185
Arteriosklerose / Atherosklerose 95, 107, 110, 112,
    159, 163, 174, 208, 333, **439f.**
arteriosklerotische Ablagerung 37
Arthritis 113
Ascorbat / Ascorbinsäure; s. auch Vitamin C 97, 131,
    443, 461
Ascorbylpalmitat 90
Aslan, Ana 315
Aspirin / ASS 266, 345, 401, 522
Astaxanthin 148, 509
Atemstillstand 430, 432
Atherogene 95, 163, 295, 398
Atmungskette 428, **433ff.**
ATP 82, 85, 424, 448
Auge 114, 118, 119, 140, 352, 383, 520
Augentropfen 520
Ausdauertraining 462, 477
Aussehen 35, 40, 51, 153, 196, 463, **473f.**
Autoimmunkrankheit 158, 187, 292, 299, 498
Autoimmunreaktion 181, 183

B

Baby-Boomer-Generation 534
Badeunfall 430
Bakterien 30f., 68, 83, 86
Baldrian 374
Ballaststoffe 503, **518**, 523, 555
Ballsportart 469
Banane 396
Bauchfett 208, 246, 252, 269
Baum 22–24

Behörde 55, 77, 99, 131, **137f.**, 218, 274, 276, 283,
    315, 349, 375, 404
Belastungsintensität 461
Benfotiamin 522
Benommenheit 228
Benzodiazepin 381, 401
Bergsteigen 104
Bergvölker 104
Beta-Amyloid 196, 262, 384, 430
Betablocker 184, **400**
Beta-Karotin 97, 139, **145ff.**, 267
Bewegung 265, 465ff.
Bewegungsapparat 164, 228, 262, 468
Bewegungsmangel 46, 50, 69, 130, 242, 437
BHT 100, **120f.**, 140
Bibel 16, 42
Biene 59
Bier 346, **523f.**
Bierbauch 493
Bierhefe 108, 521
Bindegewebe 208, 463, 496
biochemische Individualität 169, 195, 223, 253, 283,
    389, **391ff.**
Biodaten 72, 464
Bioflavonoide 444, 451
biologische Marker 27, 254, 461, 465, 483
bipolare Depression 400
Bisphenol A 180, **185f.**
Blackburn, Elizabeth 67
Blaubeeren 77, 444, 555
Blausäure 428
Blei 106, 112
Blinde 361
Bliznakov, Emile G. 437
Blutarmut 254
Blutdruck 260, 337, 379, 440, 466, 481, 498
Blutgefäße 47, 90, 196, 439, 452
Blutgerinnung 286
Blut-Hirn-Schranke 372, 383
Bluthochdruck 49, 174, 400, 436, 439, 481, 504
Blutkörperchen 90ff., 128, 261, 450
Blutvergiftung 282
Blutverlust 432, 508

Blutzucker 124, 286, 287, 299, 323, 326, 338, 347, 506, 518, 524

Bodybuilding 339, 470, 476

Botenstoff; s. Hormon

Brotkernmehl 515

Brown-Sequard, Charles Edouard 235

Bruch / Brüche 237, 472

Brustansatz 207, 254

Brustkrebs 78, 107, 206, **211ff.**, 218, 307, **359ff.**

Brustkrebszellen 392

Brustspannungen 201, 206, 225, 300

Burn-out 179, 339

Burns, George 36

B-Zellen 299

C

Cadmium 112

Caenorhabditis elegans 65f., 115, 436

Calcifikation 208

Calment, Jeanne 43

Cannabis 399f.

Canthaxanthin 97, 139, 146

Cardiolipin 445

Carnitin 75, 148, 430f., **444ff.**, 454

Carnosin 519f.

Catechin 266, 444

Cellulite 58, 337, 493

Centrophenoxin; s. auch Helfergin® 126f., 146

Chemotherapie 377, 392

chinesische Medizin 160, 235

Chloroquin 113

Cholesterin; s. auch HDL-Cholesterin 95, 107, 119, 124

Cholesterinsenker; s. auch Lipidsenker 111, 191, 265

Cholesterinspiegel 110, 389, 517

Cholesterinstoffwechsel 244

Chrom 124, 148, **519f.**

Chromosom 67, 88

Chrompicolinat 521

chronische Müdigkeit 113, 123

Chrysin 270

Churchill, Winston 457

Cialis® 259

Circadin® 382

Clonidin 347, 401

Coenzym Q10 75, 148, 266, **427f.**, **438ff.**, 453, 461

Cola 399

COPD 262

Coping 311

Cortisol 178, 231, 285, 339

Cortisonpräparate 179, 185

Coviella Mexicana 22

COX-2 206

Crapo, Lawrence 150, 355

Creatin 431, 450

Cross-linking 127, 508f.

CRP 176

Cryptoxanthin 145

Cuttler, Richard 45

Cyanidvergiftung 429

Cystein (L-Cystein) 75, **118ff.**, 136, 148, 461

D

Dallas-Studie 464

Darmkrebs 218, 333

Darwin 17

Dauerkälte 424, 505

Dauerlauf 447

Dauerstress 179, 286, 378, 441

DDT 185f.

de Grey, Aubrey 546ff.

Deanol; s. DMAE 126

Decosahexaensäure 536

Defizithypothese der Alterung 27

Dehydroepiandrosteron; s. DHEA 271, 278

Delayed Sleep Phase Syndrome 358, 392

Demenz 127, 203, 285, **533ff.**

demographische Entwicklung 194, 531

Denham, Harman 44, 83, 102, 430, 496, 512

Deos 107, 219

Deoxy-Corticosteron 227

Depo-Provera 217

Deprenyl®; s. Selegilin 115, 269, 393, 442

Depression 153, 164, 195, 203, 231, 248, 252, 260, 285, 299, 339, 342, **356ff.**

depressive Verstimmungen 182, 107

Desinfektionsmittel 87, 186

Deter, Auguste 533ff.

DHA 536

DHEA 146, 153, 231, 271, **274ff.**

DHT 261, 264, 270

Diabetes 46, 69, 113, 124, **155ff.**, 174, 291, 299, 333

diabetische Neuropathie 447

Diazepam 401

Dickleibigkeit 108, 328, **492ff.**

Dihydrotestosteron; s. DHT 264

Dilman, Vladimir 369

Dioscorea 216

Diosgenin 302

Dioxin 112, 185f.

Disposable Soma Theory 496

Distelöl 69, 109, 111, 211

Diuretikum 217

DNA **66ff.**, 83, 92, 102, 383, 508

Doping 261, 283f., 444

Downsyndrom 87f.

Drogenpolitik 77

Drosophila melanogaster 458

Durchblutung 84ff., 408f., 431f.

Durchblutungsmangel 418, 431

Durchblutungsstörung 84, 126, 462

Durchfall 337

durchschnittliche Lebensspanne 40ff.

Dystonie 411

E

Eier 160, 523

Eierstock 145, 164, 237

Einstein, Albert 21, 58, 84, 369

Einzeller 67, 83

Eisen 91f., 106ff., 186

Eisenmangel 107

Eisenprotein 455

Eizelle 198

Ejakulation 257

Ejakulationsdruck 254

Elefant 31, 420

Elektron 86, 428, 448

Elektrosmog 112, 396, 401

Eleutherococcus 311

Embryo 141, 186, 217

Endometriose 163

Endorphine 296

Energie 82

Energieaufnahme 323, 485ff.

Energieausbeute 409ff.

Energiegewinnung 82, 392

Energiemangel 85, 325

Energiestoffwechsel 74, 94, **415ff.**

Energieumsatz 58, 71, 106, 177

Energiezufuhr 134

Engineered Negligible Senescence 546

Entspannungstechnik 310

Entzündung 488

Entzündungsfaktoren 208, 286

Entzündungshemmer 176, 184

Entzündungsreaktion 76, 336, 536

Enzym 67, 93ff., 115, **427ff.**

Enzymhemmer 270

Epilepsie-Wirkstoffe 184

Epithalamin 369, 394

Epithalon 496

equine Östrogene 213ff.

Erdnüsse 266

erektile Dysfunktion 297

Erektion 255ff.

Erektionsfähigkeit 249

Erektionsproblem 254, 259

Erholungsfähigkeit 272, 283, 327, 335

Ermüdungsresistenz 499

Ertrinken 430

Erythrozyten 95, 261, 498

Essstörung 206, 200

Estradiol 180–229

Estrogen Switching Effect 211, 360

Estron 180, **204–215**

Ethinylestradiol 208, 223

Etoxyquin 38, 120

Eunuch 151

Evans, William 316, 461

Evolution 17, 24, **27–42**, 96, 258, 357, 409

Evolutionsvorteil 198

ewiges Leben 22

F

Fadenwurm; s. auch Caenorhabditis elegans 65, 436, 455

Fahrradtraining 462, 466

Fallschirmspringer 340

Falten 35, 37, 92, 337, 509

Fasten 347, 515

Favabohnen 343

FDA 404, 545

Ferritin 187

Fertilität 163

Fertilitätsstörungen 205, 217

Fett 28, 94ff., 108, **492ff.**

Fett absaugen 472

Fettaufbau 463, 471

Fettgewebe 178, 244, 269

Fettleibigkeit 69, **177ff.**, 248, 269, 330, 492

Fettpolster 152, 330, 494

Fettsäure(n) 70, 110, 265, 360

Fettspeicher 294

Fettspeicherung 28, 323, 325

Fettstoffwechsel 263, 538

Fettzunahme 163, 251, 330

Fibrinogen 208

Fibrosen 69, 206

Figur 51, 247, 328, 463, **475f.**

Figurveränderung 251

Finasterid 270

Fisch 69, 116, 143, 265, 317, 452, 523

Fitness 309, 382, **471–484**

Flavonoide 146, 443ff.

Fledermaus 25, 128, 425f.

Fleisch 75, 89, 108, 119, 445, 523

Fliege 21, 25, 60, 87, 119, 321, **458ff.**

Flohsamen 515

Fluoride 185

Folsäure 75, 148, **307**

Fortpflanzung 33, 128, 205, 208, **258**, 356

Fortpflanzungsfähigkeit **26–35**, 197, 233

freie Radikale 66, 80, 81ff.

Fries, James 541

Frischzellenkur 24

Fructose 517

FSH 200, 224, 262

funktionelle Lebensspanne 44, 102, 121, 228, 309, 331, 335, 456, 483

G

Gallenprobleme 163f., 182

Gamma-Tocopherol 110, 125, 139, 265, 454

Gartenarbeit 479f.

Gavrilov, Leonid 50f., 548

Gavrilova, Natalia 50f., 548

Gebärmutter 145, 225

Gebärmutterkrebs 145, 205ff.

Gebrechlichkeit 12, 103, 319, 335, 542f.

Geburtsschäden 217, 230

Gedächtnis 76, 155, 203, 254, 285, 336, 445, 497

Gefäßalterung 75, 124, **177**, 379, 439

Gefäßgesundheit 207

Gefäßkrankheit 130, 139, 143, 197, 212

Gefäßwand 91, 95, 208

Gehhilfe 473

Gehirn 23, 153, 164, 186, 196, **200ff.**, 245, **282ff.**, 342ff., 349, 372, 384, 419, 429, 440, 497

Gelée royale 59

Gelenkschmerzen 164

Gemüse 132, 142, 523

Gene 28, **64ff.**, 322, 420, 436, 447, 493, **496ff.**

Genetik 64ff., 353f., 383, 394, 411, 436, 491

Genexpression 285, 297, 322, 438, 498, 525f.

Genregulator 437

Gentechnik 317

Gentherapie 548

Gerinnungshemmer 184

Gestagen **216–221**, 227, 230

Gesundheitssport 129, 339, **460ff.**

Gesundheitssystem 11, 43, 49, 241, 303, 312, 531, 541, 544
Gewebehypothyreose 170f.
Gewichtszunahme 177, 179f.
Gicht 164
Ginseng 256f., 311
Glucocorticoide 392
Glucoseintoleranz 517
Glucosetoleranz 337, 387, 479, 521
Glucosetoxizität 282
Glutamin 343
Glutaminsäure 118
Glutathion 93, 100, **113–120**, 127, 382, 443, 450
Glutathion-Peroxidase 93, 115, 333, 372, 382
Glycin 118, 343
Glycolipide 518
Glycoproteine 518
Glycosylation 469, 516f., 519
Glycosylationshemmer 522
Glykogen 505
Gobel, David 547, 550f.
Gonadenhormone 360
Gorilla 285
Granolazellen 201
Greider, Carol 67f.
Griechen 40f., 151
Grippe 90, 113
Grippeviren 282
Großmuttertheorie 198
Grüntee 69, 266
Grüntee-Polyphenole 123, 148, 509, 540
GSH: siehe Glutathion
Guarente, Lenny 526, 547
Guarmehl 515
Gymnastik 473

H
Haar(e) 48, 196, 325
Haarausfall 35ff., 140, 183, 207, 270
Haarbleichmittel 87
Haarverlust 209
Hafer 396

Haferkleie 124, 515
Hämoglobin 90
Hanföl 111, 132, 211, 360, 536
Hanfpflanze 399
Hanfsamen 110, 398
Harman, Denham 44, 83, 102f., 430, 496, 512
Harn 156, 280
Harnblasentumor 122
Harnmenge 155
Harnwegsinfekte 210
Hashimoto 187
Haushaltszucker 488, 517
Haut 51, 75, 89, 101, 113, 135, 182, 196, **508–510**
Hautkollagen 135
Hayflick, Leonard 64
HDL-Cholesterin 124, 196, 216, 260, 336, **344f.**, 440, 480, 538
Hefe 446, 497
Hefepilz 78, 321
Heißhunger 206f., 524f.
Helfergin® 127, 146
Herpes 121, 141, 300
Herzbeschwerden 343, 400, 433, 452
Herzinfarkt 153, 174, 190
Herzinsuffizienz 434, 445, 454
Herz-Kreislauf 163, 299, 393, 439
Herz-Kreislauf-Krankheiten 28, 69, 118, **122ff.**, 149, 174, 263, 290, 333
Herz-Kreislauf-Risiko 131, 229
Herzleistung 464, 522
Herzmuskelzelle 70, 411, 419f., 430
Herzschwäche 76, 116, 318, 433
Hippokrates 232, 465f.
Hirnhautentzündung 393, 535
Hirsutismus 260, 313
Hitzewallung 201f.
Hochleistungssportler 327
Höchstalter 12, 42, 120, 482
Hoden 117, 119, 145, 151, **235ff.**, 245, 289
Hodenunterfunktion 244, 250, 256
Hodgkin 334
Homo sapiens 43, 72
Homocystein 75, 398, 450, 537

Hörsturz   440

Hörverlust   164, 182, 411, 440

Hufeland, Wilhelm C.   57, 64

Hummer   26

Hund   22, 42, 265, 270, 285, 306, 522

Hundertjährige   27

Hutchinson-Gilford-Syndrom   48

Hydroxyl-Radikale   **91–106**, 282, 360, 373, 412, 497

Hydroxyprolin-Ausscheidung   295

Hypercholesterinämie   174

Hypericin   114

Hyperinsulinämie   163

Hyperlipidämie   440

Hyperprolaktinämie   163

Hyperthyreose   187, 190

Hypoglykämie   328

Hypogonadismus   240, 244, 249, 256

Hypophyse   168, 296

Hypothalamus   200, 245, 518

Hypothermie   164

Hypothyreose   158, 161, 164, **167–189**

Hypotonie   163, 432

I

Ibuprofen   401

Immunabwehr   129, 281, 286, 292, 378

Immunschwäche   30, 436

Immunsystem   65, 76, 97, 108, 163, 282, **299f.**, 332, 358, 372, 498

Immuntheorie des Alterns   292, 364

Impfung   292, 295, 300, 389, 535

Impotenz   9, 243, **256ff.**

Indolamine   351

Infektion   30, 33, 51, 173, 276, 282, 299f., 378

Infektionsneigung   163

Infektionsrisiko   159, 173, 176

Inkontinenz   206

Insekt(en)   25, 78, 116

Insulin   155, **291–299**, **323ff.**, 379, **470**, 518

Interleukin   332, 336, 376, 498

ionisierende Strahlung   86, 116

Isoflavone   186

J

Jod   141, **160ff.**, 185, 187

Jodmangel   187, 191

Johanniskraut   114, 357, 374, 396

K

Kakao   18, 77

kalorische Restriktion   58, 73, 79, 105, 323, 401, **485ff.**

Kälteintoleranz   182

Kalzium   107, 187, 467ff.

Kapillargefäße   91

Kardiotraining   471

Karotine   38, 97, 114, 139, **145ff.**, 371

Karotinoide   139f., 145, 147

Karpaltunnelsyndrom   164, 337

Kartoffel   517, 523

Kastrat   151f.

Katalase   **93ff.**, 115, 299, 372, 442, 498

Katarakte   113, 115, 383, 447, 506, 520

Kater   135, 137

Keimdrüse   200, 235, 244, 267

Keimdrüsenextrakte   235

Kernstrahlung   383

Killerhormon   287

Kind(er)   47ff., 107, 141, 159, 193, 316, 388, 514

Kindersterblichkeit   41ff.

Kirkwood, Thomas   496f.

Klimakterium; s. Menopause

Knoblauch   116, 450

Knochendichte   237, 258, 260, 286, 291, 326, 333

Knochenschwund   318, 340

Knorpel   468

Kochsalz   387

Koffein   143, 381, 386, 399

kognitive Einbußen   209, 196

kognitive Störungen   128, 160

Kohlenhydrat(e)   82, 123, **338**, 347, 428, 470, 503, **516ff.**, 523

Kohlgewächse

Kollagen   135, 196, 519

Kollagenatrophie   212

Kollagenbildung 208

konjugierte equine Östrogene 215ff.

konjugierte Östrogene 208

Kontrastmittel 185

Konzentrationsschwäche 207

Koordination 444, 472

Kopfschmerz 167, 182, 327, 343, 521

koronare Herzkrankheit 117, 129, 130, 260, 379, 473

Körperfett 178, 269, 300, 330, 463, 480, **492f.**

körperidentische Hormone 70, 216, 218, 220, 223, **228ff.**

Körpermasse 71, 177, 250, 424, 464, 505

Körpertemperatur 167, 178, 193

Kortikoide 281, 285, 287

Kraft 45, 152, 228, 234, 237, 268, 294, 336, **461ff.**, **471ff.**, 481

Krafttraining 329, 443, 472ff.

Krampfneigung 164, 182

Krebs 25, 47, 82, 101, 113, 122, 264, 283, 300, **358ff.**, 499

Krebsrisikofaktoren 95, 122, 206, 265

Krebszelle 68, 116, 265

Kreislaufprobleme 228

Kretinismus 159f.

Kreuztransplantation 363, 370

Kropfbildung 160

Kühlschrank 109, 423f.

Kupfer 106, 186, 583

Kurkuma 69, 537

L

Labortest 305, 389

Lachs 65, 140, 287

Laktat 433

Laufband 507

Laufen 462, 469, **479ff.**

L-Carnitin 148, 445

L-Cystein; s. Cystein

LDL-Cholesterin 95, 196, 260, 326, 336, 379, 439, 480, 516

L-Dopa 343, 442

Lebensenergie 105, 407ff., 428

Lebenserwartung 40ff., 102, 108, 173, 231, 436, 456, 482, 490, 512, 549

Lebensrate 420ff.

Lebensspanne 40ff.

Lebenstreppe 37

Leber 75, 117, **133ff.**, 165, 186

Leberfunktionsstörungen 113, 140, 184, 207, 305

Lebersches Syndrom 411

Leberzirrhose 447

Leinöl 111, 132, 211, 265

Leinsamen 110, 398

Leistungsfähigkeit 9, 34, 37, 50f., 82, 103, 250, 264, 324, **456ff.**, 505

Leon, Ponce de 18, 348

Leptin 393

Lerner, Aaron 350ff.

Lernschwierigkeiten 76

Lethargie 182

Leukämie 334

Levitra® 259

Libido 163, **247ff.**, 297, 308

Libidoverlust 195, 208, 248, 254

Lichteinfluss

Lichttherapie 356f.

Lichtwellen 114

Limonade 523f

Linnane, Anthony 416, 438

Linolensäure **110f.**, 132, 211, 265, 398, 536

Linolsäure 110, 211, 360

Linsentrübung 383, 520

Lipidperoxid 89

Lipidperoxidation 91, 94, 97, 107, 109, 131, 245, 290, **372ff.**, 520

Lipidsenker 95, 344

Lipoamid-Dehydrogenase 449

Lipofuscin 123, 125ff., 498

Lipoprotein-a 344

Lithium 184

L-Thyroxin 166, 188ff.

L-Tryptophan 357, 382, 396

Lucidril® 127, 146

Lupus erythematodes 292, 299, 304

Lustempfinden 255

Lutein   97, 114, 140, 147
Lycopin   97, 145, 148, 266f., 509
Lymphokine   392
Lysin   121, 342, 445

M

Maestroni, George   364–369
Magnesium   76, 187
Magnesiumstatus   508
Mais   396
Makrophagenfunktion   299
Makuladegeneration   76
Malaria   113
Malondialdehyd   91, 498
Mangelkrankheit   74, 202, 279f., 351, 411, 487, 561
Mannose   517
MAO-A-Hemmer   396
Marathonlauf   268
Margarine   69, 131, 211, 360, 454
Massachusetts Male Aging Study   243, 297
Maximalalter   228, 330, 385, 394, 455
McCay, Clive   58, 485ff., 496, 527
Medawar, Peter Bryan   34
Meditation   310
Medizinbehörden   56, 281, 305, 354
Meerschweinchen   235f.
Mehlspeise   523
mehrfach ungesättigte Fettsäuren   89, **109ff.**, 131f.
Melanin   351
Melanome   393
Melatonin   54, 148, 153, 180, 270, **348ff.**, 448
Membran   86ff., 146, 186, 419, 439
Mendel, Lafayette   485ff.
Menopause   193ff., 247, **290ff.**, 380
Menstruationsstörungen   163, 182
metabolisches Syndrom   532
Metall(e)   91, 106, 384
Metallradikale   516
Metastasen   358ff.
Metformin   185, 522
Methionin   118
Methusalem-Projekt   550ff.

Metoprolol   400
Metroxyprogesteronacetat   216
Migräne   167, 195, 207, 209, 211
Milchprodukt   523
Miquel, Jaime   411
Mitchell, Peter   427
Mitochondrien   83, **410ff.**, **416ff.**
Mitochondrien-DNA   373, 410ff., 450, 497
Mitochondrienmembranen   413, 418, 430, 445
Mitochondrienschäden   418, 444
Mobbs, Charles   32
MONICA-Projekt   130
Monozyten-Produktion   299
Morbus Crohn   113
Morehouse, Laurence   477
Morphine   296, 392
Mortalität   26, 50, 324, 367, 501
Motivationsverlust   254
Müdigkeit   113, 123, 164, 167, 172, 231, 248, 325, 353
Multiple Sklerose   400
Muskelaufbautraining   330, 476
Muskelbiopsien   470
Muskeldurchmesser   463
Muskelentspannung   182
Muskelfasern   470
Muskelgewebe   247
Muskelkraft   294, 472
Muskelmasse   196, 228, 301
Muskelschmerzen   164, 172
Muskelschwäche   254, 340
Muskelschwund   76, 242, 318
Muskulatur   152, 238, 260, 286, 325, 329, 429, 473, 480
Müsli   488
Mutationen   29, 83, 92, 358, 412
Muttersteroid   277
Myxödem   161

N

Nachtarbeit   377
NADPH   113

Nahrungsangebot 28, 322
Nahrungseinschränkung 58, 73, **486–515**
Nahrungsergänzung 69, 75, 79, 103, 106, 276
Nahrungsmenge 323, 347, 424
Narkolepsie 347
Nebennieren 153, 237, 271, 279
Nebennierenschwäche 306
Nekrose 93
Nervensystem 24, 66, 114
Nervenzelle(n) 24, 125, 134, 262, 343, 372, 384,
    440f.
Neuron(en) 208, 282, 299, 418f., 430, **440ff.**, 540
Neuropathie 447
Nikotin 69, 122, 136, 183, **344ff.**, 386, 509
Nitrat 185
Normalwertparadoxon 240
Nulldiät 494
Nurses Health Study 248, 361
Nüsse 111, 452

O

Oberkörperfett 476, 493
Obst 132, 142, 187, 523f.
Ödem 337
Olivenöl 77, 110, **132**
Olshansky, Stuart 541
Omega-3- / Omega-6-Fettsäure 69, 124, 219, 360,
    398, 536
Operation 309, 332, 336, 434
Orangensaft 137, 538
Orangenschale 77
Organtransplantation 430 ff.
Orgasmusfähigkeit 247, 256, 298
Ornithin 341f.
Osteokalzin 295
Osteoporose 196, 206f., 247, 283, 295, 299, 333,
    467, 539
Östradiol 272, 283, 290, 307
Östriol 79
Östrogene 152, 180, 205, 208, **210ff.**, 223, **228ff.**,
    246f., 279, 290, 307, 347, 379, 467
Östron 79, 272, 283

oxidativer Stress 81ff.
oxidierte Fette 94ff. 133
Oxprenolol 400
Oxykarotine 140
Oxytocin 388, 393

P

PABA 509
Palmöl 266
Panax ginseng; s. Ginseng
Panax quinquefolium 257
Pankreaskrebs 116
Pankreatitis 113
Pantothensäure 126, 509
Papagei 22
Para-Aminobenzoesäure; s. PABA
Paracetamol 118
Parästhesien 182
Parkinson-Krankheit 90, 106, 125, 343, 384, **440ff.**,
    540
PCBs 185f.
Pearson, Durk 432, 545
Pektin 265, 515
Penis 255ff., 337
Peroxyl-Radikale 125, 146, 267, 443
Peroxynitrit-Bildung 210
Pferd 215
Pferdehormone 213–229
Pferderennen 284
Pflegebedürftigkeit 44, 309, 331, 472
Phagozytose 86
Phenoxyl-Radikal 443
Phtalate 185f.
Phytoöstrogene 180, 230
Phytosterole 302
Pierpaoli, Walter 353, 363ff., 405
Pigmentstörung 350f.
Pilzinfektionen 164, 182
Pinot Noir 78
Plastische Chirurgie 23, 532
pleiotrope Gene 28, 66
PMS 163, 167

polycystisches Ovarsyndrom 206
Polygonum cuspidatum 77
Polyphenole 77, 123, 128, 142, 147, 509, 540
Potenz 252, 254ff., 486
Potenzmittel 235, 256
Prasteron 314
Prazosin 401
Pregnenolon 204, 286
Premarin 213ff.
Presomen 213
Primaten 101, 115, 131, 216, 293, 503, 525
Proanthocyanidine 123, 133, 147, 444
Progenitorzellen 175
Progerie 47ff.
Progesteron 179, 187, 200, **204ff.**, **216ff.**, 220, **227ff.**
Progesteronmangel 179f., 219
Progesteronspiegel 180
Proliferationshemmung 360
Propecia® 270
Propranolol 400
Proscar® 270
Prostaglandinsynthese 86
Prostata 47, 117, 145, 263, 306
Prostatahyperplasie 207, 270, 306
Prostatakrebs 116f., 145, **261ff.**, **264ff.**, 359
Prostatavergrößerung 264, 270, 306
Proteinumsatz 323, 499
Proteolyse 100
Provera 216
Prüfungssituation 309, 156
PSA-Wert 264
Psyche 247, 283, 295, 356
Pubertät 38, 141, 248, 347, 362
Pycnogenol® 123, 148, 444
Pyridoxin 75, 123, 448, 521

Q
Quecksilber 112, 184 f., 187
Quellstoff(e) 515f., 524
Quercetin 70, 148, 561, 563

R
Radfahren 468
Radikal(e) 38, 69, 79f., **81–149**, 202, 245, 267, 299, 373, 410ff., 459
radioaktive Strahlung 508
Ranzigwerden 89, 109
Rapsöl 109, 111, 211
Rate of Living Theory 421ff.
Rauchen 69, 122f., 135, 164, 174, 183, 312, 345, 509
Reduktionsdiät 329, 522
Reflexzeiten 168
Regelblutungen 106, 179
Regenerationsfähigkeit 258, 335
Reiter, Russel 203, 315, 352, 371, 404
Reiterhose 493f.
Reizbarkeit 167
Reparatur 99
Reparaturenzyme 99f.
Reparaturfähigkeit 100, 127
Reparaturmedizin 231, 456, 541, 543
Reperfusionsschaden 84, 114, 431
Resveratrol 76ff., 134, 148, 444, 497, 526
Retinol 97, 116, 509f.
Reverse T3 167, 178
Rheumaerkrankung 292, 138
Riesenwuchs 316
Ringelblume 374
Risikofaktor 122, 130, 174, 206, 211, 384, 482
Robust Mouse Rejuvenation 550
Rolltreppe 468, 470
Römer 40, 133, 160
Röntgen 112, 210, 383
Rose, Michael 11, 82
Rosinen 79
rote Blutkörperchen; s. Erythrozyten
Rotwein 76ff., 133ff., 444
rT3 167, 176, 178ff.
Rubner, Max 421
Rückenschmerzen 337
Ruhepuls 464, 478

S

S-Adenosyl-Methionin 396
Sägepalme 270
Salami 89
Salat 523f.
Salatöl 110ff., 131, 398, 454
Sarkopenie 480
Sättigungsgefühl 503, 510, 514, 516
Sattmacher 523f.
Sauerstoffdusche 408, 414
Sauerstoff 71, 82ff., **409ff.**, 414
Sauerstoff-Mehrschritt-Therapie 408, 414
Sauerstoffradikal(e) 86
Sauerstoffumsatz 86, 104, 384, 429, 458
Säugetier(e) 25, 47, 115, 354, 378, 420, 442
Scheidentrockenheit 195, 226
Scheidung 309
Schichtarbeit 211, 361, 389
Schilddrüse 159, 161ff.
Schilddrüsenextrakt 161f.
Schilddrüsenhormone 152, **158–192**
Schilddrüsenunterfunktion 162
Schildkröte 22
Schimmelpilz 392, 526
Schimpanse 71
Schizophrenie 295
Schlaf 206, 338, 381, 389
Schlafapnoe 164, 261
Schlafarchitektur 392
Schlafbereitschaft 353
Schlaflosigkeit 164, 209, 231
Schlafmangel 50, 179, 184
Schlafrhythmus 355
Schlafstörung 124, 195, 217, 308
Schlaftablette 195, 381
Schlaganfall 124, 220
Schleimhautaustrocknung 210
Schubladenparabel 33
Schwangerschaft 38, 140, 160, 223, 230, 316
Schwangerschaftsabbruch 205, 217
Schwarzenegger, Arnold 472
Schweinefleisch 89
Schweißausbruch 195, 207, 209, 254

Schweregefühl 228
Schwerelosigkeit 468, 477
Schwerhörigkeit 76, 393
Schwerkraft 468f.
Schwermetall(e) 106, 118, 122
Schwimmen 468, 479, 481
Seasonal Aective Disorder 358
Seefisch 116, 143, 452
Sehschwäche 337
Sehstörung 76, 419
Selegilin 115, 269, 384, 393, 441f.
Selen 116ff., 131, 140, 148, 187, 265, 449, 460, 509
Selenmangel 116, 187, 449
Seneszenz 25f., 33, 103, 292
Senfsamen 396f.
Sequoiabaum 22f.
Serenoa repens 270
Serotonin 196, 203, **207f.**, 342, 356, 382
Sexualleben 240, 268, 297, 422, 513
Sexualpartner 257, 268
sexuelles Verlangen 237
Shaw, Sandy 432
Sinclair, David 497, 526, 547
Singlet O-Radikale 145
Sirtuine 78
Skorbut 280
Sodiumoxybat 347
Soja 110, 180, 230, 398, 523
Sojaprotein 108
Somatopause 321–347
Somatostatin 328, 341, 345
Somatotropin 316
Sonne 112, 114, 153, 356
Sonnenblumenkerne 110, 139, 266
Sonnenblumenöl 69, 109, 211
Sonnenlicht 83, 356, 395
Sonnenschutzmittel 186
Sophokles 35, 41
Spätburgunder 78
Speichel 222
Speicheltest 221, 223, 304f.
Speiseöl 109f., 360
Spinat 446

Sport   114, 265, 268, 283, 332, 339, 437, **457ff.**

Sportler   283f., 316, 326

Stammzellen   68, 175

Statine   95, 185, 452

Statistik   41, 492

Steinbach, Eugen   59

Sterbewahrscheinlichkeit   25, 466

Steroidhormone   79, 153, 200ff., 288, 536

Stickoxidbildung   208

Stickstoffoxid   255, 333

Stimmungslage   164, 260, 281, 295, 356, 389

Stimmungsschwankungen   308

Stoffwechselgeschwindigkeit   285

Stoffwechselumsatz   25, 152

Strahlenschäden   116, 383

Strahlenschutz   383, 447

Stress   69

Stresshormon(e)   65, 179, **286f.**

Stressmanagement   311

Stressresistenz   335, 498, 508, 510

Stromboli-Konferenz   274, 377, 403

Stubenfliege   21, 460

Sturz / Stürze   228, 247

subklinische Hypothyreose   170ff.

Substantia nigra   441, 540

Sumo-Ringer   470

Superoxid-Dismutase   87f., 333

Superoxid-Radikale   86, 94, 373, 412

Süßigkeiten   129, 338, 414, 523

Süßwasserpolyp   24

T

T3   165–191

T4   165–191

Tadalafil   259

Tatendrang   237, 366

Taubheit   440

Taurin   119, 148, 509

Telomerase   67ff.

Telomere   66ff.

Testosteron   204, **233–273**, 290, 306

Testosteron-Epitestosteron-Koeffizient   284

Testosteronmangel-Symptome   124, 254

The Methuselah Foundation   547

Thiamin   97, 126, 136, 138, 148, 509

Thiocyanate   185, 244

Thrombose   215

Thymusdrüse   292, 332, 378

Thyreoditis   187

Thyroid Stimulating Hormone   168

Thyrojodin   162

Thyroxin   165f., 188ff.

Tibolon   220

Tierhoden   235

Tiermodell   59, 228, 384

Tinnitus   440

Tintenfisch   65

Tocopherole   96ff., 126, 139, 147, 265, 443, 449, 454, 509, 536

Todesgen   65

Todesspirale   201, 413, 451

Tomaten   145, 267, 396, 446

Trauben   77ff.

Traubensaft   79, 444

Traubenschalen   444

Treppensteigen   470, 478, 557

Triclosan   186

Triglyceride   176, 344

Trisomie   87

trockene Haut   172, 254, 326

Tryptophan; s. L-Tryptophan

TSH   168ff.

Tumor   60, 68, 211, **264ff.**, 358

Typ-2-Hypothyreose   171

T-Zellen-Funktion   299

U

Überernährung   130, 269, 482, 490

Ubiquinol   439, 449

Ubiquinone   436, 448

ultraviolette Strahlung   509

Umweltgift   112, 173

ungesättigte Fettsäure   110ff.

Unruhe   167, 195, 206

Unterdruckkammer   73, 104

Urin   152, 213ff., 222, 226

V

Vardenafil 259
Vasopressin 155ff.
VERA-Studie 131
Vergesslichkeit 172, 182
Vergreisung 47ff.
Verjüngungsmedizin 550
Verschleiß 245, 415, 420
Verstopfung 164, 172, 182
Verweiblichung des Alters 238
Viagra® 257, 259
Vitalität 262ff., 456, 497, 499, **505f.**
Vitalstoff 74, 108, 130, **141ff.**, 340, 344, 436, 444, **450ff.**, 523, 555
Vitamin A 97, 116, 148
Vitamin B 136
Vitamin B12 75, 398, 557
Vitamin B6 75, 123, 448
Vitamin C 38, 91, 97, 100, 140, 147, 453, 509
Vitamin D 69, 75, 143, 265
Vitamin E 70, 96, 110ff., 131, 139, 147, 443, 449, 454, 461
Vögel 25, 128, 421, 425f.
Vollkornprodukte 515

W

Wachstumshormon 153, 260, 289, **315–347**
Walford, Roy 53
Walking 462
Walnüsse 108, 110, 121, 266, 398
Wandern 469, 479, 481
Waschbrettbauch 472
Wasseransammlung 167, 206
Wassereinlagerungen 164, 217, 227
Wasserstoffperoxid 86ff.
Watson, James D. 66
Weichmacher 180, 185
Weindruch, Richard 105, 500, 525
Weintrauben 129
Weismann, August 26
Weizenkeime 398
Widerstandstraining 268, 480f.

Winterblues 358
Winterschlaf 352ff.
Wundheilung 164, 316
Würmer 78, 455
Wurstwaren 523
Wyeth 213, 215f.

X

Xenoöstrogene 180, 207
Xyrem® 347

Y

Yams-Wurzel 302
Yoga 310
Yu, Byung Pal 436

Z

Zahn / Zähne 31f.
Zahnausfall 436
Zähneknirschen 182
Zahnfleischerkrankung 436
Zahninfektionen 183
Zahnkrankheit 115
Zahnpasta 185f.
Zeaxanthin 114, 140, 147
Zellalterungsfaktor 208
Zellerneuerung 24, 510
Zellkern 66, 81, 92, 372, 383, 410, 497
Zellmembran 90, 100, 146, 186, 431, 516
Zellregeneration 23
Zellteilung 25, **67–73**, 383
Zigarettenrauch 112, 135
Zink 76, 97, 107f., 126, 148, 187, 449
Zirbeldrüse 153, 270, 342, **348–406**
Zitterbewegungen 441
Zulassungsverfahren 56, 79, 121, 144, 276, 538
Zwerg 320ff.
Zwilling, Robert 23
Zyklon B 428
Zyklusdauer 222
Zysten 164, 183

Lara Pizzorno, Dr. Jonathan Wright:

Das Osteoporose-Buch

Starke Knochen ein Leben lang
Was Sie selbst tun können

Nach den Wechseljahren erleidet jede dritte Frau einen durch Osteoporose bedingten Knochenbruch. Männer erkranken in der Regel zehn Jahre später. Die Autorin – selbst bereits in jungen Jahren an Osteoporose erkrankt – zeigt detailliert auf, wie wir rechtzeitig vorbeugen und bei fortgeschrittener Osteoporose zu einem gesunden Knochenaufbau beitragen können: Neben der richtigen Ernährung und der Einnahme wichtiger Nährstoffe bietet der fundierte Ratgeber zahlreiche Bewegungsübungen. Das Buch widmet sich auch der Therapie mit bioidentischen Hormonen: Sie spielt eine Schlüsselrolle bei der Bekämpfung von Osteoporose. Das umfassendste Buch zum Thema!

ca. 368 Seiten, 16 Fotos, 7 Grafiken, 17 Tabellen, Paperback (15 x 21,5 cm)
ISBN 978-3-86731-140-3

Mary Newport:

Alzheimer vorbeugen – und behandeln

Die Keton-Kur
Wie ein natürliches Fett die Erkrankung aufhält

Die Ärztin Mary Newport, deren Mann bereits mit 50 an Alzheimer erkrankte, suchte nach Hilfe und stieß auf die Ernährungsbehandlung mit „mittelkettigen" Fettsäuren, wie sie in Kokos- oder Palmöl enthalten sind: Aufgrund der Erkrankung kann das Gehirn die Energiequelle Glukose nicht mehr verwerten, den Zellen fehlt Energie und sie sterben ab. Mittelkettige Fettsäuren werden in der Leber zu Ketonen umgewandelt, die das Gehirn auch bei Alzheimer als Energiequelle nutzen kann. Die Entwicklung oder Verschlimmerung von Alzheimer kann damit verlangsamt oder sogar verhindert werden. Die „Keton-Kur" – eine preiswerte Selbsthilfe bei Alzheimer.

320 Seiten, 23 Abb., Klappenbroschur (15 x 21,5 cm)
ISBN 978-3-86731-112-0

William L. Wolcott, Trish Fahey:

Metabolic Typing

Essen, was mein Körper braucht

Leseprobe unter: www.vakverlag.de

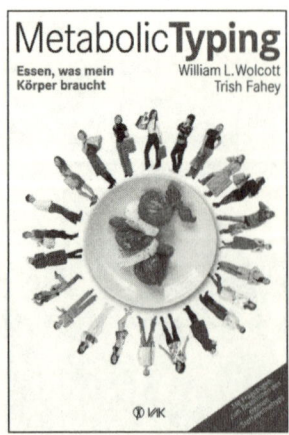

Es gibt viele Ernährungsarten, die Gesundheit und Leistungsfähigkeit versprechen. Und jede hat ihren Platz und funktioniert – nur eben nicht für jeden. Der Grund: Menschen unterscheiden sich in vielen Facetten ihres Stoffwechsels. Was für den einen gesund und leistungsfördernd ist, ist dem anderen abträglich. Diese neue Methode bestimmt die vielen individuellen Facetten des eigenen Stoffwechsel-Typs mit einem umfangreichen Fragebogen zum Selbstauswerten. So kann jeder die Ernährung finden, die ihm entspricht und die ihm gut tut.

302 Seiten, 20 Abb. und zahlr. Tabellen, Paperback (15 x 21,5 cm)
ISBN 978-3-86731-107-6

Bestellen Sie unsere kostenlosen Kataloge: www.vakverlag.de